Berufsverband der Yogalehrenden in Deutschland e. V. (Hrsg.)
Der Weg des Yoga

Verlag Via Nova

Berufsverband der Yogalehrenden
in Deutschland e. V. (Hrsg.)

DER WEG DES YOGA

Handbuch für Übende und Lehrende

via nova
Verlag Via Nova

Ein Hinweis an die Leserinnen und Leser:
Das vorliegende Buch vermittelt eine Vielzahl sorgfältig recherchierter und erarbeiteter Informationen, Übungen und Techniken. Eine Garantie kann jedoch nicht übernommen werden. Die in diesem Buch enthaltenen Informationen, Übungen und Techniken stellen keinen Ersatz für eine ärztliche, psychiatrische oder psychotherapeutische Behandlung vor Ort dar. Jede Anwendung der auf den folgenden Seiten dargestellten Informationen, Übungen und Techniken erfolgt im alleinigen Ermessen und in der alleinigen Verantwortung des Lesers bzw. der Leserin. Weder die Autorinnen und Autoren noch der Berufsverband der Yogalehrenden in Deutschland e. V. (BDYoga) noch der Verlag haften für etwaige Schäden, die vermeintlich direkt oder indirekt aus der Anwendung der im vorliegenden Buch enthaltenen Informationen entstanden sind.

1. Auflage 2025

Verlag Via Nova
Werner Vogel & Martin Büttner GmbH
Alte Landstr. 12, DE-36100 Petersberg
Telefon: (0661) 62973
E-Mail: info@verlag-vianova.de
Internet: www.verlag-vianova.de

Umschlaggestaltung: Guter Punkt, München
Satz: Sebastian Carl, Amerang
Druck und Verarbeitung: Appel & Klinger Druck und Medien GmbH
DE-96277 Schneckenlohe

ISBN 978-3-86616-535-9

Inhalt

Kapitel 2

Die Philosophie des Yoga

Kapitel 6

Yogalehren und -lernen mit neurobiologischen und epigenetischen Grundlagen

Kapitel 7

Yogalehre als Beruf

Kapitel 8
Geschichte und Idee des BDYoga
Autorinnen: *Angelika Beßler, Jessica Fink* (8.1-8.2) 427

Anhang 437

Vorwort

Wir freuen uns sehr, dass nun diese vollständig überarbeitete Neuausgabe von *Der Weg des Yoga* vorliegt.

Der Weg des Yoga ist ein Klassiker der deutschen Yogaliteratur und Teil der Geschichte und des Selbstverständnisses des BDYoga. Schon in der ersten Ausgabe wurde deutlich, dass der Yogaweg das kritische Hinterfragen von Narrativen, das Aushalten von Spannungen zwischen verschiedenen Schulen und das Bewusstsein für die Begrenztheit des eigenen Wissens mit einschließt.

Die vorliegende Neuausgabe ist das Ergebnis einer mehrjährigen Zusammenarbeit von dreizehn Autorinnen und Autoren. Die Mitglieder des Teams wurden 2016 vom damaligen Vorstand aufgrund ihrer fachlichen Expertise und ihres Engagements für den Verband ausgewählt.

Die Autorinnen und Autoren haben es sich nicht leicht gemacht. Um dieses Buch gemeinsam zu schreiben, haben sie sich intensiv ausgetauscht und sich immer wieder neu auseinandergesetzt, Geduld und Kritikfähigkeit eingebracht und geübt.

Wie alles Menschengemachte stellt auch dieses Handbuch keinen vollständigen oder gar abschließenden Wissensstand dar. Dynamische, komplexe und kontrovers diskutierte Themen, die aus der Perspektive eines Berufsverbandes eine wichtige Bedeutung haben, wurden in dieses Handbuch nicht aufgenommen und werden an anderer Stelle diskutiert.

Wir danken den Autorinnen und Autoren im Namen des Verbandes für ihre Arbeit von ganzem Herzen. Allen Yogaübenden, Yogalernenden und Yogalehrenden wünschen wir eine inspirierende Lesefreude mit *Der Weg des Yoga*.

Der Yogaweg geht weiter!

Göttingen, im Februar 2025

Birte Sattler, Marie Greffrath und Klaus König
Vorstand des BDYoga

Einleitung

Im Jahr 1991 erschien die erste Ausgabe von *Der Weg des Yoga*. Zum ersten Mal stand hiermit ein traditionsübergreifendes und umfassendes Handbuch für Yogaübende wie auch Yogalehrende zur Verfügung. Schnell avancierte das Buch zum Standardwerk in der deutschsprachigen Yogaszene. In acht Auflagen wurden 30.000 Exemplare gedruckt.

Warum wurde ein so erfolgreiches Buch nun neu geschrieben? Der Blick auf Yoga hat sich sowohl in der gesellschaftlichen Wahrnehmung als auch in der Übungspraxis in den letzten Jahrzehnten maßgeblich verändert. Dabei zeigt sich der Yoga der Gegenwart als ein äußerst lebendiger, dynamischer und durch viele Einflüsse aus Ost und West sich weiterentwickelnder Übungs- und Lebensweg. Weltweit sind mittlerweile viele hundert Millionen Menschen mit den positiven Wirkungen des Yoga in Kontakt gekommen. In vielen Ländern der Erde ist Yoga aus seinem Nischendasein herausgetreten. Yoga ist inzwischen inmitten der modernen Gesellschaft angekommen. Zudem zeigen uns unzählige Yogastudien und viele Forschungsprojekte der letzten Jahre eine erweiterte und in einigen Bereichen auch neue Sicht auf Yoga. Als gesichert geltende, vermeintliche Tatsachen sind vor diesem Hintergrund neu zu interpretieren. Das neue Handbuch setzt sich so kritisch mit den in der heutigen Yogaszene immer wieder unhinterfragt übernommenen Glaubenssätzen auseinander. Auch neue Themen wie Missbrauch im Bereich des Yoga waren zu beleuchten, um Maßnahmen zu beschreiben, die Missbrauch entgegenwirken.

Unter dem Dach des BDYoga hat sich ein Team von erfahrenen Autorinnen und Autoren aus den verschiedenen Bereichen des Yoga zusammengefunden, um ein neues Handbuch zu schreiben, das diesen vielfältigen Veränderungen und Herausforderungen der letzten Jahrzehnte gerecht wird. Die klassischen, in Indien entstandenen Texte bildeten dabei eine wichtige Grundlage. Gleichzeitig galt es auch die moderne Forschung zu berücksichtigen und neue Wege zu wagen. In der Verschiedenheit der Wege ging es dabei immer um das Ringen um die grundlegende Essenz des Yoga, um die Einheit in der Vielfalt.

Um der Ganzheitlichkeit des Yoga Rechnung zu tragen, wurde ein Weg gesucht, die enge Verzahnung der geschichtlichen und philosophischen Analysen mit der Praxis der Übungsformen, den medizinischen und psychologischen Aspekten des Yoga und der Didaktik des Lehrens in den Blick zu nehmen. So wurden in der Erarbeitungszeit dieses Buches alle Beiträge aus den unterschiedlichen Bereichen des Yoga in intensivem Austausch im Autorenteam vorgestellt und diskutiert.

Ziel musste es sein, ein fächerübergreifendes Yogahandbuch zu schreiben, das in dieser Weise den Erfordernissen der heutigen Zeit entspricht. Alle Unterrichtsfächer erscheinen aufeinander bezogen und miteinander verknüpft. An vielen Stellen gibt es Querverweise zwischen den einzelnen Kapiteln. Immer liegt der Schwerpunkt auf der Verzahnung von Theorie und Praxis. Die Theorie gilt es auf den Lebensbezug auszurichten, die Praxis durch theoretische Reflexion zu vertiefen.

Im ersten Kapitel dieses Handbuchs wird der Weg zum Yoga der Gegenwart neu aufgerollt, um so einen frischen Blick auf die gewaltige Geschichte des Yoga zu ermöglichen. Es wird gezeigt, wie der Aufstieg der Körperpraxis ins Zentrum des Yoga möglich war und auch wie es dazu kam, dass die *Yoga-Sūtras* des Patañjali heute so weit verbreitet als Basistext der modernen Yogaphilosophie gelten. Insbesondere durch die Aufarbeitung der neuen Yogaforschung wird es möglich, viele der heute populären Narrative zur Geschichte des Yoga als in der hinduistischen Religiosität verwurzelte Mythen aufzuzeigen, die mitunter zwar geschätzt werden, jedoch den geschichtlich feststellbaren Fakten nicht entsprechen.

Das zweite Kapitel widmet sich der Philosophie des Yoga. In allen Texten stehen die Praxisrelevanz und der Lebensbezug der Yogaphilosophie im Zentrum. Kurz und bündig werden die zentralen Konzepte der Upanishads, der *Yoga-Sūtras* und der *Bhagavadgītā* umrissen. Die Verankerung des Hatha-Yoga im Phänomen des Tantrismus zeigt auf, was Hatha-Yoga im ursprünglichen Sinn bedeutet. In diesem Zusammenhang können auch die Entwicklungen deutlich gemacht werden, die zum modernen Yoga führten. Ein besonderer Schwerpunkt ist hier die Ethik des Yoga für unsere heutige Zeit, wie sie in den berufsethischen Richtlinien des BDYoga zum Ausdruck kommt.

Der umfangreiche Praxisteil der Übungsformen des Yoga im dritten Kapitel bildet das Kernstück dieses Handbuchs. Die Analyse der Körperpraxis des Yoga (*Āsana*) beleuchtet die Essenz der ausgewählten *Āsanas* auf der körperlichen Ebene. Der Frage des angemessenen Übens wird durch die Darstellung verschiedener Varianten sowie durch die Einbindung von Hinweisen zur Physiologie und funktionellen Anatomie Rechnung getragen. In der Aufarbeitung der Atemübungen des Yoga (*Prānāyāma*) sind die Prinzipien einer zeitgemäßen Atempraxis erläutert. Und nicht zuletzt wird die Meditation als Herzstück auch der modernen Yogapraxis aufgezeigt.

Alle Autorinnen und Autoren lösen sich dabei bewusst von dem in der Tradition weit verbreiteten Glauben an die einzig richtige Art des Übens. Ins Zentrum rückt Yoga als individueller Erfahrungsweg. Durch die Entwicklung von Analyseinstrumenten werden die Leserinnen und Leser in die Lage versetzt, zu einer eigenständigen Bewertung der Übungsformen zu kommen. Immer geht es um eine Orientierungshilfe beim eigenen Üben, bei der Lebensgestaltung und bei der Unterrichtsvorbereitung, um so den Weg zur jeweils eigenen Yogapraxis und Yogalehre finden zu können.

Als hilfreich für ein besseres Verständnis der Yogapraxis erweist sich in den folgenden beiden Kapiteln die Arbeit mit den Wissenschaften der Medizin und der Psychologie. Hier geht es nicht nur um ein tieferes Verstehen der verschiedenen Formen der Yogapraxis. Insbesondere durch die Reflexion des Yogaweges aus der Perspektive der modernen Psychologie wird die Möglichkeit eröffnet, Fallstricke besser erkennen zu können, um so authentischer spiritueller Entwicklung Raum zu geben.

Die letzten drei Kapitel richten sich insbesondere an Yogalehrende. Ein Abriss der Grundprinzipien der Didaktik zeigt, wie moderne Lehr- und Lernmethoden helfen können, mehr Kompetenzen für einen qualitativ hochwertigen Yogaunterricht zu entwickeln. Der Einbezug moderner Erkenntnisse aus Hirnforschung und Epigenetik eröffnet neue Verständnisebenen für das Lehren, aber auch das eigene Üben. Der hierauf folgende Text zum Beruf des oder der Yogalehrenden kann mit der Eröffnung neuer Sichtweisen inspirieren. Vielleicht können so auch Impulse gesetzt werden, sich für das Yogalehren zu begeistern. Das letzte Kapitel widmet sich abschließend in einem kurzen Abriss der Geschichte und der Idee des Berufsverbandes der Yogalehrenden in Deutschland e. V. (BDYoga).

Der umfangreiche Anhang mit weiterführender Literatur, die zu einem vertiefenden Studium einlädt, dem Lexikon der wichtigsten Sanskritbegriffe und dem Sachwortregister macht das Handbuch zu einem hilfreichen Arbeitsinstrument für ein vertieftes Reflektieren des Yogaübens und des Yogalehrens.

Der Weg des Yoga ist ein Lehrbuch wie auch ein Nachschlagewerk, das nicht nur einen Überblick verschafft. Für Übende wie auch für Lehrende kann dieses Buch Verständnis für die Hintergründe und die zugrunde liegenden Prinzipien eröffnen. Orientierung in der Vielfalt der heute zur Verfügung stehenden Wege wird möglich. Das große, sich ständig verändernde Feld des Yoga lässt sich in einem Buch jedoch niemals vollständig darstellen.

Der BDYoga hat dem Team der Autorinnen und Autoren über so viele Jahre der Arbeit an diesem gewaltigen Werk die Möglichkeit gegeben, den Blick über den traditionsgeprägten Tellerrand hinaus zu wagen. Wir haben uns wechselseitig unsere Herzensthemen vorgestellt, sie aus unterschiedlichen Blickwinkeln beleuchtet und viele Texte letztlich dann sogar gemeinsam erarbeitet. Wir haben unser Wissen geteilt, haben voneinander gelernt und hoffen, dass unser Lernen mit der nun erfolgten Publikation nicht zum Abschluss gekommen ist. Es wird somit keinesfalls der Anspruch erhoben, mit der Publikation der Neuausgabe von *Der Weg des Yoga* einen letztgültigen Stand der Erkenntnisse vorzulegen. Ganz im Gegenteil: Das Buch erfüllt seinen Sinn, wenn es den Leserinnen und Lesern Analyseinstrumente für das eigene Weiterdenken und Praktizieren an die Hand gibt. Ganz im Sinne seines Titels gilt es auf dem eigenen und auch dem gemeinsamen Weg des Yoga immer weiter voranzuschreiten.

Kapitel 1
Der Weg zum Yoga der Gegenwart

Autorinnen und Autoren: *Martin Henniger, Klaus König, Eckard Wolz-Gottwald*

1.1
Die Neuinterpretation der Geschichte des Yoga

Sowohl in Indien als auch in der westlichen Yogaszene findet man nicht selten die Vorstellung, dass die gegenwärtige Yogapraxis schon in den ältesten heiligen Texten des Hinduismus beschrieben ist. Man glaubt, dass die heute so populären Körperübungen über tausende von Jahren in Indien in langen Traditionslinien bis zum heutigen Tag überliefert wurden. Yogaschülerinnen und Yogaschüler in Ost und West könnten somit darauf vertrauen, dass ihre Praxis nicht nur uralt ist, sondern dass sich ihre Wirksamkeit über lange Zeit in der Geschichte Indiens bewährt hat.

Als nun die moderne Yogaforschung die alten Texte mit wissenschaftlicher Genauigkeit untersuchte, musste man feststellen, dass dieses traditionelle Verständnis der Geschichte des Yoga der konkreten Sachlage keinesfalls entspricht. Zahlreiche als unumstößlich angenommene Wahrheiten über den Ursprung und die Geschichte des Yoga wurden als Narrative, als Erzählungen, entlarvt.

Wenn nun in diesem ersten Kapitel zur Geschichte des Yoga die Ergebnisse der modernen Yogaforschung berücksichtigt werden, so sollte man sich darauf einstellen, dass manches anders dargestellt ist, als man dies von traditionellen Interpretationen gewohnt ist. Dieses Kapitel will zwar nicht den Stil eines Enthüllungsbuches pflegen. Es gilt jedoch manches zu enthüllen, was die Sicht auf die Geschichte des Yoga verdeckt, wie sie sich augenscheinlich zugetragen hat.

1.1.1
Die Narrative der Tradition

Wie in vielen anderen Kulturen ist auch im Hinduismus das Narrativ des Glaubens an einen ursprünglichen Idealzustand eines goldenen Zeitalters in frühester Zeit weit verbreitet. Das Alte gilt als das Authentische und Echte. Das wahrhaft Gute muss somit in der Vergangenheit zu finden sein. Diese Betonung des geschichtlich Zurückliegenden gilt ganz besonders für den Yoga, wie er von den im Hinduismus verankerten Meistern der Tradition gelehrt wird. Soll eine Lehre oder eine Übungspraxis in der Gegenwart anerkannt werden, so muss ihre Rechtmäßigkeit durch die Autorität einer möglichst weit in die geschichtliche Vergangenheit zurückreichenden Tradition verbürgt werden. Umso revolutionärer eine Neuerung im Bereich des Yoga war, desto mehr schien es notwendig, ihren Ursprung auf älteste Quellen zurückführen zu können. Die hinduistischen Meister lehrten dies und trafen hiermit bei ihren Schülern auf offene Ohren, da dies ihrer Hoffnung entsprach, dass in der guten alten Zeit doch noch alles gut war und man nun durch den Meister Zugang zu diesem ursprünglichen Wissen erlangen konnte.

Während man im modernen Yoga den Qualitätsnachweis für einen guten Yogalehrer eher im Absolvieren einer von einem bedeutenden Yogaverband anerkannten Ausbildung sieht, gilt im traditionellen Indien derjenige als wahrer Lehrer des Yoga, der sich einer Traditionslinie zuordnet. Man spricht von der *Guru Shishya Paramparā*, von der ununterbrochenen „Meister-Schüler-Traditionslinie", deren Zugehörigkeit dem Yogameister die Autorität der Tradition verleiht. Hiernach wird die wahre Lehre des Yoga überliefert, indem ein Lehrer genau das lehrt, was er von seinem Lehrer erlernt hat, dieser in gleicher Weise das von seinem Lehrer erfahrene Wissen weitergibt und diese Linie bis zu einem großen Lehrer der Vergangenheit zurückreicht. Aus dem hinduistischen Glauben heraus ist es die Anbindung an die Tradition, die einem Lehrer die Autorität gibt, den wahren, das heißt ursprünglichen Yoga zu lehren, wie er in alten Zeiten entdeckt wurde.[1]

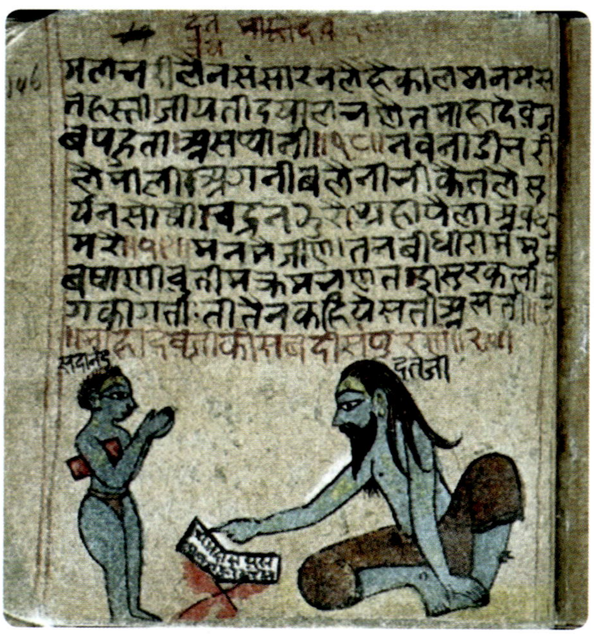

Abb. 1: Der Lehrer unterrichtet seine Schüler auf der Grundlage der heiligen Schriften

So kann zum Beispiel T. Krishnamacharya im 20. Jahrhundert als einer der kreativsten Erneuerer der Körperpraxis des Yoga gelten. Von seinen Schülern ist jedoch überliefert, dass er Zweifel an der Rechtmäßigkeit seiner Praxis von vorneherein entgegentrat, indem er immer wieder betonte, dass er alles, was er unterrichte, von seinem Lehrer gelernt habe. So konnten seine Schüler darauf vertrauen, dass ihr Lehrer all die ungewohnten Übungen von Sri Ramamohan Brahmachari im Himalaya empfangen hatte, von dem sie wieder glaubten, dass dessen Autorität durch eine lange Linie der Überlieferung gewährleistet sei.[2]

Neben den Meister-Schüler-Traditionslinien spielt für das traditionelle Geschichtsverständnis auch die Autorität der alten Texte des hinduistischen Kulturkreises eine wichtige Rolle. Nur eine in den alten Quellen zu findende Übung gilt hiernach als authentische Yogaübung. So betont N. A. Nikam, der Vizekanzler der Universität von Mysore, in seinem Vorwort zu dem den damaligen Yoga grundlegend neu interpretierenden Buch *Yoga Mālā* von Pattabhi Jois, dass Jois Zugang zu den Originalquellen der alten indischen Kultur habe und so erst das alte Wissen zum Wohle der heutigen Yogaübenden offenbaren könne.[3]

Auch Texte großer Autoren der Vergangenheit, die lange Zeit verschollen waren, werden im 20. Jahrhundert scheinbar wiedergefunden, um die darin schon zu findenden Neuerungen des modernen Yoga belegen zu können. So führt Pattabhi Jois die Revolution seiner Ashtānga-Vinyāsa-Yoga genannten Praxis auf den *Yoga-Korunta* des Vāmana zurück. Der Text dieses legendären Rishis sollte als Palmblattmanuskript in den 1920er Jahren in einer Bibliothek in Kalkutta entdeckt worden sein und gilt heute als verschollen.

Im Unterschied zum *Yoga-Korunta* liegt der Grundlagentext *Yoga Rahasya* des südindischen Vishnuiten Nāthamuni aus dem 9. Jahrhundert n. Chr. konkret vor und ist sogar in englischer

Übersetzung veröffentlicht.[4] Hier entstand das Narrativ, dass Krishnamacharya in den 1960er Jahren den *Yoga Rahasya* des Nāthamuni intuitiv erschaut und dann aufgeschrieben haben soll. In revolutionärer Art und ganz entgegen der traditionellen Lehre ist im *Yoga Rahasya* beschrieben, wie auch Frauen und sogar Schwangere Āsanapraxis üben können, genau so, wie dies Krishnamacharya zu jener Zeit lehrte. Wie sehr er damit gegen die traditionelle hinduistische Werteordnung verstieß, ist heute aus westlicher Sicht kaum abzuschätzen. Wenn nun belegt werden konnte, dass der große Nāthamuni vor über tausend Jahren schon Frauen in der yogischen Körperpraxis unterrichtete, war dies für viele im hinduistischen Glauben verankerte Yogis durchaus ein wichtiges Argument, mit Vertrauen den revolutionären Lehren Krishnamacharyas zu folgen.

So befinden sich manche Yogis des modernen Indien in Bezug auf die Frage der Herkunft des Yoga in einer Zwickmühle. Einerseits ist man stolz auf die eigene Tradition. Andererseits fühlt man sich zur modernen, von westlichem Denken geprägten Kultur hingezogen. Die eigene Tradition erschien aus moderner Sicht dann nur noch als veraltete Lehre „der Großväter". Die geniale Lösung dieses Dilemmas bestand darin, dass alle Neuerfindungen des 20. Jahrhunderts als Wiederentdeckung eines alten Wissens gesehen wurden. Man glaubte, dass alles, was wahr und gut ist, schon in den alten Texten des Hinduismus zu finden sei, ohne dies jedoch konkret nachzuprüfen. Da spielte es keine Rolle, ob eine Lehre oder eine Technik aus dem westlichen oder einem östlichen Übungssystem entnommen wurde. Man konnte sich mit gutem Gewissen für den frischen Wind der Moderne öffnen, da alle Neuerungen als im Laufe der Geschichte vergessenes Wissen galten.

Ein Verständnis der Geschichte, das an das authentische Wissen in der fernen Vergangenheit glaubt, darf dabei keinesfalls nur als Narrativ der traditionellen Kultur Indiens gelten. Schon seit der Zeit der Romantik sucht auch das Abendland die Heilung vom Sinnverlust der Moderne in der alten Weisheit Indiens, wo die Menschen schon seit Urzeiten den echten, das heißt ursprünglichen Yoga geübt haben sollen. Für viele Yogaübende ist so die Unterscheidung zwischen dem auf Geld und materielle Werte orientierten Westen und dem aus erleuchteter Weisheit lebenden Osten eine lieb gewordene Vorstellung geworden. Wenn dann auch noch Yogameister aus Indien von dem über Jahrtausende geheim gehaltenen Wissen des Yoga erzählen, das sie nun westlichen Schülern zu offenbaren bereit sind, können viele dem Zauber des Glaubens an eine über tausende von Jahren andauernde Tradition nicht widerstehen. Es sind die Narrative des traditionellen Geschichtsverständnisses, die vielen Yogaübenden in Ost und West bis heute die Sicherheit geben, mit Yoga endlich den wahren Weg gefunden zu haben. Und es sind diese sinngebenden Narrative, die von der modernen Yogaforschung grundlegend infrage gestellt werden.

1.1.2 Die Revolution der modernen Yogaforschung

Wenn die moderne Yogaforschung nicht mehr den Glauben an Narrative, sondern die konkrete Nachweisbarkeit in den Mittelpunkt stellt, erscheint die Frage nach der Herkunft des Yoga der Gegenwart in einem grundlegend neuen Licht. Alles begann 1996 mit einer Publikation von Norman E. Sjoman.[5] Der kanadische Yogaforscher hatte schon in den 1980er Jahren die Erlaubnis erhalten, in der Bibliothek des Palastes von Mysore zu forschen. In dieser Bibliothek, zu der auch Krishnamacharya Zugang hatte, als er in den 1930er Jahren in Mysore seine heute so berühmte Yogaschule eröffnete, stieß Sjoman auf eine Handschrift mit dem Namen *Sritattvanidhi*, eine sehr umfassende Enzyklopädie des im 19. Jahrhundert in Südindien verfügbaren Wissens. Niemand konnte zunächst mit *Sritattvanidhi* etwas anfangen. Keiner kannte dieses Buch. Wie sollte man auch. Es wurde nie gedruckt und existierte nur als Handschrift verborgen in einem Regal der Bibliothek des Palastes in Mysore. Im Manuskript fand Sjoman auch einen Teil über Yoga mit zahlreichen Zeichnungen und Beschreibungen von *Āsanas*, die in keinem anderen damals bekannten Text des Hatha-Yoga aufzufinden waren. Es handelte sich jedoch um die Beschreibung von *Āsanas*, wie sie von Krishnamacharya in den 1930er Jahren in Mysore gelehrt wurden.

Die Behauptung von Krishnamacharyas Enkel Kausthub Desikachar, bestimmte Zeichnungen aus dem Besitz Krishnamacharyas hätte sein Großvater von Ramamohan Brahmachari aus dem Himalaya mitgebracht, erwies sich somit als nicht wahr. Kausthub Desikachar wollte belegen, dass die von seinem Großvater gelehrte Praxis durch eine Meister-Schüler-Linie verbürgt sei und er selbst in dieser Traditionslinie stehend als authentischer Nachfolger Krishnamacharyas zu betrachten sei. Eine wichtige Quelle vieler von Krishnamacharya gelehrter neuer *Āsanas* war in der Bibliothek des Palastes von Mysore gefunden worden und konnte von Norman E. Sjoman wissenschaftlich nachgewiesen werden.

Als dann der amerikanische Forscher Mark Singleton in seinem im Jahr 2010 erschienenen Buch *Yoga Body* zeigte, dass die Ursprünge des modernen körperorientierten Yoga nicht nur auf genuin indische Quellen zurückgehen, sondern auch von westlichen Gymnastikformen und der westlichen Bodybuilding-Kultur inspiriert sind, gewann die Revolution der modernen Yogaforschung an Fahrt.[6] Der Gedanke, dass das, was die hinduistischen Yogis und ihre westlichen Schüler über die Herkunft der im 20. Jahrhundert gelehrten Yogapraxis im alten Indien sagten, nicht stimmen konnte, begann immer mehr um sich zu greifen.

Es zeigte sich, dass Yoga als Lebensweg durchaus sehr früh in Texten der hinduistischen Kultur beschrieben wurde. Die moderne Yogaforschung konnte belegen, dass die Körperübungen der *Āsanas* erst im 20. Jahrhundert in das Zentrum der Yogapraxis rückten. Viele heute populäre *Āsanas* sind sogar erst im Laufe der letzten 100 Jahre entstanden. Dass es einen fest umrissenen Kanon bestimmter klassischer *Āsanas* oder eine von Anfang an existierende verbindliche Zahl von Übungen gäbe, ließ sich in keiner einzigen Schrift feststellen. Gleiche *Āsanas* werden in unterschiedlichen Texten sogar mit unterschiedlichen Namen benannt, wie auch gleiche Namen jeweils unterschiedlichen *Āsanas* zugeordnet sind. Der Glaube an einheitlich festgelegte Sanskritbezeichnungen der Übungen zeigte sich zwar als weit verbreitet, konnte so aber gleichfalls als Narrativ entlarvt werden.

Übungsprinzipien wie etwa festgelegte Āsanasequenzen oder die Verbindung von Körper- und Atemübungen entstanden erst im 20. Jahrhundert, oft im Zusammenwirken von traditionell indischen und modern westlichen Einflüssen. Zuletzt wurde sogar nachgewiesen, dass die heute so populären dynamischen Körperübungen der *Vinyāsas* oder *Kāranas* zum großen Teil außerhalb des Yogakontextes entwickelt und auch erst im 20. Jahrhundert in den Yoga integriert und dort weiterentwickelt wurden. Sogar der Sonnengruß fand erst spät Aufnahme in die Yogapraxis. Unbestritten blieb, dass die Wurzeln des Yoga in den Kulturen des indischen Subkontinents zu suchen sind. Die heute praktizierte Yogapraxis zeigt jedoch nur wenig Ähnlichkeit mit dem Yoga der traditionellen Texte und ist als Produkt des modernen, transnationalen Yoga anzusehen.

Nachdem Norman E. Sjoman, Mark Singleton

und zahlreiche weitere Yogaforscher die Narrative zur Herkunft der Körperübungen entlarvten, folgten nur wenig später ähnliche Untersuchungen zum Ursprung der Yogaphilosophie. Es war vor allem der amerikanische Forscher David Gordon White, der im Jahr 2014 den Glauben an die *Yoga-Sūtras* als Grundlagentext des Yoga infrage stellte.[7] Er zeigte, dass die *Yoga-Sūtras* in der Geschichte des Yoga eine eher untergeordnete Rolle spielten und über Jahrhunderte sogar nahezu ganz in Vergessenheit geraten waren. Größere Bedeutung erlangten sie erst Ende des 19. Jahrhunderts durch die von Swami Vivekananda in den USA veröffentliche englische Übersetzung. Ihren Aufstieg zum Basistext der Yogaphilosophie sieht White wiederum erst im transnationalen Yoga der zweiten Hälfte des 20. Jahrhunderts.

Die Ergebnisse der Yogaforschung lösten in weiten Teilen der Yogaszene heftige Reaktionen aus. Auf der einen Seite empfand man die Ergebnisse als Befreiung von den patriarchalen Strukturen der hinduistischen Gurus. Auf der anderen Seite war der Aufschrei bei denjenigen groß, für die die Autorität der Überlieferung und der heiligen Texte auf dem Spiel stand. Dabei ging es nicht um die Frage, ob Argumente überzeugend waren oder nicht. Die Autorität der Yogameister und der heiligen Texte des Hinduismus stand auf dem Spiel. Dies traf nicht nur für die im Hinduismus verankerten Yogis in Indien zu, sondern auch für die Yogagemeinden im Westen, die im Yoga das spirituelle Licht des alten Indien gefunden zu haben glaubten.

Andere sahen die Gefahr, dass das Verdienst Indiens für die Entwicklung des Yoga aus dem Blick geraten könnte. Der Konflikt zwischen der Betonung der nationalen Identität des hinduistischen Indien und westlichen Hegemonieansprüchen[8] wurde nun auf die Frage der Herkunft des modernen Yoga übertragen. Man warf der modernen Yogaforschung vor, sie wolle Indien den Yoga rauben, indem man die genuin indische Herkunft des Yoga infrage stelle. Yoga bedeute das Geschenk Indiens an die Welt. Und nun will der Westen an diesem Geschenk mitgewirkt haben? Der Gedanke, dass eines Tages vielleicht sogar Ausländer nach Indien kommen und die Inder Yoga lehren könnten, stand als Schreckgespenst vor der Tür.

Die Vorstellung, in einer viele tausend Jahre andauernden Tradition zu stehen, schafft Vertrauen. Dieses Vertrauen fördert ein Sich-Einlassen auf die Praxis und auch die Philosophie des Yoga und damit auch ihre Wirksamkeit. So ist zuzugeben, dass die oft im hinduistischen Glauben verankerten Mythen auch den Yogaübenden im Westen die Sicherheit geben können, mit ihrer Praxis auf dem richtigen Weg zu sein. Warum sollte dann der Glaube an die Narrative aufgegeben werden, der Glaube an den Ursprung des Yoga bei den alten Rishis, die in der Urzeit den heute geübten Yoga erfunden haben sollen? Narrative können zwar hilfreich sein. Sie verdecken jedoch auch ein wichtiges Moment, durch das sich Yoga im Laufe seiner Geschichte immer wieder in entscheidender Weise weiterentwickeln konnte.

1.1.3 Die Geschichte des Yoga als kreativer Prozess

Den Niedergang des Yoga wird die moderne Yogaforschung kaum einleiten können. Das Seziermesser der Nachweisbarkeit stellt den Glauben an lieb gewordene Yogamythen infrage und macht es schwer, am Glauben an die uralte, heilige Tradition des Yoga festzuhalten. Es eröffnet jedoch auch neue Möglichkeiten.

Natürlich ist Yoga in Indien entstanden. Auch ist es möglich, auf eine lange Tradition des Yoga in Indien zurückzublicken, auf die der moderne Yoga des 20. und 21. Jahrhunderts gründet. Wie man auch nie darauf kommen würde, die heutige Agrarindustrie ausschließlich auf den Ursprung des Ackerbaus im Zweistromland zwischen Euphrat und Tigris zurückzuführen, so erscheint in gleicher Weise die Entstehung des heutigen transnationalen Yoga nur ungenügend ausschließlich aus alten Quellen der indischen Tradition begründet. Die moderne Yogaforschung kann nachweisen, dass die Geschichte des Yoga nicht in der Überlieferung unveränderlicher Übungsformen und eines fest umrissenen philosophischen Systems geschah. Die tiefen Bedeutungen der ältesten Ursprünge des Yoga lassen sich schwerlich mit als heilig geglaubten Lehren göttlicher Gurus erfassen.

Die Geschichte des Yoga zeigt sich als ein kreativer Prozess, in dem sich die bedeutenden Yogameister immer wieder mit offenen Augen auch mit anderen Übungsformen oder Philosophien aus anderen Traditionen auseinandergesetzt haben. Es waren weniger der Glaube an unveränderliche Lehren, sondern gerade die Widersprüche, Brüche und Herausforderungen, durch die sich Yoga in seiner nun fast dreitausendjährigen Geschichte weiterentwickeln konnte. Die Yogameister waren besonders erfolgreich, wenn sie nicht auf heiligen Lehren beharrten, sondern Yoga neu gelebt und neue Synthesen geschaffen haben.

Das ursprüngliche Leben des Yoga konnte dann aufbrechen, wenn die Praxis wie auch die Philosophie des Yoga an die spezifischen Erfordernisse der Zeit angepasst und kreativ weiterentwickelt wurden.

Den größten Erfolg erlebte Yoga jedoch erst im 20. Jahrhundert im Entstehen des transnationalen Yoga der Moderne. Zum ersten Mal in der Geschichte entwickelte sich Yoga von einer Sache kleiner, elitärer Zirkel zu einer Bewegung, die in Ost und West in breiteren gesellschaftlichen Schichten eine inzwischen nicht unbedeutende gesellschaftliche Anerkennung erlangte. Und dieser sich nicht nur auf Indien beschränkende Yoga entwickelte sich in den letzten 150 Jahren in einem vielschichtigen Prozess der Auseinandersetzung zwischen Tradition und westlicher wie auch asiatischer Moderne zum Yoga der Gegenwart. Diese Entwicklung geschah innerhalb und außerhalb Indiens in einem weltweiten Globalisierungs- und Modernisierungsprozess. Der moderne Yoga wurde entwickelt, als indische Yogalehrende begannen, die Yogapraxis für das moderne Indien zu öffnen. Sie öffneten Yoga damit jedoch nicht nur für das moderne Indien, sondern auch für westliche Schüler, durch die ein nicht anders als interkulturell zu bezeichnender Lehr- und Lernprozess in Ost und West möglich wurde.

Die Ergebnisse der Yogaforschung mögen für viele desillusionierend wirken. Traditionelle Vorstellungen werden als Glauben entlarvt. Die Forschung kann jedoch auch dazu anregen, sich über den ursprünglichen Sinn des Yoga Gedanken zu machen. Bei aller Bedeutung der Tradition als Qualitätsnachweis entsteht die Qualität des Yoga doch nicht durch das Festhalten, sondern durch das Leben der Tradition. Es ist anzunehmen, dass ein wichtiges Kriterium für den weltweiten Erfolg des Yoga der Gegenwart auch in seiner kreativen Weiterentwicklung liegt.

Dabei kann die Geschichte des Yoga heute keineswegs als abgeschlossen gelten. Wenn sich Yoga in seiner Geschichte immer wieder verändert hat, kann auch die Bedeutung einer weiteren Entwicklung in den Blick kommen. Yoga wurde in seiner Geschichte nicht unverändert seit 3000 Jahren praktiziert, sondern lebte von den großen, kreativen Neuinterpretationen. Man kann gespannt darauf sein, welche kreativen Entwicklungen im Dialog der Yogis und Yoginis im transnationalen Yoga der Zukunft zum Durchbruch kommen und so das Verständnis von Yoga weiter verändern werden.

1.2
Die Wandlung des Begriffs Yoga

Wenn mit Yoga heute meist auf Körperübungen basierende Übungssysteme verbunden werden, so zeigt sich in der Geschichte dieses Begriffs aus dem Sanskrit doch eine ausgesprochen große Bedeutungsvielfalt. Hinzu kommt, dass man Yoga nicht nur in der hinduistischen, sondern auch in der buddhistischen Kultur in zum Teil sehr verschiedener Weise verwendet. Der Begriff Yoga lässt sich auch in Texten der Jains, Sikhs und sogar bei den muslimischen Sufis nachweisen. Fast scheint es, dass man sich in den letzten 3000 Jahren einzig und allein darin einig war, dass Yoga ein Begriff im Maskulinum ist, sodass man „der" Yoga sagte. Aber auch hier scheint sich im deutschsprachigen Raum mit der immer häufiger vorkommenden Rede von „das" Yoga gegenwärtig eine Änderung abzuzeichnen.[9]

Sprachwissenschaftlich kann Yoga von der Wortwurzel *yuj* im Sinne von anjochen, zusammenbinden oder anschirren abgeleitet werden. In seiner ältesten Bedeutung findet man Yoga schon im Rig-Veda als Kriegswagen, der an ein Pferd „angebunden" ist. Im Hinduismus hat sich vor allem die Bedeutung von Yoga im Sinne von Askese herausgebildet, die die Loslösung von allem Weltlichen sucht. Als Yogi bezeichnet man so den *Sādhu* oder *Sannyāsin*, der abseits der Gesellschaft mit langen Haaren und mit aschebeschmiertem Körper ein asketisches Leben führt, um so die Befreiung von der Wiedergeburt und somit die Abkehr von dieser Welt zu suchen. Dieses Verständnis von Yoga als eine die Befreiung von der Wiedergeburt anstrebende Praxis der Askese ist bis heute im hinduistischen Indien weit verbreitet und findet sich unterschwellig bei vielen dem Hinduismus nahestehenden Yogalehrern.[10]

1.2.1
Die klassischen Yogadefinitionen

Yoga im Sinne von Körperübungen bedeutet mehr, als den eigenen Körper wie eine Brezel verknoten zu können. Um dieses „Mehr" geht es von Anfang an in den sogenannten klassischen Definitionen. Um das heutige Verständnis von Yoga als Körperpraxis in die Tiefe zu führen, erweisen sich die Yogadefinitionen als äußerst hilfreich, wie sie in den großen Texten der Yogatradition überliefert wurden.

Die ältesten Textzeugnisse des Yoga liegen uns in den Upanishads des Veda vor, die ab dem 7. Jahrhundert v. Chr. verfasst wurden. Die Upanishads reichen somit in eine Zeit zurück, als die heute die Yogapraxis prägenden Körperübungen noch nicht bekannt waren. Yoga bedeutet zunächst nicht einmal Übung, sondern weist auf ein Erfahren. In diesem Sinne ist in der *Katha-Upanishad* zu lesen:

> *Wenn die fünf Sinnesorgane*
> *zusammen mit dem Denkorgan stillstehen*
> *und die Erkenntnis sich nicht regt, dieses,*
> *sagt man, ist der höchste Gang. Diese starke*
> *Fesselung der Sinne nennt man Yoga.*
>
> (Katha-Upanishad 3.3.10-11)

Diese wahrscheinlich älteste Definition von Yoga meint eine vollkommene Beruhigung nicht nur der äußeren Tätigkeit der Rede, sondern auch jedes Wahrnehmens und Denkens. Das äußere Erkennen kommt zum Stillstand. Der Begriff Yoga weist auf ein Erfahren, in dem alles Wahrnehmen sich von der äußeren Welt zurückgezogen hat und zum vollkommenen Stillstand gekommen ist.

Erst später fragten wohl die Schüler jener ersten Yogameister nach Übungen, die diese Urerfahrung des Yoga fördern konnten. In den jüngeren Upanishads wird dann auch eine die Yogaerfahrung fördernde Übungspraxis beschrieben, die gleichfalls mit Yoga benannt ist. Im Zentrum dieser ältesten Yogapraxis stand die Übung der Meditation, wobei sich auch schon sehr früh Yoga im Sinne eines Übens mit dem Atem beschrieben findet.

Die Entwicklung ging weiter. Auch bei den Yogadefinitionen der folgenden Zeit, die heute gerne als Epoche des klassischen Hinduismus bezeichnet wird, ging es meist um Yoga im Sinne von Yogaerfahrung. Zunächst stößt man in der *Bhagavadgītā* auf eine der kürzesten Definitionen von Yoga:

Gleichmut wird Yoga genannt.

(Bhagavadgītā 2.48)[11]

Diese erste Definition der *Bhagavadgītā* besteht aus nur einem Wort: *Samatva*. Der Sanskritbegriff kann mit „Gleichmut" oder „geistiges Gleichgewicht" übersetzt werden. Alle Verspannungen, alle inneren Gebundenheiten, alles Getriebensein und alle geistigen Trübungen sind aufgelöst und haben einem in sich stimmigen Leben Platz gemacht. Yoga bedeutet, den Weg zu dieser inneren Mitte zu gehen und so *Samatva* zu erfahren, das innere Gleichgewicht, das letztlich alle Dimensionen des Lebens umfasst.

Im sechsten Kapitel der *Bhagavadgītā* findet man dann noch eine zweite Definition:

Erkenne diese Auflösung der Gebundenheit an das Leiden als Yoga.

(Bhagavadgītā 6.23)

Es gibt Menschen, die leiden selbst dann, wenn ihnen nur wenig Widerwärtiges passiert. Bei anderen scheint fast alles schiefzulaufen und doch leiden sie nicht. Unterschiedlich ist jeweilig der Grad der Bindung an das, was ihnen widerfährt. Der Weg des Yoga führt zur Erfahrung innerer Stärke und Ruhe, durch die sich die innere Gebundenheit des Menschen an die Welt löst. Yoga bedeutet nicht die Auflösung des Leidens, sondern diese Auflösung der Bindung an das Leiden.

Über diese ersten beiden Bedeutungen hinaus weist dann die folgende dritte Definition:

Yoga ist Vortrefflichkeit im Handeln.

(Bhagavadgītā 2.50)

Mit Yoga wird in der *Bhagavadgītā* nicht nur ein besonderes Erfahren, sondern auch ein besonderes Handeln zum Ausdruck gebracht. Es geht nicht nur darum, einen gebundenen Geist zum inneren Gleichgewicht zu führen. Die Perspektive des Yoga liegt darin, aus dem geistigen Gleichgewicht heraus mitten in der Welt zu handeln. Der Weg des Yoga weist nur zu Beginn nach innen. In der *Bhagavadgītā* erscheint es zentral, in der Innenwendung nicht stehen zu bleiben und Yoga als besondere Fähigkeit im Handeln in der Welt zu leben. Yoga wird zu einem Lebensweg, auf dem der Mensch in geistigem Gleichgewicht handelt.

Vor allem für den modernen Yoga wurde dann eine andere Definition besonders wichtig, die gleich am Anfang der *Yoga-Sūtras* des Patañjali zu finden ist:

Yoga ist das Zur-Ruhe-Kommen der Bewegungen des Geistes.

(Yoga-Sūtra 1.2)

Im Alltagsbewusstsein ist das Bewusstsein des Menschen verdunkelt durch Süchte, Abhängigkeiten, Begierden, Neid, Hass oder auch nur durch die heute gerne als „Kopfkino" bezeichnete innere Getriebenheit. Eine Übung wirkt, wenn diese Getriebenheit zur Ruhe kommt und die Klarheit des Bewusstseins zu tragen beginnt. Aus heutiger Perspektive interpretiert, entsteht Yoga genau dann, wenn die Übenden auf die Matte oder das Sitzkissen gehen, zu üben beginnen und merken: Yoga wirkt. Die getriebene Bewegtheit des Geistes kommt zur Ruhe, sodass Klarheit, Bewusstheit und innere Stärke wachsen können.

Wenn von Yoga gesprochen wird, dann steht in den meisten Definitionen die Yogaerfahrung im Mittelpunkt. Erst in zweiter Linie meint man die Übungen. Dies sollte sich mit dem Einfluss des Tantrismus auf den Yoga ändern, in dessen Dunstkreis der den Körper integrierende Hatha-Yoga entstand. So findet man in der *Hatha-Pradīpikā* folgende Aussage:

> *Ohne Hatha (Yoga) gelingt der Rāja-Yoga nicht. Ohne Rāja-Yoga gelingt der Hatha (Yoga) nicht. Deshalb übe man das Paar bis zur Vollendung.*
>
> (Hatha-Pradīpikā 2.76)

Rāja-Yoga, der königliche Yoga, meint die höchste, geistige Yogaerfahrung. Yogaerfahrung ist jedoch nicht möglich ohne Übung. Und diese Übung heißt Hatha-Yoga. Für ein umfassendes Verständnis des Yoga sind beide Seiten wichtig, die Yogaerfahrung, auf die die Übungen des Yoga ausgerichtet sind, und die Yogaübungen, welche die Yogaerfahrung fördern können. Ohne die Yogaerfahrung haben alle Übungen keinen Sinn. Aber auch umgekehrt gilt: Die Erfahrung ist durch die Übungspraxis zu fördern. Ohne die Übungspraxis des Hatha-Yoga ist es nicht möglich, sich für die Tiefen der Yogaerfahrung zu öffnen.

Die Schulen des Hatha-Yoga erwiesen sich insbesondere in der Entwicklung der Yogaübung als besonders kreativ. Zum ersten Mal sind in den Texten des Hatha-Yoga die als *Āsana* bezeichneten Körperhaltungen beschrieben, die zu Beginn des Yogaweges geübt werden. Die schon in den Upanishads erwähnten Atemübungen des *Prānāyāma* werden systematisch ausgearbeitet. Als wichtigste Yogaübung gilt jedoch auch im Hatha-Yoga die Meditation.

Während die älteren Yogadefinitionen der Upanishads, der *Bhagavadgītā* oder der *Yoga-Sūtras* Yoga vorwiegend im Sinn der Yogaerfahrung verstanden, gewinnt im Hatha-Yoga der Begriff Yoga im Sinne auch von Yogaübungen an Bedeutung. Erst im Hatha-Yoga werden Körper- und Atemübungen beschrieben, wie sie im Zentrum des Yoga der Gegenwart stehen. Zieht man nur die als klassisch bezeichneten Definitionen des Yoga heran, zeichnet sich ein weitgehend einheitliches Bild des Yogaweges ab. Tatsächlich ist anzunehmen, dass das Verständnis von Yoga in seiner Geschichte weit bunter und vielschichtiger gewesen sein muss.

1.2.2 Warum übten in der Geschichte des Yoga die Menschen Yoga?

Um zu verstehen, was Yoga in seiner dreitausendjährigen Geschichte bedeutet hat, ist es hilfreich, sich die Frage zu stellen, warum die Menschen Yoga übten. Im volksreligiösen Kontext hat die Askese von Anfang an einen nicht unerheblichen Stellenwert eingenommen. Yoga bedeutet hier einen Weg, weltliches Leid zu überwinden, den Körper zu besiegen, um sich durch Yogaübungen auf den Eingang in jenseitige Welten vorzubereiten. Der Yogi als büßender Asket, wie man ihn bis heute an heiligen Orten, auf religiösen Festen oder in den Höhlen des Himalaya findet, wird dabei von vielen Hindus als heiliger Mann verehrt. Man sucht bei ihm Rat und Hilfe und sichert im Gegenzug seinen Lebensunterhalt durch Spenden. Als die

Missionare, Kaufleute und Forscher aus dem Westen ab dem 17. Jahrhundert nach Indien kamen, waren es vor allem die Asketen unter den Yogis, die ihr Bild des Yoga prägten.[12] Bis heute wird bei traditionell denkenden Hindus in Indien der Begriff Yoga nicht selten mit Weltentsagung und dem Rückzug aus der Gesellschaft verbunden.

In engem Zusammenhang mit der yogischen Askese steht Yoga als Übungsweg, um außergewöhnliche Fähigkeiten zu erlangen. Von den *Yoga-Sūtras* des Patañjali bis zum tantrisch geprägten Yoga werden den Yogis übernatürliche Kräfte zugeschrieben, von der Fähigkeit, über das Wasser zu gehen, bis hin zum yogischen Fliegen. Zahlreiche Mythen sind überliefert, denen zufolge hinduistische Gläubige zu Yogis pilgerten, die tagelang ihren Atem anhalten konnten.

Dabei sind nicht nur die Yogis gemeint, die, vergleichbar mit den Fakiren auf ihren Nagelbrettern oder den Kontorsionisten im heutigen Varieté, mit ihren Verrenkungskunststücken ein fasziniertes Publikum auf Volksfesten beeindrucken. Der artistische Aspekt von Yoga spielte auch bei der Verbreitung der Körperpraxis des modernen Yoga eine wichtige Rolle. Es waren insbesondere Krishnamacharya ab den 1930er Jahren und Iyengar ab den 1950er Jahren, die mit ihren Yogademonstrationen das populäre Bild von Yoga im Sinne einer Körperakrobatik bis heute prägen. Von Krishnamacharya wird sogar bezeugt, dass er seinen Herzschlag zum Stillstand bringen konnte.

Yoga im Sinne des Übens außergewöhnlicher Fähigkeiten beschränkt sich dann jedoch nicht nur auf den körperlichen oder energetischen Bereich, sondern richtet sich immer wieder auch auf das Erlangen höherer Bewusstseinszustände, auf Tranceerfahrungen bis hin zur Erfahrung der Einheit mit Gott. Von hier aus ist es nur ein kleiner Schritt zu einem in der hinduistischen Erlösungslehre verankerten Verständnis von Yoga als Weg zur Befreiung von der Wiedergeburt. Yoga bedeutet hiernach einen Weg, den Körper dieser Welt abzuwerfen, sich von der Welt loszulösen, um nach dem Tod wie der Tropfen im Ozean in ein als ewig vorgestelltes Absolutes einzugehen. Alle diese traditionellen Vorstellungen von Yoga haben die Geschichte des Yoga geprägt und sind bei den hinduistischen Yogalehrern Indiens und ihren Schülerinnen und Schülern bis heute anzutreffen.

Im 20. Jahrhundert kam dann jedoch ein neues „Warum" hinzu, das notwendig war, damit Yoga sich in grundlegend veränderter Form zu einer in der Geschichte des Yoga noch nie da gewesenen Popularität entfalten konnte. Es begann sich ein neues Verständnis des Begriffs Yoga zu entwickeln, ohne das es nicht zu der weltweiten Yogabewegung gekommen wäre, wie wir sie heute kennen. Dieses neue Warum hat mit einer Bewegung zu tun, die nicht in Indien, sondern in Europa ihren Ausgang nahm. In Deutschland entwickelte „Turnvater" Jahn im 19. Jahrhundert eine Praxis des Bodenturnens, mit der nicht nur der Körper, sondern auch der Geist geschult werden sollte. Ähnliche Bewegungen entstanden auch in Schweden, Frankreich und England. In diesem geistigen Klima wurden 1896 auch die Olympischen Spiele der Moderne ins Leben gerufen, bei denen sich die Nationen in ihrer sportlichen Fitness messen konnten.

Der Gedanke von körperlicher Fitness, Körperübungen und Bodybuilding verbreitete sich von Europa aus über die ganze Welt, kam nach Indien und löste auch dort besonders in den nationalistischen Bewegungen der damaligen Zeit eine breit angelegte Begeisterung aus. Hier glaubte man, durch die Praxis von Körperübungen ein auch körperlich starkes Indien erschaffen zu können, das der europäischen Übermacht, die den indischen Subkontinent zur Kolonie degradiert hatte, auch physisch etwas entgegenzusetzen vermochte.

So entstanden in Indien zu Beginn des 20. Jahrhunderts *Vyāyāma Shālā* genannte Fitnesszentren, in denen westliches Bodybuilding, traditionell indischer Ringkampf und bald auch die *Āsanas* des Hatha-Yoga geübt wurden. Man übte die *Āsanas* zur Körperertüchtigung und zur Förderung von körperlicher Kraft und Ausdauer. Teile der Yogabewegung nahmen ab den 1920er Jahren diesen Gedanken auf, um mit der Körperpraxis des Hatha-Yoga die körperliche Stärke junger indischer Männer zu schulen, damit sie sich gegen die westlichen Besatzungsmächte zur Wehr setzen konnten. Yoga wandelte sich vom hinduistischen Weg zur Befreiung von der Wiedergeburt zu einem säkularen Weg der Befreiung Indiens vom europäischen Kolonialismus.

So kombinierte Kolar Venkatesh Iyer, der Pionier der indischen Bodybuilder, westliches Bodybuilding mit Dehnübungen der traditionellen *Āsanas*. Gleiches tat Bishnu Charan Ghosh, der jüngere Bruder von Paramahamsa Yogananda, der damit einen Begeisterungssturm bei vielen jungen Indern auslöste. Ghosh ist zu den Pionieren des modernen Fitnessyoga zu zählen, seit er in den 1920er Jahren eine auf den Körperübungen des Yoga basierende Bodybuildingtechnik entwickelte. Durch Yoga wurde Bodybuilding ohne die Zuhilfenahme von Gewichten oder speziellen Apparaten möglich. Sein Schüler Monotosh Roy wurde, auch durch seine Praxis der *Āsanas*, als erster Inder 1951 sogar zum „Mister Universum" gekürt. Das von Ghosh im indischen Kalkutta gegründete Studio existiert bis heute unter dem Namen *Ghosh's Yoga College*. Es ist keineswegs das einzige Fitnessstudio, in dem in den Großstädten des modernen Indien Yoga als Bodybuilding geübt wird. Yoga im Sinne eines traditionell indischen Bodybuildings kann als Gegenbewegung zur asketischen Ausrichtung des Yoga verstanden werden.

In den modernen indischen Fitnesscentern entstand eine neue Form des Yoga, die dann auch das Bild des Yoga im Westen prägen sollte. Ab den 1980er Jahren wurde Yoga zunächst in Nordamerika im Fitnessbereich geübt. Ab den 1990er Jahren erreichte die Welle auch den deutschsprachigen Bereich. Heute findet man in nahezu jedem Fitnesszentrum auch in den Ländern des westlichen Kulturkreises ein Angebot von Yogaübungen.

Während im Yoga als Bodybuilding die körperlichen Aspekte der Übungspraxis im Mittelpunkt stehen, stellte man bald fest, dass die Körperübungen des Yoga auch auf den Geist wirken. Es zeichnet den modernen Yoga in Indien wie auch im Westen in besonderer Weise aus, dass der gesundheitliche Nutzen der Übungen in den Mittelpunkt gerückt wird. Die Körperübungen des Yoga wurden zur Übungspraxis in der Prävention von Krankheiten und als Weg zu einer ganzheitlichen Gesundheit für Körper und Geist. Man übt nun Yoga als Ausgleich für das monotone Sitzen in den Büros der indischen wie auch der westlichen Großstädte, als Mittel, um mit dem Stress und den anderen Belastungen der Leistungsgesellschaft umgehen zu können, zur Förderung der Konzentrationsfähigkeit und Vitalität oder zur Steigerung körperlicher wie auch geistiger Resilienz.

Nun war es nur noch ein kleiner Schritt, die Übungen auch in der Therapie einzusetzen. Schon in den frühesten Texten des Āyurveda wurde beschrieben, wie vor allem die Meditation des Yoga ganzheitliche Gesundheit fördern und Krankheiten verhindern kann. Yoga als Therapie entwickelte sich jedoch erst im modernen Indien des 20. Jahrhunderts. Körperübungen, Atemübungen, Diät und auch die Reinigungsübungen wurden zu einer einzigartigen indischen Therapie entwickelt, die den Anspruch erhob, frei von chemischen Medikamenten und ihren Nebenwirkungen verschiedenste Krankheiten behandeln zu können. Was die Pioniere der modernen Yogatherapie ab den 1920er Jahren in Indien initiierten, wird heute in zahlreichen Kliniken und Praxen in Ost und West weitergeführt.

Liest man die Texte der indischen Yogameister des 20. Jahrhunderts genauer, so zeigen sie, dass selbst dann, wenn sich die Praxis des Yoga nur auf die Körperübungen konzentriert, Yoga nicht zwangsläufig seinen ursprünglichen Sinn verlieren muss, wie er in den klassischen Definitionen zum Ausdruck kommt. Yoga muss nicht beim säkularisierten und auf die Bedürfnisse der heutigen Leistungsgesellschaft reduzierten Fitnessyoga stehen bleiben. Selbst die neuesten Formen der Körperpraxis können dann erst mit Recht als Yogaübungen bezeichnet werden, wenn sie auf das besondere Erfahren eines inneren Gleichgewichts und auf ein bewusstes Leben ausgerichtet sind, wie dies schon die ältesten Definitionen der Yogatradition zum Ausdruck gebracht haben. Wie kam es jedoch dazu, dass ausgerechnet die Körperpraxis des Hatha-Yoga so stark in das Zentrum des Yoga rückte, sodass in der Gegenwart Yoga mit Körperübungen schlechthin identifiziert wurde?

1.3 Der Aufstieg der Körperpraxis in das Zentrum des modernen Yoga

Die Upanishads und die *Bhagavadgītā* kennen keine Körperpraxis. Die *Yoga-Sūtras* des Patañjali verstehen unter *Āsana* eine im Sitzen durchgeführte Meditationsübung. In dem von Vyāsa verfassten traditionell wichtigsten Kommentar zu den *Yoga-Sūtras* werden zwar zwölf verschiedene Namen von *Āsanas* genannt. Aber auch hier kann davon ausgegangen werden, dass es sich um zwölf Sitzhaltungen handelt. Es gilt sich somit zu fragen, wann und wie die Körperpraxis entstanden ist, wie sie heute als Yoga unterrichtet wird. Wie vollzog sich der Aufstieg der Körperpraxis in das Zentrum des modernen Yoga?

1.3.1 Die Ursprünge der Körperpraxis im Hatha-Yoga

Für ein genaueres Verständnis der Geschichte der Körperpraxis ist es wichtig zu differenzieren. So berichten zwar Texte, die im Zusammenhang mit der Eroberung Nordindiens durch Alexander den Großen im 4. Jahrhundert v. Chr. entstanden sind, schon von hinduistischen Asketen, die lange Zeit auf einem Bein stehend verharrten, wobei sie beständig einen oder beide Arme hochhielten.

So praktizierte ein jahrelang auf einem Bein stehender hinduistischer Asket äußerlich zwar die gleiche Übung wie der moderne Yogaübende, der *Vrikshāsana* (Baumhaltung) übt. Dem hinduistischen Asketen geht es jedoch um eine Übung der Willens- und Durchsetzungskraft oder der Kasteiung des Körpers, oft auch mit dem Ziel verbunden, sich mit dieser Kasteiung seines Körpers himmlische Verdienste zu erwerben. Ganz anders der moderne Yogi, der wahrscheinlich eher seine körperliche Fitness oder den Gleichgewichtssinn fördern will. Von außen betrachtet mögen solche Haltungen durchaus manchen *Āsanas* des heutigen Yoga ähneln. Ähnlich wie bei den lange Zeit auf Säulen stehenden Styliten der christlichen Ostkirche handelt es sich hierbei jedoch um eine reine Praxis der Askese, die mit den Körperübungen des heutigen Yoga nichts zu tun hat.

Wann genau die Körperübungen des Yoga entstanden sind, ist durch das Entdecken zahlreicher bisher unbekannter Handschriften des Hatha-Yoga inzwischen recht genau zu bestimmen.[13] Die Ent-

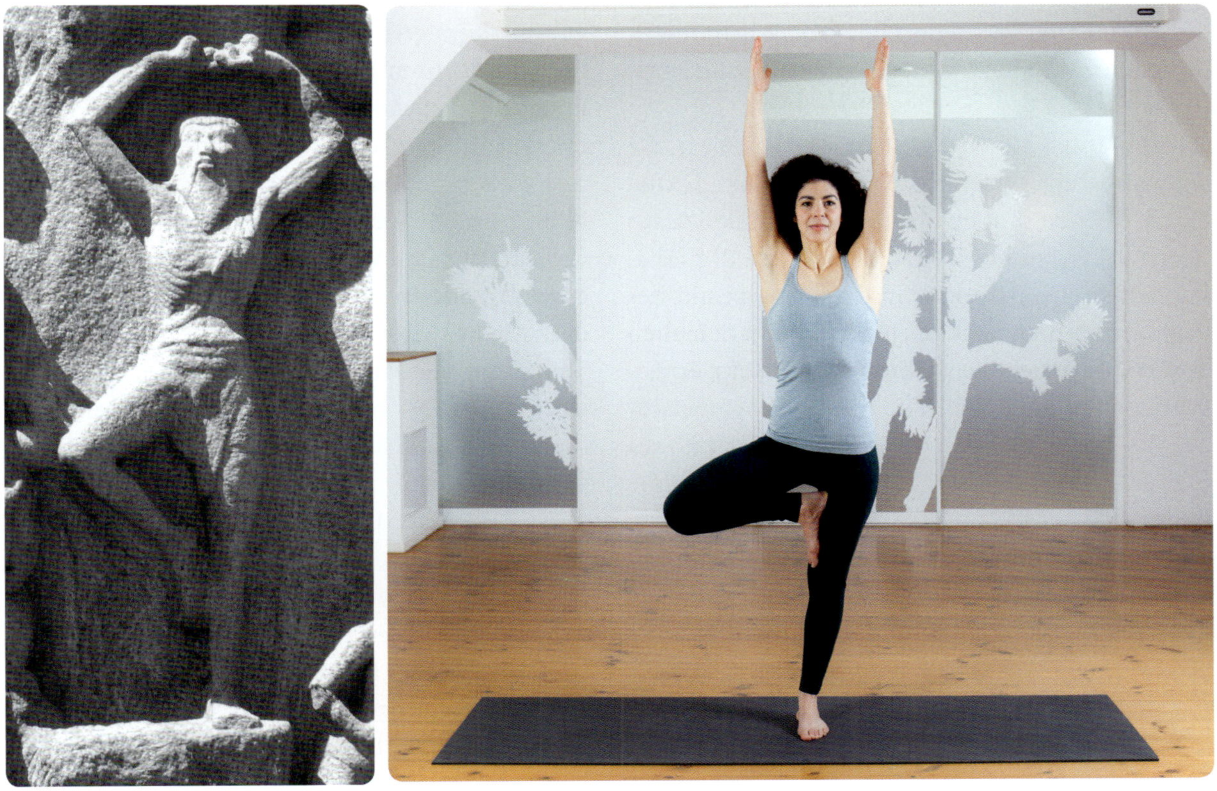

Abb. 2a: Frühe Darstellung von *Vrikshāsana*; Abb. 2b: *Vrikshāsana* im modernen Yogaunterricht

wicklung der als *Āsanas* bezeichneten Körperhaltungen ist hiernach bis zum 10. Jahrhundert n. Chr. zurückzuverfolgen. Man begann die traditionellen Sitzhaltungen immer mehr zu variieren und verlagerte den Schwerpunkt von der Übung des guten Sitzens auf die Arbeit mit Dehnen, Strecken und Halten. Es entstand die Idee von *Āsana* als Körperhaltung, wie sie *Mayūrāsana* (Pfauhaltung), *Kukkutāsana* (Hahnhaltung) oder *Bhujangāsana* (Kobrahaltung) zum Ausdruck bringen.

Natürlich ist davon auszugehen, dass weit mehr *Āsanas* geübt wurden, als in den überlieferten Texten beschrieben oder mit Namen benannt sind. Schon früh ist von 84.000 *Āsanas* die Rede. Hieraus hat sich auch die zahlenmagische Idee von 84 *Āsanas* entwickelt.[14] Diese Zahlen sind jedoch symbolisch zu verstehen. Sie deuten auch darauf hin, dass man zu jener Zeit mit einer durchaus großen Zahl von Körperhaltungen geübt hat. Aber selbst bei einer größeren Zahl bilden die *Āsanas* im traditionellen Hatha-Yoga doch nur eine Gruppe von Übungen neben *Prānāyāma*, *Mudrā*, *Bandha*, *Kriyā*, Regeln zur Ernährung und Lebensführung und vor allem der Meditation.

Faktisch wächst die Anzahl der in den Texten mit Namen genannten oder konkret beschriebenen *Āsanas* erst zwischen dem 14. und 17. Jahrhundert n. Chr. an, sodass diese Periode heute gerne als die klassische Zeit des Hatha-Yoga bezeichnet wird. Mit der *Hatha-Pradīpikā* und der *Gheranda-Samhitā* entstanden die bekanntesten Grundlagentexte, in denen neben zahlreichen Sitzhaltungen auch viele der heute populären *Āsanas* aufgeführt sind. Erst die moderne Yogaforschung entdeckte eine ganze Reihe von Handschriften des Hatha-Yoga aus dem 17. bis 19. Jahrhundert, in denen zahlreiche weitere *Āsanas* beschrieben werden.[15]

Insgesamt kann festgestellt werden, dass die Schnittmenge zwischen den in den alten Texten beschriebenen und den heute geübten *Āsanas* als relativ klein zu beurteilen ist. Als im 20. Jahrhundert die Āsanapraxis in den Mittelpunkt des yogischen Übens rückte, wurden die in den alten Texten beschriebenen Übungen nur sehr eingeschränkt aufgegriffen. Die großen Yogameister des 20. Jahrhunderts erfanden in einer nahezu unermesslichen Kreativität zahlreiche neue, an die Bedürfnisse des modernen Menschen angepasste Übungen und legten so das Fundament für den modernen Yoga.

1.3.2 Der Aufbruch des Yoga zur Moderne

Um zu verstehen, was die Yogapioniere des 20. Jahrhunderts wirklich für den Yoga getan haben, gilt es sich in das Indien zu Beginn des 20. Jahrhunderts zurückzuversetzen. Der gesamte Subkontinent war zur Kolonie europäischer Mächte degradiert. Das, was man als hinduistische Kultur bezeichnete, lag am Boden. Für viele, die noch heute an einem romantisch verklärten Indienbild festhalten und glauben, dass in Indien die Menschen schon immer von Kindesbeinen an mit Yoga vertraut gemacht wurden, mag dies schwer vorstellbar sein. Selbst zu den großen Zeiten seiner langen Geschichte war Yoga in Indien doch immer nur in elitären und vorwiegend aus Männern bestehenden kleinen Zirkeln bekannt. Und diese großen Zeiten waren zu Beginn des 20. Jahrhunderts schon lange vorbei. Yoga war weitgehend vergessen. Und wenn man Yoga kannte, verstand man darunter Askese, Kasteiung und Weltentsagung. Die Yogis, die es zu Beginn des 20. Jahrhunderts gab, versuchten auf religiösen Festen mit ihren geheimen Kräften und Verrenkungskunststücken zu beeindrucken, vergleichbar mit den Fakiren auf ihren Nagelbrettern.

In diesem geschichtlichen Zusammenhang startete im Indien des frühen 20. Jahrhunderts das Projekt, das das Verständnis von Yoga grundlegend veränderte. Der Aufbruch des Yoga zur Moderne sollte, wie heute bekannt, zu einer in breiten Teilen der Gesellschaften in Ost und West anwachsenden Bewegung führen. Drei Pioniere des modernen Yoga sind hierbei in besonderer Weise hervorzuheben.

Als Erster ist Manibhai Haribhai Desai (1897–1989) zu nennen, der in Yogakreisen unter dem Namen Sri Yogendra bekannt wurde. Sri Yogendra gründete schon 1918 mit seinem *Yoga Institute* in der Nähe von Bombay das wohl älteste Zentrum des modernen Yoga. Sein 1928 in englischer Sprache publiziertes Buch *Yoga Asanas Simplified* kann als das wahrscheinlich erste Buch des modernen Yoga gelten.

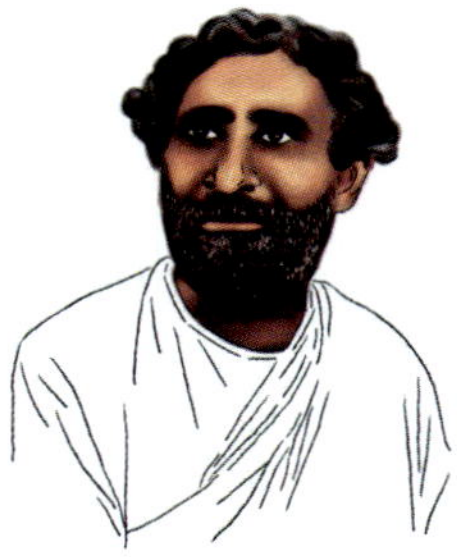

Abb. 3: Sri Yogendra

Weit größere Bedeutung als Yogendra erlangte Jagannath Ganesh Gune (1883–1966), der den Namen Swami Kuvalayananda annahm.[16] Er gründete im Jahr 1924 in Lonavla das *Kaivalyadhama Institute*. Seine wenige Jahre später ebenfalls in Englisch herausgegebene Zeitschrift *Yoga Mimamsa* wuchs mit den Jahren zur bedeutendsten Plattform des modernen Yoga.

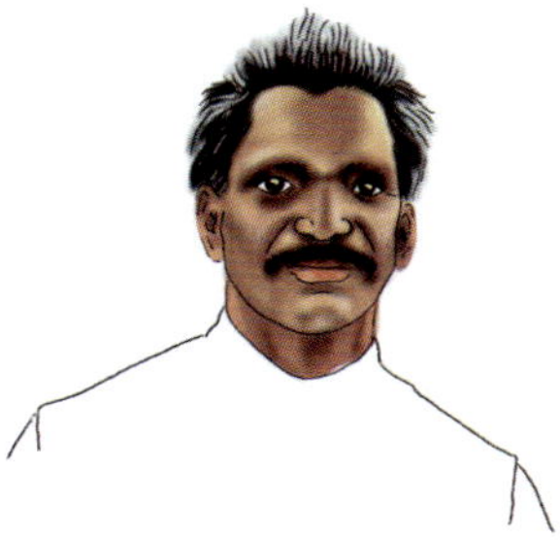

Abb. 4: Swami Kuvalayananda

Der dritte und heute wohl bekannteste dieser drei Yogis baute vor allem auf das von Kuvalayananda gelegte Fundament auf.[17] Gemeint ist der jahrelang in Malaysia praktizierende Arzt Kuppuswami (1887–1963), der sich nach seiner Einweihung in den Dashanami-Orden Swami Sivananda nannte. Sivananda gründete 1936 im nordindischen Rishikesh den *Sivananda Ashram* und publizierte mit *Yogic Home Exercise: Easy Course of Physical Culture for Modern Men and Women* 1939 sein erstes Yogabuch.

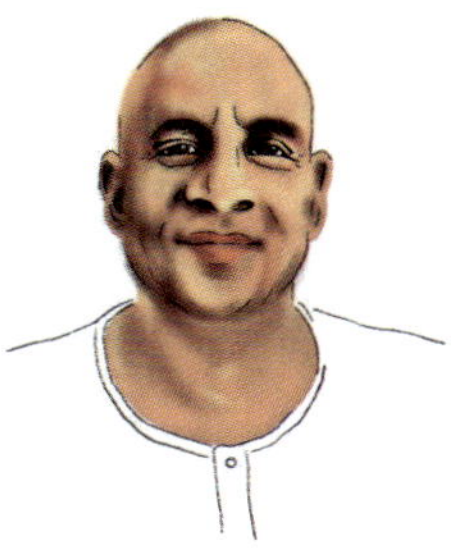

Abb. 5: Swami Sivananda

Die von Yogendra, Kuvalayananda und Sivananda gegründeten Institutionen existieren unter der Leitung der jeweiligen Nachfolger bis heute. Ihre Publikationen gelten heute als die Grundlagenwerke, die den Aufbruch des modernen Yoga einleiteten. Alle drei Yogis publizierten dabei nicht in einer indischen Sprache, sondern in Englisch. Englisch war die Sprache der Kolonialmacht, gleichzeitig jedoch auch die Sprache des modernen, sich für die westliche Kultur öffnenden Indien. Diesem modernen Indien präsentierten die drei Pioniere ein grundlegend neues Bild des Yoga. Sie zeigten keinen Yoga der geheimen Kräfte, wie sie das damalige Indien von den wandernden Asketen-Yogis kannte. Ihnen ging es nicht um Selbstpeinigung, nicht um die Vorbereitung für Entrückungen und Trancen, nicht einmal um spirituelle Befreiung. Yogendra, Kuvalayananda und Sivananda lehrten eine neue Form von Yoga, in dessen Mittelpunkt eine an die Bedürfnisse des modernen Indien angepasste Āsanapraxis stand.

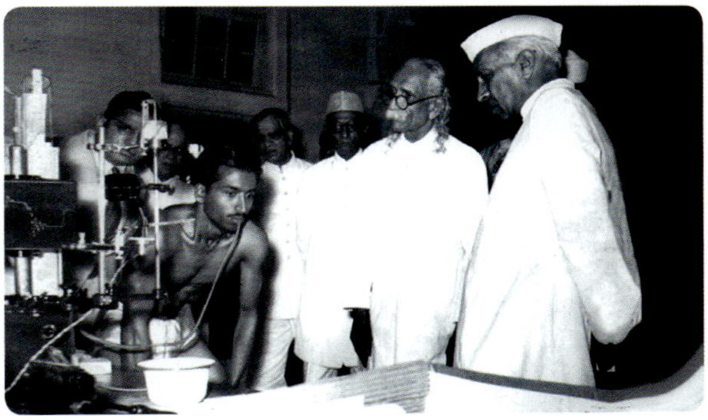

Abb. 6: Indiens erster Premierminister Jawaharlal Nehru beobachtet die Erforschung yogischer Übungsformen durch Swami Kuvalayananda an M. L. Gharote

Der Aufbruch des Yoga zur Moderne geschah durch eine konsequente Entmystifizierung der *Āsanas*, die man nun im Zusammenhang der Förderung von körperlicher und geistiger Gesundheit und Fitness verstand. Yoga wurde als Leibeserziehung interpretiert, die nicht auf magische Kräfte, sondern auf eine strahlende Gesundheit von Körper und Geist ausgerichtet war.

Kuvalayananda und Yogendra trieben diese Entmystifizierung des Yoga weiter voran, indem sie die Wirkungen der Übungen im Rahmen moderner naturwissenschaftlicher Forschungen zu verifizieren versuchten. Insbesondere Kuvalayananda sollte mit seiner Forschungsarbeit große

Anerkennung in der modernen Gesellschaft Indiens erlangen.

Mit der Ausrichtung der Übungen auf die Förderung der Gesundheit war auch ein grundlegend neues Publikum für die Yogapraxis angesprochen. Der Yoga der modernen Yogis wurde nicht mehr in den kleinen Männerzirkeln praktiziert, die sich um einen *Guru* bildeten. Der moderne Yoga war nicht mehr begrenzt auf eine bestimmte Religion, eine bestimmte Nationalität oder ein bestimmtes Geschlecht. Die modernen Yogis rückten Yoga aus der Abgeschiedenheit der Wälder und Höhlen ans Tageslicht der modernen indischen Gesellschaft, ausgerichtet vor allem auf die intellektuelle Mittelklasse des modernen Indien.

Die Frage, aus welchen Quellen die Yogapioniere schöpften, um den Aufbruch des Yoga zur Moderne zu realisieren, wurde viel diskutiert. Wie schon ausführlich dargelegt, hatte die im 19. Jahrhundert in Europa entstandene Begeisterung für Gymnastik und Bodybuilding eine weltumspannende Körperkulturbewegung initiiert. Auch im Indien des beginnenden 20. Jahrhunderts war man fasziniert von dem Gedanken, dass Körperertüchtigung für die Entwicklung eines gesunden Geistes zentral ist. Das moderne Indien praktizierte Körperübungen, die die Gesundheit von Körper und Geist fördern sollten. Europäische Übungssysteme, von skandinavischer Gymnastik über das Bodybuilding von Eugen Sandow und vom militärischen Drill der kolonialen Armee bis hin zum Sportunterricht in den Schulen, fanden starke Resonanz. Aber auch genuin indische Übungssysteme wie die Übungsformen der indischen Ringer oder die Praxis von *Sūrya Namaskār* (Sonnengruß) erreichten immer größere Popularität. Wie *Sūrya Namaskār* den Weg in den Yoga fand und sich dort zu einer der populärsten Übungen des modernen Yoga entwickelte, darauf wird an späterer Stelle noch näher einzugehen sein.

Letztendlich war es für einen modernen Inder, der in einer dem englischen Bildungssystem folgenden Schule unterrichtet wurde, kaum möglich, sich der modernen Körperkulturbewegung zu entziehen. So übte Sri Yogendra, bevor er sich dem Yoga zuwandte, westliche Gymnastik und war als herausragender Ringkämpfer bekannt. Auch Swami Sivananda soll sich schon als Kind intensiv westlicher Gymnastikpraxis gewidmet haben.[18] Der Aufbruch zum modernen Yoga geschah in Indien und wurde von Indern initiiert. Es waren jedoch Inder, die vom Geist der westlichen Körperkultur fasziniert waren und aus diesem Geist heraus die alte Tradition des Yoga neu interpretierten.

Die Textquellen, die zu Beginn des 20. Jahrhunderts den Pionieren des modernen Yoga vorlagen, beschränkten sich jedoch vor allem auf die heute gerne als „klassisch" bezeichneten Texte des Hatha-Yoga, allen voran die *Hatha-Pradīpikā* und die *Gheranda-Samhitā*.[19] Dabei waren ihnen die dort zahlreich beschriebenen *Āsanas* weniger als Sitzhaltungen wichtig. In den Blick kamen die von Kuvalayananda als „cultural āsanas" bezeichneten Körperhaltungen, die nun in das Zentrum der Yogapraxis gerückt wurden.

Manche *Āsanas* der alten Texte fanden dabei nur wenig Beachtung, weil sie für den modernen Menschen des 20. Jahrhunderts als wenig geeignet erschienen. Andere wurden in das Zentrum der Praxis gerückt. *Sarvāngāsana* (Schulterstand) galt insbesondere Kuvalayananda als Königin und Mutter aller *Āsanas*. Stehhaltungen, die im vormodernen Yoga bis auf *Vrikshāsana* (Baumhaltung) kaum eine Rolle spielten, wurden weiterentwickelt und variiert. Manche dieser „cultural āsanas" mussten angepasst werden, wenn sie vom modernen Menschen mit oft eingeschränkter Dehnungsfähigkeit durchgeführt werden sollten. Schon aus den Titeln der Bücher von Yogendra (*Yoga Asanas Simplified*) oder Sivananda (*Yogic Home Exercise: Easy Course of Physical Culture for Modern Men and Women*) geht hervor, dass unter Anpassung in erster Linie eine Vereinfachung verstanden wurde. Yoga wurde in eine Āsanapraxis transformiert, die vom modernen, in weltlichen Zusammenhängen lebenden Menschen in einer täglichen Routine nicht nur in den Yogazentren, sondern auch zu Hause durchgeführt werden konnte.

Es war dann Sri Yogendra, der schon früh auch dynamische Versionen in die traditionell statischen Körperhaltungen integrierte. Wie beim Rudern wurde so zum Beispiel das traditionell ausschließlich gehaltene *Pashcimottānāsana* (Vorwärtsbeuge im Sitzen) mit vorwärts und rückwärts durchgeführten Bewegungen zu einer dynamischen Dehn- und Streckübung erweitert. Sogar eine Koordinierung dieser Bewegungen mit Einatmung und Ausatmung wurde schon von Yogendra gelehrt. Ob hier westliche Gymnastiksysteme oder die Bewegungsübungen der indischen Ringer als Vorbild dienten, ist heute kaum zu sagen. Sicher ist nur, dass die klassischen Texte des Hatha-Yoga dynamisch durchgeführte *Āsanas* nicht kannten, die jedoch im Yoga des 20. Jahrhunderts eine immer größere Bedeutung erlangen sollten.

Wie infolge der Inspiration durch westliche Gymnastikformen die traditionelle Praxis der *Āsanas* weiterentwickelt werden konnte, zeigt zuletzt auch das heute Sequencing genannte Erstellen von Übungsfolgen. Die Praxis festgelegter Übungsfolgen von *Āsanas* wurde so vor allem von Swami Kuvalayananda entwickelt und von Swami Sivananda aufgegriffen. Parallel zu den Übungsreihen der Turner begann man Reihenfolgen von *Āsanas* in Übungssequenzen auszuarbeiten.[20] Welche *Āsanas* in einer Sequenz zu üben waren, wurde dabei immer wieder variiert.

Kerze SARVĀNGĀSANA	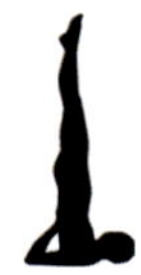	1 Minute
Pflug HALĀSANA	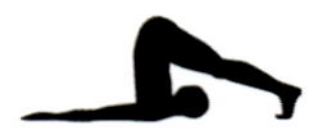	2 Minuten einschließlich dynamischer Phase
Fisch MATSYĀSANA		1 Minute
Vorbeuge PASHCIMOTTĀNĀSANA		2 Minuten einschließlich dynamischer Phase
Kobra BHUJANGĀSANA	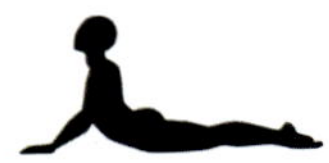	1 Minute einschließlich dynamischer Phase
Heuschrecke SHALABHĀSANA	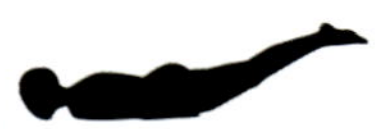	1 Minute einschließlich halber Heuschrecke
Bogen DHANURĀSANA	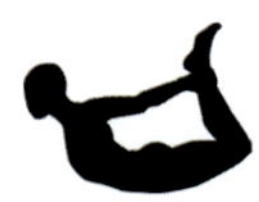	1 Minute
Halber Drehsitz ARDHA MATSYENDRĀSANA	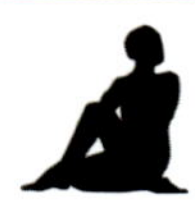	1 Minute
Kopfstand SHĪRSHĀSANA	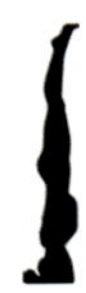	1 bis 10 Minuten oder länger
UDDĪYĀNA und/oder NAULĪ		1 bis 2 Minuten
Atmung		3 Minuten
Entspannung SHAVĀSANA		3 Minuten

Abb. 7: Die Rishikesh-Reihe nach André van Lysebeth

Eine dieser Reihen ging unter dem von André van Lysebeth und anderen Schülern Sivanandas geprägten Namen „Rishikesh-Reihe" in die Geschichte des Yoga ein. Die Rishikesh-Reihe besteht vor allem aus in den klassischen Texten des Hatha-Yoga beschriebenen *Āsanas*, denen als Vorbereitung die Bewegungsübung von *Sūrya Namaskār* (Sonnengruß) vorangestellt ist. Die Reihe endet mit einer in *Shavāsana* durchgeführten Schlussentspannung. Viele der hier geübten *Āsanas*, der Sonnengruß wie auch die Schlussentspannung[21] spielen bis heute eine wichtige Rolle im modernen Yogaunterricht.

Ohne Yogendra, Kuvalayananda und Sivananda wäre Yoga, wie wir ihn heute kennen und praktizieren, nicht möglich. Sie waren im westlichen Geist erzogen, lehrten dementsprechend Yoga für das von der Kultur des Westens geprägte Indien und legten so das Fundament für den Aufbruch des Yoga in die Moderne.

Während die Wirkung von Kuvalayananda und Yogendra bis auf wenige Ausnahmen auf den Yoga Indiens beschränkt blieb, waren es die zahlreichen Schüler Sivanandas, die ab den 1950er Jahren den indischen Subkontinent verließen, um das von Sivananda gelehrte System auch in den Ländern des Westens direkt vor Ort zu lehren. Sie waren es, die das Verständnis des Yoga als Körperpraxis in der zweiten Hälfte des 20. Jahrhunderts in den westlichen Ländern maßgeblich prägten. Für den Schritt zur transnationalen Bewegung muss der Blick auf ein anderes komplexes Phänomen gerichtet werden.

1.3.3 Der Ursprung der transnationalen Yogabewegung

Die Yogabewegung konnte zunächst in den USA, dann auch in Europa und letztlich weltweit immer mehr anwachsen, sodass heute gerne vom transnationalen Yoga gesprochen wird. Viele Yogalehrer und dann auch Yogalehrerinnen in Ost und West haben an dieser Ausbreitung des Yoga über den ganzen Globus mitgearbeitet. Die meisten dieser modernen Yogis und Yoginis weisen jedoch auf einen gemeinsamen Ursprung: Tirumalai Krishnamacharya (ca. 1888–1989).

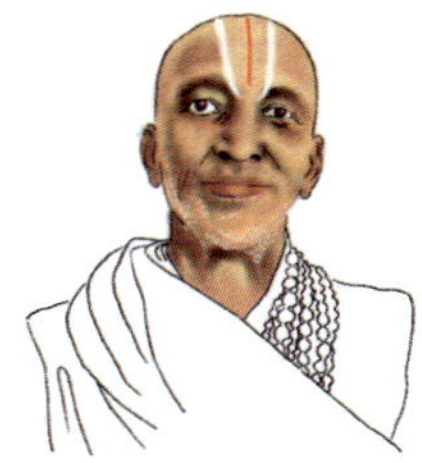

Abb. 8: Tirumalai Krishnamacharya

Dieser südindische Yogameister gehörte zur gleichen Generation wie Yogendra, Kuvalayananda und Sivananda. Krishnamacharya war jedoch, im Unterschied zu diesen Yogapionieren, zu Lebzeiten nahezu unbekannt. Im Unterschied zu Kuvalayananda, Yogendra und Sivananda kann Krishnamacharya auch kaum als westlich beeinflusst bezeichnet werden.

Er wurde im streng traditionell brahmanischen Sinne ausgebildet und war bis zuletzt des Englischen nur rudimentär mächtig. Auch seine Publikationen erschienen nicht in Englisch, sondern in Kannada, Tamil oder Sanskrit und blieben so zunächst auf indische Leser beschränkt.

Die moderne Yogabewegung in Indien setzte nicht auf Krishnamacharya, sondern auf Kuvalayananda, von dem man lange Zeit glaubte, dass er die Zukunft des Yoga repräsentierte. Suchende aus dem Westen pilgerten vor allem in das nordindische Rishikesh zu Sivananda, weil sie hier auf einen Yogi treffen konnten, der fließend Englisch sprach. Noch 2001 konnte Fernando Pagés Ruiz in seinem heute berühmt gewordenen Artikel im amerikanischen *Yoga Journal* schreiben: „Du weißt es vielleicht nicht einmal, aber Krishnamacharyas Erbe hat deinen Yoga beeinflusst oder vielleicht sogar erschaffen."[22] Wie konnte dieser zu Lebzeiten nahezu unbekannte, vor allem in den traditionell-hinduistischen Lehren ausgebildete Brahmane eine Revolution initiieren, die letztendlich im heutigen Yoga als einem weltweiten Phänomen mündete?

Alles begann am Jaganmohan-Palast im südindischen Mysore, wo Mahārāja Wadiyar IV. ein Zentrum für Körperübungen für die königlichen Wachen und den Nachwuchs der königlichen Familie einrichtete. Hier wurden die verschiedensten damals bekannten Formen der Körperertüchtigung angeboten, vom militärischen Exerzieren über die damals populären westlichen Gymnastikformen und Bodybuilding bis hin zu einheimischen Körperübungen. In diesem Umfeld wurde es 1933 auch Krishnamacharya erlaubt, eine *Yoga-Shālā* (Yogaschule) zu eröffnen. Ein Bild aus jener Zeit zeigt die Yogaschule als einen mit einer Fülle von Gymnastikutensilien angefüllten Raum, der deutlich macht, um was es in dieser heute so berühmt gewordenen Yogaschule ging. Die Aufgabe Krishnamacharyas war die Körperertüchtigung seiner jungen Schüler.

Der Mahārāja hatte von der in Abschnitt 1.3.2 beschriebenen Neuinterpretation des Yoga durch die Pioniere gehört, die Yoga nicht mehr als Askese und Weg der Weltentsagung verstanden. Insbesondere die *Āsanas* des Hatha-Yoga konnten zur Förderung der körperlichen Fitness eingesetzt werden. *Āsanas* hatten aus der Sicht des Mahārājas gegenüber den westlichen Gymnastikformen noch einen entscheidenden Vorteil. Es handelte sich nicht um Übungen der Kolonialmacht, sondern um eine eigene, genuin indische Übungspraxis. Mit Krishnamacharya hatte er nun den Lehrer gefunden, der eine traditionelle indische Praxis einbringen konnte.

Der Unterricht an der *Yoga-Shālā* war dabei zuerst nur den Angehörigen des Palastes zugänglich. Vereinzelt wurden dann jedoch auch externe Teilnehmer zugelassen, zu denen auch der ab 1934 im Haushalt Krishnamacharyas lebende jüngere Bruder seiner Frau, B.K.S. Iyengar (1918–2014), gehörte. Schon nach drei Jahren, damals gerade 19 Jahre alt, verließ Iyengar den Haushalt Krishnamacharyas allerdings wieder, um in Poona, dem heutigen Pune, als Yogalehrer zu arbeiten.

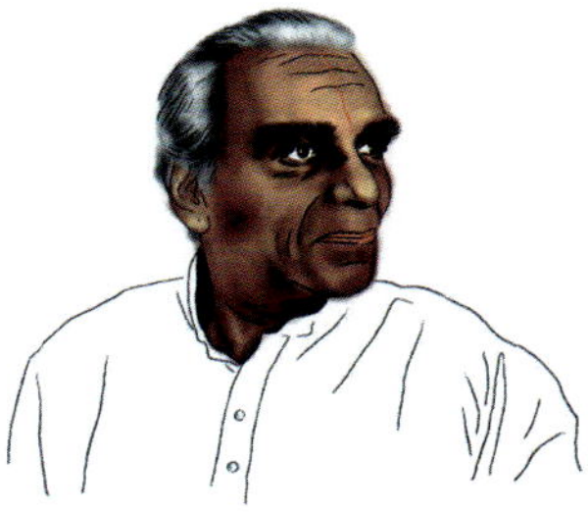

Abb. 9: B.K.S. Iyengar

Dreißig Jahre später geschah dann der große Paukenschlag. Im Jahr 1966 veröffentlichte Iyengar sein Buch *Light on Yoga: Yoga Dīpikā*, das heute zu den wirkmächtigsten Büchern des modernen Yoga zu zählen ist. Das Buch erschien, wie schon die Bücher der Yogapioniere des letzten Abschnitts, in englischer Sprache. Im Unterschied zu ihnen vollzog Iyengar jedoch den großen Sprung aus Indien hinaus. *Licht auf Yoga* erschien in London und somit in der Hauptstadt der ehemaligen Kolonialmacht.

Dabei war *Licht auf Yoga* keinesfalls das erste Buch des modernen Yoga, das im Westen erschien. Schon 1960 hatte der Sivananda-Schüler Swami Vishnudevananda in New York *The Complete Illustrated Book of Yoga* publiziert. Es war jedoch Iyengars *Licht auf Yoga*, das mit über 200 *Āsanas*, 600 Fotos und seinen vorher noch nie da gewesenen präzisen Beschreibungen bald als *die* Enzyklopädie aller *Āsanas* galt und sich zum Standardwerk des modernen Yoga entwickelte. Die hier dargelegte Praxis bestimmte ab den späten 1960er

Jahren immer mehr die weltweite Verbreitung des Yoga. Man sagte Yoga und meinte meist die Āsanapraxis des Iyengar.

Im Unterschied zu den von den Sivananda-Schülern gelehrten *Āsanas* waren bei Iyengar zahlreiche weitere *Āsanas* beschrieben. Lange Zeit konnte man auf die Frage, woher Iyengar sie genommen hatte, keine Antwort geben. Einen ersten Hinweis gab Iyengar, als er in *Licht auf Yoga* schrieb: „Gewidmet meinem verehrten Gurujī Professor Shrīmān T. Krishnamāchārya." Iyengar hatte Krishnamacharya jedoch schon früh verlassen und wurde als unabhängiger Lehrer wahrgenommen. Auch kannte niemand im Westen Krishnamacharya. So fiel die Widmung nicht weiter auf.

Das Bekanntwerden Krishnamacharyas im Westen initiierte ein anderer seiner Schüler, der schon vor Iyengar und noch lange nach ihm bei dem großen südindischen Meister in die Schule ging: Pattabhi Jois (1915–2009).[23] 1948 gründete Jois in Mysore seine eigene Yogaschule, in der er seine „Ashtānga-Vinyāsa-Yoga" genannte Praxis unterrichtete. Sie bestand weniger in den üblichen, lange gehaltenen Körperstellungen der *Āsanas*. Jois lehrte vor allem eine dynamisch und kraftvoll durchgeführte Körperpraxis.

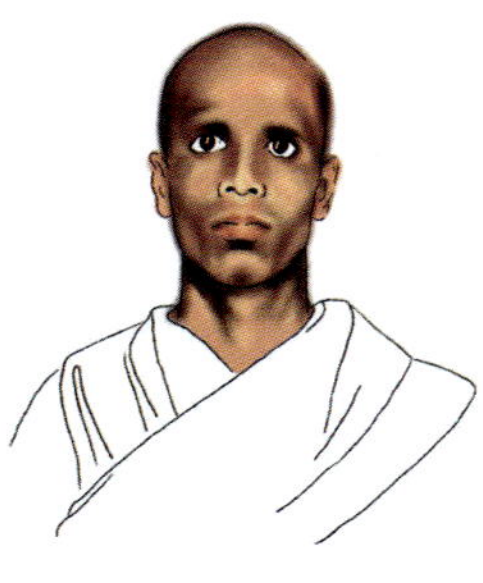

Abb. 10: Pattabhi Jois

Während Iyengar im Westen immer bekannter wurde, beschränkte sich die Schülerschaft von Jois in Mysore immer noch auf einen kleinen Kreis vorwiegend indischer Schüler. Dies sollte sich radikal ändern, als Amerikaner die Schule Mitte der 1970er Jahre entdeckten und Pattabhi Jois daraufhin in die USA einluden. Die Begeisterung für diese für die amerikanische Yogaszene vollkommen neue dynamische Körperpraxis muss damals schnell um sich gegriffen haben. Heute sind die vielen amerikanischen Yogastile in irgendeiner Weise durch den von Jois gelehrten Vinyāsa-Yoga beeinflusst.

Jois wurde natürlich gefragt, von wem er diese neue Form dynamischer Körperübungen gelernt habe. Seine Antwort lautete: T. Krishnamacharya. Da Iyengar im Unterschied zu Jois vor allem statisch gehaltene *Āsanas* lehrte, registrierte damals jedoch noch kaum jemand, dass diese beiden im Westen immer bekannter werdenden indischen Yogis mit Krishnamacharya den gleichen Lehrer hatten.

Dies sollte sich erst ändern, als T.K.V. Desikachar (1938–2016), ein Sohn Krishnamacharyas, auf den Plan trat. Desikachar wurde in Mysore geboren, als Iyengar schon lange nach Poona aufgebrochen war. Er zählt somit zu einer wesentlich jüngeren Generation von Yogalehrern als die älteren Iyengar und Jois. Desikachar wollte als moderner Mensch zunächst mit einem Ingenieurstudium ganz andere Wege gehen. Erst in den 1960er Jahren wandte er sich dem Yoga zu und wurde Schüler seines inzwischen über siebzigjährigen Vaters.

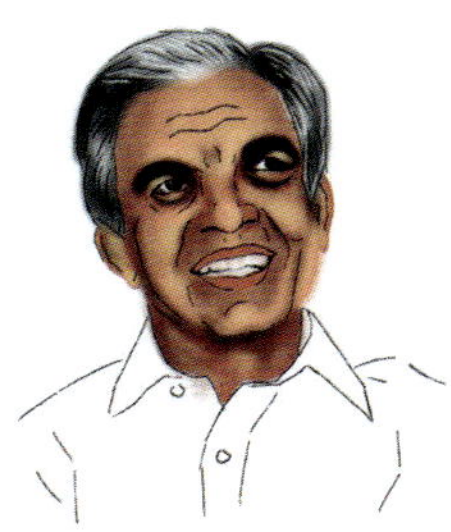

Abb. 11: T.K.V. Desikachar

Krishnamacharya unterrichtete in dieser späten Zeit seiner Lehrpraxis nicht nur ein junges und an einer athletischen Körperpraxis interessiertes Publikum, sondern auch körperlich weniger leistungsfähige Menschen. Desikachar lernte somit eine Yogapraxis kennen, die vor allem von der Notwendigkeit der Anpassung geprägt war, was mit dem Fachbegriff „Viniyoga" bezeichnet wurde.

Der Begriff „Viniyoga" ist zwar schon in den *Yoga-Sūtras* des Patañjali nachzuweisen, wurde jedoch von Krishnamacharya in einer grundlegend neuen Bedeutung gebraucht. Im Sinne einer Anpassung der Körperpraxis an die individuelle Konstitution der Übenden entwickelte sich Viniyoga zu einem der zentralen Leitbegriffe des modernen Yoga.

Schon Kuvalayananda und Yogendra passten die traditionelle Übungspraxis an die neue Klientel der modernen Yogaübenden an. Sie verstanden unter Anpassung jedoch noch in erster Linie eine Vereinfachung. Nach dem Prinzip des Viniyoga muss sich nicht der Mensch an die Übung, sondern die Übung an den Menschen anpassen. Die Praxis soll sich nicht nur an den Vorgaben der Texte, sondern auch an der individuellen Konstitution der Übenden orientieren.

So gilt es nach dem Prinzip des Viniyoga nicht nur die körperliche und geistige Konstitution der Übenden mit all ihren Einschränkungen zu berücksichtigen, sondern auch Möglichkeiten, wie sie sich aus dem kulturellen Hintergrund, dem Alter oder dem Geschlecht ergeben. Der jeweiligen Konstitution entsprechend sind die Übungen so zu verändern, bis eine den Übenden gemäße, ihnen entsprechende Form gefunden ist. In individuell angepasster Form war es nun Schwangeren und Kindern, älteren Menschen und auch Behinderten möglich, sich einer wirksamen Yogapraxis zu widmen. Die Voraussetzung war geschaffen, dass Yoga als angepasste Körperpraxis in immer breiteren Kreisen Fuß fassen konnte.

Auch Desikachar sprach von Anfang an von seinem Vater Krishnamacharya als seinem Yogalehrer. Jedoch nur langsam wurde der westlichen Yogaszene bewusst, dass Desikachar und Pattabhi Jois die gleiche Person meinten, wenn sie von Krishnamacharya sprachen. Als dann noch bemerkt wurde, dass auch der große Iyengar bei Krishnamacharya in die Lehre gegangen war, begann man sich für den gemeinsamen Meister dieser drei den westlichen Yoga inzwischen immer mehr prägenden Yogalehrer zu interessieren. Innerhalb weniger Jahre wurde Krishnamacharya als „Lehrer der Lehrer" entdeckt und avancierte zum „Vater des modernen Yoga". Krishnamacharya war jedoch inzwischen im Jahr 1989 fast hundertjährig verstorben, nachdem er sein ganzes Leben nur in bescheidenem Kreis nahezu ausschließlich indische Schüler unterrichtet hatte.[24] A. G. Mohan drückte in seiner Krishnamacharya-Biografie sein Bedauern aus, dass der große Meister starb, bevor Yoga weltweit wirklich populär wurde.[25]

Wenn Tirumalai Krishnamacharya heute vollkommen berechtigt als Vater des modernen Yoga bezeichnet werden kann, so war es doch nicht er, sondern es waren seine Schüler, allen voran Iyengar, Pattabhi Jois und Desikachar, die in den Westen reisten und dort die Impulse setzten, durch die sich Yoga zu einer transnationalen Praxis entwickelte. Mit den jeweilig höchst unterschiedlichen Ausformungen der von ihnen gelehrten Praxis vermochten sie Yoga als Körperpraxis zu einer in der Geschichte des Yoga noch nie da gewesenen gesellschaftlichen Anerkennung zu verhelfen.

Der Weg des Yoga, der in Indien seinen Ursprung hat, wurde so von zahlreichen Yogalehrern und nun auch Yogalehrerinnen zu einer weltweiten Praxis in Ost und West weiterentwickelt. Yoga als weltweites Phänomen wird heute in nahezu jeder Metropole von Los Angeles über Berlin und Mumbai bis Hongkong praktiziert und zunehmend auch in ländlichen Gebieten populär. Dabei gibt es inzwischen weit mehr Yogalehrerinnen und Yogalehrer im Westen und in anderen asiatischen Ländern als im Ursprungsland Indien. Das Fundament für den transnationalen Yoga der Gegenwart legten jedoch in jedem Fall die großen indischen Meister des 20. Jahrhunderts. Sie prägten den Aufstieg der Körperpraxis in das Zentrum des Yoga, wobei sie diese Körperpraxis in vielen Aspekten neu interpretierten und zum Teil sogar neu erfanden.

1.3.4 Die Entwicklung neuer Āsanas

Wenn die Körperpraxis in das Zentrum des modernen Yoga rückte, so führte dies auch zur kreativen Entwicklung zahlreicher neuer *Āsanas*. Auf Kuvalayananda geht zum Beispiel das heute oft als *Yogamudrā* bezeichnete *Yogamudrāsana* (Yoga-Verschlusshaltung) zurück.[26] Yogendra integrierte neue Stehhaltungen in sein Programm. Der Schwerpunkt der Arbeit dieser Pioniere des modernen Yoga in der ersten Hälfte des 20. Jahrhunderts bestand jedoch weniger darin, neue *Āsanas* zu kreieren. Ihr Interesse konzentrierte sich darauf, die damals bekannten und vor allem in den als klassisch geltenden Texten zu findenden *Āsanas* an die Erfordernisse des im 20. Jahrhundert lebenden Menschen anzupassen.

Im Unterschied zur überschaubaren Anzahl der von den ersten Yogapionieren gelehrten Haltungen waren viele der 200 *Āsanas*, die Iyengar 1966 in seinem Buch *Licht auf Yoga* beschrieb, in den Yogakreisen der damaligen Zeit vollkommen unbekannt. Die verschiedenen Versionen von *Vīrabhadrāsana* (Heldenhaltung), die durch Iyengar zum ersten Mal dem westlichen Publikum vorgestellt wurden, *Trikonāsana* (Dreieckshaltung) oder *Natarājāsana* (Tänzerhaltung) sind aus dem heutigen Yogaunterricht nicht mehr wegzudenken. Letztere hatte zwar wenige Jahre zuvor schon Swami Vishnudevananda in seinem in New York erschienenen Buch beschrieben. Wahrscheinlich hatte Vishnudevananda diese *Āsanas* jedoch bei einer Präsentation von Iyengar in Rishikesh kennengelernt.[27]

Woher hatte Iyengar jedoch all die neuen *Āsanas* genommen? Und woher stammten die Sanskritnamen, die heute in der Weise, wie Iyengar sie damals angab, in den meisten Yogaschulen der Gegenwart verwendet werden? Diese Fragen waren zunächst nicht leicht zu beantworten. Iyengar hatte zum Beispiel den „Herabschauenden Hund" mit dem Sanskritbegriff *Adho Mukha Shvanāsana* benannt. Vishnudevananda kannte die Stellung nur als eine Haltung des Sonnengrußes und nannte sie „Technique: Soorya Namaskar, Position No. 8".[28] War es also Iyengar, der das heute so populäre *Āsana* als Erster als eigenständiges *Āsana* ansah und ihm den Sanskritnamen gab?

Einen ersten Hinweis zum Ursprung von *Adho Mukha Shvanāsana* lieferte die oben schon erwähnte Entdeckung des *Sritattvanidhi* in der Palastbibliothek von Mysore Ende des 20. Jahrhunderts. Hier fand man eine als *Gajāsana* (Elefantenhaltung) bezeichnete Stellung, die dem „Herabschauenden Hund" ähnelte.[29] Iyengar lebte als Jugendlicher einige Jahre in Mysore im Haushalt Krishnamacharyas. Hatte er jedoch damals überhaupt Zugang zur Palastbibliothek und so die Möglichkeit des Einblicks in das aus dem 19. Jahrhundert stammende Manuskript? Und handelte es sich bei *Gajāsana* tatsächlich um die gleiche Stellung, die Iyengar *Adho Mukha Shvanāsana* nannte?

Die grundsätzliche Schwierigkeit bei der Bestimmung der Herkunft vieler heute praktizierter *Āsanas* wird in dieser Weise deutlich. Vermeintlich gleiche *Āsanas* werden im Laufe der Geschichte des Yoga immer wieder mit unterschiedlichen Namen benannt. Oft lässt sich bei den nur kurz gehaltenen Beschreibungen nicht einmal mit Sicherheit feststellen, ob ein *Āsana* in einem alten Text tatsächlich die Übung meint, wie sie heute praktiziert wird. Und selbst wenn den Beschreibungen Zeichnungen beigegeben wurden, sind diese in den seltensten Fällen so genau ausgeführt, dass eine Identität zweifelsfrei festgestellt werden kann. Wenn darüber hinaus auch noch mehrere Akteure parallel an der Entwicklung neuer *Āsanas* gearbeitet haben und diese dann von mehreren Quellen inspiriert worden sein können, kann über die Herkunft vieler *Āsanas* nur spekuliert werden.

Bei einigen der heute populären Übungen lässt sich jedoch über deren Entwicklung und Aufnahme in die Yogapraxis des 20. Jahrhunderts durchaus einiges sagen. Hierzu gehört vor allem auch *Adho Mukha Shvanāsana*. Um die Aufnahme des „Herabschauenden Hundes" in die Āsanapraxis zu verstehen, gilt es jedoch weit auszuholen und den Blick auf *Sūrya Namaskār*, auf den Sonnengruß zu richten.

Sowohl der „Herabschauende Hund" als auch der Sonnengruß gehören zu den bekanntesten Übungen des gegenwärtigen Yoga. So wie diese Übungen oft im Zentrum der Yogapraxis stehen, ist auch der Glaube weit verbreitet, dass es sich um älteste Übungsformen des Yoga handeln müsse. Vielen scheint es offensichtlich, dass *Sūrya Namaskār* aus der Āsanapraxis entstanden sein muss, indem man den „Herabschauenden Hund" und all die anderen Stellungen zu der bekannten Bewegungsübung aneinanderreihte.[30] Dabei verwundert es, dass wie der Sonnengruß auch die *Āsanas*, aus denen er zusammengesetzt sein soll, sich in keinem der klassischen Texte des Hatha-Yoga aufgeführt finden – weder mit Namen noch mit einer Beschreibung. Wiederum scheint alles ganz anders gewesen zu sein, als die heute gepflegten Narrative dies nahelegen. Es ist durchaus möglich, dass der Sonnengruß auf eine lange Geschichte zurückblicken kann. Diese Geschichte seiner Entwicklung spielte sich jedoch mit Sicherheit nicht im Bereich des Yoga ab.

Eine der historischen Wurzeln des Sonnengrußes weist auf die hinduistische Praxis der Niederwerfungsrituale. Bis heute sind in indischen Tempeln dem Sonnengruß ähnelnde Niederwerfungen aus dem Stehen über verschiedene Zwischenstellungen bis hin zum Liegen und wieder zurück zu beobachten. So kann davon ausgegangen werden, dass *Sūrya Namaskār* als Niederwerfung vor dem Sonnengott Sūrya, die mit dem Gebetsmantra „Om mitrāya namah, om ravaye namah …" verbunden wurde, aller Wahrscheinlichkeit nach wesentliche Inspirationen aus der hinduistischen Ritualpraxis empfangen hat. Auch die wörtliche Übersetzung der aus dem Hindi stammenden Bezeichnung *Sūrya Namaskār* als „Ehrerbietung an den Sonnengott" oder „Gebet an den Sonnengott" verweist auf die religiöse Herkunft der Übung.

Eine zweite Wurzel verweist auf die Körperübungen (*Vyāyāma*) des Kushti genannten traditionellen indischen Ringkampfes. Zu den Kraftübungen der Ringer zählen unter anderem die Dands, klappmesserähnliche Liegestütze, die mit hoher Schlagzahl immer wieder in ständigem Wechsel durchgeführt werden. Werden Dands zusammen mit den mit tiefen Kniebeugen vergleichbaren Bethaks geübt, haben wir wieder eine Bewegungsübung, die mit verschiedenen Zwischenstellungen zwischen Stand und Liegen wechselt. Wenn man sieht, wie heutige Ringer in ihrem Training Dands und Bethaks üben, dann erinnert dies stark an schnell und sportlich ausgeführte Sonnengrüße.

Die heute als *Sūrya Namaskār* bezeichnete Übung ist dann jedoch untrennbar verbunden mit einem kleinen, im indischen Bundesstaat Maharashtra gelegenen Fürstentum, das bei der indischen Unabhängigkeit 1947 in der Republik Indien aufging. Gemeint ist Aundh, das in der ersten Hälfte des 20. Jahrhunderts von einem Rāja mit dem Namen

Bhawanrao Pant Pratinidhi (1868–1951) regiert wurde. Der Rāja von Aundh öffnete sich in jungen Jahren für die auch in Indien aufkommende Begeisterung für Körperübungen, insbesondere jedoch für die Bodybuilding-Praxis des Eugen Sandow. Bald kamen ihm aber auch die traditionellen indischen Übungsformen wie der Ringkampf mit seinen Dands und Bethaks in den Blick.

Nach seinem eigenen Bericht begann Bhawanrao sich ab 1908 auch mit einer *Sūrya Namaskār* genannten Übung zu beschäftigen und war zunehmend davon angetan, dass es auch in Indien selbst eine Körperpraxis gab, mit der er die gleichen Ziele erreichen konnte wie mit den westlichen Körperübungen. Fortan sah er *Sūrya Namaskār* als indische Alternative vor allem zu Sandows Bodybuilding.

Der Rāja von Aundh brachte *Sūrya Namaskār* in ein klares System und führte die Übung in der Form eines gemeinschaftlichen Exerzierens in den Schulen von Aundh ein. 1924 veröffentlichte er in der Landessprache Marathi ein kleines Büchlein mit Bildern des Sonnengrußes, versehen mit genauen Erklärungen zur Ausführung. Der entscheidende Durchbruch erfolgte, als ab 1928 mehrere Auflagen in einer Übersetzung ins Englische erschienen, sodass die Übung auch über die Marathi sprechenden Bereiche Indiens hinaus bekannt werden konnte.[31] Jetzt war *Sūrya Namaskār* für ein breites Publikum zugänglich. Die Praxis der Übung von Sonnengrüßen verbreitete sich als indische Form der Gymnastik über ganz Indien.

Gegen das Vorurteil der englischen Besatzer, Inder seien eine prinzipiell schwache Rasse, wollte der Rāja von Aundh mit *Sūrya Namaskār* nach eigenen Worten zeigen, dass Inder durch eine aus Indien stammende Übungsform nicht nur zu einer „robusten Gesundheit" gelangen, sondern auch „muskuläre Stärke entwickeln" konnten.[32] Die Übung sollte nicht nur die Fitness von Körper und Geist fördern. Die Motivation der Übungspraxis war darüber hinaus nationalistisch und patriotisch und zuletzt auch zur militärischen Stärkung der indischen Jugend gedacht, die einmal gegen die westlichen Kolonialmächte antreten sollte.

Durch diese älteste uns heute bekannte Darstellung des Sonnengrußes aus den 1920er Jahren kann auch belegt werden, wie die Übung konkret ausgesehen hat, auf die all die verschiedenen Formen des heutigen Sonnengrußes gründen. Der Rāja beschreibt einen Zyklus von insgesamt 10 Stellungen, die mit Zahlen von Position 1 bis 10 durchnummeriert sind. Die ganze Übung wird fließend und in einem bestimmten Rhythmus des Ein- und Ausatmens durchgeführt, um dann am Ende im Stehen jedes Mal für ein kurzes Gebet mit Mantras zur Verehrung des Sonnengottes zu verharren.

Als Sportübung mit religiöser Ausrichtung gewann der Sonnengruß bald in weiten Teilen Indiens immer mehr an Popularität. In den Kreisen des damaligen Yoga stand man der Sonnengrußbewegung interessanterweise jedoch meist skep-

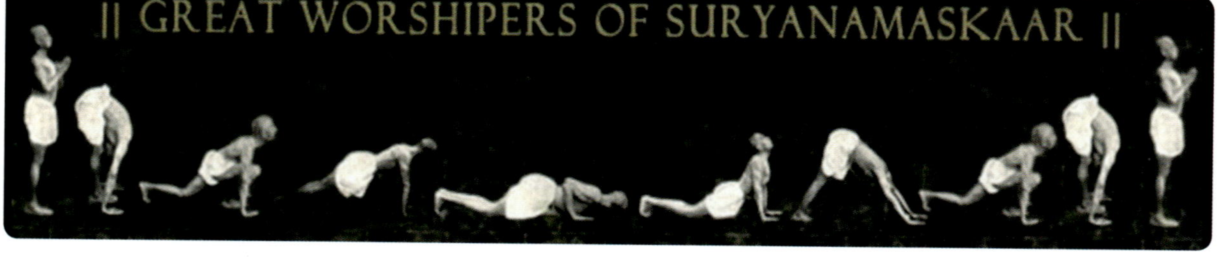

Abb. 12: Die älteste uns bekannte Darstellung des Sonnengrußes aus den 1920er Jahren

tisch gegenüber. Zu sehr schien die Bewegungsübung der im Yoga unterrichteten statisch gehaltenen Āsanapraxis zu widersprechen. So registrierte Swami Kuvalayananda schon 1926, dass der Sonnengruß in der gesellschaftlichen Oberschicht Indiens durchaus in Mode gekommen sei. Er gab der Übung damals jedoch keine Chance, sich gegenüber der von ihm favorisierten gehaltenen Āsanapraxis durchzusetzen. Sri Yogendra warnte sogar davor, *Sūrya Namaskār* mit den Körperübungen des Yoga zu vermischen. Diejenigen, die dies täten, seien schlecht informiert und verstießen gegen die Gebote der Autoritäten.

Der Rāja von Aundh versuchte solchen Ressentiments gegenüber seiner zwar auf alte Wurzeln gründenden, jedoch prinzipiell neuen Übung entgegenzuwirken. Wie dies im hinduistischen Yoga üblich war, nutzte auch er ein Narrativ der Rückführung auf älteste Quellen der heiligen Texte des Hinduismus. So behauptete auch der Rāja von Aundh, dass der Sonnengruß auf die viele tausend Jahre alte „tiefe Weisheit der alten Rishis" des Veda zurückgehe, vor denen es in „sprachloser Anbetung den Kopf zu neigen" gelte.[33] Die alte Weisheit von *Sūrya Namaskār* sei im Laufe der Geschichte verloren gegangen und werde nun „in Zeiten der Not wiederentdeckt."[34]

Etablierte Yogis wie Kuvalayananda und Yogendra konnten solche Worte nicht überzeugen. Dies galt jedoch nicht für den damals noch unbekannten Krishnamacharya. Aus den Palastakten geht hervor, dass *Sūrya Namaskār* in der Form einer „Sonnengruß-Klasse" als weitere Möglichkeit des Körpertrainings in das Programm des Palastes aufgenommen worden war.[35] Ob sich Krishnamacharya, anders als seine Yogakollegen, für die Praxis des Sonnengrußes begeisterte, darüber konnte man lange Zeit nur Vermutungen anstellen. Alles änderte sich, als Krishnamacharyas erstes, schon in den 1930er Jahren in indischen Landessprachen erschienenes Buch *Yoga Makaranda* im Jahr 2006 in englischer Übersetzung veröffentlicht und so der modernen Yogaforschung zugänglich gemacht wurde.[36]

Nun wurde klar, dass sich Krishnamacharya nicht nur für *Sūrya Namaskār* begeisterte, sondern dass seine Form, Yoga zu üben, wesentlich von dieser damals vom Rāja von Aundh populär gemachten Übung inspiriert wurde. Fast alle Positionen von *Sūrya Namaskār*, die Iyengar in *Licht auf Yoga* aufführte, konnte man in *Yoga Makaranda* als *Āsana* wiederfinden. Die Körperstellungen, aus denen *Sūrya Namaskār* zusammengesetzt ist, wurden somit von Krishnamacharya spätestens in den 1930er Jahren in seinen Kanon der *Āsanas* aufgenommen, ohne dass jemand hiervon Notiz genommen hätte. In Krishnamacharyas *Yoga Makaranda* wurden viele *Āsanas* durch präzise Abbildungen klar identifizierbar und mit genau den Sanskritnamen benannt, die Iyengar später in seinem 1966 erschienenen Buch *Licht auf Yoga* benutzt hat. Bei Krishnamacharya konnte damit der Ursprung all dieser heute so populären *Āsanas* nachgewiesen werden. Man fand so nicht nur die Ursprünge von *Adho Mukha Shvanāsana*, sondern auch die anderen Haltungen des Sonnengrußes von *Tādāsana* über *Uttanāsana* und *Caturanga Dandāsana* bis zu *Ūrdhva Mukha Shvanāsana*.[37] Krishnamacharya hatte sie alle zusammen mit zahlreichen Variationen in *Yoga Makaranda* beschrieben. Mit *Yoga Makaranda* war der Ursprung von vielen in *Licht auf Yoga* beschriebenen *Āsanas* und deren Sanskritnamen gefunden.[38]

Tirumalai Krishnamacharya kann somit als einer der kreativsten Erneuerer der Āsanapraxis des 20. Jahrhunderts gesehen werden, obwohl nicht davon auszugehen ist, dass er die zahlreich von ihm geprägten neuen *Āsanas* gleichsam erfunden hätte. Viele seiner *Āsanas* kommen zumindest in ähnlicher Weise auch in anderen Übungssystemen vor oder sind in älteren Texten in Variationen oder mit anderen Bezeichnungen nachzuweisen. Krishnamacharya ist jedoch das Verdienst zuzusprechen, diese Stellungen in die moderne Āsanapraxis aufgenommen zu haben.

Durch die Vermittlung seiner Schüler geht die heutige Terminologie vieler *Āsanas* wesentlich auf Krishnamacharya zurück. Es war vor allem Krishnamacharya, der einen Prozess der Entwicklung neuer *Āsanas* initiierte, der bis heute nicht abgeschlossen ist. Der moderne Yoga zeichnet sich jedoch nicht nur durch neue *Āsanas* aus, sondern auch durch das Entstehen einer grundlegend neuen Form der dynamischen Körperpraxis.

1.3.5 Die Dynamisierung der Körperpraxis

Zur Frage nach der Dynamisierung der Körperpraxis im modernen Yoga ist zunächst der Blick auf Swami Sivananda zu lenken, der in seinem 1939 publizierten Buch *Yogic Home Exercise: Easy Course of Physical Culture for Modern Men and Women* von seinem ersten Kontakt mit der dynamischen Praxis des Sonnengrußes berichtete: „Wie sein Vater war auch der Prinz von Aundh ein großer Verehrer von *Sūrya Namaskār.* Vor kurzem demonstrierte er *Sūrya Namaskār* auf Anfrage der Studenten in Bangalore dort in vielen Colleges und erklärte seinen Nutzen."[39] Wahrscheinlich hatte Sivananda einer Demonstration von *Sūrya Namaskār* beigewohnt, die von Apa Pant, dem Sohn des Rājas von Aundh, in Bangalore durchgeführt wurde.

Während Kuvalayananda und Yogendra, wie bereits erwähnt, die in den Gymnastikzirkeln Indiens aufkommende Praxis des Sonnengrußes ablehnten, scheint dagegen bei Sivananda der Funke der Begeisterung übergesprungen zu sein. So verfasste Sivananda in seinem 1950 publizierten Buch *Hatha Yoga* schon ein kurzes Kapitel zu *Sūrya Namaskār.* Der Sonnengruß wurde hier allerdings keineswegs bereits als Yogaübung verstanden, sondern als eine Art Morgengymnastik praktiziert.[40] Der erste Schritt war jedoch getan. Allmählich fand die Praxis von *Sūrya Namaskār* als Aufwärmübung in die im Ashram praktizierte Routine und entwickelte sich zur dynamischen Vorbereitung des Körpers auf die folgende Praxis mit gehaltenen *Āsanas.*[41]

Während sich der dynamisch durchgeführte Sonnengruß im nordindischen Rishikesh als Aufwärmübung seinen Weg in den Yoga bahnte, hatte zwei Jahrzehnte früher im südindischen Mysore nahezu unbemerkt schon eine Revolution in der Yogapraxis stattgefunden. Zu den revolutionärsten und zugleich den modernen Yoga prägendsten Neuerungen gehörte die Dynamisierung der Körperpraxis des Yoga selbst, wie sie Krishnamacharya am Palast des Mahārājas in den 1930er Jahren entwickelte und an seine Schüler weitergab.

Worauf Krishnamacharya seine Entwicklung dynamischer Körperübungen stützte, ist heute nur in groben Zügen nachzuvollziehen. So finden sich im von Krishnamacharya genutzten *Sritattvanidhi* aus dem 19. Jahrhundert neben neuen *Āsanas* auch schon Ansätze von dynamisch durchgeführten Körperübungen. Die dort beschriebenen Übungen erinnern jedoch wiederum an die Bewegungen der Bethaks (Kniebeugen) und Dands (Liegestütze) der indischen Ringer, was darauf schließen lässt, dass der indische Ringkampf schon weit vor Krishnamacharya die Körperpraxis des Yoga beeinflusst haben könnte. Auch könnte Krishnamacharya die dynamischen Körperbewegungen gekannt haben, wie sie Yogendra schon in den 1920er Jahren in die von ihm gelehrte Yogapraxis einführte.

Als wichtiger Ort der Inspiration ist jedoch vor allem das Sportzentrum des Jaganmohan-Palastes von Mysore in den 1930er Jahren auszumachen.[42] Es kann als großer Schmelztiegel östlicher und westlicher Übungsweisen gelten, in dem sich dynamische Körperpraktiken sowohl östlicher wie auch westlicher Provenienz wechselseitig beeinflusst haben. Mark Singleton machte auf die dynamische Körperpraxis des Dänen Niels Bukh aufmerksam, die im Indien der damaligen Zeit große Popularität genoss. Auch der indische Tanz kennt die *Kārana* genannten Körperbewegungen. Der Begriff *Kārana* aus dem Tanz wurde in manchen Schulen dann sogar als Bezeichnung für Bewegungsabläufe in die heutige Yogapraxis übernommen. Und natürlich sollte auch der Sonnengruß nicht außer Acht gelassen werden, der Krishnamacharya zumindest ermutigt haben wird, die hier zu findende Dynamik in die von ihm gelehrten Körperübungen einfließen zu lassen.

Bei der dynamischen Körperpraxis ging es Krishnamacharya jedoch nie um eine Alternative zu den statisch gehaltenen *Āsanas*. Sie bildete eine wichtige Vorbereitung für ein gehaltenes *Āsana*, die für seine Wirksamkeit als notwendig erachtet wurde. In diesem Sinne sollte zum Beispiel das *Āsana* des herabschauenden Hundes durch die Abfolge von vier dynamischen und mit dem Atem synchronisierten *Vinyāsas* vorbereitet werden, damit dann die Wirkung des gehaltenen *Āsanas* in ihrer Fülle erfahren werden konnte.[43]

Mit Krishnamacharya wurden somit Neuerungen in die Körperpraxis des Yoga eingeführt, die über Jahrzehnte hinweg so gut wie niemand bemerkte. Wenn die Idee der Vorbereitung der gehaltenen *Āsanas* durch die dynamischen *Vinyāsas* registriert wurde, so stand man ihr in den Kreisen des indischen Yoga doch meist reserviert gegenüber. Als Krishnamacharya mit seinen Schülern im Jahr 1934 zu dem damals wohl bekanntesten Yogi, Swami Kuvalayananda, nach Lonavla reiste, um dort Yogademonstrationen zu geben, schrieb Kuvalayananda danach einen mehr oder weniger entrüsteten Brief an den Mahārāja von Mysore. Er bat den Mahārāja, also den Arbeitgeber von Krishnamacharya, ihm zwei wichtige Ratschläge zu geben: Er solle seine Übungen vereinfachen und vor allem müsse er die Übungen des Yoga unverfälscht halten von Beimischungen nicht-yogischer Systeme der Körperkultur.[44]

Es war jedoch nicht Kuvalayananda, sondern Krishnamacharya, dem letztendlich der weit größere Erfolg beschieden war. Die dynamische Körperpraxis sollte sich durch Krishnamacharyas Schüler vor allem in der transnationalen Praxis des modernen Yoga in Ost und West verbreiten. Im Unterschied zu seiner ursprünglichen Verwendung benutzt man den Begriff *Vinyāsa* dann allerdings nicht nur als Bezeichnung für eine einzelne, dynamisch durchgeführte Stellung. Heute wird meist eine ganze Sequenz von mit dem Atemrhythmus verbundenen Körperstellungen *Vinyāsa* genannt. Als Vinyāsa Flow bezeichnete Yogastile verzichten sogar ganz auf gehaltene *Āsanas* und widmen sich ausschließlich einer dynamisch durchgeführten Bewegungspraxis. Die Dynamisierung der Körperpraxis kann als der bedeutendste Beitrag der Yogis des 20. Jahrhunderts zur Entwicklung des modernen Yoga gelten.

1.3.6 Gegenläufige Bewegungen im heutigen Indien

Die Übungsformen des Yoga haben insbesondere durch die Schüler von Krishnamacharya und natürlich vor allem durch deren westliche Schüler und Schülerinnen den Weg in die westliche Gesellschaft gefunden. Angetrieben von diesem Yogaboom im Westen wurde zu Beginn des 21. Jahrhunderts eine wachsende Begeisterung für Yoga auch in Indien entfacht.

Die heutige Massenbewegung des Yoga in Indien geht auf populäre Yogis wie Sathya Sai Baba, Sri Sri Ravi Shankar und den modernen Guru Baba Ramdev zurück. Hier gibt es Tendenzen, die eine gegenläufige Bewegung zum transnationalen Yoga darstellen.

Insbesondere Baba Ramdev will nicht mehr, wie Kuvalayananda und Yogendra, die indische Mittelschicht ansprechen. Es wird auch, anders als bei Krishnamacharya, kein Yoga für die Eliten des Mahārāja-Palastes gelehrt. Baba Ramdev setzt sich von den Sanskrit sprechenden Eliten der brahmanischen Yogameister ab. Er unterrichtet auch nicht auf Englisch, sondern in Hindi, um die einfache indische Bevölkerung anzusprechen.

Während deutsche Yogalehrende sich gerne darum bemühen, die Sanskrittermini genau auszusprechen und sie auch mit den international üblichen diakritischen Zeichen zu schreiben, erscheint dem indischen Baba ein solches Ansinnen völlig fremd. Yoga heißt bei ihm Yog, *Prāna* ist Pran, *Prānāyāma* ist Pranayam und die *Āsanas* heißen Yog Aasan. Nur für die Wissenschaft des Yoga bildet er, das Englische einbeziehend, den Begriff Yog Science. Baba Ramdev spricht die Sprache des modernen Indien und findet großen Zulauf.

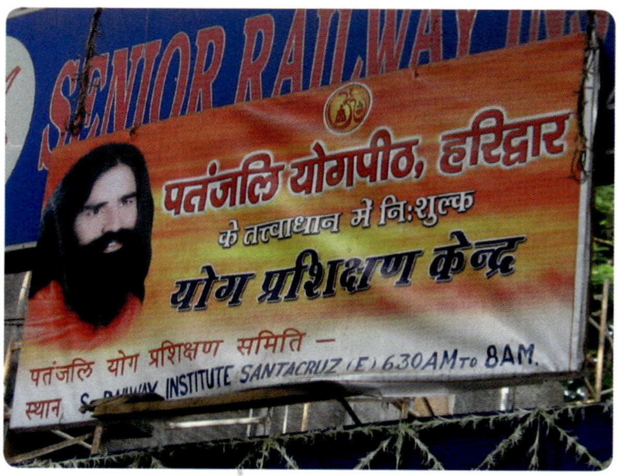
SENIOR RAILWAY
पतंजलि योगपीठ, हरिद्वार
के तत्वाधान में निःशुल्क
योग प्रशिक्षण केन्द्र
पतंजलि योग प्रशिक्षण समिति –
INSTITUTE SANTACRUZ (E) 6.30AM TO 8AM.
स्थान

Abb. 13: Plakat, das auf eine Veranstaltung von Baba Ramdev hinweist

Was das für das moderne Indien bedeutet, zeigt sich, wenn die zentralen Aussagen insbesondere von Baba Ramdev in den Blick genommen werden. Er erregte die Aufmerksamkeit von Millionen, als er provozierend proklamierte, dass die meisten Krankheiten durch die Rückbesinnung auf die nationale, hinduistische Tradition des Yog und Ayurved geheilt werden könnten. Patañjali, Caraka und Sushruta, die Autoren der klassischen Texte des Yoga und Āyurveda, proklamierte er zu Nationalheiligen. Durch die Rückbesinnung auf sie könne sogar die Perspektive der Ausrottung aller psychischen und körperlichen Krankheiten in den Blick genommen werden, mit dem Ziel „eines Indien und einer Welt, die frei von Krankheit sind."[45]

Als Sinnbild des Hindutums und der Wiederbelebung der hinduistischen Tradition standen viele Politiker, von Parlamentariern über Mitglieder lokaler Regierungen bis hin zu Ministerpräsidenten, in engem Kontakt mit dem Guru. Während der moderne Yoga durch seine Pioniere eine Sache der Weltkulturen wurde, reklamiert man nun, gegen den transnationalen Yoga der Moderne, seine genuin indische Herkunft. Dabei geht es um die Vision eines gesunden, starken, wohlhabenden und hoch entwickelten Indien, das laut Ramdev „durch Yoga wieder die Führungsrolle in der Welt übernehmen wird."[46] Seine Rückbesinnung auf die große kulturelle Tradition, die er mit der modernen Rolle Indiens als Global Player verbindet, entspricht jedoch nicht nur dem Denken der indischen Nationalisten, sondern bringt ein Grundanliegen breiter Bevölkerungsschichten des heutigen Indien zum Ausdruck.

Was moderner Yoga in Ost und West heißt, ist also ein sehr vielschichtiges Phänomen. Noch immer ist Yoga als Praxis der Asketen an heiligen Orten oder bei religiösen Volksfesten in Indien anzutreffen. Auch wird Yoga geübt, wie er sich als kulturübergreifende, transnationale Praxis entwickelt hat. Die populärste Form des indischen Yoga zeigt sich jedoch in einer national und hinduistisch ausgerichteten Bewegung.[47]

1.4
Der Aufstieg der Yoga-Sūtras zum Basistext der modernen Yogaphilosophie

Während in der Übungspraxis des Yoga die Körperübungen der *Āsanas* und *Vinyāsas* in das Zentrum des modernen Yoga rückten, gelten die *Yoga-Sūtras* des Patañjali heute als der Grundlagentext des Yoga schlechthin. Dieser vor ungefähr 2000 Jahren entstandene Text liegt heute in einer kaum zu überschauenden Anzahl von Ausgaben und Übersetzungen vor. Patañjali gilt als „Vater" des Yoga. Seine *Yoga-Sūtras* werden als „Rāja-Yoga", als „königlicher Yoga" bezeichnet und in dieser Weise nicht selten als heilige Schrift der Yogaphilosophie verehrt.

Heute weit verbreitet ist die Ansicht, dass die *Yoga-Sūtras* als zeitlose Wissenschaft des Yoga durch eine ununterbrochene Traditionslinie von *Gurus* und Schülern bis heute überliefert wurden. Berücksichtigt man auch hier die Erkenntnisse der modernen Yogaforschung, ergibt sich wie bei dem im letzten Abschnitt aufgezeigten Aufstieg der Körperpraxis in das Zentrum des modernen Yoga ein ganz anderes Bild.

Die Yogaforschung geht davon aus, dass es als höchst unsicher zu gelten hat, ob Patañjali als historische Person überhaupt gelebt hat. Auch eine ununterbrochene Traditionslinie der Überlieferung der *Sūtras* ist nicht nachzuweisen. Die *Yoga-Sūtras* hätten in der Geschichte immer nur eine eher untergeordnete Rolle gespielt und seien über Jahrhunderte sogar fast in Vergessenheit geraten. Wie die Körperpraxis erst im 20. Jahrhundert mit Yoga identifiziert wurde, so rückten auch die *Yoga-Sūtras* des Patañjali erst im letzten Jahrhundert in das Zentrum der Yogaphilosophie. Um auch hier Klarheit zu gewinnen, erscheint es hilfreich, die Geschichte der *Yoga-Sūtras* von ihrer Entstehung bis zum Basistext der modernen Yogaphilosophie Schritt für Schritt nachzuvollziehen.

1.4.1
Entstehen – Aufblühen – Niedergang

Weit verbreitet ist die Rezitation des *Yogena Cittasya* zu Beginn des Yogaunterrichts, des Gebetes an Patañjali als der große Yogi, Grammatiker und Arzt. Die Verse gehen auf den Kommentator Bhoja aus dem 11. Jahrhundert n. Chr. zurück. Ihre Rezitation entspricht der Gepflogenheit im Hinduismus, vor der Lektüre eines Textes ein kurzes Gebet zu sprechen, um einen Heiligen oder eine Gottheit um Schutz und Hilfe beim Verständnis zu bitten. Heute kann es als Ritual helfen, einen positiven mental-emotionalen Zugang aufzubauen.

Eine Person namens Patañjali, die zugleich Yogi, Grammatiker und Arzt war, hat es mit Sicherheit jedoch nie gegeben. Konzentrieren wir uns darauf, was tatsächlich nachweisbar ist, so können wir davon ausgehen, dass die *Yoga-Sūtras* zwischen dem 2. Jahrhundert v. Chr. und dem 2. Jahrhundert n. Chr. verfasst wurden. Man fügte das vierte Kapitel wahrscheinlich sogar erst im 4. Jahrhundert n. Chr. hinzu. Der Gesamttext wurde dann einem Weisen mit dem Namen Patañjali zugeschrieben.

Die Bedeutung und auch das Verständnis der *Yoga-Sūtras* haben sich im Laufe der folgenden Geschichte immer wieder verändert. Es fällt auf, dass der Text der *Sūtras* wenig hinduistisch, nicht einmal religiös orientiert ist. Viele der verwendeten Begriffe (*Nirodha, Samādhi, Vāsanā* usw.) oder zentrale Lehren wie die Konzepte der *Kleshas* oder *Bhāvanās* sind von buddhistischen Vorstellungen geprägt. Sogar das im Zentrum der *Sūtras* stehende achtgliedrige Yogasystem zeigt offensichtliche Parallelen zum „Edlen Achtfachen Pfad" des Buddhismus. Dies lässt darauf schließen, dass zur Zeit der Abfassung der *Sūtras* die damaligen Yogis eng mit den Zirkeln buddhistischer Spiritualität zusammengearbeitet haben müssen.

Um ihren ursprünglichen Sinn zu ergründen, wäre es hilfreich, einen Kommentar des Verfassers selbst zur Verfügung zu haben, der jedoch nicht überliefert wurde. Der älteste uns heute bekannte Kommentar stammt von einem Autor, der sich Vyāsa nannte, verfasst wahrscheinlich zwischen dem 5. und 7. Jahrhundert, also lange nach Abfassung der *Sūtras*.[48] Dieser älteste uns überlieferte Kommentar wurde jedoch schon aus einer hinduistischen Perspektive geschrieben. Der Kommentar von Vyāsa scheint die ursprünglich an die buddhistische Philosophie angelehnten Lehren immer wieder zu untergraben.

Ein Problem liegt darin, dass alle Kommentare der folgenden tausend Jahre sich weniger auf die *Sūtras* selbst, sondern vor allem auf den Kommentar des Vyāsa stützen. So konnten die nicht religiös formulierenden *Yoga-Sūtras* von der brahmanischen Priesterschaft in den Kreis der sechs Schulen (*Darshanas*) hinduistischer Philosophie aufgenommen werden. Diese Aufnahme in den Kreis der orthodox-hinduistischen Philosophie war wohl nur möglich, weil man die *Yoga-Sūtras* in der hinduistischen Interpretation des Vyāsa verstand.

Die Aufnahme der *Yoga-Sūtras* in den Kreis der hinduistischen Philosophie und die damit verbundene Anerkennung seitens der Brahmanen darf jedoch nicht überbewertet werden. Insbesondere im Vergleich zu den anderen philosophischen Schulen spielten die *Yoga-Sūtras* immer nur eine untergeordnete Rolle. Dies wird deutlich, wenn wir uns vergegenwärtigen, dass bis zum 17. Jahrhundert zu den ersten beiden Schulen, Nyāya und Vaisheshika, 511 Kommentare überliefert wurden. Aus dem gleichen Zeitraum sind zu den *Yoga-Sūtras* nur 12 Kommentare bekannt. Die *Yoga-Sūtras* des Patañjali wurden somit über viele Jahrhunderte nur in kleinen Kreisen der intellektuellen Eliten des Hinduismus studiert.

Und es kam noch schlimmer. Der Yoga erlebte im 14. bis 16. Jahrhundert mit dem Entstehen des tantrisch beeinflussten Hatha-Yoga zwar eine gewisse Hochblüte. Auch tauchten im Hatha-Yoga manche Gedanken aus den *Yoga-Sūtras* auf. Die *Yoga-Sūtras* selbst spielten zu jener Zeit jedoch keine Rolle mehr. Die *Hatha-Pradīpikā* erwähnt in ihrer Einleitung über dreißig der damals bekannten Yogis. Keiner von ihnen ist Patañjali.

1.4.2 Die Wiederentdeckung

Die große Wiederentdeckung der *Yoga-Sūtras* erfolgte dann auch nicht in Indien, sondern im Westen, genauer gesagt in den Vereinigten Staaten von Amerika. Als entscheidendes Datum ist das Jahr 1893 zu nennen. Die amerikanische spirituelle Szene hatte in diesem Jahr in Chicago mit dem Parlament der Weltreligionen einen interreligiösen Kongress organisiert. Zu dieser Zusammenkunft war auch der Vedānta-Mönch Swami Vivekananda (1863–1902) auf eigene Initiative und ohne offizielle Einladung aus Indien angereist. Der damals gerade 30 Jahre junge und bis dahin vollkommen unbekannte Vivekananda sorgte hier für eine Überraschung, mit der niemand gerechnet hatte. Der Swami aus der damaligen Kolonie Britisch-Indien hielt nicht nur eine in perfektem Englisch vorgetragene Rede. Vivekananda sprach auch genau die Worte, auf die man im Westen gewartet hatte.

Von den Romantikern in Europa bis zu den Theosophen und der New-Thought-Bewegung in den Vereinigten Staaten hatte sich im Laufe des 19. Jahrhunderts der Glaube an die besondere Bedeutung Indiens entwickelt. In der westlichen Kultur verbreitete sich die Hoffnung, im alten Indien wäre das verlorene Paradies der Menschheit, die Urquelle aller menschlichen Weisheit zu finden. Und nun kam dieser junge, charismatische und redegewandte indische Mönch nach Chicago und brachte dem „materialistischen Westen" die Botschaft Indiens als „authentische Heimstatt menschlicher Spiritualität". Es war diese 1893 in Chicago gehaltene Rede, die später als Beginn der Yogabewegung im Westen bezeichnet werden sollte.

Vivekananda wurde nach seinem Auftritt begeistert in den spirituellen Kreisen aufgenommen. Über mehrere Jahre reichte man ihn in den USA von Ort zu Ort weiter. So konnte er die Bedürfnisse der westlichen spirituellen Bewegung kennenlernen und seine Botschaft dementsprechend in einer spezifischen, auf seine westliche Zuhörerschaft ausgerichteten Weise verkünden.

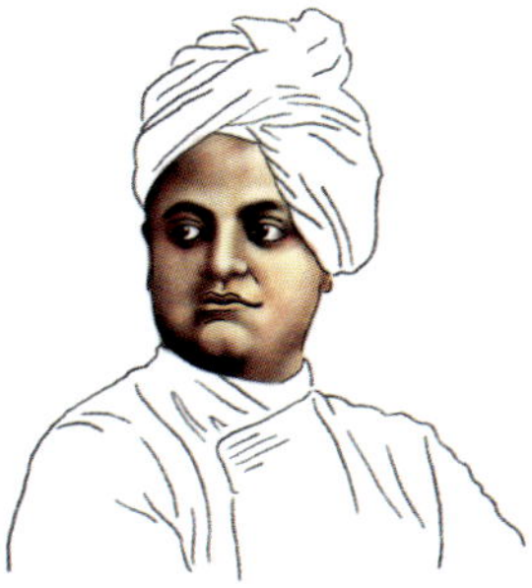

Abb. 14: Swami Vivekananda

Er zeigte Yoga nicht als Weg der Weltabkehr, der geistigen Entrückung und Unterwerfung von Körper und Geist. Yoga war für ihn nicht mehr, wie im Indien des 19. Jahrhunderts allgemein üblich, der Weg asketischer Zirkel und Akrobaten. Während Yoga in Indien traditionell immer eine Sache weniger Spezialisten war, zeigte der indische Swami dem Westen Yoga im Sinne des westlichen, demokratischen Denkens als Weg für jedermann.

Für Vivekananda war Yoga zwar immer noch in traditionell hinduistischer Ausrichtung ein religiöser Weg zu Gott. Diesen Weg zu Gott interpretierte er jedoch als Mittel zur Selbstverwirklichung (self-realization). Wenn der Mensch mithilfe von Yoga seine eigene spirituelle Natur entdecken konnte, entsprach dies wiederum genau dem Bedürfnis der westlichen spirituellen Szene.

Auch gelang es Vivekananda, die Sehnsucht nach dem verlorenen Paradies im Osten und das Vertrauen in die auf Erfahrung gegründete Naturwissenschaft zusammenzuführen, indem er die Weiterführung des religiösen Glaubens in der konkreten „Erfahrung" aufzeigte. In der von ihm propagierten „Science of Yoga" konnte sich die westliche Zuhörerschaft für östliche Spiritualität öffnen, ohne ihr Vertrauen auf die westlichen Erfahrungswissenschaften aufgeben zu müssen.

Es waren dann auch seine amerikanischen Gastgeber, die Vivekananda baten, ein für westliche Leser gedachtes Buch zu schreiben. Der Meister stand jedoch ganz in der mündlichen Tradition Indiens, sodass er von sich selbst sagte: „Ich habe mit Stift und Papier nichts am Hut."[49] Vivekananda folgte jedoch den Erfordernissen der westlichen Kultur und begann ab 1894 in New York die indischen Grundlagentexte des Yoga intensiver zu studieren. Durch ihren säkularen Charakter erschienen ihm dabei vor allem die *Yoga-Sūtras* als besonders gut geeignet, den Menschen im Westen Yoga nahezubringen. Die Wurzeln für den Aufstieg der *Yoga-Sūtras* zum Basistext der modernen Yogaphilosophie sind somit in den Überlegungen eines gegen Ende des 19. Jahrhunderts in Nordamerika weilenden indischen Swamis zu finden. Zwei Jahre später war es dann so weit. 1896 erschien *Raja Yoga*, Vivekanandas bahnbrechende Übersetzung der *Yoga-Sūtras* samt Kommentar.

Der Yogaforscher David Gordon White formuliert hierzu pointiert, dass es sich bei *Raja Yoga* nicht um ein indisches, sondern um ein „ausländisches Werk" handelt, „geschrieben im Westen durch einen westlich gebildeten Inder für eine westliche Leserschaft."[50] Vivekananda stützte sich in *Raja Yoga* nicht mehr auf Vyāsa oder andere klassische Kommentatoren, die die *Yoga-Sūtras* noch innerhalb des hinduistischen Glaubens interpretierten. Für diesen hätte sich das westliche Publikum auch kaum interessiert. Er integrierte Konzepte des Hatha-Yoga wie die Lehre der Kanäle (*Nādīs*) und Energiezentren (*Cakras*) oder das Erwachen der göttlichen Energie (*Kundalinī*), die in den *Sūtras* selbst kaum eine Rolle spielen. David Gordon White schließt hieraus, dass es sich bei *Raja Yoga* um ein „in westlicher Esoterik gegründetes Selbsthilfebuch" handelt, das die westliche Leserschaft als „authentisches Werk östlicher Philosophie" verstand, und dies vor allem, weil es von einem Inder geschrieben war.[51]

Vivekanandas Interpretation der *Yoga-Sūtras* wurde im Westen fast über Nacht zum Klassiker, zum Bestseller innerhalb der westlichen spirituellen Bewegungen. Bald wurde es üblich, nicht nur Vivekanandas Interpretation, sondern die *Yoga-Sūtras* selbst in diesem Sinn als Rāja-Yoga und somit als „königlichen Yoga" zu bezeichnen. Zahlreiche weitere Übersetzungen und Kommentare zu den *Yoga-Sūtras* auch von anderen Autoren erschienen in der Folgezeit. Und alle nahmen *Raja Yoga* von Vivekananda zum Vorbild.

Ganz anders war zu dieser Zeit jedoch noch die Situation im indischen Mutterland zu beurteilen. Als die Pioniere des modernen Yoga des 20. Jahrhunderts die Yoga-Renaissance einleiteten, taten sie dies weitgehend noch ohne Bezug auf die *Yoga-Sūtras* des Patañjali. Sri Yogendra und Swami Kuvalayananda waren vor allem an den Körperübungen des Hatha-Yoga interessiert, die sie im Kontext der Förderung der Gesundheit von Körper und Geist interpretierten. Für Swami Sivananda stand vor allem die *Bhagavadgītā* im Mittelpunkt. Als Einziger bezog sich T. Krishnamacharya im Vorwort seines in den 1930er Jahren in Kannada geschriebenen und dann ins Tamil übersetzten Buches *Yoga Makaranda* ausführlicher auf den achtgliedrigen Weg der *Yoga-Sūtras*. Dieses so wichtige Grundlagenbuch des heutigen Yoga fand jedoch damals, wie oben bereits gezeigt, noch keine nennenswerte Verbreitung. Das, was der heute im Westen als Vater des modernen Yoga verehrte Krishnamacharya zu sagen hatte, verhallte weitgehend ungehört. Der Aufstieg der *Yoga-Sūtras* zum Basistext der Yogaphilosophie erfolgte nicht in Indien, sondern im Westen.

1.4.3 Yogaphilosophie für den modernen Yoga

Als nun im 20. Jahrhundert immer mehr indische Yogalehrer begannen, Yoga für die moderne, von der westlichen Kultur geprägte Zeit zu öffnen, sahen sie sich mit einer ganz besonderen Herausforderung konfrontiert. Im Unterschied zu ihrer indischen Heimat hatten in den Ländern des westlichen Kulturkreises die institutionalisierten Religionen in weiten Kreisen ihre Glaubwürdigkeit verloren. Ein säkularer Zeitgeist breitete sich aus, in dem Aufklärung und Wissenschaft den Glauben an die Kirchen und ihre Lehren ersetzten. Wenn die indischen Lehrer vor einem westlichen Publikum überzeugen wollten, dann mussten sie die nicht-religiöse Seite des Yoga betonen. Yoga durfte weder mit Hinduismus und oft nicht einmal mehr mit Religion etwas zu tun haben. Der bis auf wenige Ausnahmen säkular-philosophische Charakter der *Yoga-Sūtras* erwies sich als ideal, dem nicht-hinduistischen und oft auch nicht-religiösen Menschen der westlichen Kultur den tieferen Sinn des Yoga aufzuzeigen.

Natürlich durfte man sich dann auch nicht mehr auf die hinduistische Interpretation der *Sūtras* des Vyāsa beziehen. Wie dies ging, hatte schon Vivekananda mit seinem Buch *Raja Yoga* Ende des 19. Jahrhunderts gezeigt. Es waren die drei Krishnamacharya-Schüler B.K.S. Iyengar, Pattabhi Jois und T.K.V. Desikachar, die in der zweiten Hälfte des 20. Jahrhunderts den großen Durchbruch schafften. Sie begannen nicht nur Inder, sondern auch zahlreiche Menschen aus westlichen Ländern in der Körperpraxis des Yoga zu unterrichten.

Um zu vermeiden, dass die von ihnen gelehrten Übungen nur als eine indische Form der Gymnastik verstanden wurden, lehrten sie die Körperpraxis in einem philosophischen Zusammenhang. Und diesen philosophischen Zusammenhang schöpften sie aus den *Yoga-Sūtras* des Patañjali, die den Weg des Yoga säkular, aber mit großem Tiefsinn interpretierten. Mit Patañjali konnte deutlich gemacht werden, dass Yoga selbst als Körperpraxis das Potenzial hatte, das Leben des Übenden grundlegend zu verändern und in die Tiefe zu führen.

Sowohl Iyengar als auch Desikachar gelang dies, indem sie die *Yoga-Sūtras* ins Englische übersetzten und ihnen einen spezifisch auf ein westliches Publikum ausgerichteten Kommentar hinzufügten. Pattabhi Jois arbeitete selbst wenig mit der Philosophie des Yoga. Weil er sich mit der Bezeichnung seines Übungssystems als Ashtānga-Vinyāsa-Yoga jedoch unmittelbar[52] auf den achtgliedrigen Pfad der *Yoga-Sūtras* bezog, initiierte er vor allem bei seinen Schülern das Studium der *Sūtras* als philosophischen Hintergrund seiner Übungen.

Interessanterweise schreckten alle drei davor zurück, diese Neuerung als die eigene auszugeben, und bezogen sich auf ihren gemeinsamen Lehrer T. Krishnamacharya. Sie erhoben Krishnamacharya zum größten Kenner der *Yoga-Sūtras* in der modernen Zeit. Entgegen der Glorifizierung ihres Lehrers behauptet nun der Yogaforscher David Gordon White, dass Iyengar, Pattabhi Jois und Desikachar nicht die Lehre Krishnamacharyas, sondern ihre eigene Botschaft „entsprechend der Bedürfnisse ihres westlichen Publikums maßgeschneidert" hätten.[53] Vielleicht mag die Wahrheit in der Mitte liegen. Krishnamacharya hatte jedenfalls schon in seinem Buch *Yoga Makaranda* das „Patanjala Yogadarshanam" aufgelistet.

Hierauf konnten seine Schüler durchaus Bezug nehmen. Es waren jedoch erst Iyengar, Pattabhi Jois und Desikachar, die Jahrzehnte später und nicht in Indien, sondern im Westen die *Yoga-Sūtras* zum Basistext des modernen Yoga erhoben.

Der Aufstieg der *Yoga-Sūtras* wurde durchaus von Indern gefördert. Sie taten dies jedoch für ihre moderne, von der säkularen Kultur des Westens geprägte Schülerschaft. Heute kann die Beschäftigung mit der Philosophie der *Yoga-Sūtras* als weltweites Phänomen in Ost und West angesehen werden. In der Welt des transnationalen Yoga studieren die von der westlichen Aufklärung geprägten Yogaübenden weltweit die *Yoga-Sūtras* des Patañjali, um mithilfe der hier dargelegten philosophischen Konzepte ihre Praxis in die Tiefe zu führen.

1.4.4 Vom verehrten Weisheitsbuch zur zentralen Inspirationsquelle

Die Philosophie der *Yoga-Sūtras* als säkulare Philosophie des modernen Yoga bildet jedoch nur die eine Seite des Yoga der Gegenwart. Der moderne Yoga ist auch durch das Entstehen eines neuen, religiös anmutenden Patañjali-Mythos geprägt. Wenn die modernen indischen Yogalehrer den Yoga als einen säkularen Übungsweg lehrten, so taten sie dies doch immer nur, um im säkularen Westen Verständnis für den Yoga zu gewinnen. In ihrem Herzen blieben sie selbst jedoch meist tief in der Religion des Hinduismus verwurzelt. Auch die Rezitation von überlieferten Texten wurde gepflegt und in ritualisierter Form am Anfang und Ende des Yogaunterrichts verwendet. Der Yogaforscher Mark Singleton spricht davon, dass Iyengar in dieser Weise Patañjali als „Fokus der Hingabe im internationalen Yoga der Körperstellungen“ etablierte.[54] Desikachar lehrte den Glauben an die mündliche Überlieferung der *Sūtras* von Patañjali über die ununterbrochene Tradition von Lehrern und Schülern bis zum heutigen Tag. Er förderte so insbesondere die Rezitation der *Sūtras*, wobei sich seine Schüler in der eigenen Rezitation mit der heiligen Tradition der mündlichen Überlieferungslinie verbunden fühlen konnten. Und es war wiederum Iyengar, der 2004 in seiner Heimatstadt Bellur sogar einen Patañjali gewidmeten Tempel errichten ließ und so einen Ort schuf, an dem Patañjali als Gottheit verehrt werden konnte.

Noch mehr als diese Schüler Krishnamacharyas integrierten in Indien populäre Yogameister Patañjali in die hinduistische Religionswelt. So gründete der bereits erwähnte Baba Ramdev nicht nur einen „Patañjali Research Park“ und einen „Patañjali Food and Herbal Park“, sondern auch einen „Patañjali Yoga Shrine and Heavenly Yoga Temple“. Die Bandbreite der Patañjali-Verehrung reicht im heutigen Indien vom Glauben an Patañjali als Inkarnation des mythologischen Adisesha bis zu seiner Verehrung als Maharishi und modernem Nationalheiligen Indiens.

Der religiöse Zugang zu Patañjali beschränkt sich gegenwärtig jedoch nicht nur auf Indien. Viele westliche Yogaschüler glauben zwar offiziell nicht mehr an Gott. Sie sind jedoch durchaus bereit, vor dem Yogaunterricht Bhojas Gebet zu rezitieren. Auch im Westen werden die *Yoga-Sūtras* immer wieder auch als Quelle einer heiligen, zeitlosen Tradition des Yoga verehrt. Patañjali avancierte zum modernen Heiligen des Yoga und seine *Yoga-Sūtras* zur neuen heiligen Schrift. Die indischen Yogameister wurden so auch zu Wegbereitern des Glaubens an einen religiös anmutenden Patañjali-Mythos, der mit der konkreten geschichtlichen Sachlage nichts zu tun hat.

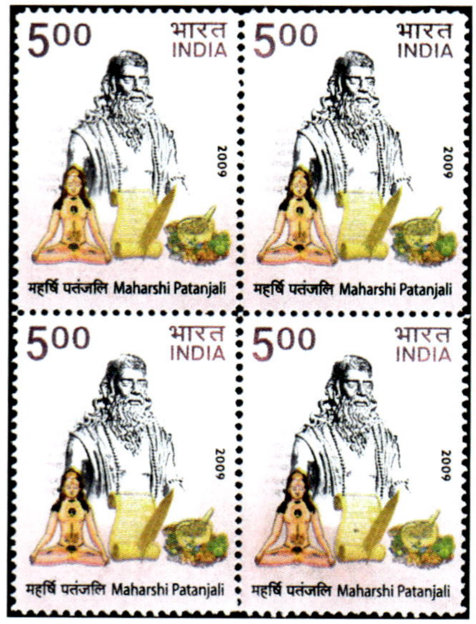

Abb. 15: Verehrung Patañjalis als Maharishi auf einer indischen Briefmarke

Die *Yoga-Sūtras* des Patañjali entwickelten sich im modernen Yoga Ende des 20. Jahrhunderts zum Basistext der Yogaphilosophie. Weder in der Überlieferung der Praxis noch in der Philosophie des Yoga sind die mythologischen Elemente, wie man sie in der traditionell hinduistischen Interpretation der klassischen Kommentare findet, oder der Glaube an ununterbrochene Traditionslinien notwendig. Eigenen Ideen Autorität zu verleihen, indem behauptet wird, sie stünden so in heiligen Texten, ist in vielen Religionen durchaus üblich. Diese Praxis muss aber in Bezug auf den Umgang mit den *Yoga-Sūtras* des Patañjali keinesfalls übernommen werden.

Die moderne Yogaforschung bietet die Chance, unreflektierte Vorstellungen und Glaubenssätze im Kontext des Yoga zu hinterfragen. Yoga kann sich, *von Mythen befreit*, zu einer philosophischen

Praxis öffnen. Die moderne Forschung kann in dieser Weise als Weg der Reinigung verstanden werden, ohne dass das Kind mit dem Bade ausgeschüttet werden muss. Es gilt, die *Yoga-Sūtras* aus der Ecke der heiligen Weisheitsbücher herauszuholen, um so die Augen für die tiefere Bedeutung dieses so wichtigen Textes als Inspirationsquelle für den heutigen Yoga zu öffnen. In diesem Sinne gilt es die *Yoga-Sūtras* nicht als heiligen Text zu verehren, sondern sie als philosophischen Basistext der Yogapraxis zu nutzen.

Der erst in den modernen Wohlstandskulturen entwickelte Zugang zu Yoga als Körperübungen im Fitness- und Wellnessbereich kann durch einen offenen Umgang mit den Texten der Überlieferung in die Tiefe geführt werden. Es sind gerade die *Yoga-Sūtras*, die dem zunächst nur an den physischen Aspekten des Yoga interessierten modernen Menschen ermöglichen, sich der meditativen Dimension der Übungen bewusst zu werden, um Yoga in der Bewusstheit für das Hier und Jetzt zu verankern. Die Verbindung der beiden modernen Neuerungen des Yoga, die Körperpraxis und die Philosophie der *Yoga-Sūtras*, in den Mittelpunkt des Yoga zu stellen, kann ein großes Potenzial entfalten. Auf der einen Seite wird es möglich, die Spiritualität des Yoga in der Körperpraxis zu erden. Auf der anderen Seite kann sich die Körperpraxis zur Bewusstseinsschulung weiterentwickeln. Die *Yoga-Sūtras* werden zum Hilfsmittel, die eigene Yogapraxis in die Tiefe und darüber hinaus mitten ins Leben zu führen.

1.5 Vom traditionellen Guru zur modernen Yogalehrerin

1.5.1 Die Unterwerfung des Schülers unter den Guru

Immer wieder wird in den alten Texten die besondere Bedeutung des Lehrers betont, im Sanskrit *Guru* genannt. Bis zum 19. Jahrhundert gab es in Indien weder Yogakurse noch öffentlich zugängliche Yogalehrbücher. Wer Yoga erlernen wollte, musste zu einem *Guru* in die Schulung gehen und wurde oft sogar für die Zeit des Lernens in seinen Ashram oder seinen Haushalt aufgenommen. Lehrtexte und Übungsanweisungen wurden vom Lehrer an die Schüler persönlich übermittelt.

Das Bild, dass der Schüler der Lehre seines Meisters uneingeschränkt zu gehorchen und sein ganzes Leben darauf auszurichten hat, beruht auf der Idee, dass der Meister genau befolgte, was er wieder von seinem Meister gelernt hatte, bis zurück zu den Ursprüngen des Yoga. Und dieser Ursprung des Yoga gründet nach den alten Mythen in der Offenbarung des Yoga durch Gott an die ersten gelehrigen Menschen. Dass der eigene Meister in einer solchen *Paramparā* genannten Überlieferungslinie vom Lehrer (*Guru*) zum Schüler (*Shishya*) stand, galt allgemein als der notwendige Nachweis, dass es sich um einen wahren Meister handelte und nicht um einen Scharlatan, der sich selbst irgendetwas zu Yoga ausgedacht hatte. Man glaubte in diesem traditionellen Lehrverständnis, dass nur durch das genaue Befolgen der einen, vom *Guru* gelehrten, göttlich abgesicherten Wahrheit die Yogalehre über Jahrhunderte hinweg wortgetreu bis zum heutigen Tag überliefert werden könne.

Wie die Aufnahme bei einem *Guru* in idealisierter Form ausgesehen haben soll, beschrieb Paramahamsa Yogananda in seiner 1946 in den USA veröffentlichten *Autobiographie eines Yogi.* Yogananda musste hiernach seinem Meister versprechen: „Euer Wille ist mir Gesetz." Darauf antwortete der Meister: „Jetzt kann ich die Verantwortung für Dein Leben übernehmen." Yogananda gelobte nicht nur absoluten Gehorsam, sondern übergab seinem *Guru* sogar die Verantwortung für sein Leben und er tat dies gerne, wenn er hinzufügte: „Ich übergebe Euch diese Last gern, Meister."[55] Der Schüler übergibt die „Last" seines eigenen Willens, um nur noch dem Willen des *Gurus* zu folgen. Der absolute Gehorsam gegenüber dem Meister war notwendig, um die Lehre des Yoga wortgetreu von Generation zu Generation zu tradieren. Letztlich übergab der Schüler seinem Meister die Last der Verantwortung für sein eigenes Leben. Was er dafür bekam, war die absolute Sicherheit, in der bis auf die göttliche Offenbarung des Yoga zurückgehenden Tradition fest verankert zu sein. Der Schüler konnte sich in den Wirren des Alltags auf seinen göttlichen Meister stützen in der Gewissheit, bei ihm die absolute Wahrheit des authentischen Yoga gefunden zu haben.

1.5.2 Die Entwicklung der modernen Yogalehrerin und ihrer mündigen Schülerschaft

Als die Pioniere des modernen Yoga zu Beginn des 20. Jahrhunderts die Körperpraxis in den Mittelpunkt des Yoga stellten und sie im Rahmen der Gesundheitsförderung lehrten, war kein göttlicher Meister mehr notwendig, wie ihn Yogananda noch akzeptierte. Für den von den modernen Yogapionieren gelehrten Yoga brauchte man keinen Guru, sondern einen gut ausgebildeten Yogalehrer.

Eine solche Ausbildung für den Beruf eines Yogalehrers, der eine offene Yogaklasse im urbanen Bereich unterrichtet, wurde zum ersten Mal von Sri Yogendra entwickelt. Der Yogalehrer ist nun nicht mehr der Guru, der seine Schüler in die Geheimnisse des Yoga einweiht. Er ist eher mit dem Übungsleiter zu vergleichen, wie er in der westlichen Gymnastikszene zu finden ist, ein Übungsleiter, der sich für Gesundheitsberatung geöffnet hat.

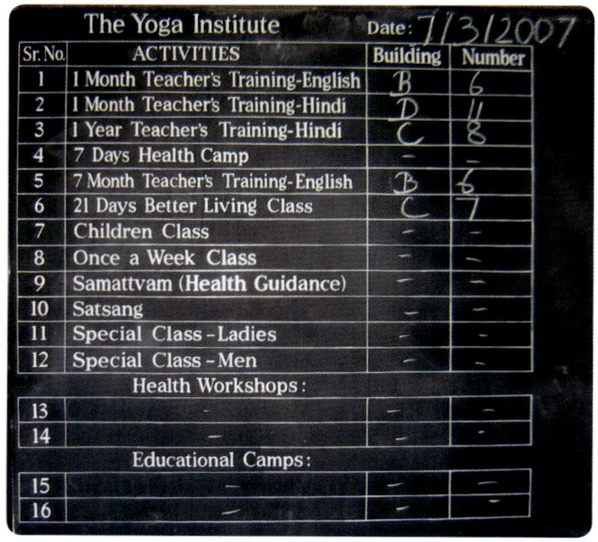

Abb. 16: Moderner Kursplan im *Yoga Institute* des Sri Yogendra

So lehrten Yogendra und Kuvalayananda auch nicht mehr in abgelegenen Einsiedeleien, sondern gründeten Yogainstitute in indischen Großstädten. Die Pioniere des modernen Yoga öffneten Yoga von den nach außen hin abgeschlossenen Zirkeln der Überlieferung des Wissens vom Lehrer auf den Schüler, um den Yogaweg für den „weltlichen Menschen" zugänglich zu machen. Als Yoga dann nicht mehr nur in Indien, sondern auch im Westen und von im Westen aufgewachsenen Menschen gelehrt wurde, konnten die Neuerungen der indischen Pioniere des Yoga auch in der Lehrpraxis als Vorbild dienen.

Mit dem von den Pionieren des modernen Yoga vollzogenen Wandel vom Yogameister zum Yogalehrer war nicht nur die Grundlage dafür gelegt, dass Yoga eine wichtige Rolle in der Präventionsarbeit heutiger Krankenkassen spielen kann. Sie initiierten zu Beginn des 20. Jahrhunderts einen Wandel, durch den sich zuerst im Westen, in zunehmendem Maße aber auch in Indien eine ausschließlich als Domäne der Männer verstandene Yogapraxis auch für Frauen öffnete. Heute prägt nicht mehr der Yogalehrer, sondern die Yogalehrerin das Bild des Yoga in den westlichen Ländern. Aber auch im indischen Mutterland nimmt die Bedeutung von Frauen in der Yogalehre immer mehr zu.

Nachdem so viele Menschen sich inzwischen über viele Jahre der Körperpraxis des Yoga gewidmet haben, entwickelt sich eine neue Herausforderung für die Yogalehrerin der Gegenwart. Die Körperpraxis des Yoga zu üben, um eine ganzheitliche Gesundheit von Körper und Geist zu fördern, bildet eine wichtige Motivation zu Beginn des Yogaweges. Durch die unterschiedlichen Überlieferungswege schwingen oft jedoch auch die Narrative und kulturellen Vorstellungen von Yoga mit und halten so die Tür offen, über die körperliche Ebene hinauszugehen. So entsteht zunehmend das Bedürfnis, sich auf den ursprünglichen Sinn des Yoga zu besinnen. Wie aber kann ein Yoga gelehrt werden, der über den Gesundheitsbereich hinausweist, wenn es um Yoga als Lebensweg geht, wenn Yoga vielleicht sogar als spiritueller Weg gesucht wird?

Sich wieder einem *Guru* als Meister und göttliche Autorität zu unterwerfen, scheint dem aufgeklärten Yogaschüler und der mündigen Schülerin der Gegenwart nicht mehr möglich.[56]

Viele Menschen haben sich in den letzten Jahrhunderten mühsam aus der kirchlich wie staatlich verordneten Unmündigkeit befreit. Im pluralistischen Denken der Gegenwart ging sogar der Glaube verloren, dass es nur eine einzige Wahrheit geben könne, wie sie die traditionellen *Gurus* Indiens vertreten. Es herrscht das Ideal des mündigen Ichs, das keinem *Guru* nachfolgt, sondern über sein Leben selbst bestimmen will, sich das Gute von vielen Lehrern herausnimmt und das Schlechte liegen lässt. Trotzdem ist die Vorstellung, sich an eine höhere Autorität zu wenden, die einem sagt, was richtig und was falsch ist, verlockend und wird wohl auch so bald nicht verschwinden. Die alleinige Verlagerung der Kompetenz von einem Meister auf das selbstbestimmte Ich der Schüler und Schülerinnen geht zwar in die richtige Richtung, ist aber immer noch anfällig für idealisierte Vorstellungen. Das heute so vielfältige Angebot der Yogawege macht es möglich, das auszusuchen, was den persönlichen Bedürfnissen am meisten entspricht. So ist es möglich, von verschiedenen Traditionen und Yogastilen zu lernen und sich seine eigene Praxis und seine eigene Yogaphilosophie selbstbestimmt zusammenzustellen.

Der Halt, den in der traditionellen Lehrpraxis die Ausrichtung auf den göttlichen Meister gab, wird im Yoga der Gegenwart nicht selten ersetzt durch den Halt, den der moderne Mensch sich selbst gibt. In beiden Fällen geht es jedoch nur um einen äußeren Halt. In die Tiefe des Yoga führen kann weder der göttliche *Guru* noch das heute gerne als Ego bezeichnete, selbstbestimmte und mündige Ich.

1.5.3 Der Weg zum wahren Meister und zur wahren Meisterin

Die *Yoga-Sūtras* machen auf einen inneren Meister aufmerksam, der nicht der Begrenzung der Zeit unterworfen ist:

Von allen früheren Meistern
ist „Er“ der Meister (Guru),
der durch die Zeit nicht begrenzt ist.

(Yoga-Sūtra 1.26)

Nur „Er“ ist der Meister aller früheren Meister. Der wahre Meister ist nicht zeitlich und somit nicht im Außen zu finden. Der wahre Meister wohnt verborgen in der Tiefe menschlicher Existenz. Patañjali weist auf den wahren Yogameister im Menschen, um dessen Erwachen sich der Yogi bemühen sollte.

Wenn gefragt wird, ob im Yoga der göttliche Meister benötigt wird oder ob man doch lieber dem Ideal des mündigen Menschen folgen soll, so weist Patañjali einen dritten Weg. Für die einen kann es zunächst hilfreich sein, der wahren Lehre eines als göttlich verehrten Meisters zu folgen. Für den anderen erweist es sich am Anfang des Weges als besser, selbstbestimmt zu lernen. Meister und Eigenverantwortung des Schülers stellen keine Alternativen dar. Sie sind beide Mittel für etwas Drittes, Höheres, für das, worum es im Yoga in seinem spirituellen Sinn eigentlich und ursprünglich geht. Wenn das Bewusstsein klar geworden ist und der Übende Sicherheit erlangt, dann benötigt er nicht mehr den Halt von außen, sei es durch den Yogameister oder durch sein „Ich“. Führung erfahren die Schüler dann von innen, vom inneren Meister als der Stimme des wahren Selbst. Die große Herausforderung der Yogalehre hat sich von der Zeit des Patañjali im damaligen Indien bis zum transnationalen Yoga der Gegenwart nicht verändert.

In diesem Sinne kann die Yogalehre der alten indischen Texte mit Schatzkarten verglichen werden. Manche dieser Wege zum Schatz des Yoga sind für die modernen Menschen nicht mehr gangbar, manche müssen verändert werden, manche sind heute noch hilfreich und manche müssen neu geschrieben werden. Alle diese Schatzkarten des Yoga haben jedoch eines gemeinsam. Der hier aufgezeigte Schatz ist nie in den Karten selbst zu finden. Die Tradition gibt ausschließlich Wegweisungen, den Schatz des Yoga tief verborgen in jedem einzelnen Menschen selbst zu entdecken.

Der authentische Yoga ist nicht in der Geschichte des Yoga zu finden. Nicht durch den Rückbezug auf die Geschichte, sondern durch die eigene Praxis in der Gegenwart wird der authentische Yoga lebendig. Wenn durch die Tradition nur die Asche überliefert würde, bräuchten wir die Beschäftigung mit der Geschichte des Yoga mit Sicherheit nicht. Im Yoga ist das Feuer wichtig. Hier liegt die Aufgabe der modernen Yogalehrerin, des modernen Yogalehrers. Ihre Aufgabe besteht darin, das Feuer des Yoga in jedem einzelnen Yogaübenden im Hier und Jetzt neu zu entfachen. Dabei können die Texte aus der Geschichte des Yoga durchaus das Brennmaterial liefern. Letztendlich geht es darum, Yoga in die Tiefe zu führen, um das Erwachen des wahren Meisters und der wahren Meisterin in jedem einzelnen Yogaübenden zu fördern.

Anmerkungen

1 Dies geht so weit, dass traditionelle Yogis es für undenkbar halten, Yogis wie Jiddu Krishnamurti, Sri Aurobindo Ghose oder Ramana Maharshi als authentische Yogameister zu bezeichnen, da sie sich selbst keiner Traditionslinie zugeordnet haben.

2 Auch Krishnamacharyas Schüler Pattabhi Jois rechtfertigte die damals revolutionäre Aufnahme des Sonnengrußes in den Yoga mit folgendem Satz: „The practice of Surya Namaskara, or sun salutations, has come down to us from the long distant past, and is capable of rendering human heavenly and blissful“ (Jois, 2010, S. 34).

3 Vorwort von N. A. Nikam in Jois, 2010, S. vii: „… who have access to the original sources of our ancient culture to communicate it for the benefit of the others.“ Auch Pattabhi Jois selbst betont, dass die von ihm

gelehrte Praxis genau nach den Regeln der Schriften durchgeführt werden müsse, wenn man sich deren segensvolle Wirkungen sichern wolle: „To secure these blessings, the Surya Namaskara should be practiced in accordance with scriptural rules" (Jois, 2010, S. 37).

4 Desikachar, 1998.

5 Sjoman, 1996.

6 Singleton, 2010.

7 White, 2014.

8 Die Problematik der kulturellen Aneignung sollte hierbei nicht vernachlässigt werden.

9 „Das Yoga" stimmt zwar nicht mit seiner ursprünglichen Form im Sanskrit überein, kann jedoch keinesfalls als falsch bezeichnet werden. Beim grammatikalischen Geschlecht eines Wortes handelt es sich im Wesentlichen um eine sprachliche Übereinkunft, sodass ein Geschlechtswechsel nicht nur möglich ist, sondern in der Entwicklung von Sprachen und insbesondere beim Übergang von Wörtern in andere Sprachen auch immer wieder vorkommt.

10 Andererseits gibt es mit der Vorstellung von *Jīvanmukti* auch den Gegenentwurf zu diesem Ausstiegsmodell. Auch die tantrischen Sichtweisen sind auf ein Leben in der Welt ausgerichtet. Hier ist eher der Ausstieg aus tradierten Gesellschaftsmodellen und Lebensentwürfen intendiert.

11 Die Zitate wurden von den Autoren aus dem Sanskrit ins Deutsche übertragen.

12 Schmidt, 1907.

13 Einen breiten Überblick bietet das von James Mallinson und Mark Singleton im Jahr 2017 herausgegebene Buch *Roots of Yoga*.

14 Bühnemann, 2007a.

15 Dabei konzentriert sich die moderne Forschung allerdings fast ausnahmslos auf in Sanskrit verfasste Schriften. Die Untersuchung von Yogatexten in anderen indischen Sprachen wie Tamil, Kannada, Marathi oder Bengali könnte hier ein differenzierteres Bild ergeben.

16 Sowohl Sri Yogendra als auch Swami Kuvalayananda waren Schüler des noch asketisch ausgerichteten bengalischen Meisters Paramahamsa Madhavdasji, über den man jedoch nur wenig weiß.

17 Genau genommen ist als Zwischenglied noch das 1929 von S. Sundaram veröffentlichte Buch *The Secret of Happiness or Yogic Physical Culture* zu nennen. Sundaram erarbeitete hier nach dem Vorbild Kuvalayanandas eine systematisch angelegte Āsanapraxis, die als Modell für Sivanandas Yogasystem diente.

18 https://en.wikipedia.org/wiki/Sivananda_Saraswati (abgerufen am 15.09.2022)

19 Insbesondere das *Kaivalyadhama Institute* von Kuvalayananda betrieb nicht nur naturwissenschaftliche Forschung, sondern konnte im Laufe der Jahrzehnte auf der Suche nach alten Handschriften zahlreiche Grundlagentexte des Hatha-Yoga neu zugänglich machen, die jedoch den Pionieren des modernen Yoga noch nicht vorlagen. Als zusammenfassendes Ergebnis dieser Arbeit gab Manohar Laxman Gharote 2006 seine *Encyclopaedia of Traditional Asanas* heraus.

20 Die Reihenfolge der von Swami Kuvalayananda zusammengestellten Āsanas war: *Shīrshāsana*, *Sarvāngāsana*, *Matsyāsana*, *Halāsana*, *Bhujangāsana*, *Shalabhāsana*, *Dhanurāsana*, *Ardha Matsyendrāsana*, *Pashcimottānāsana*, *Mayūrāsana* und *Shavāsana*.

21 Die Schlussentspannung in *Shavāsana* wurde schon vor Sivananda von Sundaram in die von Kuvalayananda grundgelegte Sequenz eingefügt.

22 Zitiert aus Ruiz, 2001: „You may not even know it but Krishnamacharya's legacy has influenced or perhaps even invented your yoga."

23 Ende 2017 wurden Pattabhi Jois erstmals sexuelle Belästigung und Missbrauch vorgeworfen. Im April 2018 veröffentlichte der kanadische Yogaforscher Matthew Remski auf *TheWalrus* einen Artikel, in dem neun Schülerinnen von Jois zu Wort kommen. https://thewalrus.ca/yogas-culture-of-sexual-abuse-nine-women-tell-their-stories/ (abgerufen am 06.12.2023). Kapitel 5 dieses Buches befasst sich eingehend mit dem Thema Missbrauch im Yoga.

24 Ob Krishnamacharya wie allgemein angenommen im Jahr 1888 geboren und somit 101 Jahre alt wurde, erscheint fraglich. So schrieb B.K.S. Iyengar 1926: „… als er (Krishnamacharya) meine Schwester heiratete, war er dreiunddreißig …" (Iyengar in K. Desikachar, 2011, S. 179). Hiernach wäre Krishnamacharya einige Jahre später geboren. Wenn auch Krishnamacharyas langjähriger Schüler Srivatsa Ramaswami das Geburtsjahr seines Lehrers mit 1892 angibt, dann deutet dies darauf hin, dass Iyengar sich nicht verrechnet hat (vgl. Ramaswami, 1977, S. 37).

25 Mohan, 2010, S. ix.

26 Ähnliche Körperhaltungen findet man allerdings schon im Manuskript der *Hatha-Pradīpikā* als *Macchendrāsana* oder im *Rudrayāmala* als *Pāshavāsana* beschrieben.

27 Strauss, 2005, S. 66.

28 Iyengar, 2010 (orig. 1966), S. 97–98, Abb. 75; Vishnudevananda, 1960, S. 75, Abb. 27.

29 Sjoman, 1996, S. 71.

30 So versteht Iyengar in seinem Buch *Licht auf Yoga* den Sonnengruß als Abfolge von *Tādāsana* (Berghaltung), *Uttanāsana* (Stehende Vorwärtsbeuge), *Caturanga Dandāsana* (Bretthaltung), *Adho Mukha Shvanāsana* (Herabschauender Hund) und *Ūrdhva Mukha Shvanāsana* (Heraufschauender Hund) (vgl. Iyengar, 2010, S. 427). Es fehlt bei Iyengar die heute oft als

„Sprinter“ bezeichnete Stellung. Für den „Sprinter“ gab es lange Zeit keinen Sanskritbegriff, sodass man meinte, es könne sich ohne Sanskritbezeichnung auch nicht um ein *Āsana* handeln. Inzwischen sind der Haltung mit der neu gefundenen Bezeichnung *Āñjaneyāsana* jedoch auch die Weihen eines offiziellen *Āsana* zuteilgeworden.

31 Pratinidhi, 1928 (orig. 1924).

32 Zitiert aus Pratinidhi, 1928: „... enabling most of the vital organs to function normally, and to ensure robust health, rather than merely developing muscular strength.“

33 Zitiert aus Pratinidhi, 1928, S. 34: „... struck with wonder at the deep wisdom of our ancient ‚rishis‘ and to bow down his head in speechless adoration.“

34 Zitiert aus Pratinidhi, 1928, S. 44: „Thus is the wisdom of the ages rediscovered in the time of need.“

35 Singleton (2010, S. 180) zitiert aus den Akten wie folgt: „Thirty-two boys attended the Yogasana classes and a large number of boys attended the Suryanamaskar classes.“

36 Ranganathan, N. & Ranganathan, L., 2006.

37 Interessanterweise taucht die beim Rāja von Aundh als No. 4 bezeichnete Haltung weder bei Krishnamacharya noch bei Iyengar auf.

38 Ob Iyengar bei Krishnamacharya tatsächlich nur drei Jahre lernte, wie allgemein angenommen wird, lässt sich heute schwer sagen, da Informationen oft nur nebenbei gegeben wurden und sich nicht überprüfen lassen. Interessant sind die Filmaufnahmen von 1938, in denen sowohl Krishnamacharya als auch Iyengar *Āsanas* demonstrieren (*Guruji's Practise*, 2004, orig. 1938).

39 Zitiert aus Sivananda, 1939, S. 17: „The prince of Aundh, like his father, is a great votary of Suryanamaskar. Recently at the request of the students at Bangalore he demonstrated the sūryanamaskār in many colleges there and explained its benefits.“

40 Sivananda, 1950.

41 Zitiert aus Goldberg, 2016, S. 329: „Sivananda incorporates surya namaskar directly into his classroom routine sometime in the early to mid-1950s.“

42 Auch das *Ghosh's Yoga College* kann als ein solcher „Ort der Synthese“ genannt werden, an dem sich westliche und östliche Schulen der Körperpraxis wechselseitig inspiriert haben.

43 Krishnamacharya, 2011 (orig. 1934), S. 208.

44 Goldberg, 2016, S. 235.

45 Zitiert aus Hayer, 2013, S. 97: „*Rog mukt Bharat Varsh aur Vishva.*“

46 Zitiert aus Hayer, 2013, S. 97: „Yog se yeh Aaryavrat desh punah Vishva guru ke garimamay pad par pratishthit hoga.“

47 Hier ist der Yoga sogar bedroht, in Dogmatik, Einseitigkeit und Ideologie zurückzufallen, zumal Hindi als relativ moderne Sprache in der Tradition des Yoga keine große Rolle gespielt hat. Daher ist jetzt die internationale Yogagemeinschaft aufgerufen, den Yoga weiterzuentwickeln, ohne seine Herkunft zu verlieren.

48 Die These von Philipp Maas, dass der Kommentar des Vyāsa von Patañjali als dem ursprünglichen Autor der *Sūtras* selbst verfasst wurde, stieß somit verständlicherweise innerhalb der Forschergemeinde nicht nur auf Zustimmung, sondern auch auf regen Widerspruch.

49 Zitiert aus de Michelis, 2004, S. 150: „I have nothing to do with pen and paper.“

50 Zitiert aus White, 2014, S. 187: „... written in the West by a Western-educated Indian for a Western readership.“

51 Zitiert aus White, 2014, S. 125: „... a self-help book grounded in Western esotericism, but because it was the work of an Indian, its Western readership read it as an authentic work of Eastern philosophy.“

52 In einer anderen möglichen Interpretation bezieht sich *Ashtānga* auf *Ashtānga Namaskār*, eine Niederwerfung, bei der acht Punkte des Körpers den Boden berühren.

53 Zitiert aus White, 2014, S. 218: „... have been tailoring their messages to the sensibilities of their Western audience.“

54 Zitiert aus Singleton, 2008, S. 91: „... as a devotional focus within international postural yoga.“

55 Yogananda, 1950 (orig. 1946), S. 237–244.

56 Das gilt insbesondere auch wegen der weit verbreiteten Missbrauchsfälle durch indische und westliche Yogalehrende.

Quellenverzeichnis

1.1

Desikachar, T.K.V. (1998): *Nathamuni's Yoga Rahasya*. Chennai: Krishnamacharya Yoga Mandiram.

Jois, Sri K. P. (2010, orig. 1962 in Kannada): *Yoga Mālā: The original teachings of Ashtanga Yoga*. New York: North Point Press.

Singleton, M. (2010): *Yoga Body: The Origins of Modern Posture Practice*. Oxford: Oxford University Press.

Sjoman, N. E. (1996): *The Yoga Tradition of the Mysore Palace*. New Delhi: Abhinav Prakashan.

White, D. G. (2014): *The Yoga Sutra of Patañjali: A Biography*. Princeton: Princeton University Press.

1.2

Schmidt, R. (1907): *Fakire und Fakirtum im alten und modernen Indien: Yoga-Lehre und Yoga-Praxis nach den indischen Original-Quellen dargestellt*. Berlin: Barsdorf.

1.3

Bühnemann, G. (2007a): *Eighty-four Āsanas in Yoga: A Survey of Traditions*. New Delhi: D.K. Printworld.

Desikachar, K. (2011, orig. 2005): *The Yoga of the Yogi: The Legacy of T. Krishnamacharya*. New York: Farrar, Strauss & Giroux.

Gharote, M. L. (Hrsg.) (2006): *Encyclopaedia of Traditional Asanas*. Lonavla: The Lonavla Yoga Institute.

Goldberg, E. (2016): *The Path of Modern Yoga: The History of an Embodied Spiritual Practice*. Rochester/Vermont: Inner Traditions.

Hayer, B. K. (2013): *Making Quantum Leaps & Knowing Zero Limits*. Bloomington/Indiana: AuthorHouse.

Iyengar, B.K.S. (2013, orig. 1966): *Licht auf Yoga: Das grundlegende Lehrbuch des Hatha-Yoga*. Hamburg: Nikol.

Iyengar, B.K.S. & Krishnamacharya, T. (2004, orig. 1938): *Guruji's Practise*. Pune: Ramamani Iyengar Memorial Yoga Institute (DVD).

Krishnamacharya, T. (2011, orig. 1934 in Kannada): *Yoga Makaranda: The Nectar of Yoga*. Chennai: Media Garuda.

Mallinson, J. & Singleton, M. (2017): *Roots of Yoga*. London: Penguin Classics.

Mohan, A. G. (2010): *Krishnamacharya: His Life and Teachings*. Boston: Shambhala.

Pratinidhi, B. P. (1928, orig. 1924 in Marathi): *Surya Namaskars (Sun Adoration) for Health, Efficiency and Longevity*. Aundh: Aundh State Press.

Ramaswami, S. (1977): About Sri T. Krishnamacharya, My Guru. *The Indian Review*, April 1977.

Ranganathan, L. & Ranganathan, N. (Hrsg.) (2006): *Yoga Makaranda*. https://www.trueyoga.co.uk/s/Yoga_Makaranda.pdf (abgerufen am 11.07.2023)

Ruiz, F. P. (2001): The Legacy of Krishnamacharya. *Yoga Journal*, May/June 2001.

Singleton, M. (2010): *Yoga Body: The Origins of Modern Posture Practice*. Oxford: Oxford University Press.

Sivananda, Swami (1939): *Yogic Home Exercise: Easy Course of Physical Culture for Modern Men and Women*. Bombay: D. B. Taraporevala Sons & Co.

Sivananda, Swami (1950): *Hatha Yoga*. Rishikesh: Sivananda Publication League.

Sjoman, N. E. (1996): *The Yoga tradition of the Mysore Palace*. New Delhi: Abhinav Prakashan.

Strauss, S. (2005): *Positioning Yoga: Balancing Acts Across Cultures*. Oxford: Berg Publishers.

Sundaram, S. (2000, orig. 1929): *The Secret of Happiness or Yogic Physical Culture*. Delhi: The Yoga Publishing House.

Vishnudevananda, Swami (1960): *The Complete Illustrated Book of Yoga*. New York: Bell Publishing Company, Inc.

Yogendra, Sri (1956, orig. 1928): *Yoga Asanas Simplified*. Bombay: The Yoga Institute.

1.4

de Michelis, E. (2005): *A History of Modern Yoga: Patañjali and Western Esotericism*. London: Bloomsbury.

Singleton, M. (2008): The Classical Reveries of Modern Yoga: Patañjali and Constructive Orientalism. In M. Singleton & J. Byrne (Hrsg.), *Yoga in the Modern World: Contemporary Perspectives* (S. 77–99). Abingdon: Routledge.

White, D. G. (2014): *The Yoga Sutra of Patañjali: A Biography*. Princeton: Princeton University Press.

1.5

Yogananda, P. (1950, orig. 1946): *Autobiographie eines Yogi*. München-Planegg: O. W. Barth.

Zum Weiterlesen

Alter, J. (1992): *The Wrestler's Body: Identity and Ideology in North India*. Berkeley: University of California Press.

Alter, J. (2000): *Gandhi's Body: Sex, Diet, and the Politics of Nationalism*. Philadelphia: University of Pennsylvania Press.

Alter, J. (2004): *Yoga in Modern India: The Body between Science and Philosophy*. Princeton: Princeton University Press.

Angot, M. (2012): *Le Yoga-Sūtra de Patañjali suivi du Yoga-Bhāshya de Vyāsa* (2. Auflage). Paris: Les Belles Lettres.

Baier, K., Maas, P. A. & Preisendanz, K. (Hrsg.) (2018): *Yoga in Transformation: Historical and Contemporary Perspectives*. Wien: Vienna University Press.

Birch, J. (2018): The Proliferation of Āsana-s in Late-Medieval Yoga Texts. In K. Baier, P. A. Maas & K. Preisendanz (Hrsg.), *Yoga in Transformation: Historical and Contemporary Perspectives* (S. 101–179). Wien: Vienna University Press.

Bühnemann, G. (2007b): The Identification of an Illustrated Hathayoga Manuscript and its Significance for Traditions of 84 Āsanas in Yoga. *Asian Medicine*, 3(1), S. 156–176.

Bühnemann, G. (2018): Nāga, Siddha and Sage: Visions of Patañjali as an Authority on Yoga. In K. Baier, P. A. Maas & K. Preisendanz (Hrsg.), *Yoga in Transformation: Historical and Contemporary Perspectives* (S. 575–622). Wien: Vienna University Press.

Chapple, C. K. (1994): Reading Patañjali without Vyāsa: A Critique of Four Yoga Sutra Passages. *Journal of the American Academy of Religion*, LXII(1), S. 85–105.

Dalmann, I. & Soder, M. (2011): Spurensuche: Zur Geschichte der modernen Āsanapraxis. *VIVEKA Hefte für Yoga, 49*, S. 7–22.

Desikachar, T.K.V. (2012): *Yoga: Heilung von Körper und Geist jenseits des Bekannten – Leben und Lehren Krishnamacharyas*. Bielefeld: Theseus.

Diamond, D. (Hrsg.) (2013): *Yoga: The Art of Transformation*. Washington, D.C.: Smithsonian Books.

Iyer, K. V. (1949, orig. 1937): *Surya Namaskar*. Bangalore: Bangalore Press.

Kuvalayananda, Swami (1936): *Yogic Sangha Yvayam*. Lonavla: Kaivalyadhama Ashram.

Kuvalayananda, Swami (1964, orig. 1931): *Asanas: Popular Yoga*. Bombay: Popular Prakashan.

Mujumdar, D. C. (Hrsg.) (1950, orig. 1935 in Marathi): *Encyclopedia of Indian Physical Culture: A Comprehensive Survey of the Physical Education in India, Profusely Illustrating Various Activities of Physical Culture, Games, Exercises, Etc., as Handed Over to Us from Our Fore-fathers and Practised in India*. Baroda: Good Companions.

Pratinidhi, S. B. P. (1938): *The Ten-Point Way to Health: Surya Namaskars*. London: J. M. Dent & Sons.

Singleton, M. (2018): Yoga wird immer zu dem, was Menschen gerade brauchen [Interview]. *GEO* Nr. 12/2018, S. 134–138.

Stebbins, G. (1893): *Dynamic Breathing and Harmonic Gymnastics: A Complete System of Psychical, Aesthetic and Physical Culture*. New York: Edgar S. Werner.

Trökes, A. (2006): *Wie der Yoga zu den Menschen kam und andere Yoga-Geschichten*. Berlin: Theseus.

Wolz-Gottwald, E. (2014): *Die Yoga-Sutras im Alltag leben: Die philosophische Praxis des Patanjali*. Petersberg: Via Nova.

Wujastyk, D. (2018): Some Problematic Yoga Sūtra-s and Their Buddhist Background. In K. Baier, P. A. Maas & K. Preisendanz (Hrsg.), *Yoga in Transformation: Historical and Contemporary Perspectives* (S. 21–47). Wien: Vienna University Press.

Yogendra, Sri (1982, orig. 1931): *Hatha Yoga Simplified*. Bombay: Yoga Institute.

Webseite zur modernen Yogaforschung:
www.modernyogaresearch.org

Kapitel 2
Die Philosophie des Yoga

Autorinnen und Autoren: *Eckard Wolz-Gottwald* (2.1-2.3, 2.8); *Martin Henniger* (2.4, 2.6); *Anna Trökes* (2.5); *Hardy Fürch* (2.7)

2.1
Die ältesten Zeugnisse des Yoga in den Upanishads

Die ältesten Texte der Yogaphilosophie liegen uns in den Upanishads vor. Es handelt sich bei den Upanishads nicht um Schriften, sondern um auswendig gelernte Texte, die ab dem 6. Jahrhundert v. Chr. in den Veda aufgenommen wurden. Als somit zum Veda gehörende und demnach im Hinduismus als heilig verehrte Texte wurden die Upanishads von der brahmanischen Priesterschaft von Generation zu Generation über die Jahrhunderte hinweg vor allem mündlich überliefert.

Der Sanskritbegriff Upanishad lässt sich mit „Geheimwissen" übersetzen. Es geht wörtlich um „hinzu" (*upa*) – „nieder" (*ni*) – „sitzen" (*shad*). Die Schüler sitzen dicht neben dem Meister und empfangen von ihm ein Wissen, das nicht für die breite Öffentlichkeit bestimmt ist. So waren die Upanishads lange Zeit nur einem kleinen Kreis von Eingeweihten zugänglich. Erst seit man in der Neuzeit begonnen hat, diese ältesten Texte hinduistischer Philosophie und zugleich ältesten Zeugnisse des Yoga in Buchform zu drucken und in westliche Sprachen zu übersetzen, können sie von jedem Interessierten studiert werden.

2.1.1
Die Urerfahrung des Yoga

Da alle Veda-Schulen ihre eigene Upanishad hervorbrachten, kann man nicht erwarten, hier ein einheitliches philosophisches System zu finden. In den älteren Upanishads ist sogar weder eine Übungspraxis beschrieben noch kennt man den Begriff Yoga. Und doch war man sich in der späteren Geschichte des Yoga einig, dass schon hier genau das zu hören ist, was das Wesen des Yoga ausmacht.

2.1.1.1
Das Gleichnis vom Gandhārer

So ist in der zu den frühesten Upanishads zählenden *Chāndogya-Upanishad* das Gleichnis vom Gandhārer überliefert, der in der Fremde mit verbundenen Augen umherirrt. Nach dem Gleichnis kommt das Umherirren erst dann zu einem Ende, als ein in den Tiefen der Weisheit gegründeter Mensch ihm die Binde von den Augen abnimmt und ihm die Richtung zu seiner Heimat weist. Der nun Sehende bricht daraufhin auf, macht sich auf den Weg, fragt sich von Dorf zu Dorf durch, um dann schließlich nach langer Suche in Gandhāra anzukommen.

Ein Gleichnis wie dieses kann bis heute das Potenzial entfalten, den ursprünglichen Sinn des Yoga tiefer und umfassender verstehen zu lernen. In der digitalen Welt der Gegenwart ist alles nur denkbare Wissen ständig, schnell und umfassend verfügbar. Und doch scheint gerade der moderne Mensch von der Erfahrung des tieferen Sinns seines ursprünglichen Menschseins abgeschnitten zu sein. Wie dieser Gandhärer kann so auch der Mensch der heutigen Wohlstandskultur gesehen werden, der alles weiß, letztendlich aber doch von sich selbst entfremdet geistig blind ist und getrieben in der Welt umherirrt.

Es wird auch deutlich, dass sich nicht jeder mögliche Weg zurück zur ursprünglichen Heimat als geeignet zeigen muss. Es gibt Abwege, Umwege und Irrwege. Ein Lehrer, der dem Schüler die Augen öffnet und den richtigen Weg weist, scheint notwendig und hilfreich. Das Abnehmen der Binde kommt dann einer Umkehr gleich. Auf dem Weg des Yoga richtet sich der Blick nicht mehr nach außen auf die Dinge der Welt, sondern nach innen.

Selbst wenn nun bewusst wurde, wo zu suchen ist, erscheint der Weg immer noch als lang und mühsam. Eines macht dieses Gleichnis jedoch in aller Deutlichkeit klar. Der Weg zur Urerfahrung des Yoga mündet nicht in einem Höher und Weiter, weder in einer noch fordernderen Körperpraxis noch in der Denkakrobatik einer falsch verstandenen Yogaphilosophie. Ganz im Gegenteil – der Weg führt zurück. Der Weg des Yoga meint Rückkehr, die Rückkehr zur ursprünglichen Heimat. Mit der Urerfahrung des Yoga bricht das Bewusstsein für das auf, was der Mensch in seinem ursprünglichen Sein immer schon gewesen ist, was er in der Entfremdung von sich selbst aber nicht wahrnehmen konnte.

Wenn man sich auch in allen Upanishads darin einig war, dass es um einen Weg geht und dass dieser Weg einen Weg der Rückkehr meint, so rang man in den verschiedenen Texten doch darum, mit welchem Bild oder mit welchem Gleichnis dieser Weg zur Urerfahrung am klarsten formuliert werden könne.

2.1.1.2 Das Kosha-Modell

Große Bedeutung in der Geschichte des Yoga entfaltete in dieser Weise eine Lehre aus der *Taittirīya-Upanishad*, die später als Kosha-Modell bezeichnet wurde. Der Begriff *Kosha* ist mit „Hülle" zu übersetzen. Hiernach besteht der Mensch nicht nur aus einem Körper. Der materielle Körper, als das aus Nahrung gemachte Selbst, bildet nur die äußerste Hülle. Der Körper wird dann von einer inneren Hülle getragen, dem aus Leben/*Prāna* gemachten Selbst.

Der Körper des Menschen atmet und lebt. Wie bei einer russischen Matrjoschka-Puppe befindet sich unter der Hülle des Lebens eine weitere Hülle, das aus Denken und Fühlen/*Manas* bestehende Selbst. Mit Denken und Fühlen nimmt der Mensch sich selbst und die Welt wahr.

Obwohl im Alltagsbewusstsein tatsächlich nicht mehr als Körper, Leben und Denken/Fühlen zu erfahren sind, macht die Upanishad deutlich, dass wir auf der Reise nach innen erst mit den jetzt folgenden Hüllen auf die entscheidenden Dimensionen stoßen. Im Alltagsbewusstsein verschüttet, liegt tiefer als das Denken und Fühlen das aus intuitiver Erkenntnis/*Vijñāna* gemachte Selbst. Der Mensch wird sich dieser inneren Dimension seines Seins allerdings erst dann bewusst, wenn die Getriebenheit der Hülle des Denkens und Fühlens zur Ruhe gekommen ist. Erst dann wird das Bewusstsein klar, sodass es möglich wird, weiter zur Stimme der inneren Intuition vorzudringen.

Die Reise geht dann weiter nach innen. Die intuitive Erkenntnis bildet die Hülle für das aus innerem Glück/*Ānanda* gemachte Selbst. Wer sich für dieses innere Glück geöffnet hat, dem ist es möglich, ganz in sich ruhend, wunschlos glücklich zu leben.

Der letzte Grund des menschlichen Seins wartet jedoch immer noch. Auch diese innerste Hülle gilt es zu öffnen, um dann zu dem letztlich gründenden Erfahren durchzubrechen. Diesen verborgenen Kern des Menschen benennt die Upanishad mit *Brahman*, dem Absoluten, dem göttlichen Kern des menschlichen Seins. Mit *Brahman* begegnen wir dem wohl ältesten Begriff für den Durchbruch zur Urerfahrung des Yoga.

Der Begriff *Brahman* ist in anderer Bedeutung in den älteren Texten des Veda durchaus bekannt. So bezeichnete man mit *Brahman* einen Spruch des Veda. Auch wurde der Veda selbst *Brahman* genannt. Andere sahen in *Brahman* die höchste aller Gottheiten oder sprachen, in der personalisierten Form, vom Schöpfergott Brahma. Immer wird *Brahman* jedoch als das Göttliche oder Gott außerhalb des Menschen vorgestellt. In der neuen Bedeutung von *Brahman* in der *Taittirīya-Upanishad* geht es dann um etwas vollkommen anderes. Mit *Brahman* als dem Absoluten erfährt der Mensch das Göttliche nicht mehr im Außen, sondern im tiefsten Innen. *Brahman* meint die innerste Dimension des menschlichen Seins, die Erfahrung der Tiefen menschlicher Existenz, nicht in der Vergangenheit oder Zukunft, sondern im Hier und Jetzt.

2.1.1.3 Das Gleichnis vom Pferdewagen

Parallel zum Kosha-Modell der *Taittirīya-Upanishad* entwickelte einige Zeit später die *Katha-Upanishad* das Gleichnis vom Pferdewagen, das an Bekanntheit dem Kosha-Modell kaum nachsteht. Der Mensch gleicht hiernach einem von Pferden gezogenen Wagen. Der Körper entspricht dem Wagen. An den Wagen sind Pferde gespannt, die mit den Sinnen und sinnlichen Begierden zu vergleichen sind. Wie die Pferde den Wagen ziehen, so ist es möglich, mit den Sinnen die Dinge der Welt wahrzunehmen, die dann, je nachdem worauf sich die Sinne richten, das Handeln des Menschen bestimmen. Die Zügel sind mit dem Denken zu vergleichen. Wie die Pferde durch die Zügel im Zaum gehalten werden können, so ist es auch möglich, mit dem Denken die sinnlichen Begierden zurückzuhalten und gleichsam zu zügeln.

Entscheidend ist jetzt jedoch, woher das Denken die Leitmaßstäbe nimmt, das heißt, wer die Zügel in der Hand hält. Beim Pferdewagen ist dies der Wagenlenker, die *Buddhi* genannte intuitive Erkenntnis. Ist der Wagenlenker wach, kann er die Stimme des Wagenherrn tief im Inneren des Wagens hören, die Zügel ergreifen, die Weisungen des Wagenherrn umsetzen und den Wagen sicher durch die Wirrnisse der Welt lenken. Der Wagenherr tief im Inneren des Wagens entspricht dem verborgenen göttlichen Kern in den Tiefen menschlicher Existenz. Die *Katha-Upanishad* spricht hier allerdings nicht von *Brahman*. Sie verwendet den zweiten für die Philosophie der Upanishads wichtigen Begriff: *Ātman*, das wahre „Selbst".

Der Blick ist nun vor allem auf den Wagenlenker zu richten, die intuitive Erkenntnis. Hier entscheidet sich alles. Im Alltagsbewusstsein schläft der Wagenlenker. Die Fähigkeit, nach innen zu lauschen, ist verloren gegangen. Das intuitive Erkennen ist dumpf und unbewusst. Wenn der Mensch somit nicht mehr auf sein wahres Selbst hören kann, dann ist der Weg frei für die Pferde, die sinnlichen Begierden. Im Alltagsbewusstsein wird das Denken und letztendlich der ganze Mensch von seinen auf die Dinge der Welt gerichteten Sinnen bestimmt und mitgerissen.

Es muss auf dem Weg des Yoga vor allem darum gehen, den Wagenlenker aufzuwecken, um nicht mehr nach außen zu hören, sondern nach innen lauschen zu können. Ist der Wagenlenker wach, so vermag er die Stimme des Wagenherrn tief im Inneren des Wagens wahrzunehmen. Der ursprüngliche Sinn des Yoga liegt in diesem Erwachen zum *Ātman* als dem wahren Selbst. Im Hören auf das wahre Selbst als dem tiefsten inneren Grund des menschlichen Lebens bricht das auf, was heute als die Urerfahrung des Yoga bezeichnet werden kann.

2.1.1.4 Die vier Bewusstseinsformen

Ganz anders als bei diesen drei Modellen wird die Rückkehr zur Urerfahrung des Yoga in der *Māndūkya-Upanishad* beschrieben. Und doch wird schnell deutlich, dass auch diese jüngste der klassischen Upanishads den gleichen Weg aufzeigt. Die *Māndūkya-Upanishad* beschreibt zunächst drei Bewusstseinsformen: das Wachbewusstsein, den Traum und den Tiefschlaf. Traum und Tiefschlaf werden als zwei verschiedene Formen des Schlafens unterschieden. Im Traumbewusstsein schläft der Mensch, das Bewusstsein ist aktiv. Nur im Tiefschlaf ist jegliche geistige Aktivität zur Ruhe gekommen.

Entscheidend ist dann jedoch die vierte Bewusstseinsform, die über das auch im Alltagsbewusstsein zu erfahrende Wachen, Träumen und Schlafen hinausgeht. Dieses vierte Bewusstsein wird als *Turīya* bezeichnet, als „der Vierte". Eigentlich ist über den Vierten gar nichts zu sagen. Und doch erfährt der Mensch nur im Vierten die Essenz des wahren Selbst, die tiefste innere Ruhe, den allumfassenden geistigen Frieden und die innere Glückseligkeit. Der Vierte weist über Wachen, Traum und Tiefschlaf hinaus, umfasst jedoch gleichzeitig die ersten drei Bewusstseinsformen. Der Mensch ist wach, er träumt oder liegt im Tiefschlaf und ist gleichzeitig gegründet in der weit umfassenderen Bewusstheit des Vierten.

2.1.1.5 Mit den Worten Anlauf nehmen

In den hier dargestellten Modellen wird der Weg zur Urerfahrung des Yoga jeweils höchst unterschiedlich und zum Teil sogar widersprüchlich formuliert. Während das Kosha-Modell der *Taittirīya-Upanishad* den Begriff *Ātman* zur Beschreibung der Hüllen gebraucht, die das *Brahman* verdecken, verwendet das Gleichnis vom Pferdewagen der *Katha-Upanishad* den Begriff *Ātman* im Sinne des wahren Selbst, das nicht verdeckt ist, sondern das es als den inneren Kern des Menschen zu entdecken gilt. Die *Māndūkya-Upanishad* geht einen ganz anderen Weg, indem sie von *Turīya*, dem Vierten, als dem allumfassenden vierten Bewusstsein spricht.

Versucht man die Urerfahrung des Yoga mit Worten zu beschreiben, dann verlieren Worte ihre Eindeutigkeit. In diesem Sinne hatte schon die *Taittirīya-Upanishad* gewarnt:

> *Von dort kehren die Worte*
> *zusammen mit dem Denken um,*
> *ohne es erreicht zu haben.*
>
> (Taittirīya-Upanishad 2.9)[1]

Mögen die verschiedenen Upanishads auch von *Brahman*, *Ātman* oder *Turīya* sprechen, die Urerfahrung des Yoga ist letztlich weder mit Worten zu benennen noch mit dem Denken zu begreifen. Alle Worte wie auch jegliches Denken müssen umkehren, ohne sie erreicht zu haben. Und doch erscheint es keinesfalls als sinnlos, darüber zu sprechen. Es ist sogar das grundlegende Anliegen dieser ältesten Texte der Yogaphilosophie, den Weg zur Urerfahrung des Yoga zu weisen. Es kommt alles darauf an, die verwendeten Begriffe neu zu verstehen.

In dieser Weise ist in der *Kena-Upanishad* zu lesen:

> *Anders wahrlich ist es als das Wissen,*
> *es ist aber auch über dem Nicht-Wissen.*
>
> (Kena-Upanishad 1.3)

Brahman, *Ātman* oder *Turīya* meinen keine zu erlernenden und somit dem denkenden Zugriff verfügbaren Begriffe. Genauso geht es auch nicht um ein wortloses Schweigen oder gar um Unbewusstheit. Noch radikaler formulierte Yajñavalkya, der große Weise aus der *Brihadāranyaka-Upanishad*, wenn von ihm zu hören ist:

Neti neti –
Es ist nicht so und ist nicht so.

(Brihadāranyaka-Upanishad 4.5.15)

Das Göttliche im Menschen, das wahre Selbst oder der Vierte sind nicht so und auch nicht anders vorzustellen. Wir können zwar mit den Worten Anlauf nehmen, müssen dann aber immer wieder von allen Worten loslassen, um den Blick auf das eigene Erfahren zu richten.

Ramakrishna, dem großen indischen Weisen aus dem 19. Jahrhundert, ist es schließlich gelungen, das, worauf es schon in diesen ältesten Texten ankommt, in einem wunderschönen Bild zu beschreiben:

Eine Salzpuppe wollte die Tiefe des Meeres ermessen. Sie wollte den anderen berichten, wie tief das Meer sei. Aber wie sollte sie? Kaum hatte sie das Wasser berührt, als sie in ihm verging. Wer nun sollte über die Tiefe des Meeres berichten?

(Sri Ramakrishna)[2]

Das vorstellende Denken wird mit einer Salzpuppe verglichen, die die Tiefen des Meeres zu ergründen versucht. Was passiert, wenn eine Salzpuppe in das Meer eintaucht? Es geschieht das Gleiche, wie wenn sich die Worte zusammen mit dem Denken auf das Erfahren des *Brahman*, des *Ātman* oder von *Turīya* einlassen. Eine Salzpuppe löst sich auf, wird eins mit dem Meer. Die religiösen Glaubensvorstellungen lösen sich auf, zusammen mit allem theoretischen Philosophieren über das Göttliche im Menschen oder das wahre Selbst.

Worte bestimmen und definieren nicht mehr, sondern weisen über sich selbst hinaus auf ein Erfahren jenseits aller Worte. Alle Worte und auch alles Denken können wie eine Sprungschanze vorgestellt werden, auf der man Anlauf nehmen kann, um dann vom festen Halt des vorstellenden Denkens loszulassen. An die Urerfahrung des Yoga ist weder zu glauben noch ist es möglich, sie begrifflich zu bestimmen und zu ermessen. Letztlich geht es darum, dass der Mensch sein ursprüngliches, göttliches Sein entdeckt, indem ihm bewusst wird, dass er es immer schon ist. *Brahman* im ursprünglichen Sinn zu kennen heißt, *Brahman* zu werden und letztlich *Brahman* zu sein. In diesem Sinne formuliert die *Mundaka-Upanishad*:

Derjenige,
der fürwahr dieses höchste Brahman kennt,
der ist Brahman.

(Mundaka-Upanishad 3.2.9)

Brahman wirklich zu kennen heißt danach, von allen Vorstellungen loszulassen. Wer *Brahman* wirklich kennt, der lebt aus dem *Brahman*, der ist eins mit dem *Brahman*, ohne dass er nur ein einziges Wort darüber gesagt haben müsste.

2.1.1.6 Das geistige Sterben

In *Brahman* vergehen allerdings nicht nur die Worte zusammen mit dem Denken. Es ist wiederum Yajñavalkya, der in absoluter Radikalität formuliert:

Nicht erkennt man nach dem Tod.

(Brihadāranyaka-Upanishad 2.4.12)

Mit Tod meint der große Weise der Upanishads nicht den leiblichen Tod am Ende des irdischen Lebens. Es stirbt das heute oft Ego genannte Ich des Alltagsbewusstseins mit all seinen Abhängigkeiten, Unbewusstheiten, Fremdbestimmungen, Gebundenheiten und Zwängen. Den Weg des *Brahman* zu gehen bedeutet ein „Weniger-Machen", ein „Nichts-Machen" und letztlich ein „Sterben", durch das der Durchbruch zur Urerfahrung des Yoga im Hier und Jetzt möglich wird.

Die Upanishad vergleicht den Menschen in diesem Sinne mit einer abgeworfenen Schlangenhaut auf einem Ameisenhaufen. Die Schlangenhaut ist tot. Und doch bewegt sie sich. Ihre Bewegung stammt jedoch nicht von ihr selbst, sondern von den sie tragenden Ameisen. Wie eine Schlangenhaut auf einem Ameisenhaufen nicht durch sich selbst, sondern durch die Ameisen bewegt wird, so ist der Mensch nicht mehr durch seine Anhaftungen getrieben. Das scheinbare Ich des Alltags stirbt, damit die Urerfahrung des Yoga vom göttlichen Leben als tiefstem Grund des menschlichen Seins zum Tragen kommen kann. Dieses göttliche Leben entsteht nicht von außen, sondern quillt aus der Tiefe der eigenen Existenz. Der Mensch erfährt das göttliche Absolute als das wahre Selbst. Und er findet so wieder seine ursprüngliche, im Alltagsbewusstsein vergessene Heimat.

2.1.2 Die Unbewusstheit des Alltagsbewusstseins

Mit den Upanishads wurden uns die ältesten Texte in der Geschichte des Yoga überliefert, die von der Urerfahrung des Yoga berichten. Diese Erfahrung ist grundlegend und entscheidend. Erst in der Erfahrung von *Brahman*, *Ātman* oder *Turīya* erwacht der Mensch zu dem, was ihn im ursprünglichen Sinne ausmacht. Diese Erfahrung ist jedoch im Alltagsbewusstsein verdeckt. Die äußeren Hüllen verdecken das Bewusstsein für das innere Absolute. Der Wagenlenker als das intuitive Erkennen ist eingeschlafen, sodass es ihm nicht möglich ist, auf den Wagenherrn als das wahre Selbst zu hören. Der Mensch vermag wach zu sein, zu träumen und zu schlafen. Der Vierte ist ihm im Allgemeinen unbekannt.

Im Alltagsbewusstsein lebt der Mensch nicht aus dem inneren Göttlichen, sondern ist fremdbestimmt, gebunden an die Dinge der Welt. Im Mittelpunkt der Yogaphilosophie steht der Weg zur Urerfahrung des Yoga. In gleicher Weise erscheint es wichtig, sich darüber klar zu werden, warum der Mensch im Allgemeinen nicht aus dieser Erfahrung lebt.

Um die Unbewusstheit des Alltagsbewusstseins zu verstehen, wurden in den Upanishads zwei Lehren entwickelt, die beide eng miteinander verbunden sind: die Karmalehre und die Lehre vom *Samsāra*. Beide Lehren haben nicht nur im Yoga, sondern auch im Hinduismus in jeweils unterschiedlicher Interpretation eine große Wirkung entfaltet, wobei es für ein adäquates Verständnis zentral ist, zwischen der hinduistischen und der für diesen Zusammenhang wichtigen yogischen Interpretation unterscheiden zu können.

Der Sanskritbegriff *Karma* ist mit „Handlung" zu übersetzen. Hiernach glaubt der Hindu an ein göttliches Karmagesetz, das die Wirkungen menschlichen Handelns regelt. Das Karmagesetz besagt, dass jede Handlung eine dieser Handlung entsprechende Wirkung nach sich ziehen muss, wobei diese Wirkung auf den Verursacher der Handlung selbst zurückfällt. Handelt der Hindu gut, so wird er durch eine gute Wirkung belohnt. Handelt er schlecht, so wird er durch eine entsprechend schlechte Wirkung bestraft.

Welche Handlung als gut und welche als schlecht angesehen werden muss, wird in den heiligen Schriften des Hinduismus insbesondere in den Kastengesetzen festgelegt. Speist zum Beispiel ein Brahmane, ein Mitglied der Priesterkaste, mit Angehörigen aus niedrigen Kasten, so lädt er schlechtes *Karma* auf sich. Hält er sich jedoch an die hinduistischen Ernährungsregeln, so sammelt er gutes *Karma*. Belohnung und Bestrafung müssen dabei nicht unmittelbar erfolgen. Man zahlt mit seinem Handeln gleichsam auf ein Karmakonto ein. Eine Auszahlung kann schnell erfolgen, aber auch lange Zeit auf sich warten lassen. Der gläubige Hindu geht jedoch davon aus, dass eine Auszahlung nach dem Karmagesetz sicher erfolgen wird.

Da die Karmalehre von Anfang an mit der Lehre vom *Samsāra*, von der Wiedergeburt, verbunden ist, können die Wirkungen des Handelns in diesem Leben nach hinduistischem Glauben auch erst in einer folgenden Wiedergeburt erfolgen. Umgekehrt sind Erfolge wie auch Unglückserlebnisse im gegenwärtigen Leben dementsprechend als positive oder negative Wirkungen des Handelns aus vergangenen Leben erklärbar. In diesem Sinne ist dem Hindu nicht nur eine in jungen Jahren betriebene Altersvorsorge möglich. Gutes Handeln in der Gegenwart kann auch als Vorsorge für ein nächstes Leben verstanden werden und so zu einer besseren Wiedergeburt zum Beispiel in einer höheren Kaste führen.

Die hinduistische Karmalehre kann erklären, warum es dem einen Menschen schlecht geht, dem anderen gut, da Unglück und Glück als Wirkungen entsprechender Handlungen in vergangenen Leben zu deuten sind. Für den Hindu, der an *Karma* und *Samsāra* glaubt, sind die Bestrafung des Übeltäters und die Belohnung des guten Menschen in diesem oder in einem folgenden Leben garantiert. Es erscheint aus der Sicht der Karmalehre nicht notwendig, einem leidenden Mitmenschen zu helfen, da er sein Leiden durch schlechtes Handeln in vergangenen Leben selbst verursacht hat, es sei denn, man möchte selbst gutes *Karma* anhäufen. Durch seinen Glauben fühlt der Hindu sich in der allumfassenden Kastenordnung aufgehoben und erfährt Sicherheit und Halt in dieser vergänglichen und endlichen Welt.

Da die meisten der indischen Yogalehrer zugleich im hinduistischen Glauben verankert sind, vermischt sich bei ihnen nicht selten der hinduistische mit dem yogischen Sinn von *Karma* und *Samsāra*. Eine solche Vermischung ist immer wieder auch bei ihren westlichen Yogaschülern zu finden, wenn auch hier die hinduistischen Kastengebote meist durch Gebote der modernen, westlichen Kultur ersetzt werden.

Um in die Tiefen der Yogaphilosophie vorzudringen, ist es entscheidend, den Unterschied zwischen der hinduistischen und der yogischen Interpretation zu erkennen. Im Sinne der Philosophie des Yoga handelt es sich bei *Karma* nicht um ein göttliches Gesetz, das zu Belohnungen oder Bestrafungen in diesem oder einem zukünftigen Leben führt. Die Karmalehre im Sinne des Yoga erklärt das unbewusste und getriebene Handeln des Alltagsbewusstseins. Wenn der Hindu sein Handeln nach den in den heiligen Schriften vorgegebenen Geboten ausrichtet, um für sich Belohnung zu erlangen oder Bestrafung zu vermeiden, so wird gerade dieses Handeln aus der Perspektive des Yoga als gebunden und unbewusst interpretiert. Gleiches gilt für die modernen Yogaübenden, die nicht mehr hinduistischen, sondern modernen Geboten folgen, um so für sich und somit ihr Ego gutes *Karma* anzusammeln.

Wer sich nach den jeweiligen Geboten richtet, macht nach den jeweiligen Lehren alles richtig. Es ist jedoch gerade die Ausrichtung auf die von außen vorgegebenen Gebote, die die Bewusstheit für die innere, göttliche Stimme verdunkelt. Im Streben nach gutem *Karma* ist der Mensch darauf gerichtet, Wohlstand zu erlangen, Anerkennung zu bekommen oder die Begierden zu befriedigen. Gerade das Streben nach gutem *Karma* zeigt die Gebundenheit des Geistes. Das Streben nach gutem *Karma* verdunkelt das Bewusstsein für den tieferen Sinn menschlichen Handelns.

Für den Hindu ist es notwendig, an die Wiedergeburt zu glauben. Für den Yogi gilt das jedoch nicht. Im Yoga geht es nicht um den Glauben an *Karma* und Wiedergeburt, sondern um das Erfahren des „Wie" der Wiedergeburt. Und dieses Wie meint die Gebundenheit an die Dinge der Welt und die hiermit verbundene Unbewusstheit für den göttlichen Kern menschlicher Existenz.

Die Lehren von *Karma* und *Samsāra* im Sinne des Yoga zeigen, wie der Mensch in der Unbewusstheit des Alltagsbewusstseins getrieben ist. Alles kommt jetzt darauf an, diese Unbewusstheit aufzulösen. Insbesondere in den jüngeren Upanishads werden hierfür Übungen beschrieben, die nun auch mit dem Begriff Yoga benannt werden.

2.1.3 Der Übungsweg der Meditation

Die Upanishads kennen noch keine Körperübungen, wie sie im Zentrum des heutigen Yoga stehen. Erwähnt werden zunächst die asketische Praxis des Schweigens und Fastens oder Atemübungen. Als der Begriff Yoga zum ersten Mal Verwendung fand, verstand man hierunter auch noch keine Übung. Yoga in seiner ältesten Bedeutung meint die Urerfahrung des Yoga. Erst in den jüngeren Upanishads werden dann auch solches Erfahren fördernde Übungen mit dem Begriff Yoga bezeichnet. Im Zentrum dieser Yogapraxis steht die Übung der Meditation.

Das älteste bis heute überlieferte Übungssystem des Yoga findet sich in der *Shvetāshvatara-Upanishad*. Nach dem Rückzug an einen sauberen Ort werden Richtlinien der richtigen Sitzstellung und das Üben mit dem Atem als Vorbereitung für die Meditation beschrieben. Im Zentrum dieser Praxis des Yoga steht dann die Meditation mit einem Mantra, die mit dem Feuermachen mit Reibhölzern verglichen wird:

> *Nachdem man den eigenen Körper*
> *zum Reibholz und den heiligen Laut*
> *zum oberen Reibholz gemacht hat,*
> *schaut man durch die Quirlung*
> *der Meditation den Gott/Deva*
> *als etwas Verborgenes.*
>
> (Shvetāshvatara-Upanishad 1.14)

Das zu verwendende Mantra wird ehrfürchtig als heiliger Laut ohne nähere Angaben bezeichnet. Die Kommentare sind sich hier jedoch einig. Bei dem heiligen Laut handelt es sich um das Mantra *OM*. Wie beim Feuermachen mit einem Reibholz das obere Holz ständig gedreht wird, gilt es den Laut *OM* immer wieder zu wiederholen, zunächst laut, dann leise und zuletzt nur noch im Denken. Das Denken schweift nicht mehr umher. Das zerstreute Bewusstsein wird konzentriert und nach innen gelenkt. Es sammelt sich und kommt zur Ruhe.

Die Sammlung bedeutet jedoch nur die Vorbereitung für den nun folgenden, entscheidenden Prozess. Durch die ständige Wiederholung des gleichen Lautes beginnt die Konzentration allmählich feiner zu werden. In der Meditation mit dem Mantra *OM* kann nun die Öffnung für einen neuen Aufgang entstehen, der dann, wie das Feuer aus der Reibung der Reibhölzer, plötzlich hervorbricht. Jetzt kann das Feuer der Urerfahrung des Yoga erwachen. Der Text spricht von der Schau Gottes/*Deva*. Eine Übungspraxis war gefunden, die das Erwachen zum inneren Absoluten/*Brahman* fördern kann, den Durchbruch zum wahren Selbst/*Ātman*, das Leben aus dem Vierten/*Turīya* oder wie auch immer die zahlreichen Schulen der Upanishads formulierten.

2.1.4 Die Essenz in der Vielfalt der Lehren

In immer wieder neuen Anläufen wird in den verschiedenen Upanishads versucht, das letztlich Unsagbare auf den Begriff zu bringen. Um die Vielfalt der Lehren zu systematisieren, wurden in der späteren Tradition vier Kernsätze besonders hervorgehoben, jeweils einer aus jeder der vier Veda-Schulen des Rig-Veda, des Sāma-Veda, des Yajur-Veda und des Atharva-Veda. Es sind diese als *Mahāvākyas* bezeichneten vier „großen Lehrsätze", die die Essenz in der Vielfalt der Lehren der Upanishads prägnant zum Ausdruck bringen.

Der erste Lehrsatz stammt aus der *Aitareya-Upanishad*, die dem Rig-Veda zugeordnet wird:

prajñānam brahma –
Das Bewusstsein ist das Absolute.

(Aitareya-Upanishad 3.3)

Die hinduistischen Gläubigen wenden sich an einen Gott oder an die Götter in himmlischen Welten. Von einem göttlichen Gegenüber erhoffen sie sich durch ihre Gebete und Opfer Schutz und Hilfe. Die Upanishad geht über diese Vorstellung, wie sie so oder ähnlich auch in allen anderen Religionen zu finden ist, wesentlich hinaus. Das Göttliche liegt nicht nur außerhalb des Menschen, sondern auch verborgen in den Tiefen menschlicher Existenz. Das Göttliche, jetzt *Brahman* genannt, wird als verborgen in den Tiefen des menschlichen Bewusstseins erfahren. Der Glaube an die jenseitigen Götter erscheint gewandelt. Gott wird nicht gegenständlich vorgestellt, sondern der Mensch erkennt das Bewusstsein selbst als das Absolute.

Ganz parallel formuliert auch der zweite Lehrsatz aus der *Brihadāranyaka-Upanishad* des Yajur-Veda:

aham brahma asmi –
Ich bin das Absolute.

(Brihadāranyaka-Upanishad 1.4.10)

Nur im Alltagsbewusstsein sieht sich der Mensch als getrennt von Gott. Ganz selbstverständlich sagt er: „Ich bin getrennt von den Göttern." Was für die allgemeine Religion als selbstverständlich gilt, das bildet für den Weg des Yoga den Ausgangspunkt eines langen Weges. Die Trennung zwischen Gott und Mensch löst sich auf, um zu erkennen, dass der Mensch in den Tiefen seines Seins Gott ist. Im Erwachen zur Erfahrung ursprünglicher Existenz löst sich die Unbewusstheit der Trennung auf, um der Urerfahrung der Einheit von Gott und Mensch Platz zu machen, sodass der Mensch jetzt sagen kann: „Ich bin das *Brahman*, das Absolute."

Aber nicht nur die Trennung von Gott und Mensch, sondern auch die Trennung von Mensch und Welt wird aufgelöst. So sagt der Lehrer zu seinem Schüler in der *Chāndogya-Upanishad* des Sāma-Veda, indem er auf die Dinge der Welt zeigt:

tat tvam asi –
Das bist du.

(Chāndogya-Upanishad 6.8.16)

Wie dieser Schüler sieht sich auch der Mensch im Alltagsbewusstsein als getrennt von der ihn umgebenden Welt. Dass dies so ist, liegt jedoch nicht an der Welt, sondern an der mangelnden Klarheit des Bewusstseins. Die innige Verwobenheit des gesamten Kosmos wird nicht gesehen, auch nicht die Gemeinschaft, in der der Mensch mit den Dingen der Welt lebt. Durch den Weg des Yoga kann eine neue Welt bewusst werden, die die eigentliche und ursprüngliche Welt ist. Der Mensch sieht sich der Welt nicht mehr gegenständlich gegenüber, sondern erkennt sich in grundlegender Einheit mit dem gesamten Universum. Aus der Urerfahrung des Yoga kann der Lehrer dem Schüler mit dem Blick auf die Dinge der Welt somit sagen: „Das bist du."

Der letzte und wohl wichtigste der vier großen Lehrsätze ist dann in der *Māndūkya-Upanishad* des Atharva-Veda zu finden:

ayam ātmā brahma –
Dieses Selbst ist das Absolute.

(Māndūkya-Upanishad 2)

Während die religiös orientierten Menschen von *Brahman*, dem Absoluten, als dem göttlichen Grund des Menschen sprachen, hatten andere den

Begriff *Ātman* geprägt, das wahre Selbst als das ursprüngliche Leben des Menschen. So konnten sich unabhängig voneinander eine Brahman-Lehre und eine Ātman-Lehre entwickeln. Wenn jetzt behauptet wird, dass dieser *Ātman* identisch mit dem *Brahman* ist, so wird nichts Geringeres zum Ausdruck gebracht, als dass die beiden so unterschiedlich formulierenden Philosophien mit ihren jeweils verschiedenen Begriffen doch letztlich auf das Gleiche weisen.

Im Laufe der Geschichte war es genau dieser Satz, der als zentrale Essenz in der Vielfalt der Lehren der zahlreichen Upanishads verstanden wurde. Der Mensch findet sein wahres Selbst und erkennt so zugleich das Absolute in seiner Wesenhaftigkeit. Der Durchbruch zu dieser Erkenntnis geschieht genau dann, wenn das Absolute/*Brahman* nicht mehr als äußerer Gott vorgestellt wird, sondern als der innere Lenker und in dieser Weise als das wahre Selbst/*Ātman* des Menschen. Der Mensch findet zu sich und somit zu Gott. Er findet zu Gott und somit zu sich selbst. Die Vielfalt der Lehren, Bilder und Gleichnisse in den zahlreichen Texten der Upanishads war in ihrer Essenz auf den Punkt gebracht und bildete so ein wichtiges Fundament für die Yogaphilosophie der Folgezeit.

2.2 Die philosophischen Grundlagen in den Yoga-Sūtras

Wie die Upanishads sind auch viele andere Yogatexte in heilige Schriften integriert. Yoga und Religion sind in der Geschichte des Yoga immer wieder eine enge Verbindung eingegangen. Ganz anders verhält es sich bei den *Yoga-Sūtras* des Patañjali. Ganz ohne Religion kommen auch die *Sūtras* nicht aus. An drei Stellen ist von *Īshvara* die Rede, dem Herrn und persönlichen Gott. Auch wurden die *Sūtras* von der hinduistischen Priesterschaft in den Kreis der sechs orthodoxen Schulen aufgenommen, den sechs *Darshanas*/Sichtweisen der hinduistischen Philosophie. Letztendlich handelt es sich bei den *Yoga-Sūtras* des Patañjali allerdings nicht um einen zu den heiligen Schriften des Hinduismus zu zählenden und nicht einmal um einen religiösen Text. Die *Yoga-Sūtras* können als „Leitfaden" der Yogaphilosophie bezeichnet werden. Mit insgesamt 195 *Sūtras* sind die philosophischen Grundlagen des Yoga auf den Punkt gebracht.

Dabei wurde der Sūtrastil keineswegs von den Yogis oder gar von Patañjali erfunden. Auch die anderen fünf *Darshanas* formulierten ihre Essenz in der Form von *Sūtras*. Liest man den Sanskrittext, so wird schnell deutlich, dass *Sūtras* keinesfalls Aphorismen oder Lehrsätze meinen, wie Übersetzungen der *Sūtras* ins Deutsche dies nahelegen.[3]

Sūtras sind eher mit Stichwortsammlungen zu vergleichen. Mit dem Sūtrastil begegnet man einer im Hinduismus entwickelten Textform, die wir so im westlichen Kulturkreis nicht kennen. Die Formulierungen sind so kurz gehalten, dass sie aus sich heraus nicht verständlich sind und auch nicht verständlich sein können. Um Sūtratexte zu verstehen, ist neben den *Sūtras* immer ein sie erklärender Kommentar notwendig. Man kann *Sūtras* mit einer Stichwortliste vergleichen, wie sie sich ein Redner manchmal für einen Vortrag anfertigt. Die *Sūtras* entsprechen der Stichwortliste, der Kommentar dem ausformulierten Vortrag.

Obwohl wir heute vom Sūtratext sprechen, gilt es sich zu vergegenwärtigen, dass hier keineswegs eine Schrift vorliegt. Die *Yoga-Sūtras* wurden immer nur im Zusammenhang mit einem Kommentar aufgeschrieben. Und solche Handschriften mit *Sūtras* und Kommentar wurden nur in einer sehr geringen Zahl überliefert. So ist davon auszugehen, dass der Sinn der *Sūtras* darin lag, sie auswendig zu lernen, um sich beim Memorieren dann an den sie erklärenden Kommentar erinnern zu können.

Über den Ursprung der *Yoga-Sūtras* wurden viele Mythen überliefert. Nachweisbar und gesichert ist allerdings nur wenig zu sagen. Wahrscheinlich wurden die *Yoga-Sūtras* vor ungefähr 2000 Jahren zusammengestellt und dann einem Autor namens Patañjali zugeschrieben. Dabei kann Patañjali keinesfalls als Urvater oder Begründer des Yoga gelten. Er trug Lehren aus den verschiedenen damals existierenden yogischen Zirkeln zusammen und ließ sich auch von anderen Philosophien jener Zeit inspirieren, von der hinduistischen Sāmkhya-Philosophie bis hin zu Schulen buddhistischer Spiritualität. Das wahrscheinlich erst nachträglich angefügte vierte Kapitel zeigt sich sogar in besonderem Maße als buddhistisch geprägt. Im 4. Jahrhundert n. Chr. waren dann alle vier Kapitel der *Yoga-Sūtras* fertiggestellt. Nun lag ein Text der Yogaphilosophie vor, der in seiner Tiefe und Präzision heute für viele als unübertroffen gilt.[4]

2.2.1 Citta-Vritti-Nirodha – Die klassische Definition des Yoga

Die *Yoga-Sūtras* beginnen mit einer Definition des Yoga. Patañjali definiert Yoga allerdings noch nicht als eine bestimmte Übungspraxis. Für ihn geschieht Yoga dann, wenn eine Übung die für Yoga spezifische Wirkung entfaltet. Yoga geschieht, wenn Yoga wirkt. Um dies aufzuzeigen, benötigt Patañjali insgesamt zehn *Sūtras* (YS 1.2-11), wobei in *Sūtra* 1.2 alles in Kürze auf den Punkt gebracht ist. Dieses *Sūtra* kann somit als Kernsūtra bezeichnet werden:

yogash cittavrittinirodhah –
Yoga (wirkt, wenn die) Bewegungen
des Geistes zur Ruhe kommen.

(Yoga-Sūtra 1.2)[5]

Mit dem einen, aus drei Teilen bestehenden Kompositum *Citta-Vritti-Nirodha*, wörtlich übersetzt mit „Bewegungen-des-Geistes-zur-Ruhe-Kommen", ist über die Essenz des Yoga zwar schon alles gesagt, aber wohl kaum schon alles verstanden. Was hier in aller Kürze formuliert ist, wird in den folgenden *Sūtras* erklärend ausgeführt.

Zunächst spricht Patañjali von den *Citta-Vrittis*, den Bewegungen des Geistes. Patañjali selbst nennt als Beispiele für *Citta-Vrittis* Erinnerungen, Einbildungen, Schlaf, Irrtümer oder Erkenntnisse, die jeweilig Glücksgefühle oder auch Leiden erzeugen. Es geht um die Gedanken, Gefühle oder Bedürfnisse, die den Geist bewegen, von denen der Geist jedoch letztlich bewegt wird.

Der Mensch in seinem Alltagsbewusstsein meint vielleicht, Herr über seine Gedanken, Bedürfnisse und Gefühle zu sein. In Wirklichkeit ist er es jedoch nicht. Der Mensch regt sich auf, ohne es zu wollen. Er wird abgelenkt, ohne wirklich Einfluss darauf ausüben zu können. Die *Citta-Vrittis* meinen ein „Kopfkino", das antreibt und von dem jeder getrieben ist, ob man dies will oder nicht. Die *Citta-Vrittis* weisen nicht nur auf Bewegungen, sondern vor allem auf das Bewegtwerden des Geistes.

Dabei sind es diese gebundenen und getriebenen *Citta-Vrittis*, mit denen sich der Mensch identifiziert, die sein Ego ausmachen. Bei den hier als Alltagsbewusstsein bezeichneten *Citta-Vrittis* handelt es sich jedoch nur um die äußere Schale, die Oberfläche der menschlichen Identität.

Yoga bedeutet *Citta-Vritti-Nirodha*, das „Zur-Ruhe-Kommen" der *Citta-Vrittis*. Der Übende begibt sich auf die Matte oder setzt sich auf das Meditationskissen, beginnt zu üben und merkt, dass der Prozess von *Nirodha* einsetzt. Verspannungen und

Blockaden lösen sich und die innere Getriebenheit lässt nach. Die Bewegtheit im Geist kommt zur Ruhe. Yoga wirkt, wenn die Gebundenheit an das Kopf- und Herzkino sich aufzulösen beginnt.

Wenn nun der Geist durchlässig wird, kann das aufbrechen, was Patañjali in einem weiteren erklärenden *Sūtra* als *Svarūpa* bezeichnet, das Ruhen in der „Wesensidentität". Von außen ist vielleicht gar nicht viel zu sehen. Innerlich öffnet sich jedoch eine Tür. Der flüchtige Moment beginnt sich zu verwandeln. Der Mensch wird wach und beginnt zu erahnen, was Leben in seiner Tiefe heißt. Der Augenblick bricht auf und eröffnet die Klarheit, Stärke und Bewusstheit des Ruhens in der Wesensidentität im Hier und Jetzt.

Später wird Patañjali auch von *Samādhi* sprechen, von der Erfahrung der „inneren Einung", und zuletzt auch von *Kaivalya*, von der „ursprünglichen Freiheit". Manche Interpreten haben versucht, die verschiedenen Begriffe in eine Hierarchie einzuordnen. Letztlich handelt es sich jedoch um Fingerzeige auf die Erfahrung des Yoga, deren Bedeutung erst dann aufscheint, wenn konkret erfahren wird, worauf Begriffe wie *Svarūpa*, *Samādhi* oder *Kaivalya* zeigen. Für das Verständnis der Yogaphilosophie ist es zentral, den Übungsweg des Yoga selbst zu gehen, um so zu erfahren, dass und wie Yoga wirkt.

Nachdem nun erklärt ist, wie Yoga wirkt, erklären die *Yoga-Sūtras* im Folgenden, wodurch die Übungen des Yoga diesen als *Nirodha* bezeichneten Prozess des Zur-Ruhe-Kommens fördern können.

2.2.2 Abhyāsa-Vairāgya – Die Grundprinzipien der Übungspraxis

Die Grundprinzipien der Übungspraxis sind in fünf *Sūtras* formuliert (YS 1.12-16), wobei die Essenz wiederum in nur einem Kernsūtra auf den Punkt gebracht ist:

abhyāsa-vairāgyābhyām tan nirodhah –
Durch Übung und Loslösung kommen sie
(die Citta-Vrittis) zur Ruhe.

(Yoga-Sūtra 1.12)

Wodurch kommt die getriebene Bewegtheit des Geistes/*Citta-Vritti* zur Ruhe/*Nirodha*? Patañjali nennt hier nur zwei Worte: Übung/*Abhyāsa* und Loslösung/*Vairāgya*.

Der Yogaweg beginnt immer mit *Abhyāsa*, das heißt mit Übung. Die Übungspraxis des Yoga kann insbesondere am Anfang anstrengend sein. Manche suchen sogar eine fordernde Praxis, Körperakrobatik, langes Anhalten des Atems oder ausdauernde Konzentrationsübungen. Andere fühlen sich zu eher sanfteren und leichteren Übungsformen hingezogen. Immer geht es jedoch um das aktive Tun der Übung, um das Verlassen der Couch. Man begibt sich im Sinne von *Abhyāsa* auf die Yogamatte oder das Meditationskissen, um dort Yoga zu üben. Schon hier wirken die Übungen. Körper und Geist werden fit und leistungsfähig. Bleibt man jedoch bei *Abhyāsa*, werden die Körperübungen über gymnastisches Turnen und die Meditation über Konzentrationstraining nicht hinauskommen.

Die Aktivität der Übung ist notwendig, aber nicht hinreichend. Die spezifische Wirkung des Yoga, das Zur-Ruhe-Kommen des getriebenen Geistes, ist durch die Technik der Übung allein nicht zu erreichen. Ist man mit Übung/*Abhyāsa* auf den Weg gekommen, gilt es mit dem Fortschreiten der Übungspraxis die Loslösung/*Vairāgya* zu kultivieren. *Vairāgya* meint das Loslassen von Machen und Tun in der Übungspraxis. In der Sammlung und Konzentration entstehen Entspannung und Gelassenheit. Genau mit dieser gesammelten Entspannung kann der Prozess von

Nirodha an Tiefe gewinnen. Das Zur-Ruhe-Kommen der inneren Getriebenheit wächst. Vielleicht lassen am Anfang nur die Verspannungen in den Schultern nach. Es folgt ein Loslassen der Getriebenheit des Denkens und Wollens. Letztlich gilt es jedoch auch von sich selbst loszulassen, von allem, was mit den *Citta-Vrittis* das Ego des Alltagsbewusstseins ausmacht.

Was Patañjali mit den beiden Grundprinzipien *Abhyāsa* und *Vairāgya* auf den Punkt bringt, gilt nicht nur für die Yogaübungen seiner Zeit. Jede Yogapraxis, von den ältesten Yogaübungen über den Yoga der Gegenwart bis hin zu allen Übungen, die zukünftig noch gefunden werden, jeder Yogaweg beginnt mit *Abhyāsa*. In den Kreisen, in denen sich Patañjali bewegte, war dies vor allem die Meditation. Heute steht uns eine große Bandbreite von Yogaübungen zur Verfügung, vom Üben mit dem Körper über Atemübungen und die zahlreichen Meditationsformen des Yoga bis hin zu Bhakti-Yoga, Karma-Yoga oder den Übungen der Yogaphilosophie (Jñāna-Yoga). Immer macht sich der Übende zuerst aktiv auf den Weg und beginnt mit seiner Praxis. Tun und Denken werden gesammelt und konzentriert. Und immer wird die Übung den Übenden erst dann in die Tiefe führen, wenn alles Machen und Tun sich in der Loslösung im Sinne von *Vairāgya* aufzulösen beginnt. In der Verbindung von *Abhyāsa* und *Vairāgya* wird die Kraft immer weniger im Machen der Übung erfahren. Die Kraft entsteht in der Leichtigkeit, wenn der Prozess von *Nirodha* an Stärke gewinnt und das Ruhen in der Wesensidentität von *Svarūpa* zum Tragen kommt.

Indem die *Yoga-Sūtras* zu Beginn darlegen, wie Yoga wirkt und wodurch Yoga wirkt, steht die Yogaphilosophie stabil auf diesen beiden Beinen. Der Rahmen der Yogaphilosophie ist abgesteckt, worin sich alles Folgende einordnen und verstehen lässt. Bei den zahlreichen nun folgenden Themen ist zuerst die Lehre von den *Bhāvanās* zu nennen, die Lehre vom Umgang mit den Hindernissen auf dem Yogaweg.

2.2.3 Bhāvanā – Mit Hindernissen umgehen

Welche Hindernisse auf dem Weg des Yoga auftreten können, wo ihre Ursache zu finden ist und welche Hilfen es gibt, diese Hindernisse zu bewältigen, erläutert Patañjali in vier *Sūtras* (YS 1.30-33). Krankheit, Starrheit des Körpers oder Zweifel am Sinn des Yogaweges behindern die Praxis, oft auch gepaart mit Faulheit und manchem anderen. Es entstehen Unsicherheit und Nachlässigkeit oder man lässt sich ablenken. Alle diese Hindernisse, so unterschiedlich sie auch sein mögen, werden letztendlich jedoch nur auf eine einzige Ursache zurückgeführt. Diese Ursache ist nicht im Außen zu suchen. Es sind nicht die anderen, denen die Schuld zugeschrieben wird. Die Ursache für alle Hindernisse liegt im Übenden selbst. Sie ist in der geistigen Haltung zu suchen, und zwar in dem, was Patañjali *Citta-Vikshepa* nennt, die „Zerstreuung des Geistes". Es ist der zerstreute Geist, der nicht in seiner inneren Mitte ruht, der sich ablenken lässt, der zweifelt, der nachlässig ist oder in Faulheit verharrt.

Wenn die Ursache der Hindernisse auf dem Yogaweg in einem selbst liegt, dann erscheint es logisch, dass der adäquate Umgang mit ihnen in der Arbeit am eigenen Bewusstsein zu suchen ist. In einem ersten Schritt empfiehlt Patañjali, sich auf das zu besinnen, was der Übende mit seiner Praxis eigentlich beabsichtigt. Um die Zerstreuung des Geistes zu überwinden, gilt es sich auf die Ziele zu konzentrieren. Wenn man weiß, was man erreichen will, wird es leichter, sich für die Anstrengung der Übung zu motivieren.

Die Zerstreuung des Geistes wird durch die Konzentration auf die angestrebten Ziele jedoch nur geordnet, keineswegs schon beseitigt. In einem ersten Schritt wird es möglich, sich auf *Abhyāsa* und somit auf die Übungspraxis auszurichten. Der Prozess von *Nirodha* geschieht jedoch erst durch das Loslassen im Sinne von *Vairāgya*. Die Tiefe des Yoga bricht erst durch einen zweiten Schritt auf, wodurch *Citta-Prasāda*, die „Klarheit des Geistes" entsteht.

Alles läuft auf das Kernsūtra 1.33 hinaus, das von manchen zu den wichtigsten *Sūtras* des gesamten Textes gezählt wird:

maitrī-karunā-muditā-upekshānām
sukha-duhkha-punya-apuna-vishayānām
bhāvanātash citta-prasādanam –
Die Klarheit des Geistes ist durch die
Kultivierung von Liebe, Mitgefühl,
Heiterkeit und Gleichmut gegenüber Glück
und Leid sowie Gutem und Schlechtem
zu fördern.

(Yoga-Sūtra 1.33)

Um die Hindernisse auf dem Yogaweg grundlegend anzugehen, ist auch von der Konzentration auf die Ziele loszulassen, die zu Beginn des Weges zum Üben motivierten. Patañjali zeigt hier eine besondere Nähe zur buddhistischen Spiritualität, wenn er die vier buddhistischen Kultivierungen/*Bhāvanās* aufzählt: Liebe/*Maitrī*, Mitgefühl/*Karunā*, Heiterkeit/*Muditā* und Gleichmut/*Upekshā*.

Dass man auf Menschen, die Schlechtes wollen, mit Bösem reagiert, ist vielleicht normal, aber letztlich das Zeichen eines zerstreuten Geistes. Liebe im Sinne von *Maitrī* bedeutet, eine liebevolle Haltung zu allen Mitmenschen zu kultivieren, um nicht nur die zu lieben, von denen man Positives erhält.

Mitgefühl/*Karunā* bedeutet, sich nicht nur um sein eigenes Wohl zu kümmern. Es gilt, eine Haltung der Mitmenschlichkeit zu fördern, insbesondere gegenüber denjenigen, die leiden und unsere Hilfe benötigen.

Es ist nicht abzustreiten, dass die Begegnung mit angenehmen Menschen und angenehme Dinge uns heiter stimmen. Die Kultivierung von Heiterkeit/*Muditā* gilt jedoch nicht nur den angenehmen Situationen. Es geht um eine innere Heiterkeit, die nicht nur in angenehmen, sondern auch in unangenehmen Situationen trägt.

Das letzte *Bhāvanā*, Gleichmut/*Upekshā*, wird gerne mit Gleichgültigkeit verwechselt, der zufolge es egal wäre, was passiert. Gleichmut bedeutet dagegen eine besonders intensive Hinwendung zur Welt, in der der Wert von Menschen und Dingen nicht daran festgemacht wird, wie viele Vorteile sie einem verschaffen.

Auf den ersten Blick scheinen mit den vier *Bhāvanās* Gebote beschrieben zu sein. Letztendlich geht es jedoch um die Kultivierung einer Geisteshaltung innerer Gelassenheit. Die Zerstreuung des Geistes ist mit einem verschlammten See zu vergleichen, bei dem man den Grund nicht sehen kann. Das Wasser wird klar, wenn man den Schlamm sinken lässt. In gleicher Weise gilt es auch die Zerstreuungen des Geistes zur Ruhe kommen zu lassen. So bedeutet auch die Weiterführung des Übens im Sinne von *Vairāgya*: Es kann nichts mehr gemacht, sondern nur noch zugelassen werden.

Sich auf Ziele zu konzentrieren ist zu Beginn hilfreich. Die Hindernisse, von der Trägheit bis hin zur Unbeständigkeit, verlieren hierdurch an Kraft. Es wird möglich, sich durch die Ausrichtung auf das, was man eigentlich will, wieder auf die Spur zu bringen. Die Kultivierung der *Bhāvanās* geht dann jedoch einen entscheidenden Schritt weiter. Sie helfen, auf dieser Spur des Yoga weiter voranzuschreiten, um so mit der Zerstreuung des Geistes auch die letzte Wurzel aller Hindernisse aufzulösen. Durch die Kultivierung der *Bhāvanās* wird der Geist klar und durchlässig, sodass *Citta-Vritti-Nirodha*, das Zur-Ruhe-Kommen der getriebenen Bewegtheit des Geistes, gefördert wird.

2.2.4
Klesha – Ursache und Überwindung des Leidens

Im zweiten Kapitel der *Yoga-Sūtras* findet sich eine Lehre, die sowohl auf eine lange Tradition zurückblicken kann als auch im Yoga der Gegenwart große Bedeutung erlangen konnte. In fünfzehn *Sūtras* umreißt Patañjali die Konzeption der *Kleshas*, die Lehre von der Ursache und der Überwindung des Leidens (YS 2.3-17). Wie schon bei den *Bhāvanās* stammt auch diese Konzeption aus der buddhistischen Spiritualität und wurde nun in den *Yoga-Sūtras* zum ersten Mal in die Philosophie des Yoga integriert.

Der Sanskritbegriff *Klesha* kann mit „leidhafter Bindung" übersetzt werden, wobei es wichtig ist, die *Kleshas* nicht mit Schmerzen zu verwechseln. Schmerzen sind zwar unangenehm. In den meisten Fällen müssen sie jedoch als durchaus gut und hilfreich beurteilt werden. Schmerzen machen auf einen Missstand aufmerksam, den es zu beseitigen gilt. Man wird niemandem Schmerzen wünschen. Aber würde der Daumen nicht schmerzen, wenn der Hammer den Nagel verfehlt, wäre keine Veranlassung gegeben, sich um die Versorgung einer möglichen Wunde zu kümmern. Schmerzen empfinden zu können ist wichtig, die Gebundenheit an das Leiden jedoch nicht. Die *Kleshas* haben in diesem Sinne nichts mit Schmerzen zu tun, sondern weisen auf die innere, geistige Gebundenheit als die Wurzel des Leidens.

Patañjali zählt insgesamt fünf *Kleshas* auf, zunächst den Wurzelklesha *Avidyā*, die Unbewusstheit. Die Unbewusstheit bildet den Nährboden für die anderen Prinzipien der leidhaften Bindung. Erst durch die Unbewusstheit der Gebundenheit an die Dinge der Welt erlangen die anderen vier *Kleshas* ihre Kraft und Stärke.

Es folgt der *Klesha* Ich-Sinn/*Asmitā*, heute meist als Ego bezeichnet. Der Ich-Sinn meint den Geisteszustand, in dem der Mensch zwar von seinem Ich spricht, dabei aber nicht erkennt, wer er wirklich ist. Das Ego ist an die Oberfläche menschlicher Existenz gebunden, identifiziert sich mit seinem Körper, dem Beruf, der gesellschaftlichen Stellung, mit der Anerkennung durch Eltern, Lehrer und Freunde und manchmal sogar mit dem eigenen Haus, Auto oder dem Besitz des neuesten Smartphones. Alle diese Dinge sind jedoch zeitlich und damit vergänglich. Es ist zwar möglich, den Alterungsprozess des Körpers zu verlangsamen, das ganze Leben auf die Karriere auszurichten oder möglichst viel Wohlstand anzusammeln. Das Ego, das sich mit all diesen Dingen identifiziert, wird mit dem nicht zu verhindernden Verlust dieser Dinge, der mit der Zeit immer eintritt und eintreten muss, notwendig leiden müssen. Und das Leiden wird umso größer sein, desto mehr der Mensch sich mit seinem Ich-Sinn identifiziert.

Die folgenden beiden *Kleshas*, *Rāga* und *Dvesha*, benennen die gegensätzlichen Triebkräfte der Begierde und der Abneigung. Begierde/Zuneigung meint das grundsätzliche Habenwollen des Menschen. Es geht um den Drang, immer mehr besitzen zu wollen. Begierden erzeugen neue Begierden. Und selbst wenn alles erreicht wäre, was man sich wünscht, kann sich doch bald die Angst breitmachen, alles wieder zu verlieren. Spätestens dann, wenn tatsächlich das verloren wurde, woran man mit seinen Begierden gebunden war, ist das Leiden unvermeidlich.

Parallel zur Begierde/*Rāga* geht es bei der Abneigung/*Dvesha* um das prinzipielle Nichthabenwollen von allem, was unangenehm ist. Auch hier kommt eine grundsätzliche Getriebenheit zum Ausdruck, wie sie in den Mechanismen des Streits deutlich wird. Im Allgemeinen folgt auf ein böses Wort des Streitgegners notwendig die nicht minder böse Antwort, die dann den Gegner wieder zur Reaktion zwingt. Der Streit eskaliert und verläuft nicht selten nach einer Gesetzmäßigkeit wie ein Zug, der auf seiner vorgesehenen Strecke von einem Bahnhof zum nächsten fährt. Eine leidvolle Situation bringt das nächste Leiden hervor, ohne dass ein Ausweg möglich scheint. Man weiß dies, keiner will solche für alle Beteiligten unangenehmen Situationen und doch geschieht es immer wieder.

Als besonders schwer zu überwinden gilt der letzte der fünf *Kleshas*, der Am-Leben-Hängen/*Abhinivesha* genannt wird. Gemeint ist die Urangst des Menschen, mit seiner ganzen Existenz zu vergehen. Das Besondere dieses *Kleshas* liegt in dem Umstand, dass kaum jemand bemerkt, dass diese leidvolle Bindung überhaupt existiert. Jeder weiß, dass man sterben muss. Fast alle Menschen haben jedoch umfassende Mechanismen der Verdrängung entwickelt, sodass die eigene Vergänglichkeit im Normalfall nicht bewusst ist.

Die Auflösung der *Kleshas* kann nicht nur durch die Erkenntnis dieser Prinzipien geschehen. Notwendig ist eine reale und persönlich vollzogene Umkehr. Was bisher gut und richtig war, was als wahr und was als falsch angesehen wurde, alles dies gilt es zu hinterfragen. Es geht nicht nur darum, neu zu erkennen, sondern das ganze Leben neu auszurichten. Letztendlich heißt Umkehr, nicht mehr im Außen zu suchen, sondern den Weg grundsätzlich neu auszurichten und nach innen zu lauschen.

Um die *Kleshas* zu überwinden, ist Umkehr nicht genug. Es hat die praktische Umsetzung in der Meditation zu folgen. Dabei meint Patañjali kaum nur die Form von Meditation, wie sie heute auf einem Meditationskissen oder einem Bänkchen durchgeführt wird. Der Blick richtet sich auf ein grundlegendes Loslassen, in dem jede Übung sich für ihre meditative Tiefe öffnen kann. Die *Āsanas* werden zur Meditation, wenn die Übung nicht nur aus dem Einnehmen einer bestimmten Körperstellung besteht, sondern auf ein Loslassen nach innen ausgerichtet ist. Atemübungen werden zur Meditation, wenn sie nicht mehr nur den Atem kontrollieren, sondern einen inneren Loslösungsprozess initiieren.

Es ist dieses meditative Loslassen, das die innere Achtsamkeit fördert, durch die allen *Kleshas* der Nährboden entzogen wird. Unbewusstheit wandelt sich zu Bewusstheit. Die Kraft des Ich-Sinns nimmt ab, sodass ein Leben aus innerer Stabilität des wahren Selbst erwacht. Die Kraft der Begierde schwindet, sodass die Klarheit des wunschlosen Glücks entsteht. Die Gebundenheit der Abneigung löst sich auf, sodass man durch Beleidigungen nicht mehr mitgerissen wird. Und vielleicht lernt man mit größerer Gelassenheit zuletzt auch dem Leiden an der eigenen Vergänglichkeit zu begegnen, wenn sich der *Klesha* Am-Leben-Hängen aufzulösen beginnt.

2.2.5 Ashtānga – Der achtgliedrige Übungsweg

Nach der Darstellung einer Fülle von Themen der Yogaphilosophie stößt man mit dem „achtgliedrigen Übungsweg des Yoga“ (Ashtānga-Yoga) auf den wohl berühmtesten Teil des gesamten Textes. In insgesamt 83 *Sūtras* (YS 2.26-3.55) ist aufgezeigt, wie die Prinzipien einer konkreten Yogapraxis aussehen können. Auch hier stützt sich Patañjali auf buddhistische Vorbilder. Es waren die Buddhisten, die schon weit vor der Abfassung der *Yoga-Sūtras* ihre Übungspraxis mit dem „Edlen Achtfachen Übungsweg“ systematisierten. Patañjali übernimmt nicht nur die Grundstruktur des buddhistischen Konzepts von acht Gliedern, sondern sogar die hier zu findende Betonung der Meditation.

Patañjali zeigt mit den ersten beiden Gliedern *Yama* und *Niyama* die Ethik des Yoga als Übungspraxis. Mit *Āsana* sind die Prinzipien des meditativen Sitzens erläutert. Mit *Prānāyāma* umreißt

Patañjali die Grundlinien einer Atemmeditation, indem er Atmen mit einer Achtsamkeitspraxis verbindet. Und zuletzt werden mit den letzten drei Gliedern *Dhāranā*, *Dhyāna* und *Samādhi* auch die zentralen Prinzipien der Meditation dargelegt.

Yoga nach Patañjali hat somit auf den ersten Blick wenig zu tun mit dem heute weit verbreiteten Verständnis von Yoga als Körperpraxis. Viele der Yogameister des 20. Jahrhunderts entdeckten jedoch, dass insbesondere durch den achtgliedrigen Übungsweg der Yoga der Gegenwart in die Tiefe geführt werden kann, um so sein im modernen Yoga oft nicht bewusstes ursprüngliches Potenzial erfahren zu können.

2.2.6 Yama – Ethik des Yoga

Der achtgliedrige Übungsweg beginnt mit den ethischen Prinzipien der fünf *Yamas*, den fünf Übungen für das gute Handeln in der Welt: Nichtverletzen/*Ahimsā*, Wahrhaftigkeit/*Satya*, Nichtstehlen/*Asteya*, (sexuelle) Enthaltsamkeit/*Brahmacarya* und Nicht-Besitzergreifen/*Aparigraha*. Wer in der christlichen Tradition aufgewachsen ist, wird schnell an biblische Gebote erinnert. Auch hier finden wir das Gebot „Du sollst nicht töten", gefolgt von „Du sollst kein falsches Zeugnis ablegen", „Du sollst nicht stehlen", „Du sollst nicht begehren deines Nächsten Frau" und letztlich auch „Du sollst nicht begehren deines Nächsten Gut". Es erscheint so durchaus verständlich, dass die *Yamas*, parallel zu den biblischen Geboten, als die fünf Gebote des klassischen Yoga verstanden wurden. Die Ethik des Yoga ist dann jedoch auf das Befolgen von Geboten reduziert, von Geboten, die festlegen, was man im Yoga darf und, vor allem, was im Yoga verboten ist.

Sicherlich meint Patañjali auch Gebote, wie die wörtliche Übersetzung von *Yama* als Gebot dies nahelegt. Liest man in den *Yoga-Sūtras* jedoch weiter, so wird schnell deutlich, dass zwar zu Beginn des Yogaweges Gebote eine Rolle spielen. Der tiefere Sinn der Ethik des Yoga liegt jedoch nicht im Befolgen von Geboten, sondern in einer Ethik als Übungsweg der Bewusstseinsschulung. Die fünf *Yamas* sind als fünf Übungen der Ethik des Yoga in die Tiefe zu führen.

Es ist leicht, auf der Yogamatte einzusehen, dass es gut ist, niemanden zu verletzen, immer wahrhaftig zu sein oder niemandem etwas wegzunehmen. Solange man nach dem Verlassen der Matte nur auf freundliche Menschen trifft, wird auch alles gut gehen. Schwierig wird es erst, wenn zum Beispiel der Nachbar ungerechtfertigt ausfallend wird und dann mit dem Aufsteigen der Wut der Drang entsteht, zumindest verbal zurückzuschlagen. Die Übung beginnt so im Sinne von *Abhyāsa* mit dem sich selbst gegebenen Versprechen, die Gebote einzuhalten. Patañjali spricht in dieser Weise von den *Yamas* als den *Mahāvrata*, das heißt den „großen Gelübden". Mit dem Ablegen eines Gelübdes wird die Chance erhöht, dass das, was man in ruhigen Zeiten eingesehen hat, auch im Sturm des Alltags eingehalten wird. Die Wurzel des Übels ist so jedoch keineswegs beseitigt.

Die Wurzel unethischen Handelns liegt in der gebundenen und getriebenen Geisteshaltung des Alltagsbewusstseins, wie sie mit den Begriffen *Citta-Vritti* oder *Klesha* beschrieben wurde. Hierdurch entsteht der Drang zu verletzen, unwahrhaftig zu sein oder zu stehlen, ob der Einzelne dies nun will oder nicht. Die eigentliche Ursache von unethischem Handeln liegt in der inneren Gebundenheit, dem inneren Drang des Geistes. Die Ethik als Übung will somit nicht nur das Handeln mit Geboten zügeln, sondern darüber hinaus einen inneren Wandlungsprozess initiieren.

Als zentrales Übungsprinzip der *Yamas* nennt Patañjali den Sanskritbegriff *Pratipaksha-Bhāvanā*, wörtlich zu übersetzen mit „Sich-auf-das-Gegenteil-Ausrichten". Die Übung beginnt immer damit, in einer konkreten Handlung die innere Gebundenheit und Getriebenheit wahrzunehmen, um dann bewusst einen Gegenimpuls zu setzen. Dieser Gegenimpuls kann mit dem Willen erfolgen und ist zu Beginn im Sinne von *Abhyāsa* machbar.

Das Entscheidende geschieht jedoch erst dann, wenn dieser Impuls im Sinne von *Vairāgya* in die Tiefe geführt wird. Die Übung des Nichtverletzens besteht darin, den Drang nach Gewalt, Zorn, Wut oder Gier bewusst wahrzunehmen und dann den Blick nach innen zu richten. Jetzt gilt es sich für die Kraft der inneren Mitte zu öffnen. Erst wenn in gelassener Achtsamkeit die Kraft aus der inneren Mitte wächst, kann sich das Übel des schlechten Handelns in seiner Wurzel auflösen. Yogische Ethik will eine tiefgreifende geistige Umkehr fördern, die zu einem Handeln in Bewusstheit und Achtsamkeit führt, zu einem Handeln in einer neuen Geisteshaltung innerer Stärke.

Wem es so gelingt, aus der tief verwurzelten Geisteshaltung des Nichtverletzens zu leben, in dessen Nähe, so die *Yoga-Sūtras*, schwindet jegliche Feindschaft. Jeder kennt das Phänomen, dass Gewalt Gegengewalt provoziert, die wieder neue Gewalt hervorruft. Patañjali zeigt, dass es auch genau umgekehrt gehen kann. Wer aus der Haltung inneren Friedens lebt, muss auf Gewalt nicht mit Zorn oder Ärger reagieren. Durch die eigene friedvolle Haltung ist konkret zu erfahren, dass auch beim potenziellen Gegner die Feindschaft schwinden kann.

Wem jedoch keine Feindschaft begegnet, welchen Grund sollte derjenige noch haben, Gewalt auszuüben? Die Übung beginnt mit dem Versprechen, das Gebot des Nichtverletzens einzuhalten. Mit der Kultivierung der Geisteshaltung von *Ahimsā* hat sich dann nicht nur die Notwendigkeit eines Versprechens, sondern auch die Notwendigkeit eines Gebotes schlechthin aufgelöst.

Was in dieser Weise mit *Ahimsā* geübt werden kann, gilt auch für die anderen vier *Yamas*. Dem Drang nach Unehrlichkeit ist der Impuls der Wahrhaftigkeit entgegenzusetzen. Wer so aus der Kraft einer wahrhaftigen Geisteshaltung zu leben vermag, dem kommen nach den *Yoga-Sūtras* alle Früchte zu.

Dem Drang, einem anderen etwas wegzunehmen, ist der Impuls einer inneren Bedürfnislosigkeit entgegenzusetzen. Wer so das Nichtstehlen zur Lebensgrundlage hat, dem sollen nach Patañjali alle Schätze zuströmen. Der Yogi wird zu einem „Hans im Glück".

Der vierte *Yama*, *Brahmacarya*, ist zwar wörtlich mit „göttlicher Lebenswandel" zu übersetzen. Der Begriff wurde jedoch traditionell als Gebot sexueller Enthaltsamkeit verstanden. Auch diese Übung beginnt mit einem äußeren Entsagen. Wirksam wird *Brahmacarya* jedoch erst durch einen inneren Befreiungsprozess, durch den dem Übenden innere Kraft erwachsen kann.

Besondere Bedeutung erlangte der fünfte und letzte *Yama*, *Aparigraha*, das „Nicht-Besitzergreifen". Traditionell wurde *Aparigraha* dahingehend verstanden, dass ein Yogalehrer für seinen Yogaunterricht kein Geld verlangen und nur Spenden annehmen durfte. Nahezu jeder Mensch muss heute in der westlichen Kultur, und so auch im heutigen Indien, Geld verdienen, um seinen Lebensunterhalt zu bestreiten. Der moderne Vermieter wird sich nicht mit der Entschuldigung zufriedengeben, dass die Schüler dieses Mal leider zu wenig gespendet hätten und deswegen die Miete nicht gezahlt werden könne. Diese äußeren Notwendigkeiten sind allerdings gar nicht Gegenstand der Übung. Als ethische Übungspraxis verstanden, geht es bei *Aparigraha* um etwas vollkommen anderes.

Nicht-Besitzergreifen als Yogaübung ist nicht schon dadurch realisiert, dass man Yogaunterricht auf Spendenbasis anbietet. Als Übung arbeitet *Aparigraha* an der Auflösung der inneren Bindung an Geld und Besitz. Es geht um die Auflösung des inneren Habenwollens und Habenmüssens. Es geht darum, sich nicht mehr durch Geld und all die anderen Dinge zu definieren, die zum eigenen Besitz gehören.

Wer eine Haltung von *Aparigraha* realisiert, der erlangt nach den *Sūtras* die Bewusstheit für das „Wie" der Wiedergeburten. Das „Wie" der Wiedergeburt liegt in der Abhängigkeit vom Ego, das sich über Besitz, Wohlstand und Geld definiert. Es ist diese innere Abhängigkeit, die den Menschen in diesem Leben wie in einem Hamsterrad bindet und treibt. In der hinduistischen Kultur hat sich im Laufe der Jahrtausende die Vorstellung herausgebildet, dass die Abhängigkeit vom Ego den Menschen noch in weitere Leben treibt. Nicht nur in einem Leben, sondern in vielen Geburten ist der Mensch von Leben zu Leben getrieben, abhängig davon, immer wieder neue Besitztümer zu erlangen. Das „Wie" der Wiedergeburten meint das Habenwollen von Besitz in diesem oder einem weiteren Leben. Erst wenn dieses Wie erkannt und dann auch aufgelöst ist, wird es möglich, ohne Besitzergreifen aus der inneren Mitte der Wesensidentität und aus der Kraft des Hier und Jetzt zu leben.

2.2.7 Niyama – Besondere Ethik des Yoga

Parallel zu den *Yamas* werden mit den fünf *Niyamas* als dem zweiten Glied des achtgliedrigen Übungsweges die „besonderen Gebote" aufgezeigt. Reinheit/*Shauca*, Zufriedenheit/*Samtosha*, Askese/*Tapas*, eigenes Studium/*Svādhyāya* und Hingabe an Gott/*Īshvarapranidhāna* sind die fünf ethischen Übungen, um die Yogapraxis zu ihrer inneren Tiefe zu führen.

So kann Reinheit als erste Übung durchaus mit einer äußeren Reinigung vor der Praxis beginnen. Die Reinigung des Körpers, saubere Kleidung, eine aufgeräumte Yogamatte oder auch eine Ernährung, die Körper und Geist nicht belastet, schaffen die äußeren Voraussetzungen, durch die sich die inneren Unreinheiten auflösen können. Wenn so auch der Geist rein wird, indem die innere Getriebenheit zur Ruhe kommt, dann wird nach den *Yoga-Sūtras* eine „innere Heiterkeit" aufbrechen und die „Schau des wahren Selbst" ist möglich.

In gleicher Weise kann der zweite *Niyama*, Zufriedenheit, mit der Herstellung einer äußeren Zufriedenheit das Aufkommen einer inneren Zufriedenheit vorbereiten. Ein schön eingerichteter Übungsraum oder ein Yogastudio, in dem Yogi-Tee und Schokoladenkekse bereitliegen, kann manche (äußere) Glückserfahrung hervorrufen, bei Yogalehrenden wie auch bei Yogaschülerinnen und -schülern. Allerdings erst wenn im Fortschreiten auf dem Weg mit der Zeit der geistige Durst nach solch äußerem Glück schwindet, dann kann von innen „unübertreffliches Glück" erfahren werden.

Der dritte *Niyama* der Askese beginnt mit der Entsagung von Nahrung, Sexualität, Wohlstand, Anerkennung oder Schlaf. Die Übung kann so zum Beispiel mit dem Verzicht auf die liebgewonnenen Süßigkeiten oder den Espresso nach dem Essen ihren Anfang nehmen. Dabei wendet sich niemand gegen Schokolade oder italienische Kaffeekunst. Äußere Askese meint nur den Beginn eines inneren Befreiungsprozesses, der letztlich zur „Vollkommenheit von Körper und Sinnen" führt. Ohne Abhängigkeit von ihnen wird es möglich, die Dinge in Achtsamkeit genießen zu können, die wirklich guttun. Aus der anfänglichen Entsagung entwickelt sich eine neue, jetzt unabhängige Freude an Körper und Sinnlichkeit.

Der vierte *Niyama*, *Svādhyāya*, kann wörtlich mit „eigenem Studium" übersetzt werden. Heute wird im westlichen Yoga *Svādhyāya* meist als Selbststudium im Sinne der Selbstbeobachtung interpretiert. Der traditionelle indische Yoga versteht unter *Svādhyāya* die Praxis der Rezitation oder das Studium der Texte. Patañjali will mit dem *Niyama* des Selbststudiums alle diese äußeren Übungen in die Tiefe führen. Im Fortschreiten auf dem Yogaweg gilt es die Kenntnisse sowohl der eigenen Person wie auch der Texte in einen inneren Prozess der Bewusstseinsschulung münden zu lassen. Letztlich ist so in den Tiefen der eigenen Existenz die „Vereinigung mit der gewählten Gottheit" zu erfahren.

Der *Īshvarapranidhāna* genannte letzte *Niyama*, die Hingabe an den Herrn/Gott, richtet sich an religiöse Menschen. Diese Übung beginnt mit der Hingabe an eine außerhalb des Menschen vorgestellte Gottheit. Wenn so vor allem in einem religiösen Ritual oder Gebet die Haltung der Hingabe an eine äußere Instanz konkret erfahren wird, gilt es in der Weiterführung der Übung diese Hingabe nach innen zu wenden. Auch für den heutigen Menschen der westlichen Kultur, für den Religion nicht selten keine Rolle mehr spielt, kann sich die Übung von *Īshvarapranidhāna* als hilfreich erweisen. Es sind gerade die Hingabe im Üben und das Vertrauen sowohl in den Lehrer als auch in die Praxis, die als Schlüsselfaktoren für den Erfolg des Übens gelten.

Deutlich wird, dass es sich sowohl bei den *Yamas* als auch bei den *Niyamas* nur zu Beginn des Übungsweges um das Befolgen von Geboten handelt. Im Sinne von *Abhyāsa* werden mit dem Befolgen der vorgegebenen Gebote konkret machbare Möglichkeiten guten Handelns aufgezeigt. Kraft erlangen die Übungen jedoch erst dann, wenn es gelingt, im Sinne von *Vairāgya* vom aktiven Machen loszulassen. Wie jede andere Yogaübung auch beginnen die *Yamas* und *Niyamas* dann zu wirken, wenn der Prozess des Zur-Ruhe-Kommens/*Nirodha* der Bewegtheit des Geistes/*Citta-Vritti* in Gang kommt. Erst in einem dann möglichen, in Bewusstheit gegründeten Handeln wird deutlich, was die Ethik der *Yamas* und *Niyamas* in ihrem ursprünglichen Sinn bedeutet. Letztlich geht es somit schon bei den ersten beiden Gliedern des achtgliedrigen Übungsweges um das Ganze des Yoga, um den mitten ins Leben führenden Übungsweg yogischer Achtsamkeit im Hier und Jetzt.

2.2.8 Āsana – Sitzen

Es ist heute weithin noch üblich, unter Yoga ausschließlich die Körperpraxis der *Āsanas* zu verstehen. *Āsanas* im Sinne von Körperhaltungen entstanden jedoch erst in den ersten Jahrhunderten des 2. Jahrtausends n. Chr. in den Schulen des Hatha-Yoga. Im 20. Jahrhundert rückten sie in den Mittelpunkt der Yogapraxis und wurden dann sogar mit Yoga schlechthin identifiziert. Wenn Patañjali nun als drittes Glied *Āsana* nennt, so kann er hiermit noch nicht die weit später entstandenen Körperübungen im Blick gehabt haben. *Āsana* in den *Yoga-Sūtras* ist mit „Sitzhaltung" zu übersetzen. In insgesamt drei *Sūtras* wird eine Form der Sitzmeditation beschrieben (YS 2.46-48), wobei das erste dieser drei *Sūtras* besondere Bekanntheit erlangt hat:

> *sthira-sukham āsanam – Die Sitzhaltung soll stabil und glücklich sein.*
>
> (Yoga-Sūtra 2.46)

Ganz im Sinne von *Abhyāsa* gilt es zunächst, fest sitzen zu lernen. Dann kommt das zweite Übungsprinzip, *Vairāgya*, ins Spiel. Die Sitzhaltung soll gleichzeitig, wörtlich übersetzt, auch „glücklich" eingenommen werden können. In der festen Sitzhaltung gilt es loszulassen und zu entspannen, sodass der Sitz leicht wird. Gutes Sitzen gelingt, wenn *sthira* und *sukha* realisiert sind, wenn die Sitzhaltung von entspannter Stabilität geprägt ist.

Sthira und *sukha* können jedoch nicht nur als Kriterien für eine gute Sitzhaltung, sondern auch für gut ausgeführte *Āsanas* im Sinne von Körperhaltungen gelten. Auch in der Āsanapraxis, wie wir sie heute kennen, ist zunächst die „Festigkeit" der Haltungen zu üben, um dann im Sinne von *sukha* von allem Machen und Tun loszulassen. Nun können in der Festigkeit auch Leichtigkeit und Glück entstehen und es gelingt, in der Dehnung oder Kraft zu entspannen.

Wer so *Āsanas*, sei es als Sitzhaltung oder als Körperhaltung, stabil und gleichzeitig glücklich einzunehmen vermag, der macht alles richtig. Und doch hat er die entscheidenden Schritte noch nicht getan. Wer in die Tiefe der Philosophie von *Āsana* vordringen will, der muss weiterlesen und auch die beiden folgenden *Sūtras* in den Blick nehmen.

Patañjali beschreibt hier das Fortschreiten auf dem Übungsweg, wenn sich die Anstrengung verringert, indem sich der Übende auf die innere Unendlichkeit ausrichtet. Ein *Āsana* zu üben bedeutet zunächst Anstrengung, dies gilt für das Einnehmen eines schwierigen Sitzes wie auch für die meisten Körperübungen. Wer sich in der Rumpfvorbeuge bis an die Grenze seiner Möglichkeiten dehnt oder den Helden mit all seiner eigenen Kraft hält, der bewegt sich jedoch noch im Bereich der Technik und des Machens. Wichtig ist, so lange zu üben, bis man an die Grenze der Dehnungsfähigkeit oder das Limit der eigenen Kraft gelangt. Die Übung besteht nun darin, den Widerstand zu spüren und in diesem Widerstand sich auf das auszurichten, was Patañjali die Ausrichtung auf die „innere Unendlichkeit" nennt. Erst in diesem inneren Loslassen kann, im Sitzen wie auch in der Körperpraxis, der Prozess von *Citta-Vritti-Nirodha* in Gang kommen. Es geschieht das Zur-Ruhe-Kommen der Bewegtheit des Geistes. Die Sitzhaltung wird zu einer Form der Meditation weitergeführt. Das anfangs noch als Fitnesspraxis geübte *Āsana* wandelt sich zu einem Yoga-Āsana im ursprünglichen Sinn, in dem sich der Übende auf die innere Unendlichkeit einlässt.

Auf dem Weg der Āsanapraxis ist man weitergekommen, jedoch keineswegs schon ans Ende gelangt. Patañjali spricht im letzten der drei *Sūtras* nun davon, dass sich durch die Öffnung für die innere Unendlichkeit die Bindung an die „Gegensatzpaare" auflöst. Das Üben auf der Yogamatte ist zu Beginn von Gegensatzpaaren bestimmt, wenn die Übenden an die Freude gebunden sind, die entsteht, wenn das *Āsana* erfolgreich ausgeführt werden kann. Der Freude über den Erfolg steht als Gegensatzpaar die Angst vor dem Misserfolg gegenüber, die Angst davor, den Vorgaben der Yogalehrerin oder des Yogalehrers nicht entsprechen zu können.

Letztendlich geht es aber nicht mehr nur um *Āsana* in der Bedeutung von Sitzhaltung und auch nicht nur um *Āsana* als Körperhaltung. Wenn sich die Bindung an die Gegensatzpaare auflöst, kommt eine dritte Bedeutung von *Āsana* in den Blick: *Āsana* als Lebenshaltung. Die Getriebenheit durch das Streben nach Erfolg und die Angst vor Misserfolg verlieren an Kraft. Ohne Gebundenheit an die Gegensatzpaare ruht der Mensch in sich selbst mitten im Getriebe des Alltags. Die Bedeutung von *Āsana* hat sich vom Sitzen über die Körperhaltung hin zu einem „Sitzen in sich selbst" mitten im Leben erweitert. Auch die Philosophie von *Āsana* weist den Weg des Yoga von der Matte ins Leben.

2.2.9 Prāṇāyāma – Atemregelung

Dem vierten Glied, *Prāṇāyāma*, widmet Patañjali insgesamt fünf *Sūtras* (YS 2.49-53). Mit großer Klarheit wird hier dargelegt, was das Üben mit dem Atem zu Beginn meint und worin der tiefere Sinn der Atempraxis zu suchen ist.

Die Fähigkeit, atmen zu können, ist grundlegend mit dem menschlichen Leben verbunden. Der Mensch beginnt mit dem ersten Atemzug nach seiner Geburt einzuatmen, atmet dann aus und wieder ein und wieder aus. Einatmen und Ausatmen geschehen manchmal ruhiger, dann wieder hektischer, immer jedoch mehr oder weniger getrieben, bis der Mensch mit dem letzten Ausatmen auch sein Leben aushaucht.

Die Atemübung unterbricht genau diesen normalen Verlauf von Einatmung und Ausatmung. Es gilt eine grundlegende Veränderung zu initiieren, die sich nicht nur auf das Atmen, sondern auch auf den Geist auswirkt. Schon früh in der Geschichte des Yoga wurde der Zusammenhang zwischen Atmung und Geist entdeckt. Der Getriebenheit des Atmens entsprechen die getriebenen Bewegungen des Geistes. Und umgekehrt hängt ein ruhiges Atmen mit der Ruhe des Geistes zusammen. Atemübungen unterbrechen das unbewusste, unruhige und getriebene Atmen. Sie beruhigen Einatmung und Ausatmung, um so auch die Getriebenheit der Geistbewegungen aufzulösen und zur Ruhe zu bringen.

Patañjali beschreibt nun nicht ausgefeilte Atemtechniken, wie man sie später vor allem im Hatha-Yoga entwickelte und heute in großer Vielfalt in den Yogakursen praktiziert. Dargelegt wird eine Form der Atemmeditation, die dann jedoch durchaus auch als tieferer Sinn der Atemtechniken des Hatha-Yoga verstanden werden kann. Die Atemübung besteht darin, die einzelnen Atemphasen des Einatmens, des Ausatmens und der Atemstille zu beobachten: Der Blick richtet sich auf Ort, Dauer und das Zählen der Atemzüge. Alles, was die Übung ausmacht, ist die einfache Achtsamkeit auf den Ort der Atmung, die Dauer der einzelnen Atemphasen und das Zählen der Atemzüge.

Zu Beginn wird es so möglich, die Atemphasen zu verlängern. Ausatmung, Einatmung und Atemstille werden lang/*dīrgha*. In der bewussten Verlängerung der Atemzüge herrscht noch weitgehend das machende Üben von *Abhyāsa*. Mit der Zeit geht es dann jedoch auch hier darum, *Vairāgya* zu kultivieren, loszulassen und sich auf das Fließen des Atmens einzulassen, sodass die Atmung fein/*sūkshma* wird. Das Atmen ist dann getragen von einer inneren Ruhe und Leichtigkeit und einer wie von allein aufkommenden Atemstille. Der Atem kommt zur Ruhe und mit ihm auch die Bewegtheit des Geistes.

Wie bei allen bisher beschriebenen Gliedern reicht auch beim Weg des Übens mit dem Atem die so vollzogene Wendung nach innen nicht aus. Auch *Prānāyāma* gilt es von der Matte oder dem Sitzkissen mitten ins Leben zu tragen. Patañjali nennt neben den drei machbaren Atemphasen noch eine vierte Form der Atmung, die er, ganz parallel zur *Māndūkya-Upanishad* (Abschnitt 2.1 zur Philosophie der Upanishads), einfach nur als die „Vierte" bezeichnet. Die Vierte übersteigt Einatmung, Ausatmung und die Atempause. Durch die Vierte schwindet die Hülle der Unbewusstheit, die die innere Erleuchtung bedeckt.

Die Vierte bedeutet somit keine zusätzliche Atemphase, die neben Einatmung, Ausatmung und Atemstille zu suchen wäre. Sie weist auf den tragenden Grund der ersten drei Atemphasen. Die Vierte weist auf die Perspektive von *Prānāyāma* und somit auf die Perspektive des Yoga schlechthin: Einatmung, Ausatmung und Atempause in der Klarheit des in sich ruhenden Geistes mitten im Leben.

2.2.10
Pratyāhāra – Zurückziehen der Sinne

Obwohl Patañjali *Pratyāhāra* nur insgesamt zwei *Sūtras* widmet (YS 2.45-55), zeigt auch dieses fünfte Glied die ganze Tiefe des yogischen Transformationsprozesses, der mit dem Weg nach innen beginnt, um dann dieses Innen mitten in die

Welt zu tragen. Wörtlich übersetzt bedeutet *Pratyāhāra* „Zurückziehen". Gemeint ist die Übung des Zurückziehens der Sinne. Es ist davon auszugehen, dass Patañjali nicht nur die fünf Wahrnehmungssinne Sehen, Hören, Schmecken, Riechen und Tasten im Blick hatte. Im alten Indien kannte man darüber hinaus auch die fünf Handlungssinne Sprechen, Greifen, Gehen, Entleeren und Zeugen. Mit den Wahrnehmungssinnen empfängt der Mensch die Informationen von außen. Mit den Handlungssinnen handelt er in der Welt.

Die Übung von *Pratyāhāra* als Zurückziehen der Sinne besteht nun darin, in einem ersten Schritt alle zehn nach außen gerichteten Sinne zurückzuziehen. *Pratyāhāra* beginnt, wie jede andere Yogaübung auch, mit *Abhyāsa*, der machbaren Übung. Es geht darum, nicht mehr in der Welt zu handeln und nicht mehr nach außen zu schauen, zu hören oder zu riechen, sondern sich zurückzuziehen und den Blick nach innen zu wenden.

Das Entscheidende geschieht auch hier in der Weiterführung der Übung im Loslassen von *Vairāgya*. Nun gilt es nach innen zu lauschen, um sich auf die Wesensidentität/*Svarūpa* auszurichten. Bekannt wurde der Vergleich mit einer Bienenkönigin, der alle Bienen hinterherschwärmen, wenn sie sich niederlässt. Der Bienenschwarm der einzelnen Sinne löst sich von seiner Gebundenheit an die Dinge der äußeren Welt und folgt der Bienenkönigin zur inneren Wesensidentität.

Die Sinne gehen durch die Auflösung ihrer Gebundenheit an die Welt jedoch nicht verloren. Aus der Verinnerlichung empfangen sie ganz im Gegenteil sogar neue Kraft. Wenn sich die Sinne dann wieder auf die Objekte der Welt ausrichten, wird es möglich, aus der Ruhe des Geistes die Welt mit größerer Schärfe wahrzunehmen und mit neuer Bewusstheit zu handeln. Mit der Übung des Zurückziehens der Sinne endet das zweite Kapitel der *Yoga-Sūtras* und mit ihm die Beschreibung der ersten fünf Glieder des achtgliedrigen Übungsweges.

2.2.11 Samyama – Meditation

Das nun folgende dritte Kapitel beginnt mit der Beschreibung der letzten drei Glieder des achtgliedrigen Übungsweges: *Dhāranā*, *Dhyāna* und *Samādhi*. Diese drei Glieder zusammen gelten als *Samyama*, als „Zusammenfassung" der Übung der Meditation. Insgesamt widmet Patañjali dieser letzten Übung fünf *Sūtras* (YS 3.1-5).

Meditation beginnt mit *Dhāranā*, der „Konzentration" auf einen Meditationsgegenstand. Als Meditationsgegenstände eignen sich bestimmte Orte im Körper wie der Nabelkreis oder die Nasenspitze, der Atem oder ein Mantra wie der Laut *OM*. Durch die Konzentration auf einen Gegenstand wird die Bewegtheit des Geistes/*Citta-Vritti* an einen Ort gebunden und erfährt so schon eine gewisse Festigkeit.

Auf *Dhāranā* folgt *Dhyāna*, das „Loslassen". So wichtig die Konzentration auf den Meditationsgegenstand zu Beginn auch war, jetzt gilt es von ihm loszulassen. Erst in der Verwirklichung von *Dhyāna* wird die Übung zur Meditation im eigentlichen Sinne, sodass es üblich wurde, *Dhyāna* auch mit dem Begriff „Meditation" zu übersetzen.

Auch hier gelten die beiden Grundprinzipien der Yogapraxis, wie sie zu Beginn der *Yoga-Sūtras* dargelegt wurden. Der Weg beginnt mit Konzentration im Sinne von *Abhyāsa* und gewinnt dann durch die Loslösung von *Dhyāna* im Sinne von *Vairāgya* an Tiefe. Patañjali spricht so von *Dhyāna* als dem „Zurückfließen in einem Strahl". Im Loslassen von *Dhyāna* kommt die Meditation ins Fließen, ohne dabei zu zerfließen. Der Geist bleibt gesammelt und öffnet sich in dieser Sammlung für die innere Tiefe.

Nun kann das aufbrechen, was Patañjali im achten und letzten Glied mit *Samādhi* bezeichnet. Es geschieht die Erfahrung der „Einung" im Hier und Jetzt. Die getriebene Bewegtheit des

Alltagsbewusstseins ist zur Ruhe gekommen. Die Tiefe der Meditation tritt hervor, wenn das Erwachen von innen heraus aufbricht. Es geschieht das Erwachen zu dem einenden Leben der inneren Mitte.

2.2.12 Antaranga – Meditation als der innere Kern jeder Yogaübung

Wer die acht Glieder als aufeinanderfolgende Stufen oder als gleichberechtigte Glieder einer Kette versteht, hat zu früh mit der Lektüre der *Yoga-Sūtras* aufgehört. In drei folgenden, genau in der Mitte des gesamten Textes liegenden *Sūtras* (YS 3.6-8) zeigt Patañjali auf, was er sowohl vorher als auch nachher immer wieder zum Ausdruck gebracht hat. Die Essenz der Philosophie des achtgliedrigen Übungsweges ist im Verständnis des Zusammenhangs aller acht Glieder zu finden.

Wenn Patañjali von Meditation spricht, geht es ihm nicht nur um eine Übung, wie sie heute meist im Sitzen auf einem Meditationskissen ausgeführt wird. Meditation in den *Yoga-Sūtras* weist über diese engere Bedeutung des Wortes hinaus. Die in den letzten drei Gliedern beschriebene Meditation bildet die Essenz auch der ersten fünf Glieder des achtgliedrigen Übungsweges. Meditation im weiteren Sinn meint das innere Glied/*Antaranga*, den inneren Kern der Übungspraxis der ersten fünf Glieder.

Meditation in diesem weiteren Sinn zeigt sich als der innere Kern der Übungen für das gute Handeln/*Yama* wie auch für die gute Yogapraxis/*Niyama*. Die ethische Übungspraxis beginnt mit *Dhāranā*, indem sich der Übende auf eine konkrete Handlung konzentriert. Hierauf folgt mit *Dhyāna* der Blick nach innen, um vom machenden Tun loszulassen. Gelingt dies, erlangt das Handeln Tiefe und Bewusstheit, sodass es möglich wird, das Handeln von der Kraft der inneren Einung von *Samādhi* tragen zu lassen.

Während die ethische Übungspraxis sich auf den Meditationsgegenstand der konkreten Handlung sammelt, geschieht dies bei *Āsana* auf den Körper als Meditationsobjekt. In den Atemübungen von *Prānāyāma* sammelt man sich auf den Atem, bei *Pratyāhāra* auf die Sinne, die es zurückzuziehen gilt. Immer wird die Übung durch *Dhyāna* im Loslassen vom jeweiligen Meditationsgegenstand nach innen geführt. Die Übungen von *Āsana*, *Prānāyāma* und *Pratyāhāra* gewinnen an Verinnerlichung und Gelassenheit, um letztlich mit dem Aufbrechen von *Samādhi* ihre Strahlkraft in einem bewussten Handeln mitten in der Welt zu entfalten.

Patañjali hat mit dem achtgliedrigen Übungsweg alle ihm damals bekannten Yogaübungen in ein schlüssiges System gebracht. Aber auch die zahlreichen weiteren in der Geschichte des Yoga entwickelten Übungen können im Sinne des achtgliedrigen Übungsweges verstanden werden. Jede Übung wird zur Yogaübung im ursprünglichen Sinn, wenn sie Meditation als ihren inneren Kern erkennt. Yoga wird zur Meditation, wenn sich der Übende für die meditative Dimension seiner Praxis öffnet.

2.3
Die vier großen Übungswege des Yoga der Bhagavadgītā

Neben den *Yoga-Sūtras* des Patañjali ist es die *Bhagavadgītā*, die heute zu den am meisten gelesenen Texten der Philosophie des Yoga gehört. Mit den *Yoga-Sūtras* beschäftigten sich über Jahrhunderte nur Eingeweihte. Ganz anders verhält es sich bei der *Bhagavadgītā*, die nicht nur heute, sondern auch in der Geschichte ihrer Rezeption zu den populärsten Schriften der hinduistischen Kultur zählt.

Im lebendigen, dialogischen Stil geschrieben, ist die *Bhagavadgītā* flüssig zu lesen und erscheint in vielen Teilen als leicht verständlich. Doch nicht bei allem, was man hier schnell zu verstehen glaubt, handelt es sich um Yoga. Ganz im Gegenteil, ihre große Popularität erlangte die *Bhagavadgītā* nicht als Text des Yoga, sondern vor allem als heilige Schrift des Hinduismus. Yoga steht in vielen Kapiteln nicht einmal im Vordergrund. Letztendlich handelt es sich bei der *Bhagavadgītā* in erster Linie sogar um einen hinduistisch-religiösen Text, in den kleinere und manchmal auch größere Passagen zur Philosophie und Praxis des Yoga eingefügt wurden.

Bleibt man jedoch bei den hinduistischen Lehren nicht stehen und liest genauer, so eröffnet sich ein wahrer Schatz spiritueller Tiefe. Wie keinem anderen Text der Yogatradition gelingt es den vier großen Übungswegen des Yoga der *Bhagavadgītā*, den Weg des Yoga für das gesellschaftliche Leben mitten in der Welt zu öffnen.

2.3.1
Heilige Schrift des Hinduismus

Zunächst liegt uns mit der *Bhagavadgītā* eine heilige Schrift des Hinduismus vor. Der Sanskritbegriff lässt sich wörtlich mit Gesang (*Gītā*) des Erhabenen (*Bhagavad*) übersetzen. Es handelt sich um die feierliche Unterweisung (Gesang) des Krishna (Erhabener), einer irdischen Erscheinungsform des Gottes Vishnu, dem neben Shiva wichtigsten Gott des Hinduismus. Heute hat die *Bhagavadgītā* weit über den Kreis der Vishnuiten hinaus in der gesamten hinduistischen Kultur große Bedeutung erlangt.

Im Vishnuismus hat sich auch die für die *Bhagavadgītā* so zentrale Avatāralehre herausgebildet. Hiernach inkarniert sich der Gott Vishnu immer dann in der Welt in irdischer Gestalt/*Avatāra*, wenn die sittliche Weltordnung aus den Fugen zu geraten droht. Für den Hindu beschreibt die *Bhagavadgītā* somit das Eingreifen Gottes in die Geschichte der Menschheit. Vishnu verkündet in seiner Inkarnation als Krishna in äußerster Krise die heilige Lehre, um so die auf Gott gegründete Ordnung in der Welt wiederherzustellen und die Gläubigen auf das jenseitige Heil auszurichten.

Wie kaum ein anderes Werk vermochte die *Bhagavadgītā* im Laufe der Geschichte auf das religiöse Leben des Hinduismus zu wirken, sodass sie sogar als die „Bibel" der Hindus bezeichnet wurde. Dabei ist jedoch anzumerken, dass es sich bei einem Umfang von nur 700 Versen im Vergleich mit der christlichen Bibel um einen relativ kleinen Text handelt. Die *Bhagavadgītā* steht auch nicht selbstständig für sich, sondern bildet einen Einschub in das 100.000 Verse umfassende *Mahābhārata*, das neben dem *Rāmāyana* zweite große hinduistische Nationalepos. Während die Entstehung der ersten Gedanken und Textfragmente bis ins 4. Jahrhundert v. Chr. zurückreichen kann, ist davon auszugehen, dass der fertige Text der *Bhagavadgītā* wahrscheinlich erst um das 2. Jahrhundert n. Chr. in das sechste Buch des *Mahābhārata* eingefügt wurde.[6]

Das *Mahābhārata*, das „Große Epos vom Kampf der Bhāratas", liefert die Rahmenhandlung der *Bhagavadgītā*. Es geht in diesem gewaltigen Werk um den Streit der beiden miteinander verwandten Bhārata-Familien, der (guten) Pāndavas und der (bösen) Kauravas, um die Vorherrschaft über das Königreich, ein dem Stoff der Nibelungen nicht unähnlicher Verwandtenkonflikt. Der Streit eskaliert und führt zur größten und grausamsten Schlacht, die in der hinduistischen Literatur je beschrieben wurde. Sie gilt vielen hinduistischen Gläubigen als die Urschlacht zwischen Gut und Böse, an deren Ende nach vielen Wendungen doch letztlich das Gute über das Böse siegt.

Die *Bhagavadgītā* ist nun genau zu Beginn der großen Schlacht in den Erzählverlauf des *Mahābhārata* eingeschoben. Pāndavas und Kauravas haben sich zusammen mit all ihren Bundesgenossen kampfbereit in zwei großen Reihen auf dem Schlachtfeld Kurukshetra versammelt, um den Konflikt mit Waffengewalt auszutragen.

Der Blick des Erzählers richtet sich im ersten Kapitel der *Bhagavadgītā* auf nur einen Streitwagen auf der Seite der Pāndavas, auf den Streitwagen des Arjuna mit seinem Wagenlenker Krishna. Arjuna bittet Krishna, seinen Wagen weiter nach vorne zwischen die beiden Heere zu fahren, um einen besseren Blick auf die gegnerischen Schlachtreihen werfen zu können. Als er nun auf der Seite der Gegner seinen Verwandten und sogar seinem früheren Lehrer in die Augen blicken kann, wird er unsicher, wie er handeln soll. Wenn er kämpft, tritt er für das Gute ein. Er würde so jedoch ihm nahestehende Menschen töten müssen. Die Alternative zum Kampf wäre der Rückzug, was gleichzeitig aber auch den Rückzug von der guten Sache bedeuten würde.

Das erste Kapitel der *Bhagavadgītā* ist zwar mit „Kapitel über die Verunsicherung des Arjuna" überschrieben. Letztlich geht es aber nicht nur um die Erschütterung des Arjuna, sondern um die Erschütterung des Menschen über die Frage nach dem guten Handeln schlechthin. Zu Beginn der *Bhagavadgītā* wird die Grundfrage aufgeworfen: Wie soll der Mensch in absolut auswegloser Situation gut handeln? Wenn es möglich wäre, die Antwort auf diese Frage zu geben, könnten auch alle anderen Fragen nach dem guten Handeln in weniger schwierigen Situationen beantwortet werden.

Im Bewusstsein dieser existenziellen Ausweglosigkeit fragt Arjuna seinen Wagenlenker Krishna um Rat, der ihm auch zu antworten weiß. Für den hinduistischen Gläubigen gilt die Antwort Krishnas als Wort Gottes und somit als Offenbarung göttlicher Wahrheit.

Aus religionswissenschaftlicher Sicht besteht die *Bhagavadgītā* dagegen aus einer großen Anzahl von Einzeltexten verschiedener menschlicher Autoren, die im Laufe der Jahrhunderte ihres Entstehens zusammengefügt wurden. Ein oder mehrere Endredaktoren haben dann zuletzt der *Bhagavadgītā* ihre endgültige Gestalt gegeben und sie in das *Mahābhārata* eingefügt.

Aus wissenschaftlicher Sicht wurden Krishna somit unterschiedliche Antworten von verschiedenen menschlichen Autoren in den Mund gelegt. Am bekanntesten und wirkmächtigsten wurde die hinduistische Antwort. Für den hinduistischen Gläubigen antwortet Krishna auf Arjunas Frage, wie er gut und richtig handeln solle: Folge deinem von Gott vorgegebenen *Svadharma*. Der Sanskritbegriff *Svadharma* ist wörtlich mit das eigene (*sva*) Gesetz (*Dharma*) zu übersetzen. Die von Krishna gegebene hinduistische Antwort lautet somit: Folge dem *Svadharma* als dem Gesetz deiner eigenen Kaste.

Bis auf den Veda geht der Glaube zurück, dass der Kosmos dem *Dharma* folgt, einem göttlichen

Gesetz, durch das Gut und Böse festgelegt sind. Im Mittelpunkt dieses göttlichen Gesetzes steht das Gesetz der Kasten. Die traditionelle hinduistische Gesellschaft ist hiernach in Kasten geordnet, wobei sich vier Hauptkasten herauskristallisiert haben. Jeder Kaste wurde dabei ihr *Svadharma*, ihr eigenes Gesetz des guten und richtigen Handelns gegeben.

Wenn Krishna als hinduistischer Gott Arjuna dazu auffordert, seinem *Svadharma* zu folgen, sagt er hiermit: Befolge dein Kastengesetz. Die jeweilige Zuordnung zu einer bestimmten Kaste verrät die Herkunft der Geburt. Und was der *Svadharma* der Kastenpflicht vorschreibt, dies ist in heiligen Schriften des Hinduismus und somit für jeden sichtbar mit göttlicher Autorität festgelegt. Der *Svadharma* der obersten Kaste der Priester/*Brahmana* ist es, die heiligen Schriften zu studieren und Rituale durchzuführen. Die Kriegerkaste/*Kshatriya* soll für die gute Sache kämpfen und regieren. Die dritte Kaste der Händler und Bauern/*Vaishya* hat Handel zu treiben und Nahrung zu produzieren, während der *Svadharma* der vierten Kaste der dienenden *Shūdras* im Verrichten von in der hinduistischen Gesellschaft als niedrig angesehenen Arbeiten besteht.

Arjuna ist ein Mitglied der Kriegerkaste. Es gehört zu den Aufgaben der *Kshatriyas*, nicht nur für das Gute einzutreten, sondern dieses Gute auch, wenn es nötig ist, mit Waffengewalt durchzusetzen. Da Arjuna mit den Pāndavas nach der Erzählung des *Mahābhārata* für die gute Sache eintritt, ist es für ihn nicht nur eine Möglichkeit, sondern im Sinne des hinduistischen Glaubens seine Pflicht, für diese gerechte Sache zu kämpfen. So fordert Krishna als hinduistischer Gott Arjuna dazu auf, sein *Svadharma* zu befolgen. Arjuna hat das Kastengesetz zu akzeptieren, in den Krieg zu ziehen und für die gute Sache auch das Töten von Verwandten und Lehrern in Kauf zu nehmen.

In dieser Weise handelt es sich beim *Svadharma* im Sinne des Kastengesetzes keineswegs um ein weltliches Gesetz, sondern um eine religiös begründete Pflicht. So erklärt Krishna:

> *Deshalb sollen dir die heiligen Schriften*
> *die Richtschnur sein für die Entscheidung,*
> *was zu tun ist und was nicht zu tun ist …*
>
> (Bhagavadgītā 16.24)[7]

Krishna fordert Arjuna auf, seine Entscheidung nach den heiligen Schriften auszurichten, und diese sind eindeutig. Für Arjuna als Mitglied der Kriegerkaste heißt dies, dass er nach hinduistischem Standpunkt zu kämpfen hat. Wenn in den heiligen Schriften Gottes Wille geoffenbart wurde, so vermag Arjuna durch das Befolgen der göttlichen Gesetze sein Handeln nach Gottes Willen auszurichten und somit religiös gut und richtig zu entscheiden.

Wie bei allen religiös legitimierten Geboten wird auch das Befolgen der göttlichen Gesetze im Hinduismus belohnt, das Nichtbefolgen bestraft. So verspricht Krishna seinem Schüler Ruhm und Ehre, wenn er dem Kastengesetz des *Svadharma* folgt. Und selbst wenn er in diesem Kampf getötet werden sollte, so kann Krishna ihm doch versichern, dass Arjuna nach seinem Tod direkt in den Himmel gelangen werde.[8] Kämpft er dagegen nicht und entzieht sich somit seiner Pflicht, droht ihm schlimmste Bestrafung.

Um auch die letzten Bedenken zu zerstreuen, versichert Krishna, dass Arjuna zwar im Kampf die Leiber seiner Gegner, jedoch nie ihre Seelen töten würde. Nach der hinduistischen Lehre von der Wiedergeburt müsse sich Arjuna keine Sorgen machen, wenn er seine Verwandten töte, da ihre Seelen sich wieder neu inkarnieren und in einem neuen Körper weiterleben würden (vgl. *Bhagavadgītā* 2.13-30).

Arjuna entschloss sich daraufhin, in den Kampf zu ziehen. Mit dem Ende der *Bhagavadgītā* beginnt im weiteren Erzählverlauf des *Mahābhārata* die Schlacht. Die meisten Protagonisten der Pāndavas wie auch der Kauravas kommen hierbei um. In dieser Weise avancierte die *Bhagavadgītā* nicht nur zu einem der zentralen, das Kastensystem und somit die traditionelle hinduistische Gesellschaftsordnung begründenden religiösen Texte. Die *Bhagavadgītā* ermöglicht es auch, Kriegsführung per se als Erfüllung einer auferlegten Pflicht zu verstehen. Bis in die Gegenwart hinein stand die *Bhagavadgītā* so immer auch in der Gefahr, zur Rechtfertigung angeblich gerechter Kriege missbraucht zu werden.[9]

Mit der *Bhagavadgītā* als Bibel der Hindus ist jedoch bei Weitem noch nicht alles über diesen zentralen Text der hinduistischen Kultur gesagt. Ohne Zweifel kann die *Bhagavadgītā* auch als einer der bedeutendsten Texte des Yoga bezeichnet werden.

2.3.2 Revolution des Yoga

Wenn hier von Revolution gesprochen wird, so besteht die revolutionäre Haltung des Yoga der *Bhagavadgītā* gegenüber den hinduistischen Lehren der *Bhagavadgītā*. Allerdings geht es um keine Revolution, wie dies die westliche Leserschaft bei der Verwendung des Begriffs Revolution erwarten würde. Tatsächlich handelt es sich um keine Revolution, die die alte religiöse Ordnung zerstören will. Das Gesetz des Veda und die Gebote des Hinduismus werden nicht einmal abgelehnt oder verurteilt, wenn in Kapitel 8 zu lesen ist:

Was auch für Vedastudium, Opfer,
Buße und Gaben an Früchten verheißen
wird, über das alles hinaus gelangt
der wissende Yogi, der den höchsten,
ursprünglichen Zustand erreicht hat.

(Bhagavadgītā 8.28)

Dem hinduistischen Gläubigen wird durchaus zugestanden, für das Vedastudium, die dargebrachten Opfer, Bußübungen und Spenden den Lohn erlangen zu können, den er durch seine religiöse Praxis erstrebt und dessentwegen er seine täglichen Rituale durchführt. All dies, was dem Hindu als heilig und verehrenswert gilt, was das Zentrum seiner Religion ausmacht, ist dem Yogi jedoch nicht genug.

Die Revolution des Yoga bekämpft nicht, sondern schließt in einer Art Inklusion die althergebrachten religiösen Strukturen mit ein. Was das konkret bedeutet, zeigt das Gleichnis vom überfluteten Brunnen:

Was an Nutzen in einem Brunnen liegt,
in den von allen Seiten Wasser sich ergießt,
so viel liegt in allen Veden für einen
kundigen Brahmanen.

(Bhagavadgītā 2.46)

Dem wasserspendenden Brunnen wird im tropischen Indien traditionell eine besondere Bedeutung beigemessen. Am Wasser eines Brunnens hängt das Leben jedes Einzelnen wie auch der ganzen Gemeinschaft. Wenn nun der Veda mit einem wasserspendenden Brunnen verglichen wird, so scheint auf den ersten Blick die besondere Bedeutung hinduistischer Religion betont. Welche Bedeutung ist jedoch dem Brunnen des Veda beizumessen, der von den Wassermassen yogischer Spiritualität von allen Seiten überflutet ist? Der Veda wird durch die Revolution des Yoga zwar nicht weggespült, jedoch überflutet und somit nutzlos. Yoga hat als spiritueller Weg etwas zu bieten, das unendlich viel mehr bedeutet als all die irdischen und himmlischen Schätze, die der Hindu durch die Ausübung seiner Religion zu erstreben sucht.

Die religiöse Antwort des Hinduismus war eindeutig. Die heiligen Schriften sollten als

Richtschnur gelten. Und dort war zu lesen: Handle nach dem *Svadharma* als dem von Gott vorgegebenen Gesetz der eigenen Kaste. Danach war es klar, dass Arjuna als Mitglied der Kriegerkaste in den Krieg ziehen musste. Hierfür wurde ihm irdischer wie auch himmlischer Lohn versprochen und bei Missachtung entsprechende Strafe angedroht.

2.3.2.1 Svadharma als innere Bestimmung

Interessanterweise heißt auch die Antwort des Yoga auf die Frage nach dem guten Handeln: „Handle nach dem *Svadharma*." Dem Begriff *Svadharma* wird jetzt jedoch eine grundlegend neue Bedeutung gegeben. Im Yoga spielen, im Unterschied zur hinduistischen Religion, weder Belohnung noch Bestrafung und nicht einmal Erfolg oder Misserfolg eine Rolle. In diesem Sinne formuliert Krishna:

Das eigene Gesetz (Svadharma),
wenn auch erfolglos ausgeführt,
steht höher als das gut ausgeführte Gesetz
(Dharma) eines anderen.

(Bhagavadgītā 3.35)

Ganz entgegen der allgemeinen Meinung, dass Erfolg besser sei als Misserfolg, lehnt Krishna im Sinne des Yoga beides als Maßstab für gutes oder schlechtes Handeln ab. Eine Handlung ist nicht deswegen gut, weil sie dem Handelnden Lohn und Erfolg bringt, und nicht deswegen schlecht, weil sie ihm keinen Vorteil verschafft. Yogisches Handeln richtet sich weder nach Erfolg noch nach Misserfolg und auch nicht nach Belohnung oder nach Bestrafung. Die, wie die *Bhagavadgītā* sagt, Früchte des Handelns spielen für den wissenden Yogi keine Rolle.

Den Maßstab guten Handelns liest der Yogi nicht in den Geboten der heiligen Schriften ab, sondern aus dem inneren *Svadharma* seiner inneren Bestimmung. Im Sinne des yogisch verstandenen *Svadharma* kommt jedem Menschen seine ureigene Aufgabe zu. Das Leben wird nicht sinnvoll durch Erfolg im Diesseits oder Belohnung im Jenseits. Aus dem *Svadharma* der inneren Bestimmung zu handeln ist aus sich heraus gut, unabhängig davon, ob das Handeln mit Erfolg belohnt wird oder misslingt. Folge deinem *Svadharma* im Sinne des Yoga heißt: Folge deiner inneren Bestimmung. Höre auf das innere Gesetz deiner Berufung und du handelst gut im ursprünglichen Sinne des Wortes.

2.3.2.2 Die Unbewusstheit des inneren Svadharma

Während das *Svadharma* als Kastengesetz in den heiligen Schriften des Hinduismus jedem gläubigen Hindu offenbar ist, gilt dies für das *Svadharma* im Sinne der inneren Bestimmung nicht. Denn selbst wenn angenommen wird, dass die Menschen ihrem inneren *Svadharma* folgen wollten, so erkennen sie es doch zumeist nicht. Der Mensch in seinem Alltagsbewusstsein ist sich seiner eigentlichen Aufgabe hier in dieser Welt nicht bewusst. Es ist genau diese Unbewusstheit, die als Wurzel sogar für das Böse gelten kann. So fragt Arjuna:

Von wem denn begeht der Mensch die
Übeltat, die er doch gar nicht tun will …?

Krishnas entsprechende Antwort lautet:

Das ist die Begierde, das ist der Zorn …
Wie der von einer Eihaut umhüllte Embryo,
so ist hiervon alles umhüllt.

(Bhagavadgītā 3.36-38)

Mit Begierde strebt der Mensch nach Erfolg. Mit Hass und Abneigung tritt er dem Misserfolg entgegen. Mit Begierde und Zorn ist das Bewusstsein nach außen auf die Früchte des Handelns gerichtet und haftet an den Dingen im Diesseits oder auch im Jenseits. Der Mensch ist durch Begierde und Zorn an die Dinge gebunden. Gutes Handeln ist in diesem Sinne das, was den persönlichen Interessen dient. Umgangssprachlich ausgedrückt heißt dies, gut ist das, was „mir etwas bringt". Dabei sind es nicht die äußeren Dinge, die zum schlechten Handeln führen. Die wahre Wurzel der „Übeltat" liegt im Menschen selbst, genauer gesagt im inneren Anhaften des Menschen an die Dinge der Welt.

Mit diesem an das Habenwollen und die Abneigung gebundenen Geist ist der Mensch auch abgeschnitten von dem, was wirklich Sinn macht. Er ist getrennt von der inneren Bestimmung seines *Svadharma*. Krishna vergleicht diesen Zustand mit einem von einer Eihaut umhüllten Embryo. Wie der Blick auf einen Embryo durch die ihn umhüllende Eihaut getrübt ist, so vermag der Mensch im Alltagsbewusstsein nicht mehr das zu erkennen, was seine ureigenste Aufgabe hier in dieser Welt ist. Jeder Mensch ist durch sein *Svadharma* zum Guten berufen. Durch nach außen gerichtete Gebundenheit an Begierde und Zorn ist ihm diese seine innere Berufung jedoch nicht bewusst.

2.3.2.3 Die Auflösung der Unbewusstheit im Yoga

Die Aufgabe des Yoga besteht nun darin, einen Prozess der inneren Loslösung zu initiieren und in dieser Loslösung Klarheit und Bewusstheit wachsen zu lassen. Die Übung mag sich dann Schritt für Schritt von außen nach innen vorarbeiten, bis zur Erkenntnis des wahren Selbst und der hiermit verbundenen Bewusstheit für das innere *Svadharma*:

Darum zügle als Erstes die Sinne …
Die Sinne bezeichnet man höher als den
Körper, höher als sie das Denken.
Aber höher als das Denken ist die Einsicht.
Viel höher aber als die Einsicht ist ER.
Wenn Du das, was höher als die
Einsicht ist, erkannt hast,
dann stabilisiere das (niedrige) Selbst
durch das (wahre) Selbst/Ātman.

(Bhagavadgītā 3.41-42)

Ganz im Sinne der Vorstellung von Yoga als Methode der Schulung innerer Bewusstheit beginnt der Weg mit dem Rückzug aus dem Getriebe der Welt. Die Sinne werden gezügelt. Es gilt, sie vom Umherschweifen von einem Gegenstand zum nächsten abzuhalten, um die Bewusstheit so nach innen zu lenken. In dieser Wendung nach innen fortschreitend gilt es sich zuerst des Denkens bewusst zu werden, dann die intuitive Einsicht zu erfahren, um so letztendlich auf die göttliche Stimme im tiefsten Innen zu stoßen.

Der letzte Grund der menschlichen Existenz ist „ER". Aber wer ist ER? Ist es Krishna, Vishnu oder ist es das innere Göttliche? Im Yoga geht es nicht mehr um das Wort Gottes, wie es im Veda oder anderen heiligen Texten des Hinduismus offenbart wurde. Gott spricht im Sinne des Yoga nicht von außen, sondern von innen. Gott wird als der innerste Grund menschlicher Existenz erfahren, der, nach dem alten Wort aus den Upanishads, als *Ātman*, als das wahre Selbst bezeichnet wird. Erst durch die Bewusstheit für das wahre Selbst wird es möglich, das *Svadharma* als göttliche Stimme der ureigenen Bestimmung zu erfahren. Erst wenn es gelingt, aus dieser Kraft des göttlichen Selbst zu leben, kann auch die äußere Abhängigkeit von Erfolg und Belohnung abnehmen. Das Anhaften an die Früchte des Handelns beginnt sich aufzulösen, das Ego des niedrigen Selbst verliert seine Kraft. Der Mensch spürt die neue Stärke seiner inneren

Bestimmung und vermag aus dem inneren *Svadharma* wahrhaft gut zu handeln.

Im Leben des inneren *Svadharma* wird das göttliche Selbst zum Fundament eines freien Lebens in der Welt, was in der berühmten Definition des Yoga in der *Bhagavadgītā* zum Ausdruck kommt:

samatvam yoga ucyate –
Geistige Gleichmut, das wird Yoga genannt.
(BHAGAVADGĪTĀ 2.48)

Die Entscheidungen des in geistiger Gleichmut lebenden Menschen sind nicht mehr gebunden an die individuellen Vorteile oder Nachteile, Belohnungen oder Strafen. Im Selbst stabil, ist der Yogi hiervon nicht mehr abhängig. Er wird fähig, ohne Anhaften bewusst nach dem eigenen Gesetz des *Svadharma* zu handeln und das für die Situation Notwendige zu tun. Alles kommt darauf an, die Bewusstheit für die innere Bestimmung zu fördern. In dieser Weise werden in der *Bhagavadgītā* die Grundlagen von vier Übungswegen[10] gelegt, die in aller Deutlichkeit zeigen, wie der Weg des Yoga nicht nur nach innen weist, sondern auch mitten in der Gesellschaft gelebt werden kann.

2.3.3 Karma-Yoga – Yoga des Handelns

Zunächst soll der Weg des Karma-Yoga kurz umrissen werden. Der Sanskritbegriff *Karma* ist wörtlich mit Handeln zu übersetzen. Bei Karma-Yoga handelt es sich somit um den Yoga des Handelns. Auf den ersten Blick scheint Karma-Yoga damit allem zu widersprechen, was man zur damaligen Zeit unter Yoga verstand. Yoga bedeutete traditionell nicht Handeln, sondern das Entsagen jeglichen Handelns. Der Yogi entsagt dem Handeln in der äußeren Welt, um im Rückzug aus der Welt den Blick nach innen zu richten.

Dies hat im Laufe der Geschichte des Yoga in Indien immer wieder zu dem Missverständnis geführt, im Yoga gehe es um die Verneinung der Welt oder gar um die Weltflucht. Einseitige Interpretationen des Yoga der Versenkung gingen davon aus, dass mit der yogischen Loslösung die Befreiung von der Welt schlechthin gemeint sei. Jedes Handeln, sei es gut oder schlecht, führe zu neuen Verstrickungen in der Welt. Es geht hiernach nicht um die Wendung vom schlechten zum guten Handeln. Alles Handeln, ob gut oder schlecht, muss im vollkommenen Rückzug von der Welt aufgegeben werden.

Gegen dieses Missverständnis setzt sich der Yoga der *Bhagavadgītā* mit aller Entschiedenheit zur Wehr. So stellt Krishna als Meister des Yoga im dritten, dem Karma-Yoga gewidmeten Kapitel apodiktisch fest:

Niemand kann ja nur für einen Augenblick
existieren, ohne etwas zu tun.
Jeder vollzieht unwillkürlich eine
Handlung/Karma auf Grund der
Eigenschaften der Materie.
(BHAGAVADGĪTĀ. 3.5)

Der Mensch kann prinzipiell nicht aufhören zu handeln. Solange der Mensch hier in dieser Welt lebt, ist es ihm nicht möglich, nichts zu tun. Selbst vollkommen bewegungslos in äußerer Abgeschiedenheit in einer Höhle zu sitzen bedeutet ein Tun. Wenn der Asket versucht, nicht mehr zu handeln, betrügt er sich selbst, da das Handeln notwendig zum Sein des Menschen gehört.

Krishna macht sich im Folgenden sogar über den die Welt ablehnenden Asketen lustig, wie er, der Welt entsagend, sich von allem gesellschaftlichen Treiben in die Einsamkeit zurückzieht (vgl. BhG 3.6). Der Blick richtet sich auf manche Asketen, wie man sie bis heute in Höhlen des Himalaya noch vorfinden kann. Sie haben äußerlich alles verlassen. Niemand weiß jedoch, ob sie vielleicht innerlich an nichts anderes denken als an die weltlichen Dinge, die sie so schmerzlich vermissen. Solche Asketen hätten den yogischen Sinn von Loslösung nicht verstanden.

Nicht dem äußeren Handeln ist zu entsagen. Im Yoga geht es um einen inneren Prozess. Yoga meint den Prozess der inneren Loslösung von der Gebundenheit an die Welt. Das Problem der Unbewusstheit für das innere *Svadharma* liegt somit nicht beim Handeln in der Welt oder gar bei den Dingen der Welt. Der Blick ist auf die innere Gebundenheit an das Handeln zu richten und somit auf das Anhaften an die Dinge der Welt.

Die *Bhagavadgītā* zeigt, dass Yoga letztlich auch mitten im Alltag geübt werden kann. Im Karma-Yoga wird sogar das Handeln selbst zur Yogaübung. In nur einem Vers bringt Krishna die Essenz der Übungspraxis von Karma-Yoga auf den Punkt:

> *Aber wer die Sinne durch den Geist zügelt*
> *und zu handeln beginnt, oh Arjuna,*
> *und ohne Anhaften (Asakta) mit den*
> *Tatorganen Karma-Yoga übt,*
> *der ragt heraus.*
>
> (Bhagavadgītā 3.7)

Als Erstes gilt es die Sinne durch den Geist zu zügeln. Wie schon dargelegt, ist das Handeln des Menschen im Allgemeinen auf Erfolg ausgerichtet. Misserfolg muss vermieden werden. In der Sprache der *Bhagavadgītā* ist das Handeln an das Streben nach den Früchten des Handelns gebunden. Das Üben von Karma-Yoga will ein Handeln ohne Anhaften an die Früchte des Handelns fördern. Es geht darum, das Handeln nicht mehr auf Erfolg oder das Vermeiden von Misserfolg auszurichten, sondern auf die Achtsamkeit des Augenblicks.

Wenn klar wird, was im Hier und Jetzt sinnvoll ist, ist das Handeln getragen von der Bewusstheit für das wirklich Notwendige. Es entsteht die Bewusstheit für das, was unabhängig von Erfolg und Misserfolg wirklich zählt. Der Mensch lebt aus der Kraft des *Svadharma*, der inneren Bestimmung. Nur wer in dieser Weise nicht mehr von Erfolg oder Misserfolg seiner Taten abhängig ist, der handelt wirklich frei und ungebunden und ist an die Früchte des Handelns nicht gebunden. Wer dies realisiert hat, der ragt heraus.

Auch im Karma-Yoga geht es um Entsagung und Loslösung. Entsagung und Loslösung meinen jedoch nicht den Rückzug in eine Höhle des Himalaya oder, im heutigen Kontext, den Rückzug in den Meditationsraum. So spricht Krishna:

> *Wer aber sich um die Früchte seiner Taten*
> *nicht kümmert, der wird ein Mann der*
> *echten Entsagung genannt.*
>
> (Bhagavadgītā 18.11)

Entsagung und Loslösung als innerer Loslösungsprozess sind im Handeln mitten in der Welt zu üben. Es ist diese innere Entsagung des Karma-Yoga, die im letzten Kapitel der *Bhagavadgītā* als die höchste Form der Entsagung angesehen wird.

Die in der *Bhagavadgītā* dargelegte Philosophie des Karma-Yoga konnte insbesondere in der heutigen Welt des Yoga viele Möglichkeiten der konkreten Umsetzung finden. Karma-Yoga ist in manchen Yogazentren als Übungspraxis des bewussten Handelns in Küche und Haushalt nicht mehr wegzudenken, wobei der tiefere Sinn der Praxis nicht immer bewusst sein muss. Die Beschäftigung mit der *Bhagavadgītā* kann hier einen wichtigen Beitrag dazu leisten, die Praxis des Karma-Yoga in die Tiefe zu führen.

Karma-Yoga als Übung der Loslösung von der Bindung an die Früchte des Handelns kann heute über Küche und Haushalt hinaus auch in vielen weiteren Bereichen des Alltags geübt werden, vom Stehen in der Schlange an der Supermarktkasse über die Arbeit im Garten bis hin zum Wandern und Bergsteigen oder zum bewussten Essen.

Letztendlich ist es sogar möglich, die Prinzipien des Karma-Yoga auf die heute geübte Yogapraxis anzuwenden. So gilt es sich durch Karma-Yoga auch im Üben auf der Matte oder dem Sitzkissen von der Ausrichtung auf die Früchte des angestrebten Erfolges zu lösen, um in der Achtsamkeit des Augenblicks das Spüren zu lernen, worauf es letztlich in unserem Leben ankommt.

2.3.4 Jñāna-Yoga – Yoga der philosophischen Übungspraxis

Während Karma-Yoga die Möglichkeit zeigt, Yoga im Handeln mitten in der Welt zu üben, erschließt der zweite Übungsweg, Jñāna-Yoga, die Übungspraxis der Yogaphilosophie. Der Sanskritbegriff *Jñāna* ist mit Erkenntnis zu übersetzen, manche sprechen auch von Wissen oder Weisheit. *Jñāna* weist so in den Bereich, der in der westlichen Kultur als Philosophie, wörtlich übersetzt als „Freundschaft zur Weisheit" bezeichnet wird. Es ist somit durchaus möglich, Jñāna-Yoga mit Yogaphilosophie zu übersetzen.

So wie es im Karma-Yoga jedoch nicht nur um bloßes Handeln geht, sondern um das Üben eines in besonderer Weise bewussten Handelns, so bedeutet Jñāna-Yoga nicht nur Yogaphilosophie als philosophische Theorie des Yoga. Im Jñāna-Yoga wandelt sich Yogaphilosophie von der Theorie des Yoga zur philosophischen Übungspraxis.

So formuliert Krishna im vierten, dem Jñāna-Yoga gewidmeten Kapitel:

> *Man kennt ja hier kein solches*
> *Läuterungsmittel wie die Erkenntnis/Jñāna.*
> *Wer im Yoga zur Vollkommenheit*
> *gelangt ist, der findet sie selbst mit der Zeit*
> *im Selbst.*
>
> (Bhagavadgītā 4.38)

Die hier in den Blick genommene Erkenntnis von *Jñāna* ist nicht in heiligen Schriften zu finden und auch nicht im Vortrag eines gelehrten Meisters des Yoga. Das vierte Kapitel der *Bhagavadgītā* kann als Aufforderung verstanden werden, beim Lesen von Büchern und Hören von Vorträgen über Yogaphilosophie nicht stehen zu bleiben.

Im Jñāna-Yoga geht es um Erkenntnis als Läuterungsmittel. Yogaphilosophie als Jñāna-Yoga will nicht belehren, sondern läutern und befreien. Es gilt, Yogaphilosophie als Übungsweg für einen inneren Reinigungs- und Wandlungsprozess weiterzuentwickeln. Yogaphilosophie wird zur Übung einer inneren Reinigung. Philosophie als Übungspraxis will die Übenden mit den Mitteln des Denkens wachrütteln, sodass das in den Tiefen des Geistes verschüttete Weisheitspotenzial aufbrechen kann.

Nach den Worten Krishnas findet man in dieser Weise die wirkliche Erkenntnis der Yogaphilosophie nur selbst mit der Zeit im Selbst. Wieder wird auf den alten Begriff der Upanishads verwiesen, auf *Ātman*, auf das wahre Selbst in den Tiefen der menschlichen Existenz. Jñāna-Yoga meint nicht Ansammlung von theoretischem Wissen, sondern reflektierende Schulung der Bewusstheit für das Leben aus dem Selbst.

Yogaphilosophie als Übungspraxis bedeutet in dieser Weise auch mehr als das bloße Nachdenken über die Philosophie des *Svadharma*. Jñāna-Yoga zu üben heißt, den Weg zur Erfahrung des inneren *Svadharma* selbst zu gehen. Und der Übungsweg des Jñāna-Yoga bleibt selbst hier noch nicht stehen:

> *Wer … durch Erkenntnis/Jñāna*
> *die Zweifel zerstreut hat,*
> *der aus dem Selbst/Ātman lebt,*
> *den bindet sein Handeln nicht …*
>
> (Bhagavadgītā 4.41)

Jñāna-Yoga will nicht die Erkenntnis des eigenen *Svadharma* vertiefen, sondern diese Erkenntnis auch mitten in der Welt leben. Zunächst ist es wichtig, zwischen Abwegen, Umwegen und dem adäquaten Weg unterscheiden zu lernen und so die Zweifel zu zerstreuen. Dann gilt es jedoch nicht im Rückzug des inneren Erfahrens zu verharren, sondern in der Klarheit des gereinigten Geistes ungebunden mitten in der Gesellschaft zu handeln. Auch der zweite der hier aufgezeigten Yogawege zeigt, wie Yoga mitten in der Welt zu leben ist.

2.3.5 Bhakti-Yoga – Yoga der religiösen Übungspraxis

Bhakti-Yoga als dem dritten Übungsweg wird in der *Bhagavadgītā* eine ganz besondere Wertschätzung entgegengebracht. Die meisten Textstellen sind im zwölften Kapitel zu finden. Immer wieder wird jedoch auch in den anderen Kapiteln auf Bhakti-Yoga Bezug genommen.

Der Sanskritbegriff *Bhakti* kann mit Hingabe übersetzt werden. Während Karma-Yoga mit dem Handeln übt und Jñāna-Yoga den Yoga der philosophischen Praxis aufzeigt, geht es im Bhakti-Yoga um eine religiöse Übungspraxis. Religiöse Praxis wandelt sich von einem Weg der Verehrung und des Glaubens an eine außerhalb des Menschen vorgestellte göttliche Instanz zur Übungspraxis der inneren Hingabe.

Religionsgeschichtlich geht Bhakti-Yoga aus der Bhakti-Bewegung hervor, einer gegen die Macht der Tempel gerichteten Reformationsbewegung. Gegen den veräußerlichten Ritualismus der Brahmanen suchen die Bhakti-Anhänger die persönliche Hingabe des Gläubigen an die verehrte Gottheit. Die Bhakti-Bewegung beschränkte sich dabei nicht nur auf den Vishnuismus, sondern erfasste auch zahlreiche andere religiöse Strömungen innerhalb und auch außerhalb des Hinduismus.

Als heilige Schrift der vishnuitischen Bhakti-Bewegung beschreibt die *Bhagavadgītā* die Bedeutung der Hingabe an Krishna als die Inkarnation des Gottes Vishnu. Das zwölfte Kapitel geht dann jedoch einen entscheidenden Schritt weiter. *Bhakti* als Hingabe an den außerhalb des Menschen vorgestellten Gott Krishna wandelt sich zu Bhakti-Yoga als Übungsweg der inneren Hingabe.

Das Grundprinzip des Bhakti-Yoga formuliert Krishna wie folgt:

> *Auf mich richte das Denken. Lasse das*
> *Erkennen/Buddhi in mich eingehen.*
> *Dann wirst du künftig in mir leben …*
>
> (Bhagavadgītā 12.8)

Krishna nennt für diesen Weg der inneren Wandlung drei Schritte. Im ersten Schritt geht es darum, sich nicht mehr auf heilige Schriften als Richtschnur des Handelns zu stützen. Das Denken wendet sich von den Schriften ab, um sich in Hingabe auf Krishna auszurichten. Der Mensch vollzieht die Umwendung vom Befolgen der von außen vorgegebenen Kastenordnung auf die Hingabe an Gott selbst.

So ist der Bhakti-Yogi vorbereitet für den zweiten Schritt. Der Text fordert dazu auf, das Erkennen/*Buddhi* in Krishna, das heißt in Gott oder das Göttliche, eingehen zu lassen. Dabei ist der Begriff *Buddhi* mit Erkennen nur sehr unzureichend ins Deutsche übersetzt. Wie Buddha den Erwachten meint, so weist *Buddhi* auf ein intuitives Erkennen im Sinne eines inneren Erwachens. Der Mensch erwacht in Gott zur inneren Erkenntnis seines *Svadharma*. Es entsteht das Bewusstsein der inneren, göttlichen Bestimmung. Gott hat den Menschen zu einem Leben aus seinem *Svadharma* berufen, aber der Mensch vermag in seinem Alltagsbewusstsein seine Berufung nicht zu hören. Bhakti-Yoga zeigt so den Übungsweg der Auflösung der Unbewusstheit des Alltagsbewusstseins, um dann die verborgene göttliche Stimme in der Tiefe des menschlichen Seins hören zu können.

Entscheidend für den Weg des Bhakti-Yoga ist dann jedoch der dritte Schritt. Es nützt wenig, sich des *Svadharma* als der inneren Bestimmung bewusst zu sein, seine Bestimmung jedoch nicht in der konkreten Praxis zu leben. Der Weg des Bhakti-Yoga führt zurück ins Leben, in das Leben aus Krishna, das heißt in das Leben aus der alles gründenden Gottheit.

Im Leben aus der inneren göttlichen Kraft wird der Mensch nicht mehr vom Außen gelebt. Durch die innere Hingabe ist der Bhakti-Yogi nicht mehr getrieben vom Habenwollen des für ihn Positiven und vom Vermeiden des für ihn Negativen:

> *Wer gleich gesinnt ist gegenüber Freund und Feind und so auch gegenüber Ehre und Schande, gegenüber Kälte und Hitze, Glück und Leid gleich gesinnt, frei vom Anhaften, gleichmütig gegenüber Lob und Tadel, wer aus innerer Stille lebt, mit allem zufrieden ist, wer sein Zuhause in sich selbst hat, festen Sinnes, der voll der Hingabe/ Bhakti ist, dieser Mensch ist mir lieb.*
>
> (Bhagavadgītā 12.18-19)

In der gelebten Hingabe von *Bhakti* an das innere Göttliche erlangt der Mensch eine Kraft, durch die sich die Anhaftungen an die äußeren Dualitäten zu lösen beginnen. Leitmaßstab des Handelns ist nicht mehr die Suche nach Freunden, Ehre, Glück oder Lob oder die Abwehr von Feinden, Schande, Leid oder Tadel. In innerer Ruhe erfährt der Mensch das, was wirklich zählt, und lebt festen Sinnes die Klarheit und Stabilität seines *Svadharma*. Diese Erfahrung der eigenen Bestimmung ist die Perspektive des Bhakti-Yoga, ein Leben aus dem inneren, göttlichen *Svadharma* mitten in der Welt.

Diese in der *Bhagavadgītā* gelegten Grundlagen konnten eine vielfältige Praxis des Bhakti-Yoga bis in die heutige Zeit inspirieren. Nun wird deutlich, was der tiefere Sinn des heute in der Yogapraxis als Bhakti-Yoga bezeichneten Singens von *Bhajans* oder *Kirtans* ist. Letztendlich umfasst Bhakti-Yoga aber auch alle anderen Formen religiöser Praxis, vom Beten über Gottesdienste bis zur Durchführung von Ritualen. Im Bhakti-Yoga wird religiöses Handeln zur Übungspraxis. Die Hingabe an ein außerhalb des Menschen vorgestelltes Göttliches wird nach innen gewendet und öffnet den Übenden für ein Erfahren seiner inneren Göttlichkeit. Perspektive ist letztlich die Rückkehr ins Leben, die gelebte Hingabe im Handeln mitten in der Welt.

2.3.6
Dhyāna-Yoga – Yoga der Meditation

Es ist allgemein anerkannt, dass in der *Bhagavadgītā* die zentralen Grundlagen für die ersten drei Übungswege Karma-Yoga, Jñāna-Yoga und Bhakti-Yoga formuliert werden. In Bezug auf Dhyāna-Yoga zählt sie jedoch nur zu einem von vielen Texten, die den Yoga der Meditation zu ihrem Thema gemacht haben. Dabei wird kaum beachtet, welche revolutionären Gedanken auch hier in der *Bhagavadgītā* formuliert werden.

In dem im sechsten Kapitel formulierten Meditationsweg geht es zunächst, wie bei allen anderen Formen der Meditation, um den Rückzug aus der Alltagswelt:

> *Der Yogi sollte beständig auf das Selbst ausgerichtet sein, in Einsamkeit, allein, Geist und Selbst gezügelt, frei von Wünschen und Besitz.*
>
> (Bhagavadgītā 6.10)

Meditation beginnt mit dem Rückzug in die Einsamkeit eines ruhigen Ortes. In alten Zeiten in Indien waren diese ruhigen Orte der Einsamkeit in einer Lichtung im Wald oder einer Höhle im Himalaya zu finden. Heute wird der Rückzug eher im

Meditationszentrum oder in einem für die Meditation hergerichteten Ort in der eigenen Wohnung geübt. Letztendlich geht es gleich zu Beginn aber schon um mehr. Schon zu Beginn ist es wichtig, eine innere, geistige Umwendung zu kultivieren. Es gilt, sich von den Wünschen zu lösen, von allem, was wir noch haben müssen. Und auch der Besitz ist ein Thema. Gerade im Rückzug aus dem Alltagsgetriebe wird es leichter, Abstand von all diesen Getriebenheiten zu erlangen, die den Geist auf Trab halten.

Der Text beschreibt nun den Beginn der Übung der Konzentration auf einen Meditationsgegenstand. Der Blick und damit der Geist werden auf nur einen Punkt konzentriert. Das aufgewühlte Denken wie auch die Emotionen finden einen Punkt, an dem sie sich sammeln und beruhigen können. Nun gilt es den Meditationsprozess in Hingabe an das innere Göttliche weiterzuführen, ohne jedoch die Sammlung der Konzentration wieder aufzugeben. Mit dieser inneren Hingabe an das innere Göttliche beginnen sich alle festgefahrenen Muster, Vorurteile, geistigen Zwänge und Getriebenheiten zu lösen.

In den Tiefen seines göttlichen Selbst zu ruhen und in dieser Weise wunschlos glücklich zu sein, kann als ein wunderbarer Zustand tiefgreifenden Glücks erfahren werden. Die meisten bleiben hier stehen und sehen hier schon das Ziel des Meditationsweges. Es ist die *Bhagavadgītā*, die wie kaum eine andere Schrift der langen Tradition des Yoga mit aller Vehemenz fordert, bei den inneren Zuständen wunschlosen Glücks nicht stehen zu bleiben. Das Entscheidende muss noch kommen.

Irgendwann wird man das Meditationskissen verlassen müssen und kehrt in den Alltag zurück. Die *Bhagavadgītā* betont so eigentlich eine Selbstverständlichkeit. Und doch mutet diese Selbstverständlichkeit revolutionär an. Entscheidend für die Meditation ist es, bei der Innenwendung nicht stehen zu bleiben und die Bewusstheit der Meditation wieder mitten in das Außen der Welt zu tragen. So wunderbar die Glückserfahrungen in tiefer meditativer Versenkung auch sein mögen, das volle Potenzial menschlichen Lebens ist so noch keinesfalls erreicht. Das, worum es in der Meditation wirklich geht, war in der *Bhagavadgītā* schon ganz zu Beginn des Kapitels zur Meditation grundlegend erklärt:

Wer nicht an der Frucht der Handlung hängend die Tat tut, die getan werden muss, der ist ein Entsager und ist ein Yogi.

(Bhagavadgītā 6.1)

Der echte Yogi ist ein Entsager. Er entsagt jedoch nicht der Welt, wie viele glauben. Er entsagt seiner inneren Gebundenheit an die Früchte des Handelns. In der Meditation geht es nicht darum, wunschlos glücklich zu sein, sondern um das richtige Wünschen.[11] Es geht um die Bewusstheit für die „Tat, die getan werden muss". Auch der vierte Übungsweg von Dhyāna-Yoga zeigt sich als Weg zur Förderung des Bewusstseins für das, was die *Bhagavadgītā* mit *Svadharma* als die innere Bestimmung des Lebens bezeichnet.

Der Yoga der *Bhagavadgītā* macht deutlich, dass die Aufgabe des Menschen in dieser Welt viel mehr bedeuten kann, als von außen vorgegeben weltlichen oder göttlichen Geboten zu folgen, um Früchte im Diesseits oder im Jenseits zu erlangen. Es ist gerade das Streben nach den Früchten des Handelns, das den Blick auf das verhindert, was wirklich Sinn macht. Ein Leben wird in den Blick genommen, das nicht deswegen als gut gilt, weil es leistungsfähig ist und viele Früchte hervorbringt, und deswegen als schlecht, weil es nichts bewirkt. Yoga beginnt immer mit dem Rückzug aus der Getriebenheit des Alltags. Die vier großen Übungswege des Karma-Yoga, Jñāna-Yoga, Bhakti-Yoga und Yoga der Meditation machen deutlich, dass der Weg des Yoga in dieser Wendung nach innen nicht stehen bleibt, sondern erst im bewussten Leben mitten in der Welt seine Erfüllung findet.

2.4 Das Phänomen des Tantrismus

2.4.1 Die Grundprinzipien des Tantra

Wenn wir den traditionellen Hatha-Yoga näher betrachten wollen, müssen wir dazu auch das ihm zugrunde liegende Weltbild anschauen. Der Hatha-Yoga leitet sich vor allem aus dem tantrischen Weltbild ab. Dieses wollen wir uns näher anschauen.

Das klassische Wörterbuch von Monier-Williams gibt für Tantra neben vielen anderen Wortbedeutungen die möglichen Übersetzungen mit System, Regel, Theorie, Methode, Lehre oder auch Gewebe an. Abgeleitet wird es von der Verbwurzel *tan*: weben, ausbreiten, ausdehnen, ausrichten, darlegen.[12]

Dieses gesamtindische Phänomen transzendiert dabei die ideologischen und religiösen Grenzen zwischen Buddhismus, Hinduismus, Shivaismus, Vishnuismus und Shaktismus. Auch in jainistischen Strömungen lassen sich tantrische Spuren finden. Es ist noch immer schwer zu definieren, was mit Tantra gemeint ist. Der Begriff wurde erst im 19. Jahrhundert für die geistigen Strömungen der überlieferten Texte durch westliche Indologen verwendet. Beschrieben und beurteilt wurde er ursprünglich lediglich anhand einiger Äußerlichkeiten und auch seiner Exzesse. Sehr häufig wurde er in seiner Unmittelbarkeit und manchmal auch abschreckenden Direktheit in Kontrast gesetzt zur anerkannten und respektierten etablierten Philosophie der indischen Orthodoxie.

Die Bedeutung des Tantrismus für Indien stellte wohl als Erster der Religionswissenschaftler Mircea Eliade heraus. Nach seiner Beschreibung kam es zwischen dem 5. und 10. Jahrhundert zu einer regelrechten Blüte dieser Tradition in Indien. Dabei ist anzumerken, dass das Wort Tantra selbst in diesen Texten häufig nicht vorkommt. Überliefert ist lediglich eine Kontrastierung zweier Traditionen, die als *vaidika* und *tantrika* bezeichnet werden. Der Autor, ein gewisser Kulluka Bhatta, spricht beiden Relevanz zu, unterteilt aber eben zwischen der vedisch-brahmanischen und der tantrischen Tradition. Altindische Schriften selbst bieten dennoch keine Definition zum Thema Tantra an. Es gibt tantrische Texte, die viele Bezüge zur vedischen Überlieferung haben.

Gibt es konstituierende Elemente für den Terminus Tantra, lassen sich also Charakteristika aufzeigen? Es herrscht hier bei den Indologen und Religionswissenschaftlern kein Konsens und dennoch lohnt es sich, solche Merkmale zu nennen, da sich feststellen lässt, dass der Tantrismus häufig sogar in ausgesprochener Opposition zur vedisch-brahmanischen Orthodoxie stand. Bettina Bäumer geht in diesem Zusammenhang so weit, die gesamte Spiritualität zu unterscheiden: „Die indische Spiritualität kann in groben Zügen in zwei Richtungen eingeteilt werden: auf der einen Seite eine asketische, weltverneinende Bewegung, die sich in verschiedenen Schulen des Vedanta, des Buddhismus, des Jainismus, in Samkhya und Yoga niedergeschlagen hat, und eine welt- und leibbejahende Richtung, deren bekannteste Vertreter die Schulen des Tantrismus sind.“[13]

Manchmal werden auch die vedischen Schriften nominell anerkannt, aber inhaltlich als nicht relevant beschrieben, manchmal ignoriert, aber eben auch massiv angegriffen, bis hin zur derben Polemik.

Meiner Meinung nach gibt es durchaus eine tantrische Sichtweise der Wirklichkeit, die sich durch bestimmte Merkmale charakterisieren lässt. Zuvor dazu ein Zitat aus der *Shaktisamgraha*, einer grundlegenden tantrischen Schrift:

Die Shakti erschafft das Universum,
sie ist der Körper dieses Universums selbst.
Die Shakti ist der Halt der drei Welten,
sie ist die Essenz unseres Körpers.
Es gibt keine andere Seligkeit
als die von der Frau gestiftet,
es gibt keinen anderen Weg als den,
den die Shakti uns öffnen kann
… weder Königreich noch Pilgerfahrt,
noch Yoga, noch Gebet, noch Mantra,
noch Askese noch Erfüllung gäbe es,
die nicht von der Shakti gespendet.[14]

Die kosmische Kraft, die den Mikrokosmos wie auch den Makrokosmos durchwebt, scheint der rote Faden zu sein, der den verschiedenartigen Ritualen und yogischen Techniken erst den Sinn gibt. Auch die Spekulationen über die Macht des Wortes und die Kraft eines Diagramms leiten sich von dieser Kraft ab.

Egal um welche der verschiedenen Schulen des Tantra es sich handelt: Die Shakti, die archetypische, weiblich-schöpferische Lebenskraft, spielt eine entscheidende Rolle im tantrischen Yoga. Es geht um die Erfahrung der Welt als bewusste kosmische Kraft. Diesen Aspekt finden wir nicht in den anderen buddhistischen Schulen, den dualistischen Shaiva-Schulen, dem Sāmkhya oder dem Vedānta. Aus dem Konzept und der möglichen Erfahrbarkeit des Kosmos als Kraft leiten sich dann auch all die anderen Merkmale ab, die auf die tantrische Sicht weisen.

Obwohl viele weibliche Kulte prätantrisch sind und der magische Gebrauch von Energie auch in den Upanishads und den Purānas vorkommt, hat der Tantra sie zu seiner philosophischen Grundlage und Idee erhoben. Hieraus leiten sich alle anderen tantrischen Charakteristika ab. Inwieweit der Tantra von nichtvedischen, präarischen und vor allem dravidischen Ursprüngen beeinflusst oder auch entscheidend geprägt worden ist, ist eine sehr grundlegende Frage, die hier jedoch nicht näher untersucht werden kann.

Folgende Merkmale sollen nun genannt werden, die, wenn sie in einem Text häufig auftauchen, auf einen tantrischen Hintergrund weisen:

2.4.1.1 Mikrokosmos = Makrokosmos

Die mikro- und makrokosmischen Bezüge werden besonders im bekannten hatha-yogischen Text der *Shiva-Samhitā* deutlich: „Wahrlich, in diesem Körper ist der Berg Meru mit seinen 7 Inseln. Götter, Felder und die Ströme befinden sich hier, die Ausdehnung und die Zusammenziehung, wahrlich, hier sind alle Elemente, Erde, Wasser, Feuer, Luft und Raum, sowie Sonne und Mond und auch die drei Welten, nur allein der Yogi weiß dies.“[15]

Der Tantra, und somit auch der Hatha-Yoga, geht also von einer geheimen, subtilen Entsprechung von innerer und äußerer Erfahrung aus, die aber nur dem Eingeweihten, der bereit ist, einen Weg der Yogapraxis zu gehen, zugänglich wird. Man spricht in diesem Zusammenhang von einer Kosmologisierung des Körpers Die tantrische Vision ist also immer auch von einem Übungsweg begleitet. Es wird eine sehr bildreiche Sprache verwendet, um den Zugang nur Eingeweihten zu ermöglichen, und dadurch zeigt sich der ursprünglich esoterische Charakter. Dies wird auch durch den folgenden Ausspruch betont.

2.4.1.2 Alles ist mit allem verbunden für den, der Augen hat zu sehen[16]

Materie wird als geistig angesehen. Man spricht also von einer Heiligung des Profanen oder im christlichen Sinne vom sakramentalen Charakter der Wirklichkeit. Der Kommentar des *Tantraloka*, eines tantrischen Textes, definiert die Welt folgendermaßen: „Ich verehre den sichtbaren Leib Bhairavas in der Form der Welt, die Gestalt angenommen hat als dichte Kristallisation der Essenz des Geistes."[17] Dies stellt natürlich eine andere Sichtweise auf die Welt dar als der Begriff der *Māyā*, den wir aus dem Advaita-Vedānta kennen, wo die Welt als Täuschung oder Illusion bezeichnet wird. Alles ist in allem vorhanden. Das Kausale, Subtile und Grobstoffliche wird im Tantra als ineinander verwobenes Kontinuum und nicht als Verschleierung der Wirklichkeit verstanden. Daraus leitet sich auch die Vielfältigkeit der Methoden und Zugänge ab.

2.4.1.3 Yoga ist Bhoga

Ein weiteres Kennzeichen des Tantra ist, dass sich durch die verschiedenen Techniken nicht allein die Befreiung und Erlösung (*Mukti*), sondern auch sinnlicher und übersinnlicher Genuss (*Bhoga*) anstreben lassen. Genuss wird in den orthodoxen Systemen des Sāmkhya und des Vedānta eher als Hindernis auf dem Yogapfad angesehen. Es wird nicht nur der Rückzug der Sinne (*Pratyāhāra*) geübt, sondern auch deren Verfeinerung und Sublimierung. Auch die Sinneserfahrung kann ein Tor zur Erfahrung der Leere (*Shūnya*) werden. Im Text der Trika-Tradition werden die Sinne mit den Pfauenfedern verglichen, die durch ihre Schönheit den Betrachter magisch in ihre Mitte und damit ins Herz (*Hridaya*) der Erfahrung ziehen.

2.4.1.4 Die sexuelle Symbolik

In diesem Zusammenhang muss dann auch der sakramentale Charakter der Sexualität angesprochen werden. Sie wird zwar bereits im Atharva-Veda und z. B. in der *Brihadāranyaka-Upanishad* thematisiert, aber im Tantrismus über ihren physischen Aspekt hinaus in den höchsten metaphysischen Bereich angehoben. Gerade die Polarität zwischen Shiva, der für die Transzendenz steht, und Shakti, die für die Immanenz und die kosmische Schöpfungskraft steht, kennzeichnet die gesamte Wirklichkeit.

Sehr häufig wird darüber gestritten, ob die sexuelle Polarität nur symbolisch gemeint oder auch konkret im Ritual praktizierbar sei. Mit großer Wahrscheinlichkeit hat es beides gegeben. Aber gerade hier zeigt sich auch die tiefe Kluft zwischen der orthodox orientierten Überlieferung und einem leiblich-sinnlich erfahrbaren Yogaweg.

2.4.1.5 Kāya-Sādhanā

Damit kommen wir zum fünften Merkmal, zur Rolle des Körpers. Eine grundsätzliche Neubewertung des menschlichen Körpers lässt sich bei Tirumūlar, dem südindischen Verfasser der tamilischen Schrift *Tirumandiram* feststellen: „Es gab eine Zeit, in der ich den Körper verachtete, doch dann sah ich, dass Gott darin wohnte und der Körper der Tempel für die Gottheit war. Und so begann ich den Körper zu pflegen mit unendlicher Sorgfalt."[18]

Hier schauen wir in das Herz der tantrischen Praxis: Der menschliche Körper ist der Tempel für das Göttliche und die Körperpraxis ist Gottesdienst. Hier finden wir auch die Ursprünge des Hatha-Yoga, der sich später jedoch auch wieder mit den orthodoxen Systemen verband. Der Tantriker sieht den Körper als eine Manifestierung der Shakti an, womit wir beim sechsten Punkt angelangt sind.

2.4.1.6 Der Weg der Shakti

Mit Shakti ist die kosmische und spirituelle Kraft Shivas gemeint, die jedoch letztlich nicht von ihm getrennt ist. Verschiedene Traditionen stellen einmal den einen, einmal den anderen Aspekt in den Vordergrund, wobei beide einander jedoch bedingen. Die Shakti-Anhänger betonen sogar, dass Shiva ohne seine Shakti ein *Shava* (Leichnam) sei.

Diese Kraft ist nicht nur ein metaphysischer Begriff, sondern konkret erfahrbar. Daher rührt auch der Stellenwert von *Kriyā* (Ritual) und Yoga. Der Weg der Erkenntnis, der vom klassischen Vedānta so stark betont wird, hat dann erst in den höheren Formen des Tantra seine Berechtigung.

2.4.1.7 Das personale Göttliche

Dass die Begegnung zwischen Shiva und Shakti fruchtbar ist und zum Ursprung (*Bindu*) der Schöpfung führt, leitet auch zur Kritik am neutralen Brahman-Begriff über: „Dieses brahman ist ein Neutrum (d. h. geschlechtslos), wie kann es daher fruchtbar sein, es sei denn, es kommt in Kontakt mit Deiner (d. h. Shivas) wunderbaren Energie und erlangt so männliche Kraft."[19] So äußert sich Kshemarāja, ein Schüler des berühmten tantrischen Philosophen Abhinavagupta. Die Inkarnation der Shakti in ihre vielen Göttinnen und Götter macht sie auch für den einfachen Gläubigen erreichbar – im Gegensatz zu einem gestaltlosen, neutralen und nicht definierbaren absoluten *Brahman*.

2.4.1.8 Jede Annäherungsweise ist geeignet

Da das höchste Prinzip und das höchste Bewusstsein in allem präsent sind, so wie die Texte sagen, „vom Grashalm bis zu Shiva", ist in gewisser Weise jedes Mittel geeignet, dies zu erreichen.

Abhinavagupta betont: „Um in die transzendente Wirklichkeit einzudringen, kann man jedes Mittel ergreifen, das einem naheliegt. Die anderen soll man aufgeben. Doch es gibt keine Einschränkungen, was diese Mittel betrifft. Nach der Lehre des Trika besteht Gleichheit in Bezug auf alle Götter, alle spirituellen Strömungen, alle Mantras, alle heiligen Schriften und die Wege, weil alles von Shiva durchdrungen ist."[20]

Die Mittel, die höchste Erfahrung zu erreichen, sind höchst vielfältig und komplementär. Sehr viele Techniken, die heute als yogische Techniken verstanden werden, kommen vor allem aus der tantrischen Tradition. Neben den Techniken, die vor allem aus dem Hatha-Yoga heraus bekannt sind, *Āsanas*, *Prānāyāma* und *Bandhas*, sind hier vor allem das Mantra, das Mandala und die *Mudrā* zu nennen.

Gerade das Mantra gilt hier als so wichtig, dass die Begriffe *Tantra-Shāstra* und *Mantra-Shāstra* oft synonym verwendet werden. Die Sprachmetaphysik und die Praxis hat der Tantra aber in diesem Fall mit der vedischen Tradition gemein. Ob vedisch oder tantrisch, geht es hier vor allem darum, zur Kraft des Ursprungs eines Lautes, eines Klangs, eines Wortes oder einer Silbe zurückzukehren. Hier ist es besonders wichtig, das *OM* zu erwähnen, das im Grunde in allen Traditionen Indiens eine wichtige Rolle spielt.

Im Tantrismus werden die Mantras als vereinzelte Schwingungen der Urschwingung der Shakti angesehen. Je kürzer, je knapper, desto kraftvoller sind sie, da sie ja näher am Ursprung sind. Es gibt dabei scheinbar bedeutungslose Silben, sogenannte Bīja-Mantras (*Bīja*: Samen), und manchmal bleibt auch nur ein Konsonant oder Vokal übrig. Die Klänge repräsentieren Gottheiten, die wiederum nur vereinzelte Kräfte der großen Kraft Shakti sind.

Wie fundamental die Mantras für die *Sādhanā* sind, fasst André Padoux zusammen: „Mantras sind wichtige Mittel der Befreiung und sie erscheinen als bevorzugte Instrumente, um zum Ursprung der Energie des Wortes zurückzukehren. Noch mehr, ein Mantra ist oft selbst ein Symbol oder vielmehr eine Gestalt dieser ursprünglichen Energie, die er in einer äußerst wirksamen und praktischen Form enthält. Doch ist er auch lebendig mit einer inneren Kraft, die intensiv zu der Quelle aller Sprache tendiert, zu der Macht, die das Wort ist. Ein Mantra verbindet daher beides, die praktisch wirksamen und schöpferischen, sowie die transzendenten und befreienden Energien des Wortes."[21] Oft wird die Praxis der Rezitation von Mantras mit der Visualisierung eines Mandalas oder Yantras kombiniert. Sie gelten als notwendig für das tantrische Ritual. Beim Mandala handelt es sich um einen heiligen Kreis, ein sakrales Diagramm, das den Kosmos und die Gottheiten repräsentiert. Hiermit soll der Geist strukturiert, gesammelt und energetisiert werden, so wie „die Lupe die Sonnenstrahlen bündelt".

Hier muss auch die *Mudrā* erwähnt werden, die mystische Geste, die äußerlich einen inneren Zustand ausdrücken soll. *Mudrā*, Mandala und Mantra sind fester Bestandteil vieler tantrischer Rituale.

2.4.1.9 Die verbotenen Substanzen

Der antivedische und antiorthodoxe Ansatz des Tantra wird sehr klar in groben Überschreitungen der brahmanischen Orthodoxie erkennbar. Besonders die fünf „verbotenen Substanzen", die alle mit dem Buchstaben M beginnen, machen dies sehr deutlich. Durch ihre explizite Verwendung ist einerseits ein durchaus provokativ gemeinter Tabubruch kalkuliert. Auf der anderen Seite geht es hier auch wieder um die Heiligung des Profanen im Ritual. Mircea Eliade schreibt hierzu: „Für den Modernen sind nur physiologische Akte, was in der archaischen Kultur Sakramente sind, Zeremonien, durch deren Vermittlung eine Verbindung mit der Macht hergestellt wird, welche das Leben repräsentiert. Wir werden später sehen, dass Macht und Leben nur Epiphänomene der letzten Realität sind."[22]

In den tantrischen Ritualen werden dann häufig bestimmte, meist tabuisierte Substanzen mit den Grundelementen gleichgesetzt.

Erst einmal wird *Mādya*, der Wein, getrunken. Seine berauschende Wirkung wird im Ritual genossen und er gilt als Aphrodisiakum. Er steht stellvertretend für das Element Feuer. *Māmsa*, das Fleisch, steht für das Element Luft, weil der Mensch durch dieses Element mit den tierischen Lebewesen verbunden ist. *Mudrā*, geröstetes Getreide als Aphrodisiakum, wird stellvertretend für das Element Erde gegessen. Hier verbindet sich der Tantriker bewusst mit der Mutter Erde, die für ihn die materielle Welt repräsentiert. *Matsya*, der Fisch, symbolisiert dagegen das Element Wasser. Der Fisch ist in vielen archaischen Kulturen auch immer ein Sexualsymbol und Wasser galt schon immer als Quell des Lebens. *Maithunā* schließlich bedeutet den rituellen Geschlechtsverkehr, stellvertretend für das Raumelement, und steht auch für die Vereinigung von Shiva und Shakti.

Alle diese Aspekte stellen in der brahmanischen Tradition grobe Tabubrüche dar und zeigen so eben ihren antivedischen Charakter. Was hat dies jedoch mit Yoga zu tun? Es geht um die Bewusstseinserweiterung bis hin zum Einheitsbewusstsein.

Heinrich Zimmer schreibt dazu: „Es ist ein Grundgedanke des Tantra, dass der Mensch überhaupt hindurchgehen müsse, und zwar nicht indem er sich von der Natur abkehrt, sondern indem er sie benützt."[23] Weiterhin geht es aber auch darum, den Reinheitsbegriff der brahmanischen Kultur zu kritisieren und zu relativieren. Dazu heißt es im *Vijñāna-Bhairava-Tantra*: „Die Reinheit, die von Menschen vorgeschrieben wird, die ein begrenztes Wissen haben, wird in der Tradition Shivas als Unreinheit betrachtet. Wenn man von diesen Vorstellungen befreit ist, erlangt man Freude."[24]

Die vielfältig geäußerten Vorwürfe der Brahmanenkaste, dass man sich dabei einer Orgie und Ausschweifungen hingebe, sind nicht immer berechtigt. Entscheidend ist der Bewusstseinszustand. Hierzu schreibt Eliade: „Im Tantrismus wird das menschliche Leben durch Rituale verklärt, die erst nach langer Yogavorbereitung begangen werden. In der rituellen Vereinigung ist die Liebe mehr als ein erotischer oder einfach sexueller Akt, sie ist eine Art Sakrament; den Wein zu trinken bedeutet in der tantrischen Einweihung nicht, ein alkoholisches Getränk zu sich zu nehmen, sondern ein Sakrament zu teilen …“[25] Dies wurde naturgemäß oft unterschiedlich verstanden und die Möglichkeit zum Missbrauch war auch oft gegeben.

2.4.1.10 Nichtanerkennung der Autorität der Veden

Hierzu schreibt Bettina Bäumer: „Verschiedene Schulen des Shivaismus haben ein unterschiedliches Verhältnis zum Veda und zur brahmanischen Orthodoxie, das von seiner Annahme bis zur Kritik und Ablehnung reicht.“[26]

Bisweilen hat die Anerkennung der Veden einen legitimatorischen Charakter, bisweilen tritt aber auch die Opposition zu den Veden und vor allem dem Brahmanentum offen zutage. Bezeichnend dabei ist, dass im Ritual der *Pañca-Makaras* (fünf verbotene Substanzen) der Wein manchmal sogar aus einem Brahmanenschädel getrunken wird. Auf die Kritik am Reinheitsbegriff der Brahmanen wurde bereits hingewiesen.

2.4.1.11 Symbol- und Geheimsprache

Ein weiteres Merkmal des Tantra ist die verschlüsselte Geheimsprache, die sogenannte *Sāndhya-Bhāsā*. Die Geheimsprache, die sehr häufig auch das Schüler-Lehrer-Verhältnis bestimmte, macht der indologischen Forschung und auch den am Yogaweg Interessierten den Zugang zu den Texten oft sehr schwer.

Weshalb eine kodierte Beschreibung genutzt wird, kann sehr vielfältige Gründe haben. Einerseits kann dadurch eine elitäre, sich nach außen klar abgrenzende, verschworene Gemeinschaft gefördert werden, indem wichtige Inhalte so dargestellt werden, dass sie für Außenstehende nicht verständlich sind. Hier kann auch eine kodierte Sprache vorkommen, in der Aussagen eine ganz andere Bedeutung haben, die sich nur erschließt, wenn klar ist, wie diese Passagen übersetzt werden müssen. Dann könnten explizit sexuelle Beschreibungen auf spirituelle, rein geistige Praktiken verweisen.

Auch die Geheimhaltung von Praktiken kann eine Rolle spielen, um einerseits zu verhindern, dass fortgeschrittene Techniken von noch nicht ausreichend vorbereiteten Menschen voreilig praktiziert werden, und um andererseits keinen Ansatzpunkt für Kritik zu bieten. Auch eine ironisch gemeinte Formulierung ist hier möglich, indem offensichtlich Absurdes verkündet oder absichtlich provoziert wird. Provokative oder anzügliche Beschreibungen können auch zur Verbesserung des Erinnerns eingesetzt werden, da Inhalte, die aus dem üblichen Rahmen fallen oder mit Schlüsselreizen gekoppelt sind, besser merkbar sind.

Wichtig ist, sich im Klaren darüber zu sein, dass es Strömungen gibt, die „verbotene“ Praktiken mit voller Absicht nutzen, um Tabus zu brechen und aus tief verhafteten Mustern auszubrechen, aber auch sehr konventionelle Strömungen, die bestimmte Praktiken prinzipiell ablehnen und sei es nur, um potenziellen Missbrauch zu verhindern. Ob eine Textstelle wörtlich, im übertragenen Sinn oder ironisch gemeint ist, lässt sich oft nur sehr schwer feststellen.

2.4.1.12 Kundalinī

Die latent im Menschen vorhandene göttliche oder auch Schöpfungsenergie wird als weiblich betrachtet und meist als *Kundalinī* bezeichnet.

Die Indologin Bettina Bäumer schreibt dazu: „Kundalinī ist primär eine göttliche, kosmische und gleichzeitig menschliche vibrierende Energie, die der Schöpfung und dem mystischen Erwachen zugrunde liegt. Sie schlummert in jedem Menschen in ihrer unerweckten Form und wird mit einer eingerollten Schlange verglichen (daher der Name). Durch die Praxis des Yoga wird diese

Kraft geweckt und richtet sich auf, sie tritt in den mittleren Nervenkanal (Madhyanadi oder Sushumna) ein und steigt durch alle subtilen Zentren (Chakra) im Körper auf bis zum höchsten Punkt am Scheitel (Brahmarandhra oder Sahasrara). Darauf wird der ganze Körper mit dieser vibrierenden, göttlichen Energie gefüllt und alle Hindernisse oder Knoten werden überwunden."[27] So soll die *Kundalinī* einen inneren Transformationsprozess einleiten. Hier zeigt sich auch wieder die Leibbezogenheit des tantrischen Yoga.

2.4.1.13 Der tantrische Übungsweg

Der tantrische Weg wird als ein intensiver Übungsweg (*Sādhanā*) verstanden, Tantra wird auch mit „Technik" übersetzt. Der Weg der Erkenntnis (*Jñāna*) oder der Hingabe (*Bhakti*) reicht hier nicht aus. Es geht immer auch um die praktische Umsetzung, meist die körperliche Ebene integrierend.

Die Tradition des kaschmirischen Shivaismus, oft auch Trika genannt, kennt sogar eine regelrechte Pädagogik, die sich in den sogenannten *Upāyas* (geeigneten Mitteln) zeigt. Es gibt dabei den Weg des Individuums (*Ānavopāya*), den Weg der Energie (*Shaktopāya*) und den Weg des Bewusstseins (*Shivopāya*). So soll dem Übenden (*Sādhaka*) der Einstieg auf der Ebene ermöglicht werden, auf der er sich gerade befindet.

2.4.1.14 Ein inklusiver, nicht ein exklusiver Weg

Der Tantra ist ein integrierender Weg, der nichts ausschließt und insbesondere den Körper einbezieht. In diesem Sinne unterscheidet er sich klar von vielen Strömungen der indischen Kultur, in denen der Körper oft negativ konnotiert wird. Alle Bereiche werden als real und Teil des Göttlichen betrachtet. Der Übende entidentifiziert sich nacheinander von Körper, Atem und Geist im Sinne der sogenannten Kosha-Lehre, um zum eigentlichen Wesenskern vorzudringen.

Im Tantra dient die Entidentifizierung einer dann umso intensiveren Vereinigung mit der Fülle des Seins, weil der Praktizierende nach und nach alle Elemente und Ebenen der Schöpfung als vom höchsten Bewusstsein (Shiva) durchdrungen sieht (*shivo'ham* – Ich bin Shiva). Insofern gibt es keine Hindernisse, sondern nur Gelegenheiten. „Wenn jemand zu Boden fällt, dann muss er mit Hilfe des Bodens wieder aufstehen", heißt es im *Kularnava-Tantra*. Die innere und äußere Bewusstwerdung soll integriert werden in der Meditation. Bettina Bäumer schreibt: „Es handelt sich also um eine Meditation, bei der man sich selbst in allen Dingen und alle Dinge in sich selbst erfährt. Dabei löst sich das begrenzte, individuelle Ichbewusstsein auf und wird zu einem universalen Bewusstsein."[28]

2.4.1.15 Gegen die Kasten

Der Tantra-Kenner André van Lysebeth schreibt: „Seit jeher haben die Tantriker das Kastensystem abgelehnt."[29]

Es fällt auf, dass sehr viele tantrische Gurus aus den Berufsgruppen kamen, die in der indischen Gesellschaft den geringsten Stellenwert hatten: Oft waren es Händler, Handwerker oder auch Kuhhirten wie Tirumūlar. Viele Lehrer übten also „unreine" Berufe aus. Hier sei noch einmal an das *Shloka* 123 des *Vijñāna-Bhairava-Tantra* und auch an das Zitat des *Tirumandiram* erinnert: „One the caste, One the God; Thus intense hold, no more death will be."[30] Dies steht im starken Kontrast zur elitären Haltung der vedischen Überlieferung.

Der Tantrismus bot also in der Geschichte besonders den Mitgliedern der als niedrig oder unrein betrachteten Kasten die Möglichkeit, einen spirituellen Weg zu gehen, und lehnte folgerichtig das traditionelle Kastensystem mit der Exklusivität der spirituellen Entwicklung in den oberen Kasten ab.

2.4.2 Die Verbindung zwischen Tantra und klassischem Hatha-Yoga

Entgegen der weit verbreiteten Meinung vieler moderner Yogapraktizierender und auch Yogalehrender wurden die uns heute bekannten Yogatechniken nicht hauptsächlich durch die Philosophien des Sāmkhya oder des Vedānta beeinflusst. Sehr häufig sind die Ursprünge vielmehr im nondualen Tantrismus zu finden. Zwar sind in diesen Überlieferungen durchaus auch Elemente von Patañjali enthalten, aber gerade der Dualismus der Sāmkhya-Philosophie wird im Hatha-Yoga nicht übernommen.

Dieser scheint sich vorwiegend aus der späten Periode des klassischen Tantra entwickelt zu haben. Nachdem sich die institutionalisierte Form im Tantra (im Shivaismus wie im Buddhismus) in den Universitäten und Schulen auch durch die muslimischen Eroberungen weitgehend aufgelöst hatte, verteilten sich viele Praktizierende auf verschiedene Sekten und Sannyāsin-Orden.[31] Viele wanderten umher, boten ihre Dienste als Magier an und strebten auch nach übernatürlichen Kräften. Dies war wohl auch die Periode, die dem Tantrismus den auch heute noch schlechten Ruf in Indien einbrachte.

In dieser Zeit fand aber auch die Weiterentwicklung zum (manche meinen auch: der Niedergang des) Hatha-Yoga statt.

Bereits im 12. und 13. Jahrhundert werden in einigen südindischen Texten der Sambhavanda-Linie und der dortigen Siddha-Tradition (besonders im *Tirumandiram*) die Erweckung der *Kundalinī* und die Durchdringung von sechs *Cakras* erwähnt (in den Texten der kaschmirischen Trika-Tradition aus dem 6. bis 10. Jahrhundert werden nur fünf *Cakras* genannt).

Die Praxis ähnelt schon sehr der der späteren *Hatha-Pradīpikā* und vor allem der *Shiva-Samhitā*. Die Verbindung zwischen den südindischen Texten und den Hatha-Yoga-Schriften wird von Matsyendra gebildet, der immer wieder in den tantrischen Texten genannt wird. Dieser wiederum war der Meister von Gorakshanātha, der gemeinhin als Begründer des Hatha-Yoga angesehen wird. Er wird als Autor von Texten wie der *Vivekamārtanda* und der *Goraksha-Shataka* angesehen.

Hier wird eine große Ansammlung hatha-yogischer Reinigungs- und Energiebündelungstechniken erläutert. Genannt werden *Bandhas*, *Āsanas*, *Mudrās*, Visualisierungen von Feinstoffenergie und Meditationen, die alle dem Zweck dienen, die *Kundalinī* zu erwecken.

Alle diese Praktiken waren aus dem Tantra entlehnt, entbehrten jedoch der umfassenden tantrischen Weltsicht. Auch die umfangreiche Sprachphilosophie der Laute, die Mantralehre, fiel weg. Es wurde versucht, allgemein die Lehre und die Übungen zu vereinfachen und auch für einfachere Bevölkerungsschichten zugänglich zu machen. Die großen, aber auch oft komplizierten Lehr- und Ritualsysteme des nondualistischen Shivaismus wurden weitestgehend aufgegeben.

Wo sind jedoch die Gemeinsamkeiten des shivaitischen Tantra mit dem Hatha-Yoga? Woran lässt sich erkennen, dass Techniken des Hatha-Yoga direkt aus dem Tantrismus übernommen wurden? Es zeigt sich vor allem in der Feinstofflehre. Ein Feinstoffleib, der so genannte *Prānamaya-Kosha*, ist bereits in der *Taittirīya-Upanishad* angedeutet. Das Erkunden und Transparentmachen dieses Leibes durch Atem, Reinigungs- und Visualisierungstechniken ist direkt auf tantrischen Einfluss zurückzuführen. Die folgenden Techniken und Lehren des Hatha-Yoga haben ihre direkte Quelle in den tantrischen Texten:

- der von 72.000 sogenannten *Nādīs* (Energieflüssen) durchzogene Energiekörper, wobei zehn *Nādīs* als besonders wichtig und drei *Nādīs* als essenziell angesehen werden

- die Analogisierung dieser drei Kanäle mit dem Prinzip der Sonne, des Mondes und des Feuers
- die Erklärung der Funktion der zehn sogenannten *Prāna-Vāyus* (Energiewinde)
- das Vergeistigen bestimmter Körperregionen durch das Setzen bestimmter Gesten, verbunden mit Gottheiten (später in modifizierter Form als Yoga-Nidrā bekannt geworden)
- die bewusste Rezitation des Atemmantras *so'ham*, das spontan 21.600-mal am Tag vonstattengeht
- die Meditation auf den Herzraum, der als blühender Lotus visualisiert wird
- die Vereinigung aller Energien in den Zentralkanal (*Sushumnā*) durch *Prānāyāma*, *Dhāranā* und *Dhyāna*
- die Beschreibung der weiblichen göttlichen Energie, die sich, latent vorhanden, schlafend am Beckenboden befindet
- die Wichtigkeit der Bewahrung des als *Amrita* oder auch *Soma* bezeichneten Lebensnektars

2.5 Hatha-Yoga

Hatha-Yoga ist heute die populärste und meistgeübte Form des Yoga. Erstaunlicherweise ist Hatha-Yoga aber auch der Yogaweg, über den wir bis vor wenigen Jahren am wenigsten wussten, was dazu führte, dass sich über seine Geschichte und seine Grundkonzepte eine Vielzahl von Mythen und vor allem Missverständnissen gebildet haben, die bis heute weiterverbreitet werden.

Erst seit der Einrichtung des *Hatha Yoga Project*[32] (2015–2020) können wir nun zunehmend auf wissenschaftlich gesicherte Erkenntnisse zurückgreifen, die uns eine neue Sichtweise auf den Hatha-Yoga ermöglichen. Im Rahmen dieses großen interdisziplinären Forschungsprojekts wurde vor allem an der (Neu-)Übersetzung und Editierung einer Vielzahl wesentlicher Hatha-Yoga-Texte gearbeitet, die uns dadurch in der Regel zum ersten Mal zugänglich gemacht wurden.

Besonders bedeutsam für uns ist, dass die Forschungen des *Hatha Yoga Project* eindeutig belegen, dass wir nicht von **dem** Hatha-Yoga sprechen können!

„Der Hatha-Yoga-Korpus ist nicht ganzheitlich in seinen Doktrinen und gehört nicht einer bestimmten Schule des indischen Denkens an", bemerkt der Projektleiter James Mallinson.[33] Vielmehr zeigt er sich in seiner Entwicklung über die Jahrhunderte in großer Uneinheitlichkeit – bis hin zu großer Widersprüchlichkeit in seinen Konzepten, Bewertungen und Methoden – und damit in einer beeindruckenden Dynamik, Vielfalt und Offenheit. Mallinson kommentiert: „Als Lektion aus meinen Studien über die Geschichte des Yoga habe ich gelernt, dass sich Yoga in einem ständigen Prozess der Erneuerung befindet. Innovationen haben stattgefunden und neue Praktiken haben sich entwickelt. Das zentrale Prinzip des Yoga ist weiterhin die regelmäßig wiederholte Praxis, Abhyāsa. Eine Tradition ist aber nicht in Stein gemeißelt. Gerne wird der Yoga als sehr alt, immer gleich beschrieben und dies wird dann ‚authentisch' genannt. So ein Herangehen trägt nicht: Im Yoga gab und gibt es immer viele Innovationen."[34]

Das bedeutet, dass in diesem Handbuch auch nicht der *eine*, der „wahre" oder „authentische" Hatha-Yoga dargestellt werden kann, *denn ein in sich abgeschlossenes, fest umrissenes System des Hatha-Yoga gab es nie*! Es kann nur versucht werden, die Grundkonzepte der Strömungen darzustellen, die sich bis in die Gegenwart im Hatha-Yoga durchgesetzt haben und die noch immer unsere Übungspraxis beeinflussen, weil sie auch noch für unser heutiges Menschen- und Weltbild bedeutsam sind.

Dabei ist zu bedenken, dass jedes in Quellentexten niedergeschriebene Wissen – auch das des Yoga – immer beeinflusst wurde (und wird) von dem zu seiner Zeit jeweils vorherrschenden Weltbild, aus dem heraus sich ein bestimmter kultureller Kontext mit dem dazu passenden Zeitgeist entwickelte.

Exkurs: Die dravidischen Wurzeln des Hatha-Yoga
(Autor: *Martin Henniger*)
Wenn es um die Erforschung der Hatha-Yoga-Tradition geht, wird fast ausschließlich auf die Sanskritquellen der vedischen Kultur geschaut. Manchmal werden noch buddhistische und jainistische Quellen berücksichtigt. Fast gänzlich vernachlässigt werden die südindischen, dravidischen Überlieferungen. Diese sind jedoch von entscheidender Bedeutung, wenn man den Hatha-Yoga verstehen will. Indologen und Religionswissenschaftler wie Heinrich Zimmer und Mircea Eliade wiesen immer wieder darauf hin, dass die Wurzeln des Tantra und des Hatha-Yoga in die altdravidische Kultur und sogar in die Indus-Zivilisation zurückreichen.

Tatsächlich finden sich in diesen Kulturen schon sehr viele Symbole und Kulte, die dann später im Hatha-Yoga weiterentwickelt worden sind, z. B. der Schlangenkult (*Kundalinī*), das Shiva-Linga, die Muttergottheiten und die Shiva-Shakti-Symbolik.

2.5.1 Etymologie

Der Begriff *Hatha* wird sehr unterschiedlich übersetzt und interpretiert. Der Grund dafür ist in der oben genannten Vielfalt der Grundlagen und Traditionslinien zu sehen, die sich über die Jahrhunderte hinweg unter dem *Dachbegriff* Hatha-Yoga gesammelt haben.

Wie die Forschungen der letzten Jahre deutlich herausgearbeitet haben, repräsentiert Hatha-Yoga die Zusammenschau zweier eigentlich sehr unterschiedlicher Strömungen in der Spiritualität Indiens: den Asketismus und den Tantrismus.

Im Kontext des Asketismus meint *Hatha* „gewaltsame Anstrengung". Seine Techniken sollen dazu dienen, mittels der Stärkung der Willenskraft eine intensive innere Glut (*Tapas*) zu erzeugen, die in der Lage ist, sich über alle Bedürfnisse und Triebkräfte des Körpers hinwegzusetzen. Techniken dieser Art finden sich in allen asketischen Traditionen Indiens. Dahinter steht das Konzept, dass der Asket mittels seiner geistigen Kraft seine menschliche Natur vollkommen überwinden kann und dadurch eine Möglichkeit findet, seine karmische Last zu tilgen oder etwas von den Göttern zu erbitten.[35]

In den Hatha-Yoga-Texten selbst wird der Begriff *Hatha* jedoch nie bewusst benutzt, um sich auf eine intensive Anstrengung zu beziehen, bemerkt Jason Birch[36], einer der Forscher der *Hatha-Pradīpikā*. Er weist außerdem darauf hin, dass zu große Kraftanstrengung (*Prayāsa*) in der *Hatha-Pradīpikā* (HYP 1.15) als einer der Faktoren genannt wird, die den Erfolg des Übens behindern.

Wenn etwas auf dem Hatha-Weg einer intensiven Anstrengung (*Hathena*) bedarf, dann der stete Versuch, die *Vāyus Prāna* und *Apāna* in die Mitte zu führen, um die schlafende *Kundalinī* zu wecken. Sie soll, so die *Hatha-Pradīpikā*, länger „kraftvoll geschüttelt" werden (HYP 3.117) oder

„erhitzt" und „wie mit einem Stock geschlagen" werden (HYP 3.68).

Aufgrund seiner Forschungen zeigt Birch, dass es im Hatha-Yoga wohl weniger um eine „gewaltsame Anstrengung" beim Üben geht, sondern dass dieser Begriff eher meint, dass die Wirkungen der Übungspraxis außerordentlich kraftvoll sein können.[37]

In diesem Zusammenhang soll noch ein anderer, allerdings weniger gebräuchlicher Name für Hatha-Yoga erwähnt werden: Ghatastha-Yoga. *Ghata* bedeutet Gefäß oder Krug und gemeint ist damit der Körper.

Das Konzept des Ghatastha-Yoga wird im Hatha-Text der *Gheranda-Samhitā* erläutert. Es besagt, dass der Körper der „normalen" Menschen einem Gefäß aus ungebranntem Ton gleicht. Die Übungspraxis dieses Yoga soll so beschaffen sein – soll so intensiv und „heiß" sein –, dass sie bewirkt, dass das „Tongefäß" des Körpers „gebrannt" wird. Der Yogi „stellt sich in das Feuer" seiner Übungspraxis, die bewirkt, dass er die „Unreinheiten" oder Schlacken seines Körpers und seines Geistes verbrennt und den Ton härtet. Dadurch wird er ganzheitlich zu einem Gefäß, das in der Lage ist, die göttliche Energie in sich aufzunehmen, sie im Inneren zu halten und sie durch sich hindurch in die Welt strahlen zu lassen.

Im Kontext des Tantrismus bedeutet *Ha* Sonne und *Tha* Mond. Hatha-Yoga ist somit die „Vereinigung von Sonne und Mond". Sonne und Mond stehen im Tantrismus symbolisch für alle Polaritäten, die unser Leben bestimmen: Shiva/Shakti • männlich/weiblich • Tag/Nacht • Aktivität/Ruhe • Geben/Empfangen. Zwischen den Polen *Ha* und *Tha* entfaltet sich die Dynamik der Lebensenergie – des *Prāna*.

Heutzutage wird diese *Möglichkeit*, den Begriff *Hatha* zu deuten, allgemein bevorzugt und hat sich deshalb weitgehend durchgesetzt. Birch weist darauf hin, dass Yoga bereits in der *Amritasiddhi*, einem frühen Yogatext aus dem 11./12. Jahrhundert, als „die Vereinigung von Sonne und Mond" definiert wird.[38] In diesem Kontext wird Hatha-Yoga als eine Sammlung von Konzepten und als die Übungspraxis verstanden, die die unterschiedlichen Aspekte der Lebensenergie sowohl ins Gleichgewicht bringt als auch so mit ihnen arbeitet, dass der Übende allmählich in die Lage versetzt wird, sein materielles Sein zu transzendieren und die energetischen und subtilen Aspekte seines Seins zu entfalten. Das wird sehr gut deutlich in den vielen Textstellen der *Hatha-Pradīpikā*, in denen es darum geht, dass die polaren Energieströme in den *Nādīs Idā* (Mond) und *Pingalā* (Sonne) in der Mitte (*Madhya*) ineinanderfließen und sich vereinigen mit der Folge, dass der Übende mit dem höchsten – einsseienden – Bewusstsein (*Laya*) verschmilzt.

Im Hatha-Yoga ist bewusste Energielenkung immer ein zentraler Bestandteil der Übungspraxis. Im asketischen Yoga sollte der männliche Samen (*Bindu*), der als Lebenselixier verstanden wurde, gehalten bzw. nach oben gelenkt werden.

In der Sichtweise des Tantrismus ist es dagegen die *Kundalinī*, die geweckt werden soll, um dann als freier *Prāna* über den mittleren Kanal (*Sushumnā-Nādī*) nach oben gelenkt zu werden.

Da es also immer darum geht, Energie zu halten oder zu lenken, könnte man den Hatha-Yoga auch als Prāna-Yoga bezeichnen. Da im tantrischen Kontext viele seiner Techniken darauf abzielen, das in jedem Menschen ruhende Bewusstseinspotenzial – die *Kundalinī* – zu erwecken, kann er auch Kundalinī-Yoga genannt werden.

2.5.2 Was macht den Hatha-Yoga aus?

Trotz aller Uneinheitlichkeit in der Art und Weise, wie sich die unterschiedlichen Hatha-Yoga-Traditionen über die Jahrhunderte hinweg entwickelt haben, lassen sich dennoch bestimmte Konzepte, Ausrichtungen und Methoden finden, die ihnen allen weitgehend gemeinsam sind und die dem Hatha-Yoga-Weg eine Struktur geben, mit der er sich von der Ausgestaltung anderer Yogawege unterscheidet.

2.5.2.1 Kāya-Sādhanā – ein Übungsweg, der am Körper ansetzt

Wie wir gesehen haben, geht der Hatha-Yoga auf zwei große Quellen zurück: den Asketismus und den Tantrismus.

Die geschichtlich jüngere Übungspraxis (wahrscheinlich ab ca. dem 10. Jahrhundert), die auf den Konzepten des Asketismus gründet, zielt darauf, den Körper mit seinen natürlichen Bedürfnissen zu überwinden und ihn durch eine rigorose Übungspraxis in gewisser Hinsicht abzutöten. Wir finden diese Tendenzen bis heute bei Fakiren und *Sādhus* bestimmter Orden (*Sampradāyas*). Da sowohl Fakire als auch *Sādhus* ihre spektakulären Fähigkeiten gerne in der Öffentlichkeit darstellen, wurde die Hatha-Yoga-Praxis in Indien – vor allem aber auch in Europa – lange mit Verrenkungen und Kasteiungen gleichgesetzt.

Dagegen zielt eine Übungspraxis, die auf den wesentlich älteren Konzepten des Tantrismus gründet (ab ca. dem 6. Jahrhundert), darauf ab, den Körper mit seinen natürlichen Bedürfnissen anzunehmen und ihn als *den* Ort zu würdigen, in dem das Wirken der göttlichen Kräfte Bewusstheit (Shiva) und Energie (Shakti) zu erfahren ist.

Wenn davon ausgegangen wird, dass diese beiden Kräfte sich in jedem Körper manifestieren, dann ergibt sich daraus als logische Konsequenz, dass der Körper an sich ein Wunder darstellt, in dem sich das Wirken des Göttlichen widerspiegelt.

Im Tantra werden Mikrokosmos – das Innerste unseres Körperseins – und Makrokosmos – der Kosmos an sich – in einer untrennbaren Verbindung gesehen: „Was hier ist, ist auch dort!" Viele Abbildungen zeigen, wie die Ordnung des Kosmos (so wie sie damals wahrgenommen wurde) auf und in den menschlichen Körper projiziert wurde.

Der Körper wird damit zum Tempel, zum Gefäß, in dem die Essenz des Seins erfahrbar wird und in dem man mit der intelligenten Kraft des Lebens (dem *Prāna*) in Kontakt tritt und auf sie einwirken kann. Diese Sichtweise bewirkt, dass in einigen Hatha-Traditionen – wie zum Beispiel in der *Hatha-Pradīpikā* – die *Mudrā* zum Herz der Yogapraxis wird.[39] Damit solche Erfahrungen möglich werden, muss der Körper allerdings „gereinigt" werden, denn er gilt am Beginn der Praxis als verunreinigt durch die verschiedenen Prägungen (hier *Vāsanā* genannt), die wir im Laufe des Lebens erfahren haben, und vor allem durch eine Weltsicht, ein Menschenbild und ein daraus resultierendes Verhalten, das sich einerseits im Materialismus mit seinen Begierden und Abneigungen gründet und andererseits in der Dunkelheit des Unwissens (*Avidyā*) um die wahre Natur unseres Seins.

Reinigung bedeutet im Kontext des Hatha-Yoga jedoch nicht nur ein ganz konkretes äußeres und inneres „Putzen", sondern vielmehr eine Sublimierung und damit Transformation unserer Kräfte und Triebe, die nun eingesetzt werden, um das innere Feuer[40] zu entfachen und aufrechtzuerhalten, das wir als Übende brauchen, um unseren spirituellen Weg zu gehen.

Erst ab ca. dem 13. Jahrhundert tritt auch der Aspekt der Gesunderhaltung des Körpers in den Vordergrund, denn die Gesundheit ist ein wesentlicher Faktor für die Langlebigkeit, eine weitere wichtige Zielsetzung des Hatha-Yoga.

2.5.2.2 Sādhanā – ein Übungsweg aufeinander aufbauender Übungsschritte

Wie alle Übungswege des Yoga weisen auch die *Sādhanās* der Hatha-Traditionen eine gut durchdachte Abfolge der Techniken (*Angas*) auf. In der Regel finden sich – bezugnehmend auf das Ashtānga-Yoga-System Patañjalis – acht Glieder, die hinsichtlich ihrer Abfolge je nach Tradition leicht variieren, manchmal aber auch sechs Glieder. In diesen Traditionen werden die *Yamas* und *Niyamas* nicht explizit erwähnt (was aber nicht heißt, dass sie nicht bekannt waren).

Es ist wichtig zu wissen, dass man im Hatha-Yoga unter *Āsana* zunächst fast ausschließlich verschiedene Sitzhaltungen verstand. *Die uns heute geläufigen Körperübungen können erst ab dem 13./14. Jahrhundert nachgewiesen werden.*[41] Davor standen *Prānāyāma* und vor allem diverse Vertiefungstechniken sowie insbesondere die Techniken der *Mudrās* im Mittelpunkt der Yogapraxis.

Die Beschreibungen der Quellentexte zeigen, dass man davon ausging, dass die Methoden dieses durch die Integration von *Āsana* nun ganzheitlichen Hatha-Yoga-Weges das Wesen des Übenden in zweierlei Hinsicht sehr stark beeinflussten. Zum einen, so die Texte, bewirkten sie, dass sich bei einer konsequenten Übungspraxis seine mentalen Fähigkeiten enorm stärkten (er entwickelte *Siddhis* – übernatürliche Fähigkeiten), während sich sein Ego gleichzeitig durch den allmählichen Prozess des Absorbiertwerdens von der Leere (*Shūnya*) des reinen Bewusstseinszustandes mehr und mehr abschwächte.

Es heißt in den Tantras, dass jeder Mensch, der sich auf den Yogaweg begibt, sich in seinen Ausgangsbedingungen unterscheidet, was sich natürlich auf die individuelle Auswahl der *Sādhanā* auswirken muss. Diese Unterschiede bestehen sowohl hinsichtlich der Voraussetzungen als auch hinsichtlich der inneren Motivation und der Bereitschaft, sich auf diesen Weg und die sich aus ihm ergebenden Konsequenzen einzulassen. Es werden drei Grundformen der Übenden unterschieden (*Adhikāra*):

- *Pashu* (wörtlich: Vieh), ein einfacher Mensch, ein „Haushälter" mit geringen spirituellen Ambitionen, der die Rituale ausführt und dem Absoluten durch das stete Aussprechen des göttlichen Namens (*Japa*) verbunden ist
- *Vīra*, der heldenhafte, unerschrockene Mensch, der willensstark alle äußeren und inneren Hindernisse zu überwinden sucht, die sich ihm auf seinem spirituellen Weg entgegenstellen
- *Divya*, der gelassene, gleichmütige Mensch, der bereits im Frieden und in der Erkenntnis lebt, dass die göttliche Kraft immer in ihm wirksam ist und sich durch ihn ausdrücken möchte, und der damit ständig in einer höheren Bewusstseinsstufe lebt

2.5.2.3 Die „Übungssprossen" des Hatha-Yoga

Am Beginn der *Hatha-Pradīpikā* (HYP), die heute die bekannteste und am weitesten verbreitete Schrift über Hatha-Yoga ist, beschreibt der Autor Svātmārāma den Hatha-Yoga als eine „Leiter für diejenigen, die sich wünschen, die Gipfel des Rāja-Yoga zu erreichen" (HYP I,1).[42] Das Bild der Leiter macht deutlich, dass der Übende sich *Sprosse um Sprosse* zum Ziel bewegen soll, das Rāja-Yoga genannt wird, was im Rahmen dieses Quellentextes als ein Synonym für *Samādhi* zu verstehen ist.

Der Hatha-Yoga-Weg der *Hatha-Pradīpikā* bietet uns acht Ebenen des Erfahrens vom Grobstofflichen zum Feinstofflichen an. Seine *Sādhanā* ist ein Transformationsweg, der an der Erfahrung des Körperseins ansetzt und sich bis in die Bewusstwerdung des eigenen Seins als Bewusstsein (Shiva) und Energie (Shakti) erweitert.

Dabei lässt sich eine methodisch-didaktische Abfolge der Schritte des Übungsweges erkennen, wobei die jeweils zehn *Yamas* und *Niyamas* in der *Hatha-Pradīpikā* nur angedeutet sind (HYP I,16).[43] Die einzelnen Schritte umfassen:

- **Yama**: Gewaltlosigkeit, Wahrhaftigkeit, Nichtstehlen, reiner Lebenswandel, Vergebung, Beständigkeit, Mitgefühl, Demut, gemäßigtes Essen und Reinheit
- **Niyama**: innere Glut, Zufriedenheit, Glauben an das Höchste, Freigiebigkeit, Verehrung Gottes, Hören der heiligen Texte, Mäßigung, Mantrarezitation, Opfern und unterscheidendes Bewusstsein
- **Āsana**: Sitzhaltungen, aber auch einige Körperhaltungen, die dem Körper „Stabilität, Gesundheit und Leichtigkeit" (HYP I,17) schenken sollen. In der *Hatha-Pradīpikā* wird ihnen aber auch die Wirkung zugeschrieben, Ungleichgewichte in den *Doshas*[44] (*Vata*/Wind, *Pitta*/Feuer, *Kapha*/Schleim) auszugleichen und damit Blockierungen aufzulösen, die den freien Fluss des *Prāna* behindern. *Āsanas* bereiten den Körper damit auf alle weiteren Hatha-Techniken vor: Mit dem Angebot der acht verschiedenen Sitzhaltungen auf *Prānāyāma*, *Bandha*, *Mudrā* und mit den restlichen sieben *Āsanas* soll der Übende sich intensiv darauf einstellen können, die Fülle des *Prāna* (also der machtvoll frei strömenden Bewusstseinsenergie) in sich zu erfahren und seinen Körper in einen „yogischen" Körper zu transformieren.
- **Kriyā**: Reinigungsübungen, die in der *Hatha-Pradīpikā* unterschiedlich aufgeteilt sind, und zwar in *Nādī Shodhana* und die *Shatkriyās Dhautī*, *Bastī*, *Netī*, *Trātaka*, *Naulī* und *Kapālabhātī*. *Nādī Shodhana* wird für alle Übenden als besonders wichtig angesehen, denn „wenn die Nādī mit Unreinheiten überladen sind, nimmt die Luft nicht mehr den mittleren Weg. Wie sollte es da Unmanī-Bhāva [Anm. d. Autorin: Synonym für *Samādhi*] geben, wie sollte man so Vollendung in der Übung erreichen? Nur wenn der gesamte Verlauf der Nādīs von Unreinheiten befreit ist, ist der Yogi in der Lage, den gesamten Prāna angemessen zu regulieren" (HYP II,4-5).[45] Damit wird *Nādī Shodhana* als eine unverzichtbare Übungspraxis angesehen, von der der Erfolg aller weiteren Übungsschritte abhängt.
  Von den anderen sechs *Kriyās* heißt es dagegen, dass nur „diejenigen, die zu dick oder zu träge sind, sich diesen Reinigungsübungen unterziehen müssen. Diejenigen, bei denen die drei Doshas im Gleichgewicht sind, brauchen sie nicht zu üben" (HYP II,21).[46]
- **Prānāyāma**: Atemtechniken des Hatha-Yoga, deren Synonym *Kumbhaka* (wörtlich: Topf) darauf hinweist, dass sie (fast) durchgängig in Verbindung mit Atemverhaltungen zu üben sind. Die Quellentexte lassen verschiedene Zielsetzungen erkennen:
  - Das erste Ziel ist eine Einwirkung auf die *Vāyus* (z. B. mit *Bhastrikā*), um die *Kundalinī* zu wecken und den *Prāna* in den mittleren Kanal (*Sushumnā*) zu lenken.
  - Das zweite Ziel ist die Beruhigung des Geistes. Dazu heißt es in der *Hatha-Pradīpikā*: „Solange der Atem bewegt ist, ist der Geist bewegt. Sobald der Atem unbewegt ist, ist der Geist unbewegt. Darum soll man den Atem anhalten." (HYP II,2)[47]

  Wie diese beiden Wirkweisen sich ergänzen, zeigt der folgende Vers: „Wenn sich der Wind frei im mittleren Kanal bewegt, erreicht der Geist Stillstand. Dies ist der Zustand von Manonmanī [Anm. d. Autorin: ein weiteres Synonym von *Samādhi*], der erreicht wird, wenn der Geist fest und unbewegt ist. Mit der Aussicht auf dieses Ziel führen diejenigen, die die Methoden kennen, verschiedene Kumbhakas durch." (HYP II,42-43)[48]

- **Bandha**: „Am Ende der Einatmung soll man den Bandha setzen, der sich Jālandhara nennt. Am Ende der Atempause und am Beginn der Ausatmung soll man Uddīyāna Bandha setzen. Indem man gleichzeitig den Beckenraum (Mūla Bandha) und die Kehle (Jālandhara Bandha) zusammenzieht, bringt man den Prāna dazu, durch Brahma-Nādī (Sushumnā) zu fließen." (HYP II,45-46)[49]
  Diese Verse machen deutlich, dass die Technik der Körperverschlüsse (*Bandhas*) dazu dienen soll, den *Prāna* zu bündeln. Die Verschlüsse der Kehle und des Beckenbodens bewirken, dass die beiden Funktionsaspekte der Lebensenergie *Prāna-Vāyu* (aufnehmend und aufsteigend) und *Apāna-Vāyu* (abgebend und absteigend) entgegen ihrer üblichen Richtung nach unten (*Prāna*) und nach oben (*Apāna*) gedrückt werden, wodurch der dritte der *Vāyus* – *Samāna* oder *Agni* – angefacht wird. Die dadurch entstehende Hitze soll die *Kundalinī* wecken und aktivieren. Damit wird deutlich, dass die *Bandhas* unverzichtbare Techniken sind, um den *Prāna* zurück zu seiner Quelle zu lenken.
- **Mudrā:** Viele *Mudrās* (nicht zu verwechseln mit den *Hasta-Mudrās* – den Handgesten) sind äußerlich betrachtet eine Kombination aus *Āsana*, *Prānāyāma* und teilweise auch *Bandha*. Diese drei Komponenten bilden die Grundlage zur Aktivierung und Bündelung der Energie. In *Āsana* wird der *Prāna* mobilisiert und – während der Haltephase – über die *Nādīs* gelenkt. In *Prānāyāma* wird der *Prāna* gebündelt und die *Vāyus* werden intensiv aktiviert, bis die *Kundalinī* erweckt wird und der *Prāna* wieder frei in den mittleren Kanal strömen kann. In *Mudrā* nun zieht der Übende seine Wahrnehmung vollkommen nach innen und meditiert über die Empfindungen der aufsteigenden Energie in seinem tiefsten Inneren.
  Mudrā ermöglicht dem Yogi die immanente Gotteserfahrung[50], denn in der Erfahrung des strömenden *Prāna* verbindet er sich gleichermaßen mit Shakti (Energie) und Shiva (Bewusstheit). Es gibt dann für ihn im Äußeren weder etwas zu suchen noch etwas zu finden, denn in der entspannten, empfangenden Innenschau, in die ihn *Mudrā* führt, ist er der Quelle allen Seins verbunden. Zumindest in der *Hatha-Pradīpikā* kann *Mudrā* als die bedeutendste Technik – ja, das Herzstück – des Hatha-Yoga angesehen werden, denn keiner anderen „Stufe" auf der Leiter, die zum Rāja-Yoga führt, sind in diesem Quellentext mehr Verse gewidmet.
- **Samādhi**: In der tiefen Erfahrung von *Mudrā* verliert der Übende in jeder Hinsicht das Gefühl für seinen durch die *Samskāras* und *Vāsanās* geprägten Geist und seine Persönlichkeit an sich. Er lässt sich vollkommen absorbieren von der reinen Seinserfahrung, die eine mystische Erfahrung (*Unio mystica*) ist. Und damit hat er die oberste Sprosse – das Ziel des Hatha-Yoga – erreicht.

2.5.2.4 Die innere Ausrichtung des Hatha-Yoga

„Wie sich ein Salzkristall, der ins Wasser geworfen wird, auflöst und eins mit dem Wasser wird, so ist die Vereinigung von Manas und Ātman, Samādhi genannt", heißt es in der *Hatha-Pradīpikā*. „Wenn Prāna schwächer wird bis zum Verschwinden und Manas aufgelöst ist, dann wird die verbleibende Einheit Samādhi genannt. Diese Gleichheit, diese Einheit des individuellen und des Höheren Selbst, die entsteht, wenn alle mentalen Gebilde aufgelöst sind, wird Samādhi genannt.“ (HYP IV,5-7)

Samādhi – das Ziel der Yogapraxis – hat im Hatha-Yoga viele Namen: „königlicher Yoga (Rāja-Yoga), Samādhi, Zustand oberhalb von Manas (Unmanī), Auslöschung von Manas (Manonmanī), Unsterblichkeit (Amaratva), Auflösung (Laya), Wirklichkeit (Tattva), Leere und Nicht-Leere (Shūnyāshūnya), höchster Aufenthalt (Paramapada), Loslösung (von Handlungen) von Manas (Amanaska), Nicht-Zweiheit (Advaita), Zustand ohne Abhängigkeit (Nirālamba), makelloser Zustand (Nirañjana), Befreiung von diesem Leben an (Jīvanmukti), natürlicher Zustand (Sahaja) und vierter Zustand (Turīya) – das alles sind gleichbedeutende Worte.“ (HYP IV,3-4)

Jeder Name steht für eines der Konzepte, die im vierten Kapitel der *Hatha-Pradīpikā* erläutert werden. Im Grunde genommen geht es jedoch um Folgendes:

- Wenn wir in der alltäglichen Welt (der Polaritäten) leben, brauchen wir dazu alle die Prägungen und Konzepte, aus denen sich unser Ego immer neu konstruiert, um mit den Bedingungen und Erwartungen der Gesellschaft, in der wir leben, klarzukommen. Dieser zutiefst konditionierte Zustand wird im Yoga als Einengung, Verformung und sogar Verunreinigung unseres reinen Seins verstanden.
- Der Hatha-Yoga-Weg ist ein Weg der Reinigung. Von Stufe zu Stufe („Sprosse zu Sprosse“) steigen wir als Übende auf. Wir erkennen, in welchem Maß wir uns durch die Ausprägung unseres Egos abgetrennt haben von der Gesamtheit allen Seins und durch welche Formen der Identifizierung und Anhaftung wir uns in uns und in der äußeren Welt abhängig und damit unfrei gemacht haben. Mittels der Hatha-Techniken üben wir uns darin, diese Anhaftungen mehr und mehr loszulassen. Dabei unterstützen uns die Vorstellung, dass es möglich ist, unser Gewordensein wieder „einzufalten“, und die Vision, dass wir uns auf einen Weg in die Freiheit (*Jīvanmukti/Mukti*) begeben.
- Die Techniken der *Mudrās* bewirken, dass wir als Übende in unserer Praxis nichts mehr suchen und nichts mehr wollen, sondern uns nur noch in die Erfahrung der Fülle (*Pūrna*) im Inneren öffnen möchten. Wie ein Tropfen Wasser im Ozean wird unser individuelles Sein absorbiert und dadurch eins (*Advaita*) mit dem Absoluten. Wir werden das Absolute (*shivo'ham* – Ich bin Shiva). Das geschieht durch Verschmelzung und Absorption (*Laya*).
- In diesem Zustand der Verschmelzung wirkt der Übende wie tot. In diesem transzendenten Bewusstseinszustand ist er völlig abgekoppelt von allem, worauf sein Geist sich sonst stützt (*nirālamba*). Sein Geist ist wie ausgelöscht (*Manonmanī*). Es heißt: „Wenn die Shakti erwacht ist und der Yogin gleichzeitig allen Aktivitäten entsagt hat, so ist er zu seinem ursprünglichen Zustand (sahaja Avasthā) zurückgekehrt.“ (HYP IV,11)[51]
  Der natürliche Zustand ist der, in dem der Mensch wieder frei ist von allen Prägungen. Dieser Zustand ist wie ein komplettes „Reset“, ein Neustart aller seiner mentalen Funktionen. Kehrt der Übende zurück aus dem *Samādhi*, ist er rein und ursprünglich.
- Aus der Ruhe, Klarheit und Gelassenheit des meditativen Zustandes heraus kann der Mensch nun zum ersten Mal wirklich entscheiden, als *wer* er weiterleben möchte. Damit wird er zum Herrscher (*Rāja*) über sein Leben. Er kann sein Leben nun sowohl in der äußeren Welt wie auch im Rückzug der inneren Welt weiterführen. Die Erfahrung des *Samādhi* wird sein Wertesystem verändert haben und er wird wissen, dass die wahre und nachhaltige Glückseligkeit

nur zu finden ist, wenn er der Quelle allen Seins in seinem Inneren zugewandt bleibt. Und daraus entsteht eine durch nichts mehr korrumpierbare Freiheit. Es ist eine Freiheit „zu etwas" – „zur Welt hin", aber nicht ein Freiwerden „von der Welt" im Sinne von totalem Rückzug.

2.5.2.5 Die Notwendigkeit eines Gurus

Man kann sich gut vorstellen, dass ein Mensch, der sich in dem oben geschilderten Bewusstseins- und Wandlungsprozess befindet, es immer wieder mit Angst zu tun bekommt. Sie ist unvermeidlich, denn jeder, der sich wirklich auf die Methoden des Hatha-Yoga einlässt, wird an sich eine starke Wandlung feststellen. Der Bezug zum eigenen Körper wird sich verändern, die Atemtechniken und *Bandhas* bewirken spürbar ein Anwachsen der körperlichen und mentalen Kraft und die Erfahrung mit *Mudrā* und Meditation setzt einen in Beziehung mit dem Wunder der unbändigen, ewigen, intelligenten Kraft des Lebens *an sich*. Die Kräfte, die dabei im Inneren wirken, können manchmal (!) – zum Beispiel beim Erwachen der *Kundalinī* – so machtvoll sein, dass man meint, sie kaum aushalten zu können.

Und deshalb sind so gut wie alle Traditionen sich darin einig, dass ein Mensch, der sich aufmacht, den ganzen Hatha-Yoga-Weg zu gehen, dabei die Begleitung eines erfahrenen und einfühlsamen Lehrers – eines *Gurus* – braucht.

Oft sprechen die Quellentexte davon, dass der Schüler, die Schülerin (*Sādhaka*) eine bestimmte Atem- oder Meditationstechnik erst durch „die Gnade des *Gurus*" empfängt, denn nur er – oder sie – kann ermessen, was der Lernende gerade bereit ist aufzunehmen, zu verkraften und zu integrieren bzw. was ihn überfordern oder sogar gefährden würde.

Der *Guru* bestimmt somit sowohl die Inhalte der Übungspraxis als auch das Tempo und die Intensität des Übungsweges und schützt damit die Übenden davor, in spirituelle Krisensituationen zu geraten.

Exkurs: Das Guruprinzip in der indischen Tradition
(Autor: *Martin Henniger*)
In den meisten tantrischen Texten wird immer wieder die Notwendigkeit eines *Gurus* hervorgehoben. Was jedoch konkret gemeint ist, ob es sich um einen menschlichen *Guru*, eine Gottheit oder um Shiva selbst handelt, bleibt im Unklaren. Dieses Prinzip des *Gurus* ist natürlich mit der indischen Tradition zutiefst verwoben und lässt sich nur bedingt auf die moderne westliche Gesellschaft übertragen. Dennoch ist auch in einem westlichen Kontext die Notwendigkeit einer Begleitung offensichtlich, die aber auf Augenhöhe sein sollte.

2.5.2.6 Auflösen von Blockierungen in den Nādīs

Im tantrischen Hatha-Yoga wird der Körper als von einer Vielzahl von Energiekanälen durchzogen gesehen, die *Nādīs* genannt werden. Ohne weiter auszuführen, wodurch genau dies geschieht, wird in den Quellentexten die Annahme geäußert, dass diese Kanäle immer wieder durch sogenannte Knoten (*Granthi*) blockiert werden können.

Der Reinigung dieser Energiebahnen wird in vielen Texten ein überaus großer Stellenwert beigemessen, denn nur wenn der Körper auf dieser feinstofflichen Ebene durchlässig ist, kann die Lebensenergie *Prāna* zum einen ungehindert fließen und zum anderen zentriert und gelenkt werden.

Deshalb entwickelte der Hatha-Yoga folgerichtig eine Reihe von zunächst mentalen und später zunehmend körperlichen Reinigungsübungen (*Kriyās*). Unter ihnen ragt besonders *Nāḍī Shodhana* (wörtl. Nāḍī-Reinigung) hervor, die dadurch in manchen Hatha-Traditionen als die wichtigste (reinigende) Atemübung überhaupt angesehen wird.

2.5.2.7 Erweckung der Kundalinī

Gemäß dem tantrischen Schöpfungsmythos, wie er z. B. im *Shiva-Sūtra* und seinen Kommentaren und im *Pratyabhijñāhridayam* beschrieben wird, materialisiert sich das reine Bewusstsein (Shiva) mit der Absicht, sich selbst erfahren zu können. Die aus ihm hervorgehende Schöpfungskraft (Shakti) erschafft gemeinsam mit der formgebenden Kraft (*Māyā*) in den durch die Hierarchie der *Tattvas* vorgegebenen Schritten zunächst die Schwingung (*Nāda*), dann den Urgrund (*Bindu*) und in der Folge Raum (*Kha*) und Zeit (*Kāla*), das Erkenntnisvermögen (*Buddhi*), das Ego (*Ahamkāra*), den individualisierten Mind (*Manas*), die fünf Erkenntnisfähigkeiten (*Jñānendriyas*), die fünf Tatfähigkeiten (*Karmendriyas*) und schließlich die Elemente Äther, Luft, Feuer, Wasser und Erde.

Es heißt, dass sich am Ende des Schöpfungsprozesses die Schöpfungsenergie in Form einer Schlange zusammenrollt (*kundala*) und ruht. Das ist die berühmte *Kundalinī* (die Zusammengerollte). Sie symbolisiert das in uns ruhende/schlafende Bewusstseinspotenzial.

Die Quellentexte weisen darauf hin, dass dieses Potenzial geweckt werden soll, damit der Mensch sein Materialisiertsein wieder transzendieren und als reines Bewusstsein zur Quelle – in seinen Ursprungszustand – zurückkehren kann.

Um dieses Potenzial zu wecken und zu aktivieren, wurden bestimmte Übungen entwickelt, die vor allem intensiv auf die unterschiedlichen Wirkkräfte des *Prāna* (die *Vāyus*) einwirken.

2.5.2.8 Projektion der Cakras auf den Körper

Während im Tantrismus die *Cakras* vor allem in der Meditation visualisiert und als Schwingungsebenen erfahrbar gemacht wurden, wurden sie in vielen Hatha-Traditionen auf den oder in den Körper projiziert und es wurde davon ausgegangen, dass bestimmte Übungen auf bestimmte *Cakras* wirken.

Es heißt in den Texten, dass, sobald die *Kundalinī* geweckt ist, sie sich entrollt. Dadurch wird sie wieder zum reinen, strömenden *Prāna*, der durch die zentrale – wie es heißt, in der Mitte des Rückenmarks gelegene – *Sushumnā-Nāḍī* aufsteigt und auf dem Weg zurück zur Quelle ein *Cakra* nach dem anderen durchläuft und erweckt.

2.5.2.9 Die verschiedenen energetischen Ebenen des Menschen

Tantra wie Hatha-Yoga gehen davon aus, dass der Mensch neben seinem grobstofflichen Körper (der sich durch die sichtbare Materie repräsentiert) in sich noch verschiedene feinstoffliche Ebenen birgt. Um in diesen subtilen Bereich des eigenen Seins vorzudringen, braucht der Übende die Erfahrung, dass er nicht nur über äußere, sondern auch über innere – subtile – Sinne verfügt, die sich ihm vor allem im Verlauf der Einübung von *Prānāyāma*, *Bandha*, *Mudrā* und den damit einhergehenden Meditationen erschließen.

Die Forschungen des *Hatha Yoga Project* zeigen jedoch, dass sich das Modell der fünf Hüllen (*Koshas*) erstaunlicherweise in keinem einzigen Hatha-Yoga-Text finden lässt!

2.5.2.10 Das Ziel des Hatha-Yoga

Alle Hatha-Traditionen, die im Tantrismus gründen, beschreiben *Sādhanā* als einen Weg zurück zur Quelle – zu Shiva. Jeder Schritt der Übungspraxis dient dazu, eine der Manifestationen (*Tattvas*), durch die sich die Schöpfungsschritte darstellen, zu transformieren und zu transzendieren oder – wie es heißt – wieder „einzufalten". Es ist ein Weg von außen nach innen, vom Groben zum immer Feineren – bis zurück in den *Bindu* (die Einpunktigkeit), in die reine Schwingung, erfahrbar durch die Schwingung des Lebens in jeder Zelle (*Spanda*) oder die Erfahrung des uranfänglichen Tons *OM* (*Nāda*). Dahinter öffnet sich der stille, unbewegte Raum des reinen Seins (Shiva), in den hinein sich der Yogi, die Yogini auflöst. Der Prozess des Sich-Auflösens, des Aufgebens des eigenen Gewordenseins und des vollkommenen Aufgehens in der ewigen Ruhe Shivas wird *Laya* genannt. Völlig absorbiert von dieser inneren Erfahrung von Leere und Fülle wirkt der Übende nach außen wie tot. Er verliert zeitweise alles, worauf sich sein Geist in der äußeren Welt stützt (*nirālamba*): seine Prägungen, seine Konzepte und vor allem das Gefühl für sein Ego. Er erfährt sich als vollkommen eins mit dem uranfänglichen Sein – und diese Erfahrung bewirkt eine neue Prägung, mit der er immer wieder in die alltägliche Welt zurückkehrt. Der Übende gilt nun als ein „in diesem Leben Befreiter" – als *Jīvanmukta*. Es heißt, dass er damit die Angst vor dem Tod besiegt hat und frei ist, sich zwischen der materiellen und der subtilen Welt hin und her zu bewegen. Er ist nun in der Lage, am kosmischen Spiel Shivas – der *Līlā* – frei Anteil zu haben.

2.5.3 Geschichte des Hatha-Yoga

„Es gibt weder einen greifbaren Moment, in dem die Praxis des Hatha-Yoga gegründet, noch auf ihrem Höhepunkt oder abgeschlossen war."[52]

Dank der Forschungen des *Hatha Yoga Project* gelingt es endlich, etwas mehr gesichertes Wissen über die Anfänge des Hatha-Yoga zu erlangen.

Das ist gut so, denn noch immer gibt es viele Yogaausbildungen in Indien und im Westen, die behaupten, dass die ersten *Āsanas* bereits vor ca. 5000 Jahren im Industal geübt wurden. Diese Behauptungen stützen sich zumeist auf ein Siegel, das eine anthropomorphe Gestalt mit vier Köpfen zeigt, die mit gekreuzten Beinen (ähnlich *Siddhāsana*) auf der Erde sitzt. Die Leiter des *Hatha Yoga Project*, James Mallinson und Mark Singleton, sind sich jedoch sicher, dass diese Annahme „höchst spekulativ" ist und sich bisher durch nichts beweisen lässt. Die baulichen Überreste der Indus-Kultur an den Fundorten Mohenjo-Daro und Harappa sind bis jetzt nur zu etwa einem Viertel freigelegt worden. Was die Archäologen fanden, weist auf eine Hochkultur mit einem äußerst hoch entwickelten Siedlungswesen hin. Außerdem wurden viele Anzeichen gefunden, dass die Bewohner dieser Städte bereits Handel mit anderen frühen Hochkulturen trieben. Wir wissen, dass im Industal eine Schrift entwickelt wurde, die bis heute aber noch niemand entziffern konnte. Über die Kultur und die Religion der Städte am Indus jedoch wissen wir bis jetzt gar nichts – einfach, weil aussagekräftige und verwertbare Fundstücke wie eindeutig identifizierbare Götterbilder oder Tempelanlagen fehlen.

So bleibt der frühe Ursprung der Übungspraxis des Hatha-Yoga in Indien genauso ein Mythos wie der, der berichtet, wie der Hatha-Yoga zu den Menschen kam (von dem es im Übrigen auch diverse Versionen gibt).

2.5.3.1 Die Legende, wie der Hatha-Yoga zu den Menschen kam

Caraka berichtet, dass eines Tages Pārvatī ihren Gemahl Shiva bat, ihr die Wissenschaft und Lehre des Hatha-Yoga zu erklären. Shiva zog sich daraufhin mit seiner Shakti auf eine einsame Insel in einem Fluss zurück, da es sich bei dieser Lehre um ein Geheimwissen handelte, das (wie in allen tantrischen Traditionen) vom Lehrer zum Schüler ausschließlich im Sinne einer Einweihung weitergegeben wurde. Ein Fisch belauschte dieses Lehrgespräch im Schilf der Insel. Gebannt von dem, was er hörte, blieb er vollkommen reglos (also in *Āsana*) und damit unbemerkt. Am Ende der Belehrung wollte er davonschwimmen, wodurch er Shivas Aufmerksamkeit erregte. Dieser fing den Fisch (*Matsya*) und erkannte sofort, was geschehen war: Der ungebetene Zuhörer hatte die Lehren des Yoga vernommen und sofort in seiner Regungslosigkeit und intensiven Konzentration verwirklicht! Es heißt, dass Shiva daraufhin den Fisch in einen Menschen verwandelte, den er Matsyendranāth (Herr der Fische) nannte. Er beauftragte ihn, zu den Menschen zu gehen und ihnen die Lehre des Hatha-Yoga zu überbringen.

Von Matsyendranāth wissen wir außer unzähligen Legenden so gut wie gar nichts, weshalb angenommen wird, dass es ihn als Menschen vielleicht gar nicht gab.[53] Greifbarer dagegen ist sein erster und wichtigster Schüler Goraknāth (auch Goraksha genannt), denn von ihm sind verschiedene Grundlagentexte des Hatha-Yoga überliefert, wodurch er eine bedeutende Rolle in der Geschichte der Anfänge dieses Yogaweges innehat.

2.5.3.2 Goraknāth als einer der Begründer des Hatha-Yoga[54]

Goraknāth wurde wahrscheinlich im 9./10. Jahrhundert n. Chr. geboren und lebte vermutlich im Punjab (im Nordwesten Indiens). Er entstammte der Weberkaste, entsagte bereits sehr früh der Welt und wandte sich einem spirituellen Weg in der shivaitischen Tradition zu. Es ranken sich viele Legenden darum, wie er seinen Lehrer Matsyendranāth traf und wie die Lehre an ihn übertragen wurde. Tatsache ist, dass er die Lehre des Hatha-Yoga genügend systematisierte, um die Übungspraxis *in sechs Stufen* zu untergliedern, und dass er zusammen mit Matsyendranāth – oder einer Person, die diesen Namen als einen spirituellen Titel trug – eine Linie begründete: die Linie der Nāth-Yogis bzw. der Kānphata-Yogis.

Die Nāth-Yogis beziehen sich in ihrem Namen auf *Ādināth* (wörtlich: der oberste/erste Herr), in dem sie Shiva sehen, denn ihm wird gemäß der obigen Legende zugeschrieben, dass er den Menschen den Weg des Hatha-Yoga offenbarte. Die Tradition der Nāth-Yogis (der *Nātha Sampradāya*) wird als eine shivaitische Sekte angesehen, in der die Mitglieder wie in einem Orden lebten (und teilweise auch noch leben).

Sehr speziell und anders als bei allen anderen herkömmlichen Orden war jedoch die Tatsache, dass viele ihrer Mitglieder in kleinen Untersekten in ihren Familien lebten, mit denen sie durch den Nordwesten Indiens zogen bzw. in der Regenzeit in klosterähnlichen Gemeinschaften lebten, um die Lehren und Methoden des Yoga in den Volkssprachen zu verbreiten. Diese Offenheit hinsichtlich der zur Praxis zugelassenen Personen findet sich in vielen Texten, denn ausdrücklich werden immer wieder *alle* eingeladen: Asketen und Laien, Männer und teilweise auch Frauen, Gesunde und Kranke, Hindus, Buddhisten und sogar Muslime!

Es ist anzunehmen, dass es in diesen Orden zur Verschmelzung der Konzepte und der Übungspraxis der Asketen und der Tantriker kam. Wie schon erwähnt, lässt sich der Ursprung des Hatha-Yoga bis heute weder zeitlich noch örtlich genau festlegen, sodass wir auch in dieser Hinsicht auf Vermutungen angewiesen sind.

2.5.3.3 Die tantrisch-buddhistischen Wurzeln des Hatha-Yoga

Im Rahmen des *Hatha Yoga Project* verweist James Mallinson noch auf eine weitere Wurzel, die zu beachten ist: die asketischen Traditionen des tantrischen Buddhismus in Nordindien. Im Kontext seiner Forschungen stieß Mallinson auf die *Amritasiddhi* (die Erlangung des Nektars der Unsterblichkeit). Sie ist ein noch weitgehend unbekannter Text aus dem 11. Jahrhundert, in dem erstmals Konzepte und Übungsweisen des Hatha-Yoga beschrieben wurden. Besondere Beachtung sollten hier die Konzepte von *Mahā-Mudrā*, *Mahā-Bandha* und *Mahā-Vedha* finden, die in der *Amritasiddhi* zum ersten Mal erwähnt und in späteren Hatha-Texten immer wieder aufgenommen werden. Wie der Name des Textes deutlich macht, steht das (sehr viel ältere) Konzept von *Amrita* (das Lebenselixier bzw. der männliche Samen, *Bindu*) im Mittelpunkt. Man könnte sagen, dass wir in diesem Text die Grundlagen der feinstofflichen „Physiologie" des Hatha-Yoga finden, die dann im Laufe der Jahrhunderte (z. B. in der *Hatha-Pradīpikā*) ausgearbeitet und verfeinert wurden. Alle in der *Amritasiddhi* erwähnten *Āsanas* sind reine Sitzhaltungen, die dem Üben von *Prāṇāyāma*, *Mudrā* und den ihnen zugeordneten *Bandhas* dienen sollen.

Mallinson ist nicht sicher, ob dieser Text tatsächlich im buddhistischen Gedankengut gegründet ist oder nur von Buddhisten niedergeschrieben wurde. Ersteres ist jedoch wahrscheinlicher, weil die *Amritasiddhi* im 14. Jahrhundert in die tibetisch-buddhistischen Lehren aufgenommen wurde. Er weist aber auch darauf hin, dass eine solche Zuordnung für die Yogis dieser Zeit wahrscheinlich völlig unerheblich war, „denn tatsächlich zeigen sich die meisten Hatha-Yoga-Texte überhaupt als sehr wenig dogmatisch, was ihr Verhältnis zu unterschiedlichen religiösen Glaubenslehren anging."[55]

Ziel des Hatha-Yoga zu dieser Zeit ist das Erlangen verschiedener *Siddhis* (außergewöhnlicher Fähigkeiten) wie das Lenken des Lebenselixiers *Bindu* bzw. *Amrita* und damit verbunden der Wunsch, Unsterblichkeit zu erlangen und sich als ein *Jīvanmukta* vom Rad der Wiedergeburten zu befreien.

2.5.3.4 Der Beginn der Āsanapraxis

Der Beginn der Āsanapraxis wird heute auf das 13./14. Jahrhundert datiert. Zu dieser Zeit wurde auch zum ersten Mal der gesundheitliche Nutzen verschiedener *Āsanas* erwähnt.

Mit der *Hatha-Pradīpikā* entstand gegen 1450 n. Chr. erstmals eine Art umfassender Zusammenschau dieses Yogaweges, denn ihr Autor Svātmārāma beschrieb sie ausdrücklich als eine Auswahl aus verschiedenen Traditionen. Ihr Schwerpunkt ist noch immer *Mudrā* (vor allem *Khecarī*), wozu *Āsanas* und *Prāṇāyāma* (mit *Bandhas*) als Hinführungen verstanden werden (mehr dazu in Abschnitt 2.5.4.1).

In den folgenden Jahrhunderten trat das Üben verschiedener und teilweise auch sehr komplexer *Āsanas* immer mehr in den Vordergrund der Yogapraxis. Beispielhaft hierfür steht die Schrift *Haṭhābhyāsapaddhati* aus dem 18. Jahrhundert, in der 112 oft sehr herausfordernde *Āsanas* beschrieben wurden. Damit tritt nun neben dem Gesundheitsaspekt auch der Aspekt der Körperertüchtigung in den Vordergrund.

Mallinson betont, dass über die Jahrhunderte hinweg die Meditation (*Dhyāna*) in fast allen Hatha-Yoga-Traditionen als von zentraler Bedeutung gesehen wird. „Was wir in den Texten des Hatha-Yoga lesen können, ist, dass sie die Hatha-Yoga-Methoden als die Meditation ergänzend beschreiben und nicht als deren Ersatz."[56] Jason Birch, der seit vielen Jahren in Oxford forscht, weist darauf hin, dass ältere Texte zum Hatha-Yoga und Rāja-Yoga zwischen dem 15. und 18. Jahrhundert in die Form von Upanishads übertragen wurden, wodurch die darin verbreiteten Lehren gewissermaßen nochmals eine Aufwertung erfuhren.[57] Dadurch wurde es möglich, dass der

Hatha-Yoga sogar in seiner körperlichen Komponente nun auch zunehmend von (den ursprünglich äußerst ablehnenden) orthodoxen Brahmanen akzeptiert wurde, sodass er in ihre spirituelle Praxis integriert werden konnte.

2.5.3.5 Der Niedergang des Hatha-Yoga in Indien

Die Ausrichtung des Hatha-Yoga als Weg (Leiter) zur Erfahrung des Rāja-Yoga ging jedoch ab dem 17./18. Jahrhundert in der äußeren Wahrnehmung immer mehr verloren. Man kann beobachten, dass in den Hatha-Traditionen auch Einflüsse der Kampfkünste und des Trainings der Ringer auftraten und die Yogis sich zumindest äußerlich immer mehr von spirituell Suchenden zu Kämpfern und Kriegern wandelten. Damit hatten sich die verschiedenen Hatha-Yoga-Traditionen zwar scheinbar von der Praxis der Asketen und Fakire abgegrenzt, aber mehr und mehr stand nun der Zuwachs an körperlicher Kraft, Stärke und Ausdauer im Vordergrund.

Das führte dazu, dass der Einfluss und das Ansehen des Hatha-Yoga kontinuierlich abnahmen und er schließlich nur noch der Weg einer verschwindend kleinen Minderheit war.

Birch berichtet, dass im 19. und am Beginn des 20. Jahrhunderts der körperorientierte Yoga in Indien vor allem von orthodoxen Brahmanen zunehmend abgelehnt wurde.[58] Yogis wurden erneut mit Fakiren gleichgesetzt, die sich eigentümlich verrenkten und sich anscheinend einer Art Selbstfolter unterzogen. Dazu kam, dass die englischen Kolonialherren mit ihrer damals gängigen, äußerst prüden Weltanschauung sich von der Zurschaustellung jeglicher Körperlichkeit extrem abgestoßen fühlten und den Hatha-Yoga deshalb rigoros ablehnten oder in die Welt des Zirkus und der Jahrmarktschaubuden verbannten. Dadurch ging die Wahrnehmung des spirituellen Aspekts dieses Yogaweges für eine längere Zeit vollständig verloren.

2.5.3.6 Die Wiederentdeckung des Hatha-Yoga im 20. Jahrhundert

Die Ablehnung des Hatha-Yoga sollte sich erst mit dem Wirken Krishnamacharyas wieder ändern. Obwohl auch er ein überaus orthodoxer Brahmane war, war er doch nicht nur ein herausragender Kenner aller *Darshanas*, also aller philosophischen Systeme Indiens, sondern (wohl eher ungewöhnlich zu dieser Zeit) auch der mittelalterlichen Hatha-Yoga-Texte wie der *Hatha-Pradīpikā*. Er war der Lehrer von B.K.S. Iyengar, Pattabhi Jois und seinen eigenen Söhnen T.K.V. Desikachar und T.K. Sribhashyam – und damit von allen Persönlichkeiten, die den körperorientierten Yoga in der gesamten westlichen Welt verbreiteten und dem Hatha-Yoga zu einem beispiellosen Siegeszug verhalfen.

Dazu gesellte sich schon bald die Sivananda-Tradition, die gleich nach dem zweiten Weltkrieg in allen größeren Städten Yogazentren eröffnete und sicher zu den ersten gehörte, die im Westen Yogalehrausbildungen anboten. Für Europa war außerdem der Einfluss von Selvarajan Yesudian wichtig, der, ausgehend von der Schweiz, ebenfalls gleich nach dem Krieg begann, die Lehren eines ganzheitlichen Hatha-Yoga im deutschsprachigen Raum zu verbreiten.

In Indien begannen namhafte Hatha-Yoga-Meister wie Dhirendra Brahmachari und vor allem Swami Kuvalayananda und andere Gelehrte des *Kaivalyadhama Institute* in Lonavla, die Quellentexte ins Englische zu übersetzen und die immer wieder behaupteten gesundheitlichen Wirkungen der Hatha-Yoga-Praxis mit wissenschaftlichen Methoden zu untersuchen.

Jedoch erst im Zuge des Neohinduismus begannen die Inder sich wieder auf den Yoga als Teil ihrer ureigensten Kultur zu besinnen. Vor allem bedingt durch den überwältigenden Erfolg, den der Yoga im Westen hatte, gab es in seinem Heimatland wieder ein Interesse, sich dem Yoga zuzuwenden, um ihn zu studieren und ihn auch wieder breitenwirksam zu üben. Bemerkenswert ist dabei noch, dass der Yoga in Indien inzwischen von rechtsnationalistischen und einen fundamentalistisch-hinduistischen Nationalismus vertretenden Parteien stark vereinnahmt und als „Nationalerbe" – z. B. in der Ideologie des „World Yoga Day" – instrumentalisiert wird.

Abgesehen davon ist zu beobachten, dass gerade der Hatha-Yoga in Indien im 20. Jahrhundert in gewisser Weise noch einmal neu erfunden wurde. Zumindest wurden seine Methoden so ausgewählt und in bestimmten Aspekten ausgearbeitet, dass sie die Bedürfnisse auch der modernen Inder nach Bewegung, Fitness, Gesundheitsvorsorge und Entspannung bestens zu bedienen vermochten. Genau diese Anpassung bewirkte aber auch in Indien, dass der Hatha-Yoga heutzutage zu einer reinen „Körperarbeit" für die wohlhabende Mittelschicht degeneriert ist und sogar große Ashrams inzwischen mit ihren Wellnessabteilungen und Spas werben. Das Wissen sowohl über seinen ganzheitlichen spirituellen Ansatz als auch über seine teilweise rege Verbindung zum Āyurveda droht gerade durch diese Breitenwirkung noch einmal verloren zu gehen.[59]

2.5.4 Eine Übersicht über die wichtigsten Quellentexte

James Mallinson, der über viele Jahre die Situation der Quellentexte zum Hatha-Yoga erforscht hat, stellte im Rahmen des *Hatha Yoga Project* fest, dass sehr wahrscheinlich viele der alten Texte verloren gegangen sind oder in irgendwelchen Bibliotheken unerkannt langsam zu Staub zerfallen. So waren bis vor wenigen Jahren so gut wie keine Sanskrittexte aus der Frühzeit des Hatha-Yoga (11.-14. Jahrhundert) so editiert, dass man sie in Fachkreisen diskutieren konnte. Dazu kommt noch, dass alte Texte in Regionalsprache (Tamil, Marathi, Bengali) in der Regel gar nicht von der indischen und westlichen Indologie berücksichtigt wurden, sodass noch ganz viel Wissen im Verborgenen ruht.

Deswegen stützte sich das ganze Wissen, das man über diesen Yogaweg hatte, auf drei relativ späte Texte, nämlich die *Hatha-Pradīpikā*, die *Gheranda-Samhitā* und die *Shiva-Samhitā.*

Und auch von diesen Quellentexten entstanden erst in den letzten Jahren kommentierte Editionen, die wissenschaftlichen Anforderungen genügen – was vor allem heißt, dass ihre Inhalte nicht gemäß den Sichtweisen einer bestimmten Tradition (z. B. der von Sivananda) interpretiert wurden.

2.5.4.1 Die Hatha-Pradīpikā

Unter diesen drei Texten ragt heutzutage die *Hatha-Pradīpikā* hervor, denn sie wird in den modernen Yogakreisen als *der* Quellentext angesehen. „Alle folgenden in Sanskrit verfassten Anthologien und Kommentare zum Hatha-Yoga beziehen sich auf die Hatha-Pradīpikā und die meisten verstehen ihre Definitionen der Übungspraxis des Hatha-Yoga als verbindlich"[60], weiß Mallinson, der viele dieser Texte gesichtet und etliche auch übersetzt hat.

Die *Hatha-Pradīpikā* (wörtlich: Kleine Leuchte des Hatha-Yoga) wurde gegen 1450 n. Chr. von Svātmārāma *zusammengestellt*, denn sie ist wie fast alle Texte eine Zusammenschau oder Kompilation von – in diesem Fall ca. 20 – älteren Texten. Svātmārāma nennt den Text jedoch als von Ādināth (ein Name Shivas) *geoffenbart* und sieht sich klar in der Tradition von Matsyendranāth, Goraknāth und anderen *Siddhas.*

Mallinson weist in seinen Studien darauf hin, dass Svātmārāma dabei wohl die Absicht verfolgte, mit dem Text den Sichtweisen und Praktiken der vielen verschiedenen zeitgenössischen Traditionen der shivaitischen Siddha-Schulen Raum zu geben. Gleichzeitig berücksichtigte er aber auch Sichtweisen des Vedānta, sodass wir laut Mallinson in der *Hatha-Pradīpikā* eine Synthese des Nondualismus von Shivaismus und Vedānta finden – und das in Kombination mit älteren asketischen Praktiken, wie sie in den Übungslehren der *Mudrā* im *Dattatreyayogashāstra* zu finden sind.[61]

Die *Hatha-Pradīpikā* ist der erste Hatha-Yoga-Text, der neben *Mudrā* bewusst die Praxis von *Āsana*, *Kumbhaka* und das Lauschen auf den inneren Ton (*Nāda-Anusandhāna*) in die Übungsabfolge einschließt. Gleich am Beginn der *Hatha-Pradīpikā* bezeichnet Svātmārāma den von ihm beschriebenen Übungsweg als eine Leiter. Er betont, dass sie ausschließlich dazu gedacht sei, sich Sprosse um Sprosse in den höchsten Zustand (*Samādhi*) zu begeben, der hier Rāja-Yoga genannt wird. Ähnlich wie bei den ineinandergreifenden Gliedern (*Angas*) des Ashtānga-Yoga ist auch bei einer Leiter jede Sprosse gleich unverzichtbar und wesentlich.

Gemäß der *Hatha-Pradīpikā* sind die wesentlichen Sprossen, die in vier Kapiteln (und 643 Versen) dargelegt werden:

- *Āsanas* (sie schenken Stabilität, Gesundheit und Leichtigkeit)
- *Kumbhaka* (zum Fixieren und Lenken der Vitalkräfte)
- *Mudrās* mit *Bandhas* (ebenfalls zum Fixieren und Lenken der Vitalkräfte)
- *Nāda-Anusandhāna* (als Weg zu *Samādhi*, falls der Übende mit der subtilen Ausführung der *Mudrās* nicht klarkommen sollte)

Vorbereitet wird dieser Weg durch die Wahl eines geeigneten Lebensumfeldes und durch einige allgemeine Regeln zur Lebensführung und zur Ernährung. Bräutigam, der lange über die *Hatha-Pradīpikā* geforscht hat, berichtet von jeweils zehn *Yamas* und *Niyamas*, die allerdings im Text selber nur angedeutet werden. Sie machen gewissermaßen die unverzichtbaren untersten Stufen der Leiter aus.

Zwischen *Āsana* und *Kumbhaka* beschreibt Svātmārāma noch eine Art von „Zwischensprosse", und zwar die Übungspraxis der *Kriyās* (oder *Shatkarmāni*) – der Reinigungsübungen. Sie sollen denjenigen, die es brauchen, helfen, ihre *Doshas* auszubalancieren, um sich so auf die Übungspraxis vorzubereiten.

Ihnen direkt vorangestellt ist *Nādī Shodhana*, die Nādī-Reinigung, die in allen Hatha-Traditionen als unverzichtbar angesehen wird.

Einzigartig sind in ihrer Ausführlichkeit in der *Hatha-Pradīpikā* die Beschreibungen und Methoden von *Nāda-Anusandhāna*, die einen „großen Seitenweg" auf dem Weg zu *Samādhi* darstellen. Sehr anschaulich und bildhaft beschreibt Svātmārāma, wie das „Lauschen auf den inneren Ton" den unruhigen Geist zu fesseln und bis in eine tiefe Stille zu führen vermag, in der sich der Geist des Übenden im reinen Bewusstsein Shivas auflöst (*Laya*), so wie sich Salz in Wasser auflöst.

Was die *Hatha-Pradīpikā* meines Erachtens für den heutigen Yoga so wichtig macht, ist ihre Darstellung des Hatha-Yoga als einen ganzheitlichen Weg, bei dem *Prānāyāma* (bzw. *Kumbhaka*) und die feinstoffliche und meditative Übungspraxis der *Mudrās* – und eben nicht nur der *Āsanas* – ganz klar im Mittelpunkt stehen. Svātmārāma bemerkt mehrmals, dass für diejenigen, die sich *nicht* für die Ideen einer emotional-mentalen Wandlung, für Befreiung und ein Verschmelzen mit einem (hier: göttlichen) Urgrund interessieren, *der Hatha-Weg nicht das Richtige sei.*

Der Text kann uns eine Ausrichtung für die Praxis geben und uns die Weite ihrer Perspektiven und Methoden aufzeigen, in die wir über die Jahre hinweg hineinwachsen können.

Als *das* „Handbuch des Hatha-Yoga“ sagt der Text interessanterweise so gut wie nichts über das „Wie“ der Übungspraxis aus. Das mag seinen Grund darin haben, dass Svātmārāma immer wieder betont, dass man die „Leiter“ nur unter Aufsicht eines erfahrenen *Gurus* besteigen soll. Dies gilt insbesondere für *Kumbhaka* und *Mudrā*.

Die *Hatha-Pradīpikā* ist für uns moderne Menschen so gut als Grundlagentext geeignet, weil sie – so Mallinson – keinerlei sektiererische Tendenzen und keinerlei Beschränkungen bezogen auf Kasten zeigt, sondern ausdrücklich *alle* auf den Weg einlädt, die wahrhaft bereit sind zu üben und die bereit sind, mit den verschiedenen Stadien der „Sprossen der Leiter“ ihre Erfahrungen zu machen.

Sie zeigt uns eine *Kāya-Sādhanā*, einen Weg, der den Körper mit einbezieht, da er der einzige uns zugängliche Ort der Erfahrung ist, bei dem es aber vor allem immer wieder darum geht, den Geist zu beruhigen und zu stabilisieren, sodass man in einen Bewusstseinszustand kommt, der „ohne Stütze“ (*Unmanī*) genannt wird – vergleichbar dem Nirodha-Zustand, wie er in den *Yoga-Sūtras* beschrieben wird.

Gleichzeitig ist die *Sādhanā* der *Hatha-Pradīpikā* aber auch ein Erlösungsweg, der uns in den Zustand von *Samādhi* führen möchte, der sowohl gekennzeichnet ist durch Freiheit (*Mukti*) als auch durch die Erfahrung tiefster Verbundenheit (*Laya*) mit dem Urgrund allen Seins.

2.5.4.2 Die Gheranda-Samhitā

Die *Gheranda-Samhitā* (Sammlung des Gheranda) entstand zwischen dem 17. und 18. Jahrhundert und zählt damit zu den „späten“ Schriften des Hatha-Yoga. Obwohl der Name Gheranda im Titel auftaucht, ist kein „wirklicher“ Verfasser überliefert.[62] Wie die meisten Yogaschriften ist auch sie eine Kompilation, die – so Thomi – sich wohl weitgehend aus denselben Quellen bedient wie die *Hatha-Pradīpikā*, sodass manche Inhalte sich fast wörtlich decken.

Die *Gheranda-Samhitā* umfasst sieben Kapitel und 351 Verse, die folgendermaßen gegliedert sind:

1. Shatkarma-Sādhanā (Reinigungsübungen)
2. Āsana-Prayoga
3. Mudrā-Prayoga
4. Pratyāhāra-Prayoga
5. Prānāyāma-Prayoga
6. Dhyāna-Yoga
7. Samādhi-Yoga

Auch der Autor der *Gheranda-Samhitā* beruft sich – wie Svātmārāma – auf eine Offenbarung Shivas, durch die ihm das Wissen des Hatha-Yoga (*Hatha-Yoga-Vidyā*) vermittelt wurde, und nimmt ebenfalls das Bild der Leiter auf: „Wie eine Leiter erscheint sie dem, der den hohen Rāja-Yoga zu erklimmen sucht.“[63]

Wie so oft werden am Beginn mit *Māyā* (hier im Sinne von Illusion, Täuschung) und *Ahamkāra* (Ego) zwei wesentliche Hindernisse genannt, die mit dem Wissen des Yoga geschwächt werden können.

Auch der für die *Gheranda-Samhitā* so typische Begriff des Kruges (*Ghata*) wird gleich zu Beginn eingeführt: „Immer wieder zerfällt der Krug [ghata] wie ein ungebrannter Topf im Wasser. (Diesen) mit dem Feuer des Yoga verbrennend, erreicht man die Reinheit des Kruges.“ (GhS 1.8)

Die folgenden drei Verse beschreiben in Kurzform das ganze Programm der *Gheranda-Samhitā*: „Reinigung, Festigkeit, Beständigkeit, Beharrlichkeit, Leichtigkeit, unmittelbare Wahrnehmung (des Selbst) und Makellosigkeit sind die (zu erreichenden) sieben Ziele [sapta-sādhanā] des Kruges [ghata]: mit Shatkarman [den sechs Handlungen] (erzielt man) die Reinigung, mit

Āsana [Sitz] die Festigkeit, mit Mudrā [Siegel] die Beständigkeit, mit Pratyāhāra [Zurückziehen] die Beharrlichkeit, mit Prānāyāma [Atembeherrschung] die Leichtigkeit, mit Dhyāna [Beschauen] die unmittelbare Wahrnehmung des Selbst und mit Samādhi [Sammlung] die Makellosigkeit – (und das ist) die Befreiung [mukti], kein Zweifel!" (GhS 1.9-11)

Die *Gheranda-Samhitā* beschreibt ausführlich 32 *Āsanas*, 25 *Mudrās* und *Bandhas* (also mehr als die *Hatha-Pradīpikā*), 8 *Kumbhakas* mit *Nādī Shodhana* als Vorbereitung und dazu noch (in Vers 5.86) das Atmen in Verbindung mit der ständigen Wiederholung (*Japa*) des Mantras *so'ham*.

Es folgt eine sehr hilfreiche Ausdifferenzierung der verschiedenen Formen der Hatha-Yoga-Meditation (GhS 6.1):

- *sthūla*: das Beschauen von etwas Konkretem, Bildmeditation
- *jyotir*: Lichtmeditation
- *sūkshma*: das Beschauen von etwas Feinstofflichem, transzendentale Meditation

Die *Gheranda-Samhitā* beschreibt *Samādhi* mit folgenden Worten: „Man löst das Gemüt [manas] vom Krug [ghata] und führt das Einssein im höchsten Selbst herbei." (GhS 7.3) Weiter heißt es: „Ich bin Brahman, nichts anderes bin ich. Als Brahman wird mir kein Kummer zuteil. Sat-Cit-Ānanda [(wahrhaft) Seiendes, Bewusstsein und Glückseligkeit] bin ich, ewig befreit und mit eigenem Sein versehen [sva-bhāvavān: selbstexistent]." (GhS 7.4) Eine weitere Beschreibung findet sich in den Versen 7.19-21.

Zusammenfassend könnte man sagen, dass die Beschreibungen der Hatha-Yoga-Techniken in der *Gheranda-Samhitā* noch etwas spezieller sind als in der *Hatha-Pradīpikā* und sich die Übungstechniken (ohne *Guru* bzw. Lehrer) dadurch noch etwas weniger gut erschließen lassen. Meiner Ansicht nach finden sich in diesem Text aber viele interessante ergänzende Übungen (wie z. B. die wunderschönen Lichtmeditationen) und bekannte Übungen werden mit anderen Worten und mit anderen Aspekten dargestellt.

2.5.4.3 Die Shiva-Samhitā

Die *Shiva-Samhitā* (Sammlung [von Versen] über Shiva) wurde zwischen dem 13. und dem 15. Jahrhundert verfasst.[64] Ihr Autor ist unbekannt. Der Text ist in Dialogform verfasst: ein Dialog, in dem Shiva sein Wissen seiner Gefährtin Pārvatī vermittelt.

Die *Shiva-Samhitā* gilt als einer der drei (bis heute) wichtigsten Quellentexte des Hatha-Yoga. Der Text bezeichnet sich selbst als Tantra, vermittelt aber vor allem *teilweise einzigartige* Yogalehren, so James Mallinson, der 2006 die erste kritische Ausgabe herausgab.[65] Wie die meisten Quellentexte ist auch die *Shiva-Samhitā* eine Kompilation und zeigt eine Vielzahl von Einflüssen anderer Texte und Traditionen auf, unter anderem der südindischen tantrischen Schule von Shrī-Vidyā, die einen Advaita-Vedānta lehrte.

Sie ist in fünf Kapitel gegliedert und enthält 517 Strophen, in denen sie jedoch nicht – wie andere Texte – den systematischen Aufbau eines sechs- oder achtgliedrigen Yogaweges aufzeigt.

Das erste Kapitel ist der Diskussion verschiedener Methoden der Befreiung und philosophischer Standpunkte gewidmet.

Das zweite Kapitel beschreibt die Entsprechungen des Makrokosmos im Mikrokosmos des menschlichen Körpers, die *Nādīs*, das innere Feuer (*Vaishvānara*) und die Arbeit mit der Lebensenergie.

Im dritten Kapitel werden *Prāna* und die Wirkkräfte der *Vāyus* beschrieben. Es wird die Notwendigkeit betont, die Wegbegleitung eines *Gurus* zu haben, und es werden die vier Stufen der Schülerschaft erläutert. Damit die Lehren von *Prāna* und den *Vāyus* in Erfahrung umgesetzt werden können, wird *Prānāyāma* erklärt und es werden – als Grundvoraussetzung – vier Sitzhaltungen beschrieben (womit *Āsanas* abgehandelt sind).

Das vierte Kapitel behandelt – wie viele ältere Texte – ausführlich elf *Mudrās* und *Bandhas* und wie sie eingesetzt werden, um außergewöhnliche Fähigkeiten (*Siddhis*) zu erlangen und die *Kundalinī* zu erwecken.

Das fünfte Kapitel gleicht einem Sammelbecken für alle möglichen Themen. Man findet dort: die Darstellung der Hindernisse auf dem Weg zur Befreiung (*Mukti*), die Beschreibung diverser magischer Techniken, Ausführungen über die feinstofflichen Zentren und Energien des Körpers inklusive der *Kundalinī* und der sieben Lotus (*Cakras*). Den krönenden Abschluss dieses Kapitels und des ganzen Textes bilden die Erklärung des Rāja-Yoga und damit verbunden ein Mantra, dessen stete Wiederholung eine Absorption in das Absolute bewirken soll.

Besonders an der *Shiva-Samhitā* ist, dass sie sich ausdrücklich auch an Menschen mit Familie, die sogenannten „Haushälter" wendet.

Der Text findet aktuell in den meisten modernen Yogatraditionen und Yogalehrausbildungen nur wenig Beachtung, was sicher daran liegt, dass er bis heute in keiner deutschsprachigen kritischen Übersetzung vorliegt.

2.5.5 Die Energiekonzepte des Hatha-Yoga

Die Lehren des Hatha-Yoga erschließen sich meines Erachtens nur, wenn wir die Energiekonzepte berücksichtigen, die er im Laufe der Jahrhunderte entwickelt hat. Die Quellentexte lassen keinen Zweifel daran, dass die Aktivierung und Lenkung des *Prāna* die treibende Kraft auf diesem spirituellen Übungsweg ist. Nach dieser Sichtweise ist die Schöpfung ein Sich-Materialisieren der *Shakti* (Energie), wobei sich von Stufe zu Stufe (*Tattva*) mit jedem Grad der Formwerdung (vom reinen Bewusstsein bis hin zum Element Erde) die Schwingungsebene stetig verdichtet.[66] Das bedeutet, dass auf dem Weg zurück vom grobstofflichen „irdischen" Dasein bis hin zum reinen Bewusstsein die Frequenz der Schwingung wieder angehoben werden muss: vom Dichten zum Feinsten. Und so können wir vermuten, dass jede „Sprosse" auf der „Leiter" des Hatha-Yoga, die uns zum Rāja-Yoga (*Samādhi*) führen will, mit einem Übungskomplex (*Āsana*, *Prānāyāma* usw.) in Beziehung gesetzt werden kann. Tatsächlich verfeinern sich ja auch im Laufe einer langjährigen Übungspraxis die Sinne bei vielen Übenden. Durch die immer genauere und differenziertere Selbsterfahrung (Propriozeption) kann der Übende achtsamer und feinfühliger für alles werden, was in seinem Inneren geschieht. Er wird befähigt, die Blockierung des *Prāna* und sein freies Strömen zu spüren, und er kann lernen, in welchem Maße er mental Einfluss auf die in ihm wirksame Lebensenergie nehmen kann. Darin liegt vielleicht die wirklich große Bedeutung einer körperorientierten Yogapraxis, die dadurch aber auch zu einem Weg der Transformation werden kann und sich nach und nach für manche Übende sogar als ein mystischer Weg darstellt. Um das Prozesshafte des Weges besser zu verstehen, lohnt es sich, den Schöpfungsmythos des Tantra, auf den sich auch die Leiter-Metaphorik der *Hatha-Pradīpikā* bezieht, einmal genauer anzuschauen.

2.5.5.1 Der tantrische Schöpfungsmythos und das Prinzip der Auflösung und Absorption

Die Konzepte des Tantra, in denen der Hatha-Yoga in vieler Hinsicht wurzelt, definieren den Urgrund allen Seins als „reines Bewusstsein". Es wird im Tantra als *Parashiva* bezeichnet und damit von dem in Indien populären Gottesbild und seinen Fähigkeiten abgegrenzt.

Das „reine Bewusstsein" entspricht dem Konzept des Vedānta von *Brahman*, dem Absoluten. Es wurde nie geboren und wird nie vergehen. Es ruht in sich, ist formlos, unbewegt und frei von allen Qualitäten.

Es heißt, dass plötzlich in ihm ein Wunsch aufkeimte: der Wunsch, sich selbst zu erfahren. Dieser Wunsch trug in sich die Notwendigkeit, eine Vielzahl von Qualitäten zu erschaffen, die Wahrnehmung überhaupt möglich machen. Dazu gehören ein von gewissen Erfahrungen konditionierter Geist, eine Person, die sich als Wahrnehmende erfährt, Erkenntnisfähigkeiten (die Sinne) und vor allem ein Körper, der zum Ort der Erfahrung wird, indem er mittels seines Nervensystems das Spüren möglich macht.

Um das alles zu ermöglichen, entstand aus dem „reinen Bewusstsein" sein dynamischer Aspekt: Shakti, die Schöpfungskraft, die zusammen mit dem formgebenden Prinzip (*Māyā*) begann, den Schöpfungsprozess zu entfalten. Um ihn darstellbar und nachvollziehbar zu machen, bediente sich der Tantra des älteren Konzeptes der 25 *Tattvas* (Soheiten)[67], wie sie im Sāmkhya beschrieben wurden. Es heißt, dass *Māyā* mit jedem Schöpfungsschritt einen Schleier aus Materie um das Bewusstsein legte, wodurch die Geschöpfe immer unbewusster wurden, je weiter der Prozess ihrer Materialisierung voranschritt. Dadurch geschieht es, dass der aus dem göttlichen Urgrund entstandene Mensch seinen Ursprung im „reinen Bewusstsein" vergisst und sich als getrennt erfährt. Dieser Zustand des Vergessens, des Unwissens – der *Avidyā* – wird symbolisiert durch die zusammengerollte und schlafende Schlange, die *Kundalinī*. Sie ruht in jedem Menschen als sein Bewusstseinspotenzial und als die Kraft seiner Sehnsucht, zur Quelle allen Seins zurückzufinden.

Diese Sehnsucht ist es, die in jedem Menschen zum Antrieb werden kann, sein materielles Sein (sein „Fleisch und Blut") und sein Ego mit allen seinen Rollen und Mustern zu hinterfragen.

„Wer bin ich?" „Wer bin ich in meinem tiefsten Sein?" „Wo komme ich her?" „Wo gehe ich hin?" „Warum bin ich hier?", fragt sich der Mensch, wenn er sich als jemand erlebt, der von einem ihm unbekannten Schicksal ins Leben geworfen wurde. Er sucht Sinn und er sucht seine wahre Heimat, den Zustand der Einheit mit dem Sein an sich.

In einigen tantrischen Texten (wie dem *Vijñāna-Bhairava-Tantra*) wird dieses Suchen dargestellt als der Wunsch der Schöpfung (bzw. des Menschen), in die Ruhe und den tiefen Frieden seines Urgrundes zurückzukehren. Die Schöpfungskraft Shakti wird nun zur Vermittlerin. In den Texten wendet sie sich an Shiva (der ja auch ihr Urgrund ist) und bittet ihn, den Geschöpfen (durch die er sich nun bewusst erfahren kann) einen Weg aufzuzeigen, mit dessen Hilfe sie in der Lage sind, einen (Tattva-)Schleier nach dem anderen abzulegen. In diesen Texten offenbart Shiva (vermittelt durch Shakti) den Suchenden den Weg, der es ihnen ermöglicht, ihr materielles Sein zu transzendieren – bis hin zu dem Moment, in dem sie sich wieder vollkommen vom „reinen Bewusstsein" absorbieren lassen.

Im Zustand des Aufgelöstseins (*Laya*), völlig absorbiert (*Sāmavesha*) vom Urgrund, erfährt der Übende vollkommene Einheit. Es heißt in den Texten (z. B. in der *Hatha-Pradīpikā*), dass sich dadurch die Polaritäten, die den Alltag des Menschen beherrschen, ineinander auflösen und die Dynamik der *Gunas* (die sie symbolisieren) transzendiert wird.[68]

2.5.5.2 Die Gunas und das Spiel der Polaritäten

Guna bedeutet eigentlich Schnur, Faden. Im Yoga versteht man darunter die Eigenschaft oder Qualität von allem, was ist. *Guna* nennt man nach dem philosophischen Konzept der indischen Sāmkhya-Philosophie jene Kräfte, aus denen die Urmaterie, *Prakriti*, zusammengesetzt ist. Diese Lehre wurde später von anderen Richtungen übernommen und spielt in der Praxis des Hatha-Yoga eine wesentliche Rolle.

Nach der Vorstellung des Sāmkhya setzt sich die *Prakriti* aus den folgenden drei Qualitäten (*Gunas*) zusammen:

- *Tamas* (Trägheit, Dunkelheit, Stabilität)
- *Rajas* (Rastlosigkeit, Bewegung, Energie)
- *Sattva* (Klarheit, Güte, Harmonie)

Alle drei *Gunas* bilden gemeinsam das Gewebe der Natur. Sie sind so aufeinander bezogen, dass das eine ohne das andere nicht denkbar ist.

Das grafische Bild des Dreiecks, das die Wirkweise der *Gunas* wiedergibt, zeigt deutlich ihre wechselseitige Bezogenheit und ihre dynamische Interaktion.

Das Konzept der Gunas

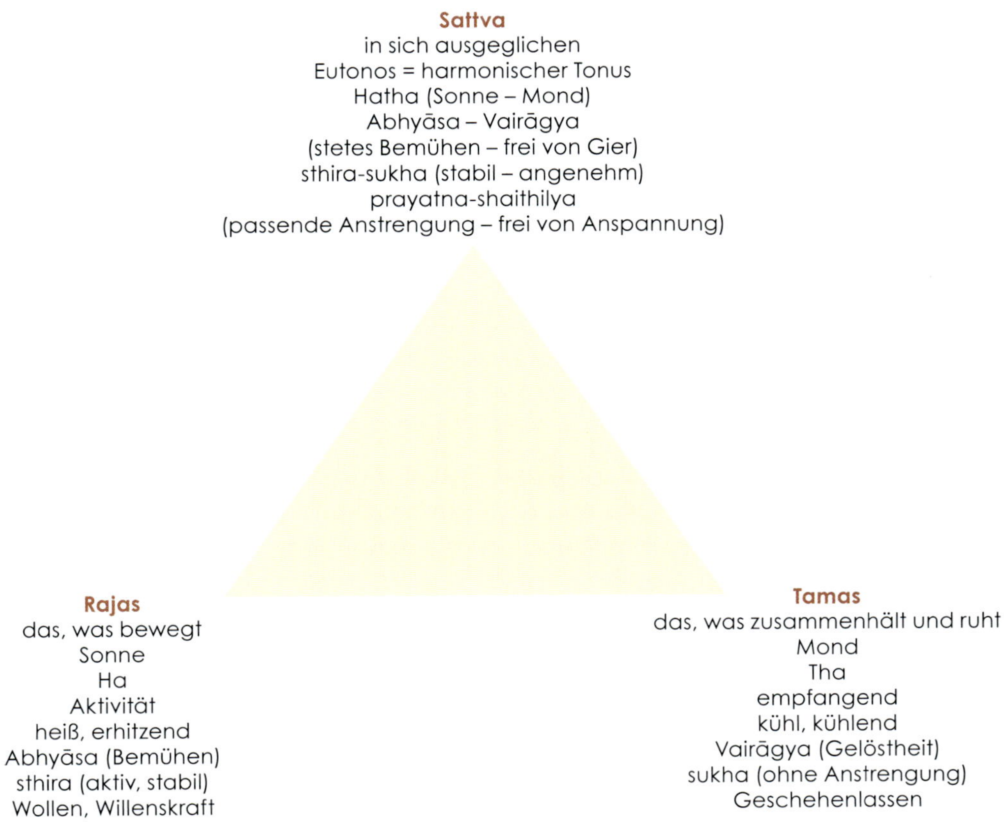
Sattva
in sich ausgeglichen
Eutonos = harmonischer Tonus
Hatha (Sonne – Mond)
Abhyāsa – Vairāgya
(stetes Bemühen – frei von Gier)
sthira-sukha (stabil – angenehm)
prayatna-shaithilya
(passende Anstrengung – frei von Anspannung)
Rajas
das, was bewegt
Sonne
Ha
Aktivität
heiß, erhitzend
Abhyāsa (Bemühen)
sthira (aktiv, stabil)
Wollen, Willenskraft
Tamas
das, was zusammenhält und ruht
Mond
Tha
empfangend
kühl, kühlend
Vairāgya (Gelöstheit)
sukha (ohne Anstrengung)
Geschehenlassen

Abb. 1: Das Konzept der Gunas

Die Tatsache, dass der *Sattva-Guna* oben auf der Spitze des Dreiecks balanciert, zeigt, dass er sich dort in einem äußerst instabilen Gleichgewicht befindet. Er ist die tief in der Natur begründete Dynamik der Polaritäten, die nicht nur unseren Biorhythmus beherrscht, sondern im unaufhörlichen Aktivsein unseres ständig bewertenden und wählenden Geistes ein stetiges Wechselspiel zwischen Anziehung und Abneigung aufrechterhält. Diese Dynamik treibt nicht nur alle Veränderungen an und ist somit für allen Wandel in der Welt verantwortlich, sondern ist auch der Hauptgrund für die Unruhe unseres Geistes.

In der Unruhe zerstreut sich unsere Lebensenergie *Prāna* und das Leben rinnt uns durch die Finger. Auf diesem Umstand baut das Konzept der *Vāyus* auf und zeigt auf, wie wir den *Prāna* sammeln und bei uns halten können.

2.5.5.3 Die fünf Aspekte des Prāna – die Vāyus und die Erweckung der Kundalinī

Die Lebensenergie *Prāna* wird im Hatha-Yoga als die Kraft angesehen, die selbstständig, bewusst und intelligent alle Prozesse des Lebens in unserem Körper kontrolliert und regelt. Sie wird in fünf Aspekte unterteilt, von denen jeder für einen ganz speziellen Aufgabenbereich zuständig ist. Im Hatha-Yoga soll man lernen, sie so zu bündeln und zu lenken, dass die *Kundalinī* aktiviert wird und der Weg zur Quelle (*Parashiva*) sich öffnet.

Prāna-Vāyu – die Kraft, die aufnimmt

Prāna-Vāyu hat seinen Sitz im Brustraum. Er ist zuständig für jede Form des Empfangens: Nahrung aufnehmen, etwas über die Sinne aufnehmen, also sehen, hören, fühlen, riechen und schmecken, außerdem einatmen und die Empfängnis. Er hat die Tendenz, sich nach oben (über den Kopf) zu zerstreuen.

Apāna-Vāyu – die Kraft, die abgibt

Apāna-Vāyu hat seinen Sitz im Unterbauch. Er ist zuständig für jede Form des Abgebens: verdaute Nahrung ausscheiden, abgeben durch Sprechen, Gestikulieren oder Berühren, ausatmen, gebären. Er hat die Tendenz, sich nach unten (über das Becken) zu zerstreuen.

Samāna-Vāyu – die Kraft, die wandelt

Samāna-Vāyu hat seinen Sitz im Oberbauch. Als *Agni* (Verdauungsfeuer) ist er zuständig für jede Form des Verdauens: das Verdauen der Nahrung, das Verarbeiten von Sinneseindrücken und Informationen. Er entscheidet, was von dem, was wir aufgenommen haben, bei uns bleibt (Assimilation) und was wir ausscheiden.

Udāna-Vāyu – die Kraft, die kommuniziert

Udāna-Vāyu hat seinen Sitz im Kehlbereich. Er ist zuständig für jede Form des Kommunizierens und für die Art und Weise, wie wir uns ausdrücken.

Vyāna-Vāyu – die Kraft, die verteilt

Vyāna-Vāyu kreist ständig durch den gesamten Körper. Er hat die Funktion, die Lebensenergie über das Blut, die Lymphe, Nervenimpulse und Botenstoffe im ganzen Körper zu verteilen.

Der Lenkung von *Prāna-Vāyu* und *Apāna-Vāyu* und der Aktivierung von *Samāna-Vāyu* kommt im Hatha-Yoga eine besondere Bedeutung zu. Gemäß seiner Energiekonzepte soll mithilfe von *Mūla-Bandha* der *Apāna-Vāyu* nicht nur daran gehindert werden, nach unten zu entweichen, sondern soll nach oben ans Feuer bewegt werden, in das er seine (Stoffwechsel-)Schlacken (*Mala*) als Brennstoff einspeist. Gleichzeitig wird *Jālandhara-Bandha* geübt, der bewirken soll, dass der *Prāna-Vāyu* nicht nur gehindert wird, nach oben zu entweichen, sondern vor allem nach unten an das

Agni geführt wird, um das Feuer wie Luft aus einem Blasebalg zu entfachen.

Wenn *Agni* intensiv brennt, bewirken diese beiden *Bandhas* in Verbindung mit der Kontraktion der Bauchdecke (*Uddīyāna-Bandha*), dass die Flamme sich dreht und nach unten brennt. Dort – im Unterbauch – liegt zusammengerollt die *Kundalinī*. Die Hitze weckt sie (in einigen Traditionen wird sie auch von der Flamme verbrannt), wodurch sie aufschreckt, sich entrollt und den Weg in den mittleren Kanal, *Sushumnā-Nādī*, freigibt, dessen Eingang sie vorher mit ihrem Kopf verschlossen hielt. Ihr Aufwachen – wodurch sie wieder zur freien, strömenden Bewusstseinsenergie (*Prāna*) wird – und ihr Aufsteigen sind also als direkte Folge der gezielten Ausrichtung der Energien der *Vāyus* mittels der *Bandhas* zu verstehen.

Auch von einigen *Āsanas* und *Prānāyāmas* (*Pashcimottānāsana* und *Bhastrikā*) heißt es in den Texten, dass sie auf das Erwachen der *Kundalinī* einwirken können.

2.5.5.4 Die yogischen Energiekanäle – die Nādīs

Die Lebensenergie *Prāna*, die unseren Körper ununterbrochen durchströmt, fließt nach Ansicht der Hatha-Yogis in feinen Kanälen, den *Nādīs*. Lange hieß es, dass es 72.000 dieser feinen und feinsten Kanäle gäbe. Heute nimmt man an, dass es sich bei dieser Mengenangabe um einen Übersetzungsfehler handelt und dass der Hatha-Yoga mit 72 *Nādīs* arbeitet. Es heißt, dass sie im *Kanda*, einer Art Knolle im Unterbauch, entspringen. Der *Kanda* soll gleichzeitig der *Kundalinī* als Ruhestätte dienen.

Unter diesen vielen *Nādīs* werden drei in allen Hatha-Traditionen als ganz besonders bedeutsam angesehen: *Idā, Pingalā* und *Sushumnā*.

- *Idā* ist der Energiekanal, der der linken Seite und dem linken Nasengang zugeordnet ist. *Idā-Nādī* steht in Beziehung zum mondhaften, kühlenden und passiven Aspekt des *Prāna*.
- *Pingalā* ist der Energiekanal, der der rechten Seite und dem rechten Nasengang zugeordnet ist. *Pingalā-Nādī* steht in Beziehung zum sonnenhaften, wärmenden und aktiven Aspekt des *Prāna*.

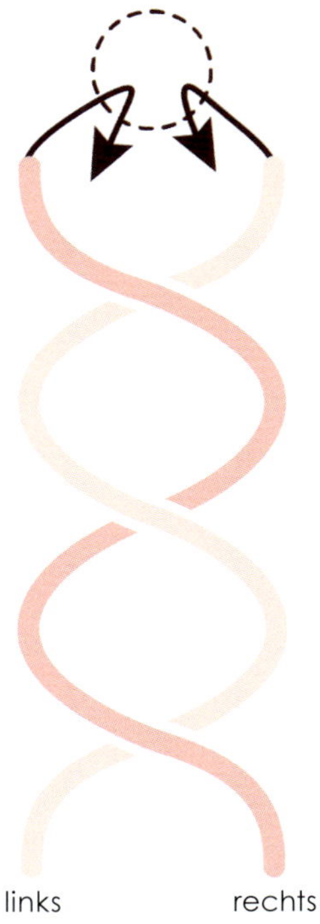

Abb. 2: *Idā-Nādī* und *Pingalā-Nādī*

Es heißt, dass sich diese beiden *Nādīs* spiralförmig in dreieinhalb Umdrehungen um die Wirbelsäule herumwinden und an ihr aufsteigen (in manchen Traditionen wird auch ein gerader Verlauf neben der Wirbelsäule beschrieben). *Idā-Nādī* soll auf der linken Seite des *Kanda* entspringen und zum linken Nasengang führen. *Pingalā-Nādī* soll auf seiner rechten Seite entspringen und zum rechten Nasengang führen.

Diese beiden *Nādīs* stehen symbolisch für die Welt der Polarität, in deren Spannungsfeld wir normalerweise leben und in der wir uns ständig zwischen den Polen von Tag und Nacht, Aktivität und Ruhe, Anziehung und Abstoßung, Licht und Dunkel hin und her bewegen. Meist befindet sich diese Bewegung nicht im Gleichgewicht, da wir in der Regel mehr dem einen als dem anderen Pol zugeneigt sind – zum Beispiel als ein eher aktiver oder eher ruhiger Mensch.

Eines der großen Arbeitsfelder des Hatha-Yoga ist deswegen der Ausgleich dieser polaren Energien, so wie es auch schon beim Konzept der *Gunas* (Abschnitt 2.5.5.2) beschrieben wurde. Während das Gleichgewicht der *Gunas* als unauflösbar instabil angesehen wird, da ihr Rhythmus immer auch den pulsierenden Rhythmus des Lebens widerspiegelt, suchten die Yogis auf einer subtileren Ebene einen Weg, das Wirken der Polarität zu beenden.

Dafür entwickelten sie das Konzept der Mitte (*Madhya*), die als ein Raum gesehen wird, *in den hinein* die polaren Gegensätze mithilfe der Hatha-Yoga-Praxis aufgelöst werden können, wodurch etwas Neues, Drittes entstehen kann: die Mitte. Sie wird durch den dritten – den wichtigsten – Energiekanal symbolisiert: *Sushumnā* (wörtlich: die sehr Gnädige). Es heißt, dass diese *Nādī* in der Mitte der Wirbelsäule verläuft. Solange wir in der Welt der Polaritäten leben, ist sie inaktiv und ihr Eingang am *Kanda* wird durch den Kopf der *Kundalinī* verschlossen. Sobald wir mit den Mitteln des Yoga tief und intuitiv verstehen lernen, dass jede Polarität nur zwei Seiten des Einen widerspiegelt, erwacht die *Kundalinī* aus ihrer Schlangenform und wandelt sich wieder in reine Bewusstseinsenergie (*Prāna-Shakti*). Als diese Energie steigt sie über die *Sushumnā-Nādī* von *Cakra* zu *Cakra* auf, wodurch sich auf jeder dieser Ebenen die Erfahrung des Einsseins und das Wissen um den *einen* Ursprung aller Schöpfung im reinen Bewusstsein (*Parashiva*) vertiefen und stabilisieren.

2.5.5.5
Das Konzept von Amrita

Das sehr alte Konzept von *Amrita* als Lebenselixier oder „Nektar der Unsterblichkeit“ spielt in der feinstofflichen Physiologie des Hatha-Yoga eine wesentliche Rolle.

> **Exkurs: Amrita**
> (Autor: *Martin Henniger*)
> Auch bei dieser Thematik ist der Beitrag der dravidischen Kultur bemerkenswert. Die Beschäftigung mit dem „Lebenselixier“ und die „Alchemie“ des Körpers[69] sind vor allem in der südindischen Siddha-Medizin immer wieder zentrale Themen gewesen. Besonders im *Tirumandiram*, dem Hauptwerk des südindischen Yogis Tirumūlar, wird dies ausführlich beschrieben.

Es heißt, dass jeder Mensch am Beginn des Lebens eine gewisse Menge dieses Nektars in einer mondsichelförmigen Schale zugeteilt bekommt, die sich (je nach Tradition) am Hinterkopf oder im Bereich der Stirn befindet. In der Unruhe, in den Aktivitäten des Alltags und im Rahmen unseres natürlichen Alterungsprozesses tropft dieser Nektar nach unten, fällt am Nabel in das Verdauungsfeuer (symbolisch als Sonne dargestellt) und wird verzehrt. Ist der Vorrat aufgebraucht, endet das Leben.

In den Energiekonzepten des Hatha-Yoga wird es deshalb als wichtig angesehen, diesen Verbrauch einzuschränken oder sogar zu verhindern. Dazu dienen explizit die Umkehrhaltungen, aber auch die *Bandhas*.

In vielen Hatha-Traditionen wird *Amrita* auch mit dem männlichen Samen gleichgesetzt. Bei ihnen dienen die *Bandhas* nicht nur dazu, auf die *Kundalinī* einzuwirken, sondern werden vor allem genutzt, um den „Abfluss“ des männlichen Samens nach unten zu stoppen und ihn sogar wieder nach oben zu ziehen. In der Logik dieser Konzepte bedeutet das, dass der Yogi den *Amrita* in sich halten kann und deshalb unsterblich wird.

2.5.5.6 Kundalinī und Cakras

Im tantrischen Schöpfungsmythos wird der Prozess der Schöpfung, in dem sich der Geist materialisiert, als Involution (Einfaltung) angesehen. Es heißt, dass er schrittweise geschieht, wobei sich ein *Tattva* nach dem anderen entfaltet. Das wird symbolisch dargestellt durch die Vorstellung, dass die formgebende Kraft *Māyā* mit jedem *Tattva* einen weiteren Schleier um das reine Bewusstsein legt, bis es vollkommen verhüllt und der offensichtlichen Wahrnehmung verborgen ist. Wenn dieser Prozess mit der Erschaffung des Elements Erde an seinem Ende angekommen ist, wandelt sich die Schöpfungskraft in die *Kundalinī* (die Zusammengerollte), die in Form einer Schlange am unteren Ende der Wirbelsäule schläft.

Die *Kundalinī* steht symbolisch für die in uns ruhende Bewusstseinsenergie (Shiva: Bewusstsein, Shakti: Energie).

Wenn sich der Mensch, angetrieben von seiner inneren tiefen Sehnsucht nach Erkenntnis und Ganzheit, auf dem Weg des Hatha-Yoga allmählich wieder „vergeistigt", wird das als Evolution (Entfaltung) angesehen. Das, was sich *entfaltet*, ist unser Bewusstsein. Es erweitert und verfeinert sich, wenn wir zu begreifen beginnen, dass wir nicht nur unser Körper sind und auch nicht nur unsere Gedanken und Gefühle und schon gar nicht unser Ego. Vor allem jedoch erweitert es sich, wenn uns bewusst wird, mit welcher Eigenständigkeit und Intelligenz die Kräfte des Lebens in jedem Moment in uns wirksam sind.

Die Tantrameister sagen, dass das Bewusstsein dabei von *Cakra* zu *Cakra* aufsteigt. *Cakra* heißt wörtlich Rad oder Schwungrad und meint einen Bereich im Körper, in dem wir eine ganz spezielle Bewusstseinsebene erfahren können: im Wurzelcakra an der Basis des Beckens zum Beispiel das Verwurzeltsein und das Sich-Gründen in unserem Leben, in unserer Herkunft und in unserem Körper. Wenn die schlafende Bewusstseinsenergie *Kundalinī* durch *Āsana*, *Prānāyāma*, *Bandha* oder *Mudrā* erwacht und sich zu regen und aufzusteigen beginnt, erfüllt sie jedes *Cakra*, das sie berührt, mit Leben und Bewusstheit. Dann können wir in jedem *Cakra* die Lebensthemen dieses ganz speziellen energetischen Raums erfahren und wir können erkunden, wo es Blockierungen gibt und welche Potenziale wir in unserem Leben bezogen auf diese Themen noch entfalten können. [70]

Normalerweise geschieht der Aufstieg der *Kundalinī* – tatsächlich aber der Bewusstseinsenergie – allmählich, sodass wir in Ruhe unsere inneren Prozesse durchlaufen können und Zeit finden, alles, was wir erkennen, aber auch die Energie, die wir dadurch freisetzen, zu integrieren.

Die Übungen des Hatha-Yoga können aber auch so angewandt werden, dass sie sehr stark auf die ruhende Kraft einwirken, sodass sie abrupt erwacht und das Bewusstsein sich schlagartig erweitert. Solche „Kundalinī-Unfälle" gab es früher relativ häufig, da der Hatha-Yoga in vielen indischen Traditionen als ein „Weg der gewaltsamen Anstrengung" gesehen und deshalb mit sehr viel Ehrgeiz und Leistungsdruck geübt wurde. Heute wissen wir, dass es günstiger ist, darauf zu achten, dass sich unser Bewusstsein nur behutsam und schrittweise entfaltet, was sich auch in einer achtsameren und behutsameren Übungspraxis widerspiegeln sollte.

2.5.5.7 Die Aktivierung der Cakras

Jedes *Āsana*, jeder *Prānāyāma*, jedes *Bandha* und jede *Mudrā* spricht eines oder mehrere *Cakras* an. In der Regel sollte eine Übungspraxis so ausgerichtet sein, dass sie uns darin unterstützt, die Themen der *Cakras* von unten nach oben zu integrieren, sodass wir uns erst gut erden und in uns gründen, bevor wir unser Bewusstsein in eine höhere Ebene entfalten.

Das Öffnen der *Cakras* sollte man nicht zu erzwingen versuchen, denn der Entfaltungsprozess der Bewusstseins- und Lebensenergie sollte in seiner Zeit seinen Gesetzen folgen dürfen. Oft merken wir selbst gar nicht die damit einhergehende Wandlung, sondern finden sie nur im Verhalten beziehungsweise in den Äußerungen unserer Umgebung gespiegelt.

Alles, was wir tun können, besteht darin, regelmäßig möglichst alle Methoden des Hatha-Yoga zu üben, um blockierte Energie wieder in Fluss zu bringen, physische und mentale Kraft aufzubauen, uns solide zu erden und vor allem zu lernen, uns immer tiefer und umfassender zu entspannen. Die tantrischen Meister haben über die Jahrhunderte immer wieder darauf hingewiesen, dass die wichtigste „Technik" darin besteht, offen und durchlässig für das zu werden, was das Leben uns schenken möchte, und darauf zu vertrauen, dass wir darin unterstützt werden, unser volles Potenzial zu entfalten und es zum Wohl aller Wesen einzusetzen.

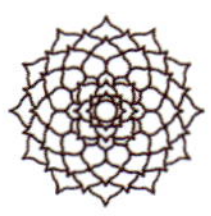	**Sahasrāra-Cakra – Kronen-Cakra** Höchstes, transzendentes Bewusstsein, Einheitserfahrung, Gotteserfahrung, vollkommene Hingabe an das höchste Prinzip
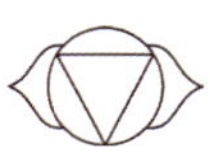	**Ājñā-Cakra – Stirn-Cakra** Entfaltung der unterscheidenden Erkenntnis (*Viveka*), worum es im Leben wirklich geht, Intuition, Verbindung mit dem inneren Wissen, Entfaltung emotionaler, sozialer und spiritueller Intelligenz
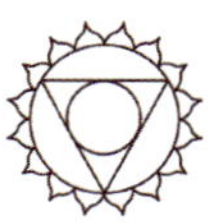	**Vishuddhi-Cakra – Kehl-Cakra** Bewusster Umgang auf allen Ebenen der Kommunikation, also mit allem, was wir empfangen und aussenden, heilsamer Umgang mit Sprache
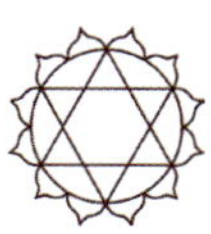	**Anāhata-Cakra – Herz-Cakra** Entfaltung der Herzensqualitäten Güte, Mitgefühl, Nachsicht und Mitfreude, Entfaltung von tiefem Vertrauen und Liebesfähigkeit, Hingabe an das, was das Leben von uns fordert
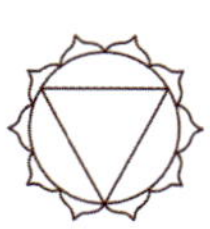	**Manipūra-Cakra – Nabel-Cakra** Bewusstwerdung der persönlichen Macht, Entscheidungen für die Ausrichtung des eigenen Lebens treffen können, Tatkraft, Umsetzungsfähigkeit der eigenen Wünsche und Pläne, Verantwortungsbewusstsein, Klärung der Egokräfte
	**Svādhisthāna-Cakra – Unterbauch-Cakra** Erforschung des Selbst, Entfaltung einer authentischen, unabhängigen und freien Persönlichkeit, die in sich gegründet ist und in sich ruht
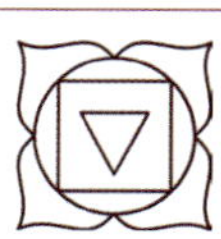	**Mūlādhāra-Cakra – Wurzel-Cakra** Verwurzelung im Dasein, Anerkennen der eigenen Herkunft, des eigenen Körpers, Verantwortung übernehmen für Lebensunterhalt, Beziehung und Familie

Abb. 3: Die *Cakras* und ihr Sitz im Körper

2.6 Die Entwicklung des modernen Yoga

Der Aufbruch der uralten Yogatradition in die moderne Zeit wurde von vielen verschiedenen geschichtlichen Faktoren geprägt. Wichtig ist dabei festzustellen, dass der Aufbruch in die Neuzeit auch sehr stark von westlicher Seite inspiriert wurde. Erst durch die Entstehung der vergleichenden Religionswissenschaften und der Indologie wurden im 19. Jahrhundert die ersten Quellentexte des Yoga zugänglich, die viele Philosophen, Dichter und Romantiker beeinflussten. Paul Deussen schrieb: „Die Inder sind vermöge der ihnen mehr als irgendeinem Volke verliehenen Gabe des Yoga, d. h. der Versenkung in die Geheimnisse des eigenen Inneren, schon früh bis zu den letzten Tiefen vorgedrungen und haben Erkenntnisse zu Tage gefördert und schon in den Upanishaden des Veda ausgesprochen, welche auch noch heute für uns ihren Wert behalten und ein unverlierbares Besitztum der Menschlichkeit bleiben."[71]

Viele Gedanken des Yoga flossen so in die Lebensreformbewegungen, aber auch in freigeistliche Bewegungen des Christentums, des Transzendentalismus und der Theosophie ein.

Diese freireligiösen Ideen wirkten dann wieder zurück auf die gebildete Elite des Hinduismus vor allem im damaligen Kalkutta. Durch die Gründung des *Ārya Samāj* (1875) und des *Brahmo Samāj* (1828), zweier hinduistischer Reformorganisationen, wollte man dem in den Augen vieler gebildeter Inder rückständigen Hinduismus neue Kraft und auch neues Selbstbewusstsein geben.

Die Renaissance des Yoga fällt also zusammen mit dem Erwachen des indischen Kultur- und später auch Nationalbewusstseins.

Der Yoga wurde also praktisch im 19. und 20. Jahrhundert neu formuliert. Hier spielte gewiss auch ein neues, erwachendes Bedürfnis nach einer universellen, undogmatischen und nicht so sehr traditionsverkrusteten Spiritualität eine große Rolle. Die eher fitnessbetonten und therapeutisch orientierten Yogaformen entwickelten sich dann erst in der ersten Hälfte des 20. Jahrhunderts.

2.6.1 Ramakrishna, Vivekananda und die Renaissance des Yoga

Ein Initiator der sogenannten „Hindu- und Yogarenaissance" ist der bengalische Mystiker Ramakrishna (1836–1886). Er verlebte seine Kindheit im begrenzten und überschaubaren Raum der bengalischen Provinz, wurde später jedoch Tempelpriester im Kali-Tempel von Dakshineshvar in der Nähe von Kalkutta. Er war ein sogenannter Bhakti-Yogi, der sich Gott in den verschiedensten Formen vollkommen auslieferte. Auch den islamischen Sufismus und die ekstatische Verehrung Jesu Christi schloss er in seine Visionen ein. Seine ekstatische Begeisterung und Hingabe waren es auch, die viele Menschen gerade aus den gebildeten Schichten Kalkuttas anzogen. Darunter waren sehr viele Menschen, die dem *Ārya Samāj* und *Brahmo Samāj* angehörten. Ramakrishna lehrte keinen systematischen Yoga, hatte auch keine Wertschätzung für den Hatha-Yoga, sondern empfahl einfach die leidenschaftliche Hingabe an das Göttliche, besonders auch in seiner weiblichen Form der Shakti. Erst seine Schüler brachten seine Botschaft der Gottesliebe in eine systematischere Form. Hier ist vor allem Swami Vivekananda erwähnenswert. Er brachte die Lehren seines Lehrers und der indischen Tradition in eine geordnete

Form und legte so den Grundstein für einen Yoga mit universellem Charakter, der sich bewusst an den modernen Menschen wandte. Er interpretierte den Vedānta als vollkommen rationale Philosophie, die von aller Hindumythologie befreit sein sollte.

So legte Vivekananda die Grundsteine für die Ausbreitung des Yoga im Westen. Seine bemerkenswerte Rede vor dem ersten Parlament der Weltreligionen, das 1893 in Chicago stattfand, traf genau den Nerv und die Sehnsüchte der damaligen Menschen. Er erreichte gerade auch ein gebildetes Publikum, das ernüchtert war durch die Materialisierung und Entsakralisierung der modernen Gesellschaft. Mit seiner Übersetzung und seinem Kommentar der *Yoga-Sūtras* von Patañjali legte er den Grundstein für den besonderen Status, den dieser Text bekommen sollte.

Er hob auch den besonderen Vorzug der körperlichen Ertüchtigung und des Muskelaufbaus hervor und trug zu einer Gesundheits- und Fitnesswelle in Indien bei, die auch den Yoga beeinflusste. Weiterhin verband er den königlichen Yoga (Rāja-Yoga), wie er den Yoga des Patañjali nannte, mit drei Pfaden des Yoga, die er in seinen später herausgegebenen Büchern in der *Bhagavadgītā* identifizierte.

Ihm schwebte ein universaler Mensch vor, der den Yoga der Hingabe (Bhakti-Yoga), der Erkenntnis (Jñāna-Yoga) und des selbstlosen Handelns (Karma-Yoga) mit dem Yoga der Meditation (Rāja-Yoga) vereinte. Obwohl er auch das Körpertraining empfahl, hielt er nicht viel vom Hatha-Yoga, wie er zu dieser Zeit praktiziert wurde. Der Hatha-Yoga war ihm zu sehr mit tantrischen und okkulten Elementen verhaftet und zu sehr auf Langlebigkeit und Gesundheit fixiert. Ein berühmtes Zitat von Vivekananda lautet: „Der Hatha-Yogi ist nichts als ein gesundes Tier."[72]

2.6.2 Sri Aurobindo und der integrale Yoga

Auch der bengalische Mystiker Sri Aurobindo (1872–1950) nimmt im modernen Yoga eine herausragende Rolle ein. Auch er entstammt einer gebildeten Mittelschichtfamilie Kalkuttas. Aufgrund der Fortschrittsgläubigkeit der Familie wurde Sri Aurobindo in einem vollkommen anglisierten Umfeld erzogen. Die indische Kultur und Sprache, die von seinem Vater als rückständig angesehen wurden, wurden ihm vorenthalten. Im Alter von sieben Jahren wurde er zur weiteren Ausbildung nach England geschickt, um auf den britischen Staatsdienst vorbereitet zu werden. In dieser Zeit jedoch wuchs bei ihm die Faszination für die indische Kultur und später auch für die indische Yogatradition. Er wurde als junger Mann zu einem überzeugten Nationalisten.

Sri Aurobindo gilt heute als erster Initiator der indischen Unabhängigkeitsbewegung. Er lernte nach seiner Rückkehr nach Indien im Jahr 1893 *Prāṇāyāma* und Meditation bei einem tantrischen Meister, um Kraft für den Unabhängigkeitskampf zu gewinnen. Er wollte den Yoga für weltliche Belange nutzen. Aufgrund seiner Aktivitäten in der Unabhängigkeitsbewegung wurde er verhaftet und für ein Jahr ins Gefängnis von Ālipur gebracht. Hier erfolgte, was als die große Wende von Ālipur bezeichnet wurde. Nach eigener Aussage erfuhr Aurobindo eine Vision seines Gottes Krishna. Dabei wurde ihm die Grundidee seines Yoga offenbart, der später als integraler Yoga bekannt wurde.

Nach seiner Freilassung im Jahr 1909 floh er nach Pondicherry im damals französischen Indien ins Exil, um sich ganz dem Yoga hinzugeben und seine Lehre auszuformulieren.

Seine Lehre und sein Verständnis des Yoga fasst Sri Aurobindo in einem seiner Hauptwerke folgendermaßen zusammen: „Der Yoga Indiens trägt in sich die kraftvolle Möglichkeit, eines dieser dynamischen Elemente im künftigen Leben der Menschheit zu werden. Seinem Wesen nach ist er eine spezielle Betätigung oder Formulierung gewisser starker Mächte der Natur. [...] Er ist das Kind unvordenklicher Zeiten, das sich durch seine Vitalität und Wahrheit bis in unsere modernen Zeiten hinein erhalten hat. Jetzt taucht der Yoga aus seinen geheimen Schulen und asketischen Einsiedeleien, in die er sich geflüchtet hatte, wieder auf und sucht sich seinen Platz in der zukünftigen Gesamtsumme der lebendigen Entfaltung und Verwendung menschlicher Kräfte."[73]

Hier also, in der Philosophie von Sri Aurobindo, hat der Yoga nicht nur eine lebensbejahende Ausrichtung gewonnen, sondern er hat sogar das Potenzial zur Veränderung der Gesellschaft. Aurobindo geht sogar so weit zu sagen: „Bei rechter Betrachtung von Leben und Yoga erkennen wir, dass alles Leben bewusst oder unbewusst Yoga ist."[74]

Aurobindo bezeichnete seinen Yoga bewusst als einen neuen Yoga und grenzte sich damit von der Tradition ab. Er lehnte sie nicht vollständig ab, meinte aber, weit darüber hinauszugehen.

Aurobindos integraler Yoga versteht sich also als neu und dies lässt sich vor allem an vier wichtigen Punkten kennzeichnen.

- **Das Prinzip der Herabkunft**: Das Aufsteigen im Bewusstsein soll von einer Herabkunft begleitet werden. Einem einseitigen individuellen Streben begegnete Aurobindo kritisch, da auch immer eine Haltung der Hingabe und des Sich-Öffnens kultiviert werden sollte. Hier spielte der Begriff der weiblichen Kraft, der Shakti, eine wichtige Rolle.
- **Aurobindos Yoga ist ausdrücklich ein spirituell ausgerichteter Yoga**, der die personale Beziehung zum Göttlichen betont, dies jedoch nicht einseitig, dogmatisch, sondern eher, wie Ken Wilber sagen würde, transpersonal orientiert. Demnach sieht Aurobindo den wahren Individualismus des Menschen erst in dieser Beziehung verwirklicht. „Gott ist selbst ein Wesen und nicht ein abstraktes Sein oder eine Zuständlichkeit reiner und zeitloser Unendlichkeit. Gott ist die Person über allen Personen, das Heim und das Vaterland aller Seelen."[75] Gerade aufgrund dieser Beziehung zu Gott sieht er den Menschen als ein so wichtiges Wesen an.
- **Dieser Yoga ist integral.** Er soll alle Ebenen und Schichten des menschlichen Wesens berühren und erweitern. Außerdem soll er nicht nur nach innen wirken, sondern auch auf die Gesellschaft ausstrahlen. Aurobindo spricht sogar von einem Yoga für das Erdbewusstsein.
- **Yoga ist Evolution.** Diese Aussage stellt Aurobindo in eine Reihe mit vielen modernen Denkern seiner Zeit, natürlich vor allem mit Friedrich Nietzsche. Ihm schwebt jedoch kein kolossaler titanischer Übermensch vor, sondern ein Wesen, das seine vitalen und mentalen, jedoch auch physischen Grenzen erweitert und überwindet, um sich ganz der spirituellen Transformation öffnen zu können. Dies ist natürlich nicht allein durch bloße yogische Technik möglich, sondern durch Widmung und Hingabe aller Wesensanteile. „Was ist die vollkommene Technik des Yoga, oder genauer eines die Welt wandelnden oder die Natur wandelnden Yoga? Nicht eine, die ein kleines bisschen vom Menschen irgendwo packt, einen Haken daran spießt und ihn mit einem Flaschenzug ins Nirvana oder Paradies hinaufzieht. Die Technik eines die Welt wandelnden Yoga muss vielfältig, elastisch vielseitig bezogen, geduldig, allumfassend wie die Welt selbst sein."[76]

2.6.3
Ramana Maharshi und die Suche nach dem Selbst

Ein weiterer wegweisender Yogi Indiens war auch Ramana Maharshi (1879–1950). Wie kaum ein Yogi der Neuzeit verkörperte er die Weisheit des Vedānta und der Upanishads. Ramana Maharshi war ein Jñāna-Yogi, der vor allem in der traditionellen Dialogform unterrichtete. Obwohl er für die Yogapraxis durchaus auch Mantras, Atemübungen und Rituale empfahl, war seine Methode in erster Linie die Selbsterkundung. Sie war ein Weg der Selbstbefragung, der mit der Formel „Wer bin ich?" die wahre Natur des Geistes zu entdecken versuchte, die sich unter all seinen Projektionen, Verhaftungen und Verblendungen verbarg. Die radikale und unmissverständliche Essenz seines eigenen Geistes wurde ihm nach eigener Aussage spontan ohne irgendwelche Vorbereitungen im Alter von 16 Jahren offenbart. Er erkannte im Moment der Todesangst sein ureigenes Selbst: „Dieser Schreck der Todesangst wandte mich nach innen. Ich sagte innerlich zu mir selbst, ohne einen Laut zu sprechen: ‚jetzt ist der Tod da. Was hat das zu bedeuten? Was ist das: Sterben? Mein Leib hier stirbt. […] Aber wenn er tot ist, – bin dann ‚Ich' tot? Ist der Leib ‚Ich'? – Dieser Leib ist stumm und dumpf. Aber ich fühle alle Kraft meines Wesens, sogar die Stimme, den Laut ‚Ich' in mir, – ganz losgelöst vom Leibe. Also bin ich ein ‚Geistiges', ein Ding, das über den Leib hinausreicht. Der stoffliche Leib stirbt, aber das Geistige, über ihn hinaus, kann der Tod nicht anrühren. Ich bin also ein todlos Geistiges.'"[77]

Ramana Maharshi lehrte also keinen Yoga, der den Körper stärken oder therapeutisch wirken sollte, sondern ihm kam es ganz auf die Essenz des Yogaweges an: „Erkenne dein wahres Selbst."

Unermüdlich wies er seine Schüler auf diese Essenz hin, alles andere war für ihn zweitrangig. Sein Ashram, entstanden am Fuße des Berges Arunāchala im südindischen Tiruvannamālai, ist auch heute noch ein bedeutendes Zentrum spirituell Suchender. Ramana Maharshi beeinflusste auch sehr viele Menschen im Westen, wie z. B. die Schriftsteller William Somerset Maugham und Paul Brunton und auch Wissenschaftler wie Carl Friedrich von Weizsäcker. Auch Ken Wilber nennt immer wieder die Lehre von Ramana Maharshi als einen prägenden Einfluss.

2.6.4
Yogananda und die Familie Ghosh

Die Familie Ghosh aus Kalkutta ist ein weiteres Beispiel dafür, wie sich durch Einflüsse der altindischen Tradition und neuzeitlicher Gesundheits- und Fitnessgedanken ein neuzeitlicher Yoga ausgebildet hat. Die jahrtausendealte Tradition der Meditation wurde mit neuzeitlichen wissenschaftlichen Erklärungsansätzen kombiniert. Unter seinem späteren Namen Paramahamsa Yogananda versuchte Mukunda Lal Ghosh, diesen Yoga mit christlichen Symbolen und Lehren in Einklang zu bringen und als Kriyā-Yoga in Amerika zu verbreiten.

Über sein Buch *Autobiographie eines Yogi* erfuhren sehr viele Menschen in Amerika und Europa zum ersten Mal von dem inneren Weg eines Yogi. Die von ihm gegründete *Self-Realization Fellowship* existiert noch heute und war wiederum die Inspiration für viele neue Yogarichtungen. Der jüngere Bruder von Yogananda, Bishnu Charan Ghosh, integrierte in Kalkutta modernes Bodybuilding mit Übungen des Hatha-Yoga. Im Jahr 1923 wurde das *College of Physical Education* gegründet, wobei den Körperübungen mithilfe der Yogaphilosophie eine metaphysische Aura verliehen wurde. Von diesem College aus fanden in ganz Indien viele Vorführungen von *Āsanas* und Muskelkontrollübungen statt, die wiederum Menschen wie z. B. B.K.S. Iyengar und Selvarajan Yesudian sowie einen gewissen Bikram Choudhury beeinflussten und inspirierten. Obwohl Bishnu Charan Ghosh im Westen nahezu unbekannt geblieben ist, haben seine Schüler und deren Schüler wiederum in den westlichen Ländern mit ihren eigenen Interpretationen des Yoga viele Schüler gewonnen.

2.6.5 Swami Sivananda und die Rishikesh-Reihe

Auch Swami Sivananda (1887–1950) ließ sich wie Yogananda und Sri Aurobindo sehr stark von Vivekananda inspirieren. Er war jedoch nicht so sehr an therapeutischen oder kraftaufbauenden Aspekten des Hatha-Yoga interessiert, sondern ihm ging es um einen universalen, spirituellen Ansatz.

Ähnlich wie Vivekananda und Aurobindo propagierte er eine Synthese aus Rāja-Yoga, Jñāna-Yoga, Bhakti-Yoga und Karma-Yoga, die er mit den Schlüsselbegriffen „serve, love, meditate, realize" zusammenfasste. Diese Begriffe bilden auch heute noch den Kern des Programms der von ihm gegründeten Schule in Rishikesh. Ursprünglich war Sivananda Arzt, lebte in Malaysia und war wohl auch verheiratet. Aufgrund des Todes seiner Frau kehrte er (nach Aussage von Mircea Eliade) nach Indien zurück und legte 1924 das Gelübde eines *Sannyāsins* (einer, der allem entsagt hat) ab. Schon recht bald darauf veröffentlichte er Schriften und kleine Bücher über Yoga, die aufgrund seiner Englischkenntnisse und seiner ärztlichen Vorbildung schnell bekannt wurden. 1936 war seine Anhängerschaft derart angewachsen (unter ihnen der Religionswissenschaftler Mircea Eliade), dass es zur Gründung der *Divine Life Society* kam.

Durch schriftliche Korrespondenz beeinflusste er auch europäische Schüler wie z. B. Boris Sacharow in Deutschland und André van Lysebeth in Belgien. Sivananda trug so zum ersten großen Yogaboom im Europa und Amerika der 1960er und 1970er Jahre bei. Vor allem wurde in dieser Art und Weise die sogenannte Rishikesh-Reihe in Europa bekannt und verbreitet. Wie diese Reihe entstand, ob sie von Sivananda entwickelt wurde, ist nicht ganz geklärt, es scheint jedoch eine wichtige Beeinflussung durch das *Kaivalyadhama Institute* in Lonavla gegeben zu haben. Die Rishikesh-Reihe wird auch heute noch in Europa geübt und in abgewandelter Form von Schulen wie *Yoga Vidya* oder der *Bihar School of Yoga* gelehrt.

Obwohl Sivananda einen universalen und toleranten Ansatz vertrat, kann man bei ihm eine Spannung zwischen Tradition und Moderne feststellen. Seine Ansichten zu Ernährung, Sexualität und auch gesellschaftlichem Leben waren eher traditionell hinduistisch. Auch sein Verständnis von Spiritualität bezog sich eher auf einen den Lebenskreislauf überwindenden Ansatz und war nicht, wie der Ansatz von Aurobindo, evolutionär ausgerichtet.

Nach dem Tod Sivanandas im Jahr 1963 nahm der Einfluss der *Divine Life Society* wieder ab, auch aufgrund von Streitigkeiten unter seinen Nachfolgern. Jedoch hatte Sivananda etliche seiner Schüler durch Indien und in alle Welt geschickt, um die Lehre seines Yoga zu verbreiten. Darunter waren Yogis wie Swami Vishnudevananda, Swami Satchidananda und Swami Satyananda, die ihre jeweils eigenen Interpretationen und Stile der Lehre ihres *Gurus* verbreiteten. Sie begründeten in den USA, der Karibik (Bahamas), Europa und Kanada sowie in Indien selbst wiederum Institute, die die Yogaszene bis in die Gegenwart hinein beeinflussen und Yogalehrausbildungen anbieten. Auch die in Deutschland ansässige Schule *Yoga Vidya* bezieht sich auf Sivananda und seinen Schüler Swami Vishnudevananda. In Indien selbst ist auch heute noch die von Swami Satyananda gegründete *Bihar School of Yoga* von großer Bedeutung.

2.6.6

Yoga als Gesundheitssystem mit wissenschaftlichem Ansatz: Sri Yogendra und Swami Kuvalayananda

Diese beiden Pioniere des therapeutisch ausgerichteten Yoga hegten dagegen wiederum kaum spirituelle Ambitionen. Ihnen ging es darum, vor allem die *Āsanas*, *Kriyās* und auch *Prānāyāma* als Heil- und Gesundheitspraxis zu etablieren. Beide wurden vom bengalischen *Guru* Paramahamsa Madhavdasji im Yoga unterrichtet. In der ersten Hälfte des 20. Jahrhunderts war auch in Indien ein gesundheitlicher und natürlicher Lebensstil populär geworden und Yoga, insbesondere Hatha-Yoga, sollte hier seinen Beitrag leisten. Er wurde dabei oft vollständig von seinen spirituellen Wurzeln abgetrennt und dem westlichen Gesundheitssystem als ebenbürtig bezeichnet. Besonders Kuvalayananda entmystifizierte den Yoga und wollte die wissenschaftliche Verifizierbarkeit der Yogatherapie beweisen. Er gründete 1924 das *Kaivalyadhama Institute*, das Yogalehrausbildungen und Kurse anbot, aber auch Experimente durchführte, um die Wirkungen bei bestimmten *Kriyās* und Meditationszuständen zu erforschen. So wurde die wissenschaftliche Yogaforschung begründet. Es wurden unzählige Forschungsberichte in der hauseigenen Zeitschrift *Yoga Mimamsa* veröffentlicht, was auch dazu führte, dass Yoga sich in Indien in den 1950er Jahren als Schulfach etablierte. Sri Yogendra und Swami Kuvalayananda sind im Westen nahezu unbekannt, aber Schüler wie Dr. Manohar Laxman Gharote, Dr. Shrikrishna Bhushan Tengshe und auch Om Prakash Tiwari hatten und haben im Westen zahlreiche Schüler und Zuhörer. Ihre Motivation, einen säkularen Yoga in Indien zu begründen, entfachte im jungen indischen Staat große Begeisterung, tritt aber heute aufgrund des Anwachsens eines fundamentalistischen Hinduglaubens wieder mehr in den Hintergrund. Dennoch bleiben Sri Yogendra und Swami Kuvalayananda Pioniere der Yogatherapie.

2.6.7

Tirumalai Krishnamacharya und die modernen körperorientierten Yogastile

Gerade was die modernen Yogastile anbelangt, die im Westen unterrichtet werden, ist die Bedeutung von Tirumalai Krishnamacharya (1888–1989) nicht zu unterschätzen. Durch ihn und auch durch seine Schüler setzte sich das durch, was heute als „modern postural yoga" (MPY) in aller Welt unter Yoga verstanden wird. Ob der Yoga von B.K.S. Iyengar, der die Āsanapraxis durch sein Buch *Licht auf Yoga* popularisierte, oder die Varianten des „Power Yoga" und des „Vinyāsa Flow", die durch Pattabhi Jois initiiert wurden: Krishnamacharyas Wirken am Hof von Mysore in Südindien von etwa 1930 bis in die 1950er Jahre prägte den heutigen Yoga entscheidend. Zu dieser Zeit war der Hof von Mysore unter dem Mahārāja Krishnaraja Wadiyar IV. ein wahres Experimentierfeld für moderne Körperertüchtigungssysteme. Der Mahārāja stellte einen Raum des Palastes als Yogaschule zur Verfügung. Unterrichtet wurden neben den zahlreichen Kindern des Mahārājas eben auch B.K.S. Iyengar und Pattabhi Jois. Bewusst wurde in dieser Zeit auch versucht, einen innovativeren, neuzeitlichen Yogastil zu entwickeln, in dem alte Traditionen mit neuen Übungsformen vermischt wurden. Hier entwickelte sich auch der Stil, der später von Pattabhi Jois „Ashtānga-Vinyāsa-Yoga" genannt wurde und der sich vor allem in Amerika zu einem der populärsten Yogastile entwickelte. Pattabhi Jois begründete, wohl zusammen mit Iyengar, auch die Gewohnheit, die Āsanapraxis eng an die Yogaphilosophie von Patañjali zu knüpfen. Obwohl immer wieder versucht wurde, einen Bezug zu anderen traditionellen Texten herzustellen, ist es sehr wahrscheinlich, dass alle diese Yogaansätze sich erst in dieser Zeit am Hof von Mysore herausgebildet haben. Die Nachweise, die Mark Singleton in seinem Buch *Yoga Body* erbringt, sind recht überzeugend. Festzuhalten gilt es jedoch, dass Yoga in dieser Form fast schon wie ein militärischer Drill gelehrt wurde und oft auch die Außenwirkung im Vordergrund stand.

Krishnamacharya unternahm immer wieder Tourneen durch Indien, um bei der Demonstration von *Āsanas* den Wert des Yoga zu propagieren. Sein Schüler B.K.S. Iyengar, der nach eigener Aussage an 14.000 bis 15.000 dieser Demonstrationen mitgewirkt hat, entwickelte dann wiederum seinen eigenen Zugang. Er nahm die Yogareihen wieder auseinander und betonte den therapeutischen Wert jeder einzelnen Übung, wenn sie lange genug gehalten und mit ihren Feinheiten erfahrbar wurde. Der Yoga wurde also bei ihm wieder statischer. Auch setzte er Hilfsmittel wie Klötze, Gurte und Kissen ein, um die gewünschten Wirkungen der komplexen und oft schwierigen Haltungen für jeden erreichbar zu machen.

Durch prominente Schüler im Westen wie Yehudi Menuhin, Aldous Huxley und Jiddu Krishnamurti wurde Iyengar weltweit bekannt. Auch die Söhne von Krishnamacharya, T.K.V. Desikachar und T.K. Sribhashyam, prägten eigene Stile. Sribhashyam kombinierte Yoga sehr eng mit Āyurveda. Desikachar entwickelte eine an die individuelle Verfassung jedes Einzelnen angepasste Übungspraxis.

Alle genannten Lehrer wirkten wie der Stamm, aus dem viele Äste und Blätter der neuzeitlichen Yogaschulen wuchsen. Es bleibt abzuwarten, ob diese Bewegung der Individualisierung sich fortsetzt.

2.7 Ethik des Yoga für unsere heutige Zeit

Im Zentrum: Die berufsethischen Richtlinien des BDYoga

Der Begriff Ethik leitet sich von altgriechisch *ēthikē* – das „sittliche Verständnis“– ab. Ethik ist eine philosophische Disziplin und wird auch als *Moralphilosophie* bezeichnet. Sie gründet sich auf unserem sittlichen Verständnis, auf unseren Moralvorstellungen und Werten, sie ist *praktische Philosophie*. Diese Form der Philosophie befasst sich folglich mit dem menschlichen Handeln. Der Philosoph Immanuel Kant (1724–1804) hat es prägnant formuliert: *Was soll ich tun?* Im Kontext des Yoga könnte man es wie folgt ausdrücken: Wie sollte ein „Yoga der Tat“ im Beruf, in der persönlichen Praxis und im alltäglichen Leben aussehen? Welche Werte, welcher „innere Kompass“ sollten das Handeln von Yogalehrenden bestimmen?

Für Mitglieder des BDYoga gilt ein ganz bestimmter Wertekanon, der Leitlinien für das eigene Handeln gibt: die berufsethischen Richtlinien des Verbandes.[78] Diese Richtlinien bilden nach deren Präambel „die Grundlage für die Vermittlung des Yoga“. Sie sind daher von großer Relevanz für die berufliche Praxis – und, wie später noch ausgeführt werden wird, auch über die eigentliche Berufspraxis hinaus von Bedeutung. Die berufsethischen Richtlinien sind somit ein ethischer Kompass für den Yogaunterricht und eine Richtschnur für das Handeln im gesellschaftlichen Kontext.

Die berufsethischen Richtlinien des BDYoga

Präambel

Yoga wirkt auf körperlicher, emotionaler, mentaler und geistig-spiritueller Ebene. Diese Wirkungen lassen sich durch regelmäßiges Üben und den persönlichen und unmittelbaren Kontakt zwischen Lehrenden und Lernenden erfahren. Dabei sind die sozialen, pädagogischen und personalen Kompetenzen von Lehrpersonen für die Qualität des Unterrichts entscheidend.

Diese berufsethischen Richtlinien bilden die Grundlage für die Vermittlung des Yoga.

1. *Die Yogalehrenden bekennen sich zu dem im Grundgesetz der Bundesrepublik Deutschland verankerten Schutz der Menschenwürde. Danach hat jeder Mensch eine eigene, unantastbare Würde und unveräußerliche Rechte, unabhängig von Geschlecht, Herkunft, politischer oder religiöser Überzeugung. Sie achten die im Grundgesetz verankerten Prinzipien einer freiheitlich-demokratischen Grundordnung.*
2. *Jeder Mensch wird in seiner unverwechselbaren Persönlichkeit und sozio-biografischen Einmaligkeit respektiert und ernst genommen. Das beinhaltet das Recht auf mündige Selbstbestimmung. Den Yogalehrenden ist das Ungleichgewicht der Machtverteilung zwischen Lehrenden und Übenden bzw. Auszubildenden bewusst und sie nutzen dieses nicht für persönliche oder intime Kontakte bzw. Interessen aus. Sie vermeiden das Entstehen von Abhängigkeiten sexueller und/oder emotionaler Natur.*
3. *Die Yogalehrenden bestärken die unterrichteten Personen in der Wahrnehmung ihrer Eigenverantwortung.*
4. *Die Haltung und die Unterrichtsmethoden der Yogalehrenden entsprechen dem oben genannten Menschenbild.*
5. *Die Yogalehrenden präsentieren ihr Angebot und ihre Kompetenz transparent. Sie wissen in selbstkritischer Einschätzung um die Grenzen der eigenen Kompetenzen und bieten daher keine Dienste an, die über ihre beruflichen Fähigkeiten/Kompetenzen hinausgehen.*
6. *Die Yogalehrenden informieren vor Beginn einer Maßnahme über die Dauer, Kosten und Teilnahmebedingungen ihrer Angebote.*
7. *Die Yogalehrenden achten das informationelle Selbstbestimmungsrecht des Einzelnen. Sie behandeln persönliche Daten und Mitteilungen der Lernenden vertraulich.*
8. *Die Yogalehrenden engagieren sich kontinuierlich für ihre persönliche und fachliche Weiterentwicklung.*
9. *Die Yogalehrenden respektieren die Vielfalt im Yoga. Im Austausch miteinander pflegen sie einen respektvollen und wertschätzenden Umgang.*
10. *Über die individuelle Praxis hinaus tragen Yogalehrende dazu bei, dass die Verantwortung für den Zusammenhalt der Gesellschaft und den Erhalt der natürlichen Lebensgrundlagen gesehen wird. Sie richten daran ihr gewaltfreies Handeln aus und zeigen praktische Solidarität mit den Mitmenschen. Sie streben an, mit der Vielschichtigkeit der Gesellschaft und der Vielfalt von Kulturen offen, einfühlsam und kritisch umzugehen und ihren Beitrag zur Weiterentwicklung einer solidarisch-demokratischen Gesellschaft zu leisten.*

Wie unschwer erkennbar ist, stellen die berufsethischen Richtlinien des BDYoga die Würde des Menschen in ihr Zentrum. Daraus leiten sich letztendlich alle angeführten Postulate ab.

Die hier angesprochene Menschenwürde hat ihren Ursprung in der jüdisch-christlichen und griechisch-römischen Philosophie. Damit hat die Menschenwürde zwar einen Teil ihrer Wurzeln im Juden- und Christentum (Ebenbildlichkeit Gottes), hat sich jedoch aus ihrem religiösen Bezug gelöst und im (säkularen) Grundgesetz höchsten Verfassungsrang erhalten. Die durchgängig säkular formulierten berufsethischen Richtlinien des BDYoga machen es möglich, hinsichtlich religiöser Yogatraditionen quasi als Metaebene zu fungieren. Unter diesem Dach können sich beispielsweise ein der Hindutradition Verpflichteter oder ein Atheist wiederfinden, solange ihr Tun der dort postulierten Ethik und dem entsprechenden Menschenbild entspricht. Was das nun konkret bedeutet, soll im Folgenden – exemplarisch – verdeutlicht werden.

So passt möglicherweise ein guruorientierter Yogaunterricht, der die Aussagen und Methoden des *Gurus* als Dogma propagiert, nicht unter dieses Wertedach.

Das Gleiche gilt für eine Praxis, die auf die körperlichen Fähigkeiten des Übenden nicht ausreichend Rücksicht nimmt, oder für die Anwendung psychisch-manipulativer Methoden. Hier sind insbesondere auch Handlungen und Methoden zu unterlassen, die einen sexuellen und/oder emotionalen Missbrauch befördern. Eine angemessene Unterrichtsgestaltung spielt hier naturgemäß eine maßgebliche Rolle (vgl. in diesem Zusammenhang auch Abschnitt 5.7, „Missbrauch im Kontext von Yoga").

Zudem wird gefordert, das Angebot transparent zu gestalten. Das bedeutet auch, dass, wenn jemand den weltanschaulich neutralen Rahmen verlässt, indem er sich zum Beispiel in einem Seminar auf Methoden und Inhalte einer religiösen oder Gurutradition bezieht, er dies zuvor eindeutig erklären muss. Die berufsethischen Richtlinien bieten daher auch einen Schutz vor manipulativen Methoden und Intransparenz.

Im Weiteren wird durch Punkt 10 der Richtlinien die eigentliche Berufsethik durch das Tun („Was soll ich tun?") *in und mit der Gesellschaft* erweitert. Denn hier wird die Verantwortung der Yogalehrenden auch für den Bereich außerhalb der Seminare und Kurse formuliert, indem explizit die Verantwortung für die gesellschaftliche Entwicklung und den Erhalt der natürlichen Lebensgrundlagen angesprochen wird.[79] In Anbetracht der aktuellen (globalen) sozialen und ökologischen Herausforderungen ist dies ein kaum zu gering zu schätzendes Postulat.

Klimakrise, galoppierendes Artensterben, die Kluft zwischen Arm und Reich, ungerechte internationale Handelsbeziehungen, antidemokratische Bewegungen oder globale Flüchtlingsströme können an dieser Stelle nur ausgewählte (negative) Schlaglichter für eine sich radikal wandelnde Welt sein. Und hier spielt die in den berufsethischen Richtlinien geforderte *Gewaltlosigkeit* eine zentrale Rolle. Das Prinzip der Gewaltlosigkeit ist im Kontext der Yogaphilosophie durch den *Yama Ahimsā* bereits sehr gut bekannt. Der Jainismus, Buddhismus und Hinduismus sowie die indische Philosophie geben mit diesem Grundsatz ein in der westlichen Ethik ursprünglich so nicht formuliertes Bekenntnis zur Gewaltlosigkeit vor.

Gewaltlosigkeit im Sinne von *Ahimsā* bedeutet nicht nur, keine unmittelbare körperliche Gewalt auszuüben, sondern gleichfalls – und viel gravierender, da oft sehr subtil – das Vermeiden von nicht-körperlicher Gewalt wie gewalttätigen Gedanken und/oder gewalttätiger Sprache. Dabei stellt die Gewaltlosigkeit – im entsprechenden Kontext – kein absolutes ethisches Prinzip dar, weil ihr bei Abwägungen mit konkurrierenden

Werten wie den allgemeinen Menschenrechten oder der vorgenannten Würde des Menschen nicht unbedingt ein Vorrang zugestanden werden muss. Dies ist insbesondere dann der Fall, wenn es um Freiheitsrechte oder die körperliche und emotionale Unversehrtheit geht.

Darüber hinaus und (westlich-)modern interpretiert bedeutet *Ahimsā* aber auch: das Unterlassen *struktureller* Gewalt. Strukturelle Gewalt bezeichnet die Tatsache, dass Formen von Gewalt auch staatlichen bzw. gesellschaftlichen Strukturen inhärent sind (in Ergänzung zum klassischen Gewaltbegriff, der einen unmittelbaren personalen Akteur annimmt). In besonderer Weise formulierte der norwegische Friedensforscher Johan Galtung ab 1971 eine solche Theorie. Beispiele für strukturelle Gewalt im Sinne von Galtung sind Altersdiskriminierung, Klassismus (Diskriminierung aufgrund sozialer Herkunft), Elitarismus (Elitenideologie im Gegensatz zu dem auf gesellschaftliche Vielfalt setzenden Pluralismus), Ethnozentrismus (Vorrangigkeit der eigenen Kultur und Abwertung fremder Kulturen), Nationalismus, Speziesismus (moralische Diskriminierung von Geschöpfen ausschließlich aufgrund ihrer Artzugehörigkeit), Rassismus oder Sexismus.[80]

Anhand dieser Aufzählungen wird deutlich, welch große Bedeutung *Ahimsā* bzw. strukturelle Gewaltlosigkeit besonders im gesellschaftlichen Kontext und damit für das ethische Handeln von Yogalehrenden hat.

Ahimsā hat sich im letzten Jahrhundert (global) von seinen vormals eher religiösen Wurzeln gelöst und als Postulat insbesondere Eingang in das gesellschaftspolitische Agieren gefunden. Das wird geschichtlich erstmals deutlich in Mahatma Gandhis sich ausdrücklich auf *Ahimsā* berufendem gewaltfreiem Widerstand gegen die Diskriminierung der Inder im damals britischen Südafrika und gegen die Kolonialherrschaft der Briten in Britisch-Indien. Gandhi nannte seinen Weg *Satyagraha*, den Weg der Wahrheit. Aus heutiger Sicht betrachtet war *Satyagraha* der „Urknall“ aller folgenden grundsätzlich gewaltfreien Bürgerrechtsbewegungen wie der afroamerikanischen Bürgerrechtsbewegung unter Martin Luther King, der Friedensbewegung in den 1980er Jahren, der tibetischen Unabhängigkeitsbewegung oder der Bürgerrechtsbewegung in der damaligen DDR. In der jüngeren Vergangenheit sind auf der Basis von Gewaltfreiheit (global) eine Vielzahl sozialer Bewegungen gegen die Klimakrise und das Artensterben entstanden. Gewaltfreie politische Aktion ist damit in den letzten 120 Jahren zu einer globalen politischen Methode geworden.

Wie könnte demnach ein auf Gewaltfreiheit beruhendes Handeln in der Gesellschaft aussehen? Was können Yogalehrende heute konkret tun, um mitzuhelfen, den nächsten Generationen global eine lebenswerte Welt zu hinterlassen? Wie sähe ein berufsethisch grundierter „Yoga der Tat“ für unsere heutige Zeit aus?

Zuvorderst steht die Erkenntnis, dass alle vorgenannten Krisen und Umwälzungen nicht voneinander getrennt betrachtet werden können. Sie sind immer auch Ausdruck der Art und Weise, *wie* wir auf diesem Planeten leben, *wie* wir Wirtschaft und Demokratie verstehen, *wie* viele Perspektiven wir jenseits unserer eigenen Sichtweise einnehmen können – und wollen.

Es gibt sehr viele Felder, auf denen national, supranational und global unmittelbare oder strukturelle Gewalt ausgeübt wird, was den einzelnen Akteuren, insbesondere Konsumentinnen und Konsumenten, oft jedoch nicht bewusst ist, weil diese Form der Gewalt häufig sehr subtil oder verdeckt geschieht und so im alltäglichen Handeln mangels entsprechender Informationen nicht erkannt wird. Denn es sind Institutionen wie Behörden, der Staat oder die EU oder global agierende Finanzplayer oder Konzerne, die die „schmutzige“ Arbeit verrichten.

Aufgrund der Komplexität und immensen Größe der vorgenannten Krisenszenarien kann an dieser Stelle nur exemplarisch auf das Vermeiden von struktureller Gewalt eingegangen werden. Das gilt auch im Hinblick darauf, was die oder der Einzelne in Anbetracht des noch verbleibenden, wahrscheinlich sehr knappen Zeithorizonts bis zum Klimakipppunkt[81] – jenseits von politischen Wahlen – sofort und wirksam tun könnte. Wobei es von großer Bedeutung ist und bleibt, dass die notwendigen strukturellen Veränderungen wie der Weg hin zu einem global-solidarischen Wirtschaften und eine bessere Beteiligung von Bürgerinnen und Bürgern vor Ort immer im Blickfeld der politischen Agenda bleiben müssen. Individuelles Tun allein reicht nicht aus und würde den Einzelnen in Anbetracht der globalen Krisen überfordern und mutlos machen. Hier wäre es beispielsweise hilfreich, sich in den mittlerweile vielfältigen gesellschaftspolitischen Gruppierungen und Foren persönlich (gewaltfrei) zu engagieren – in dem Wissen, dass die großen globalen Herausforderungen nur gemeinsam angegangen werden können und dass in diesem Prozess grundsätzlich alle (demokratisch grundierten) Perspektiven ihre jeweilige Berechtigung und entsprechende Gewichtung haben sollten. Die gesellschaftliche Zukunft anders zu denken geht nur gemeinsam und indem jeder Einzelne seiner Verantwortung gegenüber künftigen Generationen gerecht wird.

Folgen wir der evidenzbasierten Wissenschaft, dann gilt es jetzt vor allem, schrittweise den CO_2- und Methan-Ausstoß drastisch zu verringern und zudem das galoppierende Artensterben zu stoppen. Das muss auf zwei Ebenen geschehen: auf der politisch-rechtlichen und auf der individuellen Ebene. Auf der individuellen Ebene geht es darum, was die oder der Einzelne wirksam tun kann, um auch zukünftigen Generationen ein menschenwürdiges Leben in angemessener Freiheit zu ermöglichen. Das als historisch geltende Urteil des Bundesverfassungsgerichts vom 24.03.2021, in dem das Klimaschutzgesetz des Bundes vom 12.12.2019 in wesentlichen Teilen für verfassungswidrig erklärt wird, zielt zwar auf den Gesetzgeber, kann jedoch in seiner Ethik als Richtschnur gleichfalls auf die oder den Einzelnen übertragen werden. Hier heißt es unter anderem:

> *Das Grundgesetz verpflichtet unter bestimmten Voraussetzungen zur Sicherung grundrechtsgeschützter Freiheit über die Zeit und zur verhältnismäßigen Verteilung von Freiheitschancen über die Generationen. Subjektivrechtlich schützen die Grundrechte als intertemporale Freiheitssicherung vor einer einseitigen Verlagerung der durch Art. 20a GG[82] aufgegebenen Treibhausgasminderungslast in die Zukunft. Auch der objektivrechtliche Schutzauftrag des Art. 20a GG schließt die Notwendigkeit ein, mit den natürlichen Lebensgrundlagen so sorgsam umzugehen und sie der Nachwelt in solchem Zustand zu hinterlassen, dass nachfolgende Generationen diese nicht nur um den Preis radikaler eigener Enthaltsamkeit weiter bewahren könnten.*[83]

In einfacher Sprache und verkürzt könnte man sagen, dass wir unser Verhalten und Tun auf so etwas wie „Enkeltauglichkeit“ ausrichten müssen.

Was heißt das nun konkret?

In erster Linie folgen wir dem Leitgedanken der Enkeltauglichkeit dann, wenn wir unseren (persönlichen) CO_2- und Methan-Fußabdruck schrittweise verringern und zugleich die Lebensgrundlagen möglichst aller noch lebenden Arten dauerhaft sichern. Im Folgenden soll – exemplarisch – aufgezeigt werden, wie jede und jeder allein durch ein Umsteuern des gewohnten Lebensstils einen wesentlichen Beitrag gegen Klimaerhitzung und Artensterben leisten kann.

Zuallererst ist hier der Bereich Ernährung zu nennen. Es ist wissenschaftlich hinreichend belegt, dass eine vegetarische, besser noch eine vegane Ernährung (idealerweise „bio“ und „regional“) die wirksamste, schnellste und gesündeste Handlungsoption ist, um die Klimaziele, auf die wir uns international verpflichtet haben, doch noch einzuhalten.[84] Hier handelt es sich allerdings um einen schrittweisen Prozess. Niemand muss sich sofort hundertprozentig vegan ernähren, um schnell wirksame Prozesse anzustoßen. Der Vorteil dieser Option ist, dass sie jede und jeder sofort umsetzen kann, ohne den eigenen Lebensstil grundlegend zu ändern. Es geht hier lediglich um die Aufgabe von Gewohnheiten.

Die mit Abstand größte Einsparung im persönlichen CO_2-Budget lässt sich durch die Vermeidung von Flugreisen erzielen.[85] Unter diesen Umständen stellt sich die Frage, ob ein Yogaseminar/Retreat unbedingt an einem Ort stattfinden muss, der nur mit einem Flugzeug zu erreichen ist. Ebenso wenig ist jede Fahrt mit dem Auto notwendig (auch ein Elektroauto ist nicht klimaneutral).

Ähnlich hoch wie beim Flugverkehr ist global gesehen der CO_2-Ausstoß durch die Nutzung von Internet und Computer.[86] Hier gilt die Faustregel: Je moderner die Übertragungswege und die Hardware sind, desto geringer ist der Energieverbrauch beispielsweise beim energieintensiven Videostreaming. Daher sollten, solange nicht alle Rechenzentren mit „grünem“ Strom betrieben werden, die private Nutzung des Internets und insbesondere das Streaming auf das notwendige Maß beschränkt bleiben, um auch hier den CO_2-Abdruck möglichst gering zu halten.

Die global agierende Textilindustrie gehört zu den größten Ressourcenverbrauchern und -zerstörern. Besonders die Fast-Fashion-Mode der Großkonzerne wird in den Herstellungsländern häufig unter sozial unfairen Bedingungen produziert und vergiftet dort zudem Böden und Gewässer. Als Alternative sind genügend Anbieter auf dem Markt, die fair und ökologisch hergestellte Textilien anbieten. Secondhandware hilft gleichfalls sehr wirksam, etwas für die Verringerung des persönlichen CO_2-Abdrucks zu tun.

Letztendlich steht bei allem immer zuerst die Frage an: Was brauche ich wirklich? Muss ich das jetzt konsumieren? Und wenn ja, wen oder was unterstütze bzw. wem oder was schade ich damit? Es ist ja mittlerweile ein Allgemeinplatz, dass weniger Konsum auch ein Mehr an Freiheit sein kann. Diese Freiheit finde ich ganz ohne Verbote: Freiheit in Verantwortung dem Ganzen gegenüber. Hier ist jeder gefordert, auch im Hinblick darauf, dass Yogalehrende starke Vorbilder und Multiplikatoren sind.

Fazit: Wie exemplarisch aufgezeigt wurde, gibt es heute für Yogalehrende auch im Umgang mit und in der Gesellschaft wirksame Handlungsmöglichkeiten und -strategien, um nachfolgenden Generationen global eine lebenswerte Welt zu hinterlassen. Wissen, Mitgefühl und Mut sind die notwendigen Werkzeuge, um hier erfolgreich agieren zu können – Fähigkeiten und Ressourcen, die durch die Yogapraxis angeeignet werden können. Darin liegt die tiefere Verantwortung von Yogalehrenden und Yogapraktizierenden angesichts der großen sozialen und ökologischen Herausforderungen des 21. Jahrhunderts, insbesondere vor der (auch wissenschaftlich belegten) Erkenntnis, dass *alles* miteinander in Beziehung steht. Möglicherweise hat die *Chāndogya-Upanishad* mit ihrem großen Wort *tat tvam asi* ja recht: *Das bist du*. Die Welt „da draußen“, das bist (auch) du.[87]

Die Werkzeuge des Yoga umfassen grundsätzlich alle Bereiche menschlichen Seins. Diese Werkzeuge geben den Praktizierenden die notwendige Unterstützung, die genannten ethischen Maßstäbe tief zu verankern und zu leben.

2.8 Yoga und die spirituellen Wege in Ost und West

Länder des westlichen Kulturkreises haben in den letzten Jahrhunderten nahezu die ganze Welt kolonialisiert. Mit den Soldaten und Händlern schickte man auch christliche Missionare in die Welt. Rückwirkend vermittelten die Missionare, zusammen mit einer nicht unbeträchtlichen Anzahl von Forschern, wiederum erste Kenntnisse über andere Religionen zurück ins Abendland. Dann reisten auch östliche Meister vor allem in die USA, um hier ihre Botschaft zu verkünden. Als der erste Yogi im Westen gilt der hinduistische Mönch Swami Vivekananda. Er hielt im Jahr 1893 auf dem ersten Parlament der Weltreligionen in Chicago eine viel beachtete Rede, die von der westlichen Zuhörerschaft begeistert aufgenommen wurde. Im 20. Jahrhundert kamen neben den Yogis auch buddhistische Mönche, um westliche Suchende mit buddhistischer Meditation von Vipassanā bis Zazen vertraut zu machen. Chinesische Meister brachten die Praxis des Qigong oder Taiji Quan. Nachdem sie über Jahrhunderte in Vergessenheit geraten waren, begann man im 20. Jahrhundert sogar die Übungsformen der christlichen Mystik zu entdecken, von den Exerzitien über die Kontemplation bis hin zum inneren Beten des Herzensgebetes.[88]

Gegenwärtig scheint die Vielfalt der spirituellen Wege aus Ost und West und der hiermit verbundenen Übungsformen nahezu unerschöpflich. Der heutige Mensch ist in der privilegierten Situation, nicht nur auf einen Lehrer und eine Schule hören zu müssen, sondern auch links und rechts des eigenen Weges schauen zu können. Bei der Vielfalt der Möglichkeiten fällt die Orientierung mitunter schwer. Wo liegen die Unterschiede? Wo stimmen die spirituellen Wege und Übungsformen überein? Sind alle Wege als gleichwertig zu beurteilen? Oder muss ein bestimmter Weg bevorzugt werden?

2.8.1 Der verborgene Schatz im Menschen

Yoga und viele der anderen Übungswege haben sich in den modernen Kulturen Asiens wie auch des Westens aus ihren traditionellen, meist religiösen Zusammenhängen gelöst. In den modernen Yogazentren von New Delhi über Hongkong bis nach New York und Berlin übt man nicht mehr Yoga als Vorbereitung auf ein Leben nach dem Tod. Die modernen Übenden wollen nicht mehr *Moksha* erreichen, die Befreiung vom Kreislauf der Wiedergeburten. Auch meditiert man nicht mehr, um nach dem Tod in das jenseitige Nichts des *Nirvāna* einzugehen. Wenn Yoga als Präventionskurs[89] angeboten wird, Zen für Manager oder christliche Kontemplation für Führungskräfte, dann stehen rein weltliche Ziele im Fokus, von Stressreduktion über Fitness von Körper und Geist bis zur Steigerung der Leistungsfähigkeit.

Im Folgenden werden nun weder die traditionell im religiösen Kontext verstandenen Übungswege noch ihre moderne, säkulare Interpretation zum Thema gemacht. Dabei gilt es weder den Glauben an Wiedergeburt abzuwerten noch die große Bedeutung der Übungsformen für die Gesundheit von Körper und Geist infrage zu stellen. Religionen suchen ihre Schätze im Jenseits, säkular verstandene Übungsformen im Diesseits. Spirituelle Wege sind dagegen auf das Erwachen des tief im Menschen verborgenen inneren Schatzes ausgerichtet, der nur im Hier und Jetzt erfahren werden kann.[90] Dabei meint Jetzt im spirituellen Sinn nicht den flüchtigen Moment, wie er aus der Zukunft kommt und sogleich wieder in der Vergangenheit vergeht. Das Bild vom inneren Schatz des Jetzt weist auf ein Bewusstwerden des Jetzt als Erfahrung der Fülle des unendlichen Augenblicks. In der Tiefe des Jetzt erfährt der Mensch das, was ihn wesentlich ausmacht, woran er im alltäglichen Leben jedoch immer vorbeigegangen ist.[91]

In allen Kulturen in Ost und West wurden Texte verfasst, die Wege zur Erfahrung dieses verborgenen inneren Schatzes beschreiben. Alle diese Texte betonen dabei die besondere Schwierigkeit, spirituelles Erfahren in Worte zu fassen. Sie wurden aber auch nicht müde, die große Perspektive der spirituellen Wege in immer wieder neuen Anläufen mit immer wieder neuen Begriffen zu benennen.

In den Upanishads als den ältesten uns überlieferten Texten des Yoga ist vom Erwachen des Absoluten/*Brahman* im Menschen oder vom Bewusstwerden des wahren Selbst/*Ātman* die Rede. Die *Yoga-Sūtras* sprechen von der inneren Einung/*Samādhi*, der Hatha-Yoga sammelt alle traditionellen Begriffe und fügt ihnen noch Auflösung/*Laya* oder Ekstase/*Unmanī* hinzu.

Buddhistische Autoren scheuen meist davor zurück, ein Ziel konkret zu benennen. Hier findet man oft verneinende Begriffe, die sagen, worum es nicht geht, wie die Rede vom Nicht-Selbst/*Anātman*, vom Nichts oder Verlöschen/*Nirvāna* oder von der Leere/*Shūnya*. Daoistische Texte sprechen vom Leben aus dem Weg/*Dao*. Die christliche Mystik kennt die Gottesgeburt im Seelengrund, die Rede von der Gottesschau/*Contemplatio* oder von der mystischen Einung/*Unio mystica*.

So unterschiedlich die Perspektive der spirituellen Wege in Ost und West auch formuliert wird, so sind sich alle überlieferten Texte doch in einem einig. Die große Perspektive der spirituellen Wege ist im Alltagsbewusstsein verborgen und verdeckt. Zunächst und zumeist erfährt der Mensch den flüchtigen Moment der Gegenwart, nicht jedoch die Fülle des Jetzt. Eine tiefe Umwendung des gesamten Lebens ist notwendig, um zum Bewusstsein des inneren Schatzes durchzubrechen. Spirituelle Wege weisen Wege einer radikalen Transformation.

2.8.2 Wege der Transformation

Von Ramana Maharshi, einem der großen Vertreter der Yoga-Renaissance des 20. Jahrhunderts, ist folgender Spruch überliefert:

Sterben kann ich nicht,
das habe ich schon hinter mir,
wie einer das Kindsein oder das Jungsein.

(Ramana Maharshi)[92]

Wie kann jedoch Ramana Maharshi behaupten, er habe das Sterben schon hinter sich, und dies zu einer Zeit, als er noch höchst aktiv und lebendig war?

Interessanterweise findet man bei Meister Eckhart, der als einer der wichtigsten Vertreter der christlichen Mystik des Mittelalters gilt, eine ganz ähnliche Aussage. Eckhart fragt:

Wie soll der Mensch sein,
der Gott schauen soll?

Er gibt sogleich selbst die Antwort:

Er soll tot sein.

(Meister Eckhart)[93]

An anderer Stelle findet man auch die Erklärung für solch ungewöhnliche Worte, wenn Eckhart predigt:

Der Mensch ist tot aller Welt
und lebt in Gott und Gott in ihm.
(Meister Eckhart)[94]

Ramana Maharshi und Meister Eckhart sprechen, unabhängig voneinander, übereinstimmend von einem Sterben mitten im Leben. Ins Zentrum rückt die Frage: Wer soll hier sterben? Es stirbt das Ich, das nicht nur all die wunderbaren materiellen Dinge haben will, sondern das sich mit den Dingen der Welt identifiziert. Es stirbt das Ich, das sich durch äußere Schätze definiert wie den erworbenen Wohlstand oder die entgegengebrachte Anerkennung. Das Ich identifiziert sich nicht nur mit diesen Schätzen. Sie machen seine Identität aus.

Wenn andere spirituelle Autoren vielleicht nicht so radikal wie der hinduistische Yogi Ramana Maharshi oder der christliche Mystiker Meister Eckhart formulieren, so weisen sie doch in die gleiche Richtung.[95] Immer geht es um Wege der Transformation im Sinne der inneren Loslösung von jedem machenden Tun, bis zuletzt der Macher sogar von sich selbst loslässt. Das Entscheidende ist nicht herzustellen, sondern erwacht genau dann, wenn niemand mehr etwas tut oder erwartet. Spirituelle Wege entziehen sich jedem Wollen und damit auch jeder Herstellbarkeit. Letztendlich ist der Weg der Transformation nicht zu machen. Und doch haben sich im Osten wie auch im Westen unzählige spirituelle Übungswege herausgebildet.

2.8.3 Spirituelle Wege als Übungswege

Es gehört zum Wesen des Übens, auf konkrete Ziele ausgerichtet zu sein. Im religiösen Kontext übt man für ein besseres Leben nach dem leiblichen Tod im Jenseits. In der säkularen Welt geht es um weltliche Ziele wie die Verbesserung der Gesundheit, um Steigerung der Leistungsfähigkeit oder um Stressresistenz. Um dies alles zu verwirklichen, nehmen die Übenden mitunter sogar größte Anstrengungen auf sich.

Aber auch diejenigen, die Gotteserfahrungen anstreben oder erleuchtet werden wollen, bemühen sich durch ihr beständiges Üben um die Realisierung ihrer Ziele. Jede spirituelle Übungspraxis beginnt mit Machen und Tun. Sie muss mit Machen und Tun ihren Anfang nehmen. Wenn man übt, um besser einschlafen zu können, ist dies keineswegs als schlecht zu beurteilen. Es wäre schlecht, das große Potenzial der Übungen nicht zu nutzen, wenn sie die weit verbreiteten Schlafstörungen beseitigen können.

Zur spirituellen Übung wird eine Übung jedoch nicht dann, wenn man besser einschlafen lernt, sondern erst, wenn man erwacht. Natürlich ist nicht das Erwachen gemeint, wie man es morgens beim Klingeln des Weckers erfährt. Es geht um ein spirituelles Erwachen, das erst dann aufbrechen kann, wenn in der Übung das Machen an Kraft verliert, das Denken nachlässt und man letztlich vielleicht sogar nichts mehr will. Die spirituelle Übung übt das Nichtmachen, das Nichtdenken und das Nichtwollen. Der Übende wird in den spirituellen Transformationsprozess hineingezogen und gerade in diesem Auflösen allen Machens kann die Kraft des inneren Schatzes zu tragen beginnen.

Bei der Vielfalt der in diesem Sinne entwickelten Übungsformen gibt es eine Übung, die in nahezu allen Traditionen zu finden ist: die Meditation mit der Wiederholung kurzer Formeln. Die älteste Übung des Yoga übt mit der Wiederholung des Mantras *OM*. Die *Shvetāshvatara-Upanishad* vergleicht diese Übung mit dem Feuermachen mit zwei Hölzern.[96] Wie hier das obere Holz ständig gedreht wird, gilt es das Mantra *OM* ständig zu wiederholen, zunächst laut, dann leise und zuletzt nur noch im Denken. Das zerstreute Denken, Fühlen und Werten wird konzentriert und nach innen gelenkt. Es sammelt sich und kommt zur Ruhe.

Und dann geschieht das Entscheidende. Plötzlich springt ein Funke, aus dem Feuer hervorbrechen kann. Wie beim Feuermachen das Feuer gleichsam aus dem Nichts aufbricht, kann in gleicher Weise in der Meditation im tiefsten Innen der Funke des Erwachens genau dann entstehen, wenn der Übende nicht nur vom Laut, sondern auch von sich selbst losgelassen hat.

Unabhängig von der Yogameditation mit dem Mantra *OM* entwickelten Jahrhunderte später die christlichen Wüstenväter in Syrien und Ägypten eine ganz ähnliche Übung, die sie *Ruminatio*, das heißt „Wiederkäuen", nannten. Wie ein wiederkäuendes Kamel sollte der Mönch kurze Gebetsformeln immer erneut wiederholend beten, um sich so auf Gott auszurichten und für den inneren Geist Gottes zu öffnen. Auf die *Ruminatio* der Wüstenväter aufbauend wurde später das sogenannte Herzensgebet im orthodoxen Christentum entwickelt. Mit rhythmischem Atmen verbunden wiederholte man immer wieder die Gebetsformel „Kyrie eleison – Christe eleison", um sich in gleicher Weise zunächst zu sammeln und dann in die Tiefe der Herzenshingabe zu versenken. Es war dann jedoch vor allem der tibetische Buddhismus, der die Übungspraxis in ihrer Vielfalt zur Blüte brachte. Insbesondere die wiederholende Rezitation des Mantras *Om mani padme Hum* ist heute weit über den buddhistischen Kulturkreis hinaus bekannt.[97]

Es ist durchaus möglich, die Übung mit Mantras oder Gebetsformeln als Urform jeder anderen Übungspraxis zu bezeichnen. Wie diese ältesten Formen der Meditation arbeitet auch jede später entwickelte Übung mit dem Prinzip der Wiederholung. Auch ein *Āsana*, die Atemübungen so wie auch alle anderen Übungsformen werden nicht nur einmal geübt, sondern immer wieder erneut wiederholt. Und sie entfalten nur aus dieser Wiederholung ihre Kraft. Die Übungen helfen, sich zu sammeln. Aber erst in der ständigen Wiederholung wird es möglich, in der Sammlung loszulassen. Man lässt los vom Machen, vom Denken, vom Wollen und letztendlich von sich selbst, um so den inneren Schatz lebendig werden zu lassen. Alle diese Übungen weisen den Weg nach innen. Manche der spirituellen Wege sind mit diesen Innenerfahrungen zufrieden. Insbesondere für die Spiritualität der Gegenwart ist es jedoch entscheidend, bei der Erfahrung des inneren Schatzes nicht stehen zu bleiben.

2.8.4 Spirituelle Wege als Lebenswege

Der Rückzug aus dem Getriebe der Welt kann zu Beginn des Weges hilfreich sein. Werden die Wege weitergegangen, münden sie in einen Lebensweg. Im Bereich des Yoga ist es vor allem die *Bhagavadgītā*, die am entschiedensten die Rückkehr des Übenden aus der Tiefenerfahrung in die Welt betont. Wie der innere Schatz mitten in der Welt gelebt werden kann, zeigt die *Bhagavadgītā* mit dem berühmten Bild von der Lampe im Wind:

Wie eine Lampe, vom Wind geschützt,
nicht flackert, dieser Vergleich
gilt dem stabilen Geist des Yogī,
der Yoga aus dem wahren Selbst lebt.

(Bhagavadgītā 6.19)

Der Mensch des Alltags ist getrieben von Habenwollen und der Identifikation mit den äußeren Schätzen. Um sich hiervon zu lösen, ist es hilfreich, sich aus dem Alltag zurückzuziehen. In dieser Weise ziehen sich auch moderne Menschen zurück, wenn sie auf Matte und Sitzkissen Yoga üben. Die Übungen fördern das Zur-Ruhe-Kommen aller äußeren wie auch inneren Getriebenheiten, um so wieder mit neuer Bewusstheit in den Alltag zurückkehren zu können. Yoga wird zum Lebensweg, wenn der Mensch nicht nur auf der Matte, sondern auch mitten in der Welt in sich zu ruhen vermag wie die geschützte Flamme einer Lampe mitten im Wind.

Als das bekannteste buddhistische Symbol für den spirituellen Weg als Lebensweg rückt der Bodhisattva im Mahāyāna-Buddhismus in den Blick, wörtlich zu übersetzen mit dem Menschen, dessen „Sein das Erwachen" ist. Ziel ist ein Leben mitten im Getriebe der Welt, ohne an sie gebunden zu sein. Aber nicht nur das. Der Bodhisattva lebt mitten in der Welt und bringt so sein grenzenloses Mitgefühl mit allen Menschen zum Ausdruck.

Parallel sprechen Meister Eckhart und Johannes Tauler in der christlichen Mystik des Mittelalters vom „Lebemeister", der die Tiefen spirituellen Lebens mitten in der Welt zu leben versteht. So lehrt Meister Eckhart seine Schüler und Schülerinnen:

> *Achte darauf, wie du deinem Gott zugekehrt bist, wenn du in der Kirche bist oder in der Zelle: Diese selbe Gestimmtheit behalte und trage sie unter die Menge und in die Unruhe und in die Ungleichheit.*
>
> (Meister Eckhart)[98]

Der spirituelle Weg endet weder in der Kirche noch in der Klosterzelle, sondern hat wieder in die Unruhe und Ungleichheit des Alltags zurückzuführen. Alles Denken und Handeln wird für den geübten, innerlichen Menschen so zu einem Leben aus der „wesenhaften" Gotteserkenntnis. Der Mensch entwickelt das Auge, Gott überall zu entdecken, nicht nur in der Kirche, sondern in gleicher Weise auch in allen anderen Dingen der Welt, von der Küche bis zum Kuhstall.

Spirituelle Wege verlangen so nicht nur eine Meisterschaft in der Übung, sondern auch eine Lebensmeisterschaft. Im hinduistischen Kulturkreis ist in dieser Weise vom Yogācharya die Rede, im Buddhismus vom Bhikku, Roshi oder Lama, im Christentum vom Abba, dem Exerzitienmeister oder dem Starzen. Sie alle gelten in den verschiedenen Traditionen in Ost und West als Sinnbilder spiritueller Wege als Lebenswege. Um diese Menschen scharten sich nicht selten Schüler, die hofften, von ihnen in die Tiefe des spirituellen Lebens geleitet zu werden. Diese Hoffnung wurde und wird jedoch nicht immer erfüllt, was die Notwendigkeit der Unterscheidung hervortreten lässt.

2.8.5 Die Suche nach dem wahren Weg

Zu Beginn dieses Abschnitts wurde die Frage nach Unterscheidung der spirituellen Wege in Ost und West gestellt. Nach allen Ausführungen wird deutlich, dass es unter den zahlreichen Wegen keinesfalls einen Weg gibt, der allen anderen überlegen wäre. Und doch ist Unterscheidung notwendig und letztlich sogar unabdingbar. Immer wieder gab und gibt es Meister, die nicht innere, sondern durchaus äußere Schätze im Blick haben. Dies gilt für den Weg des Yoga wie auch für alle anderen spirituellen Wege in Ost und West. Nur der Name oder Titel eines Yogācharyas, Roshis oder Exerzitienmeisters bildet keineswegs die Garantie dafür, dass ein Meister authentischer Spiritualität im ursprünglichen Sinn gefunden wurde.

Im Yoga steht immer wieder die Körperakrobatik im Mittelpunkt. In der Tradition bewundert wurden auch die Meister der Askese oder des Atemstillstandes. Die Ekstatiker und Meister der göttlichen Visionen oder spektakulärer Erscheinungen haben in allen Kulturen viele Verehrer gefunden. Ähnliches gilt für die Heilkräfte und die Wunder, die man ihnen zuschrieb. Da man denjenigen, die Visionen erleben durften, auch eine besondere Verbindung zum Jenseits nachsagte, wurden die Meister der Visionen immer wieder auch als Fürsprecher in den himmlischen Welten gesehen. Bei all diesen genannten Fähigkeiten handelt es sich jedoch immer nur um äußere Schätze. Weltliche oder religiöse Ziele verdecken den ursprünglichen Sinn der spirituellen Wege.

Dabei sind es nicht selten die Schüler, die gerade die äußeren Schätze ihrer Meister bewundern und sie sogar fordern. Sie suchen den Meister, an dem sie sich festhalten können, um ihn wegen seiner außergewöhnlichen Fähigkeiten zu verehren. Kulturübergreifend ist das Phänomen festzustellen, dass die Yogācharyas und Roshis sogar die spirituelle Transformation ihrer Schüler behindern können, wenn sie die Verehrung und die hiermit verbundene Abhängigkeit von ihrer Person zulassen.

Um zwischen den echten und unechten Meistern unterscheiden zu können, entwickelte man Meister-Schüler-Linien, die bis zu einem legendären Begründer der Linie selbst zurückreichen. Viele Anhänger des Yoga, des Vedānta oder des Zen gehen davon aus, dass nur der Meister, der in ihrer Traditionslinie akzeptiert wurde, als echt gelten kann. Aber auch bei den Traditionslinien handelt es sich nur um ein äußeres Kriterium, das in dem weiten Feld spiritueller Wege äußere Sicherheit vorgeben soll.

Unterscheidung ist nicht nur zwischen den Traditionen, sondern auch innerhalb jedes einzelnen Weges notwendig. Gelangen spirituelle Wege in ihre eigene Tiefe, ist nichts mehr festzulegen, weder in spektakulären Fähigkeiten noch in Traditionslinien. Viele Wege weisen ein großes Potenzial auf, das in der konkreten Realität jedoch nicht immer abgerufen wird. Es gilt zu unterscheiden. Herrscht noch eine Haltung des technischen Übens vor oder ist die Übung schon von einer inneren Kraft getragen? Die Erfahrung des inneren Schatzes ist ganz einfach. Der authentische Meister spiritueller Wege lebt nicht spektakulär, aber durchaus außergewöhnlich, außergewöhnlich wie das einfache Leben aus der Tiefe und Bewusstheit des Hier und Jetzt.

Die Frage, welche Übungsform nun die beste ist, erscheint zu Beginn durchaus verständlich. Wenn wir jedoch zur spirituellen Dimension der eigenen Praxis durchbrechen, wird die Erkenntnis entstehen, dass sich der Yoga keinesfalls dem inneren Beten des Christentums als überlegen erweist. Auch ist die buddhistische Meditation keineswegs besser als das chinesische Taiji Quan. Echte Spiritualität kann sich nicht im Besitz einer einzigen Tradition, einer einzigen Religion oder einer einzigen Weltanschauung befinden. Echte Spiritualität gehört nicht dem Yoga, nicht den Christen, aber auch nicht den Hindus, den Buddhisten oder irgendeiner anderen Kultur oder Religion.

Nicht jeder Weg entspricht jedem Menschen. Nicht jede Übungspraxis wirkt bei jedem gleich. Beim einen öffnet sich die spirituelle Tiefe besser durch die Übungsformen des Yoga, beim anderen durch die Bewegungen des Qigong. Der eine erfährt eine Meditationsform des Buddhismus, ein anderer das christliche innere Beten als hilfreich. Und wieder andere verbinden verschiedene Wege aus unterschiedlichen Kulturkreisen. Wichtig ist, einen Übungsweg zu finden, der der individuellen Konstitution entspricht und so erst zum Fahrzeug auf dem spirituellen Weg werden kann.

Gerade heute wird es möglich, auch den Blick über die Begrenzungen des eigenen Weges zu wagen und die verwandelnde Kraft zu entdecken, die in der Öffnung für die Übungsformen anderer Kulturkreise liegt. Wirklich spannend wird es allerdings erst dann, wenn über die äußeren Schätze hinaus die inneren Schätze aufbrechen und der gewählte Weg letztendlich immer mehr vom authentischen Leben im Hier und Jetzt getragen wird. Es ist gerade das authentische Leben, in dem sich die Anhänger der unterschiedlichsten spirituellen Wege in Ost wie in West in tiefer Verbundenheit begegnen können.

Anmerkungen

1 Die heute noch weit verbreitete Übersetzung von Paul Deussen (vgl. Michel, 2006) ist immer noch hilfreich, jedoch an vielen Stellen veraltet. Alle Zitate aus den Upanishads wurden vom Autor aus dem Sanskrit ins Deutsche übersetzt (vgl. Wolz-Gottwald, 1994).

2 Gupta, 1952, S. 68–69.

3 Dabei können die Übersetzungen von Deshpande/Bäumer, Desikachar, Sriram, Skuban und vielen anderen durchaus hilfreich sein und manche Erkenntnisse und Einsichten hervorrufen. Immer handelt es sich jedoch um mehr oder weniger frei formulierte Übertragungen, nie um wörtliche Übersetzungen im Sūtrastil.

4 Nähere Ausführungen zur geschichtlichen Entwicklung der *Yoga-Sūtras* finden sich in Abschnitt 1.4 dieses Buches.

5 Alle Zitate der *Yoga-Sūtras* wurden vom Autor aus dem Sanskrit ins Deutsche übersetzt (vgl. Wolz-Gottwald, 2014). Zum Text der *Yoga-Sūtras* in Sanskrit siehe Steiner: Yoga Sūtrāni Patañjali. www.de.ashtangayoga.info/quelltexte/yoga-sutra-patanjali (abgerufen am 05.07.2023)

6 Näheres zur Entstehungsgeschichte der *Bhagavadgītā* siehe Wolz-Gottwald, 2022, S. 11–27.

7 Alle Zitate aus der *Bhagavadgītā* wurden vom Autor aus dem Sanskrit ins Deutsche übersetzt. Dabei handelt es sich um stark am ursprünglichen Text orientierte Übersetzungen, wie sie auch zum Beispiel bei Schreiner (1991), von Brück (1993) oder Feuerstein (2014) zu finden sind. Heute populäre Übersetzungen, wie sie Hawley (2002) oder Skuban (2013) vorlegten, werden nicht selten als hilfreich erfahren, entfernen sich jedoch zum Teil erheblich vom Sanskrittext.

8 Während sich im späteren Hinduismus der Glaube an das Ansammeln von gutem Karma durch gutes Handeln durchsetzte, findet man in der *Bhagavadgītā* vor allem noch den Glauben an himmlische Belohnungen.

9 So ist die hohe Wertschätzung des Reichsführers SS Heinrich Himmler für die *Bhagavadgītā* nicht nur bekannt, sondern wurde inzwischen auch belegt (vgl. Tietke, 2012).

10 Die heute übliche Aufzählung von nur drei Übungswegen, nämlich Karma-Yoga, Jñāna-Yoga und Bhakti-Yoga, geht vor allem auf die Interpretation von Sri Aurobindo zurück (vgl. Aurobindo, 1972), zum Teil auch auf Mahatma Gandhi (vgl. Gandhi, 1977) oder die Bücher, die auf Swami Vivekananda zurückgehen (vgl. Vivekananda, 2006, 2012). Durch sie wurde das moderne Verständnis geprägt, nach dem der vierte Weg der Meditation in der *Bhagavadgītā* keine Rolle spielt.

11 Von allen Interpreten der *Bhagavadgītā* ist es vor allem R. Sriram, der am radikalsten darauf dringt, die Zustände wunschlosen Glücks weiterzuführen, um das richtige Wünschen mitten in der Welt zu lernen (vgl. Sriram, 2012).

12 Monier-Williams, 2002 (orig. 1899).

13 Bäumer, 2003b, S. 1.

14 van Lysebeth, 1990, S. 182.

15 Burley, 2005, S. 175.

16 Bäumer, 1992, S. 19.

17 Bäumer, 1992, S. 19.

18 Govindan, 2002, S. 91.

19 Bäumer, 1992, S. 22.

20 Bäumer, 2003b, S. 9.

21 Bäumer, 1992, S. 24.

22 Zitiert aus van Lysebeth, 1990, S. 377.

23 Zimmer, 1973, S. 512.

24 Bäumer, 2003b, S. 191.

25 Zitiert aus van Lysebeth, 1990, S. 379.

26 Bäumer, 1992, S. 25.

27 Bäumer, 2003b, S. 31.

28 Bäumer, 2003b, S. 170.

29 van Lysebeth, 1990, S. 72.

30 Ganapathy, 2006, S. 407.

31 Wallis, 2013, S. 308.

32 Das *Hatha Yoga Project* wird vom European Research Council finanziert und ist angesiedelt an der School of Oriental and African Studies (SOAS) der University of London. Im Projekt tätig sind neben dessen Leiter James Mallinson: Mark Singleton, Jason Birch, Daniela Bevilacqua, S V B K V Gupta, Nicole Roughton (London) sowie Mitarbeiter der École française d'Extrême Orient (Pondicherry) und des Maharaja Man Singh Pustak Prakash Research Centre (Jodhpur). Ihr Ziel ist es, mithilfe des Studiums von Yogatexten und ethnografischer Feldarbeit eine umfassende Geschichte des körperbezogenen Yoga darzustellen. Der Öffentlichkeit zugänglich gemacht werden die Ergebnisse dieser Forschungsarbeit über kritische Editionen und Übersetzungen von Hatha-Yoga-Texten, Monografien und Artikeln ebenso wie in verschiedenen Workshops zum Thema. Viele aktuelle Infos und Links finden sich auf der Webseite http://hyp.soas.ac.uk.

33 Mallinson & Singleton, 2017, S. 27.

34 Mallinson, 2017, S. 43.

35 Beispielhaft für diesen Aspekt von *Hatha* steht der Mythos von Bhagīratha, der jahrelang zwischen fünf Feuern mit erhobenen Armen auf einem Bein stand und dadurch die Götter zwang, den Fluss Ganges vom Himmel auf die Erde kommen zu lassen.

36 Birch, 2011, S. 531.
37 Birch, 2011, S. 538.
38 Birch, 2011, S. 533.
39 Ich folge mit dieser Argumentation dem, was ich vor Jahren bei Uwe Bräutigam gelernt habe (vgl. Bräutigam, 1997).
40 Deswegen wird das Element Feuer (*Agni*) in den Hatha-Texten als so bedeutend angesehen und so häufig erwähnt. Man könnte sogar sagen, dass sich die Betonung der Wichtigkeit von *Agni* bzw. *Tapas* (Begeisterung, Hingabe, inneres Feuer) wie ein roter Faden durch alle (!) Yogatexte zieht.
41 Es gibt jedoch Vermutungen, dass eine den Körper integrierende Praxis in tamilischen Texten schon seit dem 10. Jahrhundert existiert hat.
42 Zitiert aus Trökes & Glet, 2014, S. 3.
43 Die Aufzählung stammt aus dem von Uwe Bräutigam im April 1991 geleiteten BDY-Ausbildungsseminar „Hatha-Yoga-Pradīpikā".
44 Die *Doshas* Wind, Feuer und Schleim sind drei energetische Prinzipien, aus denen sich die energetische und – dem nachgeordnet – auch die körperliche Konstitution (die *Prakriti*) eines Menschen erschafft. Wörtlich meint *Dosha* allerdings „Fehler" und damit etwas, das, wenn es im Ungleichgewicht ist, zu gesundheitlichen Problemen führt. Das Konzept der *Doshas* wird vor allem im Āyurveda genutzt, mit dessen Konzepten und Methoden der Hatha-Yoga bis heute in einem intensiven Austausch hinsichtlich Therapie und Gesundheitsvorsorge steht.
45 Zitiert aus Trökes & Glet, 2014, S. 15.
46 Zitiert aus Trökes & Glet, 2014, S. 17.
47 Zitiert aus Trökes & Glet, 2014, S. 15.
48 Zitiert aus Trökes & Glet, 2014, S. 21.
49 Zitiert aus Trökes & Glet, 2014, S. 22.
50 Hier folge ich wieder den Argumentationen von Bräutigam. Sie decken sich nicht ganz mit den Forschungen des *Hatha Yoga Project*, die *Mudrā* in älteren tantrischen sexuell-magischen Praktiken gegründet sehen. In der Art, wie ich sie hier beschreibe, fließen neben den Lehren von Bräutigam aus den 1990er Jahren auch noch die Lehren des Yoga der Energie ein, in denen die *Mudrās* unter einem energetisch-mystischen Gesichtspunkt gesehen werden.
51 Zitiert aus Trökes & Glet, 2014, S. 43.
52 Dalmann & Soder, 2017, S. 35.
53 Bräutigam betont jedoch in seinem Artikel „Hundert Verse für die Praxis: Das Gorakshashatakam" (1995), dass „es keinerlei Zweifel daran gibt, dass Matsyendranāth und Goraknāth historische Persönlichkeiten gewesen sind."
54 Zitiert nach Trökes, 2021, S. 279.
55 Birch, 2018, S. 17.
56 Mallinson, 2017, S. 41.
57 Birch, 2018, S. 10.
58 Birch, 2018, S. 8 f.
59 Siehe dazu auch Abschnitt 2.6: „Die Entwicklung des modernen Yoga".
60 Mallinson, 2011, S. 772 (Übers. d. Verfasserin).
61 Mallinson, 2014, S. 225–247.
62 Alle Angaben zur *Gheranda-Samhitā* beziehen sich auf die Forschungen von Peter Thomi (2006).
63 Thomi, 2006, S. 6.
64 Diese Datierung stammt von Mallinson (2007).
65 Mallinson, 2007. In meinen Ausführungen beziehe ich mich weitgehend auf seine Übersetzung und Einführung.
66 Hier wurde die *Tattva*-Lehre des Sāmkhya in einem gewissen Sinne weiterentwickelt, denn in den tantrischen Sichtweisen wird angenommen, dass selbst in der größten materiellen Verdichtung die göttliche Schwingung immer anwesend bleibt.
67 Im kaschmirischen Shivaismus wird sogar von 36 *Tattvas* ausgegangen.
68 Das Konzept der *Gunas* ist sehr viel älter als der Hatha-Yoga. Die Kenntnis von der Dynamik dieser Wirkkräfte kann also vorausgesetzt werden. Der Tantra hat dieses Konzept weiterentwickelt zur Symbolik der Polarität der beiden Hauptnādīs *Idā* (Mond) und *Pingalā* (Sonne).
69 Hier zeigt sich auch wieder einmal die Nähe der Hatha-Yoga-Tradition zur Alchemie, die vor allem in den südindischen Traditionen eine wichtige Rolle spielt.
70 Darin zeigt die Cakralehre übrigens starke Übereinstimmungen mit der modernen Entwicklungspsychologie z. B. von Piaget.
71 Baier, 1998, S. 108.
72 Vivekananda, 2006, S. 32.
73 Aurobindo, 1991, S. 1.
74 Aurobindo, 1991, S. 2.
75 Zitiert aus Wolff, 1988, S. 94.
76 Aurobindo, 2018, S. 134.
77 Zitiert aus Zimmer, 1991, S. 24.
78 https://www.yoga.de/der-bdyoga/berufsethische-richtlinien/ (abgerufen am 01.01.2022)
79 Der BDYoga formuliert hiermit die gesellschaftspolitische Dimension des Yogalehrberufs. Dieser Verantwortung stellt sich der BDYoga konkret mit einer entsprechenden Öffentlichkeitsarbeit und Seminaren sowie Kongressen, die Yoga im gesellschaftlichen Kontext thematisieren.
80 https://de.wikipedia.org/wiki/Strukturelle_Gewalt (abgerufen am 01.01.2022)
81 Lenton et al., 2019, S. 592–595.
82 https://www.gesetze-im-internet.de/gg/art_20a.html (abgerufen am 01.01.2022)

83 https://www.bundesverfassungsgericht.de/SharedDocs/Entscheidungen/DE/2021/03/rs20210324_1bvr265618.html (abgerufen am 01.01.2022)

84 Springmann et al., 2016, S. 4146–4151.

85 Ein Flug von Deutschland auf die Kanarischen Inseln und zurück verursacht beispielsweise pro Person rund 1,9 Tonnen CO_2-Äquivalente. Mit dieser Flugreise werden schon mehr Treibhausgase emittiert, als ein durchschnittlicher Deutscher pro Jahr für Auto, Bus und Bahn (rund 1,5 Tonnen CO_2-Äquivalente) verursacht. Da das Fliegen zumeist in Höhen zwischen 9.000 m und 13.000 m stattfindet, müssen hier neben dem CO_2-Ausstoß auch weitere klimaschädliche Emissionen wie Stickoxide oder Kondensstreifen berücksichtigt werden. www.umweltbundesamt.de/umwelttipps-fuer-den-alltag/mobilitaet/flugreisen (abgerufen am 01.01.2022)

86 Bender, 2023.

87 Der deutsche Philosoph Arthur Schopenhauer (1788–1860) maß den Upanishads für seine Philosophie grundlegende Bedeutung zu. Er interpretierte *tat tvam asi* dahingehend, dass in *allen* Erscheinungen sich ein metaphysischer Wille manifestiert. Aus seiner Sicht ist die Welt damit nicht *Māyā*, „Illusion", sondern „wirklich". https://www.arthur-schopenhauer-studienkreis.de (abgerufen am 01.01.2022)

88 Die Aufzählung bezieht sich auf die heute bekanntesten spirituellen Wege und Übungsformen, wie sie in den Kulturkreisen des Hinduismus, Buddhismus, Daoismus und des Christentums entwickelt wurden. Zu den zahlreichen weiteren Wegen, insbesondere auch aus dem Bereich des Islam und des Judentums, siehe Wolz-Gottwald, 2011.

89 Die Möglichkeit, die eigenen Yogakurse durch die Krankenkassen zertifizieren zu lassen, die als „Anerkennung durch die Krankenkassen" verstanden wird, bildet nicht selten sogar eine wichtige Motivation dafür, eine Yogalehrausbildung aufzunehmen.

90 Dabei gilt es sich bewusst zu machen, dass Begriffe wie spirituell oder Spiritualität heute in höchst unterschiedlicher Bedeutung gebraucht werden. Im kirchlichen Bereich meint spirituell meist eine Frömmigkeitspraxis. Im außerkirchlichen Bereich verwendet man spirituell oft als Synonym für esoterische Praktiken. Oft wird auch von spirituellen Wegen gesprochen, wenn man eigentlich von religiösen Wegen spricht, aber die Bezeichnung religiös nicht verwenden möchte.

91 Der Weg führt nicht ins Jenseits und auch nicht ins Diesseits. Dabei ist keinesfalls ausgeschlossen, dass spirituelle Wege den tieferen Sinn von Religion wie auch den ursprünglichen Sinn weltlichen Lebens eröffnen können.

92 Zitiert aus Saher, 1965, S. 224.

93 Zitiert aus Quint, 1971, 364,5.

94 Zitiert aus Quint, 1971, 80,3.

95 Zahlreiche weitere Zitate aus den spirituellen Wegen in Ost und West finden sich in Wolz-Gottwald, 2011, S. 251–252.

96 *Shvetāshvatara-Upanishad* 1.14.

97 Zur Vielfalt der Meditationsformen in den spirituellen Traditionen siehe Wolz-Gottwald, 2011, S. 258–260.

98 Zitiert aus Quint, 1963, 203.3-5.

Quellenverzeichnis

2.1

Gupta, M. (Hrsg.) (1952): *The Gospel of Sri Ramakrishna* (translated by Swami Nikhilananda). New York: Ramakrishna-Vivekananda Center.

Michel, P. (Hrsg.) (2006): *Upanishaden: Die Geheimlehre des Veda* (in der Übersetzung von Paul Deussen). Wiesbaden: Marix.

Wolz-Gottwald, E. (Hrsg.) (1994): *Die drei kleinen Upanishaden*. Sankt Augustin: Academia.

2.2

Deshpande, P. Y. & Bäumer, B. (2010): *Patañjali: Die Wurzeln des Yoga – Die klassischen Lehrsprüche des Patañjali*. München: Barth.

Desikachar, T.K.V. (2023): *Über Freiheit und Meditation: Das Yoga Sûtra des Patañjali – Eine Einführung*. Petersberg: Via Nova.

Skuban, R. (2011): *Patanjalis Yogasutra: Der Königsweg zu einem weisen Leben*. München: Arkana.

Sriram, R. (2006): *Patañjali: Das Yogasutra – Von der Erkenntnis zur Befreiung*. Berlin: Theseus.

Steiner, R. (2020/2021): *Yoga Sūtrāni Patanjali*. www.de.ashtangayoga.info/quelltexte/yoga-sutra-patanjali (abgerufen am 14.06.2023)

Wolz-Gottwald, E. (2014): *Die Yoga-Sūtras im Alltag leben: Die philosophische Praxis des Patañjali*. Petersberg: Via Nova.

2.3

Aurobindo, Sri (1972, orig. 1922): *Essays on the Gita*. Pondicherry: Sri Aurobindo Ashram Publications.

Feuerstein, G. (2014): *The Bhagavad-Gītā. A New Translation*. Boston: Shambhala.

Gandhi, M. K. (1977): *Handeln aus dem Geist*. Freiburg im Breisgau: Herder.

Hawley, J. (Hrsg.) (2002): *Bhagavad Gita: Der Gesang Gottes – Eine zeitgemäße Version für westliche Leser*. München: Goldmann.

Schreiner, P. (Hrsg.) (1991): *Bhagavad-Gita: Wege und Weisungen*. Zürich: Benziger.

Skuban, R. (Hrsg.) (2013): *Die Bhagavad Gita: Das Weisheitsbuch fürs 21. Jahrhundert*. München: Dt. Taschenbuch-Verlag.

Sriram, R. (2012): *Wünsche dir alles, erwarte nichts und werde reich beschenkt: Indische Philosophie für ein erfülltes Leben*. München: Gräfe und Unzer.

Tietke, M. (2012): *Yoga im Nationalsozialismus: Konzepte, Kontraste, Konsequenzen*. Kiel: Ludwig.

Vivekananda, Swami (2012): *Karma-Yoga und Bhakti-Yoga*. Grafing: Aquamarin.

Vivekananda, Swami (2006): *Jnana-Yoga: Der Pfad der Erkenntnis*. Neuenkirchen: Phänomen-Verlag.

von Brück, M. (Hrsg.) (1993): *Bhagavad Gita: Mit einem spirituellen Kommentar von Bede Griffiths*. München: Kösel.

Wolz-Gottwald, E. (2022): *Die Bhagavadgītā im Alltag leben: Die vier großen Übungswege des Yoga*. Petersberg: Via Nova.

2.4

Bäumer, B. (1992): *Abhinavagupta: Wege ins Licht*. Zürich: Benziger.

Bäumer, B. (2003a): *Trika: Grundthemen des kaschmirischen Śivaismus*. Innsbruck: Tyrolia.

Bäumer, B. (2003b): *Vijñāna Bhairava: Das göttliche Bewusstsein*. Grafing: Edition Adyar.

Burley, M. (2005): *Hatha-Yoga: Einheit von Körper, Geist und Seele*. München: Lotos.

Ganapathy, T. N. (2006): *The Yoga of Siddha Tirumular*. Bangalore: Babaji's Kriya Yoga Publications.

Govindan, M. (2002): *Die Kriya-Yoga-Sūtras des Patañjali und der Siddhas*. Kempten-Mariaberg: Yoga-Verlag.

Monier-Williams, K.C.I. (2002, orig. 1899): *Sanskrit-English Dictionary*. Neu-Delhi: Munshiram Manoharlal Publishers.

van Lysebeth, A. (1990): *Tantra für Menschen von heute*. München: Mosaik.

Wallis, C. D. (2013): *Tantra illuminated: The philosophy, history, and practice of a timeless tradition*. Petaluma: Mattamayura Press.

Zimmer, H. (1973): *Philosophie und Religion Indiens*. Frankfurt am Main: Suhrkamp.

2.5

Birch, J. (2018): Die Wurzeln des Yoga – Hatha Yoga – Teil 2 [Interview]. *VIVEKA Hefte für Yoga*, 57.

Birch, J. (2011): The meaning of *hatha* in early Hathayoga. *Journal of the American Oriental Society*, 131(4), S. 527–554.

Bräutigam, U. (1995): Hundert Verse für die Praxis: Das Gorakshashatakam. *VIVEKA Hefte für Yoga*, 5.

Bräutigam, U. (1997): Hatha Yoga Pradīpikā – Teil 4: Fest versiegelt. *VIVEKA Hefte für Yoga*, 12.

Dalmann, I. & Soder, M. (2017): Hatha-Yoga – die Fakten. *VIVEKA Hefte für Yoga*, 56.

Mallinson, J. (2017): Die Wurzeln des Yoga – Hatha Yoga – Teil 1 [Interview]. *VIVEKA Hefte für Yoga*, 56.

Mallinson, J. (2011): *Hatha Yoga*. Brill's Encyclopedia of Hinduism, Vol. 3, S. 772.

Mallinson, J. (2014): Hathayoga's philosophy: A fortuitous union of non-dualities. *Journal of Indian Philosophy*, 42(1), S. 225–247. http://www.jstor.org/stable/43496667

Mallinson, J. (2007): *The Shiva Samhita: A critical edition and an English translation*. Woodstock: YogaVidya.

Mallinson, J. & Singleton, M. (2017): *Roots of Yoga*. London: Penguin Classics.

Thomi, P. (Hrsg.) (2006): *Das indische Yoga-Lehrbuch Gherandasamhitā*. Wichtrach: Institut für Indologie.

Trökes, A. & Glet, B. (2014): *Hatha-Yoga-Pradipika: Eine Abhandlung über den Hatha-Yoga*. Eigenverlag.

Trökes, A. (2021): *Die kleine Yoga-Philosophie: Grundlagen und Übungspraxis verstehen*. München: Knaur.

2.6

Aurobindo, Sri (2018): *Der integrale Yoga*. Reinbek bei Hamburg: Rowohlt.

Aurobindo, Sri (1991): *Die Synthese des Yoga* (3. Auflage). Gladenbach: Hinder und Deelmann.

Baier, K. (1998): *Yoga auf dem Weg nach Westen*. Würzburg: Königshausen und Neumann.

Larsen, C. & Guggenbühl, C. (2021): *Yoga: Die 5 Schlüssel zur Gesundheit*. München: Gräfe und Unzer.

de Michelis, E. (2005): *A History of Modern Yoga: Patañjali and Western Esotericism*. London: Bloomsbury.

Singleton, M. (2010): *Yoga Body: The origins of modern posture practice*. Oxford: Oxford University Press.

Vivekananda, Swami (2006): *Raja-Yoga: Der Pfad der Konzentration*. Neuenkirchen: Phänomen-Verlag.

Wolff, O. (1988): *Sri Aurobindo*. Reinbek bei Hamburg: Rowohlt.

Zimmer, H. (1991): *Der Weg zum Selbst: Lehre und Leben des Shri Ramana Maharshi* (7. Auflage). München: Diedrichs.

2.7

Bender, J. (2023): Klimakiller Internet: Daten verursachen mehr Treibhausgase als der Flugverkehr. *Frankfurter Allgemeine Zeitung*, Ausgabe vom 26.04.2023. https://www.faz.net/aktuell/politik/inland/das-internet-verursacht-mehr-treibhausgase-als-fliegen-18838849.html (abgerufen am 05.07.2023)

Lenton, T. M., Rockström, J., Gaffney, O., Rahmstorf, S., Richardson, K., Steffen, W. & Schellnhuber, H. J. (2019): Climate tipping points – too risky to bet against. The growing threat of abrupt and irreversible climate changes must compel political and economic action on emissions. *Nature*, 575, S. 592–595. https://www.nature.com/articles/d41586-019-03595-0 (abgerufen am 05.07.2023)

Springmann, M., Godfray, C., Rayner, M. & Scarborough, P. (2016): Analysis and valuation of the health and climate change cobenefits of dietary change. *Proceedings of the National Academy of Sciences*, 113(15), S. 4146–4151. http://dx.doi.org/10.1073/pnas.1523119113 (abgerufen am 01.01.2022)

https://www.yoga.de/der-bdyoga/berufsethische-richtlinien/ (abgerufen am 05.07.2023)

https://www.gesetze-im-internet.de/gg/art_20a.html (abgerufen am 01.01.2022)

https://www.bundesverfassungsgericht.de/SharedDocs/Entscheidungen/DE/2021/03/rs20210324_1bvr265618.html (abgerufen am 01.01.2022)

www.umweltbundesamt.de/umwelttipps-fuer-den-alltag/mobilitaet/flugreisen (abgerufen am 01.01.2022)

https://www.arthur-schopenhauer-studienkreis.de (abgerufen am 01.01.2022)

2.8

Michel, P. (Hrsg.) (2006): *Upanishaden: Die Geheimlehre des Veda* (in der Übersetzung von Paul Deussen). Wiesbaden: Marix.

Quint, J. (Hrsg.) (1971): *Meister Eckhart: Die deutschen Werke, Band 2*. Stuttgart: Kohlhammer.

Quint, J. (Hrsg.) (1963): *Meister Eckhart: Die deutschen Werke, Band 5*. Stuttgart: Kohlhammer.

Saher, P. J. (1965): *Indische Weisheit und das Abendland: Religionsphilosophische Parallelen*. Meisenheim am Glan: Hain.

von Brück, M. (Hrsg.) (1993): *Bhagavad Gita: Mit einem spirituellen Kommentar von Bede Griffiths*. München: Kösel.

Wolz-Gottwald, E. (2011): *Die Mystik in den Weltreligionen: Spirituelle Wege und Übungsformen*. Petersberg: Via Nova.

Zum Weiterlesen

2.1

Feuerstein, G. (2008): *Die Yoga-Tradition: Geschichte, Literatur, Philosophie & Praxis*. Wiggensbach: Yoga-Verlag.

Huchzermeyer, W. (2003): *Die heiligen Schriften Indiens: Geschichte der Sanskrit-Literatur*. Karlsruhe: Edition Sawitri.

Wolz-Gottwald, E. (2013): *Yoga-Philosophie-Atlas*. Petersberg: Via Nova.

2.2

Feuerstein, G. (2008): *Die Yoga-Tradition: Geschichte, Literatur, Philosophie & Praxis*. Wiggensbach: Yoga-Verlag.

Wolz-Gottwald, E. (2013): *Yoga-Philosophie-Atlas*. Petersberg: Via Nova.

2.4

Bäumer, B. (2022): *Die Spiritualität der Tantras*. Berlin: Verlag der Weltreligionen.

2.5

Broad, W. (2014): *The Science of Yoga: Was es verspricht – und was es kann*. Freiburg im Breisgau: Herder.

Burley, M. (2005): *Hatha Yoga: Einheit von Körper, Geist und Seele*. München: Lotos.

Gunturu, V. (2020): *Yoga: Geschichte, Philosophie, Praxis*. München: C. H. Beck.

Singleton, M. (2010): *Yoga Body: The origins of modern posture practice*. Oxford: Oxford University Press.

Tatzky, B., Trökes, A. & Pinter-Neise, J. (1995): *Theorie und Praxis des Hatha-Yoga: Ein Leitfaden zur Erfahrung der Energie*. Petersberg: Via Nova.

Trökes, A. (2019): *Das große Buch vom Yoga*. München: Gräfe und Unzer.

Trökes, A. (2021): *Ein Kurs in Yoga-Meditation: Das 8-Wochen-Programm für die tägliche Praxis*. München: O. W. Barth.

Trökes, A. (2022): *Yoga der Energie: Der Hatha-Yoga als ganzheitlicher Übungsweg in Theorie und Praxis*. München: O. W. Barth.

Trökes, A. (2011): *Yoga-Meditation für Anfänger: Einfach meditieren lernen – Schritt für Schritt*. Petersberg: Via Nova.

2.7

Eichenauer-Knoll, A. (2022): *Yoga und soziale Verantwortung: Sich gründen im Außen und Innen mit Yama und Niyama*. Aitrang: Windpferd.

Fürch, H. (2020): *Yoga for Future: Yoga in Zeiten der Corona- und Klimakrise*. Norderstedt: Books on Demand.

2.8

Baier, K. (1998): *Yoga auf dem Weg nach Westen: Beiträge zur Rezeptionsgeschichte*. Würzburg: Königshausen und Neumann.

Baier, K. (Hrsg.) (2006): *Handbuch Spiritualität: Zugänge, Traditionen, Interreligiöse Prozesse*. Darmstadt: WBG.

Dehn, U. (Hrsg.) (2008): *Handbuch Dialog der Religionen: Christliche Quellen zur Religionstheologie und zum interreligiösen Dialog*. Frankfurt am Main: Lembeck.

Griffiths, B. (1983): *Die Hochzeit von Ost und West: Hoffnung für die Menschheit*. Salzburg: Müller.

Kubier, D. & Schulz von Thun, F. (Hrsg.) (2006): *Interkulturelle Kommunikation: Methoden, Modelle, Beispiele*. Reinbek bei Hamburg: Rowohlt.

Le Saux, H. (1995): *Wege der Glückseligkeit: Begegnung indischer und christlicher Mystik*. München: Kösel.

Schmid, G. (2000): *Die Mystik der Weltreligionen: Eine Einführung*. Stuttgart: Kreuz.

Suzuki, D. T. (1995): *Der westliche und der östliche Weg: Über christliche und buddhistische Mystik*. Berlin: Ullstein.

Wolf, I. (2000): *Mystik: Zen, Kontemplation, Yoga, Kabbala, Sufismus, Taoismus*. Frankfurt am Main: POD Print.

Kapitel 3
Die Übungsformen des Yoga

Autorinnen und Autoren: *Angelika Beßler, Klaus König, Nicole Verheyden, Andrea Diers* (3.1); *Martin Henniger, Alexander Peters, Nicole Verheyden* (3.2); *Anna Trökes* (3.3)

3.1
Āsana: Wegweiser für ein angemessenes Üben

3.1.1
Einleitung

Fester Bestandteil heutiger Yogapraxis ist das Üben von *Āsanas*. Zuweilen steht Āsanapraxis fast synonym für Yogapraxis. Beim Praktizieren von *Āsanas* steht wie bei allen anderen Yogatechniken idealerweise der ruhige Geist im Mittelpunkt des Übens.

Sollen *Āsanas* ihre Kraft entfalten, ist es notwendig, sie nicht mit einem verklärten Blick zu betrachten. Vielmehr gilt es von überkommenen Vorstellungen des „Yoga ist immer gut“ Abstand zu nehmen und mit einem aufgeklärten Blick auf das Üben mit dem Körper zu schauen. Nicht die alten Texte sind die Wegweiser für ein angemessenes Üben, sondern es ist das Wissen um anatomische und physiologische Zusammenhänge, um die Komplexität von Gesundheit, um die Verbindung von Körper, Atem und Geist.

Angemessenes Üben bedeutet, aus einer schier unendlichen Vielfalt von möglichen Übungen und Herausforderungen die für den jeweiligen Menschen in seiner jeweiligen aktuellen Situation und Einzigartigkeit richtige Praxis zu entwickeln.

Das scheint eine fast unlösbare Aufgabe zu sein. So können wir uns ihr in diesem Kapitel nur annähern, indem wir Prinzipien herauskristallisieren. Diese Prinzipien bleiben an vielen Stellen eher auf der körperlichen Ebene greifbar – tiefergehende Wirkungen beispielsweise auf den Atem, die Verfassung des Geistes oder die Haltung gegenüber dem Leben und der Umwelt bzw. Mitwelt sind in diesem Rahmen nicht darstellbar.

Wir beschränken uns dementsprechend auf die Darstellung einer angemessenen Ausführung der einzelnen *Āsanas*, zeigen verschiedene Variationen oder Weiterführungen auf. Zugleich möchten wir mit „Mal ausprobieren“ die Experimentierfreude anregen und den Blick weiten vom „So muss es sein“ hin zur Erkenntnis, dass angemessenes Üben in vielfältiger Form möglich ist.

Jedem von uns beschriebenen *Āsana* haben wir einen Fokus zugeordnet. Damit stellen wir das in den Mittelpunkt, was uns besonders essenziell an einem *Āsana* erscheint. Etwas, das besonders in dieser Haltung erfahren und geübt werden kann. Dabei gibt es ganz sicher auch andere Blickwinkel und Fokusse für das jeweilige *Āsana*.

Dort, wo wir Wirkungen beschreiben, beschränken wir uns auf einige eindeutige Veränderungen in der jeweiligen Haltung auf physischer Ebene.

Für eine bessere Verständlichkeit dessen, was in unserem Körper geschieht und auf was besonders zu achten ist, haben wir Einschübe zur Anatomie und Biomechanik einzelnen *Āsanas* zugeordnet.

Sie gelten auch bei anderen *Āsanas*, dort verweisen wir dann jeweils auf die genauere Beschreibung.

Für eine sinnvolle Zusammenstellung verschiedener *Āsanas* zu einer ausgewogenen, auf angemessene Weise fordernden Praxis sind diese Kenntnisse essenziell. Der passende Aufbau einer jeden Haltung in Verbindung mit dem Wissen über didaktische Prinzipien (Abschnitt 6.1.2.3) ist für den Aufbau einer Yogastunde oder eines Kurses unbedingte Voraussetzung.

Dieses Kapitel möchte Anregung geben, zum Ausprobieren einladen und die Freude an der Āsanapraxis auf der Grundlage eines tieferen Verständnisses für die körperlichen Anforderungen und Möglichkeiten fördern.

Auch für fortgeschrittene Übende ersetzt dieses Kapitel keinen Lehrer. Unterstützung durch einen geschulten Blick von außen sollte immer wieder genutzt und genossen werden.

3.1.2 Standhaltungen

Fest auf den eigenen Füßen zu stehen, Stabilität zu erfahren, dies ist ein Wunsch, der uns häufig durch das ganze Erwachsenenleben begleitet. Können Standhaltungen im Yoga uns dem näherbringen?

Durch regelmäßiges achtsames Üben von Standhaltungen entwickeln wir Kraft in der Bein- und Rumpfmuskulatur. Wenn wir beim Üben den Fokus auf die Aktivität von Füßen und Beinen legen, uns „fest verwurzeln" und Stabilität im Stand entwickeln, kann aus dieser Basis die Aufrichtung der Wirbelsäule entstehen und die Atmung hat Raum, sich zu entfalten. Auf der Matte geübt, kann es gelingen, diese Qualität im Stand in unser tägliches Leben zu übertragen. Kraft, Aufrichtung und fließender Atem sind wichtige Komponenten für Stabilität im Alltag.

Wirkungen allgemein:

- erdend
- Schulung des Gleichgewichts/der Balance
- energetisierend

3.1.2.1 Tādāsana – Aufrechter Stand

tāda – Berg

Neutralposition der Wirbelsäule

Die aufrechte Haltung wird durch unser Nervensystem kontinuierlich neu bewertet und kontrolliert. Sind die Muskeln im Spannungsgleichgewicht und die Gelenke in Mittelstellung, ist nur wenig Muskelaktivität notwendig, um aufrecht zu stehen.

Im Schwerelot ausgerichtet sein heißt demnach, mühelos im Feld der Schwerkraft zu stehen.

Von der Seite betrachtet (Sagittalebene, Abschnitt 4.1.1) sollte sich der Körperschwerpunkt lotrecht zum Boden befinden. In einer gedachten senkrechten Linie liegen dabei folgende Körperabschnitte/Punkte übereinander: Außenknöchel, Mitte Kniegelenk, Hüftgelenk und Schultergelenk, Ohreingang.

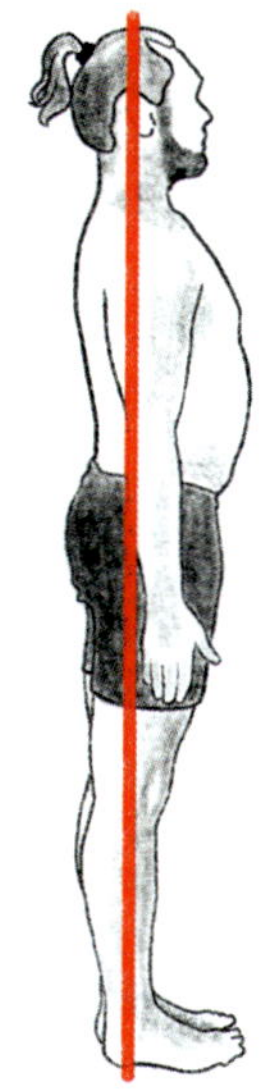

Abb. 1: Lotrechte Aufrichtung des Körpers in *Tādāsana*

Abweichungen von dieser Linie geben uns Hinweise auf die Körperwahrnehmung und Bewegungskontrolle der Wirbelsäule. Demnach können wir einschätzen:

- Ist die Lordose/Kyphose von Lendenwirbelsäule, Brustwirbelsäule, Halswirbelsäule verstärkt oder abgeflacht?
- Wie steht der Brustkorb im Verhältnis zum Becken und der Kopf im Verhältnis zum Brustkorb?

Kopf und Halswirbelsäule: Beispiel Kopfvorhalte (Protraktion)

Wir sind geborene „Kopfbeweger". Die Halswirbelsäule ist anatomisch so aufgebaut, dass sie in alle Richtungen sehr gut beweglich ist. Unsere moderne Lebensweise mit zunehmend bildschirmgebundenen Arbeitsplätzen und digitaler oder medialer Freizeitgestaltung fördert jedoch eine rigide Kopfhaltung.

Oft ist der Kopf im Verhältnis zum Oberkörper in die sogenannte **Kopfvorhalte (Protraktion)** nach vorne geschoben. Dies führt zu einer Tonussteigerung der Nackenmuskulatur mit ungünstigen Durchblutungsverhältnissen und ist möglicherweise die Ursache für Nackenbeschwerden mit Bewegungseinschränkungen und Spannungskopfschmerz. Yogaübungen können uns helfen, diese Spannungsmuster und Haltungsgewohnheiten zu erkennen und aktiv zu verändern. Neben der Beweglichkeit kann die Stabilität der Halswirbelsäule günstig beeinflusst und Beschwerden können gelindert werden. An erster Stelle steht die Schulung der Wahrnehmung für die aufrechte Körperhaltung mit **neutraler Kopfposition**. Dies beschreibt die lotrechte Ausrichtung im aufrechten Stand. Um den Kopf lotrecht auszurichten, wird er nach hinten oben geschoben, bis der Nacken länger wird und Kinn und Kehle annähernd im rechten Winkel sind. Die Gesichtsfläche ist vertikal. Die Retraktionsbewegung bringt die obere Halswirbelsäule aus der Hyperextensionsstellung, die für die Kopfvorhalte exemplarisch ist, in ihre natürliche Position zurück. Können wir das Prinzip und die Bewegung der Retraktion des Kopfes verinnerlichen und umsetzen, kann dies dazu beitragen, dass alle Bewegungsrichtungen der Halswirbelsäule funktionell an Qualität gewinnen.

Beispielhaltungen: *Pashcimottānāsana, Bhujangāsana, Ushtrāsana, Ardha Matsyendrāsana, Shīrshāsana*

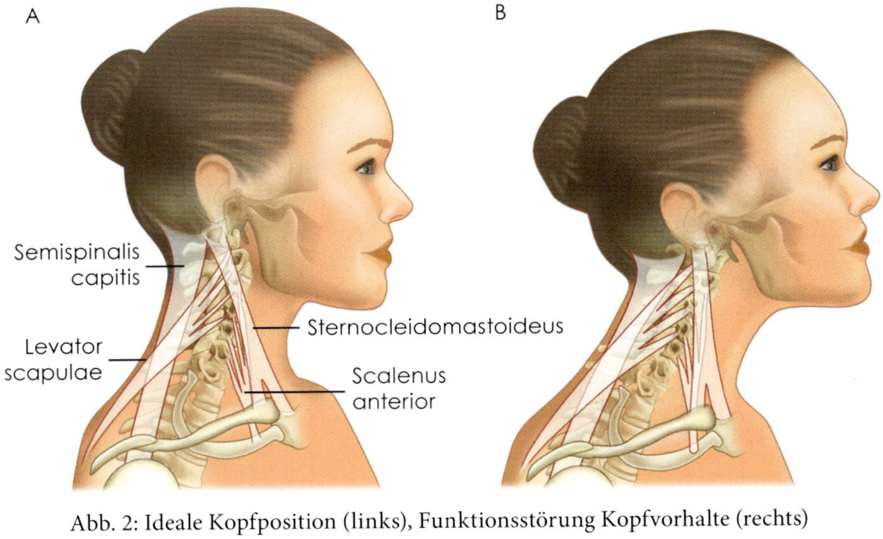

Abb. 2: Ideale Kopfposition (links), Funktionsstörung Kopfvorhalte (rechts)

Wirkung:

- Sensibilisierung für die aufrechte Körperhaltung

Fokus:

- ausbalanciert aufrecht stehen

Basishaltung:

- im Stand einen faustbreiten Abstand zwischen den Füßen wählen
- die Füße parallel zueinander nach vorn ausrichten
- die Beine strecken, aber nicht durchdrücken
- Becken, Wirbelsäule und Schultergürtel in Neutralposition (Abschnitt 3.1.9.5, Rumpfstabilität)
- die Arme entspannt neben dem Oberkörper sinken lassen
- den Kopf in natürlicher Ausrichtung
- entspannt geradeaus blicken

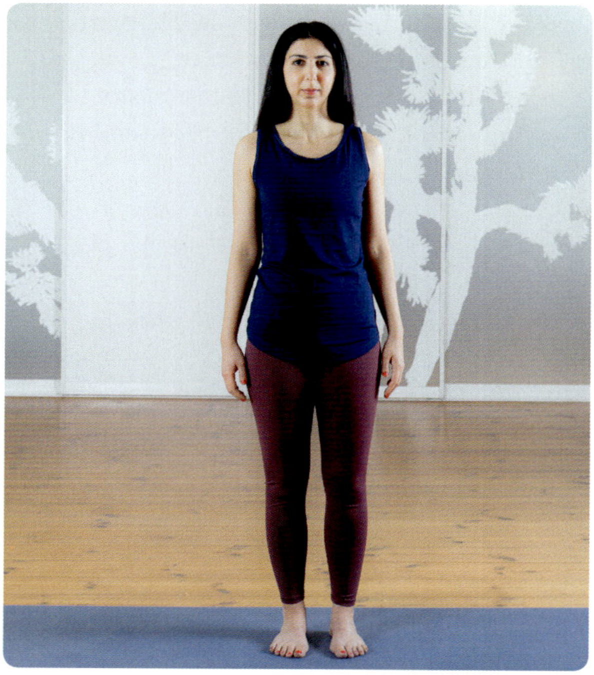

Abb. 3: Basishaltung *Tādāsana*

In der Haltung:

- den idealen Gleichgewichtspunkt erspüren
- den inneren Aufrichtungsimpuls erfahren

Weg aus der Haltung:

- in einen lockeren, entspannten Stand kommen

Mal ausprobieren:

- Fußinnenkanten zusammen
- verschiedene Armpositionen (passiv, aktiv gestreckt)
- in den Zehenballenstand kommen

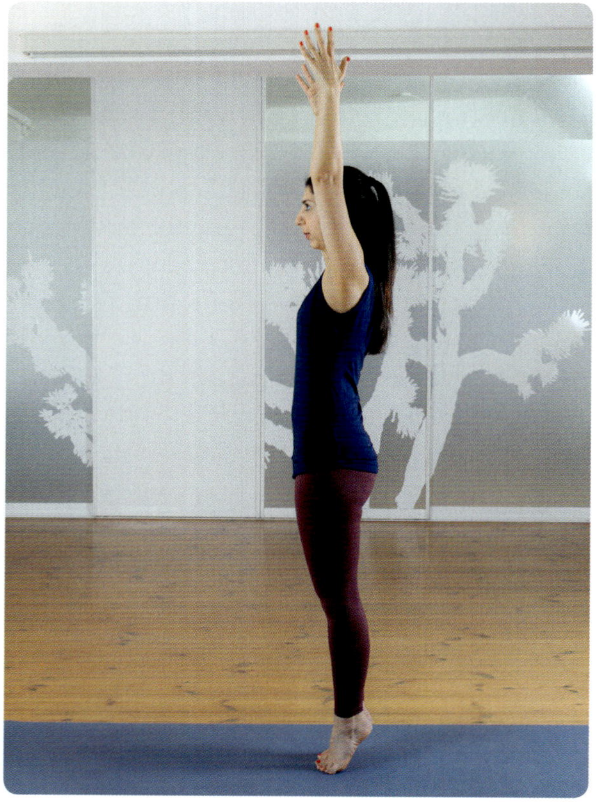

Abb. 4: *Tādāsana* im Zehenballenstand mit aktiv gestreckten Armen

3.1.2.2
Ardha Uttānāsana – Halbe Vorbeuge im Stehen, halb gestreckte Haltung

Wirkung:
- Mobilisierung der Wirbelsäule in Richtung Extension
- Aktivierung der tiefen und oberflächlichen Rückenmuskulatur
- Dehnung der Beinrückseiten

Fokus:
- Streckung der Wirbelsäule bei gebeugten Hüften

Basishaltung (Hände auf den Beinen gestützt):
- in *Uttānāsana* (Abschnitt 3.1.5.2) kommen
- den Oberkörper anheben
- Hände an den Unterschenkeln, Knien oder Oberschenkeln aufstützen
- Wirbelsäule in Richtung Extension bewegen
- Kopf in Retraktion, Halswirbelsäule in Extension (vgl. Kopfhaltung in *Bhujangāsana*, Abschnitt 3.1.6.2)

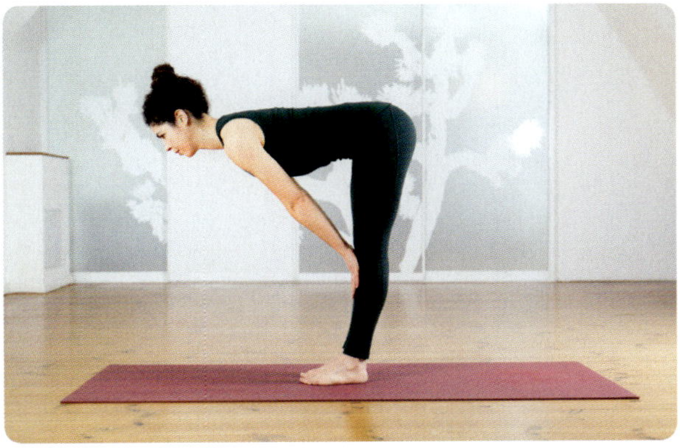

Abb. 5: Basishaltung *Ardha Uttānāsana*

In der Haltung:
- Füße und Beine aktivieren
- Aktivierung der Rückenmuskulatur und Rumpfstabilität (Abschnitt 3.1.9.5) beibehalten
- Beine in Richtung Streckung bewegen
- Schultern zurücknehmen

Weg aus der Haltung:
- Oberkörper wieder in Richtung *Uttānāsana* sinken lassen

Mal ausprobieren:
- die Arme nach vorn strecken
- aus *Tādāsana* mit Streckung der Wirbelsäule in die Haltung gehen
- die Hände auf einem Tisch, einer Fensterbank, einer Wand oder einem Partner, einer Partnerin in passender Höhe abstützen

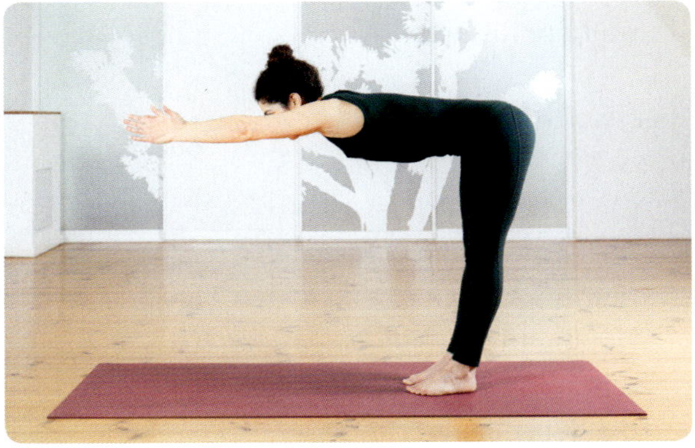

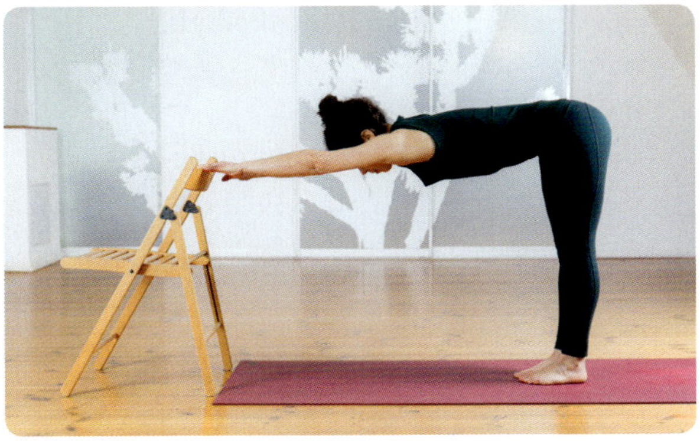

Abb. 6a-b: Varianten von *Ardha Uttānāsana*

3.1.2.3

Utkatāsana – Hocke

utkata – angehoben, auch mächtig, heftig

Wirkung:

- Mobilisierung der Wirbelsäule in Richtung Extension
- Kräftigung der Rumpfmuskulatur
- Mobilisierung der Schultergelenke in Richtung Flexion
- Kräftigung der Schulterregion
- Kräftigung der Bein- und Fußmuskulatur
- Mobilisierung der Sprunggelenke in Richtung Dorsalextension

Fokus:

- kraftvolle Aktivierung der Beine und des Rumpfs

Basishaltung (Arme nach oben gestreckt):

- die Füße parallel ausrichten
- die Arme nach oben strecken
- den Blick nach oben richten (vgl. Kopfhaltung in *Bhujangāsana*, Abschnitt 3.1.6.2)
- die Beine beugen
- die Fersen in festem Bodenkontakt halten
- das Gesäß weiter senken
- die Extension der Wirbelsäule bewahren

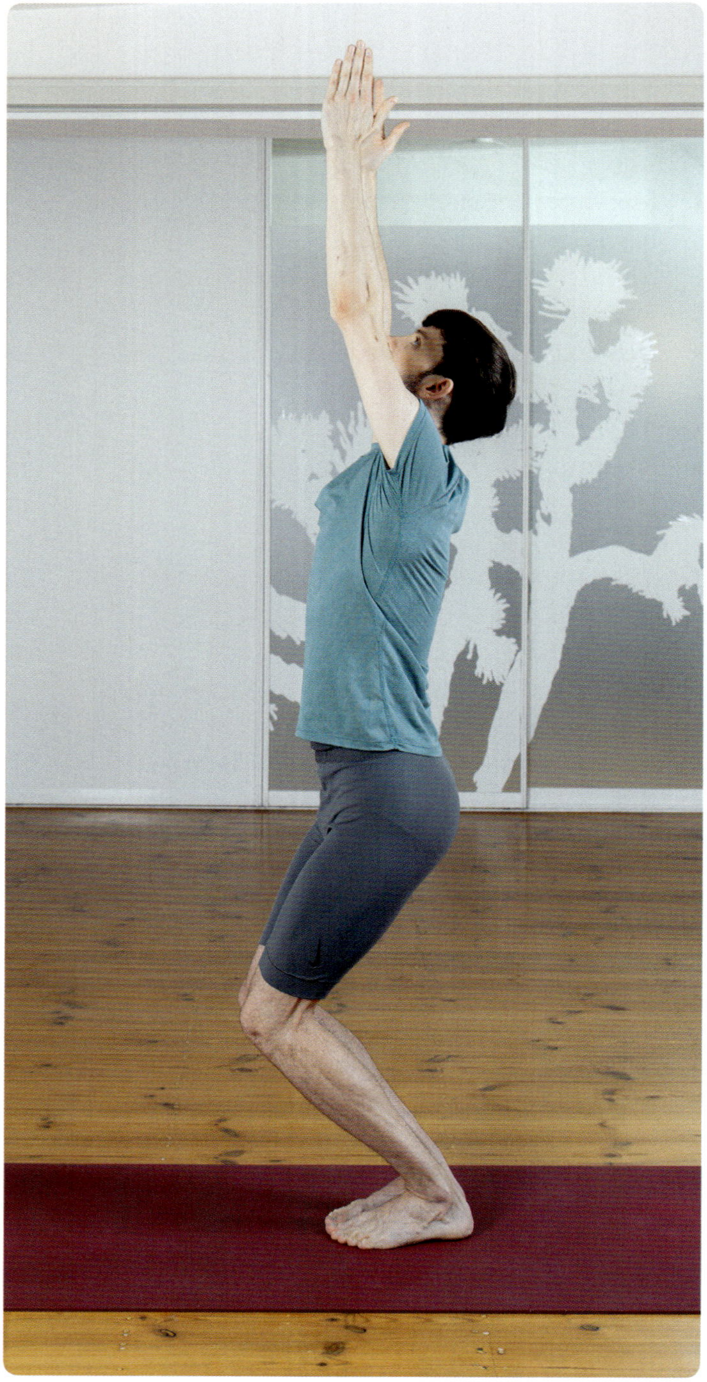

Abb. 7: Basishaltung *Utkatāsana*

In der Haltung:
- kraftvolle Aktivität der Beine halten
- Rumpfstabilität etablieren (Abschnitt 3.1.9.5)

Weg aus der Haltung:
- die Beine strecken
- die Arme senken

Variante 1 (tiefe Hocke):
- das Gesäß weiter senken als in der Basishaltung
- die Oberschenkel in die Waagerechte oder tiefer bringen

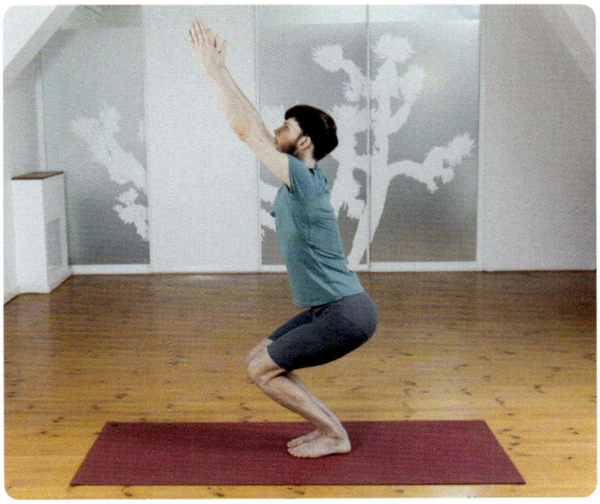

Abb. 8: *Utkatāsana* aus der tiefen Hocke

In der Haltung:
- die Fersen stabil am Boden halten
- die Aktivität der Beine bewahren

Weg aus der Haltung:
- die Beine strecken
- die Arme senken

Mal ausprobieren:
- verschiedene Armhaltungen (z. B. nach vorn, nach oben)
- Fußabstand variieren

3.1.2.4 Āñjaneyāsana – Rückbeuge aus dem tiefen Ausfallschritt

Āñjaneya – ein Name von Hanumān

Wirkung:
- Mobilisierung der Wirbelsäule, insbesondere der Brustwirbelsäule, in Richtung Extension
- Aktivierung der Rumpfmuskulatur
- Mobilisierung der Hüftgelenke in Richtung Extension
- Mobilisierung der Schultergelenke in Richtung Flexion

Fokus:
- Dehnung der Leistenregion des hinteren Beins

Basishaltung (Knie am Boden, Arme schulterbreit nach oben):
- in den Vierfüßlerstand kommen (Knie unterpolstern, falls erforderlich)
- den linken Fuß flach zwischen die Hände setzen
- Becken nach vorn unten sinken lassen
- Oberkörper aufrichten und Arme schulterbreit nach oben strecken
- Becken aufrichten

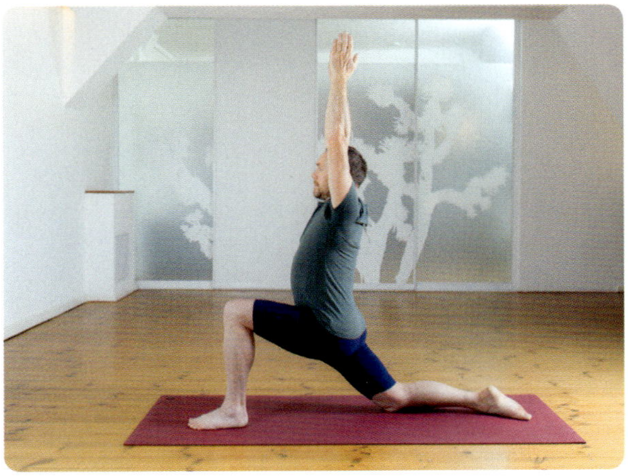

Abb. 9: Basishaltung *Āñjaneyāsana*

In der Haltung:

- Rumpfstabilität etablieren (Abschnitt 3.1.9.5)
- das linke Bein über die Ferse stabilisieren
- Becken parallel zur kurzen Mattenseite ausrichten
- vorderen Fuß und hinteres Knie in Richtung Becken aktivieren
- Blick nach vorn

Weg aus der Haltung:

- Arme senken
- zurück in den Vierfüßlerstand kommen
- zur anderen Seite wiederholen

Variante 1 (hinteres Bein gestreckt, Hände am Boden):

- die Hände bleiben auf dem Boden oder werden auf Blöcke gestützt
- den linken Fuß flach zwischen die Hände setzen
- die Zehen des rechten Fußes aufstellen
- das rechte Knie anheben und das Bein strecken
- das Becken sinken lassen
- Kopf in Verlängerung der Wirbelsäule (vgl. Kopfhaltung in *Bhujangāsana*, Abschnitt 3.1.6.2)

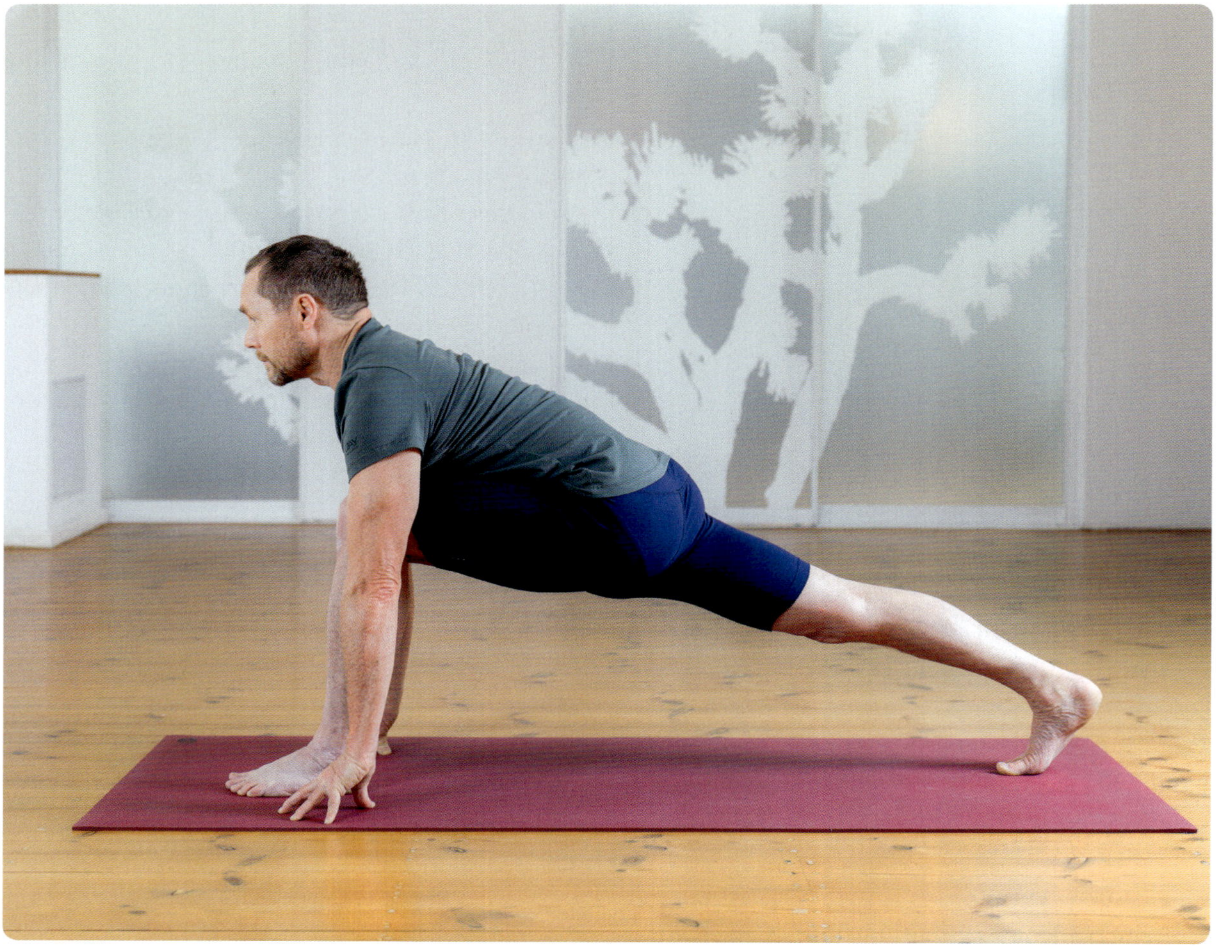

Abb. 10: *Āñjaneyāsana* mit gestrecktem hinterem Bein

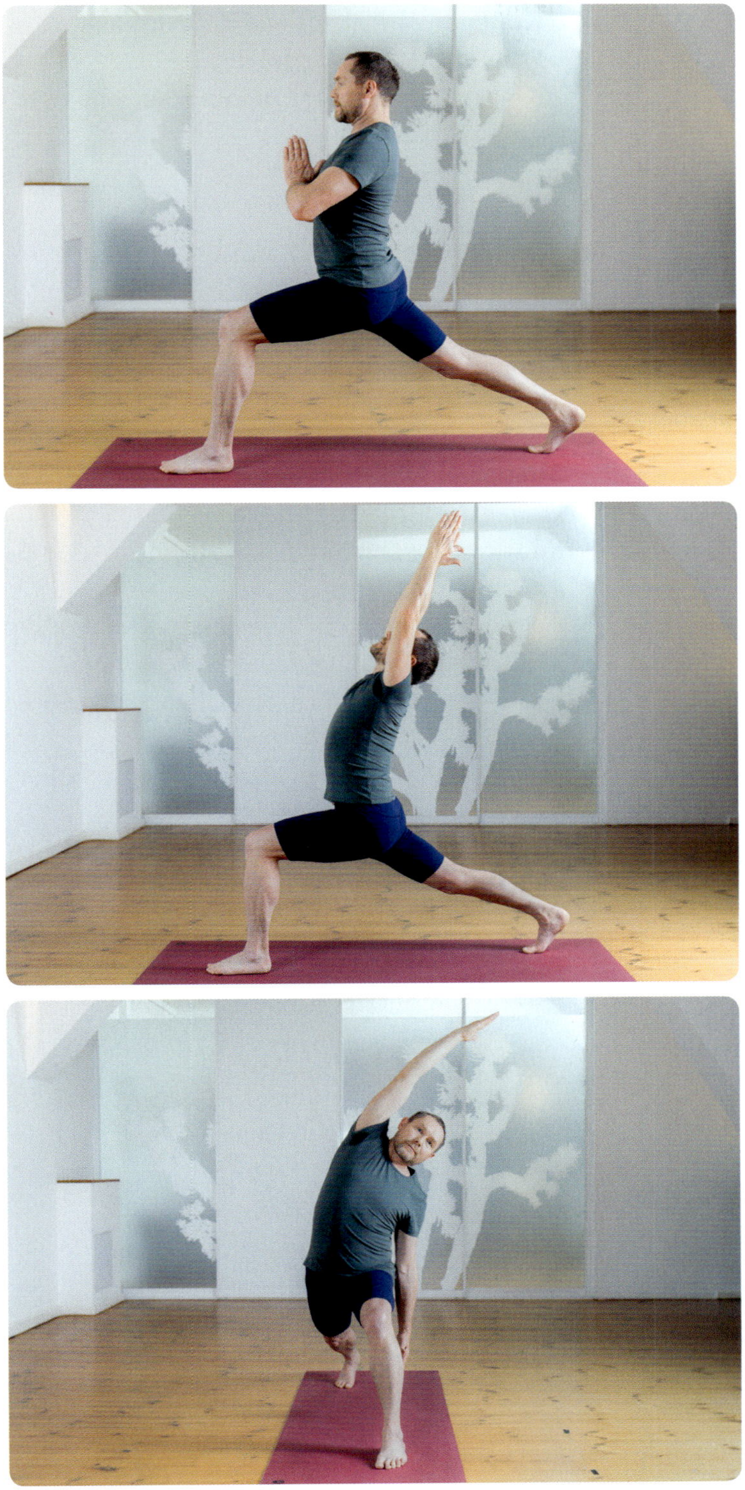

Abb. 11a-c: Varianten von *Āñjaneyāsana*

In der Haltung:

- beide Füße in Richtung Becken aktivieren
- Kopf in neutraler Position stabilisieren

Weg aus der Haltung:

- zurück in den Vierfüßlerstand kommen
- zur anderen Seite wiederholen

Mal ausprobieren:

- Armhaltungen variieren
- in eine stabile Rückbeuge kommen
- Oberkörper zur Seite neigen

3.1.2.5 Vīrabhadrāsana I – Ausfallschritt, Becken und Oberkörper nach vorn orientiert

Vīrabhadra – Name eines mythologischen Helden

Shift (Autor: *Peter Greve*)

Der Begriff *Shift* findet im Yoga Verwendung, um eine Aktion zu beschreiben, bei der der Brustkorb gegenüber dem Becken verschoben wird. Diese Verschiebeaktion (engl.: *shift* = verschieben, verlagern) erfordert je nach Übung oder *Āsana* ein geringeres oder höheres Maß an Körpergefühl und Körperkontrolle, insbesondere von Muskeln der Körpermitte (Bauch- und Rückenmuskeln). Zudem mobilisiert ein Shift auf besondere Weise die Gelenke der Wirbelsäule (Facettengelenke, Bandscheibengelenke) und übt damit eine gesundheitsförderliche und therapeutische Wirkung auf die Wirbelsäule aus.

Der Vorgang des Shiftens kann anhand von *Vīrabhadrāsana I* und *Jānu Shīrshāsana* (Abschnitt 3.1.5.5) näher beleuchtet werden: In beiden *Āsanas* wird der Brustkorb idealerweise zum vorderen Bein hin verlagert, gehoben oder eben: geshiftet. Dadurch bleiben beide Rumpfseiten und die Taille auf beiden Seiten gleich lang. Ohne Shift kommt es zusätzlich zur Rotation zu einer Seitneigung (Lateralflexion) und Verkürzung des Rumpfes auf der Seite des vorderen Beins. Dies gilt es zu vermeiden, indem die Seitneigung aktiv widerlagert wird.

Im Hinblick auf das Shiften sind *Vīrabhadrāsana I* und *Jānu Shīrshāsana* die zwei Seiten einer Münze. In *Vīrabhadrāsana I* befindet sich die Wirbelsäule in Extension und Rotation, aber nicht in Lateralflexion, in *Jānu Shīrshāsana* in Flexion und Rotation, aber ebenfalls nicht in Lateralflexion.

Wirkung:

- Mobilisierung der Wirbelsäule in Richtung Extension und Rotation
- Rumpfkräftigung
- Kräftigung der Bein- und Fußmuskulatur
- Dehnung der Leistengegend
- Kräftigung und Mobilisierung der Schulterregion (Variante 1)

Fokus:

- Ausgewogenheit zwischen Bein- und Rumpfaktivität

Basishaltung:

- eine Schrittstellung mit etwa einer Beinlänge Abstand zwischen den Füßen einnehmen
- hinteren Fuß gerade ausrichten
- Ferse des hinteren Fußes heben
- das vordere Bein mit dem Knie über das Fußgelenk beugen
- das hintere Bein nur so weit strecken, dass die Körpermitte stabil gehalten werden kann
- das Becken nach vorn ausrichten und aufrichten
- die Arme nach oben strecken und schulterbreit halten
- den Kopf neutral mit dem Blick nach vorn ausrichten

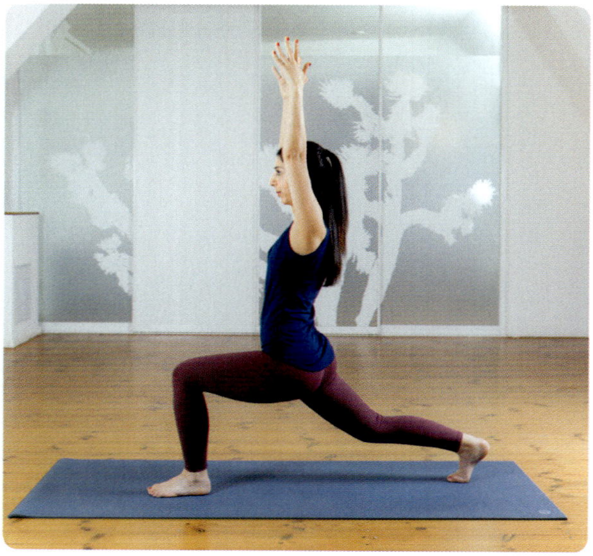

Abb. 12: Basishaltung *Vīrabhadrāsana I*

In der Haltung:

- die Aufrichtung und Ausrichtung von Becken und Rumpf und die Streckung des hinteren Beins halten
- die Rumpfstabilität betonen

Weg aus der Haltung:

- aus der Schrittstellung in den Stand kommen
- zur anderen Seite wiederholen

Variante 1:

- eine Schrittstellung mit etwa einer Beinlänge Abstand zwischen den Füßen einnehmen
- den hinteren Fuß mit der Ferse fest am Boden schräg aufstellen
- die Fußspitze etwa 45 Grad nach außen zeigen lassen
- das hintere Bein strecken
- das vordere Bein mit dem Knie über das Fußgelenk beugen
- die Arme nach oben strecken
- die Handflächen zusammenbringen und die Arme aktiv strecken
- die Schulterblätter senken (Abschnitt 3.1.4, Schultergürtel, Arme und Thorax)
- den Blick nach oben zu den Händen richten (vgl. Kopfhaltung in *Bhujangāsana*, Abschnitt 3.1.6.2)

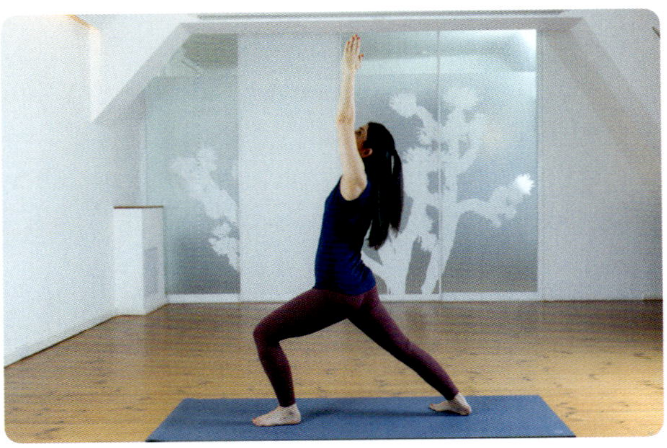

Abb. 13: *Vīrabhadrāsana I* mit schräg aufgestelltem hinterem Fuß

In der Haltung:

- die Aufrichtung und Ausrichtung des Beckens und die Streckung des hinteren Beins halten
- die Extension der Wirbelsäule betonen

Weg aus der Haltung:

- die Arme senken
- aus der Schrittstellung in den Stand kommen
- zur anderen Seite wiederholen

Mal ausprobieren:

- verschiedene Armhaltungen (z. B. die Hände am Becken aufstützen, die Arme seitlich ausbreiten)
- den Abstand zwischen den Füßen variieren (Schrittlänge und/oder Schrittbreite)

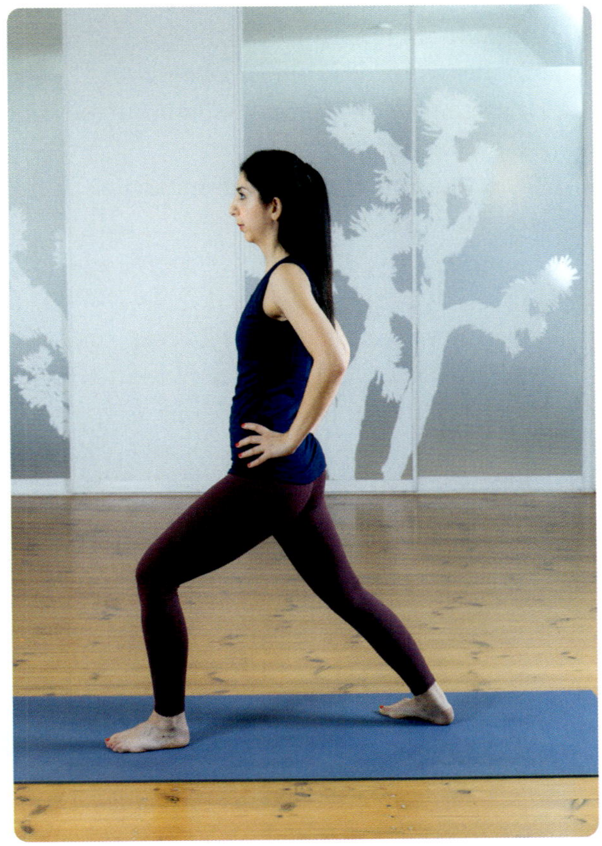

Abb. 14: Variante von *Vīrabhadrāsana I*

3.1.2.6 Vīrabhadrāsana II – Schrittstellung mit gebeugtem Bein, Becken zur Seite orientiert

Vīrabhadra – Name eines mythologischen Helden

Kopfhaltung

In *Vīrabhadrāsana II* haben wir die Möglichkeit, den Kopf sanft bis an die Bewegungsgrenze zu drehen, während der Brustkorb zur Seite ausgerichtet bleibt. Die Nasenspitze zeigt annähernd in Richtung der vorderen Hand (vgl. Kopfhaltung in *Tādāsana*, Abschnitt 3.1.2.1).

Wirkung:

- Aufrichtung der Wirbelsäule, Mobilisation der Halswirbelsäule in Richtung Rotation
- Rumpfkräftigung
- Mobilisierung der Hüftgelenke
- Kräftigung der Bein- und Fußmuskulatur und der Hüftregion
- Dehnung der Oberschenkelinnenseiten
- Kräftigung der Schulterregion

Fokus:

- aus kraftvollen Beinen das Becken und den Oberkörper in Richtung lange Mattenkante ausrichten und aufrichten

Basishaltung:

- in einen Grätschstand kommen
- die Arme seitlich auf Schulterhöhe ausbreiten
- den linken Fuß leicht eindrehen, das Bein aktiv strecken
- den Großzehenballen, die Ferse und die Fußaußenkante in festen Bodenkontakt bringen
- das rechte Bein 90 Grad nach außen drehen, das Becken geht dabei leicht mit und findet seine natürliche Position
- das rechte Bein kontrolliert beugen, bis das Schienbein senkrecht ist
- den Schultergürtel parallel zur langen Mattenseite ausrichten
- den Kopf sanft bis an die Bewegungsgrenze drehen, in Richtung der rechten Hand schauen, die Nasenspitze zeigt annähernd in Richtung der vorderen Hand
- der Brustkorb bleibt zur Seite ausgerichtet

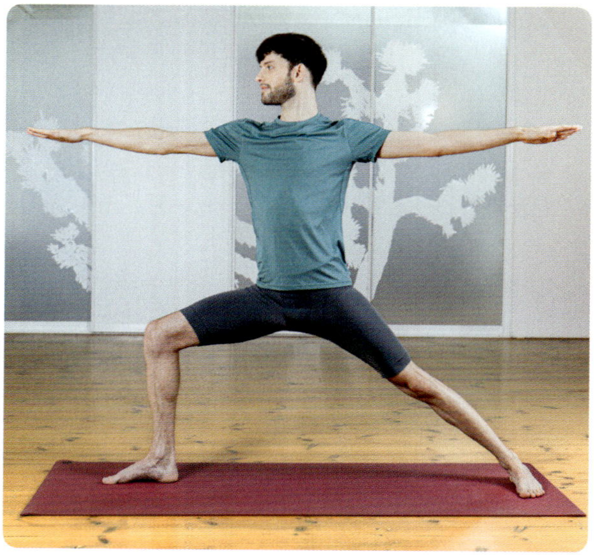

Abb. 15: Basishaltung *Vīrabhadrāsana II*

In der Haltung:

- Rumpf in der Senkrechten stabilisieren
- Rumpfstabilität etablieren (Abschnitt 3.1.9.5)
- Schultergürtel parallel zur langen Mattenseite und die Arme waagerecht halten
- aus aktiven Fußgewölben heraus die Position der Beine stabilisieren
- das rechte Knie nicht nach innen ausweichen lassen – Schienbein senkrecht halten

Weg aus der Haltung:

- das rechte Bein strecken
- die Arme senken
- aus dem Grätschstand herauskommen
- zur anderen Seite wiederholen

Mal ausprobieren:

- den hinteren Fuß mit der Fußaußenkante gegen eine Wand stabilisieren
- den Abstand zwischen den Füßen größer wählen und den Oberschenkel des gebeugten Beins in Richtung Waagerechte bringen

3.1.2.7 Utthita Pārshvakonāsana – Seitstreckung aus dem Grätschstand mit gebeugtem vorderem Bein

utthita – gestreckt, *pārshva* – seitlich, *kona* – Winkel

Wirkung:

- Mobilisierung der Brustwirbelsäule in Richtung Extension und Rotation
- Kräftigung der Rumpfmuskulatur
- Mobilisierung der Schultergelenke in Richtung Flexion und Außenrotation
- Kräftigung der Schulterregion
- Kräftigung der Bein- und Fußmuskulatur

Fokus:

- Rumpfstabilisierung

Basishaltung (Arm auf dem Bein abgestützt):

- in den Grätschstand mit etwas mehr als einer Beinlänge Abstand zwischen den Füßen kommen
- die Füße parallel stellen
- das rechte Bein 90 Grad nach außen drehen und im Kniegelenk beugen, bis das Schienbein ungefähr senkrecht ist
- den Oberkörper parallel zur langen Mattenseite ausrichten
- den Rumpf seitlich über das rechte Bein senken
- den rechten Unterarm auf dem Oberschenkel des rechten Beins ablegen
- die linke Hand am Beckenkamm ablegen und das Becken aufrichten
- den Rumpf nach links oben aufdrehen
- den Kopf in Verlängerung der Wirbelsäule halten

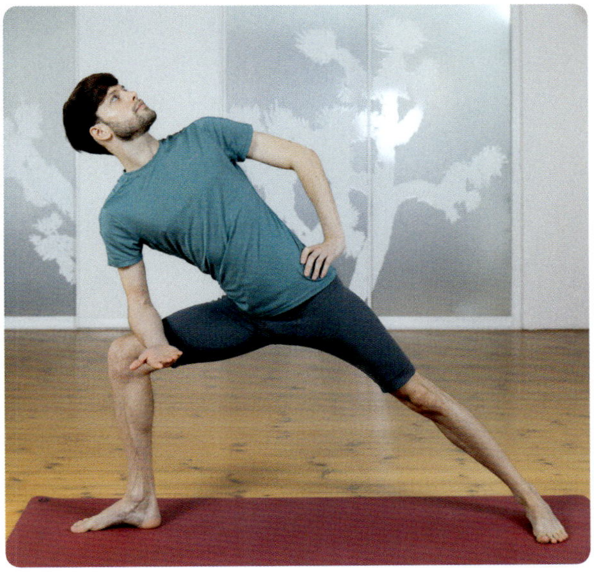

Abb. 16: Basishaltung *Utthita Pārshvakonāsana*

In der Haltung:

- die Außenkante des linken Fußes gegen den Boden stabilisieren
- das rechte Knie in der senkrechten Ebene über dem rechten Fuß halten
- die Länge der unteren Rumpfseite betonen

Weg aus der Haltung:

- den Oberkörper aufrichten
- das rechte Bein strecken und die Füße nach vorn drehen
- zur anderen Seite wiederholen

Variante 1 (Hand auf dem Boden gestützt):

- die rechte Hand innen neben dem rechten Fuß am Boden aufstützen
- das Becken aufrichten
- den Rumpf nach links oben aufdrehen

- den linken Arm senkrecht nach oben oder schräg nach vorn über den Kopf strecken
- Kopf in Verlängerung der Wirbelsäule drehen und nach oben zur linken Hand blicken

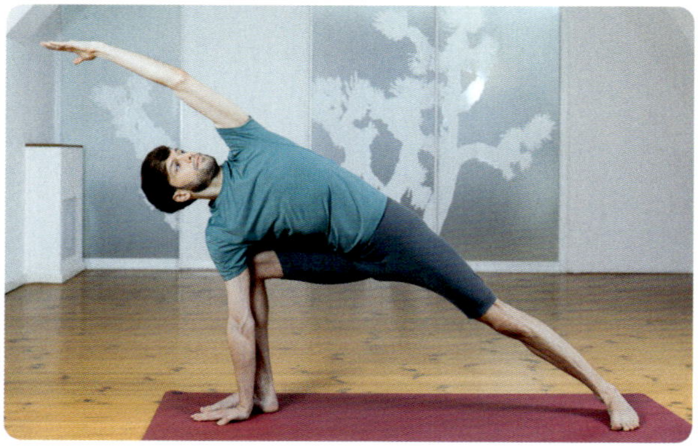

Abb. 17: *Utthita Pārshvakonāsana* mit am Boden aufgestützter Hand

In der Haltung:
- rechten Arm und rechtes Knie zueinander aktivieren
- den Rumpf weiterhin nach links oben aufdrehen

Mal ausprobieren:
- den Abstand zwischen den Füßen größer wählen
- die rechte Hand auf einem Block oder außen neben dem rechten Fuß abstützen

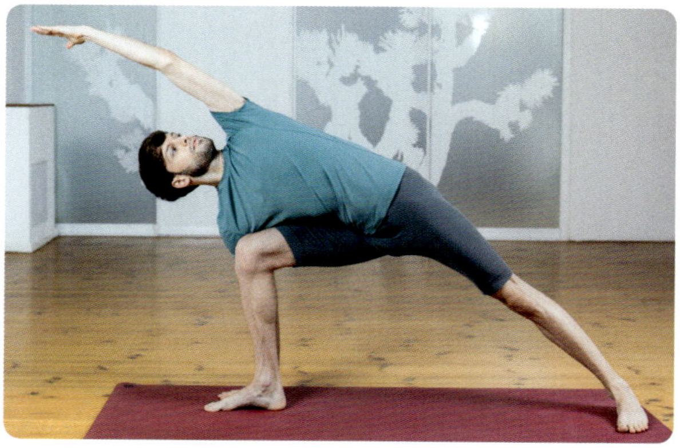

Abb. 18: Variante von *Utthita Pārshvakonāsana*

3.1.2.8
Utthita Trikonāsana – Seitstreckung aus dem Grätschstand

utthita – gestreckt, *tri* – drei, *kona* – Winkel, *trikona* – Dreieck

Kopfhaltung
Den Kopf in *Trikonāsana* (und *Pārshvakonāsana*) in Retraktion und Rotation zu bewegen erfordert eine gute Wahrnehmung, Beweglichkeit und Stabilität im Bereich der Halswirbelsäule. Da Wirbelsäule und Kopf in Richtung der Waagerechten geneigt sind, muss die vordere und seitliche Halsmuskulatur anspruchsvolle Arbeit leisten, um das Kopfgewicht von ca. 4-5 Kilogramm gegen die Schwerkraft zu halten. Eine Kräftigung dieser Muskulatur ist sinnvoll, da sie aufgrund von Muskeldysbalancen oft zur Schwäche neigt.

Wirkung:
- Mobilisierung der Wirbelsäule in Richtung Extension und Rotation
- Rumpfkräftigung
- Dehnung der Flanken
- Mobilisierung von Becken und Hüftgelenken
- Kräftigung der Bein- und Fußmuskulatur
- Dehnung der Beinrückseiten

Fokus:
- Rumpfstabilität gegen die Schwerkraft
- Rumpfausrichtung über dem vorderen Bein

Basishaltung:
- in einen Grätschstand mit etwas mehr als einer Beinlänge Abstand kommen
- die Arme seitlich auf Schulterhöhe ausbreiten
- den linken Fuß leicht eindrehen
- das rechte Bein 90 Grad nach außen drehen, im Kniegelenk stabilisieren

- den Oberkörper aus den Hüftgelenken über das rechte Bein senken
- die Rumpfseiten gestreckt halten
- das Becken in Neutralposition stabilisieren
- die rechte Hand am Boden oder auf einem Klotz abstützen
- den linken Arm nach oben in Richtung Senkrechte strecken
- den Oberkörper nach links aufdrehen
- den Kopf in Verlängerung der Wirbelsäule halten und nach links drehen
- zur linken Hand blicken

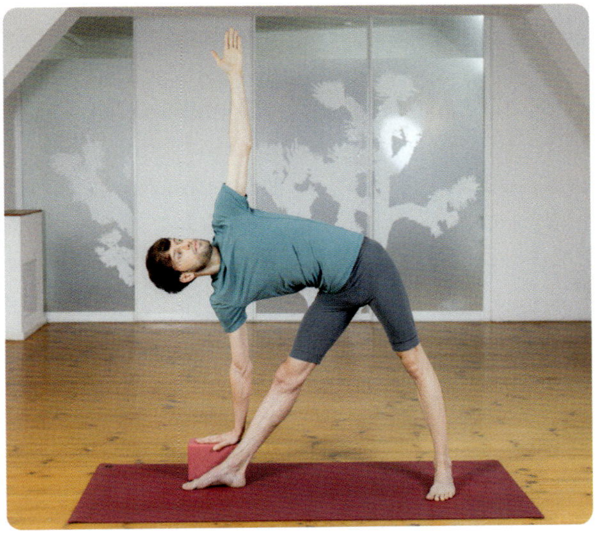

Abb. 19: Basishaltung *Utthita Trikonāsana*

In der Haltung:
- die Beinstreckung aktiv halten
- die linke Rumpfseite aktivieren und so die Länge in der rechten Rumpfseite betonen
- Rumpfstabilität etablieren (Abschnitt 3.1.9.5)
- den linken Arm nach oben strecken

Weg aus der Haltung:
- den Oberkörper aufrichten
- die Arme senken
- die Füße nach vorn ausrichten
- zur anderen Seite wiederholen

Mal ausprobieren:
- die rechte Hand außen neben dem Fuß, innen oder vor dem Fuß aufstützen
- die linke Hand am Beckenkamm auflegen
- Abstand zwischen den Füßen deutlich kleiner oder größer einrichten

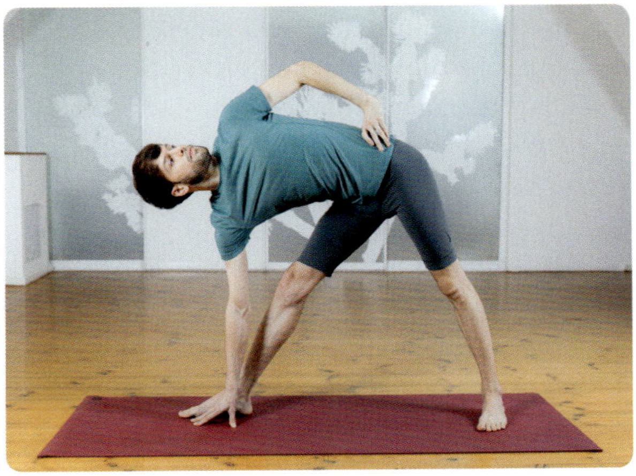

Abb. 20: Variante von *Utthita Trikonāsana*

3.1.3 Gleichgewichtshaltungen

Wie ein Baum im Sturm zu stehen, das wünschen wir uns in turbulenten Situationen in unserem Leben. Um dahin zu gelangen, möchten wir wohl nicht den asketischen Weg aus der indischen Mythologie gehen, auf einem Bein stehend oder einen Arm nach oben streckend, bis die Gliedmaßen versteifen oder absterben. So lässt sich eine innere Stabilität ganz sicher nicht erzwingen. Im Gegensatz zu dieser Starrheit üben wir in Gleichgewichtshaltungen mit vielen kleinen Ausgleichbewegungen die Selbstregulation und zugleich die innere und äußere Balance. Wenn wir dabei einen festen Punkt fokussieren, finden wir leichter Halt, als wenn um uns herum sich alles bewegt und wir uns von dieser Bewegung mitziehen lassen. Es kann eine große Herausforderung sein, den Atem weiter fließen zu lassen, der stockt, wenn uns etwas „umzuwerfen“ droht. Doch der fließende Atem hilft, in der Ruhe anzukommen – im Innen wie im Außen.

Gleichgewichtssinn und Propriozeption

Der **Gleichgewichtssinn** bewertet in jedem Moment die Körperhaltung und Orientierung im Raum, einschließlich der Position der Gliedmaßen und der Koordinierung komplexer Bewegungsabläufe (Übergänge im *Vinyāsa*). Der Gleichgewichtssinn setzt sich aus mehreren Einzelsinnen zusammen:

- der vestibulären Wahrnehmung, die die Richtung von Schwerkraft und Beschleunigung bestimmt (Innenohr und Kleinhirn)
- der visuellen Wahrnehmung, die die Orientierung im Raum feststellt
- dem Tastsinn der Haut
- der Tiefensensibilität (Propriozeption)

Tiefensensibilität (Propriozeption)

- Synonyme: Eigenempfindung, Interozeption, sich selbst fühlen
- Integration von Kraftsinn (Muskeltonus), Lagesinn (Stellung/Position der Gelenke) und Bewegungssinn (Bewegungsausmaß und Lage des Körpers bei Bewegung)
- Die Wahrnehmung der Stellung und Bewegung des Körpers im Raum erfolgt über spezifische Rezeptoren (Propriozeptoren), die Informationen über Muskelspannung (Golgi-Sehnenorgan), Muskellänge (Muskelspindel) und Gelenkstellung bzw. -bewegung registrieren. Die Grundlage für einen sicheren Stand auf einem Bein ist die Hinführung (Afferenzierung) von Informationen der Propriozeptoren und der Exterozeptoren (Mechanorezeptoren für Druck, Vibration) der Fußsohle zum zentralen Nervensystem. Über das sensorische System findet eine kontinuierliche Rückmeldung und Feinjustierung zwischen Gehirn und Motorik statt.
- Propriozeption braucht Übung: Jede Yogastunde sollte koordinative Elemente beinhalten, d. h. ungewohnte neue Bewegungen, die dieses Regelwerk stimulieren.

3.1.3.1 Vrikshāsana – Standhaltung auf einem Bein

vriksha – Baum

Gleichgewichtshaltung auf einem Bein

Neben der Atembewegung und dem Herzschlag beeinflusst die Standfläche bzw. Spurbreite der Füße die Lage des Körperschwerpunkts und somit unser Gleichgewicht. Stehen die Füße zusammen, ist die Auflagefläche klein und es kommt reaktiv zu leichten Schwankungen des Körpers. Ist der Abstand zwischen den Füßen größer, sind die Gleichgewichtsreaktionen geringer. Zur Schulung des Gleichgewichtssinns wird die Standfläche gezielt verringert (Einbeinstand, Zehenstand).

Das Stehen und Balancieren auf einem Bein kräftigt die zur Schwäche neigenden Abduktoren des Hüftgelenks. Die sogenannten kleinen Glutäen stabilisieren das Becken in der Frontalebene.

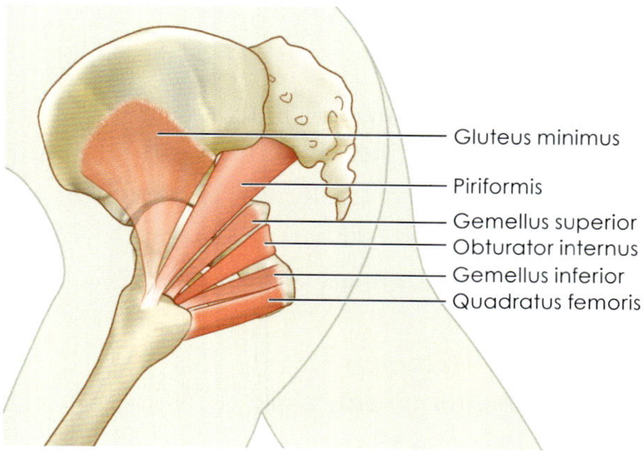

Abb. 21: Schematische Darstellung der tiefen Hüftmuskulatur

Damit das Becken im Einbeinstand nicht zur gegenüberliegenden Seite absinkt, müssen die Abduktoren (M. gluteus medius und M. gluteus minimus) auf der Standbeinseite aktiv werden.

Wirkung:
- Aufrichtung der Wirbelsäule und Rumpfkräftigung
- Kräftigung der Muskulatur von Hüfte, Bein und Fuß des Standbeins
- Mobilisierung des Hüftgelenks in Richtung Abduktion, Flexion und geringe Außenrotation (Spielbein)
- Schulung des Gleichgewichts

Fokus:
- Gleichgewicht

Basishaltung (Spielbein am Boden aufgestellt):
- im aufrechten Stand das Gewicht auf das linke Bein verlagern
- den rechten Fuß mit der Ferse auf den Spann des Standfußes oder an den Fußinnenknöchel bringen
- die Zehenballen am Boden aufstellen und das Knie nach rechts orientieren
- die Handflächen vor dem Brustkorb aneinanderlegen

In der Haltung:
- den Blick auf einen Punkt richten
- aus dem Standbein nach oben wachsen
- die Hüfte auf der Standbeinseite stabil halten
- das Gleichgewicht als dynamischen Prozess spüren/wahrnehmen

Weg aus der Haltung:
- die Arme senken und den rechten Fuß wieder aufstellen
- zur anderen Seite wiederholen

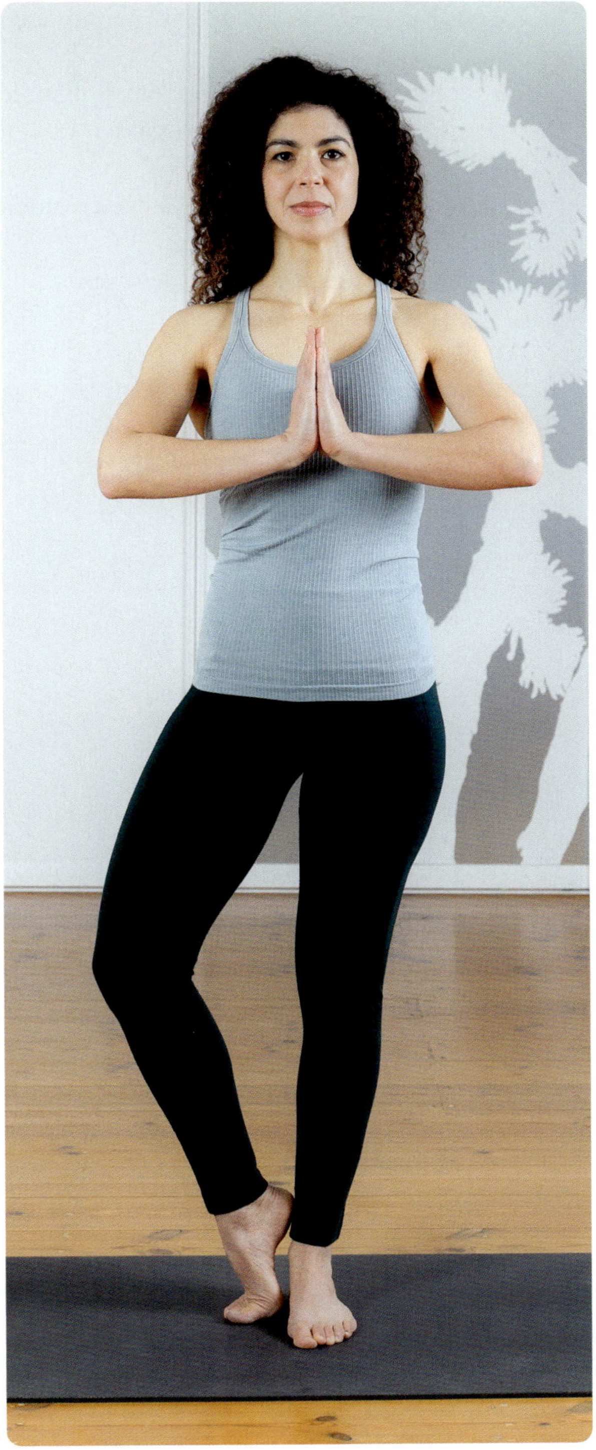

Abb. 22: Basishaltung *Vrikshāsana*

Variante 1 (Spielbein innen am Standbein aufstellen):

- den rechten Fuß mit der ganzen Fußsohle an die linke Wade oder innen an den linken Oberschenkel bringen
- die Ferse nach oben und die Zehen nach unten orientieren
- das gebeugte Knie nach rechts bewegen
- die Arme nach oben strecken

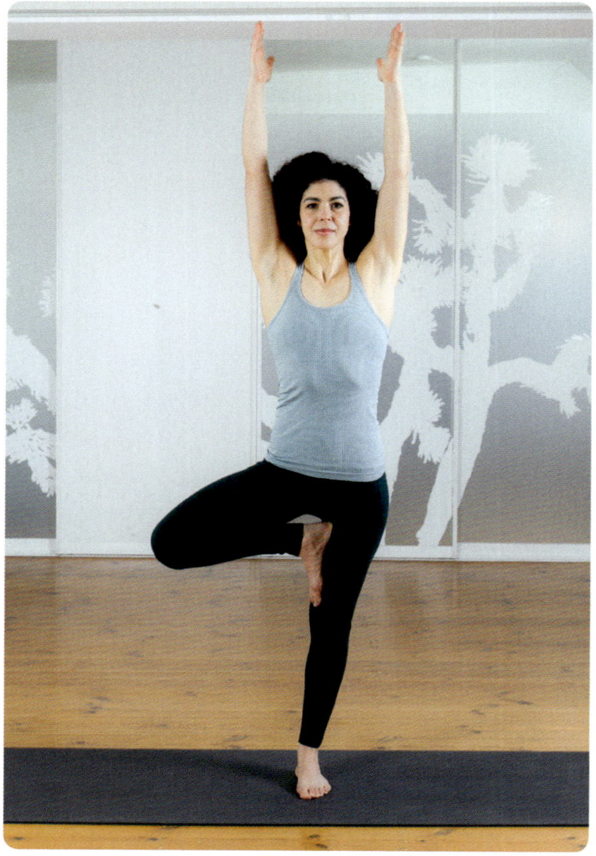

Abb. 23: *Vrikshāsana* mit am Standbein gehaltenem Spielbein

Mal ausprobieren:

- den gehobenen Fuß mit einer Hand halten
- die Armhaltung variieren (z. B. seitlich ausstrecken, *Garudāsana*-Armhaltung)
- mit geschlossenen Augen üben

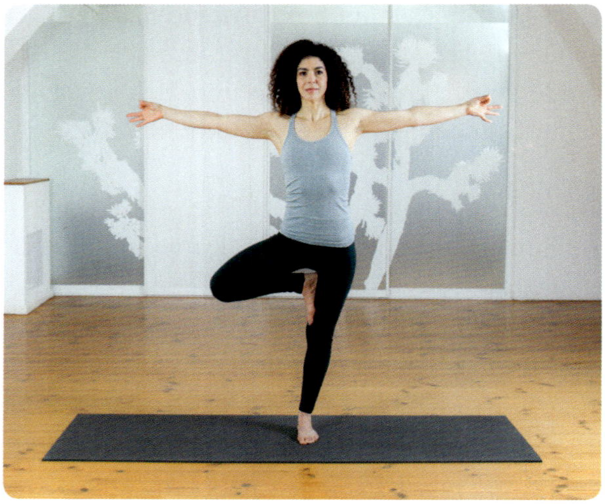

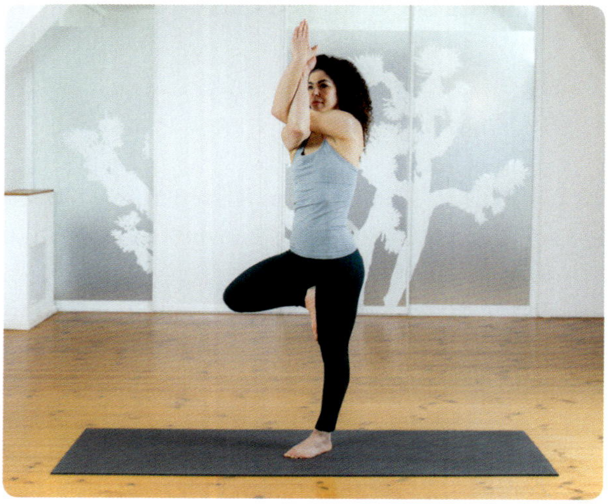

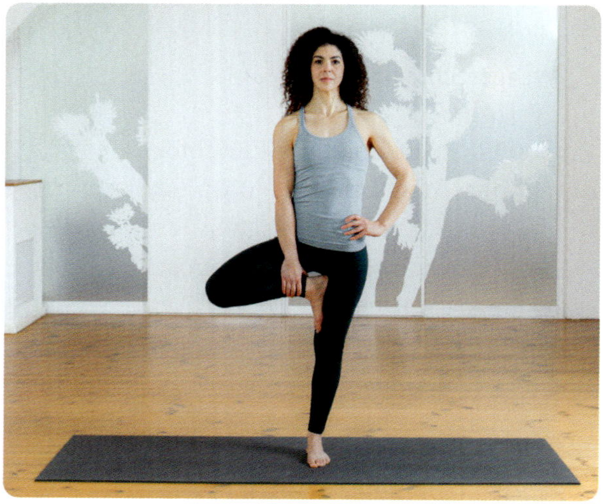

Abb. 24a-c: Varianten von *Vrikshāsana*

3.1.3.2
Vīrabhadrāsana III – Standwaage

Vīrabhadra – Name eines mythologischen Helden

Wirkung:
- Mobilisierung der Brustwirbelsäule in Richtung Extension
- Rumpfkräftigung
- Mobilisierung der Hüftgelenke
- Kräftigung der Muskulatur von Hüfte, Bein und Fuß
- Dehnung der Oberschenkelrückseiten
- Kräftigung der Schulterregion
- Schulung des Gleichgewichts

Fokus:
- Ausrichtung von Rumpf und gehobenem Bein in einer Linie

Basishaltung (Arme seitlich oder hinten):
- in *Tādāsana* kommen
- die Arme seitlich auf Schulterhöhe ausbreiten
- den Blick nach vorn richten
- gleichzeitig den Oberkörper gestreckt nach vorn neigen und das rechte Bein in einer Linie mit dem Rumpf anheben
- optional das Standbein etwas beugen
- den Rumpf und das hintere Bein in Richtung Waagerechte bringen

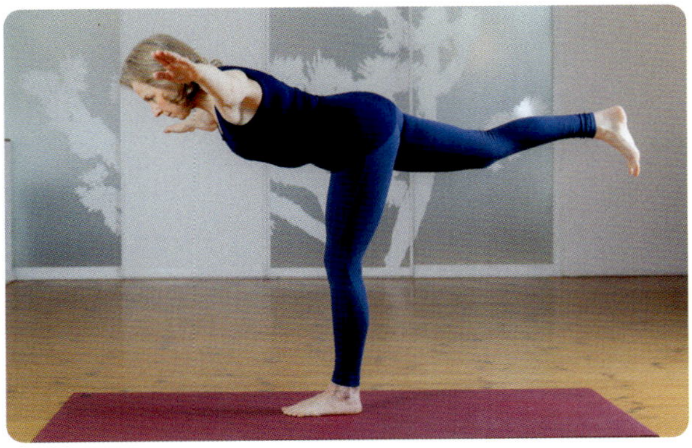

Abb. 25: Basishaltung *Vīrabhadrāsana III*

In der Haltung:
- den Blick nach vorn gerichtet lassen
- das Becken parallel zum Boden ausrichten
- das gehobene Bein neutral halten und in einer Linie mit dem Oberkörper ausrichten
- die Arme aktiv strecken

Weg aus der Haltung:
- das gehobene Bein senken und gleichzeitig den Oberkörper aufrichten
- die Arme senken

Variante 1 (Arme nach vorn):
- die Arme nach vorn strecken und dabei den hinteren Fuß vom Boden lösen
- den Rumpf, die Arme und das hintere Bein in die Waagerechte bringen
- in Richtung der Hände schauen

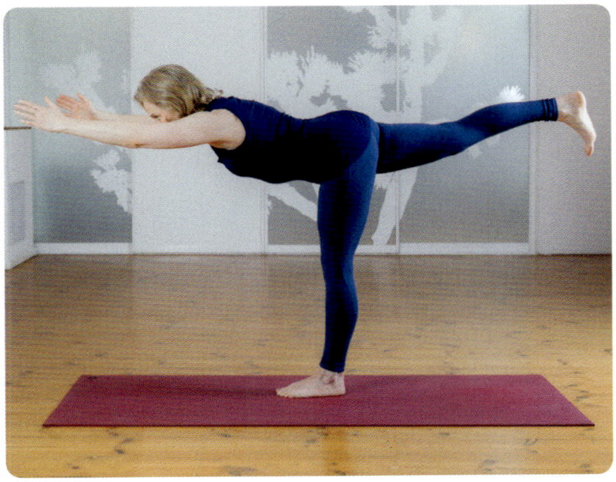

Abb. 26: *Vīrabhadrāsana III* mit nach vorn gestreckten Armen

Mal ausprobieren:

- mit den Händen abstützen, z. B. am Knie des Standbeins, an einer Wand, auf einer Stuhllehne

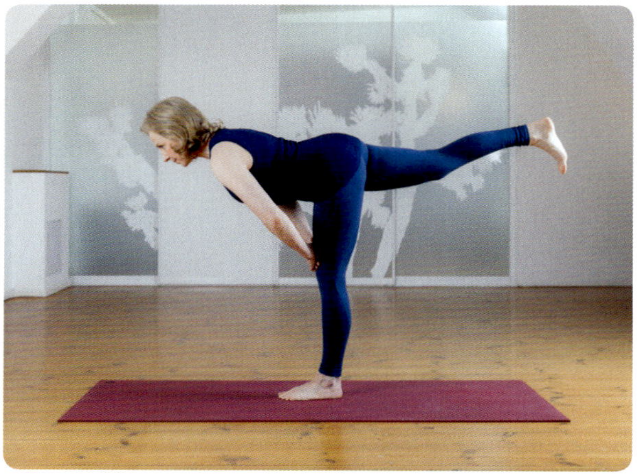

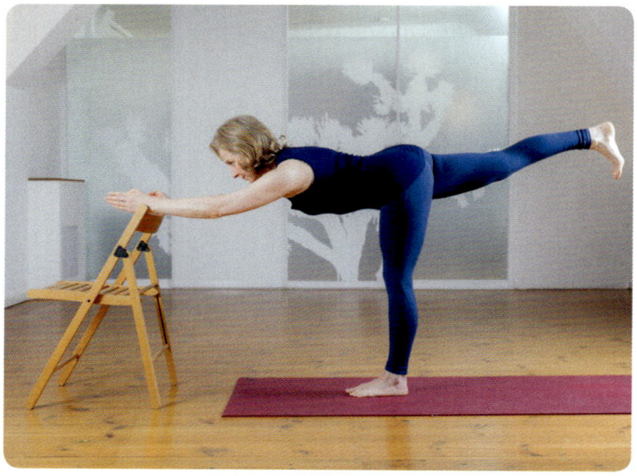

Abb. 27a-b: Varianten von *Vīrabhadrāsana III*

3.1.3.3 Utthita Hasta Pādāngushthāsana – Standhaltung auf einem Bein, mit der Hand das andere Bein gefasst

utthita – gestreckt, erhoben, *hasta* – Hand, *pādāngushtha* – große Zehe

Wirkung:

- Aufrichtung der Wirbelsäule und Rumpfkräftigung
- Kräftigung der Muskulatur von Hüfte, Bein und Fuß des Standbeins
- Mobilisierung des Hüftgelenks in Richtung Flexion (Spielbein)
- Dehnung der Oberschenkelrückseiten (Variante 1)
- Schulung des Gleichgewichts

Fokus:

- Stabilisierung des Standbeins (bei gleichzeitiger Aufrichtung der Wirbelsäule)

Basishaltung (Spielbein gebeugt):

- in den aufrechten Stand kommen
- das Gewicht auf das linke Bein verlagern
- das rechte Bein mit gebeugtem Knie heben
- mit der rechten Hand das Knie fassen
- die linke Hand am Beckenkamm aufstützen

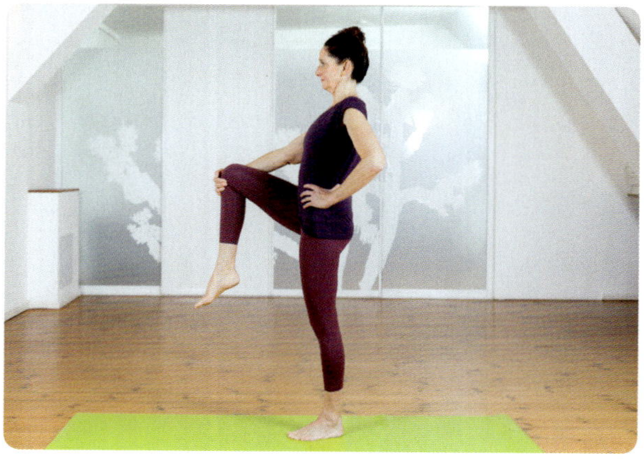

Abb. 28: Basishaltung *Utthita Hasta Pādāngushthāsana*

In der Haltung:
- das Fußgewölbe des Standbeins aktivieren
- aus dem Standbein „nach oben wachsen“
- das Becken stabilisieren

Weg aus der Haltung:
- den rechten Fuß wieder aufstellen
- zur anderen Seite wiederholen

Variante 1 (Spielbein gestreckt):
- mit der rechten Hand den großen Zeh des rechten Fußes fassen
- das Fußgewölbe des rechten Fußes aktivieren – Großzehenballen nach vorn schieben
- das Bein so weit wie möglich strecken
- die linke Hand am Beckenkamm aufstützen

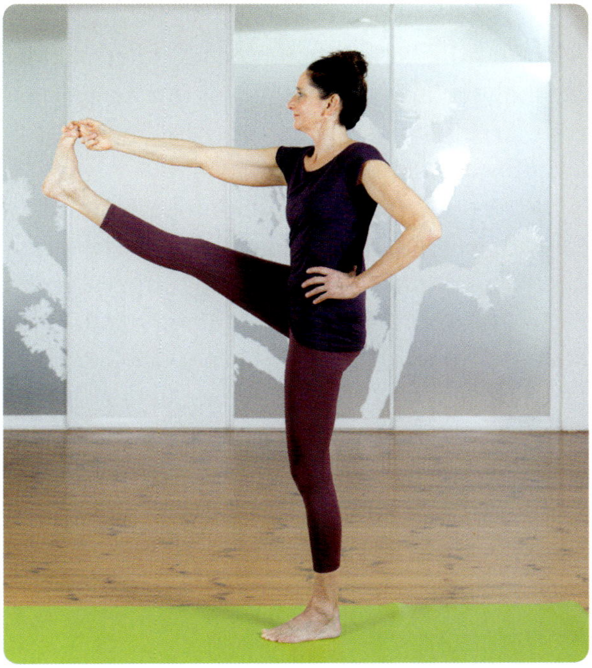

Abb. 29: *Utthita Hasta Pādāngushthāsana* mit gestrecktem Spielbein

Mal ausprobieren:
- mit dem Oberkörper zum gehobenen Bein nach vorn beugen
- das gehobene Bein (gebeugt oder gestreckt) zur Seite bewegen
- das gehobene Bein mit der gegenüberliegenden Hand fassen und den Oberkörper drehen

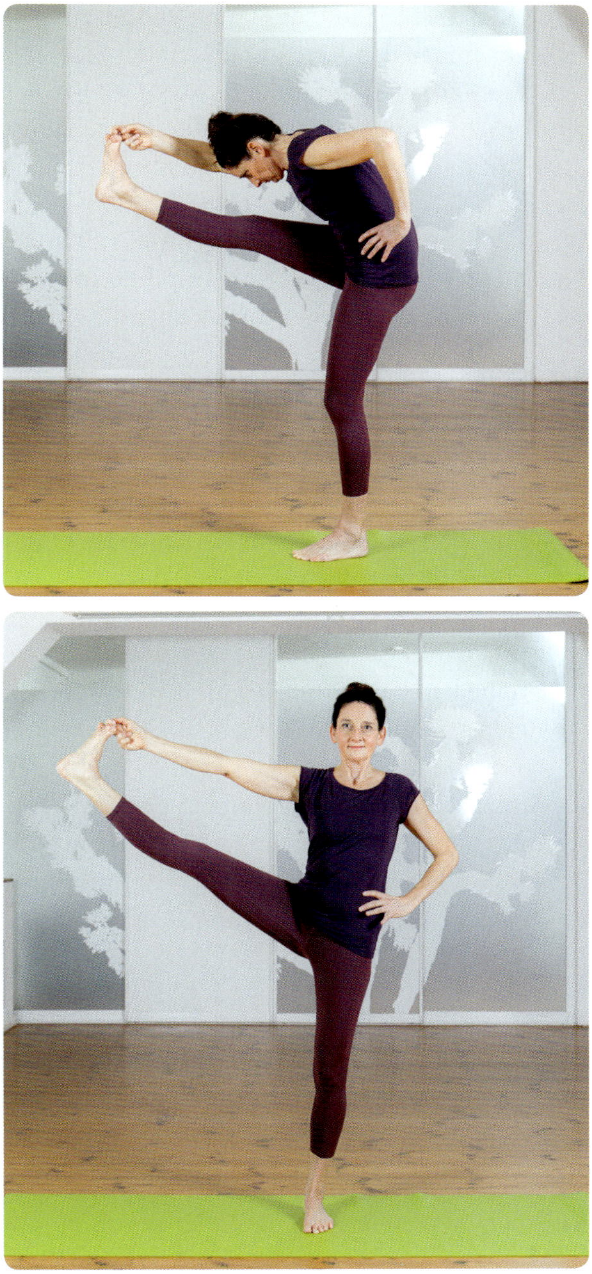

Abb. 30a-b: Varianten von *Utthita Hasta Pādāngushthāsana*

3.1.4 Stützhaltungen

Im Stützen kann das Gefühl entstehen, ganz leicht zu sein, fast Flügel zu haben und dabei ganz erdverbunden zu bleiben. Die Hände werden zur Basis und nehmen den Kraftimpuls aus der Stabilität und Tragfähigkeit des Bodens auf. Der Körper wird anscheinend schwebend in der Luft gehalten, die Kraft in unserer Mitte und im Schultergürtel ergänzt den Impuls aus den Händen und Armen. Wenn es gelingt, uns gegen die Schwerkraft in die Leichtigkeit zu atmen, dann kann eine spielerische, fast kindliche Freude aufscheinen.

Schultergürtel, Arme und Thorax

Die Āsanapraxis stellt verschiedene Anforderungen an den Schultergürtel und die obere Extremität. Ein ausgewogenes Verhältnis zwischen Mobilität, Stabilität und Ökonomie ist an der Schulter von großer Bedeutung und bezieht daher Folgendes ein:

- Freiheit in den Armbewegungen: das Heben der Arme über den Kopf, z. B. Sonnengruß, *Vīrabhadrāsana I*
- Stützaktivität auf den Händen oder Unterarmen, z. B. Vierfüßlerstand, schiefe Ebene, *Caturanga Dandāsana*, *Adho Mukha Shvanāsana*
- Beweglichkeit und Dehnung, z. B. *Gomukhāsana*, *Garudāsana*

Bewegungen des Arms oder Aktivitäten der Hände und Finger müssen durch die Muskulatur des Schulter-Thorax-Bereichs stabilisiert werden. Das Schulterblatt (Scapula) – als Gelenkpartner des Oberarms (Humerus) – wird als frei beweglicher Knochen auf den Rippen muskulär gesichert und geführt. Die Armhebung wird z. B. erst möglich, wenn ein Schwenken der Scapula seitlich und nach vorn am Brustkorb erfolgt.

Dies wird neben dem M. trapezius und anderen Muskeln durch den M. serratus anterior ermöglicht. Der M. serratus neigt jedoch zur Schwäche, da wir im Alltag nur noch selten die Arme über den Kopf heben. Daher spielen *Āsanas*, in denen wir unsere Arme heben, wie beispielsweise in *Vīrabhadrāsana I*, eine wichtige Rolle. Diese eher einfach erscheinende Bewegung, die unter anderem die schulterblattfixierende Muskulatur anspricht, erfordert nicht nur die koordinierte Funktion und das Zusammenspiel der einzelnen Muskeln, sondern auch das richtige Timing, um sie in der physiologischen Reihenfolge zu aktivieren. In dieser Bewegungsqualität zeigt sich das therapeutische Potenzial von Yoga: Schmerzen, muskulären Dysbalancen und Verletzungen im Schulterbereich kann vorgebeugt oder sie können positiv beeinflusst werden. Nicht zuletzt bereitet uns die komplexe Bewegungskontrolle der Muskulatur des Schultergürtels auf anspruchsvolle Armstützpositionen vor (Abschnitt 3.1.4.3, *Caturanga Dandāsana*).

Die Verankerung des Schulterblatts auf dem Thorax gewinnt mit steigender Belastung auf den Schultergürtel an Bedeutung. In gestützten Armpositionen wie z. B. Vierfüßlerstand, *Adho Mukha Shvanāsana*, schiefe Ebene oder *Caturanga Dandāsana* spielt der M. serratus anterior – neben dem M. pectoralis und anderen Muskeln – ebenfalls eine wichtige Rolle. Er bewegt die Schulter in Richtung Protraktion, das Schulterblatt entfernt sich von der Wirbelsäule und wird seitlich nach vorn geführt, die Brustwirbelsäule wird leicht rund.

Kann der Schultergürtel auf diese Weise stabilisiert werden, ist es ggf. durch Gewichtsverlagerung und unter Einsatz der Bauchmuskulatur möglich, die Füße vom Boden zu heben (z. B. *Bakāsana*, Abschnitt 3.1.4.4).

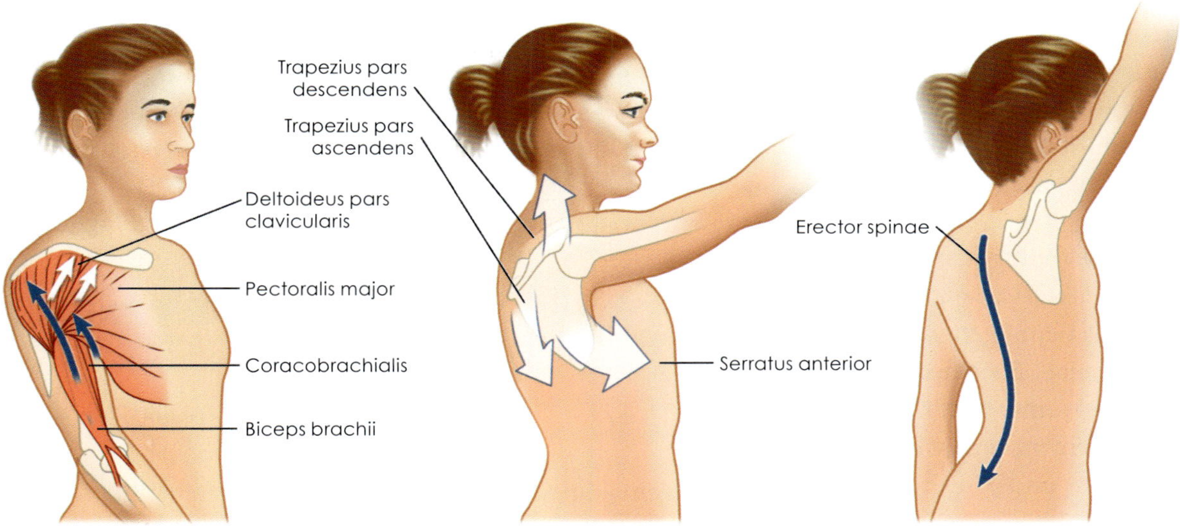

Abb. 31: Die Muskulatur des Schulter-Thorax-Bereichs

Handgelenk und Ellenbogen

In den Handgelenken und Ellenbogen kann Schmerz durch Kompression auftreten. Häufige Ursachen sind:

- eingeschränkte Beweglichkeit (Hypomobilität) oder Überbeweglichkeit (Hypermobilität) im Handgelenk und Ellenbogengelenk
- zu wenig Kraft in der Unterarm-, Hand- und Fingermuskulatur
- ungewohnte Stützbelastung für das Handgelenk

Um auf den Handflächen stützen zu können, muss die Hand eine Umwendebewegung in Richtung Pronation machen: Die Speiche kreuzt die Elle – somit ist die Armachse gerade und stabil.

Die Bewegung zwischen Elle und Speiche ist jedoch häufig eingeschränkt (Hypomobilität). In diesem Fall muss das Handgelenk die fehlende Bewegung kompensieren. Um das Handgelenk zu entlasten, können Hand und Finger z. B. in *Adho Mukha Shvanāsana*, Vierfüßlerstand und *Ca-*

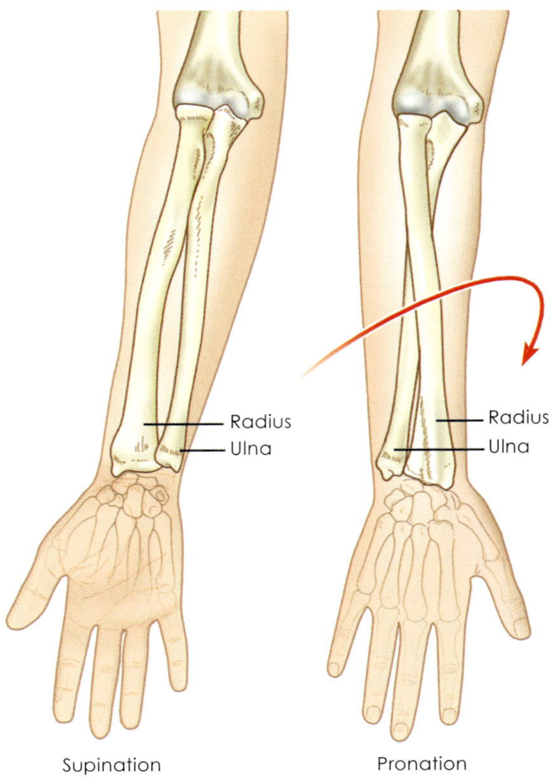

Abb. 32: Supination und Pronation der Hand durch Rotation des Unterarms

turanga Dandāsana etwas nach außen weisen, statt nach vorn ausgerichtet zu werden.

Grundsätzlich und vor allem bei Hypermobilität ist es sinnvoll, folgende Punkte zu beachten:

- die Belastung langsam aufbauen, damit das Gewebe sich anpassen kann
- die Ellenbogen minimal beugen und nicht überstrecken
- Hand- und Unterarmmuskulatur stärken, indem die Belastung auf die Finger und Fingerballen verlagert wird und weniger auf das Handgelenk
- die Belastung zwischen Kleinfingerseite und Daumenseite ausgleichen
- wenn möglich, Varianten nutzen: auf Fäuste oder Fingerkuppen stützen

3.1.4.1 Vierfüßlerstand und Variationen

Wirkung:
- Rumpfstabilisierung
- Kräftigung der Arm- und Schultergürtelmuskulatur

Fokus:
- Stützaktivität im Schultergürtel

Basishaltung (Vierfüßlerstand):
- in den Vierfüßlerstand kommen
- Oberschenkel und Arme sind senkrecht
- die Hände mit aufgefächerten/gespreizten Fingern aufsetzen
- aktiv aus dem Schultergürtel stützen

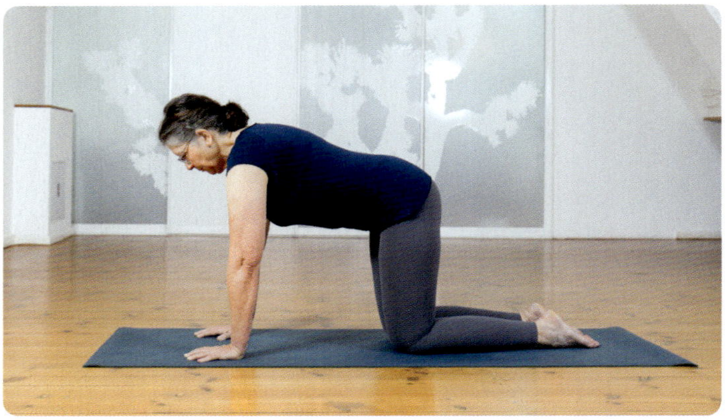

Abb. 33: Basishaltung Vierfüßlerstand

In der Haltung:
- Rumpfstabilität etablieren (Abschnitt 3.1.9.5)
- Aktivität im Schultergürtel aufbauen (Abschnitt 3.1.4.3, *Caturanga Dandāsana*)

Weg aus der Haltung:
- in eine Ruheposition (z. B. *Bālāsana*) kommen

Variante 1 (Arm/Bein diagonal):
- das linke Bein nach hinten ausstrecken
- das linke Bein gestreckt in die Waagerechte heben
- das Becken parallel zum Boden halten
- den rechten Arm nach vorn ausstrecken, der Daumen zeigt nach oben

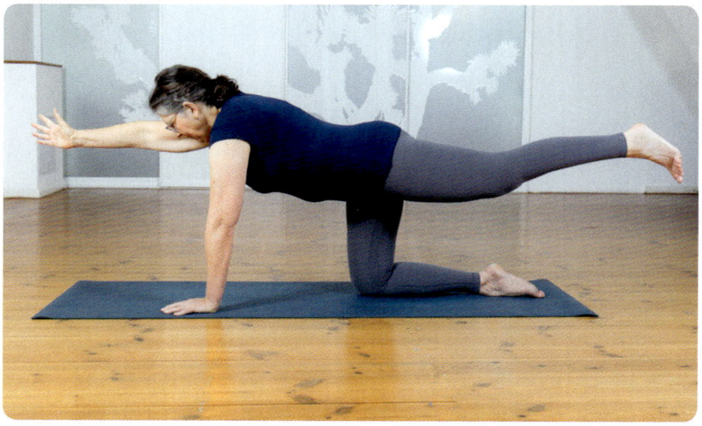

Abb. 34: Vierfüßlerstand
mit diagonal gestrecktem Arm und Bein

In der Haltung:

- aktiv aus dem linken Arm stützen
- das gehobene Bein gestreckt lassen

Weg aus der Haltung:

- in eine Ruheposition (z. B. *Bālāsana*) kommen

Mal ausprobieren:

- die Knie leicht vom Boden lösen (Basishaltung)
- nur einen Arm oder ein Bein heben
- das gehobene Bein beugen
- Arm und Bein auf der gleichen Seite heben

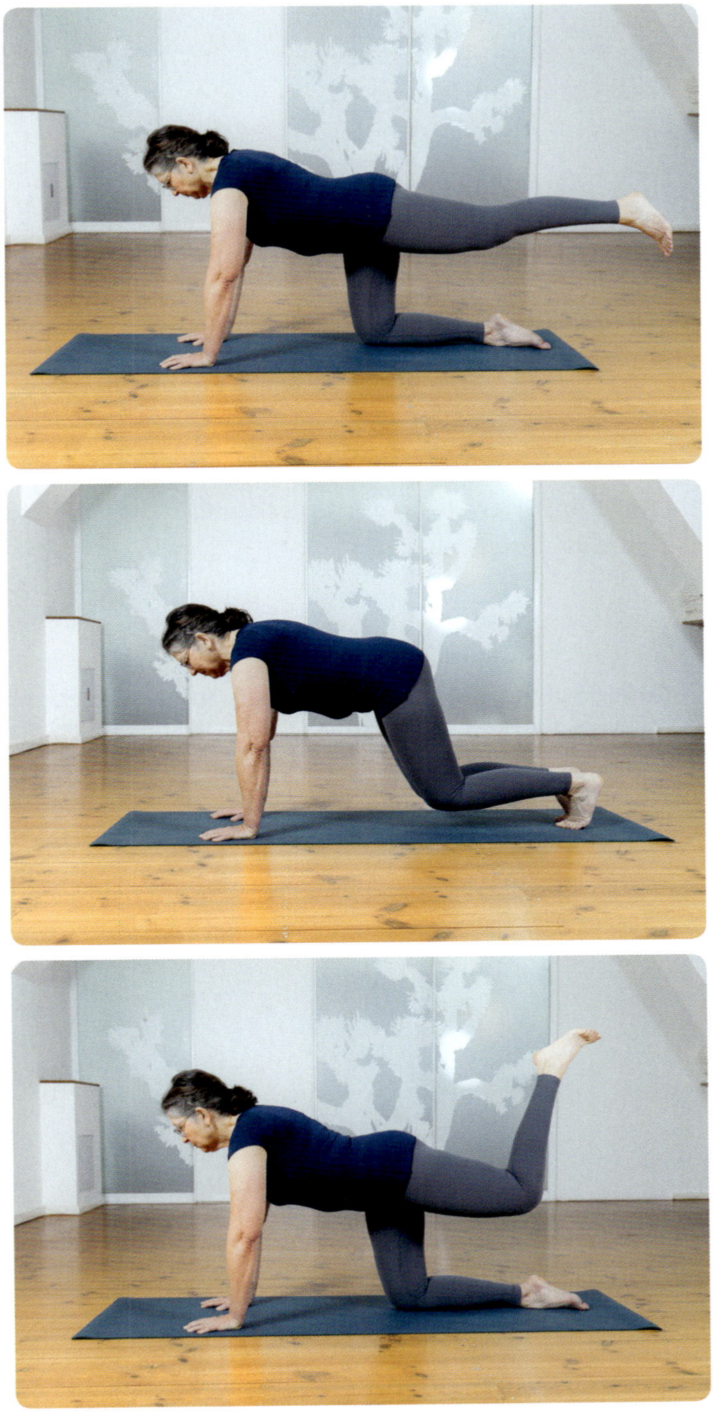

Abb. 35a-c: Varianten des Vierfüßlerstandes

3.1.4.2
Adho Mukha Shvanāsana – Herabschauender Hund

Wirkung:
- Dehnung der Beinrückseiten
- Mobilisierung, Dehnung und Kräftigung der Schulterregion
- Kräftigung der Armmuskulatur
- Rumpfstabilisierung

Fokus:
- Brustwirbelsäule und Lendenwirbelsäule in Richtung Extension und Armstreckung in der Linie des Rumpfes

Basishaltung (Hund):
- in den Vierfüßlerstand kommen
- Hände gerade ausgerichtet, Finger aufgefächert, Mittelfinger nach vorn, Arme strecken, Außenrotation der Oberarme
- Zehenballen aufstellen
- von den Händen durch Arme und Schultern strecken
- gleichzeitig das Gesäß heben, die Beine strecken, die Fersen in Richtung Boden bringen
- Aktivität in den Schultern weiter halten (Abschnitt 3.1.4, Schultergürtel, Arme und Thorax)
- Brustwirbelsäule und Lendenwirbelsäule in Richtung Streckung aktivieren
- Kopf einrollen oder in Verlängerung der Wirbelsäule halten

In der Haltung:
- Stabilität finden, Füße und Hände „erden“
- den Blick in Richtung Nabel richten

Achtung!
Beine und Wirbelsäule sollten gleichermaßen in Richtung Streckung aktiv sein. Gegebenenfalls sollten die Fersen etwas erhöht gegen einen Widerstand gebracht oder der Abstand zwischen Händen und Füßen etwas verringert werden. Bleiben die Knie grundsätzlich gebeugt, geht ein wesentlicher Teil verloren.

Weg aus der Haltung:
- Knie kontrolliert zum Boden senken

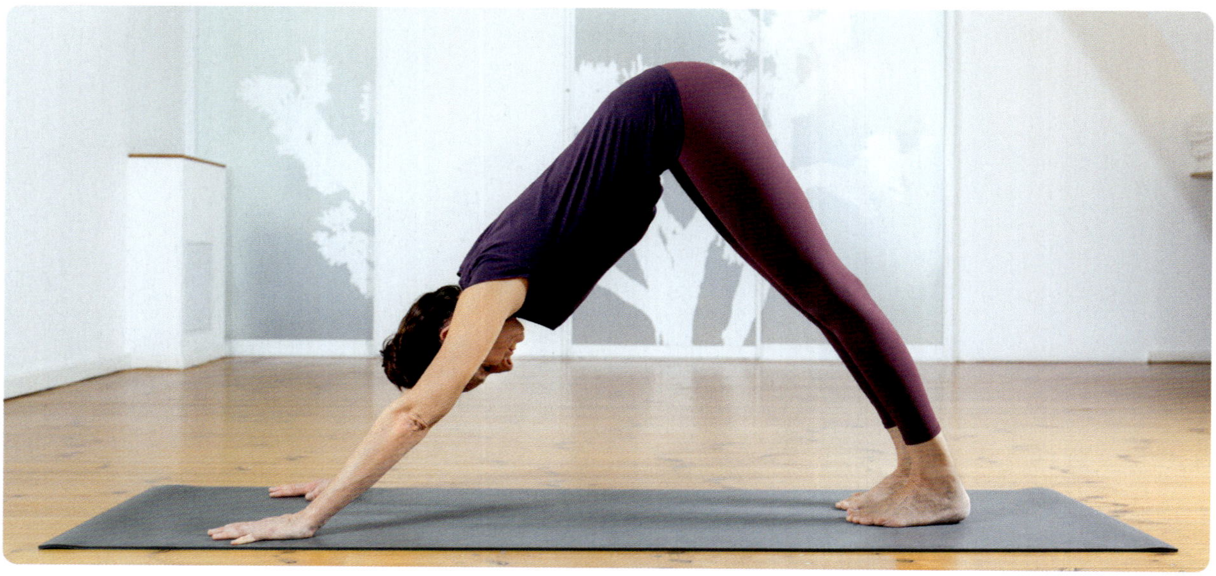

Abb. 36: Basishaltung *Adho Mukha Shvanāsana*

Variante 1 (Unterarmhund):

- Unterarme parallel zueinander schulterbreit aufsetzen, Hände gerade ausgerichtet, Finger aufgefächert, Mittelfinger nach vorn

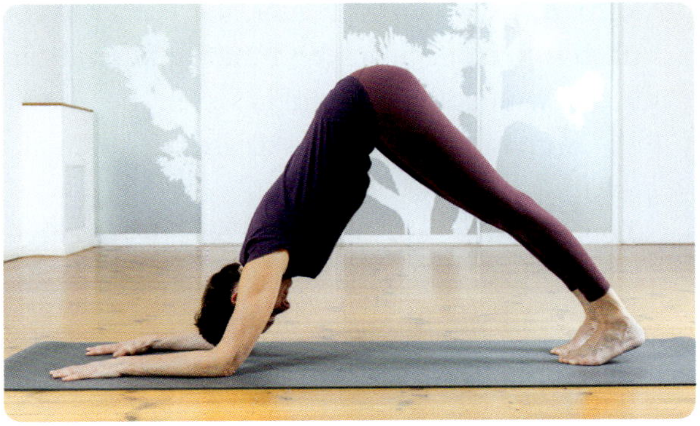

Abb. 37: *Adho Mukha Shvanāsana* mit aufgesetzten Unterarmen

In der Haltung:

- Schulteraktivität beibehalten: auf den Unterarmen gestützt aus den Schultern heben

Weg aus der Haltung:

- Knie kontrolliert zum Boden senken

Mal ausprobieren:

- Vierfüßlerstand, Hände weit nach vorn setzen, Oberschenkel bleiben senkrecht, Wirbelsäule und Arme gestreckt, Extension der Wirbelsäule
- den Abstand zwischen Händen und Füßen variieren, Knie beugen
- ein Bein anheben
- gehobenes Bein beugen und Beckenseite nach oben aufdrehen

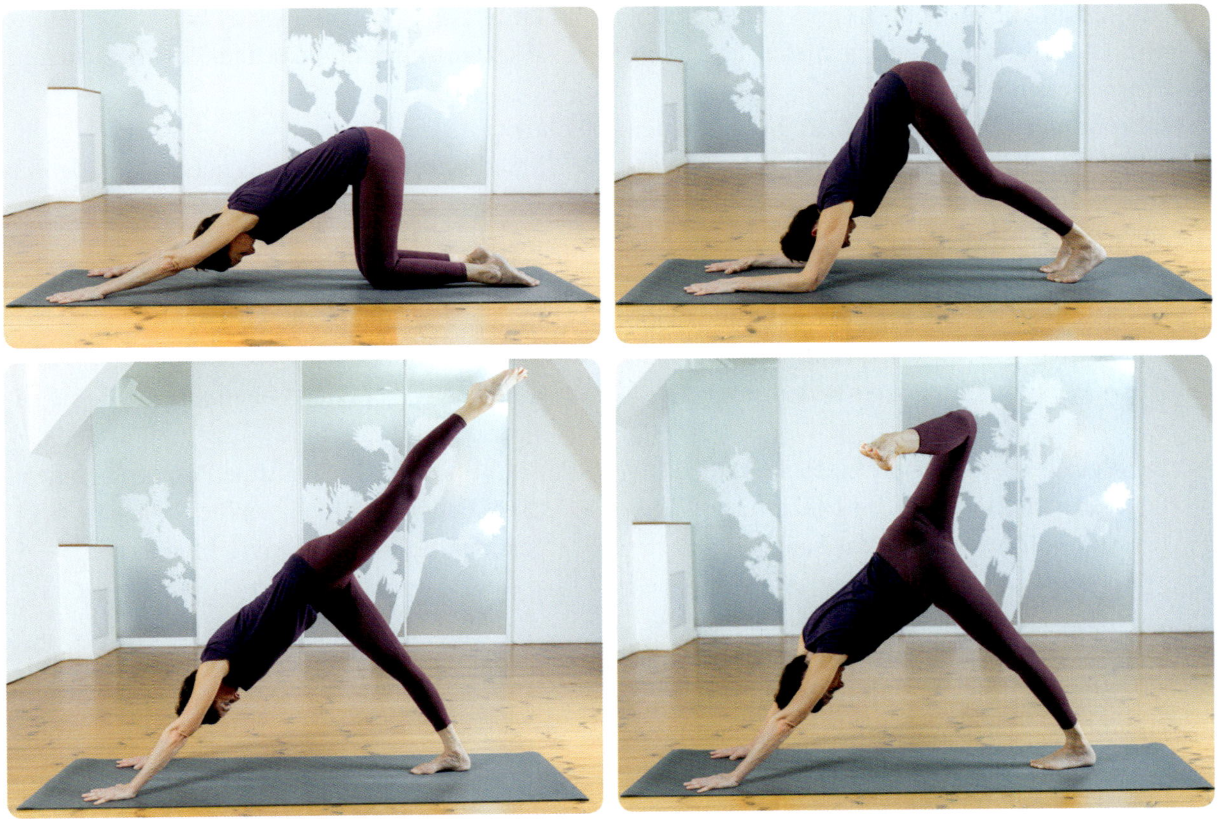

Abb. 38a-d: Varianten von *Adho Mukha Shvanāsana*

3.1.4.3
Caturanga Dandāsana – Liegestütz

catur – vier, *anga* – Glied, *danda* – Stock (auch Wirbelsäule)

Schulteraktivität beim Stützen

Der Übergang von der schiefen Ebene in *Caturanga Dandāsana* (und weiter in *Bhujangāsana* bzw. *Ūrdhva Mukha Shvanāsana*) ist ein zentraler Teil der Sonnengrüße. Nicht nur für Anfänger ist dieser Übergang anspruchsvoll, da oft die Kraft fehlt und die Muskulatur nicht koordiniert angesteuert werden kann. Viele Menschen haben – aufgrund sitzender und/oder einseitiger Tätigkeit – Haltungsauffälligkeiten im Schulter-Thorax-Bereich, die mit Muskeldysbalancen und Einschränkungen verbunden sind. Diese Muster sollen sich durch die Āsanapraxis nicht verstärken oder verfestigen. Um die Übung zu erleichtern und sicher auszuführen, ist es ratsam, in der schiefen Ebene die Knie zum Boden zu bringen.

Während der Oberkörper in Richtung Boden gesenkt wird, bleiben die Oberarme nah am Körper und der Blick geht nach vorn. Zunächst sind die Oberarme parallel zum Boden ausgerichtet und die Ellenbgen sind im rechten Winkel.

Von hier aus sollte eine zügige Absenkung in die Bauchlage erfolgen. Zwei Aspekte sind während des Absenkens von besonderer Bedeutung:

- Bewegung des Schultergürtels aus der Protraktion in Richtung Retraktion und Depression (*die Schulterblätter bewegen sich zur Wirbelsäule und nach unten*), während sich die Brustwirbelsäule aus der vermehrten Flexion in Richtung neutral bewegt: Man kann beobachten, dass die Schultern in *Caturanga Dandāsana* die Tendenz haben, in Richtung Boden zu kollabieren, da die unteren Schulterblattfixatoren nicht ausreichend in der Retraktion und Depression stabilisieren können. Daher ist es sinnvoll, vorerst nicht tiefer zu gehen, um die Strukturen unter dem Schulterdach und vorn am Humeruskopf nicht zu reizen.
  Variante: Für die Stabilität im Schultergürtel kann es sogar sinnvoll sein, die Finger leicht nach innen auszurichten und die Ellenbogen leicht nach außen weisen zu lassen. Bei dieser Variante ist die Brustmuskulatur deutlich aktiver.
- Kontrolle der Lendenlordose und der Beckenaufrichtung durch die Bauchmuskulatur (Abschnitt 3.1.9.5, Rumpfstabilität).

Wirkung:

- Kräftigung der Arm- und Schultergürtelmuskulatur
- Rumpfkräftigung, vor allem der Bauchmuskulatur
- Aktivierung der Oberschenkelvorderseiten

Fokus:

- Stabilisierung des Rumpfs in einer geraden Linie

Basishaltung (schiefe Ebene):

- in den Vierfüßlerstand kommen
- die Zehen aufstellen
- die Knie vom Boden heben, bis die Beine gestreckt sind
- das Becken in eine neutrale Position bringen
- die Halswirbelsäule in leichte Extension bringen, den Blick nach vorn richten

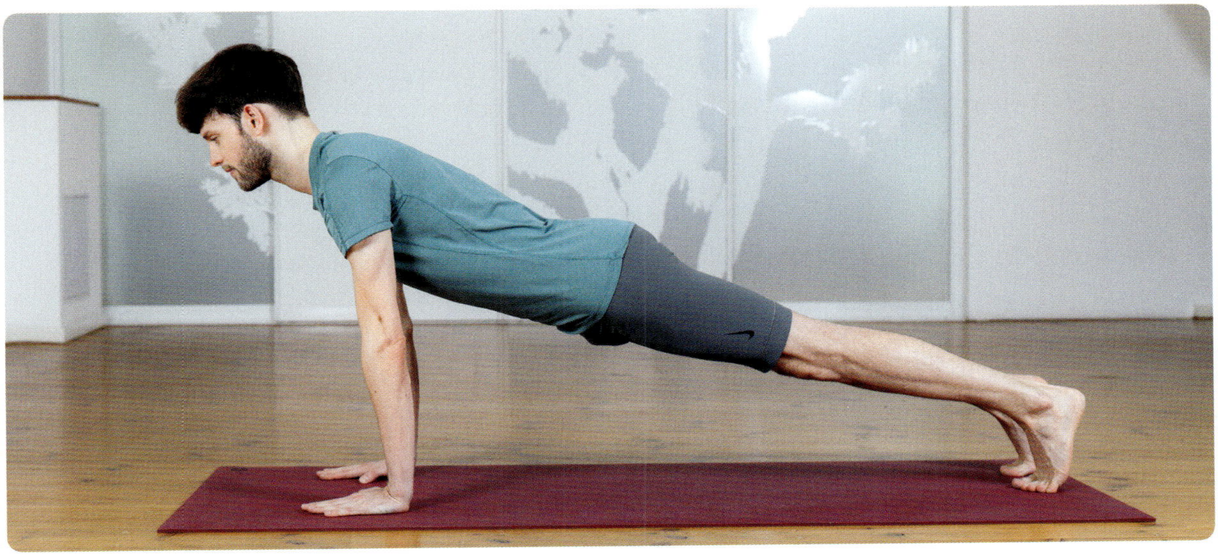

Abb. 39: Basishaltung *Caturanga Dandāsana*

In der Haltung:
- die tiefe Rumpfmuskulatur aktiv und den Schultergürtel stabil halten
- Rumpfstabilität halten (Abschnitt 3.1.9.5)

Weg aus der Haltung:
- die Knie wieder senken

Variante 1 (Knie am Boden, Ellenbogen gebeugt):
- die Knie auf dem Boden lassen
- die Ellenbogen beugen und den Oberkörper in einer geraden Linie in Richtung Boden senken
- die Unterarme senkrecht halten und die Ellenbogen schräg nach hinten ziehen

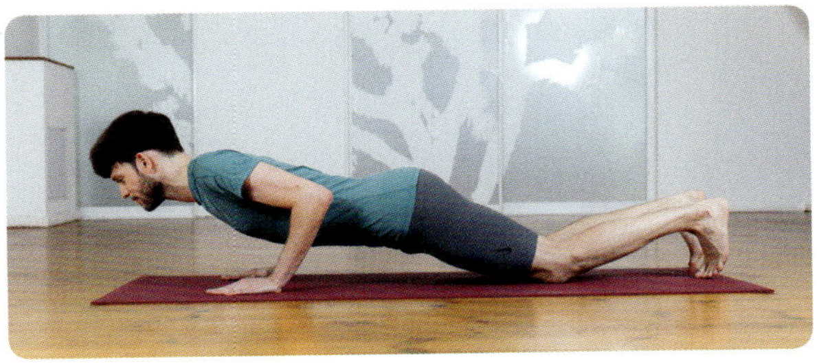

Abb. 40: *Caturanga Dandāsana* mit gebeugten Ellenbogen und Knien am Boden

Weg aus der Haltung:
- in die Bauchlage kommen

Variante 2 (volle Variante):
- die Arme beugen und den Körper gestreckt in Richtung Boden senken
- die Unterarme senkrecht halten und die Ellenbogen schräg nach hinten ziehen

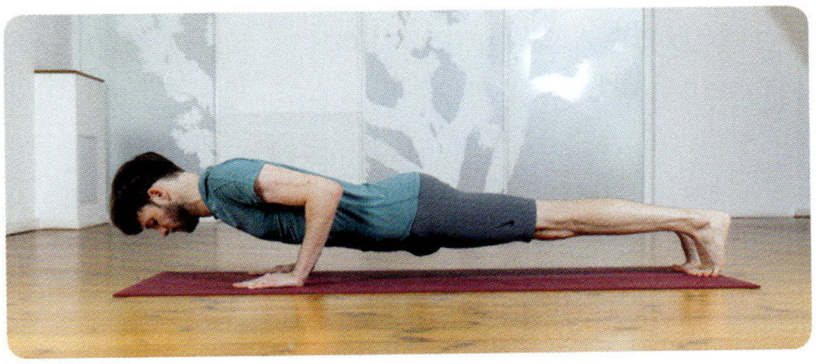

Abb. 41: *Caturanga Dandāsana*, volle Variante

Mal ausprobieren:
- die Kopfposition verändern (Blick zum Boden oder in Richtung Bauchnabel)
- aus verschiedenen Haltungen wie *Adho Mukha Shvanāsana* oder Bauchlage beginnen

3.1.4.4

Bakāsana – Hände am Boden, gebeugte Beine, auf Armen gestützt

baka – Kranich

Wirkung:

- Kräftigung der Arm- und Schultergürtelmuskulatur
- Rumpfkräftigung, vor allem der Bauchmuskulatur
- Schulung des Gleichgewichts

Fokus:

- Balance auf den Händen mit Konzentration auf die Körpermitte

In der Haltung:

- spielerisch das Gewicht etwas nach vorn und zurück verlagern

Weg aus der Haltung:

- das Gewicht auf die Füße verlagern
- die Hände vom Boden lösen

Mal ausprobieren:

- die Füße auf eine Erhöhung stellen
- abwechselnd jeweils einen Fuß langsam vom Boden lösen

Basishaltung (Füße bleiben unten):

- mit geschlossenen Füßen in die Hocke kommen
- die Fersen heben und die Knie nach außen führen
- die Hände unter den Schultern auf dem Boden aufstützen
- das Gewicht auf die Handwurzeln und Handballen bringen
- vor den Händen zum Boden blicken
- das Becken etwas heben, mit den Oberschenkeln von außen gegen die Oberarme drücken
- das Gewicht langsam auf die Hände verlagern, ohne die Füße vom Boden zu lösen

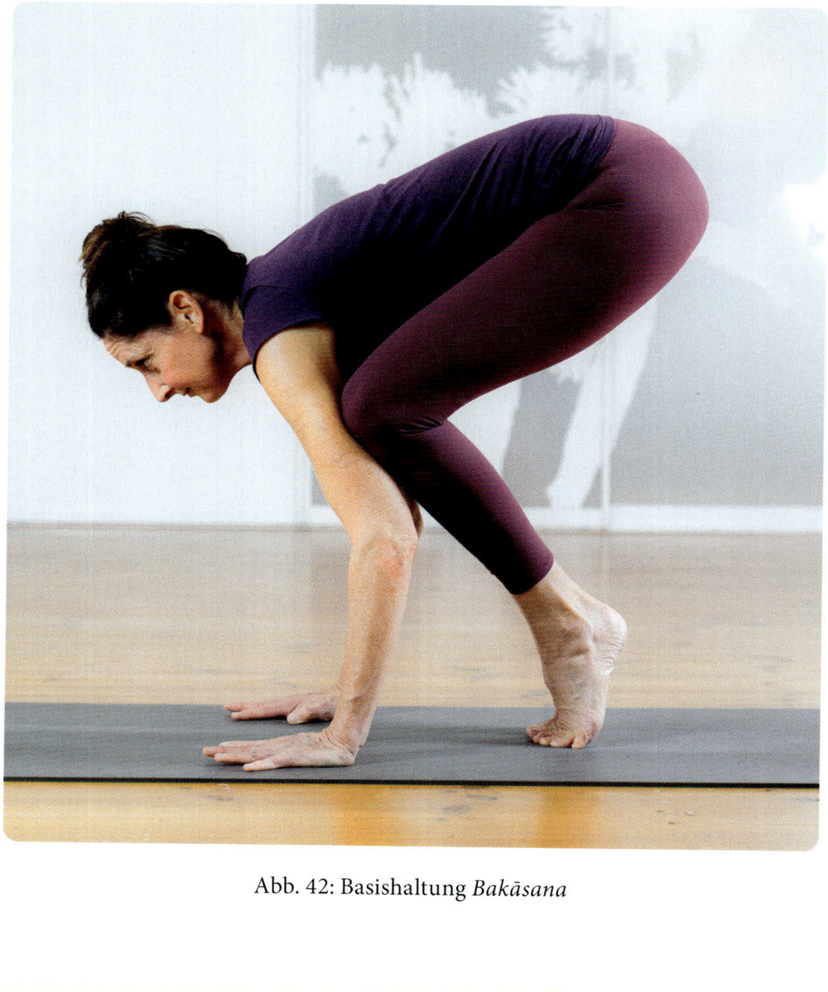

Abb. 42: Basishaltung *Bakāsana*

Variante 1 (volle Variante):
- das Gewicht langsam auf die Hände verlagern
- die Füße nacheinander oder geschlossen vom Boden lösen
- Balance auf den Händen finden
- die Fersen in Richtung Gesäß ziehen

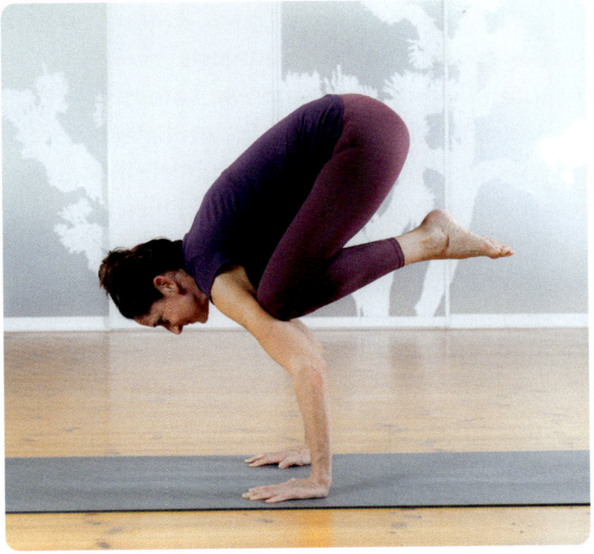

Abb. 43: *Bakāsana*, volle Variante

In der Haltung:
- über die Hände das Gleichgewicht stabilisieren
- Rumpfstabilität halten (Abschnitt 3.1.9.5)
- das Becken heben
- die Arme in Richtung Streckung aktivieren

Weg aus der Haltung:
- die Füße wieder zum Boden bringen
- die Hände vom Boden lösen

Mal ausprobieren:
- mit Abstand zwischen den Füßen üben
- Abstand zwischen den Händen variieren
- Kontaktpunkt der Oberschenkel mit den Oberarmen verändern

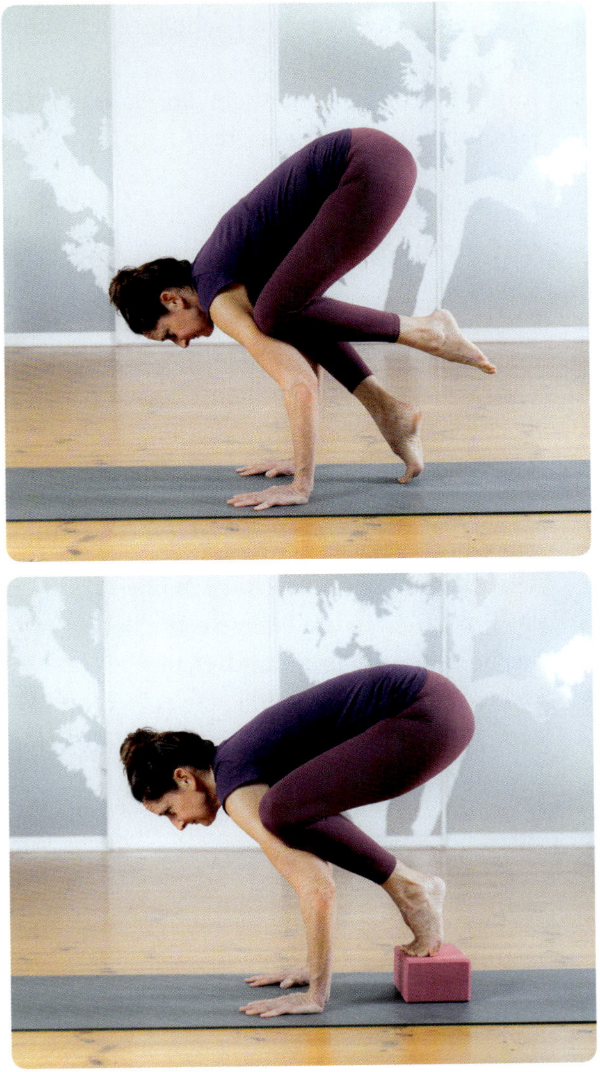

Abb. 44a-b: Varianten von *Bakāsana*

3.1.4.5 Vasishthāsana – Seitliche Stützhaltung mit gestrecktem Arm

Vasishtha – vedischer Rishi

Wirkung:
- Kräftigung der Arm- und Schultergürtelmuskulatur
- Rumpfkräftigung, vor allem der Flanken
- Schulung des Gleichgewichts

Fokus:
- seitliche Rumpfstabilisation

Basishaltung (Knie am Boden):
- im Vierfüßlerstand das linke Bein nach hinten ausstrecken
- den linken Fuß flach aufstellen
- die rechte Hand aktiv gegen den Boden stützen
- den Oberkörper nach links aufdrehen
- den linken Arm senkrecht nach oben strecken
- das linke Bein in die Waagerechte heben
- das Becken nach links aufdrehen
- vom Kopf bis zur linken Ferse eine Linie bilden

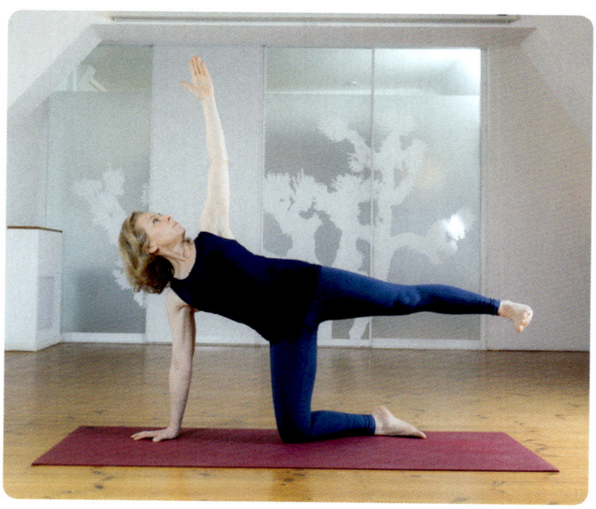

Abb. 45: Basishaltung *Vasishthāsana*

In der Haltung:
- im stützenden Arm aktiv bleiben
- Rumpfstabilität etablieren (Abschnitt 3.1.9.5)

Weg aus der Haltung:
- in den Vierfüßlerstand kommen
- zur anderen Seite wiederholen

Variante 1 (ein Fuß vorn aufgestellt):
- in *Adho Mukha Shvanāsana* kommen
- einen Schritt nach vorn bis zur halben Strecke zu den Händen machen und den linken Fuß leicht nach außen gedreht aufstellen
- den rechten Fuß mit der Fußaußenkante ablegen
- das Fußgelenk stabilisieren, die Fußinnenkante aktiv strecken
- die rechte Hand aktiv gegen den Boden stützen
- den Oberkörper nach links aufdrehen
- den linken Arm senkrecht nach oben strecken
- den Kopf in Verlängerung der Wirbelsäule halten

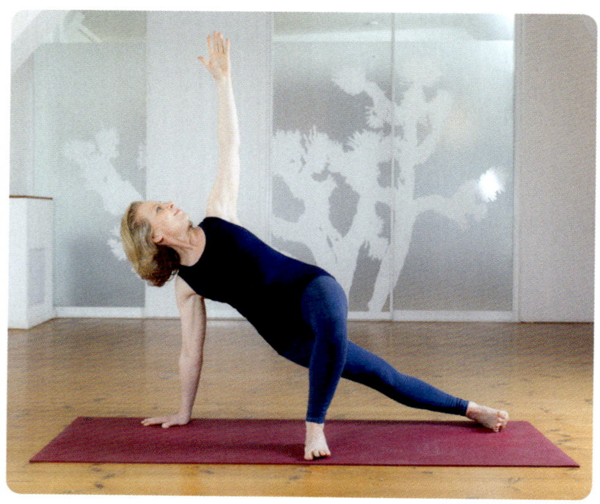

Abb. 46: *Vasishthāsana* mit vorn aufgestelltem Fuß

In der Haltung:
- das Becken stabilisieren
- die rechte Fußaußenkante fest gegen den Boden drücken

Weg aus der Haltung:

- zurück zu *Adho Mukha Shvanāsana* kommen

Variante 2 (volle Variante):

- in den hohen Liegestütz (schiefe Ebene) kommen
- den Rumpf nach links aufdrehen und auf die rechte Fußaußenkante kommen
- den linken Fuß auf dem rechten Fuß ablegen
- die rechte Hand aktiv gegen den Boden stützen
- den linken Arm senkrecht nach oben strecken
- zur linken Hand blicken

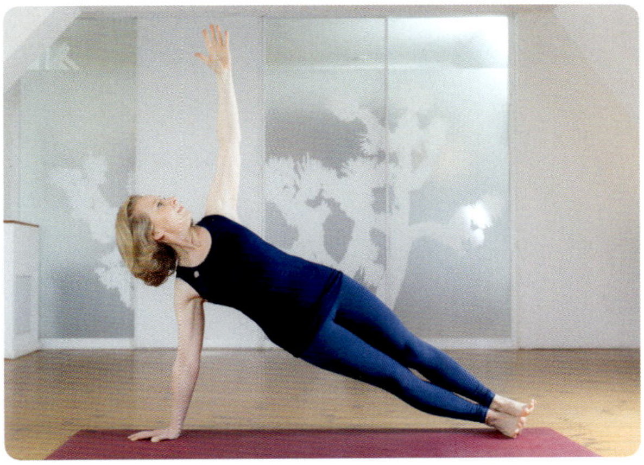

Abb. 47: *Vasishthāsana*, volle Variante

Weg aus der Haltung:

- die linke Hand zum Boden bringen
- in den hohen Liegestütz kommen
- entweder direkt zur anderen Seite wiederholen oder zur Entspannung in *Bālāsana* kommen

Mal ausprobieren:

- das obere Bein in die Waagerechte heben
- den Fuß des oberen Beins fassen und das Bein in die Senkrechte nach oben strecken
- auf dem Unterarm stützend üben (auch als Alternative bei Handgelenkschwierigkeiten)
- den Fuß des oberen Beins vor dem anderen Fuß am Boden ablegen

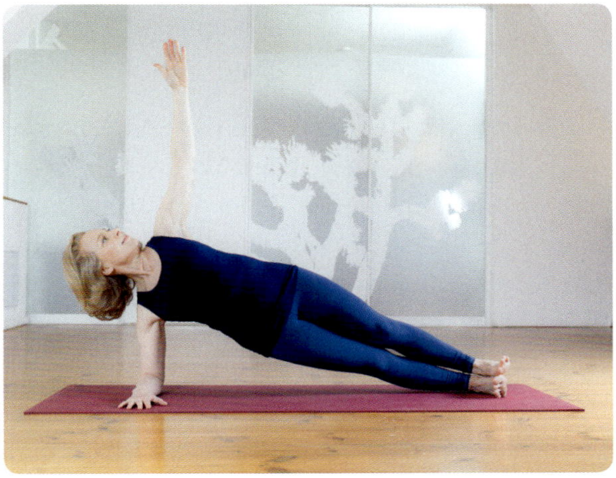

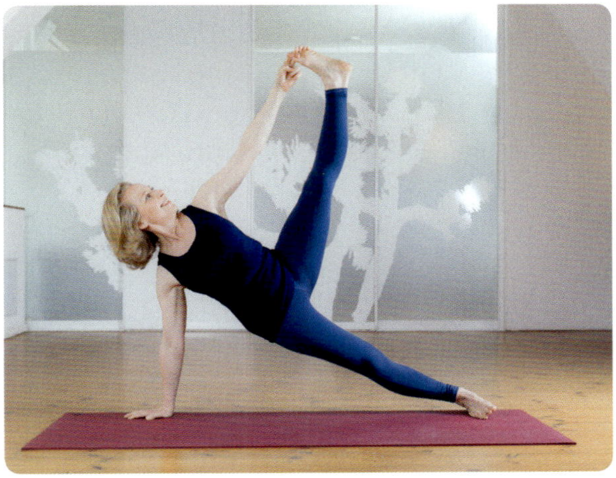

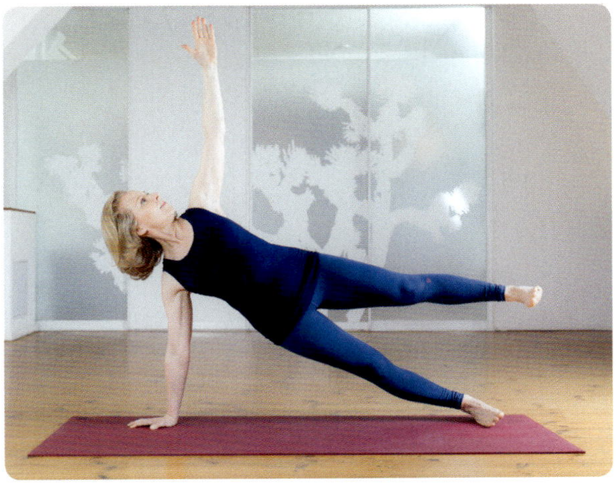

Abb. 48a-c: Varianten von *Vasishthāsana*

3.1.5 Vorbeugen

Pratyāhāra, das Zurückziehen der Sinne, ist wesentlicher Bestandteil jeder Yogapraxis. Vorbeugen unterstützen uns dabei, uns nach innen zu wenden und ganz mit uns selbst zu sein, eine Pause zu machen vom schnellen, lauten Alltag. In Vorbeugen kann die Ausatmung intensiviert werden. So wird ihnen zu Recht eine beruhigende Wirkung zugeschrieben. Gleichermaßen stehen sie symbolisch für Schutz und Rückzug. Die achtsame Dehnung der gesamten Körperrückseite, die das Einrollen des Kopfes mit einbezieht, gehört ebenso wie Kraftaufbau zu den wesentlichen Aspekten einer Yogapraxis, die unseren vom Sitzen dominierten Lebensstil ausgleichen kann.

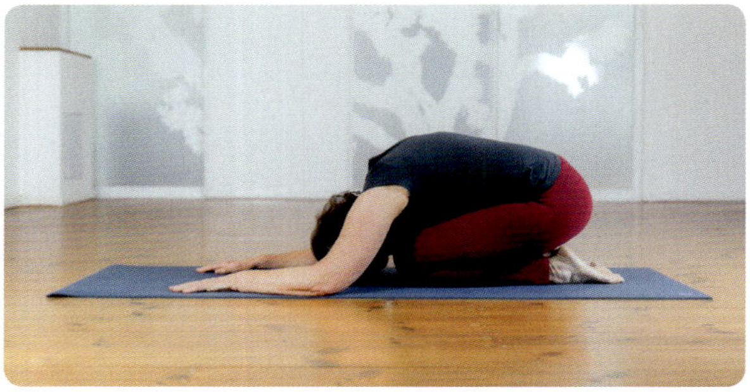

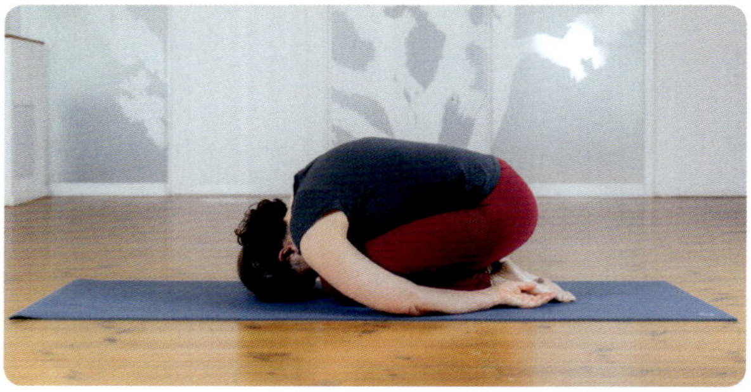

Abb. 49a-b: Basishaltungen *Bālāsana*

3.1.5.1 Bālāsana – Vorbeuge aus dem Fersensitz

bāla – Kind

Wirkung:
- Dehnung der Rückenmuskulatur
- Mobilisierung der Knie- und Sprunggelenke
- ausgleichend und entspannungsfördernd

Fokus:
- Entspannung mit Flexion der gesamten Wirbelsäule

Basishaltung:
- in den Vierfüßlerstand kommen
- das Gesäß in Richtung Fersen senken
- den Oberkörper auf den Oberschenkeln ablegen
- den Kopf einrollen und in Richtung Boden sinken lassen
- gegebenenfalls den Kopf erhöht ablegen
- die Arme vor oder neben dem Körper auf dem Boden ablegen und entspannen

In der Haltung:
- entweder: loslassen, den Körper entspannen
- oder: die Einrollbewegung des Kopfes intensivieren

Weg aus der Haltung:
- in den Vierfüßlerstand zurückkommen

Mal ausprobieren:
- die Knie weiter auseinander platzieren (mögliche Variante für Schwangere)

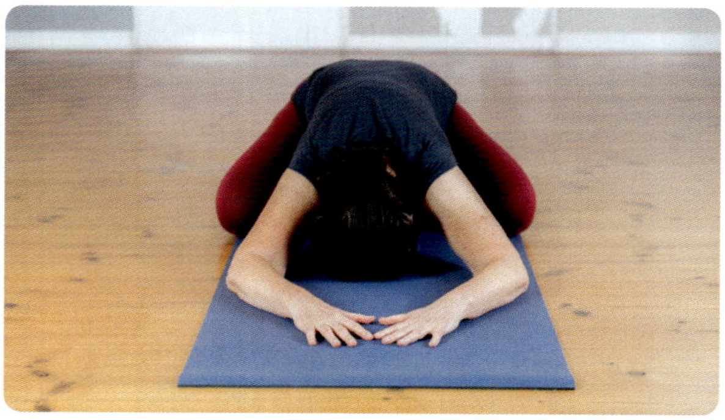

Abb. 50: *Bālāsana* mit gespreizten Knien

3.1.5.2
Uttānāsana – Vorbeuge aus dem Stand

uttāna – gestreckt

Wirkung:
- Dehnung der Beinrückseiten und des Rückens
- ausgleichend und beruhigend

Fokus:
- Dehnung der Körperrückseite

Basishaltung:
- die Füße hüftgelenkbreit parallel zueinander aufstellen
- die Arme in die Senkrechte heben
- die Knie und Hüften beugen
- den Oberkörper gestreckt in Richtung Waagerechte bewegen
- die Arme über die Seiten nach unten führen
- den Oberkörper weiter senken
- die Flexion der Wirbelsäule entstehen lassen (Abschnitt 3.1.5.4, weite Vorbeuge)
- die Hände auf dem Boden, einem Block, einem Stuhl oder an den Beinen stabil aufstützen
- den Kopf sinken lassen

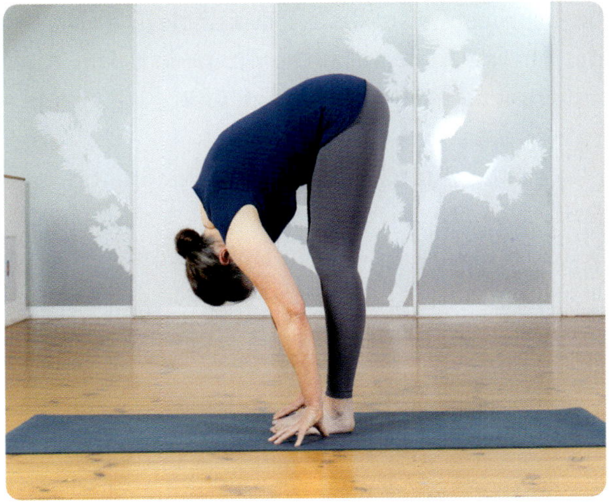

Abb. 51: Basishaltung *Uttānāsana*

In der Haltung:
- die Beine in Richtung Streckung aktivieren
- die Hände aufgestützt lassen

Weg aus der Haltung:
- den Kopf heben
- die Knie beugen
- die Arme über die Seite führen
- den Rücken strecken
- den Oberkörper aufrichten
- die Arme senken

Variante 1:
- die großen Zehen fassen
- die Schulterblätter zur Wirbelsäule aktivieren (Abschnitt 3.1.4, Schultergürtel, Arme und Thorax)
- die Beine strecken
- die Ellenbogen beugen
- den Kopf einrollen (Abschnitt 3.1.5.4, weite Vorbeuge)

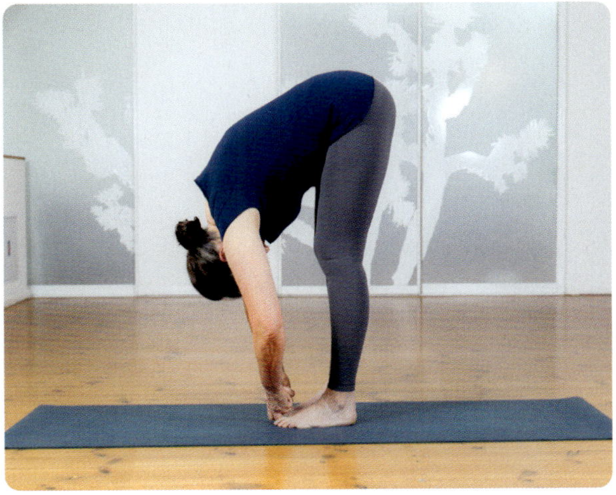

Abb. 52: *Uttānāsana* mit gehaltenen großen Zehen

In der Haltung:
- die gesamte Körperrückseite in Richtung Dehnung aktivieren
- die Bauchmuskeln aktivieren

Weg aus der Haltung:
- den Kopf heben
- die Knie beugen
- die Arme über die Seite führen
- den Rücken strecken
- den Oberkörper aufrichten
- die Arme senken

Mal ausprobieren:
- Handposition variieren (z. B. am Boden stützen, Handflächen unter den Fußsohlen platzieren)

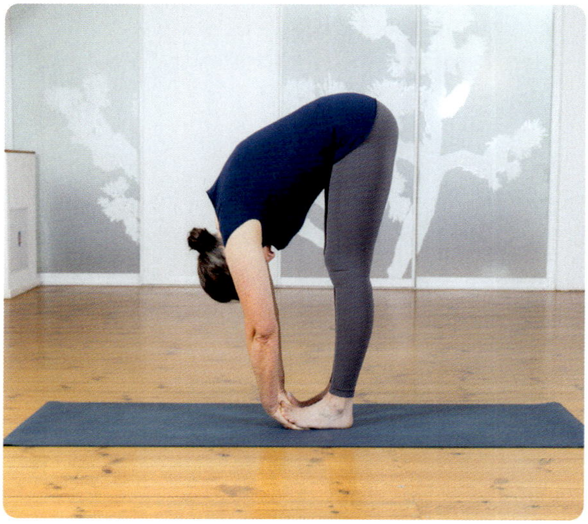

Abb. 53: Variante von *Uttānāsana*

3.1.5.3
Pārshvottānāsana – Vorbeuge aus der Schrittstellung mit gestreckten Beinen

pārshva – seitlich, seitwärts, *uttāna* – gestreckt

Muskuläre Stabilisierung der Hüftgelenke

In *Pārshvottānāsana* (auch in *Parivritta Trikonāsana*, Abschnitt 3.1.7.4) zeigt das Becken ungefähr parallel zum Boden. Beide Hüftgelenke sind in Flexion, das hintere Bein ist etwas nach außen rotiert. Hier kommt es leicht zu Ausweichbewegungen des Beckens, da entweder die Verkürzung der Beinrückseiten die Beweglichkeit der Hüftgelenke einschränkt oder eine Überbeweglichkeit zu viel Bewegung zulässt. Die Hüftgelenke werden muskulär über die kurzen Außenrotatoren gesichert, eine Gruppe von fünf tiefen, gelenknahen Muskeln, die sich wie eine muskuläre Kapsel um das Hüftgelenk stülpen (vgl. Abb. 21 auf Seite 168). Bei gestreckter Hüfte rotieren sie den Oberschenkel nach außen. Bei gebeugter Hüfte, wie hier in *Pārshvottānāsana*, werden sie zu Abduktoren im Hüftgelenk. Zusammen mit dem M. tensor fascia latae und den kleinen Glutäen wirken sie zentrierend und zugleich entlastend auf das Hüftgelenk. Die kurzen Außenrotatoren reduzieren die Biegebeanspruchung auf den Schenkelhals und vermindern bzw. verlangsamen somit die mit dem Alter zunehmende Absenkung des Hüftkopfs (Osteoporose-Prophylaxe).

Wird die Wirbelsäule zusätzlich gedreht, wie in *Parivritta Trikonāsana* (Abschnitt 3.1.7.4), erhöht sich die Aktivität der hüftgelenkumgebenden Muskulatur.

Wirkung:
- Dehnung der Beinrückseiten und des Rückens
- Mobilisierung der Hüft- und Beckengelenke
- Aktivierung der Bein- und Fußmuskulatur
- Schulung des Gleichgewichts

- Mobilisierung und Dehnung der Schulterregion (Variante 1)

Fokus:

- Beckenausrichtung parallel zum Boden und zur vorderen Mattenkante

Basishaltung (Hände auf dem Boden abgestützt):

- aus dem aufrechten Stand mit dem linken Fuß einen Schritt nach hinten machen
- Abstand zwischen den Füßen etwa eine Beinlänge
- den linken Fuß ca. 45 Grad nach außen drehen, die Ferse in Bodenkontakt halten
- die Beine strecken
- das Becken parallel zur vorderen Mattenkante ausrichten
- den Oberkörper über das gestreckte rechte Bein nach vorn senken
- die Hände rechts und links neben dem rechten Fuß (evtl. auf einer Erhöhung) abstützen
- den Kopf einrollen (Abschnitt 3.1.5.4, weite Vorbeuge)

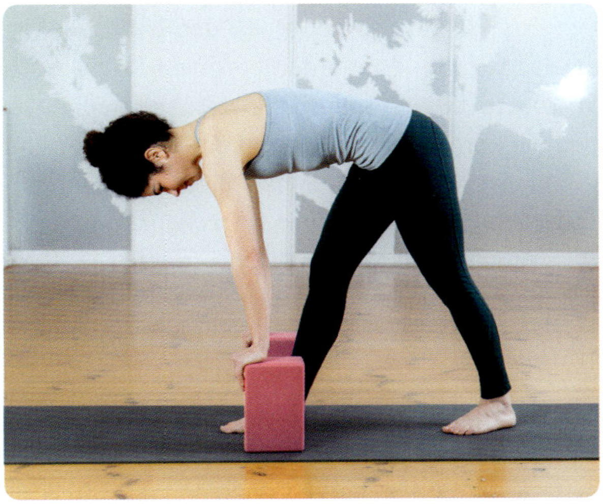

Abb. 54: Basishaltung *Pārshvottānāsana*

In der Haltung:

- das hintere Bein stabilisieren, das vordere Bein gestreckt lassen
- Beckenausrichtung parallel zum Boden und zur vorderen Mattenkante anstreben

Weg aus der Haltung:

- den Oberkörper vom Kopf her beginnend aufrichten
- das vordere Bein kann dabei gebeugt werden
- zur anderen Seite wiederholen

Variante 1 (Handflächen auf dem Rücken zusammengelegt):

- mit den Händen hinter dem Rücken die Unterarme oder Ellenbogen greifen, die Fäuste gegeneinanderdrücken oder die Handflächen zusammenlegen (Abschnitt 3.1.4, Schultergürtel, Arme und Thorax)
- den Oberkörper über das gestreckte rechte Bein nach vorn senken
- den Kopf einrollen

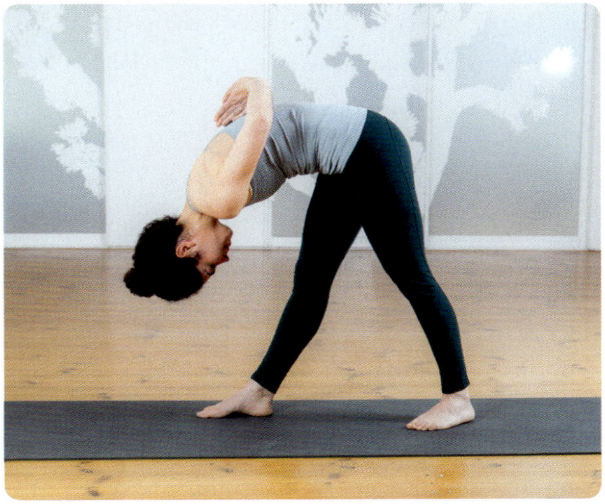

Abb. 55: *Pārshvottānāsana* mit auf dem Rücken zusammengelegten Handflächen

Mal ausprobieren:

- die Beckenposition spielerisch verändern, erforschen, erkunden
- das vordere Bein leicht gebeugt lassen
- den Abstand zwischen den Füßen variieren

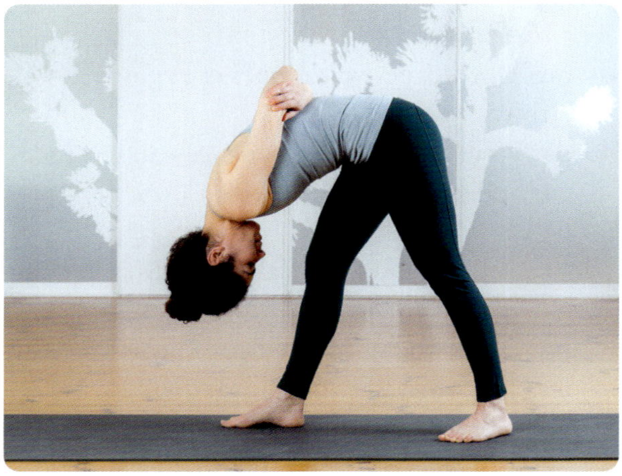

Abb. 56: Variante von *Pārshvottānāsana*

3.1.5.4 Pashcimottānāsana – Vorbeuge aus dem Sitz mit gestreckten Beinen

pashcimā – Rückenpartie von Kopf bis Ferse, Westen, *tāna* – Dehnung, Streckung

Weite Vorbeuge (Autor: *Peter Greve*)

Die Bezeichnung „weite Vorbeuge" lenkt das Augenmerk auf eine Besonderheit von Vorbeugen: Werden der Kopf in der Vorbeuge in die Retraktion geführt, die obere Halswirbelsäule flektiert und die Knie gestreckt, so weitet oder verlängert sich die Strecke maximal, die das Nervensystem entlang der Rückseite des Körpers nimmt. Das Nervensystem bildet ein Kontinuum aus den bindegewebigen Strukturen wie der harten Hirn- und Rückenmarkshaut (Dura mater) und dem Hüllgewebe peripherer Nerven. Dieses Kontinuum kann gekräftigt und in sich selbst sowie gegenüber mechanischen Grenzflächen wie beispielsweise den Zwischenwirbellöchern (Neuroforamina) mobilisiert werden. Dafür wird es von beiden Enden, also vom Kopf und von den Beinen her, gespannt.

Der Spinalkanal verlängert sich bei Flexion der Wirbelsäule um mehrere Zentimeter. Das Nervensystem ist cranial am Schädel (Foramen magnum, Wirbelkörper C1, C2) und caudal am Steißbein fixiert. Wird der ebenfalls dorsal der Beugeachse gelegene Nervus ischiadicus (Ischiasnerv) über eine Kniestreckung verlängert, so verstärkt dies maßgeblich die Wirkung des Spannens neuraler Strukturen.[1]

Neurale Strukturen, zu denen auch das Bindegewebe des Nervensystems zählt, müssen sich an Bewegungen anpassen. Wird das Nervensystem in sich selbst und gegenüber mechanischen Grenzflächen (wie den Neuroforamina) mobilisiert, bleibt es im Körper beweglich. Tut das Nervensystem dies nicht, können Bindegewebe und leitendes neurales Gewebe zu einer Quelle von Symptomen werden.[2]

Den stärksten Effekt auf eine dorsale Weitung – oder Weitung der Pashcimā- bzw. Westseite des Körpers – hat die Flexion der oberen Halswirbelsäule (bei gleichzeitiger Extension der Kniegelenke). Das Maß an Vorbeuge aus den Hüftgelenken spielt hingegen eine untergeordnete Rolle. Auch Personen, die sich äußerlich betrachtet wenig vorbeugen können, profitieren in der Regel sehr von dieser Art der Vorbeuge.

Die weite Vorbeuge wirkt neben dem Nervensystem natürlich auch auf das Bewegungssystem ein. Hervorzuheben sind hier beispielsweise eine Dehnung der kurzen Nackenextensoren im Bereich der Kopfgelenke, der Thorakolumbalfaszie und der ischiocruralen Muskulatur.

Der Effekt des intensiven Spannens des Nervensystems durch Flexion der oberen Halswirbelsäule bei gleichzeitiger Knieextension auf die Bandscheiben der Lendenwirbelsäule ist in Vorbeugen wie *Pashcimottānāsana* positiv zu bewerten: Die Beugekraft wird zusätzlich auf neurale Strukturen gelenkt. Das gespannte Nervensystem legt sich wie ein Gurt über die Wirbelsäule. Dies reduziert die lumbale Flexion und übt somit eine protektive Wirkung auf das muskuloskelettale System mit seinen Bandscheiben aus.

Erhöhter Sitz

Eine Sitzunterlage (Meditationskissen, Decke) erhöht den Sitz, sodass die Knie tiefer liegen als die Hüften. Zum einen wird die Aufrichtung der Wirbelsäule erleichtert, weil das Becken etwas nach vorn kippt und den unteren Rücken in eine natürliche Lordose bringt. Zum anderen wird der Druck auf die Knie und Füße verringert, sodass die Position über einen längeren Zeitraum bequem eingenommen werden kann, ohne dass die Beine einschlafen, Schmerzen oder Verspannungen entstehen.

Im Sitz mit gekreuzten Beinen reduziert die Sitzerhöhung die Anspannung der Hüftbeugemuskulatur und die Knie können in Richtung Boden sinken. Ist die Hüftöffnung eingeschränkt, kann der erhöhte Fersensitz eingenommen werden.

Wirkung:

- Dehnung der Beinrückseiten und des Rückens
- Mobilisierung der Hüftgelenke

Fokus:

- Dehnung der gesamten Körperrückseite

Basishaltung:

- in einen aufrechten Sitz kommen, gegebenenfalls erhöht sitzen
- die geschlossenen Beine strecken
- die Innenseiten der Beine zueinander aktivieren
- den Kopf nach hinten oben schieben, bis der Nacken sich längt und Kinn und Kehle annähernd im rechten Winkel sind (vgl. Retraktion der Halswirbelsäule in *Tādāsana*, Abschnitt 3.1.2.1)
- den Kopf einrollen (auf Flexion der oberen Halswirbelsäule achten)
- den Oberkörper senken
- die Hände neben den Beinen am Boden positionieren, die Arme entspannen

In der Haltung:

- die Beine aktiv halten
- Prinzipien der weiten Vorbeuge betonen

Weg aus der Haltung:

- den Oberkörper vom Kopf her beginnend aufrichten

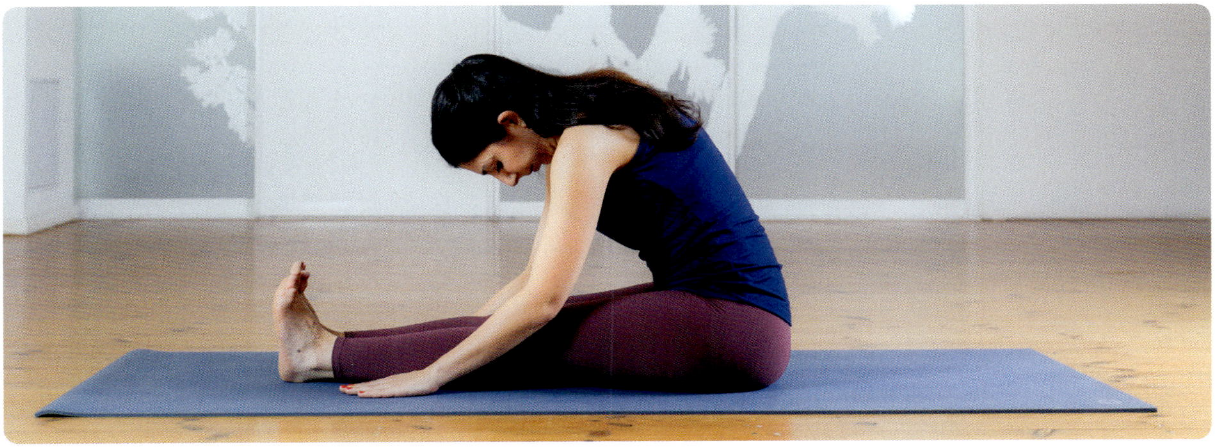

Abb. 57: Basishaltung *Pashcimottānāsana*

Mal ausprobieren:

- mit den Händen die Beine, die Füße, die großen Zehen oder um die Füße fassen
- einen Gurt um die Füße legen
- die Arme aktiv einsetzen
- die Beine hüftgelenkbreit platzieren
- den Kopf auf einem Block oder einem Kissen ablegen

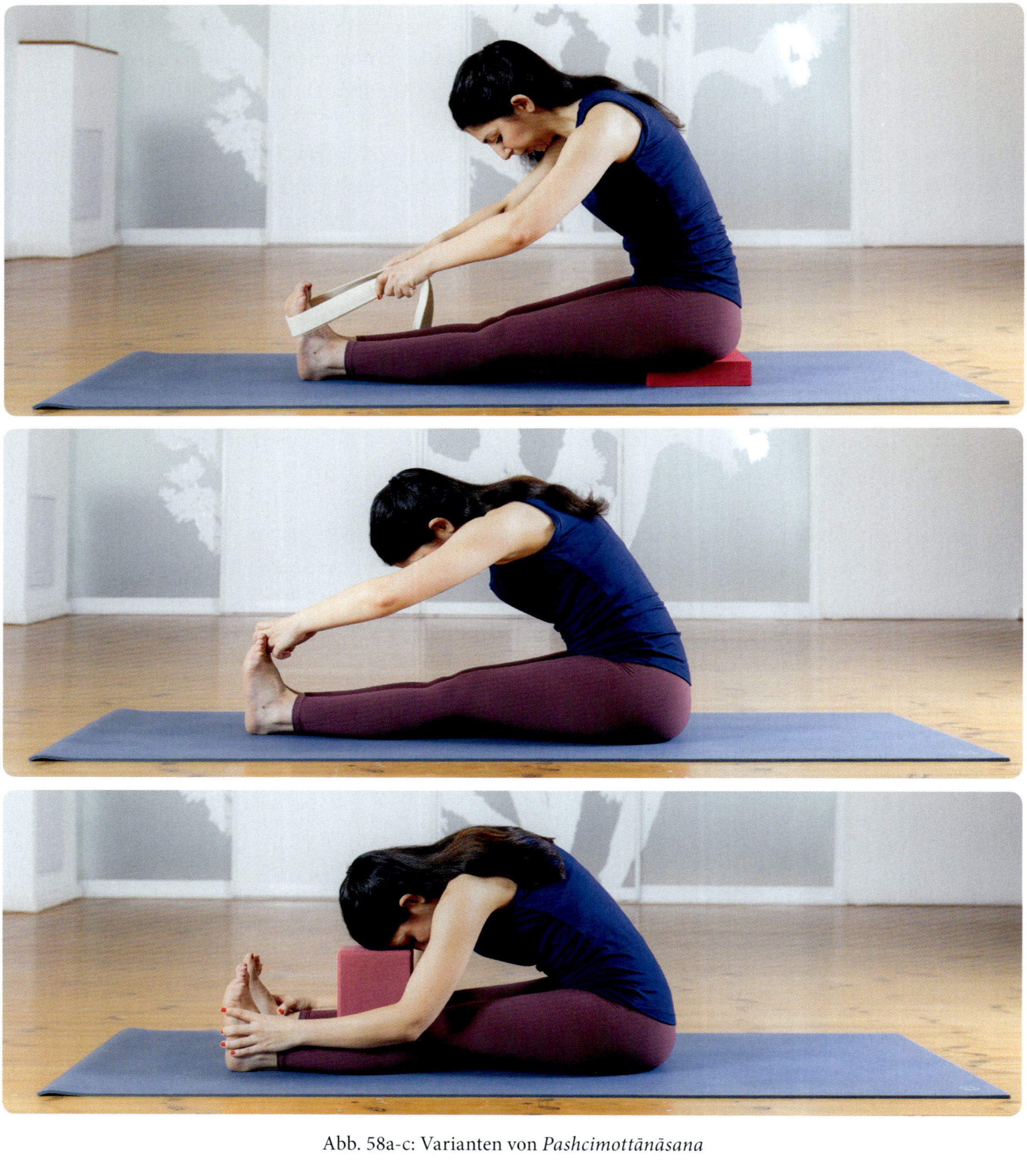

Abb. 58a-c: Varianten von *Pashcimottānāsana*

3.1.5.5 Jānu Shīrshāsana – Vorbeuge im Sitz über gestrecktem Bein, anderes Bein gebeugt abgelegt

jānu – Knie, *shīrsha* – Kopf

Wirkung:

- Dehnung der Beinrückseiten und des Rückens
- Mobilisierung der Hüft- und Beckengelenke
- Dehnung der Beininnenseiten
- Aktivierung der tiefen Rumpfmuskulatur

Fokus:

- Vorbeuge mit Shift (Abschnitt 3.1.2.5) des Oberkörpers zum gestreckten Bein

Basishaltung:

- in den Langsitz kommen
- die linke Ferse in Richtung Schambein ziehen
- das Knie nach außen in Richtung Boden sinken lassen
  Hinweis: bei Knieproblemen im gebeugten Bein das Knie mit einer Decke oder einem Bolster unterlagern
- das rechte Bein gestreckt halten
- mit der linken Hand am linken Oberschenkel die Außenrotation unterstützen
- die rechte Hand neben dem rechten Bein aufstützen
- das Becken stabilisieren
- den Rumpf über das gestreckte Bein nach rechts verschieben und rotieren
- in eine weite Vorbeuge (Abschnitt 3.1.5.4) über das gestreckte rechte Bein kommen

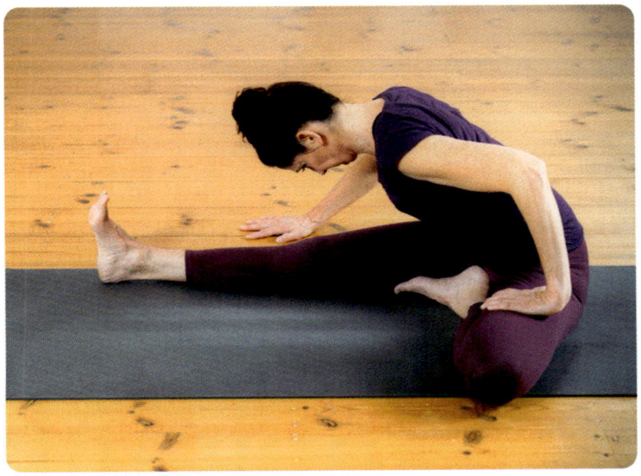

Abb. 59: Basishaltung *Jānu Shīrshāsana*

In der Haltung:

- die Shift-Aktivität in der Rumpfmuskulatur beibehalten
- den Shift mit den Händen unterstützen
- die Position der Beine stabil halten

Weg aus der Haltung:

- den Oberkörper aufrichten
- das linke Bein wieder ausstrecken
- zur anderen Seite wiederholen

Mal ausprobieren:

- das rechte Bein oder den rechten Fuß mit beiden Händen greifen

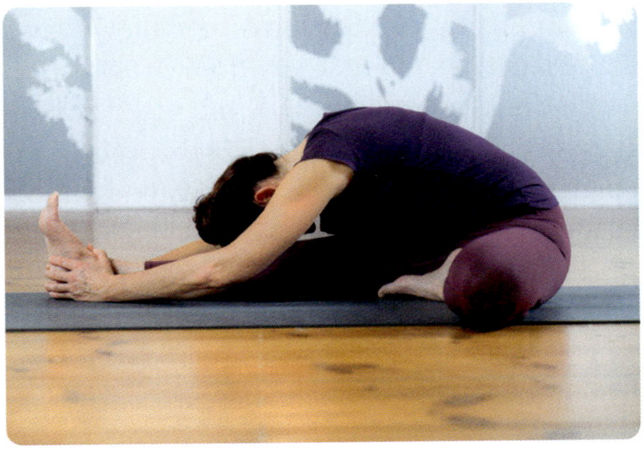

Abb. 60: Variante von *Jānu Shīrshāsana*

3.1.6 Rückbeugen

Der starke Rücken steht für Kraft und Selbstbewusstsein. Doch unser Rücken liegt oft ungesehen eher im Unbewussten. Er wird von uns vernachlässigt, bis er sich durch Schmerzen in unser Bewusstsein drängt. Dem können wir in unserer Yogapraxis mit Rückbeugen aller Art entgegenwirken. So können wir uns selbst den Rücken stärken. Mit der Aktivität der Rückseite geht die Dehnung der Vorderseite einher, in Yogakreisen wird dies gern als „Herzöffnung" bezeichnet. Betrachten wir Babys in ihrer Entwicklung, beginnen sie aus der Bauchlage den Kopf zu heben, den Blick nach vorn zu richten, die Welt zu entdecken, sie zu erkunden. Auch im Erwachsenenalter können wir Rückbeugen mit Wachheit und einem Blick nach außen verbinden. Da wir im Laufe des Lebens häufig die natürliche Beweglichkeit verlieren, müssen wir vor dem Üben von Rückbeugen bestimmte Körperbereiche dafür bereit machen. Dies gilt z. B. für die Dehnung der Leistengegend oder die Mobilisation des Schultergürtels.

„Core stability" in Rückbeugen

Damit die Wirbelsäule in der Rückbeuge einen gleichmäßigen, ökonomischen Bogen spannen kann, ist eine gute Beweglichkeit der Brustwirbelsäule in Richtung Extension essenziell. Oft wird die fehlende Flexibilität im Brustwirbelbereich durch die Lendenwirbelsäule mit einer Hyperextension kompensiert. Um Rückbeugen sicher und langfristig schmerzfrei zu üben und um die Lendenwirbelsäule zu stabilisieren, sollten die tiefen Bauchmuskeln und der Beckenboden einen sanften Tonus haben. Im Fokus der Rückbeuge steht die Beweglichkeit der Brustwirbelsäule (Abschnitt 3.1.9.5, Rumpfstabilität).

3.1.6.1 Dvipāda Pītham – Schulterbrücke

dvi – zwei, *pāda* – Füße/Beine, *pītha* – Synonym für *āsana*

Wirkung:

- Mobilisierung der Brust- und Lendenwirbelsäule in Richtung Extension und der Halswirbelsäule in Richtung Flexion
- Mobilisierung der Hüft- und Schultergelenke in Richtung Extension
- Kräftigung der Beinrückseiten
- Aktivierung der Gesäß- und Rückenmuskulatur
- Dehnung der Körpervorderseite (Brust, Bauch, Leisten, Oberschenkelvorderseiten)

Fokus:

- ausgewogene Aktivierung von Beinrückseiten-, Gesäß- und Rückenmuskulatur

Basishaltung (Arme gestreckt gegen den Boden drücken):

- in die Rückenlage kommen
- die Arme gestreckt neben dem Oberkörper ablegen
- die Füße hüftgelenkbreit aufstellen
- die Unterschenkel stehen senkrecht
- die Fußsohlen in den Boden drücken
- Rumpfstabilität etablieren (Abschnitt 3.1.9.5)
- das Becken und den Brustkorb heben
- die Arme gestreckt gegen den Boden drücken

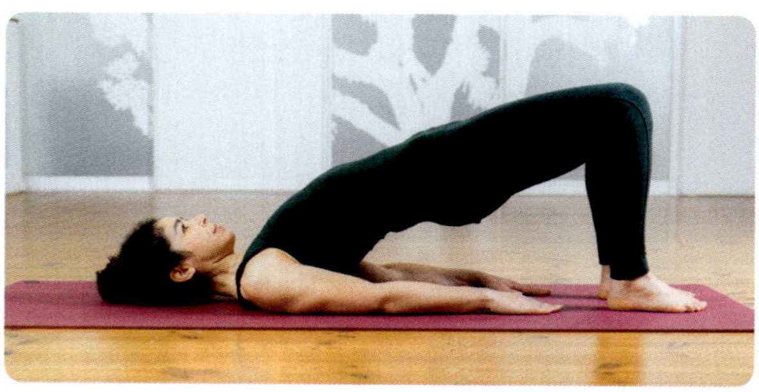

Abb. 61: Basishaltung *Dvipāda Pītham*

In der Haltung:

- Füße, Knie und Beine stabilisieren
- Arme und Schultern gegen den Boden aktiviert halten
- mit der Aktivierung der Körperrückseite die Streckung der Brustwirbelsäule betonen

Weg aus der Haltung:

- die Wirbelsäule und das Becken ablegen

Mal ausprobieren:

- verschiedene Armpositionen (die Arme gestreckt hinter dem Kopf ablegen, die Arme beugen, Unterarme senkrecht, Oberarme gegen den Boden drücken, die Finger unter dem Rücken verschränken, die Arme strecken)
- beim Hereingehen und Herauskommen Wirbel für Wirbel auf- und abrollen
- Becken und Rumpf gleichzeitig heben bzw. senken
- das Becken mit den Händen oder auf Blöcken abstützen

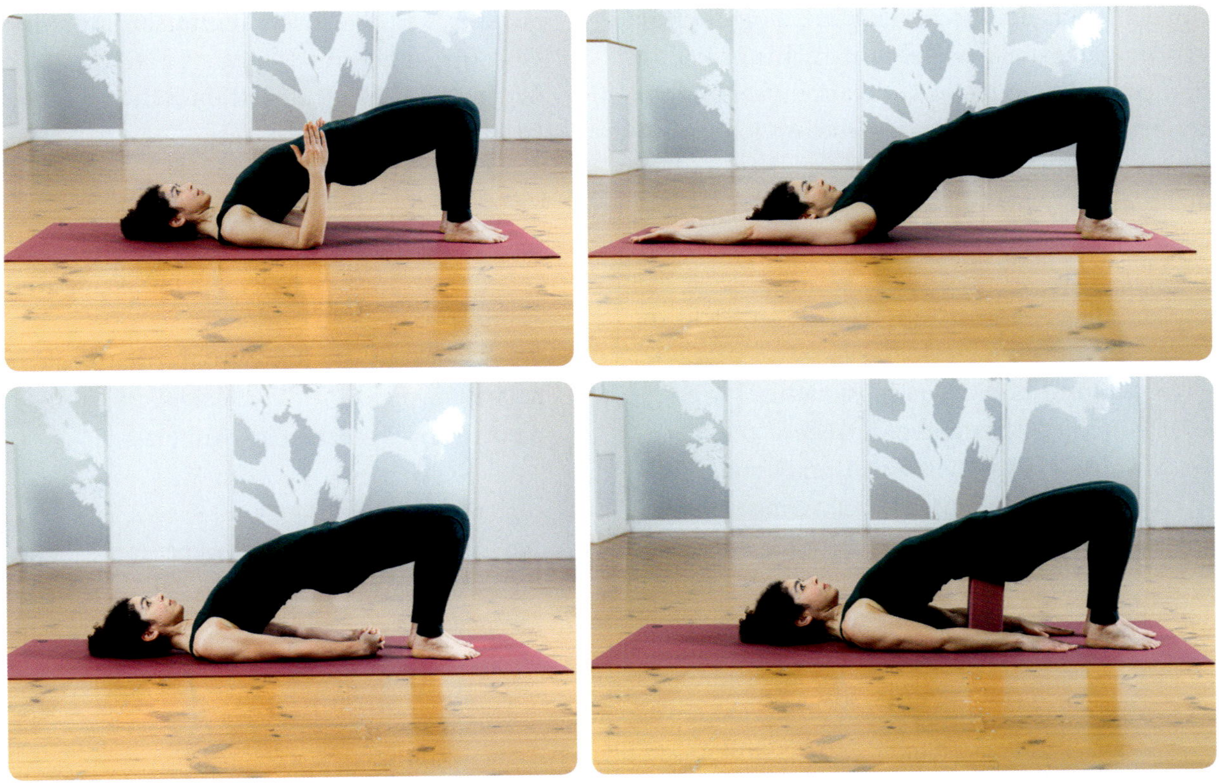

Abb. 62a-d: Varianten von *Dvipāda Pītham*

3.1.6.2 Bhujangāsana – Heben des Oberkörpers aus der Bauchlage

bhujanga – Schlange

Erst Retraktion – dann Extension

Um in Rückbeugen einen ökonomischen Bogen über die gesamte Wirbelsäule zu erhalten, sollte die Extension vor allem aus dem Brustwirbelbereich kommen. Der Impuls, den Kopf nach hinten in den Nacken zu bewegen, ist in Rückbeugen besonders groß. Damit arbeiten wir mehr oder weniger unbewusst in das Protraktionsmuster hinein. Um den Nacken nicht zu stauchen, wird der Kopf vor der Extension der Halswirbelsäule in Retraktion gebracht. So bleibt der Nacken frei und wir können vor allem im Brustwirbelbereich intensiver an der Rückbeuge arbeiten (vgl. Kopfhaltung in *Tādāsana*, Abschnitt 3.1.2.1).

Wirkung:

- Mobilisierung der Wirbelsäule in Richtung Extension
- Kräftigung der Rückenmuskulatur
- Dehnung der Rumpfvorderseite
- Mobilisierung des Schultergürtels (Abschnitt 3.1.4, Schultergürtel, Arme und Thorax)

Fokus:

- Extension der gesamten Wirbelsäule gegen die Schwerkraft

Basishaltung:

- in die Bauchlage kommen
- die Hände nahe am Brustkorb aufstellen
- die Arme nahe am Rumpf halten
- die Finger nach vorn und die Unterarme senkrecht ausrichten
- die Beine aktiv strecken
- die Fußrücken gegen den Boden drücken
- Rumpfstabilität etablieren (Abschnitt 3.1.9.5)
- aus der Kraft der Rückenmuskulatur den Oberkörper heben
- den Kopf in Neutralposition halten oder in Extension kommen

In der Haltung:

- die Schulterblätter nach hinten unten senken (Abschnitt 3.1.4, Schultergürtel, Arme und Thorax)
- die Beine und die Rückenmuskulatur aktiv halten
- die Arme weitgehend entspannt lassen

Weg aus der Haltung:

- den Oberkörper wieder ablegen

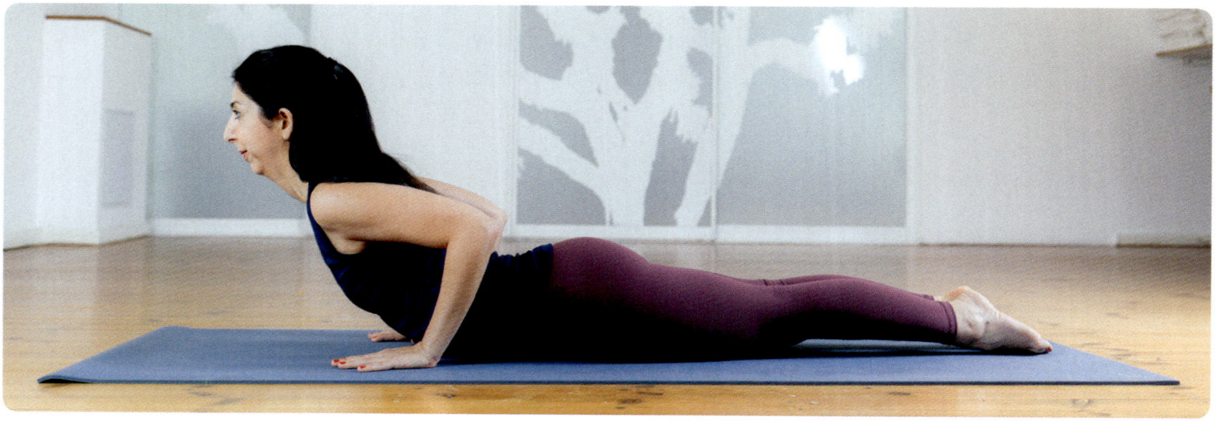

Abb. 63: Basishaltung *Bhujangāsana*

Mal ausprobieren:

- verschiedene Armhaltungen (seitlich ausbreiten, Finger hinter dem Rücken verschränkt)
- die Beine gegeneinanderdrücken oder grätschen

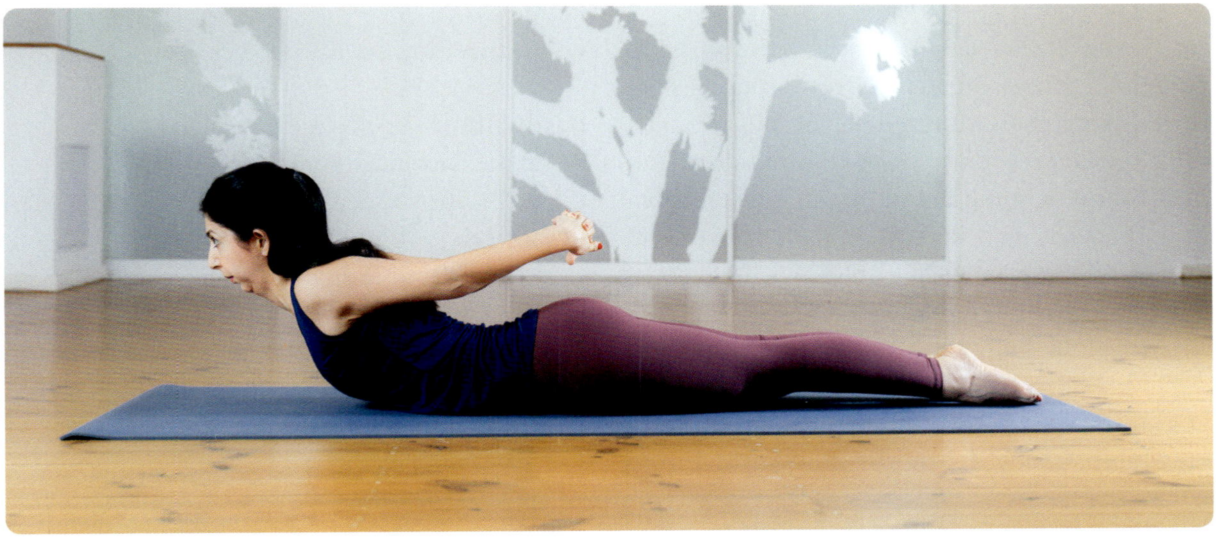

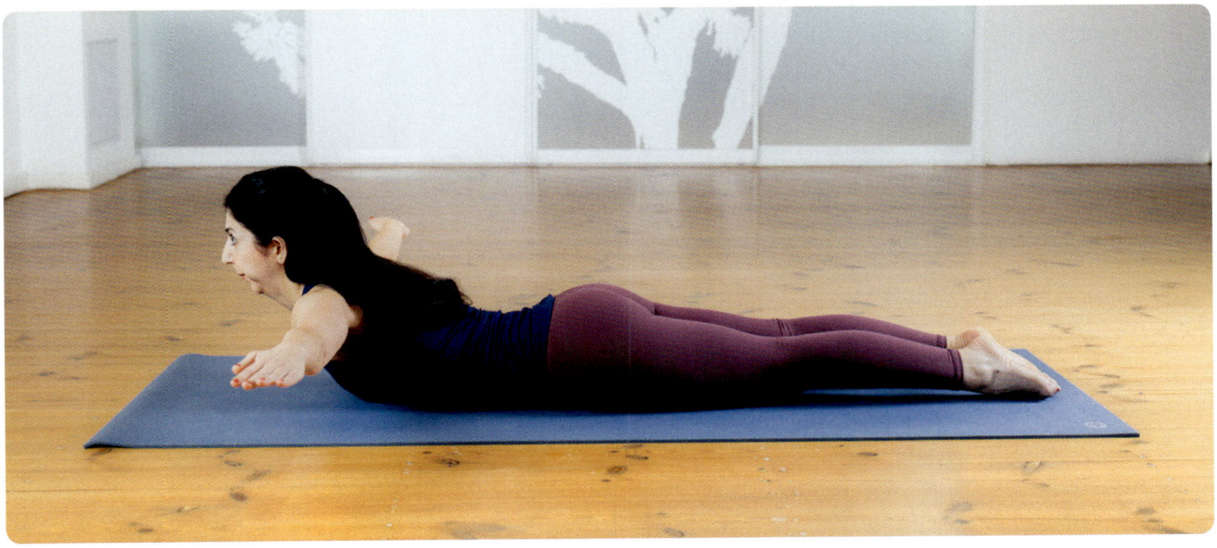

Abb. 64a-b: Varianten von *Bhujangāsana*

3.1.6.3
Shalabhāsana – Bauchlage, Oberkörper und Beine gehoben

shalabha – Heuschrecke

Im Gegensatz zu den Armstützhaltungen, in denen der Schultergürtel in Protraktion ist, bewegen wir den Schultergürtel in **Rückbeugen** (*Bhujangāsana, Ūrdhva Mukha Shvanāsana, Ushtrāsana*) in Richtung Retraktion und Depression. Hier spielen neben dem M. erector spinae und dem M. latissimus dorsi die unteren Schulterblattfixatoren eine Rolle (Abschnitt 3.1.4, Schultergürtel, Arme und Thorax).

Wirkung:
- Mobilisierung der Wirbelsäule in Richtung Extension
- Kräftigung der Muskulatur von Rücken, Gesäß und Oberschenkelrückseiten
- Dehnung der Rumpfvorderseite
- Mobilisierung der Hüftgelenke in Richtung Extension

Fokus:
- Aktivierung der Körperrückseite

Basishaltung (Kopf abgelegt, Beine gehoben):
- in die Bauchlage kommen
- den Kopf auf den Handrücken oder Fäusten ablegen
- Rumpfstabilität etablieren (Abschnitt 3.1.9.5)
- Beine schließen, strecken und heben

In der Haltung:
- die Beininnenseiten zueinander aktivieren

Weg aus der Haltung:
- die Beine ablegen

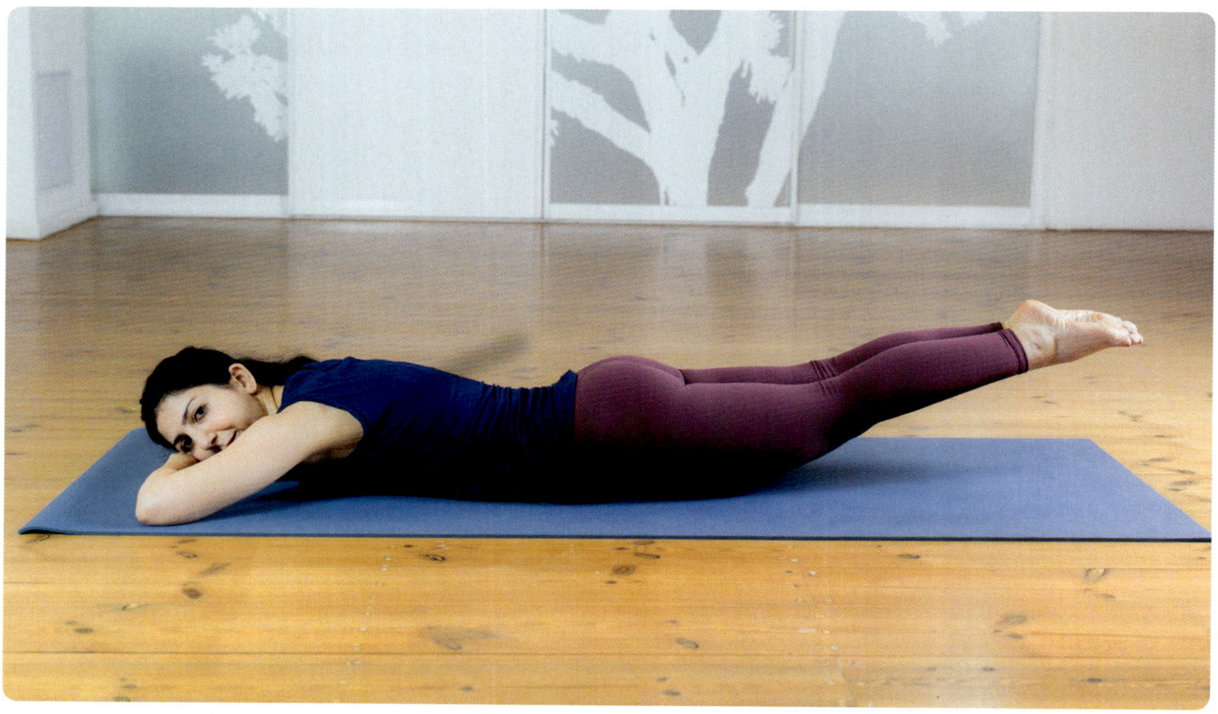

Abb. 65: Basishaltung *Shalabhāsana*

Variante 1 (Oberkörper und Beine gehoben, Arme seitlich)

- die Arme gestreckt neben dem Körper mit den Handrücken am Boden ablegen
- den Kopf, den Oberkörper und die Beine heben
- den Blick nach vorn richten oder mit dem Kopf zuerst in die Retraktion und dann in eine Extension kommen (vgl. Kopfhaltung in *Bhujangāsana*, Abschnitt 3.1.6.2)

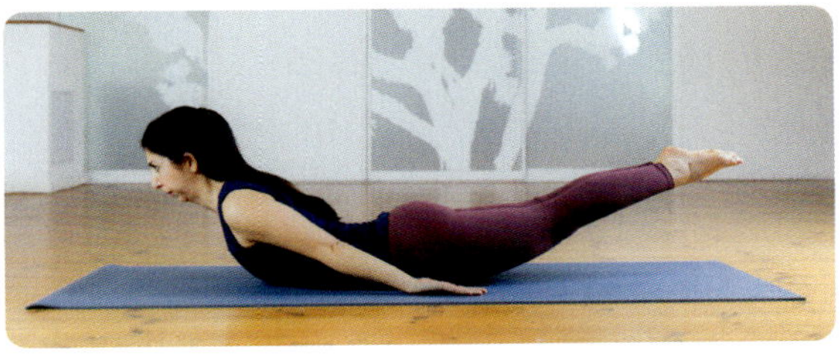

Abb. 66: *Shalabhāsana* mit gehobenen Beinen und gehobenem Kopf

Weg aus der Haltung:

- Beine, Oberkörper und Kopf ablegen

Mal ausprobieren:

- verschiedene Armvarianten (z. B. seitlich ausbreiten, Finger hinter dem Rücken verschränkt, Hände neben dem Brustkorb aufsetzen)
- einen Arm und ein Bein über die Diagonale anheben

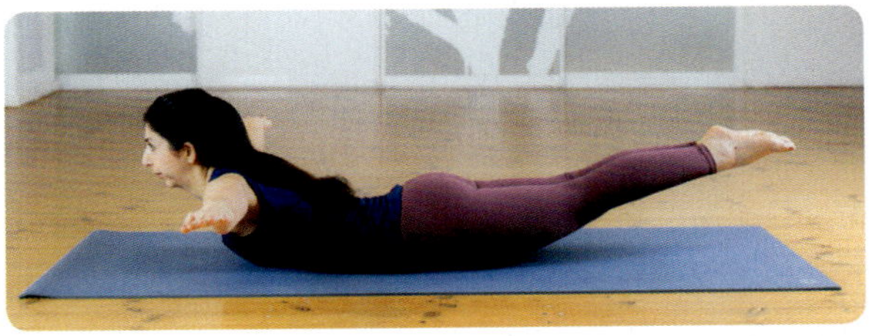

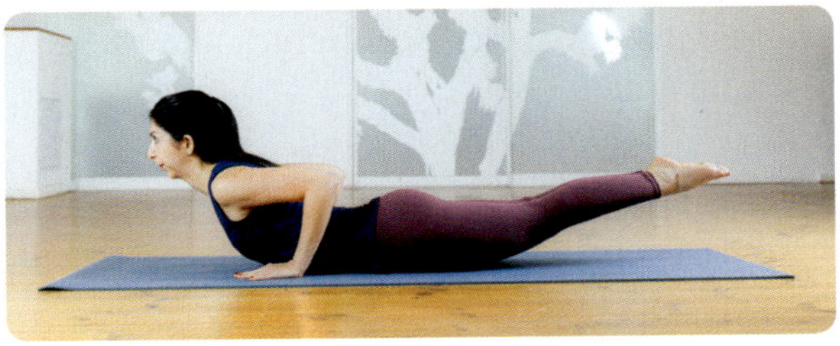

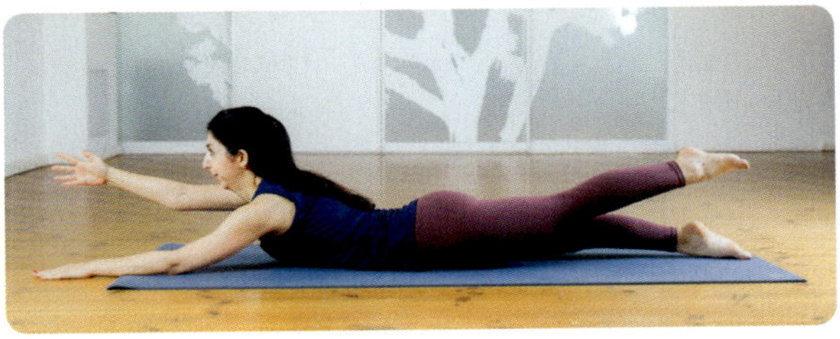

Abb. 67a-c: Varianten von *Shalabhāsana*

3.1.6.4
Dhanurāsana – Rückbeuge in Bauchlage mit gebeugten Knien

dhanur – Bogen

Wirkung:

- Mobilisierung der Wirbelsäule in Richtung Extension
- Kräftigung der Muskulatur von Rücken, Gesäß und Oberschenkelrückseiten
- Dehnung der Rumpfvorderseite
- Mobilisierung der Hüftgelenke in Richtung Extension
- Mobilisierung der Schultergelenke in Richtung Extension

Fokus:

- Extension der Brustwirbelsäule bei gleichzeitiger Extension der Schultergelenke

Basishaltung (Hände aufgestützt, Beine angehoben):

- in die Bauchlage kommen
- die Hände auf Brusthöhe mit senkrechten Unterarmen aufstellen
- die Knie beugen, bis die Unterschenkel senkrecht sind
- Rumpfstabilität etablieren (Abschnitt 3.1.9.5)
- aus der Kraft der Rückenmuskulatur den Oberkörper heben
- die Schulterblätter senken (Abschnitt 3.1.4, Schultergürtel, Arme und Thorax)
- beide Oberschenkel vom Boden heben

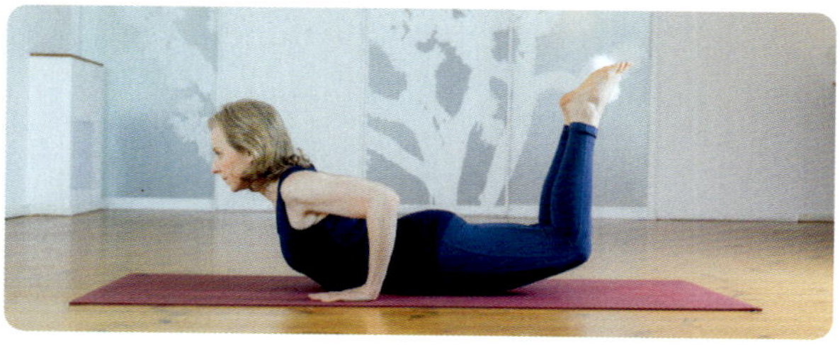

Abb. 68: Basishaltung *Dhanurāsana*

In der Haltung:

- ausgewogene Aktivität in der Körperrückseite halten
- Schulteraktivität beibehalten

Weg aus der Haltung:

- in die Bauchlage zurückkommen

Variante 1:

- die Knie beugen
- mit den Händen von außen die Schienbeine nahe am Sprunggelenk fassen
- die Knie und die Füße etwa hüftgelenkbreit ausrichten
- Rumpfstabilität etablieren (Abschnitt 3.1.9.5)
- die Hüftgelenke strecken
- gleichzeitig den Oberkörper und die Beine heben
- mit dem Kopf zuerst in die Retraktion und dann in eine Extension kommen (vgl. Kopfhaltung in *Bhujangāsana*, Abschnitt 3.1.6.2)

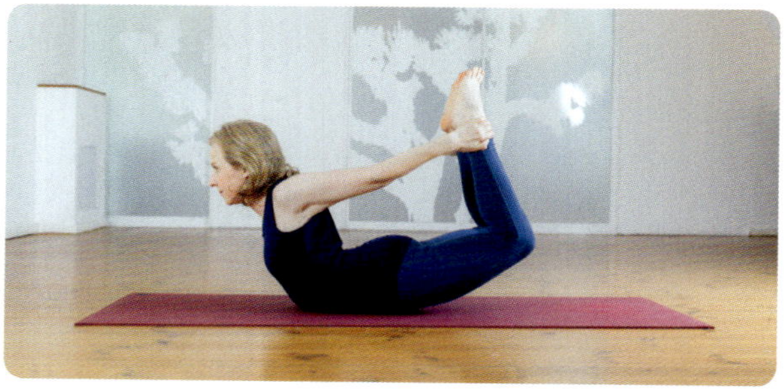

Abb. 69: *Dhanurāsana*, Schienbeine mit den Händen gefasst

In der Haltung:

- Schultern und/oder Rückenmuskulatur unterstützen die Extension der Brustwirbelsäule

Weg aus der Haltung:

- behutsam die Spannung reduzieren und den Oberkörper kontrolliert ablegen
- in die Bauchlage kommen

Mal ausprobieren:

- nur mit der rechten Hand den rechten Fuß fassen, das andere Bein am Boden ausstrecken
- mit der linken Hand den rechten Fuß fassen, das andere Bein am Boden ausstrecken
- Oberschenkel gegen den Boden aktivieren

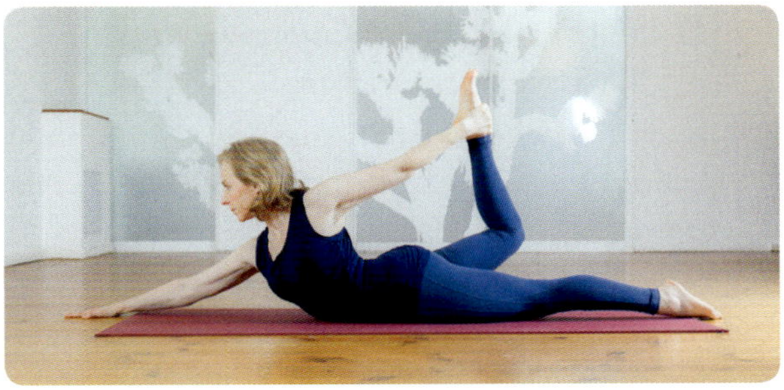

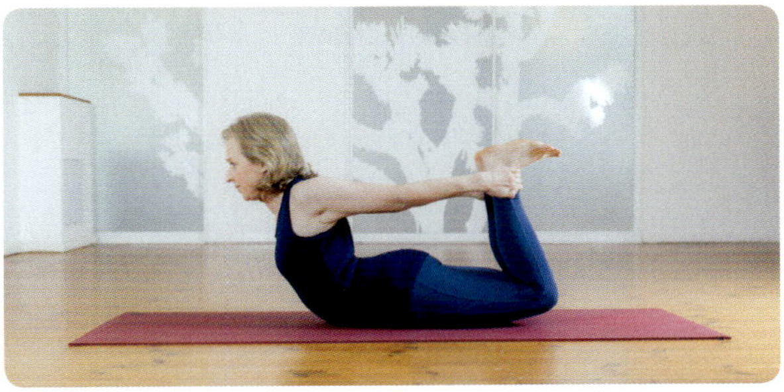

Abb. 70a-b: Varianten von *Dhanurāsana*

3.1.6.5 Ushtrāsana – Rückbeuge aus dem Kniestand

ushtra – Kamel

Besonderheit der Kopfhaltung in Ushtrāsana

Die Position des Kopfes nimmt im Kamel eine besondere Rolle ein. Zu Beginn der Rückbeuge wird der Kopf in Retraktion und leichter Extension gehalten, der Blick geht nach vorn oder nach oben. Da die vordere Halsmuskulatur das Kopfgewicht gegen die Schwerkraft exzentrisch halten muss, wirkt diese Position für sich allein schon kräftigend auf diese oft schwache und überdehnte Muskulatur. Gehen wir intensiver in die Rückbeuge, ist es ggf. möglich, den Kopf kontrolliert nach hinten unten zu führen. Der kritische Moment kommt, wenn wir aus dem *Āsana* herauskommen wollen. Das Kinn sollte nicht zuerst gehoben werden! Um den Kopf wieder anzuheben, müsste die vordere Halsmuskulatur aus der maximalen Verlängerung über einen ungünstigen Kraftarm in die Verkürzung gehen. Dem kann entgegengewirkt werden, wenn das Kinn etwas eingezogen wird und der Oberkörper über die Bauchmuskulatur und den Quadrizeps mit etwas Schwung aufgerichtet wird (vgl. Kopfhaltung in *Tādāsana*, Abschnitt 3.1.2.1).

Wirkung:

- Mobilisierung der Wirbelsäule in Richtung Extension
- Kräftigung der Rückenmuskulatur
- Dehnung der Rumpfvorderseite
- Mobilisierung der Hüftgelenke in Richtung Extension
- Mobilisierung der Schultergelenke in Richtung Extension und des Schultergürtels in Retraktion

Fokus:

- Leistendehnung, Weite im Brustraum

Basishaltung (aus dem Fersensitz):

- im Fersensitz die Fingerkuppen neben den Füßen aufstützen
- das Gesäß von den Fersen heben
- den Brustkorb heben und weiten
- den Blick nach vorn richten

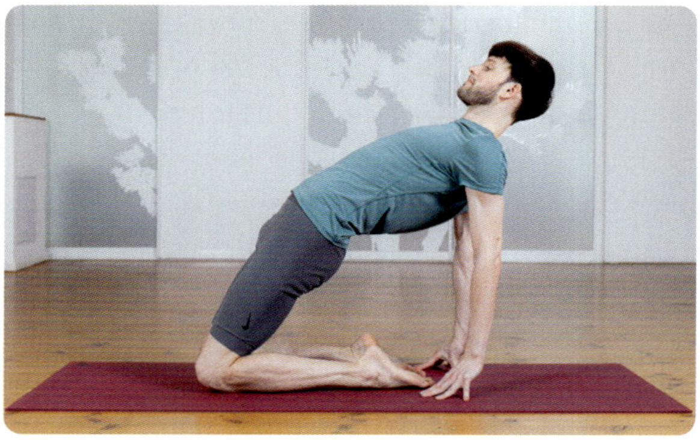

Abb. 71: Basishaltung *Ushtrāsana*

In der Haltung:

- die Arme strecken
- die Länge in den Leisten betonen
- die Schulterblätter nach vorn oben aktivieren (Abschnitt 3.1.4, Schultergürtel, Arme und Thorax)

Weg aus der Haltung:

- das Becken wieder senken

Variante 1 (Hände am Beckenkamm aufgestützt):

- in den Kniestand kommen
- die Hände auf dem hinteren Teil des Beckenkamms aufstützen
- den Brustkorb heben und weiten
- den Blick nach oben richten

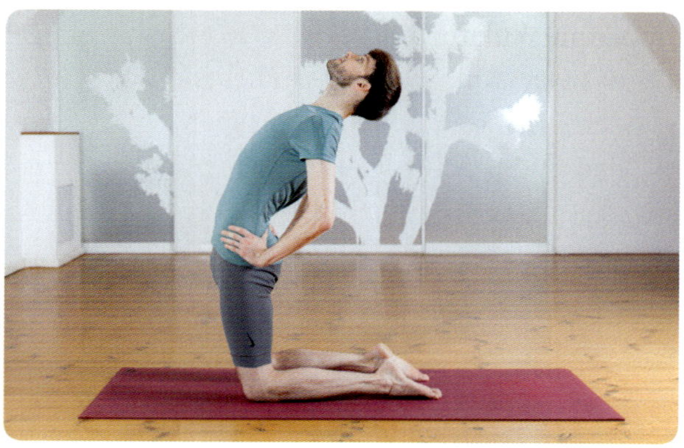

Abb. 72: *Ushtrāsana* mit am Beckenkamm aufgestützten Händen

In der Haltung:

- die Oberschenkel senkrecht halten
- die Länge in den Leisten betonen
- Rumpfstabilität etablieren (Abschnitt 3.1.9.5)
- die Schulterblätter nach hinten unten sinken lassen (Abschnitt 3.1.4, Schultergürtel, Arme und Thorax)
- die Weite im Brustkorb intensivieren
- den Blick nach oben richten
- die Halswirbelsäule in die Rückbeuge integrieren (vgl. Kopfhaltung in *Tādāsana*, Abschnitt 3.1.2.1)

Weg aus der Haltung:

- den Blick nach vorn richten
- den Oberkörper aufrichten

Variante 2 (Hände auf den Fersen aufgestützt):

- im Kniestand die Zehen aufstellen
- die Hände auf den Fersen aufstützen
- den Brustkorb heben und weiten
- den Blick nach oben richten

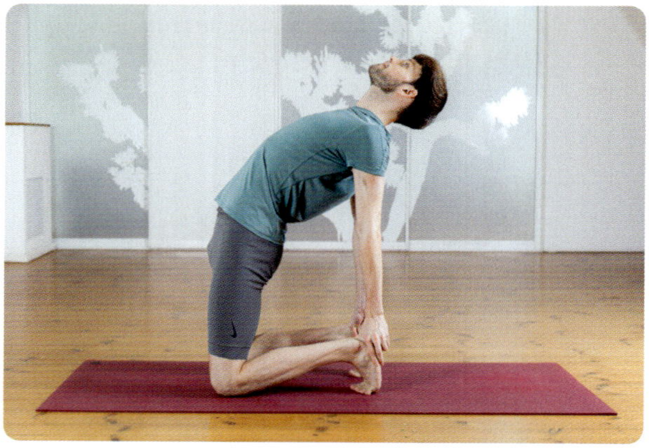

Abb. 73: *Ushtrāsana* mit auf den Fersen aufgestützten Händen

Mal ausprobieren:

- mit den Händen auf Klötzen stützen
- mit den Fußrücken lang abgelegt die Hände auf den Fersen stützen

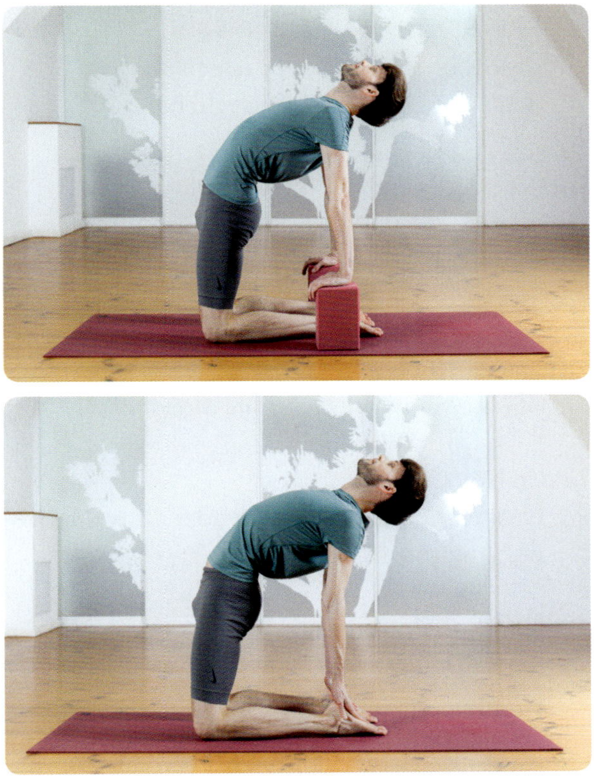

Abb. 74a-b: Varianten von *Ushtrāsana*

3.1.7 Drehhaltungen

Man kann es drehen und wenden, wie man will … die meisten von uns haben eine „Schokoladenseite“. Nur selten fühlen wir uns in einer Symmetrie und ausgewogen – weder im Körper noch im Geist. Drehungen ermöglichen uns, einmal zur anderen Seite oder „über den Tellerrand“ zu schauen. Intensive Drehungen spüren wir fast wie ein Auswringen, innere Reinigungsprozesse werden unterstützt. Die Wahrnehmung des Atems kann in unbekannte Bereiche gelenkt werden, neue Erfahrungen werden möglich. Nach der Drehung wieder in der Mitte angekommen, kann ein Empfinden von mehr Ausgeglichenheit und Harmonie entstehen. Nicht in allen Lebenslagen sind intensive Drehungen zu empfehlen, so sollten z. B. Menschen mit bestimmten Rückenthemen und auch Schwangere sich vorher gut informieren.

Die zwölf Rippenpaare des Brustkorbs sind gelenkig mit der Brustwirbelsäule und über Gelenke und Knorpelspangen vorn mit dem Brustbein verbunden. Jede Bewegung der Brustwirbelsäule bewirkt auch eine Bewegung der Rippen. Somit ist die Flexibilität unseres Brustkorbs durch die Rippengelenke und die Beweglichkeit der Brustwirbelsäule vorgegeben. Die Rippen nehmen auch Bewegungsimpulse von Kopf und Becken auf, z. B. beim Gehen. Außerdem ermöglichen sie ein Vergrößern und Verkleinern des Thoraxvolumens während der Atmung und unterstützen die dreidimensionale Beweglichkeit des Brustkorbs.

Eine Vielzahl von Drehhaltungen erlaubt es uns, die Rippengelenke zu mobilisieren und die oft eingeschränkte Beweglichkeit der Brustwirbelsäule in Richtung Rotation zu verbessern. Drehungen können dazu beitragen, die Zwerchfellatmung anzuregen und Dysbalancen der Atemhilfsmuskulatur (unter anderem M. pectoralis, M. trapezius) zu reduzieren. Auch die Dehnung der Zwischenrippenmuskulatur und der unteren Lungenflügel kann den Atem unterstützen. Insgesamt ist der positive Einfluss auf die Atemwahrnehmung und das Atemgeschehen in Drehungen besonders hoch einzuschätzen.

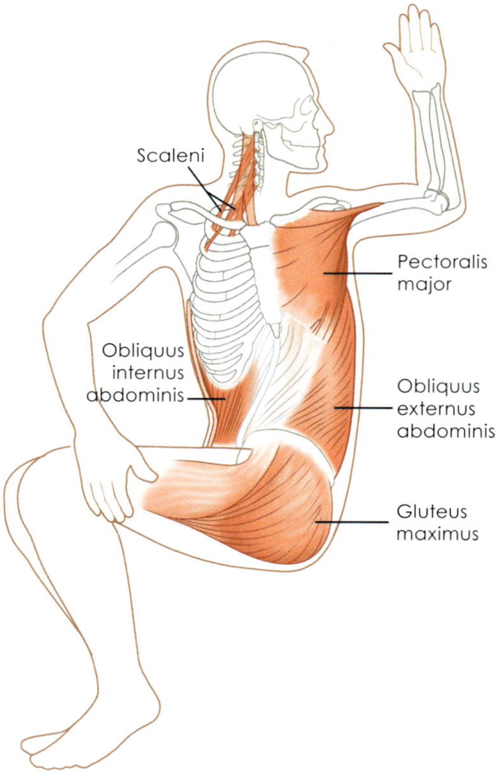

Abb. 75: Drehung in *Jathara Parivrittāsana*

3.1.7.1

Jathara Parivrittāsana – Drehdehnlage im Liegen

jathara – Bauch, *parivritta* – gedreht

Wirkung:

- Mobilisierung der Wirbelsäule in Richtung Rotation
- Mobilisierung und Dehnung der Schulterregion
- Dehnung der Rumpfseiten (Brustmuskulatur, schräge Bauchmuskulatur, Zwerchfell, Zwischenrippenmuskulatur)

Fokus:

- Mobilisierung der Brustwirbelsäule in Richtung Rotation mit Dehnung der Rumpfseiten

Basishaltung (Knie gebeugt):

- in die Rückenlage kommen
- die Füße aufstellen
- die Arme seitlich am Boden ausbreiten
- mit geschlossenen Beinen die Knie zur linken Seite führen
- die Schultern am Boden lassen
- den Kopf zur rechten Seite drehen

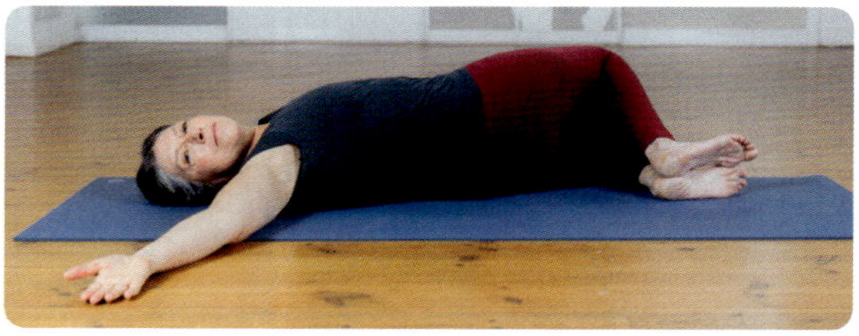

Abb. 76: Basishaltung *Jathara Parivrittāsana*

In der Haltung:

- entweder passiv entspannt oder aktiv die Drehung betonen

Weg aus der Haltung:

- die Knie gleichzeitig wieder zurückführen
- zur anderen Seite wiederholen

Variante 1 (Drehdehnlage):

- in die Rückenlage kommen
- den linken Fuß aufstellen
- das Becken eine halbe Beckenbreite nach links verlagern
- den linken Fuß in der rechten Kniekehle einhaken oder auf dem Knie aufstellen
- mit der rechten Hand das linke Knie nach rechts führen
- den linken Arm in die Senkrechte bringen
- den linken Arm seitlich in einer leichten Diagonale kopfwärts in Richtung Boden führen
- zwischen dem Scheitelpunkt und dem rechten Fuß eine gerade Linie finden
- Streckung in diese Längsachse bringen
- der Kopf bleibt mittig ausgerichtet

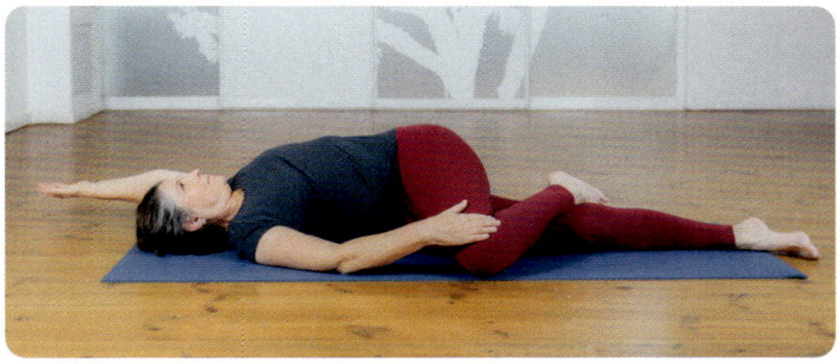

Abb. 77: *Jathara Parivrittāsana* in Drehdehnlage

In der Haltung:

- in eine Position kommen, in der das linke Knie und die linke Schulter etwa gleich weit vom Boden entfernt sind (wie bei einer Waage)
- die Streckung der Längsachse des Körpers betonen
- entweder: passiv die linke Schulter und das linke Knie in Richtung Boden sinken lassen
- oder: mit der rechten Hand am linken Knie und über die Streckung des linken Arms die Drehung aktiv unterstützen

Weg aus der Haltung:

- die rechte Hand vom linken Knie lösen
- zurück zur Mitte drehen
- den Fuß aufstellen
- das Becken zurück in die Mitte verlagern
- zur anderen Seite wiederholen

Mal ausprobieren:

- in der Basishaltung den Abstand zwischen den Beinen variieren

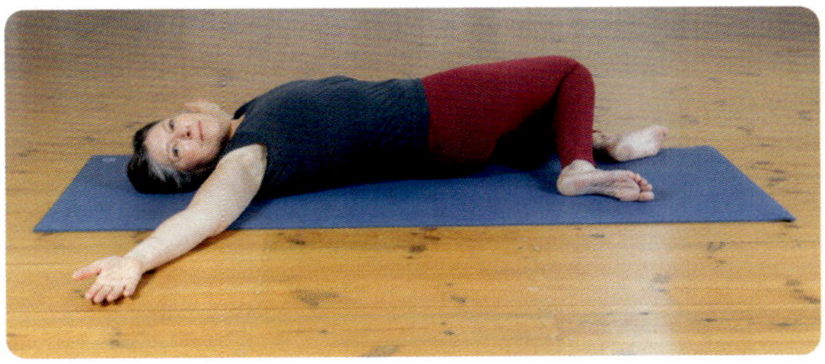

Abb. 78: *Jathara Parivrittāsana* mit größerem Abstand zwischen den Beinen

3.1.7.2 Ardha Matsyendrāsana – Drehung im Sitzen, halbe „Herr-der-Fische"-Haltung

Matsyendra gilt in der Mythologie als der erste Lehrer, der Yoga zu den Menschen brachte.

Erst Retraktion – dann Rotation

In *Ardha Matsyendrāsana* (auch in *Trikonāsana*, *Pārshvakonāsana*) wird die gesamte Wirbelsäule in Rotation mobilisiert. Im Lendenwirbelbereich ist der Bewegungsspielraum schnell ausgeschöpft. Die Brustwirbelsäule kann und soll deutlich mehr rotieren, die Halswirbelsäule hat das größte Rotationsvermögen. Die Rotation der Halswirbelsäule ist jedoch bei vielen Menschen eingeschränkt. Während der Drehung kommt es deshalb zu einer Kippbewegung des Kopfes (Lateralflexion der Halswirbelsäule, Abschnitt 3.1.2.5) in Rotationsrichtung. Um den Nacken und die Seiten des Halses lang zu halten, hilft uns die einleitende Retraktionsbewegung des Kopfes, die während der Drehung beibehalten wird (vgl. Kopfhaltung in *Tādāsana*, Abschnitt 3.1.2.1).

Wirkung:

- Mobilisierung der Wirbelsäule in Richtung Rotation
- Kräftigung der Rumpfmuskulatur
- Dehnung der Rumpfseiten (Brustmuskulatur, schräge Bauchmuskulatur, Zwerchfell, Zwischenrippenmuskulatur)
- Mobilisierung und Dehnung der Schulterregion
- Mobilisierung der Hüftgelenke und Beckengelenke
- Dehnung der hüftgelenkumgebenden Muskulatur

Fokus:

- Balance zwischen Aufrichtung, Hüftdehnung und Drehung finden

Basishaltung (ein Bein gestreckt):

- in einen aufrechten Sitz kommen, gegebenenfalls erhöht sitzen (Abschnitt 3.1.5.4)
- das rechte Bein strecken
- den linken Fuß rechts neben dem rechten Oberschenkel flach aufstellen
- die linke Hand hinter dem Gesäß auf dem Boden aufstützen
- den Oberkörper aufrichten und nach links drehen
- mit dem rechten Arm das aufgestellte linke Bein „umarmen"
- den Kopf nach links drehen

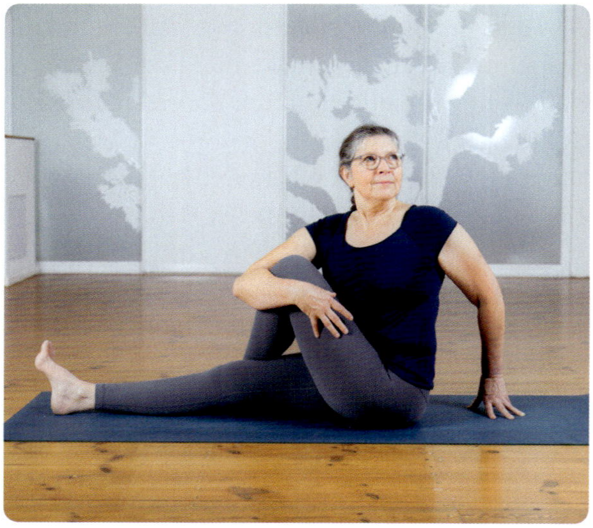

Abb. 79: Basishaltung *Ardha Matsyendrāsana*

In der Haltung:

- beide Sitzbeinhöcker in Bodenkontakt halten
- Arme und Rumpfmuskulatur einsetzen, um die Wirbelsäule aufzurichten und weiter nach links zu drehen
- Balance zwischen Aufrichtung und Drehung finden

Weg aus der Haltung:

- vom Kopf ausgehend zurückdrehen
- Beinhaltung wieder lösen
- zur anderen Seite wiederholen

Variante 1 (beide Beine gebeugt):

- in einen Schneidersitz kommen
- den linken Fuß über das rechte Knie stellen und den rechten Fuß dicht an die linke Beckenseite ziehen
- die linke Hand hinter dem Gesäß auf dem Boden aufstützen
- den Oberkörper nach links drehen
- mit dem rechten Arm das aufgestellte linke Bein „umarmen"
- den Kopf nach links drehen

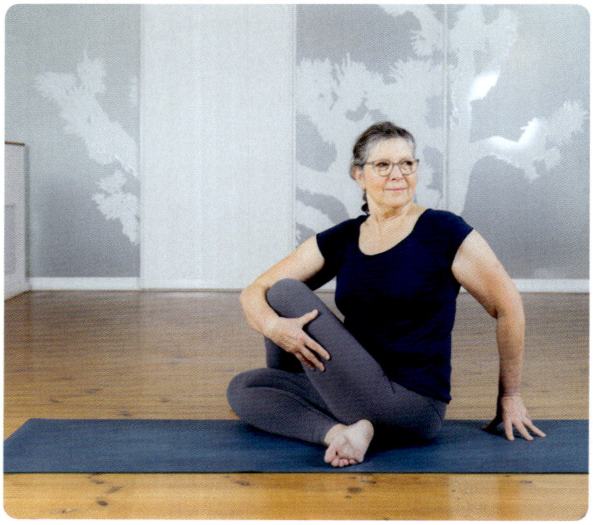

Abb. 80: *Ardha Matsyendrāsana* mit beidseitig gebeugten Beinen

In der Haltung:

- beide Sitzbeinhöcker in Bodenkontakt halten
- Arme und Rumpfmuskulatur einsetzen, um die Wirbelsäule aufzurichten und weiter nach links zu drehen
- Balance zwischen Aufrichtung und Drehung finden

Weg aus der Haltung:
- vom Kopf ausgehend zurückdrehen
- Beinhaltung wieder lösen
- zur anderen Seite wiederholen

Mal ausprobieren:
- den rechten Arm von außen gegen das linke Bein bringen
- das aufgestellte Bein von außen umgreifen und die andere Hand um den Rücken binden

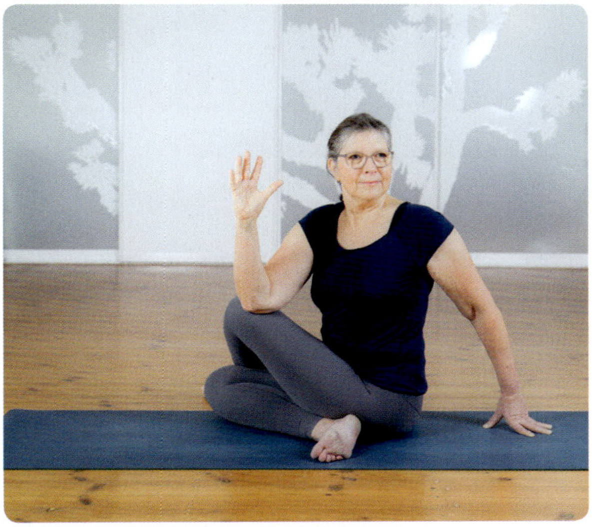

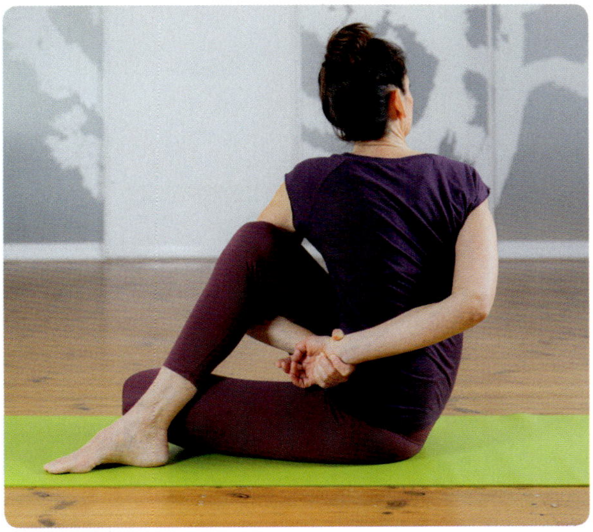

Abb. 81a-b: Varianten von *Ardha Matsyendrāsana*

3.1.7.3
Parivritta Pārshvakonāsana – Drehung des Rumpfs in Schrittstellung, vorderes Bein gebeugt

parivritta – gedreht, *pārshva* – seitlich/seitwärts, *kona* – Winkel

Wirkung:
- Mobilisierung der Wirbelsäule in Richtung Rotation
- Kräftigung der Rumpfmuskulatur
- Kräftigung der Muskulatur der Beine und der Hüften
- Mobilisierung der Hüftgelenke und Dehnung der umgebenden Muskulatur
- Mobilisierung und Dehnung der Schulterregion

Fokus:
- Intensität der Drehung

Basishaltung (hinteres Bein gestreckt, Hand am Boden):
- in den Vierfüßlerstand kommen
- den linken Fuß zwischen die Hände stellen
- mit der rechten Hand am Boden stützen
- das hintere Knie heben, das Bein strecken
- den Oberkörper nach links aufdrehen und dabei den linken Arm nach oben strecken

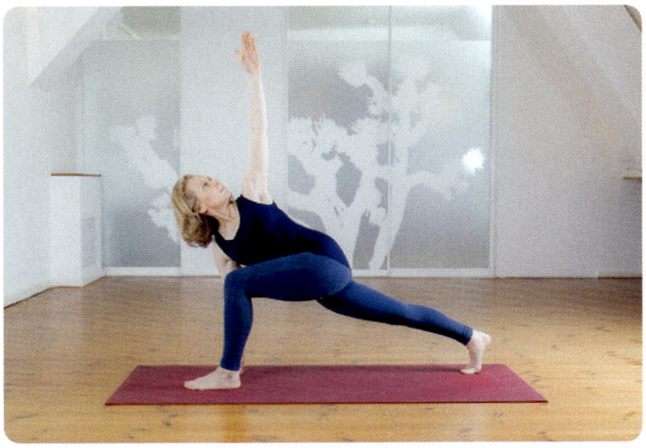

Abb. 82: Basishaltung *Parivritta Pārshvakonāsana*

In der Haltung:

- die Drehung aus der Körpermitte aktivieren
- den rechten Arm einsetzen, um die Drehung zu betonen

Weg aus der Haltung:

- die linke Hand wieder zum Boden zurückbringen
- in den Vierfüßlerstand zurückkommen
- zur anderen Seite wiederholen

Variante 1 (Knie am Boden, Handflächen zusammen):

- den rechten Oberarm von außen gegen das linke Knie bringen
- die Arme beugen und die Handflächen zusammenführen
- die Unterarme in eine Linie bringen, den linken Ellenbogen nach oben ausrichten
- den Oberkörper weiter aufdrehen
- gegebenenfalls das hintere Bein strecken

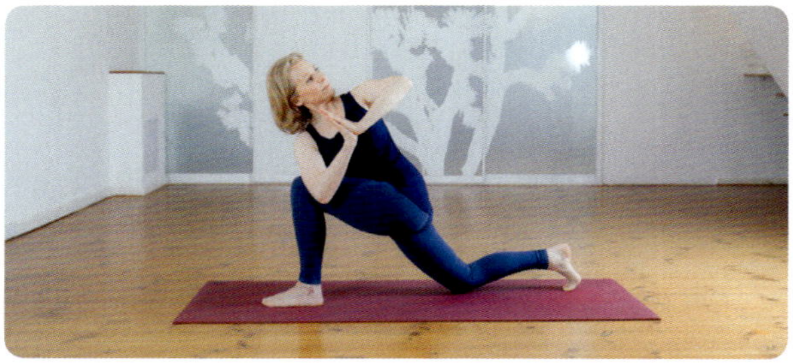

Abb. 83: *Parivritta Pārshvakonāsana* mit zusammengelegten Handflächen

In der Haltung:

- den Hebel nutzen, um die Drehung zu intensivieren

Variante 2 (volle Variante):

- die rechte Hand außen neben dem linken Fuß am Boden aufstützen
- den linken Arm über dem Kopf in Verlängerung des Rumpfs strecken
- mit aufgestellten Zehen das rechte Bein strecken
- den Oberkörper weiter aufdrehen
- den Kopf drehen, den Blick unter dem linken Arm nach oben richten

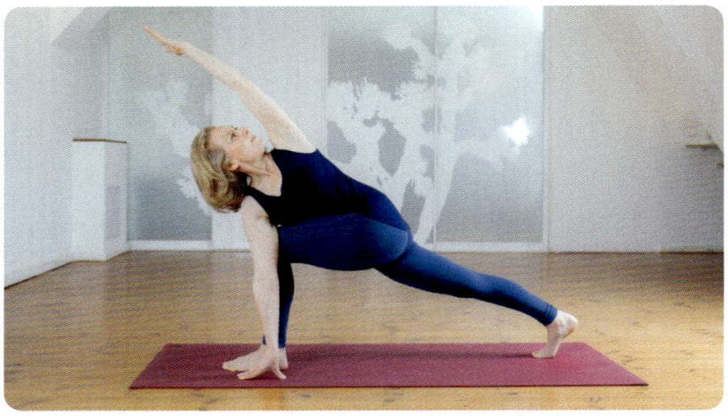

Abb. 84: *Parivritta Pārshvakonāsana*, volle Variante

Mal ausprobieren:

- verschiedene Armhaltungen: Hand am Beckenkamm, gebundene Variante
- hintere Ferse gegen eine Wand stützen

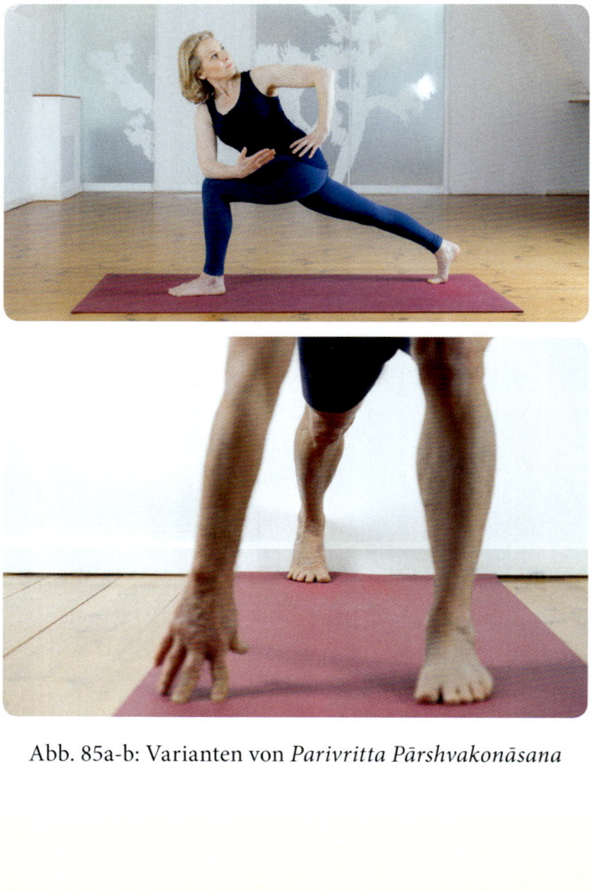

Abb. 85a-b: Varianten von *Parivritta Pārshvakonāsana*

3.1.7.4
Parivritta Trikonāsana – Drehung des Rumpfs in Schrittstellung mit gestreckten Beinen

parivritta – gedreht, *trikona* – Dreieck

Wirkung:
- Mobilisierung der Wirbelsäule in Richtung Rotation
- Kräftigung der Rumpfmuskulatur
- Kräftigung der hüftgelenkumgebenden Muskulatur, vor allem der tiefen Außenrotatoren
- Dehnung der Beinrückseiten

Fokus:
- Drehung der Wirbelsäule mit gleichzeitiger Aktivierung in Richtung Streckung und Stabilisierung des Beckens

Basishaltung (mit einem Block oder mit einer Hand am Schienbein):
- aus dem aufrechten Stand mit dem rechten Fuß einen Schritt nach hinten machen
- Abstand zwischen den Füßen mindestens eine Beinlänge
- den rechten Fuß ca. 45 Grad nach außen drehen, die Ferse in Bodenkontakt halten
- die Beine strecken
- das Becken parallel zur vorderen Mattenkante ausrichten
- den Oberkörper über das gestreckte bzw. leicht gebeugte linke Bein nach vorn senken
- die rechte Hand auf einen Block innen neben dem linken Fuß oder auf dem Schienbein stützen
- die linke Hand zum Becken bringen
- den Oberkörper nach links drehen
- den Kopf in Verlängerung der Wirbelsäule halten und nach links drehen

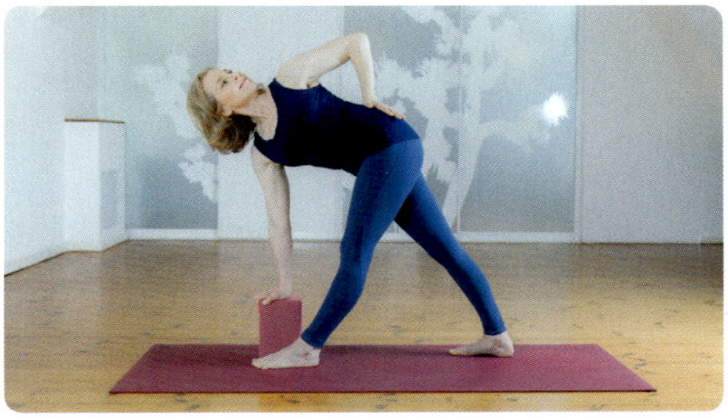

Abb. 86: Basishaltung *Parivritta Trikonāsana*

In der Haltung:
- von den Füßen aus stabilisieren
- die Streckung und Drehung der Wirbelsäule betonen

Weg aus der Haltung:
- den Oberkörper zurückdrehen
- aufrichten
- zur anderen Seite wiederholen

Variante 1 (Hand am Boden aufgestützt):
- die rechte Hand auf dem Fuß oder außen neben dem Fuß aufstützen
- den Oberkörper nach links drehen
- den linken Arm über der Schulter nach oben strecken
- den Kopf in Verlängerung der Wirbelsäule halten und nach links drehen

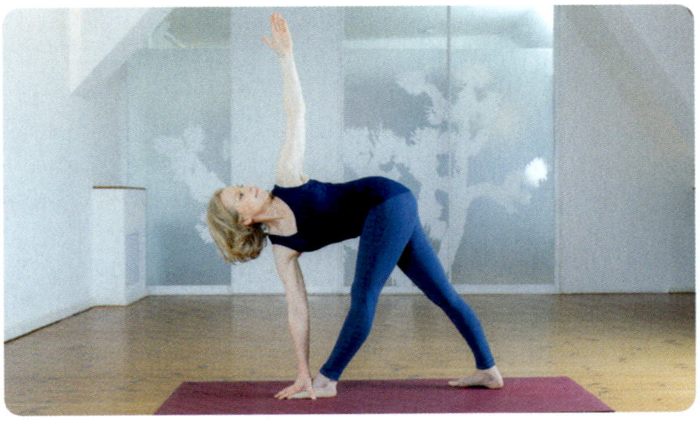

Abb. 87: *Parivritta Trikonāsana*
mit am Boden aufgestützter Hand

In der Haltung:
- die Arme aus den Schultern heraus strecken

Mal ausprobieren:
- den Abstand zwischen den Füßen variieren

3.1.8 Umkehrhaltungen

Umkehrhaltungen werden diverse Wirkungen zugeschrieben. Neben den vielen körperlichen Wirkungen fällt besonders der Perspektivwechsel ins Auge. Die Welt aus einem anderen Blickwinkel zu betrachten kann Leichtigkeit erzeugen, aber vielleicht auch verunsichern. Für viele Menschen erfordert es eine Portion Mut, sich auf den Kopf zu stellen. Selbstvertrauen kann wachsen, wenn wir uns trauen, die gewohnte Basis zu verlassen oder zu verändern. Nicht unbedarft und leichtsinnig üben, sondern mit guter Vorbereitung, dem Einsatz von Hilfsmitteln und einer kompetenten Unterstützung durch eine Lehrperson. Denn bei aller Freude, die durch diese Umkehr entstehen kann, ist auf jeden Fall zu beachten, dass bestimmte Umkehrhaltungen definitiv nicht für jeden Menschen geeignet sind.

Wirkungen allgemein:
- Erleichterung des venösen Rückstroms
- Anpassung des Herz-Kreislauf-Systems an veränderte Durchblutungsverhältnisse
- Anregung der Atemmuskulatur
- Aktivierung der Rumpfmuskulatur
- Entlastung der Bauch- und Beckenorgane und des Beckenbodens

Kontraindikationen/Vorsicht:
- Bluthochdruck
- erhöhter Augeninnendruck
- Herzrhythmusstörungen
- Wirbelsäulenproblematiken, insbesondere der Halswirbelsäule
- akute Infekte und Entzündungen
- gegebenenfalls Menstruation und Schwangerschaft

Exkurs: Was ist eine Umkehrhaltung?
Als Umkehrhaltung wird jede Position bezeichnet, in der der Körper des Menschen im Schwerefeld der Erde umgedreht wird.

In den uns überlieferten Yogatexten wird sie unter der Kategorie *Mudrā* meist als *Viparīta Karanī* – wörtlich: umgekehrte Aktivität – bezeichnet. In der *Hatha-Pradīpikā* und der *Gheranda-Samhitā* finden sich Beschreibungen wie „der Nabel höher als der Gaumen", „die Sonne oben und der Mond unten", „der Kopf unten und die Füße oben" oder „der Kopf auf dem Boden, die Beine oben". Die Sonne wird dabei mit dem Verdauungsfeuer im Bauchbereich und der Mond mit dem Kopf oder Gaumenbereich in Verbindung gebracht.

Ursprünglich gehen die Umkehrhaltungen wahrscheinlich auf eine Übung zurück, die als Fledermausaskese bezeichnet wurde. Nach alten Abbildungen und Beschreibungen in älteren Texten hingen die Praktizierenden dabei mit dem Kopf nach unten beispielsweise vom Ast eines Baumes.

Physiologisch können wir die Schwerkraftwirkung vor allem auf den Blutkreislauf beziehen, wenn sich der Kopf nicht oberhalb, sondern deutlich unterhalb des Herzniveaus befindet.

Prinzipiell wären *Uttānāsana*, *Adho Mukha Shvanāsana* und *Dvipāda Pītham* bereits Umkehrhaltungen. Sind die Beine zusätzlich oberhalb des Herzens positioniert, kann man von einer vollständigen Umkehrhaltung sprechen.

Auch in der indischen Tradition wird *Viparīta Karanī* unterschiedlich ausgelegt und meist entweder als Kopfstand (*Shīrshāsana*) oder Schulterstand (*Sarvāngāsana*) interpretiert. Die meisten anderen Umkehrhaltungen können als Varianten davon gesehen werden.

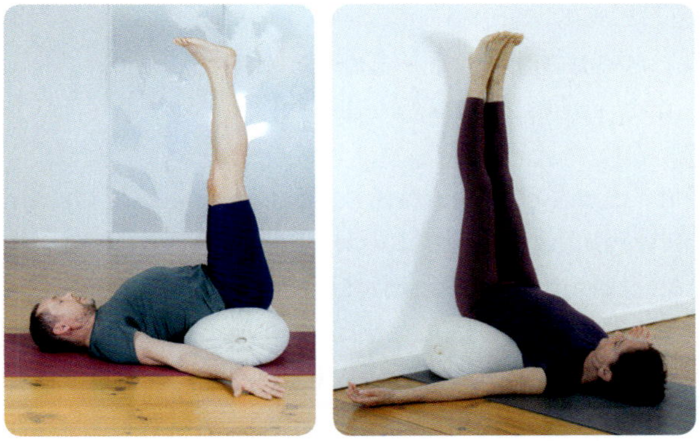

Abb. 88a-b: Basishaltung *Viparīta Karanī* ohne Wand (links), mit Wand (rechts)

3.1.8.1
Viparīta Karanī – Umkehrhaltung in Rückenlage

viparīta – umgekehrt, nach innen gekehrt, *karanī* – Form, Handlung

Wirkung:
- Mobilisierung der Brustwirbelsäule in Richtung Extension
- Mobilisierung der Halswirbelsäule in Richtung Flexion
- Mobilisierung der Schulterregion
- Kräftigung der tiefen Rumpfmuskulatur
- Aktivierung der Bein- und Gesäßmuskulatur

Fokus:
- entspannt die Umkehrwirkungen erfahren

Basishaltung (mit Wand/ohne Wand):
- Deckenrolle, Bolster, Sitzkissen oder ähnliches nahe an einer Wand bereitlegen
- das Becken mit dem Gesäß nahe der Wand auf die Erhöhung legen
- das Kreuzbein möglichst waagerecht ausrichten
- die Beine nach oben strecken und eventuell an einer Wand anlehnen
- die Arme in Außenrotation seitlich ausbreiten und entspannt ablegen

In der Haltung:
- den gesamten Körper weitgehend entspannen
- das Becken der Schwerkraft überlassen
- die Veränderungen durch die Umkehr wahrnehmen

Weg aus der Haltung:
- die Beine beugen
- seitlich herausrollen

Mal ausprobieren:
- das Becken mit den Händen oder auf einen Block stützen

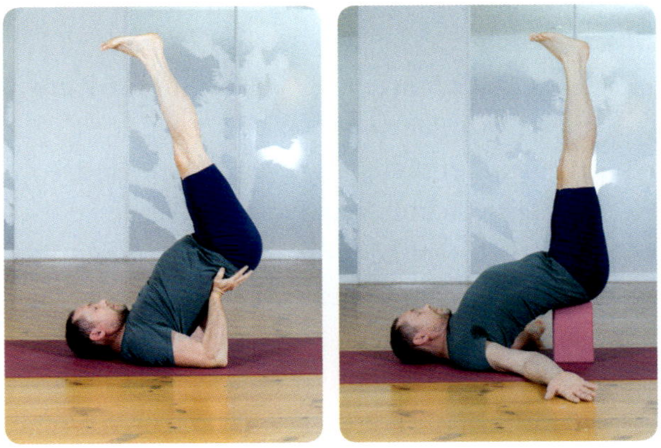

Abb. 89a-b: Varianten von *Viparīta Karanī*

3.1.8.2
Sarvāngāsana – Schulterstand

sarva – alle, *anga* – Glieder

Für den Schulterstand (*Sarvāngāsana*) ist die Beweglichkeit der Halswirbelsäule in Richtung Retraktion und Flexion eine Voraussetzung (Abschnitt 3.1.5.4, *Pashcimottānāsana*). Fehlt sie, werden die Strukturen im Nacken und entlang der Brustwirbelsäule stark gedehnt und gereizt.

Wirkung:
- Mobilisierung und Kräftigung der Schulterregion
- Kräftigung der Armmuskulatur
- Mobilisierung der Halswirbelsäule in Richtung Flexion
- Mobilisierung der Brustwirbelsäule in Richtung Extension
- Kräftigung der tiefen Rumpfmuskulatur
- Aktivierung der Bein- und Gesäßmuskulatur

Fokus:
- Mobilisierung der Brustwirbelsäule in Richtung Extension bei gleichzeitiger Flexion der Halswirbelsäule

Basishaltung:
- in der Rückenlage das Gesäß möglichst nahe an eine Wand bringen
- den Schultergürtel auf einer gefalteten Decke oder einer Schulterstandplatte ablegen
- der Hinterkopf liegt ohne Druck auf dem Boden auf – nicht drehen
- die Fußsohlen gegen die Wand drücken
- das Becken in Richtung Senkrechte heben
- die Fußsohlen mit etwa waagerechten Unterschenkeln gegen die Wand aktivieren
- die Ellenbogen etwa schulterbreit gegen den Boden drücken, mit den Händen die Streckung des Rückens unterstützen
- den Brustkorb heben und weiten, die Schultern haben festen Kontakt zur Unterlage

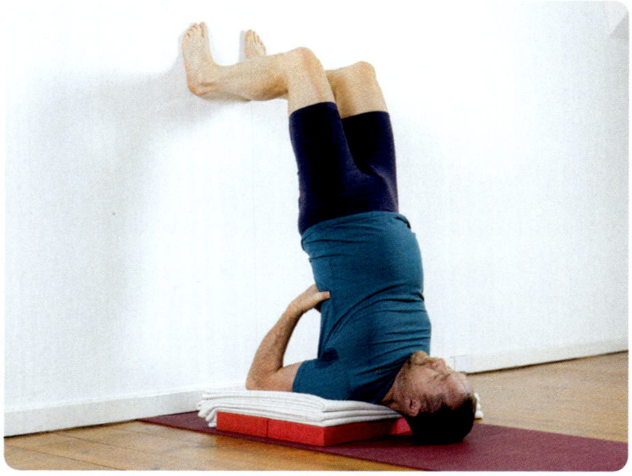

Abb. 90: Basishaltung *Sarvāngāsana*

In der Haltung:
- die Oberarme kraftvoll in Richtung Boden aktivieren
- die Brustwirbelsäule in Richtung Streckung heben

Weg aus der Haltung:
- das Becken ablegen
- seitlich herausrollen

Variante 1 (mit abwechselnd von der Wand gelösten Füßen):
- eine gefaltete Decke oder Schulterstandplatte etwa eine Beinlänge von einer Wand entfernt platzieren
- in der Rückenlage mit dem Kopf in Richtung Wand kommen
- den Schultergürtel auf der gewählten Unterlage ablegen
- der Hinterkopf liegt ohne Druck auf dem Boden auf – nicht drehen
- die Knie gebeugt zum Brustkorb bringen
- die Füße über den Kopf zur Wand führen, die Beine parallel zum Boden ausstrecken

- die Ellenbogen etwa schulterbreit in festen Kontakt zur Unterlage bringen
- mit den Händen nahe an den Schulterblättern die Streckung des Rückens unterstützen
- die Beine abwechselnd von der Wand lösen und nach oben in Richtung Senkrechte strecken

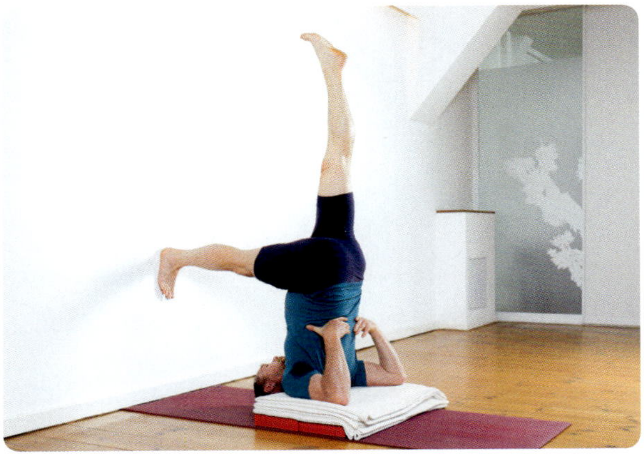

Abb. 91: *Sarvāngāsana* mit abwechselnd von der Wand gelösten Beinen

In der Haltung:

- die Oberarme kraftvoll in Richtung Boden aktivieren
- die Brustwirbelsäule in Richtung Streckung heben
- die Beine aktiv halten

Weg aus der Haltung:

- beide Füße zur Wand bringen
- den Oberkörper abrollen
- die Unterlage zur Seite legen und in die Rückenlage kommen

Variante 2 (Schulterstand, volle Variante):

- eine gefaltete Decke oder Schulterstandplatte vorbereiten
- mit dem Schultergürtel auf der Unterlage in die Rückenlage kommen
- der Hinterkopf liegt ohne Druck auf dem Boden auf – nicht drehen
- mit den Armen nahe am Rumpf gegen den Boden drücken
- die Knie gebeugt zum Brustkorb bringen
- mit einer fließenden Bewegung die Beine schräg nach hinten oben strecken
- das Becken und die Beine über den Schultergürtel in Richtung Senkrechte heben
- die Ellenbogen beugen und die Hände nahe an den Schulterblättern an den Rücken bringen
- mit den Händen die Streckung des Rückens unterstützen

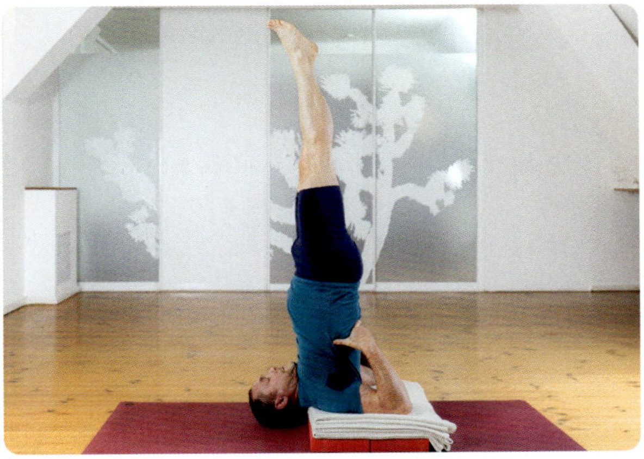

Abb. 92: *Sarvāngāsana*, volle Variante

In der Haltung:

- die Oberarme kraftvoll in Richtung Boden aktivieren
- die Brustwirbelsäule in Richtung Streckung heben
- die Beine aktiv halten

Weg aus der Haltung:

- die Knie beugen und in Richtung Stirn senken
- den Oberkörper abrollen
- die Unterlage zur Seite legen und in die Rückenlage kommen

Mal ausprobieren:

- Ellenbogen mit einem Gurt schulterbreit stabilisieren

3.1.8.3
Piñca Mayūrāsana – Unterarmstand

piñca – Feder, *mayūra* – Pfau

Wirkung:
- Mobilisierung und Kräftigung der Schulterregion
- Kräftigung der Armmuskulatur
- Mobilisierung der Brust- und Halswirbelsäule in Richtung Extension
- Kräftigung der tiefen Rumpfmuskulatur
- Aktivierung der Bein- und Gesäßmuskulatur
- Balance

Fokus:
- Schulter- und Rumpfstabilität

Basishaltung (Unterarmstand, ein Bein gehoben):
- in den Vierfüßlerstand kommen
- die Unterarme schulterbreit und die Hände flach auf den Boden bringen
- mit leicht gehobenem Kopf aktiv aus den Armen und Schultern stützen
- Füße aufstellen und die Knie vom Boden heben
- nach vorn laufen, bis die Schultern über den Ellenbogen ausgerichtet sind
- die Beine schließen und in Richtung Streckung aktivieren
- ein Bein nach hinten oben strecken, eventuell den Fuß gegen eine Wand stützen
- das Becken zum vorderen Mattenrand ausrichten

In der Haltung:
- aktiv aus den Armen heraus stützen
- die Oberarme möglichst senkrecht halten
- Rumpfstabilität etablieren (Abschnitt 3.1.9.5)

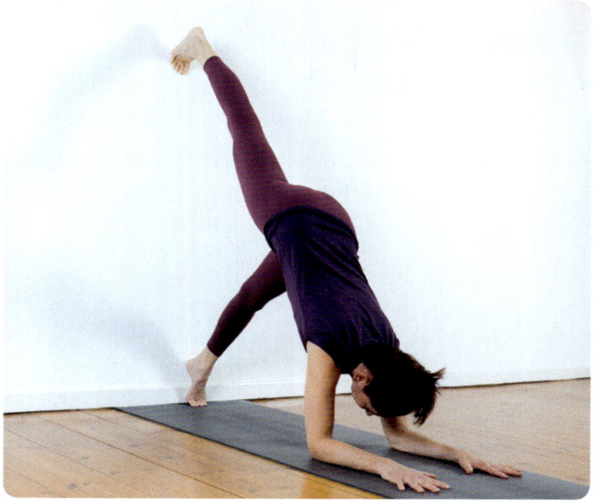

Abb. 93: Basishaltung *Piñca Mayūrāsana*

Weg aus der Haltung:
- das gehobene Bein senken
- die Knie ablegen
- mit dem anderen Bein wiederholen

Variante 1 (Füße an der Wand):
- in den Vierfüßlerstand mit den Füßen nahe an einer Wand kommen
- die Unterarme schulterbreit und die Hände flach auf den Boden bringen
- mit leicht gehobenem Kopf aktiv aus den Armen und Schultern stützen
- Füße aufstellen und die Knie vom Boden heben
- die Schultern über den Ellenbogen ausrichten
- ein Bein heben und den Fuß an der Wand abstützen
- das andere Bein ebenfalls heben und den Fuß zur Wand bringen
- das Becken über dem Schultergürtel halten
- Rumpfstabilität etablieren (Abschnitt 3.1.9.5)

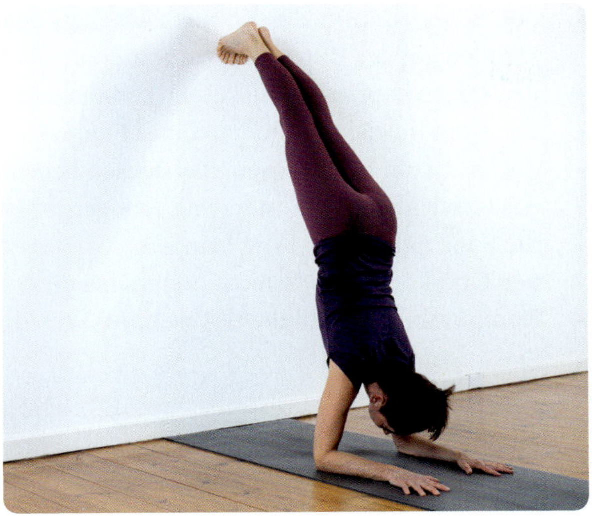

Abb. 94: *Piñca Mayūrāsana* mit an der Wand abgestützten Füßen

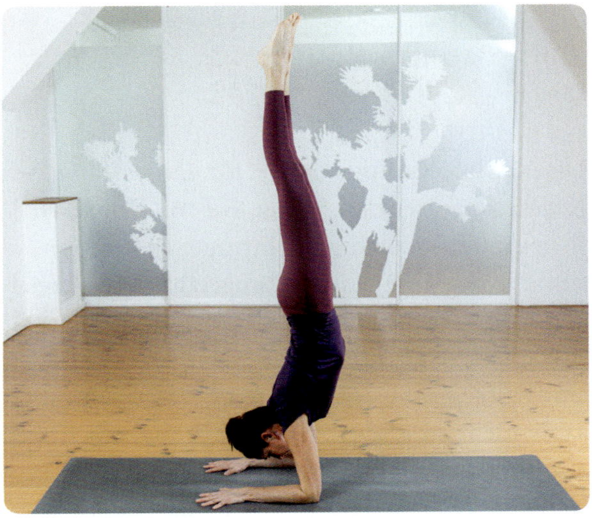

Abb. 95: *Piñca Mayūrāsana*, volle Variante

Variante 2 (volle Variante):

- in einen Vierfüßlerstand mit den Händen nahe an einer Wand kommen (vgl. Abb. 98)
- die Unterarme schulterbreit und die Hände flach auf den Boden bringen
- mit leicht gehobenem Kopf aktiv aus den Armen und Schultern stützen
- Füße aufstellen und die Knie vom Boden heben
- nach vorn laufen, bis die Schultern über den Ellenbogen ausgerichtet sind
- die Beine nacheinander nach oben zur Wand schwingen
- wenn möglich, die Füße von der Wand lösen

In der Haltung:

- die Beine schließen und strecken

Weg aus der Haltung:

- die Füße wieder zum Boden bringen
- die Knie zum Boden senken

Mal ausprobieren:

- Armposition verändern: Hände näher zueinander, Handflächen zusammen oder Finger verschränken
- Gurt in Schulterbreite kurz über den Ellenbogen

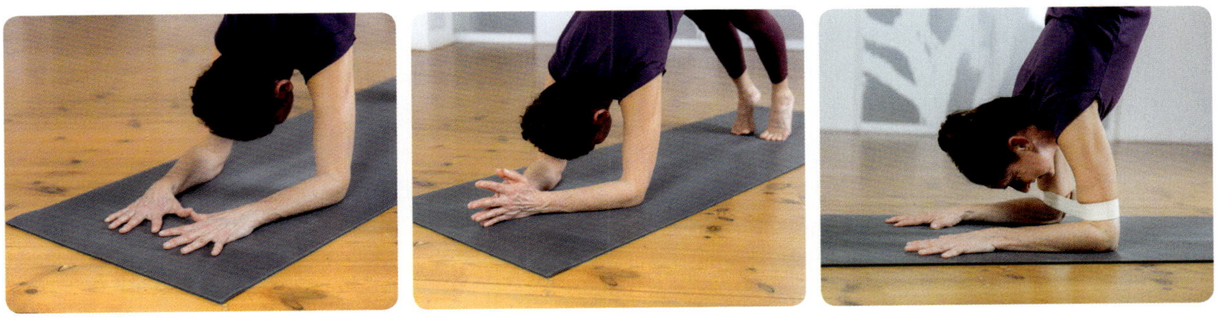

Abb. 96a-c: Varianten von *Piñca Mayūrāsana*

3.1.8.4
Shīrshāsana – Kopfstand
shīrsha – Kopf

Die neutrale Kopfposition ist für *Shīrshāsana*, den Kopfstand, essenziell. Gehen wir mit Kopfvorhalte in eine zusätzlich gewichttragende Position, so sind die negativen Auswirkungen auf den Bereich der Halswirbelsäule vorprogrammiert. Muskeldysbalancen, die mit der Kopfvorhalte verbunden sind, lassen eine Stabilisierung der Halswirbelsäule nicht zu, sodass die Druckbelastung direkt auf die zervikalen Wirbelgelenke (Facetten- und Kopfgelenke und Bandscheiben der Halswirbelsäule) übertragen wird (vgl. Kopfhaltung bzw. Kopfvorhalte in Abschnitt 3.1.2.1, *Tādāsana*).

Wirkung:
- Kräftigung der tiefen Rumpfmuskulatur und insbesondere der tiefen Hals- und Nackenmuskulatur
- Mobilisierung und Kräftigung der Schulterregion
- Kräftigung der Armmuskulatur
- Aktivierung der Bein- und Gesäßmuskulatur
- Balance

Fokus:
- physiologische Ausrichtung der Halswirbelsäule

Basishaltung (Füße am Boden):
- Decke oder Matte als Unterlage einrichten
- im Fersensitz nach vorn beugen
- die Ellenbogen auf der Unterlage unter den Schultern platzieren
- die Finger verschränken, den untersten kleinen Finger nach innen bringen
- die Hände mit den Handaußenkanten auf die Unterlage legen
- den Scheitelpunkt des Kopfes zwischen den Händen auf der Unterlage positionieren
- den Hinterkopf mit den Händen stabilisieren
- den Kopf in leichtem Bodenkontakt halten
- die Knie vom Boden lösen, das Becken heben
- das Gewicht auf die Unterarme verlagern
- die Füße näher zum Kopf bringen
- den Oberkörper der Senkrechten nähern
- Rumpfstabilität etablieren (Abschnitt 3.1.9.5)

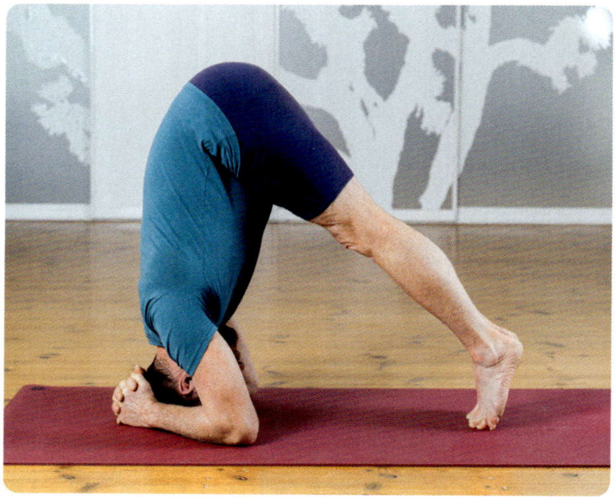

Abb. 97: Basishaltung *Shīrshāsana*

In der Haltung:
- den Scheitelpunkt des Kopfes stabil in Bodenkontakt halten
- die Unterarme aktiv in den Boden drücken
- die Schulterblätter an den Brustkorb ziehen (Abschnitt 3.1.4, Schultergürtel, Arme und Thorax)

Weg aus der Haltung:
- die Arme bleiben aktiv
- die Beine beugen, die Knie senken
- in *Bālāsana* kommen

Mal ausprobieren:
- ein Bein nach oben heben

Variante 1 (mit Wandunterstützung):

- Decke oder Matte vor einer Wand als Unterlage einrichten
- den Oberkörper ohne Wandkontakt der Senkrechten nähern
- die Beine kontrolliert nacheinander nach oben bringen
- die Beine beugen und die Fußsohlen an der Wand auflegen
- ein Bein senkrecht nach oben strecken
- wenn möglich, das andere Bein ebenfalls in die Senkrechte bringen
- die Beine langsam senkrecht nach oben strecken

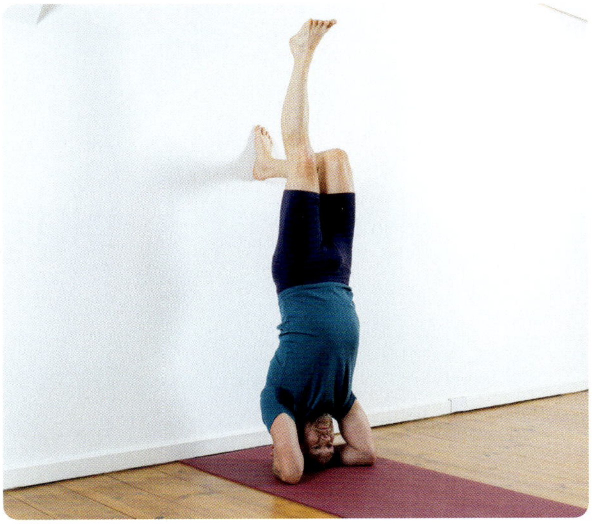

Abb. 98: *Shīrshāsana* mit Wandunterstützung

In der Haltung:

- die Körpermitte stabilisieren, Rumpfstabilität etablieren (Abschnitt 3.1.9.5)

Weg aus der Haltung:

- die Arme bleiben aktiv
- beide Knie zum Brustkorb ziehen
- die Füße zum Boden bringen
- die Knie senken
- in *Bālāsana* kommen

Variante 2 (volle Variante):

- die Füße nacheinander oder gleichzeitig kontrolliert vom Boden lösen
- die Beine langsam senkrecht nach oben strecken

Achtung!

- Für ausreichenden Platz sorgen, um abrollen zu können!
- Nur wenn ausreichend Sicherheit an der Wand gewonnen wurde, frei im Raum üben!

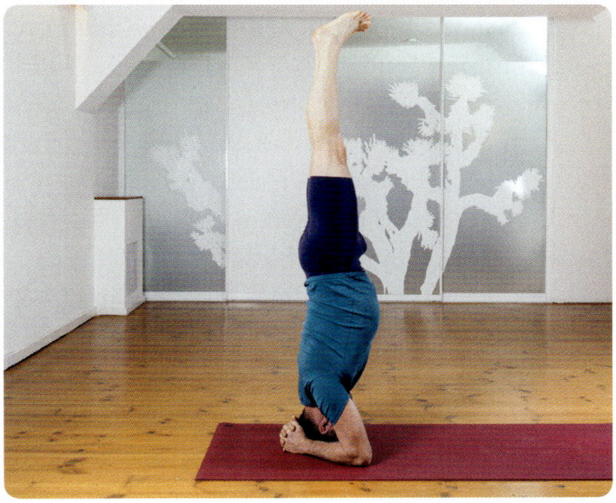

Abb. 99: *Shīrshāsana*, volle Variante

In der Haltung:

- die Körpermitte stabilisieren, Rumpfstabilität etablieren (Abschnitt 3.1.9.5)

Weg aus der Haltung:

- die Arme bleiben aktiv
- beide Knie zum Brustkorb ziehen
- die Füße zum Boden bringen
- die Knie senken
- in *Bālāsana* kommen

Mal ausprobieren:

- mit gestreckten Beinen nach oben und wieder zurückkommen

3.1.9
Sitzhaltungen

Sthira-sukham āsanam heißt es bei Patañjali (YS 2.46): „Die Sitzhaltung soll stabil und glücklich sein." Wird diese Aussage heute oft auf die gesamte Āsanapraxis angewendet, so gilt sie doch ganz besonders für die Sitzhaltungen. Die Ruhe beim *Prānāyāma* und in der Meditation finden wir in einer aufrechten Sitzposition, die in gleichem Maße leicht als auch geerdet erscheint. Sitzhaltungen mit dieser Qualität stehen fast synonym dafür, dass wir uns in unserer Mitte fühlen und „angekommen" sind.

Sie helfen uns zudem, in unserem vom Sitzen auf dem Stuhl geprägten Alltag unsere steifen Hüften wieder beweglicher werden zu lassen und den Weg zu einem aufrechten Sitz am Boden zu finden. Je nach Beweglichkeit ist der Übergang vom Stuhl zum Boden nicht reibungslos machbar. Hilfsmittel wie Meditationskissen, Yogablöcke oder Decken erleichtern den Weg dahin.

Wirkungen allgemein:
- erdend
- beruhigend
- Hüftmobilisierung

3.1.9.1
Dandāsana – Aufrechte Sitzhaltung mit gestreckten Beinen

danda – Stock (auch Wirbelsäule)

Wirkung:
- Aufrichtung der Wirbelsäule
- Kräftigung der Rumpfmuskulatur
- Dehnung der Beinrückseiten
- Aktivierung der vorderen Beinmuskulatur

Fokus:
- Wirbelsäule in Neutralposition

Basishaltung:
- in einen aufrechten Sitz kommen
- die Beine strecken, gegebenenfalls erhöht sitzen (Abschnitt 3.1.5.4)
- die Hände oder die Fingerkuppen auf dem Boden oder auf einer Erhöhung aufstützen
- die Ellenbogen leicht beugen
- die Schulterblätter nach hinten unten rollen (Abschnitt 3.1.4, Schultergürtel, Arme und Thorax)
- den Oberkörper aufrichten
- die Wirbelsäule in Neutralposition bringen

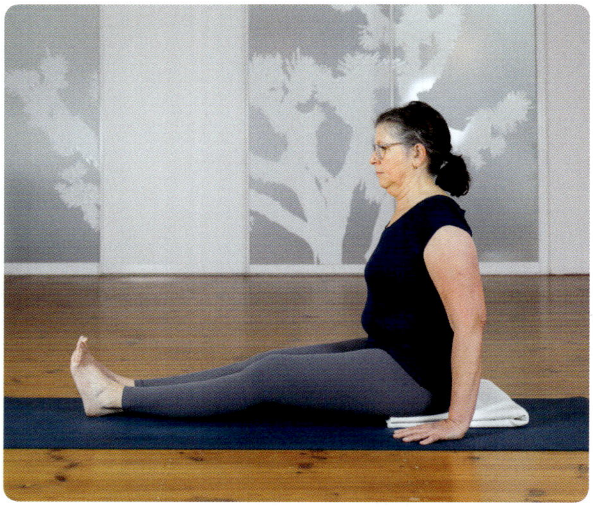

Abb. 100: Basishaltung *Dandāsana*

In der Haltung:
- den Rumpf in der Aufrichtung stabil halten
- die Beinrückseiten in Richtung Boden aktivieren

Weg aus der Haltung:
- in einen entspannten Sitz zurückkommen

Mal ausprobieren:
- die Arme in Schulterbreite nach oben strecken, dabei die Handflächen zueinander ausrichten

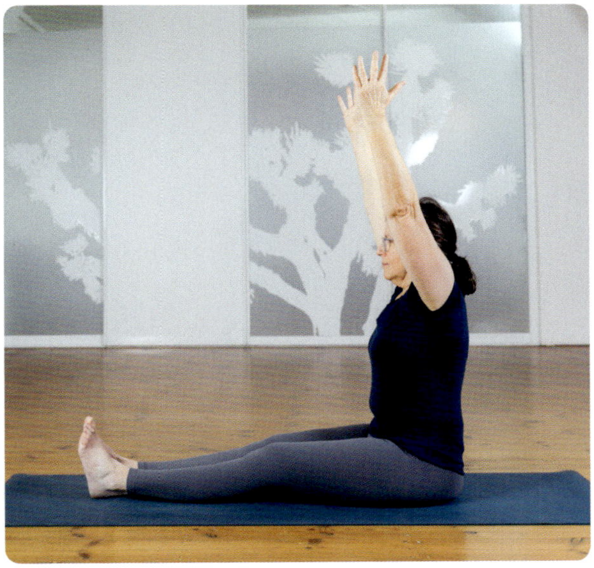

Abb. 101: Variante von *Dandāsana*

3.1.9.2
Upavishtha Konāsana – Sitz mit gegrätschten Beinen

upavishtha – sitzend, *kona* – Winkel

Wirkung:
- Mobilisierung der Hüftgelenke in Richtung Flexion (Außenrotation) und Abduktion
- Dehnung der Beininnenseiten und Beinrückseiten
- Mobilisierung der Wirbelsäule in Richtung Flexion (mit Vorbeuge)
- Dehnung der Rückenmuskulatur (mit Vorbeuge)

Fokus:
- Hüftbeweglichkeit mit den Schwerpunkten Flexion, Außenrotation und Abduktion

Basishaltung (aufrechte Wirbelsäule):
- im Sitzen die Beine grätschen, bis eine Dehnung in den Adduktoren spürbar ist
- die Fußspitzen senkrecht nach oben ausrichten
- gegebenenfalls das Gesäß erhöhen (Abschnitt 3.1.5.4, *Pashcimottānāsana*)
- den Oberkörper aufrichten, die Wirbelsäule in Neutralstellung bringen (Abschnitt 3.1.2.1, *Tādāsana*)
- die Hände oder die Finger etwas hinter dem Gesäß aufstützen
- die Ellenbogen leicht beugen, die Schultern nach hinten unten rollen

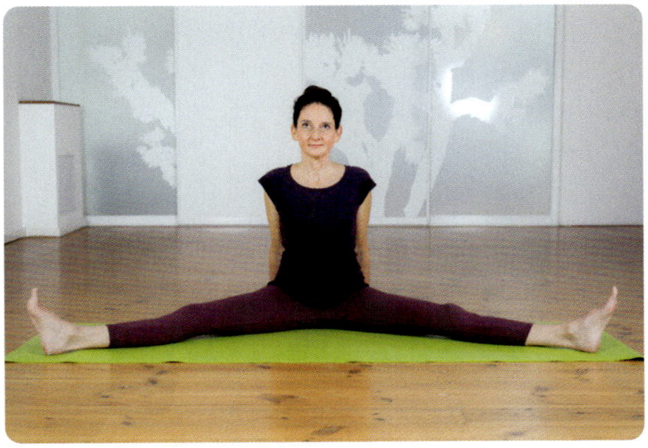

Abb. 102: Basishaltung *Upavishtha Konāsana*

In der Haltung:
- die Beine in Richtung Streckung aktivieren
- die Aufrichtung der Wirbelsäule halten

Weg aus der Haltung:
- die Knie beugen

Variante 1 (mit Vorbeuge):
- die Hände auf den Schienbeinen ablegen
- den Oberkörper nach vorn beugen
- den Kopf in Verlängerung der Wirbelsäule halten oder einrollen

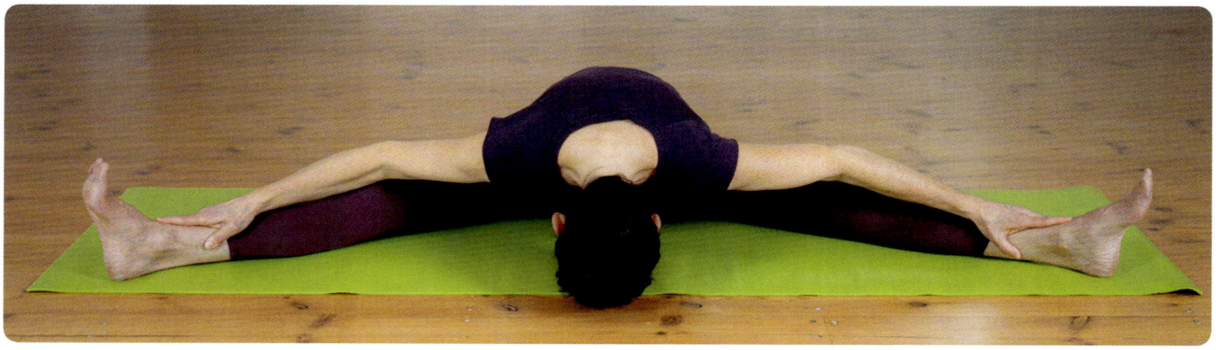

Abb. 103: *Upavishtha Konāsana* mit Vorbeuge und auf den Schienbeinen abgelegten Händen

Mal ausprobieren:
- die Hände zum Boden bringen
- die großen Zehen fassen

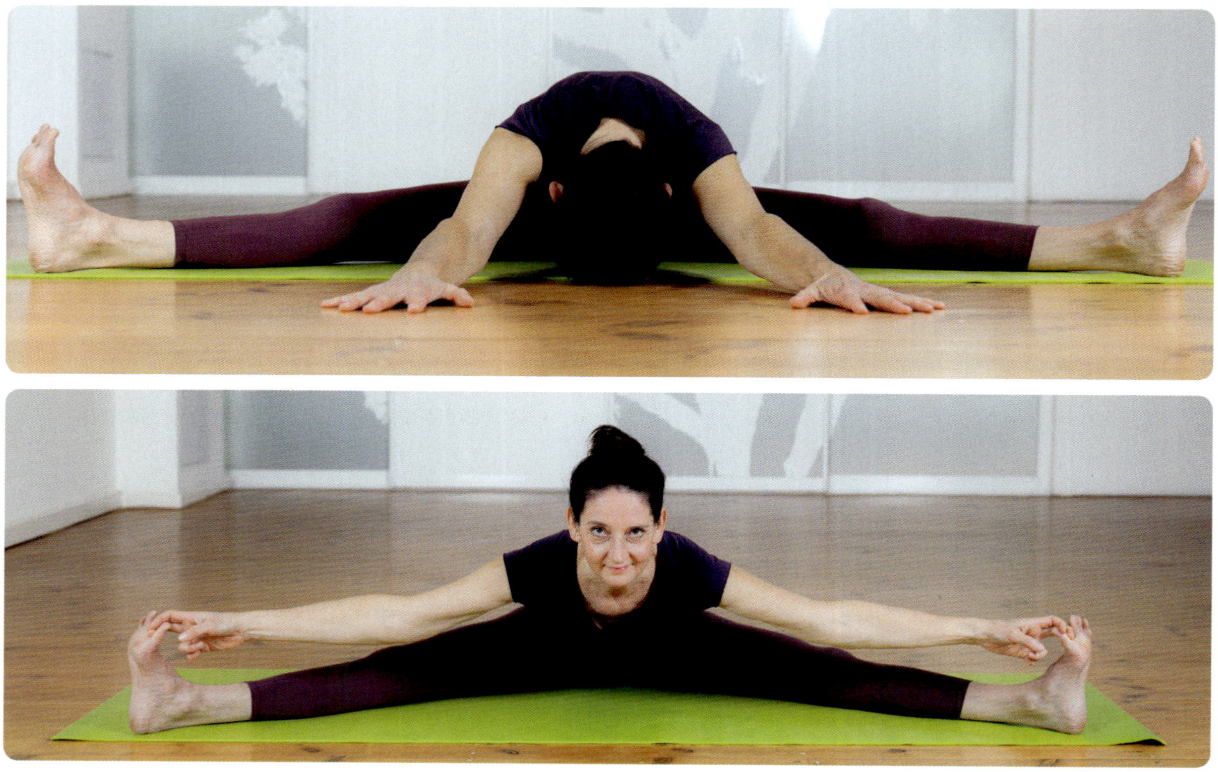

Abb. 104a-b: Varianten von *Upavishtha Konāsana*

3.1.9.3
Baddha Konāsana – Sitz, Knie gebeugt, Fußsohlen zueinander

baddha – geschlossen, gebunden, *kona* – Winkel

Wirkung:
- Mobilisation der Hüftgelenke in Richtung Flexion, Außenrotation und Abduktion
- Dehnung der Oberschenkelinnenseiten
- Aktivierung der Rumpfmuskulatur
- Mobilisierung der Wirbelsäule in Richtung Flexion (mit Vorbeuge)
- Dehnung der Rückenmuskulatur (mit Vorbeuge)

Fokus:
- Hüftbeweglichkeit mit den Schwerpunkten Flexion, Außenrotation und Abduktion

Basishaltung (aufrechte Wirbelsäule):
- in einen aufrechten Sitz kommen, gegebenenfalls erhöht sitzen (Abschnitt 3.1.5.4)
- die Beine beugen
- die Fußsohlen zueinander bringen
- die Knie nach außen sinken lassen
- die Fersen nahe an das Becken bringen
- die Hände hinter dem Gesäß aufstützen oder die Füße greifen

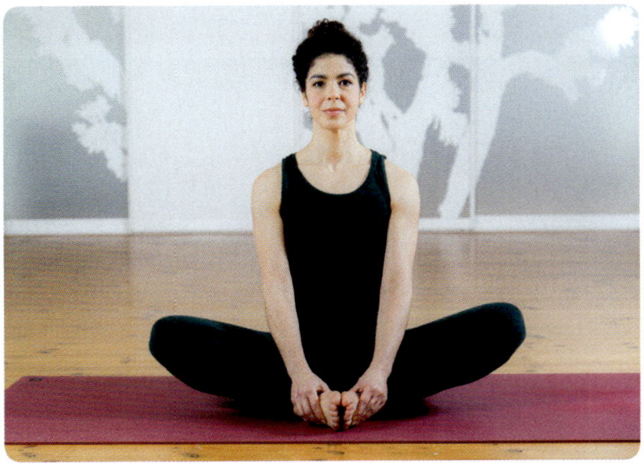

Abb. 105: Basishaltung *Baddha Konāsana*

- das Becken nach vorn kippen
- die Wirbelsäule in Neutralposition aufrichten (Abschnitt 3.1.2.1, *Tādāsana*)

In der Haltung:
- den Rumpf aufrecht halten
- die Knie in Richtung Boden sinken lassen

Weg aus der Haltung:
- die Beine nach vorn ausstrecken

Variante 1 (Vorbeuge):
- den Oberkörper nach vorn beugen
- die Ellenbogen nach außen führen
- die Schulterblätter senken
- wenn möglich, die Stirn ablegen (z. B. auf einem Bolster oder einem Block)

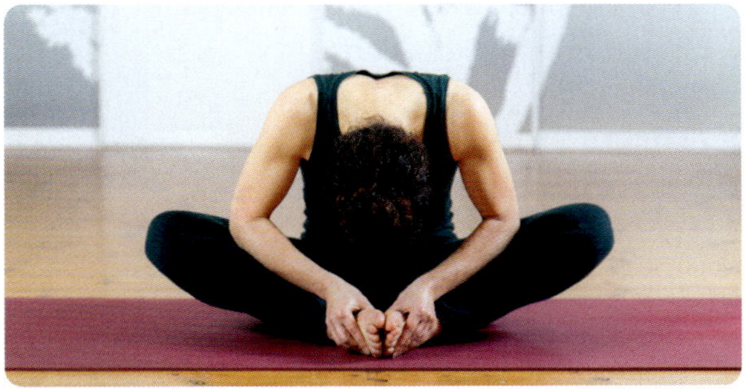

Abb. 106: *Baddha Konāsana* mit vorgebeugtem Oberkörper

In der Haltung:
- die Sitzbeine stabil am Boden lassen
- eventuell die Vorbeuge intensivieren
- die Knie in Richtung Boden sinken lassen

Weg aus der Haltung:
- den Oberkörper aufrichten
- die Beine nach vorn ausstrecken

Mal ausprobieren:
- die Füße etwas weiter vom Gesäß entfernt ablegen
- die Fußinnenkanten voneinander lösen

3.1.9.4
Gomukhāsana – Sitz zwischen den Füßen mit gekreuzten Beinen, Knie übereinander

go – Kuh, *mukha* – Maul, Gesicht

Wirkung:
- Mobilisation der Hüftgelenke in Richtung Flexion, Außenrotation und Adduktion
- Dehnung der hüftgelenkumgebenden Muskulatur
- Kräftigung der Rumpfmuskulatur
- Mobilisation der Schultergelenke (Variante 1)
- Kräftigung und Dehnung der Schulterregion (Variante 1)

Fokus:
- Hüftbeweglichkeit mit Schwerpunkt Außenrotation und Adduktion

Basishaltung:
- in einen aufrechten Sitz kommen, gegebenenfalls erhöht sitzen (Abschnitt 3.1.5.4)
- die Füße aufstellen
- den linken Fuß unter dem rechten Bein hindurchschieben und rechts neben dem Gesäß ablegen
- das rechte Knie über das linke Knie bringen, den rechten Fuß links neben das Gesäß legen

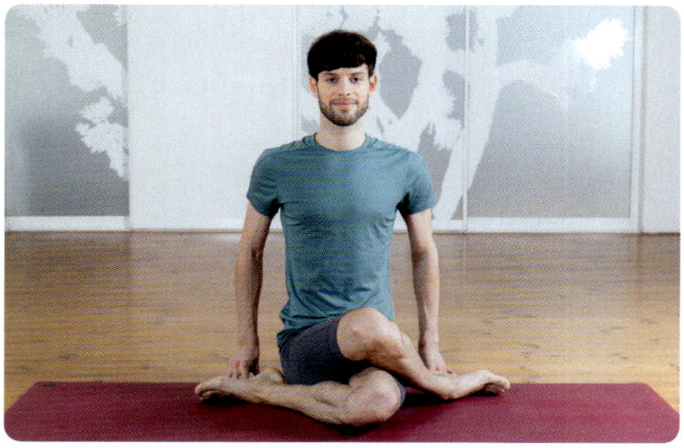

Abb. 107: Basishaltung *Gomukhāsana*

- die Hände neben dem Körper aufstützen
- den Rumpf aufrichten

In der Haltung:
- Balance finden zwischen Erdung und Aufrichtung
- Dehnung in der Hüftmuskulatur zulassen

Weg aus der Haltung:
- den Oberkörper nach hinten lehnen
- die Beine nacheinander wieder aufstellen
- zur anderen Seite wiederholen

Variante 1 (Hände hinter dem Rücken):
- eine Hand von oben und die andere Hand von unten zwischen die Schulterblätter führen
- die Finger verhaken (falls nicht möglich, einen Gurt zur Überbrückung nutzen)

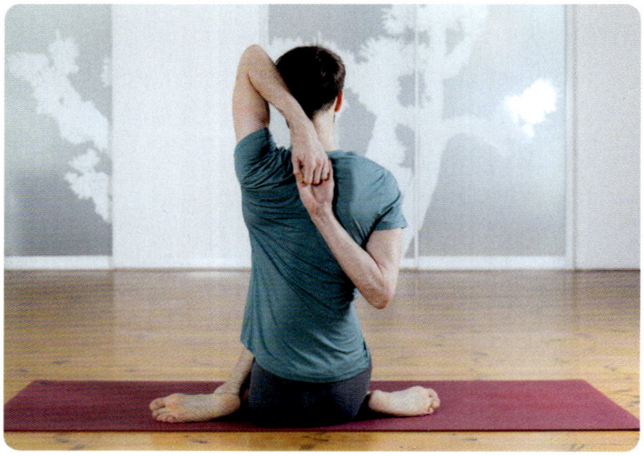

Abb. 108: *Gomukhāsana* mit im Rücken verhakten Fingern

In der Haltung:
- die Ellenbogen voneinander wegstrecken und die Schulterblätter an die Rippen heranziehen (Abschnitt 3.1.4, Schultergürtel, Arme und Thorax)

Weg aus der Haltung:
- Arm- und Beinhaltung lösen
- zur anderen Seite wiederholen

3.1.9.5
Nāvāsana – Beine im Sitz gehoben

nāva – Boot

Die **Rumpfstabilität** (engl.: core stability) beschreibt die gleichzeitige Aktivierung (Co-Kontraktion) tiefliegender Rumpfmuskeln bei neutraler Wirbelsäule.

Zu diesem Muskelkomplex, der primär eine wirbelsäulenstabilisierende und -koordinierende Funktion hat, gehören die autochthonen Rückenmuskeln (M. erector spinae), die tiefe Bauchmuskulatur (M. transversus und M. obliquus internus abdominis), der Beckenboden und das Zwerchfell. Der M. iliopsoas und M. quadratus lumborum spielen ebenfalls eine Rolle.

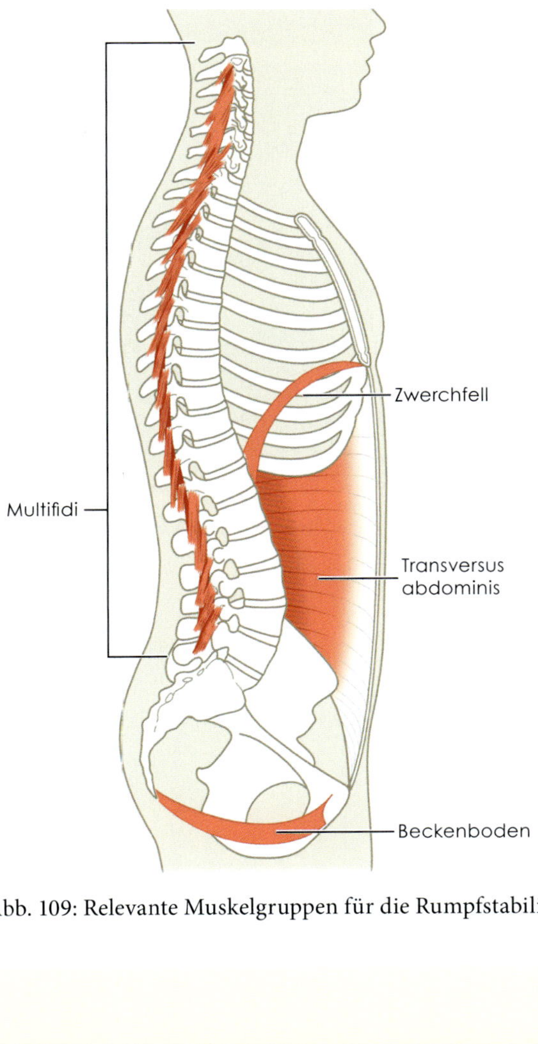

Abb. 109: Relevante Muskelgruppen für die Rumpfstabilität

Über die Aktivierung der tiefen Muskelschichten in Verbindung mit dem intraabdominellen Druck können die Lendenwirbelsäule stabilisiert und die Bandscheiben entlastet werden. In ähnlicher Weise nutzen wir dieses Prinzip unwillkürlich im Alltag, z. B. beim Heben schwerer Lasten oder beim Husten.

Wirkung:
- Rumpfkräftigung, insbesondere der Hüftbeuger und der Bauchmuskulatur
- Kräftigung der Beinmuskulatur
- Ausrichtung der Wirbelsäule in Richtung Neutralposition

Fokus:
- Rumpfstabilisation gegen die Schwerkraft

Basishaltung (mit aufgestützten Händen):
- in einen aufrechten Sitz kommen
- die Füße aufstellen
- die Fingerkuppen am Boden knapp hinter dem Gesäß aufstützen
- den Rumpf aufrichten und stabilisieren, den Brustkorb weiten
- den Oberkörper etwas nach hinten lehnen
- die Füße vom Boden heben, die Knie gebeugt lassen

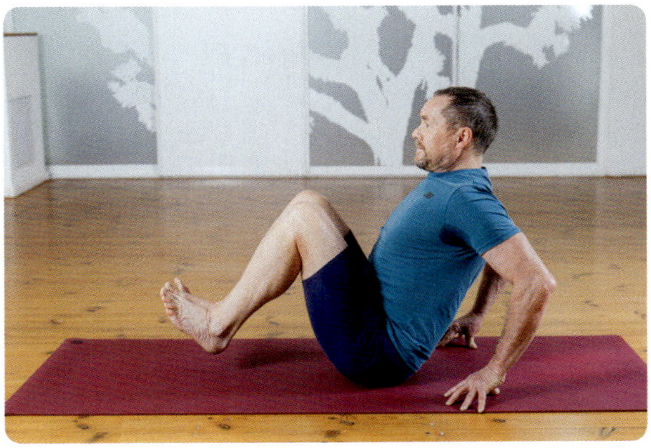

Abb. 110: Basishaltung *Nāvāsana*

In der Haltung:
- den Rumpf in Richtung Aufrichtung aktiv halten
- die Beine gegeneinander aktivieren

Weg aus der Haltung:
- die Füße aufstellen
- die Beine umarmen, den Rücken entspannen

Variante 1 (Arme nach vorn gestreckt):
- die Arme in Schulterbreite nach vorn strecken

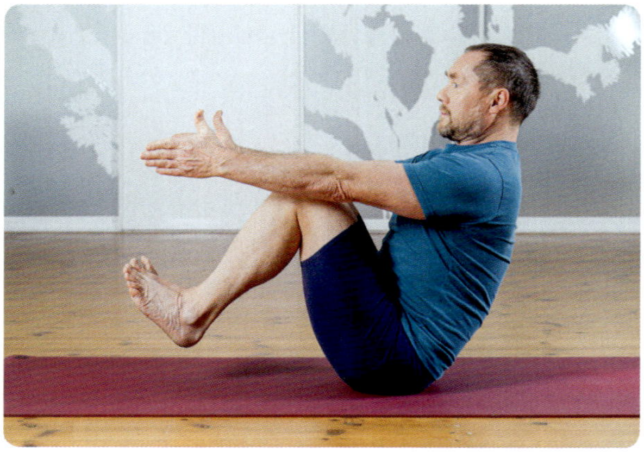

Abb. 111: *Nāvāsana* mit nach vorn gestreckten Armen

Variante 2 (volle Variante):
- beide Beine schräg nach vorn oben strecken

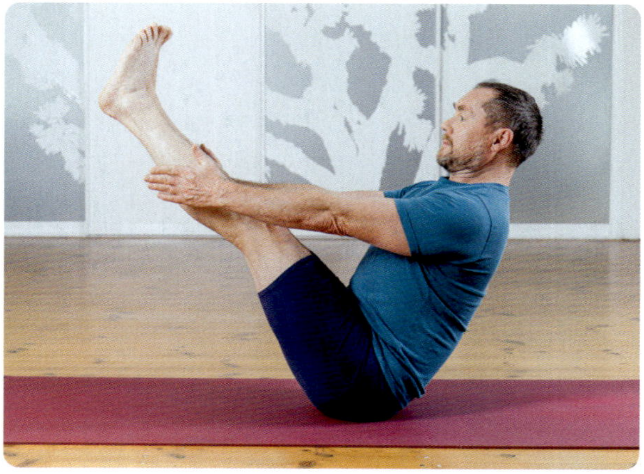

Abb. 112: *Nāvāsana* mit gestreckten Beinen

Mal ausprobieren:
- mit aufgestützten Händen die Beine strecken
- die Kniekehlen greifen, die Rückenstreckung betonen
- mit ausgestreckten Armen den Oberkörper drehen

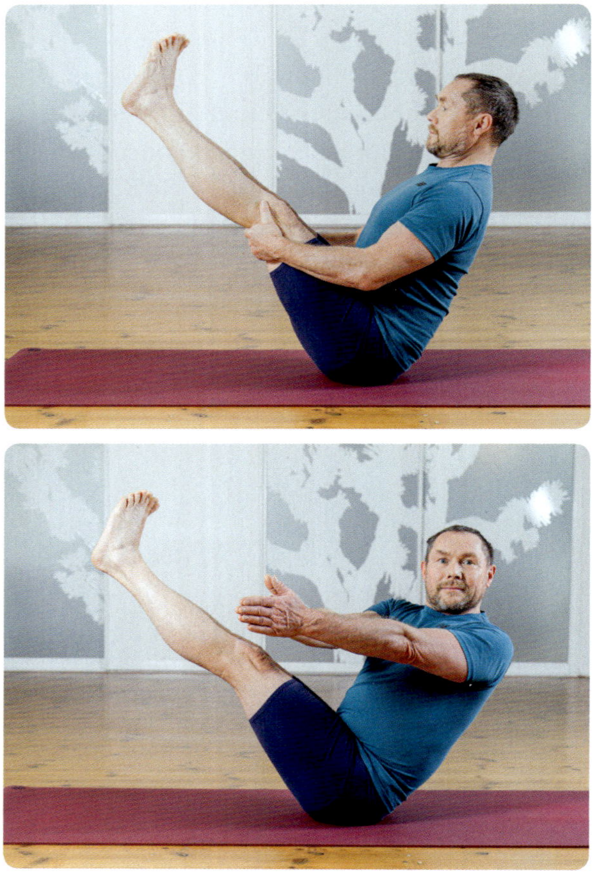

Abb. 113a-b: Varianten von *Nāvāsana*

3.1.9.6
Vajrāsana – Fersensitz

vajra – Donnerkeil oder Diamant

Wirkung:

- Aktivierung der tiefen Rumpfmuskulatur in der aufrechten Haltung
- Dehnung der vorderen Oberschenkelmuskulatur
- Mobilisation der Sprunggelenke in Richtung Plantarflexion

Fokus:

- Aufrichtung der Wirbelsäule

Basishaltung:

- im Vierfüßlerstand die Fußrücken auflegen
- die großen Zehen in Kontakt bringen
- auf die Fersen setzen
- den Oberkörper aufrichten
- die Hände auf den Oberschenkeln ablegen

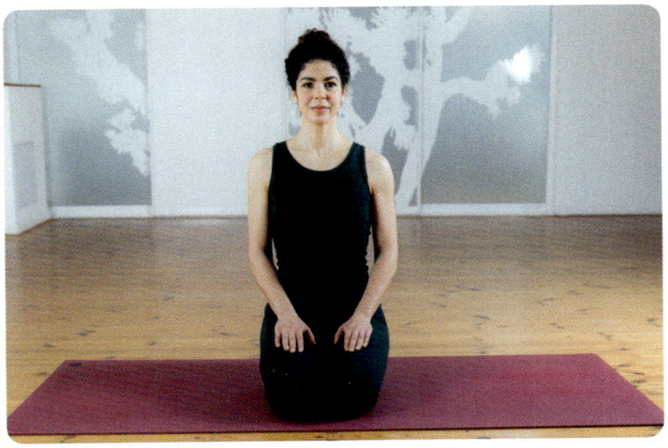

Abb. 114: Basishaltung *Vajrāsana*

In der Haltung:

- neutrale Position der Wirbelsäule finden (Abschnitt 3.1.2.1, *Tādāsana*)

Weg aus Haltung:

- den Oberkörper nach vorn neigen
- in den Vierfüßlerstand kommen

Mal ausprobieren:

- das Gesäß auf eine Erhöhung setzen (z. B. eine gefaltete Decke auf den Füßen, ein Bänkchen), besonders bei empfindlichen Knien
- die Zehen aufstellen
- den Fußspann abpolstern
- verschiedene Armhaltungen

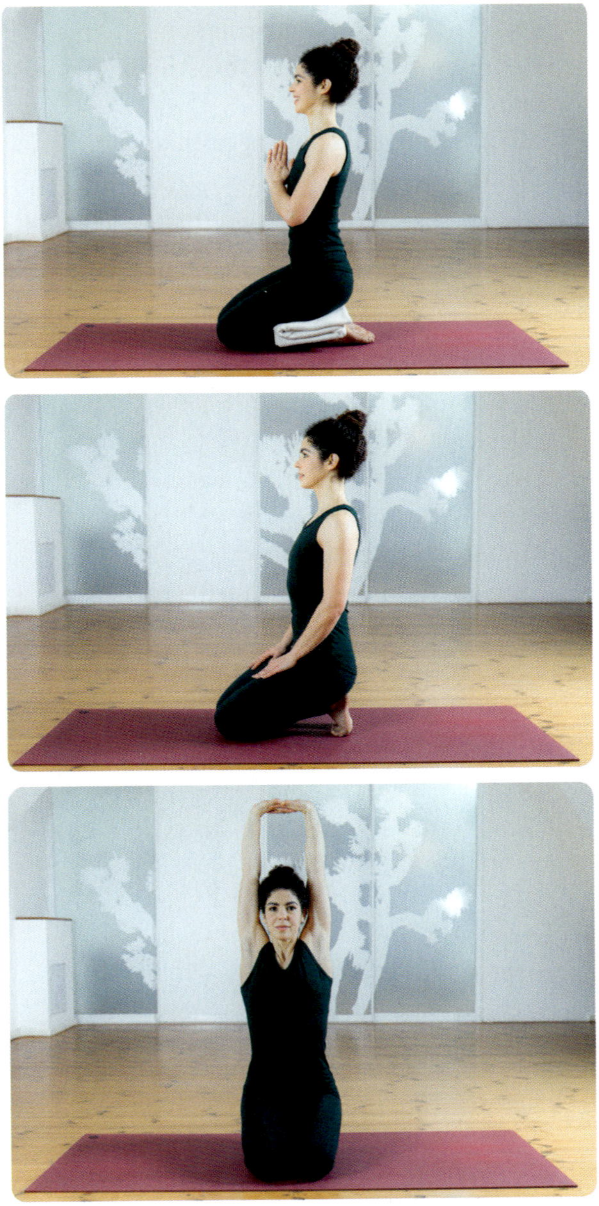

Abb. 115a-c: Varianten von *Vajrāsana*

3.1.9.7 Vīrāsana – Heldensitz

vīra – Held

Wirkung:

- Aktivierung der tiefen Rumpfmuskulatur in der aufrechten Haltung
- Mobilisierung der Hüftgelenke und Kniegelenke in Richtung Innenrotation
- Dehnung der vorderen Oberschenkelmuskulatur
- Mobilisierung der Sprunggelenke in Richtung Plantarflexion

Fokus:

- Aufrichtung der Wirbelsäule

Basishaltung:

- im Vierfüßlerstand die Fußrücken beckenbreit ablegen
- zwischen die Füße setzen, wenn nötig erhöht sitzen (Abschnitt 3.1.5.4)
- den Oberkörper aufrichten
- die Hände vor der Brust aneinanderlegen

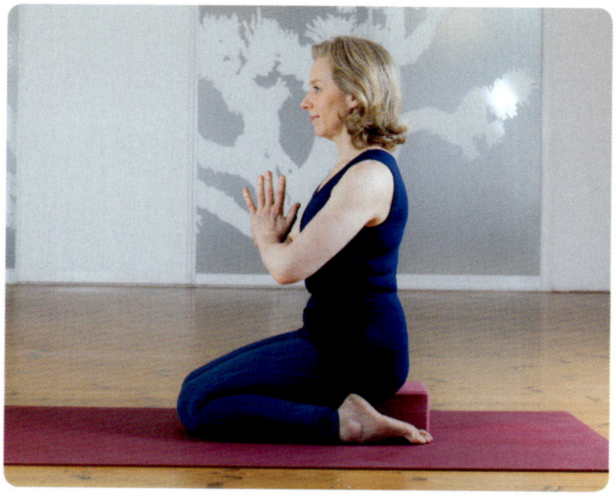

Abb. 116: Basishaltung *Vīrāsana*

In der Haltung:

- neutrale Position der Wirbelsäule finden (Abschnitt 3.1.2.1, *Tādāsana*)

Weg aus Haltung:

- den Oberkörper nach vorn neigen
- in den Vierfüßlerstand kommen

Mal ausprobieren:

- verschiedene Armhaltungen
- den Fußspann abpolstern

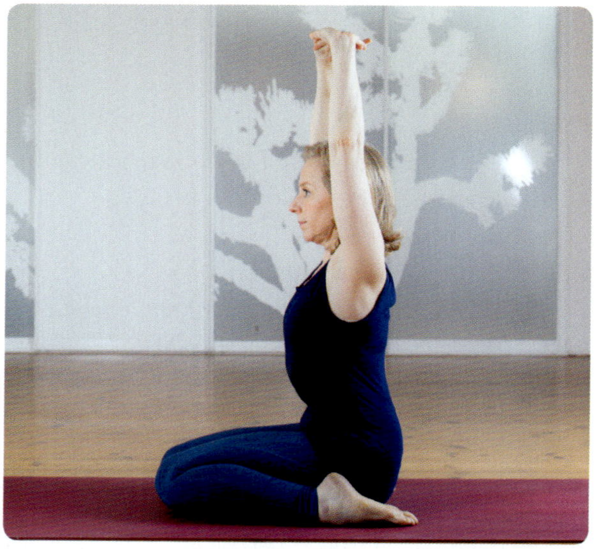

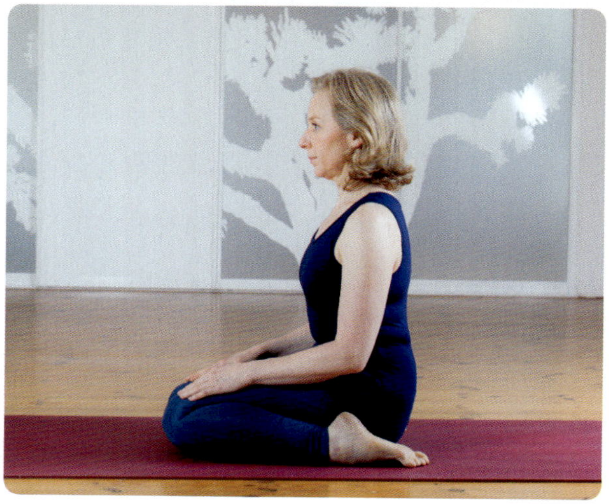

Abb. 117a-b: Varianten von *Vīrāsana*

3.1.9.8
Sukhāsana – Schneidersitz
sukha – angenehm, leicht

Wirkung:
- Aktivierung der tiefen Rumpfmuskulatur in der aufrechten Haltung
- Mobilisation der Hüftgelenke in Richtung Flexion, Abduktion und Außenrotation
- Dehnung der hüftgelenkumgebenden Muskulatur

Fokus:
- Aufrichtung der Wirbelsäule

Basishaltung:
- im Sitzen die Beine mit dem rechten Unterschenkel vorn kreuzen
- die rechte Ferse unter den linken Unterschenkel legen
- den linken Vorfuß unter den rechten Unterschenkel legen
- die Hände entspannt ablegen

In der Haltung:
- neutrale Position der Wirbelsäule finden (Abschnitt 3.1.2.1, *Tādāsana*)

Weg aus der Haltung:
- Beine nach vorn ausstrecken
- zur anderen Seite wiederholen

Mal ausprobieren:
- den Abstand der Füße zueinander variieren
- den Abstand der Füße zum Gesäß verändern

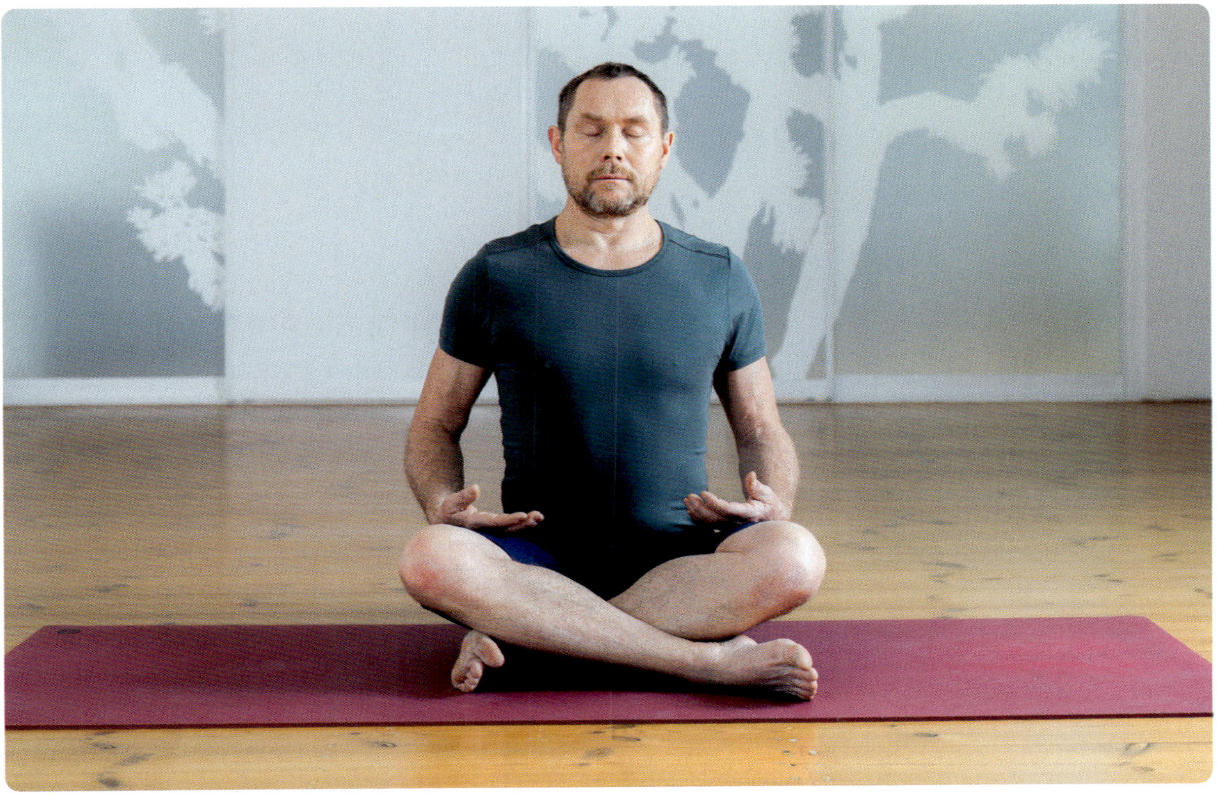

Abb. 118: Basishaltung *Sukhāsana*

3.1.9.9
Siddhāsana – Vollkommener Sitz
siddha – vollkommen, vollendet

Wirkung:
- Aktivierung der tiefen Rumpfmuskulatur in der aufrechten Haltung
- Mobilisation der Hüftgelenke in Richtung Flexion, Abduktion und Außenrotation
- Dehnung der hüftgelenkumgebenden Muskulatur und der Innenseiten der Oberschenkel

Fokus:
- Aufrichtung der Wirbelsäule

Basishaltung:
- im Sitzen die Knie beugen und weit auseinander am Boden ablegen
- den linken Fuß mit der Ferse nahe zum Becken bringen
- den rechten Fuß vor dem linken Fuß positionieren
- die Hände entspannt auf den Beinen ablegen

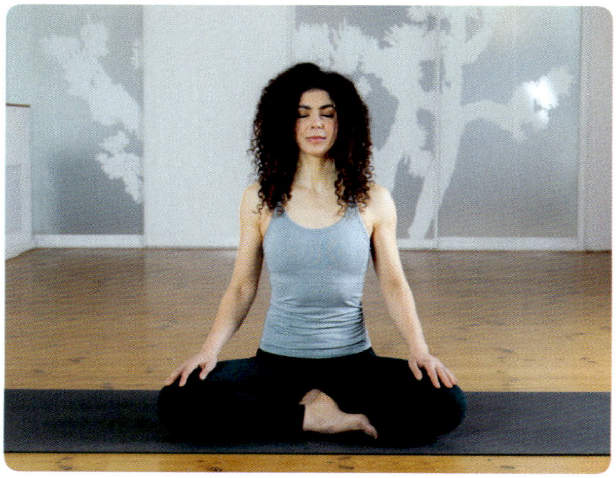

Abb. 119: Basishaltung *Siddhāsana*

In der Haltung:
- aus den Hüftgelenken heraus die Beine entspannen
- neutrale Position der Wirbelsäule finden (Abschnitt 3.1.2.1, *Tādāsana*)

Weg aus der Haltung:
- Beine nach vorn ausstrecken
- zur anderen Seite wiederholen

Mal ausprobieren:
- erhöht sitzen (Abschnitt 3.1.5.4)
- die Knie unterpolstern
- die Füße aufeinander ablegen

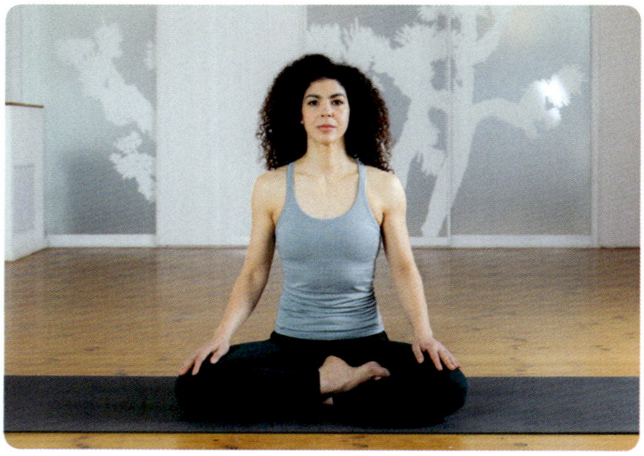

Abb. 120: Variante von *Siddhāsana*

3.1.10
Entspannungshaltungen
Den Höhepunkt einer Yogastunde stellt für viele die Entspannung am Ende der Āsanapraxis dar. Ist es oft schwer, in der körperbetonten Übung loszulassen, sich vom äußeren Wollen zu lösen, so gelingt dies in *Shavāsana* leichter. Nach der Aktivität der Körperpraxis kann in *Shavāsana* der Übergang vom Tun zum Sein leichter gelingen. Zur Ruhe kommen, nachspüren, den Atem und den Geist fließen lassen, all dies steht für den Abschluss einer runden Yogastunde. Rund ist die Entspannung, wenn es gelingt, auf körperlicher Ebene tatsächlich loszulassen und im Geist ganz wach zu sein, um das Erfahrene zu integrieren.

3.1.10.1
Shavāsana – Entspannte Rückenlage
shava – Toter

Fokus:
- Entspannung

Basishaltung:
- in die Rückenlage kommen
- die Beine aus den Hüftgelenken passiv nach außen rollen lassen
- die Arme ohne Kontakt zum Rumpf ablegen, die Handflächen nach oben drehen
- die Schultern passiv in Richtung Boden sinken lassen
- den Kopf in eine neutrale Position bringen (Abschnitt 3.1.2.1, *Tādāsana*)
- die Augen entspannt schließen

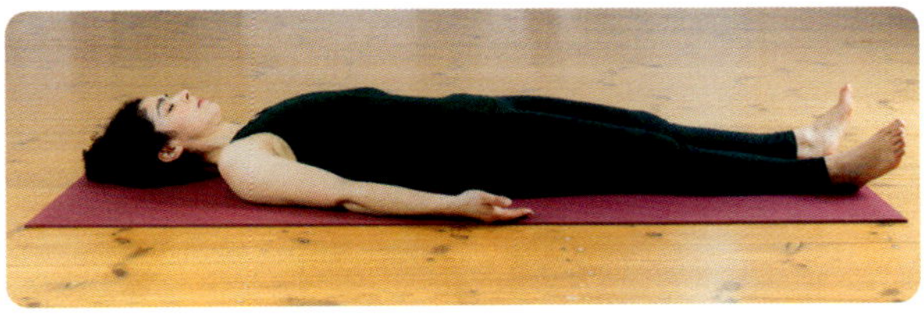

Abb. 121: Basishaltung *Shavāsana*

In der Haltung:
- den ganzen Körper entspannen
- den Atem frei fließen lassen
- den Geist zur Ruhe kommen lassen

Weg aus der Haltung:
- einen tiefen, bewussten Atemzug empfangen
- strecken, räkeln, dehnen

Für mehr Entspannung im unteren Rücken:
- die Füße aufstellen, die Knie gegeneinander stützen
- die Kniekehlen unterlagern
- Stufenlagerung

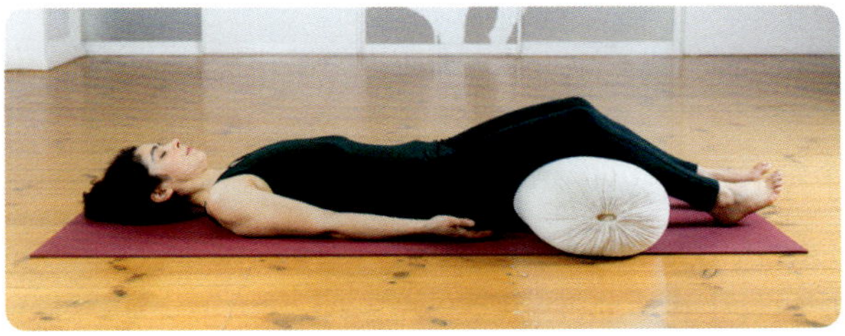

Abb. 122a: Variante von *Shavāsana* mit unterlagerten Kniekehlen

Für mehr Entspannung im Kopfbereich, in der Hals- oder Brustwirbelsäule:
- den Kopf unterlagern, wenn das Kinn höher als die Stirn liegt

Für mehr Entspannung in Schultern und Armen:
- den Abstand der Arme zum Rumpf variieren
- die Handflächen zum Boden orientieren
- die Handflächen auf dem Bauch ablegen

Mal ausprobieren:
- Bodyscan
- Yoga-Nidrā
- Visualisierungen
- Atemwahrnehmung
- Kopf und Oberkörper höher lagern

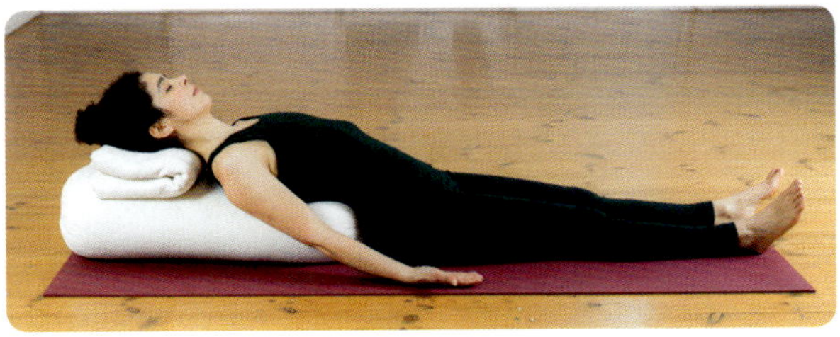

Abb. 122b: Variante von *Shavāsana* mit höher gelagertem Kopf und Oberkörper

3.2

Prānāyāma: Mit dem Atem tanzen lernen

Techniken – Didaktik – Wirkungen

3.2.1

Einleitung

Die Praxis des *Prānāyāma* stellt einen essenziellen Teil der vielfältigen Yogatraditionen durch die verschiedenen Epochen dar. Von den Veden über die Upanishads und die *Yoga-Sūtras* des Patañjali bis hin zu den Hatha-Yoga-Texten gibt es wohl keinen Yogatext, der sich nicht auch auf den Atem als Mittel zur Vitalisierung, Erfahrung innerer Stille, Bewusstseinserweiterung, Verinnerlichung und Transzendenz beziehen würde. Man könnte *Prānāyāma* aus den genannten Gründen wohl auch als eine sehr zentrale Praxis des Yoga bezeichnen. In diesem Kapitel möchten wir die Relevanz des *Prānāyāma* besonders für Übende in unserer Zeit darstellen und Freude an einer zeitgemäßen und angemessenen Praxis vermitteln.

3.2.2

Eine geschichtliche Entwicklung der Praxis des Prānāyāma

Eine durchgehende und übergreifende Geschichte des *Prānāyāma* ist wohl noch nicht geschrieben worden, da die verschiedenen Traditionen des Jainismus, Buddhismus und der vedischen Schriften unterschiedliche Definitionen und Interpretationen von *Prānāyāma* kennen. Je nach Auslegung wird *Prānāyāma* als Zügelung, Lenkung, Ausdehnung, aber auch Unterbrechung der Bewegung des *Prāna* formuliert.

Einmal wird *Prāna* mit der kosmischen Energie (Shakti), einmal mit dem Atem selbst gleichgesetzt. Manchmal wird der Atem willentlich gelenkt oder auch nur passiv erfahren. Der Prānāyāmalehrer Shrikrishna hat hierfür die Termini *vaikrita* (willentlich gelenkt) und *prakrita* (natürlich) gewählt. Dies ist oft Interpretationssache der verschiedenen Schulen und Traditionen.

Der gemeinsame Nenner scheint vor allem darin zu bestehen, dass *Prānāyāma* den Geist zu beruhigen vermag und die Erfahrung einer inneren Stille ermöglicht.

> *Wenn der Atem wandert,*
> *d. h. unregelmäßig ist,*
> *ist auch der Geist unruhig.*
> *Der Yogin sucht vollkommene Ruhe zu*
> *erlangen, daher halte er seinen Atem an.*
>
> (Hatha-Pradīpikā II,2)[3]

Da die Klärung des Geistes das erklärte Ziel aller Yogatraditionen ist, wird von ihnen gerade der Atem als besonders wichtiges Medium angesehen. Hinzu kommt darüber hinaus die Ausdehnung des *Prāna* zum Zweck der Lebensverlängerung.

> *Solange der Atem im Körper bleibt,*
> *nennt man es „Leben",*
> *„Tod" aber, wenn er denselben verlässt.*
> *Daher soll man den Atem zurückhalten.*
>
> (Hatha- Pradīpikā II,3)[4]

Auch berühmte Kommentatoren der traditionellen Schriften wie Manu, Yajñavalkya, Vyāsa und Shankarāchārya betonen die außerordentliche Wichtigkeit des *Prānāyāma*. Er wird als die höchste Form von *Tapas* (innere Glut) angepriesen. Dabei widersprechen sich die verschiedenen Ansätze gar nicht so sehr, sondern betonen lediglich einzelne Aspekte besonders und beachten die anderen eher weniger.

Kritik am *Prānāyāma* wurde geäußert, wenn dessen Praxis allzu exzessiv ausgeübt wurde. So weiß man aus frühbuddhistischen Schriften, dass der Buddha selbst extremes Atemanhalten bis zur Ohnmacht praktizierte und es danach aufgab und ablehnte. Die reine Beobachtung und dadurch erfolgende Beruhigung der Atemvorgänge (wie im *Ānāpānasati Sutta* beschrieben) empfahl er jedoch ausdrücklich. Auch Shankarāchārya waren wohl recht eigentümliche Formen des *Prānāyāma* bekannt, wenn er davon sprach, sich die Nase zu verbiegen (vgl. *Vivekachūdāmani*).

Die mikro-makrokosmischen Beziehungen zwischen der Luft im Körperinneren und dem Wind im Kosmos finden wir schon im Rig-Veda:

1. Der Wind soll uns Arznei
zuwehen, wohltuende,
unserem Herzen zusagende.
Er soll unsere Lebenstage verlängern.
2. Du, Wind, bist uns Vater und Bruder
und unser Freund. Lass du uns leben!
3. Was dort in deinem Hause, o Wind,
als Schatz von Lebensbalsam aufbewahrt
wird, davon gib uns zum Leben!

(Rig-Veda X.186.1-3)[5]

Auch wurde wohl schon zu dieser Zeit zusammen mit der Atemlenkung das *Gāyatrī-Mantra* rezitiert.[6]

Der Atem wird in den Upanishads verstanden als Verbindungsschnur zur transzendenten Welt. So heißt es in der *Katha-Upanishad*:

Wie der eine Wind in die Schöpfung eingeht
und jeder Form entsprechend Gestalt
annimmt, ebenso nimmt der Eine,
der innere Ātman aller Wesen,
jeder Form entsprechend Gestalt an
und bleibt doch jenseits.

(Katha-Upanishad V.10)[7]

Kosmos und Transzendenz finden also ihre Verbindung durch den Wind (*Vāyu*):

Durch Wind, o Gautama,
werden sie zusammengespannt
wie durch eine Schnur.

(Brihadāranyaka-Upanishad II.7.2)[8]

Die *Brihadāranyaka-Upanishad* fasst die zentrale Bedeutung noch einmal folgendermaßen zusammen:

So wie prana die Mitte unter allen
Atemfunktionen ist, ebenso (hat) vayu die
zentrale Position unter den Göttern, denn
die anderen Götter vergehen,
nicht aber vayu. Denn vayu (der Wind)
ist die Gottheit, die niemals ruht.

(Brihadāranyaka-Upanishad I.5.22)[9]

Die erste Upanishad, die konkrete Anleitungen zur Atempraxis gibt und in diesem Zusammenhang als erster Yogatext überhaupt gelten kann, ist die *Shvetāshvatara-Upanishad*. Hier heißt es:

Wenn der Weise, dessen
Geistesbewegungen gezügelt sind,
seine Atemkräfte beherrscht,
soll er durch die Nase atmen mit
reduziertem Atem. So wie man einen
Wagen mit wilden Pferden zügelt,
ebenso soll man den Geist ohne Zerstreuung
[im Innern] sammeln.

(Shvetāshvatara-Upanishad II.8-9)[10]

Die *Bhagavadgītā* verbindet die Atempraxis mit dem Prinzip des Opfergedankens im Karma-Yoga:

Andere opfern Einatmung in die Ausatmung. Durch Zurückhaltung von Ein- und Ausatmung bemühen sie sich um Atemkontrolle.

(Bhagavadgītā 4.29)[11]

Eine regelrechte Didaktik, wie *Prānāyāma* ausgeführt werden soll, finden wir bei Patañjali. Er reiht *Prānāyāma* als zentrale Praxis in den achtfachen Yogapfad ein. Es wird ein systematischer Weg in höchste Versenkungszustände (*Samādhi*) aufgezeigt, um letztendlich zur Stille aller Bewegungen im Bewusstsein zu gelangen: *yogash cittavritti-nirodhah* (YS 1.2).[12]

Voraussetzung für *Prānāyāma* ist Patañjali zufolge die aufrechte und entspannte Sitzhaltung (*sthira-sukham āsanam*) in einer Anstrengungslosigkeit (*prayatna-shaithilya*), um letztlich die Gegensatzpaare zu überwinden (*dvandva-anabhighātah*), was wohl heißen soll, dass der grobstoffliche Körper kein Hindernis bei der Atemarbeit darstellen soll (YS 2.46-48).

Dann beschreibt Patañjali, welche Arten der Atemlenkung es gibt und welche Qualität der Atem erlangen soll.

Es soll erst einmal der Atem von seinem unregelmäßigen Rhythmus befreit werden (*shvāsa-prashvāsayor gati-viccedah*). Er wird nach außen und innen geführt und zurückgehalten, umsichtig, lang und fein (YS 2.49-50).

Die vierte Variante geschieht dann spontan (*caturtha*) und ähnelt dem *kevala* der *Hatha-Pradīpikā*. Patañjali verfolgt vor allem ein geistiges Ziel: „Die Hülle wird von der inneren Klarheit weggezogen“ und „Es entsteht die Fähigkeit des Geistes zur Meditation“ (YS 2.52-53). Hier erkennt man die unmittelbare Verbindung von *Prānāyāma* zur Meditation.

Im tantrischen, nicht-dualen Shivaismus wurde der Atem (*Prāna*) mit der göttlichen Shakti selbst gleichgesetzt. Schwingende Kraft (*Spanda*), Blitz oder leuchtende Erscheinung (*Sphurattā*), Ruhe (*Vishranti*), Leben (*Jīva*), Herz (*Hrit*) und Erleuchtung (*Pratibhā*) sind mögliche Synonyme für *Prāna* (TA 6.13).[13]

Die Erfahrung des *Prāna* soll den Yogi zur Entleerung des Bewusstseins führen (*Shūnyarūpa*). Dies stellt eine Zielsetzung dar, die der des Patañjali ähnelt.

Im Tantra ging man noch einen Schritt weiter. Das *Vijñāna-Bhairava-Tantra*, ein wichtiger Meditationstext des kaschmirischen Shivaismus, beschreibt es so:

Die Energie des Atems soll weder nach außen gehen noch eintreten. Wenn sich die Mitte durch das Leerwerden der Gedanken entfaltet, dann erlangt man die Natur Bhairavas [Shivas] durch die Energie.

(Vijñāna-Bhairava-Tantra 3.26)[14]

Es geht dabei aber nicht so sehr um eine technische Regelung des Atems, sondern um die Erfahrung und das Erleben einer kosmischen Kraft, ganz der tantrischen Philosophie entsprechend. Hierzu schreibt André Padoux: „Die Atembewegung, die tagein, tagaus im Menschen vor sich geht und ihm Leben gibt, ist der kosmische Atem, der – auf der menschlichen ebenso wie auf der universalen Ebene – verantwortlich ist für das Entstehen der Phoneme, diesen Samen von Sprache und Manifestation. Die Bewegung des Atems ist – in ihrem höchsten Aspekt als lautliche Energie, die schafft und wieder absorbiert – bekannt als hamsa (…).“[15] Hier wird die Atempraxis mit der Erfahrung der Energie des Mantras verbunden.

Die Betrachtung der Lücke oder Leere zwischen zwei Atemzügen soll dann sogar auf den Alltag ausgedehnt werden:

Man soll jeden Augenblick seine Gedanken auf irgendeine Weise und in irgendeiner Situation auf den Punkt am Ende des Atems richten, dann wird die geistige Unruhe verschwinden und in kurzer Zeit wird man einen außergewöhnlichen Zustand erfahren.

(Vijñāna-Bhairava-Tantra 28.51)[16]

Diese Integration der Praxis in den Alltag entspricht so der tantrischen Philosophie, die sich um eine Vereinigung von Transzendenz (Shiva) und Immanenz (Shakti) bemüht.

Eine weitere Entwicklung des *Prānāyāma* spiegelt sich in den Hatha-Yoga-Schriften wider. Der Hatha-Yoga, der sich aus dem Tantra heraus entwickelte, hat wiederum eigene Schwerpunkte und Zielsetzungen. Er hat nicht allein das geistige Ziel im Vordergrund, sondern intendiert darüber hinaus grundsätzliche und sogar auch alchemistische Errungenschaften. In seiner Terminologie ähnelt er auch der traditionellen indischen Heilkunst, dem Āyurveda.[17]

In den bekanntesten Hatha-Yoga-Schriften, der *Hatha-Pradīpikā* und der *Gheranda-Samhitā*, werden folgende Wirkungen beschrieben:

- „Beruhigung des Geistes, Verlängerung des Lebens, Reinigung der Nādīs" (HYP II,2-4)
- „Der Körper wird schlank und leuchtend." (HYP II,19)
- „Beseitigung aller Malas" (HYP II,37)
- „Wenn ein Mensch Alter und Tod beseitigen will, übe er Ujjāyī." (GS V,71)

Erstmals wurden die Techniken mit konkreten körperlichen Wirkungen in Verbindung gebracht. Die Praxis wurde genauestens reglementiert, sollte zu bestimmten Tageszeiten und nur an bestimmten, dafür vorgesehenen Orten praktiziert werden. All dies entsprach dem damals vorherrschenden magischen Weltbild, gerade wenn Texte wie die *Hatha Tattva Kaumudī* von Sundaradeva in Aussicht stellten, dass *Prānāyāma* das Karma auflösen könne.

Es lässt sich also zusammenfassend feststellen, dass *Prānāyāma* eine Konstante in der gesamten spirituellen Literatur und Praxis Indiens darstellt. Wenn auch die Ansätze, Definitionen und Zielsetzungen recht vielfältig waren, so wurden die Wirkung auf den Geist und die Beruhigung der Bewusstseinsbewegungen immer als Priorität genannt.

Dies wurde als wesentliche Bedingung für das Hauptziel angesehen, nämlich das der Selbsterkenntnis. Patañjali formulierte dies als das „Feststehen im wahren Wesenskern" (YS 1.3).

In der indischen Tradition hat sich *Prānāyāma* also von einer eher abstrakten, philosophischen Spekulation hin zu einer konkreten Praxis mit Methodik und Didaktik entwickelt, die anwendbar, umsetzbar und erfahrbar wurde.

3.2.3 Wie kann eine zeitgemäße Praxis des Prānāyāma aussehen?

Für eine zeitgemäße Anwendung traditioneller Techniken ist es besonders wichtig, das „Warum, Was und Wie" der Atemschulung zu klären. Das „Warum" klärt dabei den Kontext und die Stellung des *Prānāyāma* in der Gesamtdisziplin des Yoga. Es verschafft uns ein Verständnis davon, weshalb diese Techniken sinnvoll sind und welche Wirkungen davon zu erwarten sind. Das „Was" klärt, welche Techniken es überhaupt gibt und wie sie aufgebaut und aufeinander bezogen sind. Das „Wie" schließlich vermittelt eine allgemeine Herangehensweise wie z. B. eine bestimmte innere geistige Haltung zur Übung und Richtlinien, die ein sicheres und erfolgreiches Üben ermöglichen.

In unserer Darstellung dieses weiten Übungsfeldes ist es uns ein großes Anliegen, die Essenz des *Prānāyāma* herauszuarbeiten, besonders im Kontrast zu oberflächlichen oder starren Regeln, wie sie manchmal in Texten oder Übungstraditionen dargelegt werden. Quellentexte wie z. B. die *Hatha-Pradīpikā* richten sich naturgemäß nicht an uns heutige Menschen, die wir über andere Lebensbedingungen und Voraussetzungen verfügen, als sie im Text beschrieben wurden. Sie bedürfen daher einer kritischen Reflexion und Einordnung, um ihre Bedeutung und ihren Wert nicht zu verkennen. Andererseits sollten die dargestellten Übungen nicht einfach unreflektiert, blind und mechanisch angewendet werden.

In Abgrenzung zu einem dogmatischen Weg möchten wir vielmehr vorschlagen, sich in der gesamten Übungspraxis von einem inneren Spüren und dem gesunden Menschenverstand als wichtige Instrumente leiten zu lassen. Dies kann das gesamte Übungsspektrum von einem eher technisch orientierten Üben mit großer Intensität bis hin zum reinen Geschehenlassen und Erfahren des Atems umfassen und schließt nichts per se aus. *Prānāyāma* verstehen wir dabei als eine natürliche Folge der Āsanapraxis, in der der Atem bereits erfahren und die Atemräume durch eine geschickte Körperpraxis erschlossen und vertieft werden konnten. Somit stellt die Āsanapraxis eine sinnvolle Vorbereitung und Hinführung dafür dar, sich im Laufe der Zeit auch mehr auf den Atem als eigenes Übungs- und Forschungsobjekt zu fokussieren. Die Übergänge von *Āsana* und *Prānāyāma* sind dabei fließend und auch nicht eindeutig abgrenzbar.

3.2.4 Mit dem Atem tanzen lernen

Eine achtsame Herangehensweise an *Prānāyāma* berücksichtigt immer die individuelle Situation und die Voraussetzungen der Übenden und orientiert sich stets an diesen Bedingungen. Wie ein gelungener Tanz aus einem harmonischen Zusammenspiel zweier Tanzpartner hervorgeht, so führt die Prānāyāmapraxis immer dann in die Tiefe, wenn wir mit dem Atem wirklich im Dialog sind und offen für unsere Grenzen und Potenziale bleiben können. *Prānāyāma* als eigenständiges Übungsglied des Yoga hat das Potenzial, uns mit unseren Stärken, Schwächen und Begrenzungen zu konfrontieren und sie auszuloten. Im Laufe der Zeit kann es mit Geschick, zunehmender Kenntnis und Ausdauer gelingen, aus der selbstgestrickten Komfortzone herauszukommen, die Begrenzungen zu transzendieren und in die Erfahrung des vollen Potenzials der Atemtechniken zu kommen. Durch die vertiefte Prānāyāmapraxis kann sich einmal mehr auch in diesem Übungsbereich des Yoga offenbaren, dass man mehr kann, als man denkt. Ein behutsames Steigern der Übungsintensität und ein langsames Heranarbeiten an die Grenzen bilden dabei den Hintergrund für die Möglichkeit, die Übungserfahrungen sinnvoll zu integrieren: Der Zuwachs an Energie und Vitalität muss nicht nur gehalten werden können, sondern sollte auch eine positive, d. h. sinnvolle Ausrichtung im Leben finden. Die Verinnerlichung der *Yamas* und *Niyamas* verschafft jeder Yogapraxis eine stabile ethische Grundlage. *Prānāyāma* bedeutet also nicht nur das bloße Einüben von Atemtechniken, sondern stellt vielmehr eine Kultivierung und Ausrichtung der Lebenskraft insgesamt dar, mit der wir auf dem Yogaweg und im alltäglichen Leben in unserer Entwicklung voranschreiten.

Als Vorbild und Inspiration in dieser Herangehensweise dient uns der Prānāyāmaunterricht, wie er uns geduldig von Lehrern wie Dr. Shrikrishna Bhushan Tengshe und R. Sriram vermittelt wurde.

Ein Praktizieren mit dem „Anfängergeist“ kann dabei helfen, das Üben zunächst als reinen Selbstzweck zu betrachten: eine Übung der Übung halber, die mit Hingabe und Aufmerksamkeit verfolgt werden sollte und sich nicht einer neoliberal gesteuerten Selbstoptimierung unterordnet, die in allem einen Zweck und unmittelbar messbaren Nutzen erkennen will.

Wir betrachten *Prānāyāma* als ein Übungsfeld mit einem großen Potenzial und möchten mit unseren Ausführungen gerne zur Klärung beitragen und Übende darin motivieren, dieses wichtige und lohnende Übungsglied noch weiter zu vertiefen.

3.2.5 Was zeichnet eine angemessene Vorgehensweise aus?

Die Vorgehensweise in der Prānāyāmapraxis ist von größter Bedeutung, weil sich hier entscheidet, in welche Richtung sich die Übung und deren Wirkung letztendlich entfalten.

Wir schlagen folgendes Schema als angemessene Herangehensweise vor, sind uns aber gleichzeitig vollkommen bewusst, dass es auch ganz andere Möglichkeiten gibt, die zum gleichen Ziel führen oder ganz andere Ziele verfolgen.

3.2.5.1 Atemräume durch Āsanapraxis und als Vorbereitung für Prānāyāma erfahrbar machen

Die Praxis von *Āsana* zu *Prānāyāma* bildet einen fließenden Übergang, in dessen Verlauf sich der Fokus der Aufmerksamkeit vom „grobstofflichen" Körper mehr zu der „feinstofflicheren" Erfahrung des Atems hin verlagert. *Āsanas* sind hervorragend dazu geeignet, die Atemräume erfahrbar und zugänglich zu machen, sodass sie in einer Prānāyāmapraxis (im engeren Sinne dann im Sitzen) zur Verfügung stehen und die körperliche Verfasstheit kein gravierendes Hindernis für die Atemübung darstellt. An guten vorbereitenden Übungen für *Prānāyāma* sind hier insbesondere zu nennen: *Mūla-Bandha*, *Uddīyāna-Bandha*, *Kapālabhātī*, auch in diversen *Āsanas* übbar. Darüber hinaus machen auch die *Shatkriyās* sehr viel Sinn zur Vorbereitung, insbesondere *Agni-Sāra*, *Naulī*, *Kapālabhātī*, *Trātaka* und *Netī*. *Prānāyāma* bildet eine Brücke von körperlicher (äußerlicher) zu geistiger (innerlicher) Arbeit: Der Fokus der Betrachtung und Erfahrung verändert sich im Laufe der Zeit.

3.2.5.2 Prakrita Prānāyāma: Die Atembeobachtung ermöglichen

In dieser Übungsphase geht es darum, den Atem entspannt zu beobachten und ihn kennenzulernen, ohne ihn beeinflussen zu wollen. Das Muster, etwas, das geschieht und beobachtet wird, gewohnheitsmäßig beeinflussen oder kontrollieren zu wollen, ist sehr stark ausgeprägt. Daher stellt diese Übungsphase auch eine gute Möglichkeit dar, sich dieser inneren „Kontrollinstanz" bewusst zu werden und ihren Einfluss allmählich zu reduzieren, indem man die Empfindungen und Ereignisse, die mit dem Atemgeschehen einhergehen, lediglich beobachtet und lernt, sie zu verstehen, ohne sie verändern oder beeinflussen zu müssen.

3.2.5.3 Vaikrita Prānāyāma: Den Atem gestalten lernen

In dieser Phase wird die Atmung schrittweise vertieft und der natürliche, spontane Atemfluss wird zunehmend beeinflusst bzw. „gestört" (*vaikrita*). Hierzu werden die unterschiedlichen Atemtechniken, die z. B. in der *Hatha-Pradīpikā* als *Ashta Kumbhaka* bezeichnet werden, zur Anwendung gebracht. Durch diese willentliche Veränderung des Atems findet auch eine Auseinandersetzung mit den Atemmustern statt, die sich oftmals unbewusst installiert und im Laufe der Zeit verfestigt haben. Bedeutend ist, dass die Beeinflussung nicht gewaltsam oder nach festen, vorgegebenen Konzepten erfolgt, sondern immer im Dialog mit dem inneren Erfahrungsraum, sodass sich nicht eine größere Anstrengung und Enge, sondern immer mehr Weite, Leichtigkeit und Anstrengungslosigkeit einstellen können. Wichtig ist zu verstehen, dass es ein Üben im Einklang mit den inneren physiologischen und psychologischen Gegebenheiten – und nicht ein Ankämpfen dagegen – sein sollte. Perspektivisch geht es immer mehr um ein Geschehenlassen anstelle eines Machens und Kontrollierenwollens. In der Tradition des Hatha-Yoga wird die kontrollierte verlängerte Einatmung *Pūraka* genannt, wogegen die verlängerte, gelenkte Ausatmung *Recaka* heißt. Das Anhalten des Atems in seinen verschiedenen Variationen wird dann *Kumbhaka* genannt.[18]

3.2.5.4 Kevala Prāṇāyāma oder Kevala Kumbhaka: Die Erfahrung des gelösten Atems

Die letzte Phase besteht in der Erfahrung eines gelösten und anstrengungslosen Atems in Verbindung mit einem veränderten Bewusstseinszustand. Es wird keine Atemtechnik mehr angewandt (*kevala*), der Atem geschieht aus sich selbst heraus und der spontane Atemfluss wird lediglich erfahren, ohne ihn in irgendeiner Weise beeinflussen zu wollen. Unter Umständen pausiert das Atemgeschehen, weil es vorübergehend keine physiologische Notwendigkeit für den Atem gibt, d. h. der Atem steht still oder die Atemamplitude wird zeitweise sehr klein. Diese Atempausen hinterlassen einen Eindruck von großer Stille und innerer Sammlung. *Prāṇāyāma* hat seine Aufgabe erfüllt: „Wenn *Prāna* beruhigt wird, wird auch *Manas* beruhigt."[19]

Kevala stellt besonders im Hatha-Yoga eine ganz zentrale Erfahrung dar. Viele Menschen berichten von einem wunderbaren Zustand, in dem der Atem einfach nur erfahren wird, nichts gemacht werden muss und es an nichts fehlt: ganz im Gegensatz zur normalen Alltagserfahrung, die oftmals von großer Eile, Unruhe und Unzufriedenheit geprägt ist. So berichtet z. B. eine Schülerin nach der Prāṇāyāmapraxis: „In diesem Augenblick habe ich nichts gebraucht." Diese Erfahrung von Bedürfnislosigkeit dürfte besonders in den von ständiger innerer Unzufriedenheit geprägten westlichen Gesellschaften einen Stellenwert für die persönliche Entwicklung haben, der gar nicht hoch genug einzuschätzen ist. *Prāṇāyāma* steht somit im Dienst von *yogash cittavrittinirodhah* und führt zur Erfahrung des Yoga in einem sehr umfassenden Sinn.

Auch andere atembasierte Übungstechniken wie z. B. das Tönen von *OM*, *Kapālabhātī*, *Uḍḍīyāna-Bandha* im Liegen (*Tadagi-Mudrā*) und die Rezitation von Mantras können zur Erfahrung von *kevala* führen. Dies bedeutet, dass *kevala* ein zentrales Ziel der Yogaübungspraxis darstellt und *Prāṇāyāma* und andere Techniken die Zubringer sind, mit denen dieses Ziel verwirklicht werden kann.

Es geht also weniger darum, extreme Erfahrungen herbeizuführen, als vielmehr darum, den Atem zu kultivieren und ein freundschaftliches Verhältnis zum Atem zu entwickeln, der uns durch das gesamte Leben hindurch wie ein Mentor begleitet.

3.2.6 Ausgewählte Prāṇāyāmatechniken

Bei der Auswahl der hier vorgestellten Prāṇāyāmatechniken haben wir uns auf Übungen beschränkt, die wir heutzutage als praktikabel erachten und die unserer Meinung nach relevant sind, um die Wirkungen und die Zielrichtung von *Prāṇāyāma* zu erfahren.

Obwohl diese Übungen demnach nur einen kleinen Ausschnitt aus dem großen und vielfältigen Repertoire yogischer Atemübungen bilden, ist es unserer Erfahrung nach sehr viel wichtiger, einige wenige Übungen regelmäßig und über einen längeren Zeitraum hinweg zu üben, um die Erfahrungen zu konsolidieren.

Hinweis: Es wird empfohlen, Atemübungen stets unter Anleitung von erfahrenen Yogalehrenden zu praktizieren. Einer intensivierten Praxis sollte immer eine geschulte Körperwahrnehmung vorausgehen. Der Vorbereitung kommt deshalb eine große Bedeutung zu.

3.2.6.1
Sūrya Bhedana Prānāyāma

Auf einem angenehmen Sitz nehme der Yogin die Sitzhaltung ein. Darauf ziehe er die Außenluft sachte durch die rechte Nādī ein. Er führe bis in die Haare und bis in die Nagelspitzen Kumbha bis zum Stillstand aus. Danach atme er die Luft ganz sachte durch die linke Nādī aus.[20]

Sūrya Bhedana ist eines der *Ashta Kumbhakas* (= acht *Prānāyāmas*), die in der *Hatha-Pradīpikā* beschrieben werden. *Bhedana* bedeutet so viel wie Durchstoßen und *Sūrya* steht für die Sonne. Dementsprechend kann man schon erahnen, dass diesem *Prānāyāma* eine erwärmende Wirkung zugeschrieben wird.

Nādīs werden im Hatha-Yoga als Energiebahnen beschrieben, die den gesamten Körper durchziehen. Je nach Quelle werden zwischen 72.000 und 300.000 *Nādīs* beschrieben. Es werden drei Hauptnādīs genannt: *Sushumnā*, *Idā* und *Pingalā*. *Sushumnā* entspringt am unteren Ende der Wirbelsäule und verläuft entlang dieser zentralen Achse nach oben. Wenn sie frei ist, kann in ihr die *Kundalinī-Shakti* in Form von *Prāna* aufsteigen, die Materie verwandelt sich zurück in Energie und verbindet sich mit dem reinen Bewusstsein.

Idā und *Pingalā* entspringen auch im Bereich des unteren Endes der Wirbelsäule und schlingen sich an ihr entlang nach oben, wobei sie sich jeweils in den *Cakras* kreuzen. *Idā* mündet im linken Nasenloch und wird als „blassfarbene“[21], kühlende, weibliche Mondenergie beschrieben. *Pingalā* mündet im rechten Nasenloch und wird als „rötlich“[22], warm, solar und männlich beschrieben.

Hinführung:

Die oben bereits beschriebenen Schritte von *prakrita Prānāyāma* und *vaikrita Prānāyāma* stehen am Beginn aller Techniken:

- meditative Sitzhaltung mit aufgerichteter Wirbelsäule: wenn möglich *Siddhāsana*, *Ardha Padmāsana*, *Sukhāsana* oder eine Variante von *Vajrāsana* einnehmen
- Beginn mit einer Atembeobachtung, möglichst ohne etwas zu verändern
- Vertiefung der Atmung durch Verlängerung der Ausatmung
- vollständige Ausatmung durch sanfte Aktivierung von Beckenboden und Unterbauch (*Recaka*)
- Beobachtung der natürlichen Atempause nach der Ausatmung
- Ausweitung der Einatmung im Brustkorb, indem nach etwa der Hälfte der Einatmung der Beckenboden und der Unterbauch aktiviert werden (*Pūraka*)
- an diesem Punkt ist eine volle Atmung erreicht

Ausführung:

- das linke Nasenloch mit dem rechten Ringfinger verschließen
- den Atem rechts einströmen lassen

- für einen Moment können beide Nasenlöcher verschlossen werden (optional)
- danach den Atem links ausströmen lassen
- diesen Zyklus einige Male wiederholen
- danach den Atem wieder zu seinem intuitiven Fluss zurückkehren lassen
- nachspüren: dabei kann *kevala Prāṇāyāma* erfahren werden

3.2.6.2
Candra Bhedana Prāṇāyāma

Sitting in Baddhapadmasana the yogi should inhale the breath through the left nostril, retain it as long as possible, exhale again through the right nostril.[23]

Candra Bhedana wird in der *Hatha-Pradīpikā* nicht beschrieben. Einige Autoren gehen aber davon aus, dass es auch schon in der frühen Zeit praktiziert wurde – mit der *Sūrya Bhedana* entgegengesetzten, also kühlenden Wirkung.

Bhedana bedeutet, wie oben beschrieben, durchstoßen und *Candra* steht für den Mond. Es geht hier also darum, *Idā*, die *Nāḍī* des Mondes, zu durchstoßen, das heißt, sie zu öffnen. *Idā* steht für das weibliche Prinzip, kühlend und beruhigend.

Hinführung:

- meditative Sitzhaltung mit aufgerichteter Wirbelsäule: wenn möglich *Siddhāsana*, *Ardha Padmāsana*, *Sukhāsana* oder eine Variante von *Vajrāsana* einnehmen
- Beginn mit einer Atembeobachtung, möglichst ohne etwas zu verändern
- Vertiefung der Atmung durch Verlängerung der Ausatmung
- vollständige Ausatmung durch sanfte Aktivierung von Beckenboden und Unterbauch (*Recaka*)
- Beobachtung der natürlichen Atempause nach der Ausatmung
- Ausweitung der Einatmung im Brustkorb, indem nach etwa der Hälfte der Einatmung der Beckenboden und der Unterbauch aktiviert werden (*Pūraka*)
- an diesem Punkt ist eine volle Atmung erreicht

Ausführung:

- das rechte Nasenloch mit dem rechten Daumen verschließen
- den Atem links einströmen lassen
- für einen Moment können beide Nasenlöcher verschlossen werden (optional)
- danach den Atem rechts ausströmen lassen
- diesen Zyklus einige Male wiederholen
- danach den Atem wieder zu seinem intuitiven Fluss zurückkehren lassen
- nachspüren: dabei kann *kevala Prāṇāyāma* erfahren werden

3.2.6.3
Nāḍī Shodhana Prāṇāyāma

Ein Yogin soll Padmāsana einnehmen, den Prāna durch den Mond einatmen, ihn nach Kräften halten und durch die Sonne wieder ausatmen. Er soll den Atem durch die Sonne einziehen und den Bauch sachte füllen, der Regel gemäß Kumbhaka ausführen und durch den Mond wieder ausatmen.[24]

Nāḍī bedeutet wörtlich Leitung, röhrenförmiges Organ. *Shodhana* bedeutet Reinigung. *Nāḍī Shodhana* soll *Idā* und *Pingalā*, die beiden Hauptnāḍīs, reinigen und ihre gegensätzlichen Energien ausbalancieren. In der *Hatha-Pradīpikā* wird es den klassischen *Kumbhakas* (*Prāṇāyāmas*) vorangestellt. Gereinigte Energiebahnen, die einen freien Fluss von *Prāna* ermöglichen, dienen hierbei als Voraussetzung für alle anderen Prānāyāmatechniken.

Nādī Shodhana wird in vielen Yogarichtungen auch als *Anuloma Viloma Prānāyāma* bezeichnet.

Allgemeine Hinführung:

- meditative Sitzhaltung mit aufgerichteter Wirbelsäule: wenn möglich *Siddhāsana*, *Ardha Padmāsana*, *Sukhāsana* oder eine Variante von *Vajrāsana* einnehmen
- Beginn mit einer Atembeobachtung, möglichst ohne etwas zu verändern
- Vertiefung der Atmung durch Verlängerung der Ausatmung
- vollständige Ausatmung durch sanfte Aktivierung von Beckenboden und Unterbauch (*Recaka*)
- Beobachtung der natürlichen Atempause nach der Ausatmung
- Ausweitung der Einatmung im Brustkorb, indem nach etwa der Hälfte der Einatmung der Beckenboden und der Unterbauch aktiviert werden (*Pūraka*)
- an diesem Punkt ist eine volle Atmung erreicht

Spezifische Hinführung:

- Wahrnehmung der linken Körperhälfte (ohne die Nase zu verschließen, Empfindungen im Körper wahrnehmen)
- Ein- und Ausatmung einige Male durch das linke Nasenloch fließen lassen, die Wahrnehmung dabei in der linken Körperhälfte halten, der Atem sollte ruhig und unangestrengt sein
- Wahrnehmung der rechten Körperhälfte
- Ein- und Ausatmung einige Male durch das rechte Nasenloch fließen lassen, die Wahrnehmung dabei in der rechten Körperhälfte halten
- den Atem einige Male links ein- und rechts ausströmen lassen, die Körperwahrnehmung wechselt dabei jeweils von der linken zur rechten Körperhälfte
- den Atem einige Male rechts ein- und links ausströmen lassen, die Körperwahrnehmung wechselt dabei jeweils von der rechten zur linken Körperhälfte
- abschließend den Atem links ein- und rechts ausströmen lassen, rechts ein- und links ausströmen lassen

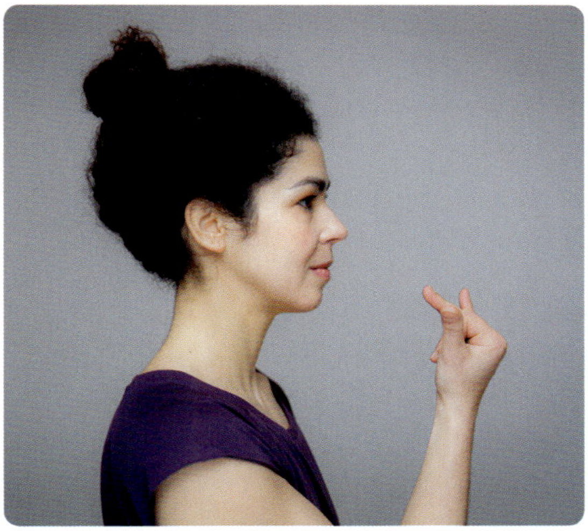

Abb. 123: Haltung der Finger bei *Nādī Shodhana Prānāyāma*

Ausführung:

- das rechte Nasenloch mit dem Daumen verschließen und durch das linke Nasenloch einatmen
- das linke Nasenloch mit dem Ringfinger verschließen und durch das rechte Nasenloch ausatmen und wieder einatmen
- das rechte Nasenloch mit dem Daumen verschließen und durch das linke Nasenloch ausatmen und wieder einatmen
- Geübte können nach der Einatmung auf beiden Seiten jeweils *Kumbhaka* einfügen, dabei wird *Jālandhara-Bandha* aktiviert und beide Nasenlöcher werden mit den jeweiligen Fingern verschlossen

- die Prānāyāmaübung nach der Ausatmung links beenden
- danach den Atem wieder durch beide Nasenlöcher ein- und ausströmen lassen und noch für einen Moment bei der vollen Atmung bleiben
- anschließend den Atem zu seinem intuitiven Fluss zurückkehren lassen
- in einer Meditation mit dem Atem verbunden bleiben

3.2.6.4 Shītalī Prānāyāma und Shītkārī Prānāyāma

Diese beiden *Prānāyāmas* werden ebenfalls in der *Hatha-Pradīpikā* (HYP II,54-58) erwähnt.

Der Name *Shītalī* leitet sich von *shīta* ab, was so viel wie kühl bedeutet. *Shītkārī* bedeutet wörtlich übersetzt so viel wie den Laut „*shīt*“ machen. Tatsächlich spüren die Übenden ein kühlendes Gefühl im Mund, denn die Luft wird ja – entgegen allen anderen Prānāyāmapraktiken – durch den Mund eingesogen und durch die Nase wieder ausgeatmet. *Shīta* ist eine Grundeigenschaft im Āyurveda und das Gegenteil von *ushna* (heiß).

Viele *Prānāyāmas* haben tendenziell eine erhitzende und reinigende Wirkung, was im Āyurveda als *langhana* (leichtmachend, reduzierend, entschlackend) bezeichnet wird. *Shītalī* und *Shītkārī* hingegen gehören zu den Prānāyāmatechniken, die als *brimhana* bezeichnet werden und eine aufbauende und nährende Wirkung haben. Aufgrund dieser Wirkung und der kühlenden und aufbauenden Qualitäten stärken und stabilisieren diese beiden *Prānāyāmas* auch *Ojas. Ojas* ist dem äyurvedischen Verständnis zufolge die Essenz der gesamten Körpergewebe und bildet den Sitz von Vitalität und Immunität, weshalb es gut geschützt und nicht durch zu viel Hitze, Überarbeitung und einen stresserfüllten Lebensstil reduziert werden sollte.

Aufgrund dieser Wirkung eignen sich *Shītalī* und *Shītkārī* auch für jegliche Form von Erschöpfung, Müdigkeit, Überhitzung, Ausgebranntsein und reduzierte Vitalität und Immunität.

Shītalī Prānāyāma

Der Weise ziehe den Wind durch die
Zunge ein, übe wie zuvor erläutert
Kumbha und atme die Luft sachte
durch beide Nasenlöcher aus.
Denn die Sītalī-Kumbhaka bekämpft
alle möglichen Erkrankungen der
Bauchgegend, Fieber, überschüssige Galle,
Hunger, Durst und Gifte.[25]

Hinführung:

- meditative Sitzhaltung mit aufgerichteter Wirbelsäule: wenn möglich *Siddhāsana*, *Ardha Padmāsana*, *Sukhāsana* oder eine Variante von *Vajrāsana* einnehmen
- Beginn mit einer Atembeobachtung, möglichst ohne etwas zu verändern
- Vertiefung der Atmung durch Verlängerung der Ausatmung

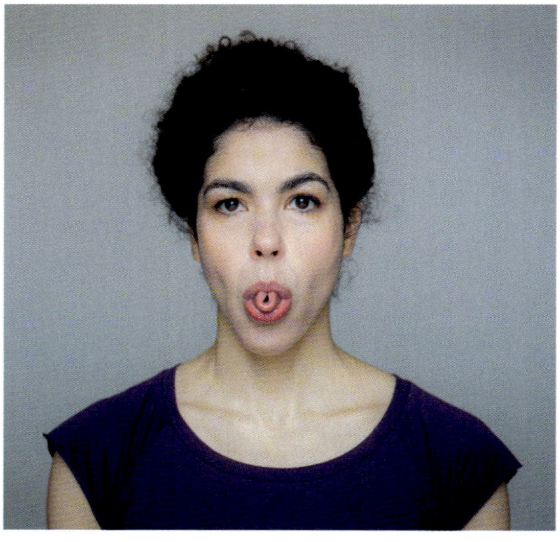

Abb. 124: *Shītalī Prānāyāma*

- vollständige Ausatmung durch sanfte Aktivierung von Beckenboden und Unterbauch (*Recaka*)
- Beobachtung der natürlichen Atempause nach der Ausatmung
- Ausweitung der Einatmung im Brustkorb, indem nach etwa der Hälfte der Einatmung der Beckenboden und der Unterbauch aktiviert werden (*Pūraka*)
- an diesem Punkt ist eine volle Atmung erreicht

Ausführung:
- einatmend die Zunge rollen, zwischen den Lippen etwas hervorstrecken und die Luft langsam durch die Zunge einsaugen
- ausatmend die Zunge und den Mund entspannen und die Luft langsam durch die Nase ausatmen, bis die Lungen entleert sind
- optional können Kopf und Arme mit der Einatmung gehoben und mit der Ausatmung wieder gesenkt werden, um die Wirkung von *Shītalī* zu unterstützen
- *Shītalī Prānāyāma* kann mit *Khecarī-Mudrā* in der Ausatmung verbunden werden
- danach den Atem wieder durch beide Nasenlöcher ein- und ausströmen lassen und noch für einen Moment bei der vollen Atmung bleiben
- anschließend den Atem zu seinem intuitiven Fluss zurückkehren lassen
- in einer Meditation mit dem Atem verbunden bleiben

Hinweis: Wer die Zunge nicht rollen kann, praktiziert stattdessen *Shītkārī Prānāyāma.*

Shītkārī Prānāyāma

Man erzeuge im Mund den Ton Sīt
und atme nur durch die Nase aus …
Dann kommt weder Hunger noch Durst,
weder Schlaf noch Müdigkeit auf.[26]

Hinführung:
- meditative Sitzhaltung mit aufgerichteter Wirbelsäule: wenn möglich *Siddhāsana*, *Ardha Padmāsana*, *Sukhāsana* oder eine Variante von *Vajrāsana* einnehmen
- Beginn mit einer Atembeobachtung, möglichst ohne etwas zu verändern
- Vertiefung der Atmung durch Verlängerung der Ausatmung
- vollständige Ausatmung durch sanfte Aktivierung von Beckenboden und Unterbauch (*Recaka*)
- Beobachtung der natürlichen Atempause nach der Ausatmung
- Ausweitung der Einatmung im Brustkorb, indem nach etwa der Hälfte der Einatmung der Beckenboden und der Unterbauch aktiviert werden (*Pūraka*)
- an diesem Punkt ist eine volle Atmung erreicht

Ausführung:
- einatmend die Zungenspitze hinter die oberen Schneidezähne legen und die Luft langsam durch den leicht geöffneten Mund einsaugen, dabei die Zungenränder „flattern" lassen
- ausatmend die Zunge entspannen und die Luft langsam durch die Nase ausatmen, bis die Lungen entleert sind
- optional können Kopf und Arme mit der Einatmung gehoben und mit der Ausatmung wieder gesenkt werden, um die Wirkung von *Shītkārī* zu unterstützen
- *Shītkārī Prānāyāma* kann mit *Khecarī-Mudrā* in der Ausatmung verbunden werden

- danach den Atem wieder durch beide Nasenlöcher ein- und ausströmen lassen und noch für einen Moment bei der vollen Atmung bleiben
- anschließend den Atem zu seinem intuitiven Fluss zurückkehren lassen
- in einer Meditation mit dem Atem verbunden bleiben

3.2.6.5 Bhrāmarī Prāṇāyāma

Schnelles Einatmen mit dem Summgeräusch einer männlichen Hummel, ganz langsames Ausatmen mit dem Summen der weiblichen Hummel. Durch häufiges Wiederholen dieser Übung entsteht im Geist großer Yogins ein Spiel der Glückseligkeit.[27]

Bhrāmarī bedeutet „große schwarze Hummel", weil das Summgeräusch bei der Ausatmung dem Summen einer Hummel ähnelt. Es handelt sich demnach um einen Summton bei der Ausatmung, die auf diese Weise stark verlängert wird und damit beruhigend wirkt. Bei der Einatmung zieht man die Glottis zusammen, sodass es fast einem Schnarchgeräusch ähnelt. Wenn man eher den Effekt der Beruhigung erreichen möchte, kann man aber erst einmal einfach normal durch die Nase einatmen. Die Vibration des Klangs bei der Ausatmung hat auch eine starke Wirkung auf den Geist, ähnlich dem des Mantras. Es ermöglicht so auch eine Überleitung zur Meditation, vor allem auf innere Klänge (in den Texten *Nāda* genannt).

Hinführung:

- meditative Sitzhaltung mit aufgerichteter Wirbelsäule: wenn möglich *Siddhāsana*, *Ardha Padmāsana*, *Sukhāsana* oder eine Variante von *Vajrāsana* einnehmen
- Beginn mit einer Atembeobachtung, möglichst ohne etwas zu verändern
- Vertiefung der Atmung durch Verlängerung der Ausatmung
- vollständige Ausatmung durch sanfte Aktivierung von Beckenboden und Unterbauch (*Recaka*)
- Beobachtung der natürlichen Atempause nach der Ausatmung
- Ausweitung der Einatmung im Brustkorb, indem nach etwa der Hälfte der Einatmung der Beckenboden und der Unterbauch aktiviert werden (*Pūraka*)
- an diesem Punkt ist eine volle Atmung erreicht

Ausführung:

- entspannte tiefe Einatmung
- Ausatmung mit einem Summton, bis die Lungen weitgehend entleert sind
- die Ausatmung kann mit *Shanmukhī-Mudrā* kombiniert werden, dem Verschließen der Sinnesorgane mit den Fingern
- so lange wiederholen, bis die Konzentration sich immer weiter nach innen wendet und der Atem in der Leere mühelos anhält
- lauschend auf die Stille im Inneren verbleiben

3.2.6.6 Kapālabhātī

Aus- und Einatmen in einer schnellen Bewegung wie beim Blasebalg eines Schmieds ist Kapālabhātī, die das Kapha-Dosha austrocknet.[28]

Als *Kapālabhātī* wird im Yoga eine Atemübung bezeichnet, die genau genommen zu den *Shatkriyās* (Reinigungstechniken) gezählt werden muss, weil sie in den Hatha-Texten so eingeordnet ist. *Kapāla* bedeutet wörtlich Schale oder Schädel, *bhātī* heißt so viel wie Licht oder leuchten.

Bei der Praxis von *Kapālabhātī* schnellt die Bauchdecke nach innen zurück und das Zwerchfell bewegt sich in Richtung der Brusthöhle, sodass der Eindruck entsteht, der Praktizierende stoße oder schnaube die Luft aus. Die Betonung liegt dabei auf einer aktiven Ausatmung, wohingegen die Einatmung eher passiv erfolgt. Die Atemamplitude ist klein und es wird keine vollständige Atmung angestrebt. Wichtig bei der Ausführung ist, dass das Ausstoßen des Atems gleichmäßig und sanft erfolgt und eine ehrgeizige und gewaltsame Anstrengung vermieden wird, die nicht nur nebenwirkungsreich sein kann, sondern auch von der eigentlichen Erfahrung durch *Kapālabhātī* wegführt.

Nach längerem bzw. wiederholtem Üben erfahren viele Übende, dass der Kopf leicht und angenehm leer geworden ist und sich eine innere Ruhe einstellt. Daher dient *Kapālabhātī* auch als eine gute Vorbereitung auf andere meditative Techniken.

Der genaue Wirkmechanismus ist unbekannt, aber das verstärkte Abatmen von Kohlendioxid dürfte eine wichtige Rolle spielen, wodurch sich im Anschluss an *Kapālabhātī* oftmals auch eine natürliche Atempause ergibt, in der kein Einatmungsbedürfnis verspürt wird. Diese Atempause ergibt sich physiologisch, da das Atemzentrum (Medulla oblongata) keinerlei Notwendigkeit für eine Einatmung registriert.

In der Regel wird diese Atempause als sehr wohltuend und beruhigend wahrgenommen. Es ist gut, Übende im Vorfeld des Übens über dieses Phänomen aufzuklären, um eine eventuelle Verunsicherung durch einen „Atemstillstand" zu vermeiden und um diese Erfahrung besser genießen zu können.

Variationen bestehen in der Länge, Häufigkeit und Frequenz der Atemstöße sowie auch darin, ob *Kapālabhātī* zusätzlich mit einem willentlichen Atemanhalten (*Kumbhaka*) nach dem Ein- oder Ausatmen verbunden wird. Ebenso können die Nasenlöcher abwechselnd verschlossen werden. Nachfolgend wird jedoch die Basisvariante von *Kapālabhātī* beschrieben. Weitere Varianten sollten in jedem Fall erst dann geübt werden, wenn die Praxis von *Kapālabhātī* gut und sicher etabliert wurde.

Hinführung:

- meditative Sitzhaltung mit aufgerichteter Wirbelsäule: wenn möglich *Siddhāsana*, *Ardha Padmāsana*, *Sukhāsana* oder eine Variante von *Vajrāsana* einnehmen
- Beginn mit einer Atembeobachtung, möglichst ohne etwas zu verändern
- Vertiefung der Atmung durch Verlängerung der Ausatmung
- vollständige Ausatmung durch sanfte Aktivierung von Beckenboden und Unterbauch (*Recaka*)
- Beobachtung der natürlichen Atempause nach der Ausatmung
- Ausweitung der Einatmung im Brustkorb, indem nach etwa der Hälfte der Einatmung der Beckenboden und der Unterbauch aktiviert werden (*Pūraka*)
- an diesem Punkt ist eine volle Atmung erreicht

Ausführung:

Wenn der Atem gleichmäßig, vollständig und fein geworden ist, ist dies ein guter Zeitpunkt, um mit der Praxis von *Kapālabhātī* zu beginnen:

- vollständig aus- und zur Hälfte wieder einatmen
- den Atem mithilfe von Bauchdecke und Zwerchfell ausstoßen, so als wolle man Staub aus der Nase ausschnauben
- Wiederholung: zehn Atemstöße
- im Anschluss den Atem frei fließen lassen und die Wirkung beobachten
- Wiederholung der Atemstöße, wenn der Atem sich infolge von *Kapālabhātī* angenehm entspannt anfühlt

- anfangs insgesamt drei Wiederholungen mit jeweils zehn Atemstößen praktizieren
- nach Beendigung von *Kapālabhātī* den Atem vollkommen frei fließen lassen und die Wirkung auf Körper, Atem und Geist beobachten

3.2.6.7 Ujjāyī Prānāyāma

Mit geschlossenem Mund ziehe man durch beide Nādī die Luft sachte so ein, dass sie von der Kehle bis zum Herzen reibt und einen Klang erzeugt. Man halte wie zuvor geschildert den Prāna in Kumbha und atme ihn durch Idā aus. Dies entfernt Verschleimung in der Kehle und regt das Körperfeuer an.[29]

Eine der bekanntesten Prānāyāmaübungen ist *Ujjāyī*. Sie wird als eigenständiges *Prānāyāma* geübt, kann aber auch in die Āsanapraxis integriert werden. Der Ausdruck *Ujjāyī* setzt sich zusammen aus den Wortwurzeln *ud*, was „auf" bzw. „hoch" bedeutet, und *jaya*, was „streben" oder „siegen" heißt. Insgesamt lässt er sich als „das, was aufstrebt" oder „das Siegreiche" übersetzen. Dies beschreibt den Charakter dieser kraftvollen Brustkorb- und Flankenatmung. Durch eine Verengung der Stimmritze entsteht bei der Ujjāyī-Atmung ein Flüsterklang in der Kehlregion. Die Technik ermöglicht es, tiefer zu atmen und die Qualität des Atems über die Klangfarbe zu modulieren, weil sich durch den Kehlton ein akustisches Feedback des Atems für die Übenden ergibt. So kann durch eine regelmäßige Praxis von *Ujjāyī* ein „Sieg" über die unbewussten Atemmuster und eine größere Bewusstheit der Atemvorgänge erreicht werden.

Hinführung:

- meditative Sitzhaltung mit aufgerichteter Wirbelsäule: wenn möglich *Siddhāsana*, *Ardha Padmāsana*, *Sukhāsana* oder eine Variante von *Vajrāsana* einnehmen
- Beginn mit einer Atembeobachtung, möglichst ohne etwas zu verändern
- Vertiefung der Atmung durch Verlängerung der Ausatmung
- vollständige Ausatmung durch sanfte Aktivierung von Beckenboden und Unterbauch (*Recaka*)
- Beobachtung der natürlichen Atempause nach der Ausatmung
- Ausweitung der Einatmung im Brustkorb, indem nach etwa der Hälfte der Einatmung der Beckenboden und der Unterbauch aktiviert werden (*Pūraka*)
- an diesem Punkt ist eine volle Atmung erreicht

Ausführung:

- Beobachtung des Atems, bis sich die Atemphasen verlängern
- sanfte Verlängerung der Ausatmung, bis kleine Pausen danach in der Leere von selbst entstehen
- Einatmung mit sanfter Aktivierung von Unterbauch und Beckenboden (*Pūraka*)
- die Stimmritze leicht verengen, wobei durch die Reibung der Stimmlippen ein feiner Hauchlaut entsteht
- ausatmend die Achtsamkeit auf einen gleichmäßigen, angenehmen Klang lenken
- dann den Ujjāyī-Ton auch während *Pūraka* praktizieren
- dabei stets die wichtigen Qualitäten von *dīrgha* und *sūkshma* (lang und fein) beachten
- so lange fortfahren, bis Gleichmaß und Harmonie von Ein- und Ausatmung entstehen und der Geist ruhig wird
- zum Beenden den Ujjāyī-Ton wieder aufgeben, indem die Stimmritze entspannt wird
- den Atem sich selbst überlassen und in einer Meditation mit dem Atem verbunden bleiben

3.2.6.8
Plāvinī und Mūrchā

Am Ende der Einatmung binde man Jālandhara ganz fest und atme dann langsam aus. Das ist Mūrcchā.[30]

Wer den Bauch gefüllt hat mit erhabenem Wind, den er eingeführt hat, schwimmt vor Glück wie ein Lotosblatt auch auf tiefem Wasser. [Das ist Plāvinī.][31]

Eine Sonderstellung nehmen diese beiden Prānāyāmaformen ein, die in der *Hatha-Pradīpikā*[32] genannt werden.

Von *Plāvinī* heißt es: „Wenn der Yogin seinen Bauch mit eingeatmeter, vorzüglicher Luft füllt, so schwimmt er gleich einem Lotusblatt leicht auf tiefem Wasser!" Hier scheint es sich nicht so sehr um die Beschreibung einer Technik zu handeln, sondern um die Beschreibung einer subjektiven Erfahrung der Leichtigkeit und auch der Schwerelosigkeit.

Ebenso verhält es sich mit *Mūrchā*. Dazu heißt es in der *Hatha-Pradīpikā* (HYP II,69): „Nachdem man eingeatmet hat, nehme man allmählich die Jālandhara-Stellung ein und atme langsam aus, dies wird Mūrchana genannt, nimmt dem Geist (manas) die Macht und erzeugt Glück." Auch dies weist auf eine subjektive Erfahrung hin, wenn die Denktätigkeit (*Manas*) sich beruhigt und innere tiefere Erfahrung möglich wird. Die Ausführung dieser beiden Techniken wird in der *Hatha-Pradīpikā* nicht näher erläutert und bleibt daher unklar. Auch in verschiedenen Yogatraditionen herrscht Uneinigkeit über die Ausführung. Möglicherweise zeigen diese beiden abschließenden *Prānāyāmas* vielmehr den Übergang von den Atemtechniken zur Erfahrung von Ruhe und Sammlung an. Für den gesamten Übungsweg des *Prānāyāma* ist es sehr wichtig, diese innere Stille zu erfahren, wobei die technische Ausführung in den Hintergrund tritt. Damit ist der Weg frei für die Meditation im engeren Sinne.

3.2.7
Woran können Übungsfortschritte festgemacht werden?

Im gesamten Prozess der Atempraxis können Übungsfortschritte an bestimmten Erfahrungen festgemacht werden. Einige dieser „Meilensteine" möchten wir nachfolgend darstellen, ohne einen Anspruch auf Vollständigkeit zu erheben:

- Erfahrung des natürliches Atemflusses
- Erfahrung einer vertieften, gleichmäßigen Atmung: *dīrgha* und *sūkshma* (lang und fein)
- vollständige, verlängerte Ausatmung unter Beteiligung einer aktiven Bauchdecke (*Recaka*)
- eine gelöste, vollständige Einatmung mit kontrollierter Bauchdecke (*Pūraka*)
- Erfahrung der spontanen Ausatmungspause (*Bahir Kumbhaka*)
- allgemeine Entspanntheit
- verfeinerte Wahrnehmung
- Klarheit des Geistes
- die Fähigkeit, sich von störenden Sinneseindrücken zurückziehen zu können
- verbesserte Konzentrationsfähigkeit
- innere Ausgeglichenheit und Gelassenheit
- Vitalität und Freude

Pausen, die sich mit Leichtigkeit einstellen, zeigen den Entspannungszustand der Atmungsregulation an. Jetzt ist sichergestellt, dass dem Atem keine Gewalt angetan wird. Mit den natürlich eintretenden Atempausen signalisiert der Körper, dass er die Vorgehensweise annimmt.

3.2.8

Worin bestehen übliche Fehler und Sackgassen in der Praxis von Prāṇāyāma?

Zu den häufig gemachten Fehlern in der Prāṇāyāmapraxis gehören unter anderem:

- eine zu schnelle und ungeduldige Vorgehensweise
- ein zu angestrengtes Üben und Zu-viel-Wollen
- ein zu mechanisches Üben ohne die Bereitschaft, sich innerlich zu spüren
- unter Eile üben
- eine von allen anderen Yogaübungsgliedern isolierte Prāṇāyāmapraxis
- eine reine „Atemakrobatik", die nicht tiefer in den Yoga hineinführt

3.2.9

Nebenwirkungen von Prāṇāyāma

Prāṇāyāma, richtig geübt, ist im Allgemeinen sehr nebenwirkungsarm und führt allmählich weiter in die Tiefe des Yogaübungsweges. Allerdings wird auch schon in der *Hatha-Pradīpikā* vor den Auswirkungen falschen Übens gewarnt:

> *Richtiges Prāṇāyāma vernichtet*
> *alle Krankheiten. Durch falsches Üben*
> *entstehen alle Krankheiten …*
> *Ganz sorgfältig gebe man den Atem hin.*
> *Ganz sorgfältig atme man ihn ein.*
> *Ganz sorgfältig binde man.*
> *So gelangt man zum Erfolg.*[33]

Daher ist es für ernsthaft Übende eine Notwendigkeit, sich über Nebenwirkungen klar zu werden, die auf ein unangemessenes Üben hinweisen können, und sie nicht zu ignorieren. Als Folge von falschem Üben können beispielsweise folgende Erfahrungen entstehen:

- innere Unruhe
- Beklemmungsgefühl und Druck im Atemraum
- Schmerzen im Zusammenhang mit der Atmung
- allgemeines Unwohlsein
- Ameisenlaufen in der Haut
- Herzrhythmusstörungen
- Palpitationen

3.2.10

Abschluss: „Atme ein, atme aus – das ist alles"

Eine Yogapraxis ohne *Prāṇāyāma* ist eine unvollständige Übungsdisziplin. Daher ist es sehr zu begrüßen, dass sich immer mehr Menschen für die Techniken und Wirkungen von *Prāṇāyāma* interessieren und Prāṇāyāmatechniken auch immer mehr das wissenschaftliche Interesse wecken. So findet man in der weltweit größten Onlinebibliothek für biomedizinische Studien *PubMed*[34] mehrere hundert Einträge allein zum Suchwort „Prāṇāyāma", von den vielen tausend Einträgen zum Suchwort „Yoga" ganz zu schweigen.

Auch aus der yogatherapeutischen Anwendung ist *Prāṇāyāma* überhaupt nicht mehr wegzudenken, da er tief in die Regulation des vegetativen Nervensystems hineinreicht und äußerst heilsame Effekte hervorbringt. Sowohl Behandelnde als auch Patientinnen und Patienten wissen den Segen von *Prāṇāyāma* zu schätzen.

Dass zwischen der ersten Ein- und der letzten Ausatmung die ganze Lebensspanne liegt, verdeutlicht auch noch einmal die große Bedeutung der Atemschulung: Einige Wochen können wir ohne Nahrung, einige Tage ohne Wasser, aber nur wenige Minuten ohne Luft leben. Es ist an der Zeit, dem Atem mehr Raum zu geben.

3.3
Meditation: Herzstück der Yogapraxis

Yogameditation ist bis heute im Westen weitgehend unbekannt – im Gegensatz zu dem großen, etablierten Angebot an Zenmeditation, Achtsamkeitsmeditation (Vipassana) und vielen Formen der tibetisch-buddhistischen[35] und christlichen Meditation. Die vielfältigen Meditationsformen des Yoga, so wie sie in seinen Quellentexten zu finden sind, werden jedoch noch selten gelehrt. Das hat sicher sehr viel damit zu tun, dass die Yogapraxis lange gleichgesetzt – und verwechselt – wurde mit dem Üben von *Āsanas* und Entspannungsmethoden. An das jedoch, was das Wesentliche dieses alten Übungsweges ausmacht – *Prānāyāma*, Meditation und die Vermittlung der Yogaphilosophie –, wagten sich in den letzten Jahrzehnten nur wenige Yogalehrende heran. Ein Grund dafür könnte sein, dass die Begegnung mit dem Atem oder dem eigenen inneren Wesenskern eine viel intensivere Begleitung der Übenden erfordert, als es die Struktur unseres modernen Gruppenunterrichts ermöglicht, und dass sich darüber hinaus viele Yogalehrende dafür nicht genügend ausgebildet und erfahren fühlen.

So werden in vielen Yogakursen die Methoden nicht oder kaum angeboten, die es uns ermöglichen, wirklich umfassend und tiefgehend in Kontakt mit dem zu treten, was den wahren Erfahrungsschatz und Reichtum des Yoga ausmacht: Yogameditation als ein Mittel zur Beruhigung, Besänftigung, Klärung und Verfeinerung unseres Geistes – auch und gerade über das Üben mit dem Körper. Saki Santorelli, Professor für Präventiv- und Verhaltensmedizin an der University of Massachusetts und Direktor des *Center for Mindfulness in Medicine, Health Care, and Society*, weist mit den folgenden Worten darauf eindrücklich hin: „Was den Geist berührt, berührt den Körper – und umgekehrt. Das ist ein fantastischer Dialog."

3.3.1
Meditation – das Herzstück jeder Yogapraxis

Egal welche der vielen Yogatraditionen wir betrachten, die sich im Laufe der letzten zweieinhalbtausend Jahre auf die unterschiedlichste Weise herausgebildet haben: Immer steht die Meditation im Zentrum der Praxis.

Da die Traditionen aber ihre Grundlage in unterschiedlichen Sichtweisen (*Darshanas*) auf die Welt und das Sein haben, sind daraus jeweils ganz eigene Methoden, Ausrichtungen und Zielsetzungen entstanden, sodass der Begriff „Meditation" ähnlich wie „Yoga" immer nur ein Dach bleibt, unter dem vieles zusammenkommt und seinen Platz und seine Berechtigung finden kann.

Der im Westen übliche Begriff der Meditation hat seinen Ursprung in dem lateinischen Verb *meditari*: tief nachdenken über spirituelle und philosophische Probleme. Er wird in dieser Bedeutung in Europa seit dem Mittelalter verwendet.

Im Laufe der Zeit hat allerdings auch ein Bedeutungswandel des Begriffs stattgefunden und der Psychologe Peter Sedlmeier weist darauf hin, dass mit diesem Wort vielen Techniken, die heute als „Meditation" bezeichnet werden, gewissermaßen etwas übergestülpt wird.[36]

Auch unsere Übersetzungen dazu aus dem Sanskrit und Pali treffen oft die Bedeutung nur annähernd, da in der Vergangenheit nicht genau differenziert wurde, was unter den diversen in den Texten verwendeten Begriffen zu verstehen war.

Und ein weiterer Grund ist eben auch, dass sich bis jetzt in Deutschland noch so gut wie keine fundierte Praxis der Yogameditation etablieren konnte. Erst die aktuellen Forschungen über die Wirkungen der Meditation machen deutlich, dass es in den Quellentexten mehrere, jeweils sehr spezifische Ansätze gibt, die z. B. mit einem bestimmten Fokus arbeiten oder eher am offenen Gewahrsein orientiert sind. Diese verschiedenen Formen der Meditation bauen manchmal aufeinander auf, manchmal schließen sie einander aus und manchmal laufen sie auch – wie auf zwei Schienen – nebeneinanderher.

Damit wird also deutlich, dass es nicht den *einen* Begriff oder das *eine* Konzept gibt, mit dem wir das Thema der Yogameditation abhandeln können – und schon gar nicht *die klassische Yogameditation*, auf die sich alle berufen könnten, um sich z. B. von modernen Meditationsformen abzugrenzen. Es ist auch hier letztlich wie immer im Yoga: Selbst wenn einige Traditionen recht rigide bestimmte Konzepte und Methoden als die „reine Lehre" verteidigen wollen, bleibt das Bewusstseinsfeld doch immer offen und durchlässig. Das hängt auch damit zusammen, dass in den indischen Traditionen seit jeher neues Wissen meist sehr zwanglos in die bisherigen Lehren integriert wird. Und dies lässt sich wiederum begründen durch die in Indien typische und recht ausgeprägte Tendenz, sich alles Neue „einzuverleiben", was als hilfreich oder bedeutungsvoll angesehen wird. Im Laufe der Zeit wird dann das ehemals Fremde (wie z. B. buddhistisches Gedankengut in den *Yoga-Sūtras*) als das Eigene betrachtet.

Und dem möchte ich noch die treffende Ergänzung meines Kollegen Klaus König beifügen: „Wenn man sich die Entstehungsgeschichte anschaut, wird auch deutlich, dass insbesondere zur Zeit der Entstehung der klassischen Systeme in Indien noch keine klare Abgrenzung zum Buddhismus und Jainismus vorhanden war. Insbesondere die klaren buddhistischen Bezüge in den *Yoga-Sūtras* und auch die Vermischung innerhalb der tantrischen Hatha-Traditionen (z. B. Goraksha) sind nicht klar zuzuordnen, sodass sich daraus auch keine Abgrenzung zwischen Yogameditation und ‚anderen' Meditationsformen ausmachen lässt."

Dennoch ist es sinnvoll, in die Quellentexte zu schauen, denn sie helfen uns, einige wichtige Tendenzen zu erkennen. Darauf werde ich an späterer Stelle näher eingehen.

3.3.2 Die Bedeutung der Meditation für den modernen Menschen

Seit einigen Jahren wächst in der Yogawelt ein Verständnis dafür, dass der Yoga eine ganze Reihe eigenständiger Meditationsformen aufweist.

Und inzwischen wissen wir unter anderem auch durch die Forschungen des *Hatha Yoga Project*[37], dass nicht *Āsana*, sondern *Prāṇāyāma* und Meditation als wesentliche Bestandteile einer jeden Yogapraxis – und vor allem auch der Hatha-Yoga-Praxis – angesehen werden, was hoffentlich allmählich eine Umorientierung in der Gestaltung des Yogaunterrichts einleiten wird. Gleichzeitig fragen auch immer mehr Teilnehmende nach Angeboten, um Meditation auszuprobieren oder sogar längerfristig einzuüben. Sie haben wiederum ihre ganz eigenen Motive und Vorstellungen darüber, was Meditation im Yoga bezweckt.

3.3.3 Was Menschen zur Meditation motiviert

Angeregt durch Berichte in den Medien und unter anderem auch durch die Statements bekannter Spitzensportler und Künstler erhoffen sich diejenigen, die mit Meditation beginnen, gemäß Umfragen vor allem folgende Wirkungen.[38] Sie möchten:

- weniger depressiv sein
- weniger gestresst sein
- lernen abzuschalten
- sich besser entspannen können
- besser schlafen können
- Schmerzen besser ertragen können
- etwas für ihre Gesundheit tun
- selbstsicherer werden
- ihre Beziehungsfähigkeit verbessern
- sich besser konzentrieren können
- leistungsfähiger werden

Diese Auflistung macht deutlich, dass sie eigentlich Entspannung suchen und ihr körperliches und psychisches Gleichgewicht wiederherstellen bzw. verbessern möchten. Es ist für Yogalehrende wichtig, diese Motivationen zu kennen und zu verstehen, denn in den Grundlagentexten des Yoga finden sich ganz andere Vorstellungen, warum Meditation und Yoga untrennbar verbunden sind.

Meditation wird in den Quellentexten des Yoga beschrieben als ein Mittel:

- um sich selbst besser zu verstehen – auf der Ebene der Gefühle, der Gedanken und des Verhaltens (in allen Texten)
- um innerlich frei zu werden (*Kaivalya* in den *Yoga-Sūtras*)
- um zu einer unmittelbaren Schau zu finden (*Nirodha* in den *Yoga-Sūtras*, *Unmanī* in der *Hatha-Pradīpikā*)
- um Einheit zu erfahren (im Advaita und den Upanishads)
- um in Kontakt mit dem Göttlichen zu treten und mit ihm eins zu werden (in der *Bhagavadgītā*)
- um mit dem Göttlichen zu verschmelzen (*Laya* in der *Hatha-Pradīpikā*)
- um den Zyklus der Wiedergeburten zu beenden (in der *Hatha-Pradīpikā*)

Diese beispielhafte Auflistung macht deutlich, dass Meditation im Yoga vor allem als ein Mittel der Selbsterkenntnis, der Bewusstwerdung, der Entgrenzung und der Einheits- bzw. Gotteserfahrung verstanden wird.

Diese Zielsetzungen sind für die meisten unserer Teilnehmenden nicht von vorrangigem Interesse. Was sie aber interessieren könnte, sind die meditativen Methoden, die ihnen helfen, ihr Körpergefühl (Propriozeption und Interozeption), ihre Aufmerksamkeit und ihre Achtsamkeit zu schulen und darüber hinaus auch verstehen zu lernen, wie sie mit ihrem Geist arbeiten können.

So unterschiedlich diese beiden Motivationsstränge auch sein mögen, ist ihnen eines jedoch gemeinsam:

- Sie sollen den Übenden helfen zu erkennen, was ihnen Leid (*Duhkha*) verursacht bzw. auf der Grundlage welcher inneren Einstellungen sie sich selber diese leidhaften Erfahrungen erschaffen.
- Sie ermöglichen ein Verständnis dafür, dass die Ursache leidhafter Erfahrungen in den eigenen Prägungen (*Samskāras*) und in den tief sitzenden Störkräften (*Kleshas*) liegt, die bewirken, dass der Geist als unruhig, angespannt und gestresst erfahren wird.
- Es stehen Methoden zur Verfügung, die den Übenden helfen, dass ihr Geist sich klären, beruhigen und stabilisieren kann, indem sie in ihrem Bewusstsein eine veränderte Beziehung zu den leiderzeugenden Faktoren etablieren.

Das Kunststück im Yoga- oder Meditationsunterricht besteht nun darin, die Interessen der Teilnehmenden, den Anspruch der Yogameditation und das, was wir als Yogalehrende vermitteln möchten, in Einklang zu bringen. Wenn wir als Yogalehrende unseren Teilnehmerinnen und Teilnehmern zeigen können, dass sie – vermittelt durch die Meditation – mehr Selbsterkenntnis erlangen und darauf basierend zu mehr Selbstkompetenz und daraus resultierender Selbstwirksamkeit finden können, dann bleiben wir den Kernanliegen der Yogawege verbunden. Darüber hinaus ist dies sicher auch ein guter Ausgangspunkt, um die Teilnehmenden dazu zu motivieren, sich auf den Weg zu sich selbst zu machen.

Konkrete Vorschläge für die Umsetzung finden sich in Abschnitt 3.3.15, „Meditation unterrichten – Einstieg in Lehre und Vermittlung".

3.3.4 Womit wir uns in der Meditation beschäftigen

Bei den meisten Menschen, die sich für Meditation interessieren, damit aber noch keine Erfahrungen gemacht haben, gibt es die Vorstellung, dass Meditation bedeutet, sich hinzusetzen, die Augen zu schließen und an nichts mehr zu denken bzw. nicht mehr zu denken. Doch wie Praktizierende sehr gut wissen, stimmen die Erfahrungen in der Meditation in keiner Weise mit solchen Vorstellungen überein, und deshalb sollten wir von Anfang an deutlich machen, dass man sich in den ersten Jahren der Meditationspraxis mit seinem Geist bzw. in der Begrifflichkeit des Yoga mit *Citta-Vritti* beschäftigt, also all den mentalen Aktivitäten (*Vrittis*), die in unseren Bewusstseinsraum (*Citta*) treten.

Da wir in den westlichen Kulturen keine einheitliche Definition für den Begriff „Geist" (bzw. für das englische Pendant „mind", das inzwischen auch gern im Deutschen verwendet wird) entwickelt haben, ist es sinnvoll, als Übungsleiter oder -leiterin zunächst einmal zu klären, was man selber darunter versteht.

Für mich ist die folgende Definition des Psychologen Daniel Siegel besonders stimmig, da sie weitgehend mit den mir bekannten Yogakonzepten übereinstimmt: „Ich benutze den Begriff ‚Geist', um den Kern unserer Erfahrung, lebendig zu sein, auszudrücken, von Gedanken und Intuition bis hin zum Denken, zur Erinnerung, zur Aufmerksamkeit, zum Gewahrsein, zur Absicht und zur Anregung des Verhaltens."[39]

Tatsächlich erfahren wir ja unseren Geist als einen stetigen Energie- und Informationsfluss, und zwar immer wieder in unterschiedlichen Rhythmen und in unterschiedlicher Intensität. Dazu passt, dass die moderne Bewusstseinsforschung unser Gehirn weniger als ein „Denkorgan", sondern vielmehr als *einen verkörperten Mechanismus des Energie- und Informationsflusses* versteht.

Dieser Energie- und Informationsfluss bewegt sich ständig zwischen den drei wesentlichen Bereichen menschlicher Erfahrung.

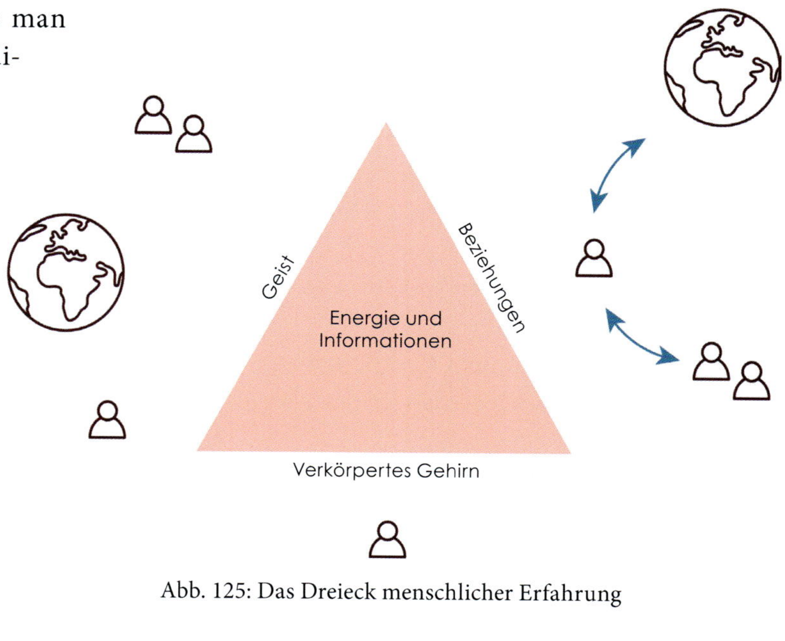

Abb. 125: Das Dreieck menschlicher Erfahrung

Normalerweise bewegen sich die *Vrittis* im „Autopilotmodus“ zwischen den verschiedenen Außenpunkten der Dreiecklinien hin und her. Dies bedeutet, dass sich unsere Aufmerksamkeit einmal mehr mit den Sinneseindrücken der Außenwelt beschäftigt, dann wieder eher mit den inneren Erfahrungen, die wir mit uns selbst als Körper, als mentales und emotionales Wesen machen, und dann wieder mit den vielfältigen Beziehungen, die wir mit anderen Menschen haben. Wir erleben dabei eine Dynamik der ständigen (meist unbewussten) Anziehung oder Abstoßung. Und diese Dynamik gründet in unseren durch Erziehung und durch Charakter entstandenen Prägungen.

Wenn wir uns jedoch in unseren inneren Raum zurückziehen (*Pratyāhāra*), dringen nur noch wenige Außenreize ins Bewusstsein und es entsteht ein Wahrnehmungs- und Erfahrungsraum, der uns ermöglicht zu erkennen, wie sich die *Vrittis* bewegen, welchen Gewohnheiten und Mustern sie folgen und wonach und wohin sie sich ausrichten.

Außer im Zustand tiefer Meditation sind unsere *Vrittis* immer in Bewegung, denn das Gehirn ist immer in irgendeiner Weise aktiv, weil es ständig in Wechselbeziehungen mit seiner natürlichen und sozialen Umwelt steht. Deshalb wird es heute in den Neurowissenschaften auch vor allem als ein Vermittlungs- und Transformationsorgan für biologische, psychische und soziale Prozesse verstanden.

Wenn wir also die Übenden darin unterstützen, dies in den ersten Monaten (vielleicht sogar Jahren) ihrer Meditationspraxis zu verstehen und in der Konsequenz nichts anderes zu erwarten, als die auf ihr Inneres gerichtete Beobachtungsfähigkeit – und damit ihre Aufmerksamkeit und Achtsamkeit – zu schulen, dann werden sie nicht mehr so schnell und so sehr von ihrer Abgelenktheit gestresst sein. Dazu gehört auch, dass sie sich bewusst werden, wann ihre Aufmerksamkeit ausgerichtet bleibt und wodurch sie sich ablenken lässt. Im Laufe dieses Prozesses werden Übende bemerken, dass durch dieses Beobachten und Mit-sich-Sein tiefe Selbsterkenntnis möglich wird, aus der dann wiederum Selbstverständnis und Selbstakzeptanz erwachsen können.

Man könnte auch sagen, dass durch diese Sammlung – also durch die Ausrichtung der Wahrnehmung nach innen – Einsicht möglich wird zur Klärung einer der zentralsten und wesentlichsten Fragen unseres Menschseins, der Frage: „Wer bin ich?“

Damit wir uns dieser Frage unvoreingenommen, offen und neugierig stellen können, brauchen wir aus Sicht der Gehirnforschung die Funktion des „Ruhezustandsnetzwerks“, das vor allem in der Mitte des Gehirns aktiv ist, weswegen es auch „Mittelliniennetzwerk“ genannt wird. Es umfasst eine Reihe von Gehirnregionen, die für Selbstwahrnehmung, soziales Gewahrsein und dafür zuständig sind, dass wir über uns selbst, über unser Verhalten und unsere Beziehung zu anderen nachdenken können.

Hier ist noch einmal wichtig zu erwähnen, dass jeder Bewusstseinszustand durch eine Gruppe miteinander verknüpfter Hirnregionen repräsentiert wird, weshalb man eben heute auch nicht mehr von Gehirnarealen, sondern vielmehr von Netzwerken spricht.

3.3.5 Die Bedeutung des Ruhemodus für unser Gehirn

Eine Erfahrung, die wir sicherlich alle kennen, ist, dass unser Gehirn beginnt, seine eigenen Schleifen zu drehen, sobald der Input aus der Umwelt ausbleibt. Dieses Beschäftigtsein mit sich selbst, wenn das Gehirn sich selbst überlassen ist, nehmen wir in der Regel als ein ungeordnetes Herumhüpfen unserer Gedanken wahr, das oft mit dem Herumhüpfen von Affen verglichen und deshalb auch als „Monkey Mind“ bezeichnet wird.

Die aktuellen Forschungen zur Meditation zeigen jedoch, dass es durchaus gute Gründe für diese mentale Aktivität gibt, und wir tun gut daran, die Funktionsweise unseres Gehirns in diesem Ruhemodus (Default Mode) besser zu verstehen.

Zum einen verfügt unser Gehirn über eine hohe Plastizität und baut sich fortwährend um. Für diesen Umbauprozess dürfen die Netzwerke unserer Nervenzellen weder zu aktiv sein noch zu ruhig werden. Unser Gehirn wird also dann, wenn wir es gerade nicht mit Informationen und Denkprozessen beschäftigen, von sich aus aktiv, um einen gleichbleibenden Level mittlerer Aktivität zu halten. Dies ist eine Grundvoraussetzung für sein gutes Funktionieren, und zwar besonders für die Regeneration und Neuvernetzung von Nervenzellen.[40]

Zum anderen nutzt unser Gehirn diese ihm durch den fehlenden Input zur Verfügung stehende Ruhezeit für eine Art von Selbstreinigungsprozess, indem es z. B. bestimmte Gedankengänge fortführt, die im Trubel des Tages unterbrochen wurden, oder um sich an bestimmte Situationen zu erinnern, die es als bedeutungsvoll eingestuft hat, denen es aber noch nicht genügend nachsinnen konnte. Diese Ruhephasen sind auch nötig, damit unser Gehirn Erfahrenes und Gelerntes abspeichern kann. Auf uns wirkt dies dann meist eher wie eine ungeordnete Aktivität – als ginge uns ganz beliebig dieses und jenes durch den Kopf.

Dazu passt auch, dass sich unser Gehirn in diesen Ruhephasen gerne mit Dingen beschäftigt, die in der Zukunft liegen. Oft tauchen dann Gedanken über ganz Nebensächliches auf, die uns nichtsdestotrotz eingehend beschäftigen können, wie beispielsweise die Frage, welches Paar Schuhe für das Treffen am nächsten Tag geeigneter sein könnte.

Zwar schaffen es solche Gedanken, in unser Bewusstsein zu treten, doch merken wir generell nicht viel davon, in welch hohem Maße unser Gehirn sich immer wieder damit beschäftigt (und beschäftigen muss) abzuschätzen, was als Nächstes wohl passieren wird oder passieren sollte. Allerdings machen es diese uns kaum bewussten antizipatorischen Aktivitäten überhaupt erst möglich, im Alltag Entscheidungen zu treffen, wenn es eher schnell gehen muss. Und wir sind eben deshalb dazu in der Lage, weil unser Gehirn gewissermaßen in den Ruhephasen schon die Vorarbeit geleistet hat.

Der wichtigste Grund für die Gehirnaktivitäten in den Phasen, in denen das Ruhezustandsnetzwerk aktiv wird, ist aber wohl, dass wir dann die Gelegenheit haben, über uns selbst nachzudenken. Wenn wir unsere Gedanken in dieser Weise schweifen lassen und dabei aufmerksam sind, geben wir unserem Gehirn die Zeit, aus seinen Nervennetzwerken Erinnerungen, Gefühle und Gedankengänge wieder ins Bewusstsein zu bringen. Und wir können uns dazu dann bewusst in Beziehung setzen, indem wir bestimmte Situationen, ein bestimmtes Verhalten von anderen oder auch unser eigenes Verhalten noch einmal durchdenken, hinterfragen und (neu) bewerten. Daniel Siegel nennt diesen Zustand ein „Eintreten in die Ebene der Möglichkeiten“, auf der wir uns offen und in gewissem Sinne „verfügbar für den Augenblick“ erleben können.[41] Dieser Zustand kann dann eintreten, wenn wir unserem Gehirn die Möglichkeit geben, seine verschiedenen Bereiche gut zu vernetzen, indem wir sowohl unser Denken und Fühlen als auch unsere Körperwahrnehmung bewusst in dieses offene „Mit-etwas-Sein“ einbeziehen.

Ist unser Ruhezustandsnetzwerk auf diese Weise in viele andere Bereiche des Gehirns integriert, dann werden Einsicht und Empathie möglich. Vor allem aber erlaubt uns diese Integration, auf die Stimme unseres Körpers zu hören und auch andere Sichtweisen zur Kenntnis zu nehmen. Das versetzt uns wiederum in die Lage, uns selbst und das Leben besser zu verstehen und unser Denken und Fühlen, unser Verhalten und Handeln leichter zu regulieren.

Ist das Ruhezustandsnetzwerk hingegen nicht gut in das übrige Gehirn und den Körper integriert, weil wir z. B. Ablehnung, Angst, Isoliertheit und Scham erfahren haben, dann werden wir in der reizarmen und ruhigen Atmosphäre der Meditation eher dazu neigen, gedanklich und gefühlsmäßig um uns selbst zu kreisen. Wir verlieren uns dann z. B. in Grübelschleifen und anderen Formen festgefahrener innerer Dialoge, die auch als Ichbesessenheit und Egozentrik in Erscheinung treten können. Siegel vermutet, dass solche „Ichbesessenheit von einem Ruhezustandsnetzwerk kommen könnte, das exzessiv mit seinen eigenen Schaltkreisen verbunden ist und sich nicht mit dem weiteren Nervensystem, dem Gehirn, dem Körper als Ganzem, geschweige denn mit anderen und der weiten Welt vernetzt."[42] Endloses Wiederholen negativer Glaubenssätze, Sorgen, Ängste und Befürchtungen sind oft die Folge und diese Erfahrungen können Menschen, die beginnen zu meditieren, zu Recht verschrecken und führen in der Regel dazu, dass sie die Stille fliehen.

Siegel weist aus seiner klinischen Erfahrung heraus eindringlich darauf hin, dass diejenigen, die solche Tendenzen in sich wahrnehmen, zu Beginn psychotherapeutische Begleitung als Unterstützung und Wegweisung in Anspruch nehmen sollten. Gleichzeitig betont er, dass eine gut angeleitete Meditationspraxis gerade für solche Menschen besonders wertvoll ist. Die Meditation ermöglicht es ihnen, aus ihren festgefahrenen Denkschlaufen auszusteigen und einen Zugang zu den Potenzialen der Möglichkeitsebene zu finden – und damit zu grundlegenden Neubewertungen und nachhaltiger Veränderung.

Ein Verständnis dieser Netzwerke ist also äußerst wichtig und wir sollten unseren „Monkey Mind" dementsprechend ruhig ab und zu sich selbst überlassen und vor allem nicht versuchen, ihn zu unterdrücken oder in Widerstand zu ihm zu gehen. Ebenso wie gelegentliches Tagträumen unterstützt dieser entspannte, gelassene Geisteszustand in den meisten Fällen unser Gehirn darin, dass es sich selbst reguliert, sich umkodiert, neue Verbindungen etabliert und uns gerade dadurch erlaubt, in unserem Alltag präsent und achtsam zu sein.

3.3.6 Unser Bewusstsein und verschiedene Zustände der Aufmerksamkeit

Aufmerksamkeit ist immer mit einer der *unterschiedlichen Formen* des Bewusstseins verbunden. Aus der Sicht der Neurophysiologie gibt es nämlich nicht *das eine* Bewusstsein, sondern vielmehr vielfache Abstufungen von Bewusstheit, die folgendermaßen abgegrenzt werden können:

a) Leibliches Hintergrunderleben: eine Art Kernbewusstsein, das auch als eine basale, präreflexive Bewusstseinsstufe bezeichnet wird. Dazu gehören auch die sogenannten *Bottom-up-Prozesse*, womit Wahrnehmungen gemeint sind, die, vermittelt durch Sinneseindrücke, von „unten" ins Bewusstsein aufsteigen, und die daraus resultierenden Körperempfindungen, Stimmungen und Gefühle.
b) Bewusste Eigenwahrnehmung, die es uns ermöglicht, uns als ein „Ich" zu erfahren und zu formulieren: „Ich weiß, dass ‚ich' die Person bin, die sich erfährt, und ich weiß, warum ich gerade da bin, wo ich bin, und warum ich gerade das tue, was ich tue (z. B. mich zurückgezogen und niedergelassen habe, um zu meditieren)." Dazu gehören auch die sogenannten *Top-down-Prozesse*, bei denen die Wahrnehmung eher von „oben" bestimmt wird, also

unter Rückgriff auf Gewusstes, Erinnertes und Erfahrenes (mit all den dazugehörigen Bewertungen) und im Abgleich mit den eigenen Absichten, Erwartungen *und* dem gegebenen Kontext. Auf dieser Bewusstseinsstufe sind wir körperlich, mental und emotional präsent. Wir bekommen mit, was um uns herum bzw. in uns vorgeht, und nehmen bei Bedarf angemessene Regulierungen vor.

c) Integrales Bewusstsein, das die beiden Aspekte von *Bottom-up* und *Top-down* verbindet: Hier erleben wir einen Zustand erweiterter und verfeinerter Achtsamkeit, mittels derer wir einfühlsam und feinfühlig unser inneres Sein in Hinsicht auf das Fühlen, Denken und auf unsere Befindlichkeit erfahren. Gleichzeitig hat ein Mensch mit einem integralen Bewusstsein auch ein gewisses Maß an sozialer Intuition entwickelt und kann sich mittels Körpersprache und Stimme gut in die Stimmung seiner Mitmenschen einfühlen. So spürt er intuitiv, was andere brauchen, und zeigt gleichermaßen emotionale wie soziale Intelligenz. Seine Aufmerksamkeitsnetzwerke sind – bildlich gesprochen – also sowohl nach innen wie auch nach außen „aufgespannt" und aktiv.

Nach Daniel Siegel lassen sich in unserem Bewusstsein darüber hinaus zwei Aufmerksamkeitszustände unterscheiden, nämlich das fokale und das nicht-fokale Gewahrsein.

Als fokales (also auf einen Fokus ausgerichtetes) Bewusstsein bezeichnet man das *bewusste*, beabsichtigte Wahrnehmen, eine innere Ausrichtung (auf einen Fokus). Dazu gehören auch das Nachdenken, Überlegen und Entscheiden.

Zum nicht-fokalen Bewusstsein gehört dementsprechend alles, was wir – unbewusst – sonst noch wahrnehmen. Dazu zählen (wenn wir z. B. ruhig dasitzen, um zu meditieren): unsere Körperhaltung, unsere Befindlichkeit – wie etwa Hunger, Durst, Harndrang, Jucken, Atmung oder Verdauung – sowie die Temperatur und die Lichtverhältnisse des uns umgebenden Raums.

Diese nicht-fokale Aufmerksamkeit ist (biologisch und evolutionär bedingt) immer in uns wach. Manchmal drängen sich die so aufgenommenen Reize ins Bewusstsein und scheinen uns abzulenken oder zu stören. Solange wir uns jedoch noch nicht an die meditativen Vertiefungszustände völliger Losgelöstheit gewöhnt haben, werden unser Körpersein und unser Nervensystem (mit dem Gehirn) immer irgendwie mit uns in Kommunikation bleiben wollen, da wir sowohl unseren Geist und unser Gehirn als auch unser Nervensystem *verkörpern*! Wie können wir lernen, damit umzugehen?

Das Wichtigste ist hier sicher zunächst einmal, dass wir uns in unserem (biologischen) Sosein akzeptieren und annehmen. Das heißt, dass wir also nicht gegen die Natur in uns ankämpfen oder auch nur in Widerstand dazu gehen sollten, weil beides nur unnötige und für die Meditation kontraproduktive Spannung erzeugt.

3.3.7 Zeuge, Beobachter, Seher – drei für die Meditation zentrale Yogakonzepte

Im Yoga sind in diesem Zusammenhang für die verschiedenen Arten der Aufmerksamkeit Konzepte entwickelt worden, die für die Meditationspraxis sehr hilfreich sind. Dazu gehören vor allem die Konzepte des *Beobachterstatus* bzw. des *Zeugenbewusstseins.*

Wenn wir Zeuge einer bestimmten Situation sind, schauen wir gleichermaßen offen, aber auch neugierig und genau hin, was gerade vor sich geht. Wenn wir auf diese Weise etwas aufnehmen, ist dies meist sehr subjektiv gefärbt. Das lässt sich unter anderem daran ablesen, dass fünf Zeugen bei einer Befragung zu ein und derselben Situation fünf verschiedene Versionen des Geschehens wiedergeben werden. Das ist so, weil wir als Zeugen etwas erfahren *und* dazu auch eine Meinung haben. Unsere Bewertung fließt also mit ein.

Auch wenn man sich im Zustand des Zeugenbewusstseins in der Regel nicht einmischt, bleibt man doch unhinterfragt den eigenen Sichtweisen verhaftet. Man versucht noch nicht, auf eine Metaebene zu wechseln, ist aber auch nicht mehr völlig im Trubel der *Vrittis* versunken.

Demgegenüber gibt es den Beobachterstatus: In der Position des Beobachters zu sein heißt, sich selbst mit einer gewissen inneren Distanz zu betrachten und sich nicht mit dem, was beobachtet wird, zu identifizieren. Wesentlich für diesen mentalen Metazustand ist der bewusste Verzicht auf Bewertungen und Kommentare. Als Beobachter erfährt man sich durch all das, was über die Sinne aufgenommen wird, bleibt aber neutral, abgekoppelt und dadurch unberührt. Alles, was ins Bewusstsein dringt bzw. wahrgenommen wird (Perzeption), ist so, wie es ist. In diesem Status eines Beobachters kann unser Bewusstsein dem, was sich zeigt (in der Meditation z. B. Ablenkung, Langeweile, Juckreiz, Schmerz und alles andere, was im Default-Modus ins Bewusstsein tritt), eine große Bühne eröffnen, auf der sich alles – *wirklich alles* – abspielen darf. Nichts wird unterdrückt, alles darf sein. Allerdings wird die Beziehung zu dem, was ins Bewusstsein tritt, durch das bewusste „Sich-nicht-in-Beziehung-Setzen" (*Viyoga*) grundlegend verändert. Das Einüben des Beobachterstatus erlaubt dem Geist, zur Ruhe zu kommen und auch ruhig zu bleiben, selbst wenn das Beobachtende bemerkt, dass da Gedanken, Stimmungen oder Gefühle aktiv sind.

Nach meiner Erfahrung entwickelt sich der stille, ganz bei sich bleibende und neutrale Beobachter über die Jahre hinweg fast unmerklich aus dem Zeugenbewusstsein heraus. Ausschlaggebend ist dabei die innere Absicht, sich von den Anhaftungen an die eigenen Sichtweisen und Meinungen zu lösen und alles, was ist, möglichst auf sich beruhen zu lassen.

Abgesehen von diesen beiden Bewusstseinszuständen – dem Zeugen und dem Beobachter – kennt man im Yoga eine weitere, noch feinere Art, etwas zur Kenntnis zu nehmen, die in den *Yoga-Sūtras* als Seher (*Drashtā*) bezeichnet wird. Diese Erkenntnisinstanz entsteht in uns, indem wir uns mental vollständig vom Gesehenen abkoppeln. Hierbei belässt der Seher das Gesehene sozusagen bei sich (sodass es nichts mehr in ihm bewirkt) und erkennt, dass jeder Erkenntnissinn (für den hier symbolhaft das Sehen steht) zu etwas dient. Denn um zu wissen, ob und wie weit der Sehende sich auf das Erkannte einlässt (also auf das, was *Citta-Vritti* aktiviert) oder eben nicht (was *Viyoga* – die Abkoppelung – bewirkt), werden diese Erkenntnissinne benötigt (YS 2.17 ff.).

Das Ziel liegt darin, dass das „sehende Prinzip" ganz bei sich und damit auch vollkommen neutral ist. Das heißt auch, dass es sich nicht auf den steten Wandel (*Parināma*) einlässt und auch nicht mehr mit dem Strom des Lebens schwimmt. Dieser Zustand, in dem der Seher von allen Prägungen abgekoppelt ist (*Nirodha*), wird als ein „Freisein" (*Kaivalya*) von allem angesehen. Es lässt sich als einen Zustand tiefer Meditation beschreiben, in dem der Seher die wahre Natur (*Svarūpa*) seines Wesens erfährt.

3.3.8 Zwei hilfreiche Modelle zum Einüben von Aufmerksamkeit und Achtsamkeit

Seit Meditation als ein Mittel entdeckt wurde, um in förderlicher Weise Achtsamkeit und Aufmerksamkeit zu schulen, sind vor allem für die psychologische Praxis einige Konzepte und Modelle entwickelt worden, die in bildhafter Weise sowohl die Methodik (den Weg) der Meditationspraxis als auch die daraus erwachsenden Zustände (das Ziel) darstellen.

Die beiden Modelle, die ich hier vorstellen möchte, sind außerordentlich gut mit vielen Konzepten, Bildern und Methoden zu verbinden, die uns aus dem Yoga geläufig sind.

3.3.8.1 Die Nabe des Bewusstseins

Das Modell der Nabe des Bewusstseins bzw. des Bewusstseinsrades wurde von dem oben bereits erwähnten Daniel Siegel entwickelt, der Professor für Psychiatrie an der University of California ist und gleichzeitig als Neurowissenschaftler schon viele Studien des *Mindsight Institute* begleitet hat.

Das Bild eines Rades mit der ruhigen Nabe in der Mitte ist im gesamten indischen Kulturraum bekannt und wird von Siegel in ganz ähnlicher Weise genutzt.

In seinem Modell stellt der Rand des Rades unsere äußere und innere Welt dar, also alles, was wir erleben und erfahren, was wir über unsere äußeren und inneren Sinne wahrnehmen können, und entsprechend auch Körperempfindungen, Gedanken, Gefühle und die Gestimmtheit des Resonanzraums, in dem wir uns gerade befinden. Die Speichen stehen dabei für unsere Wahrnehmungsqualitäten (also für das, was wir im Yoga *Jñānendriyas* nennen). Das Rad wird durch die Speichen in acht Erfahrungsbereiche unterteilt:

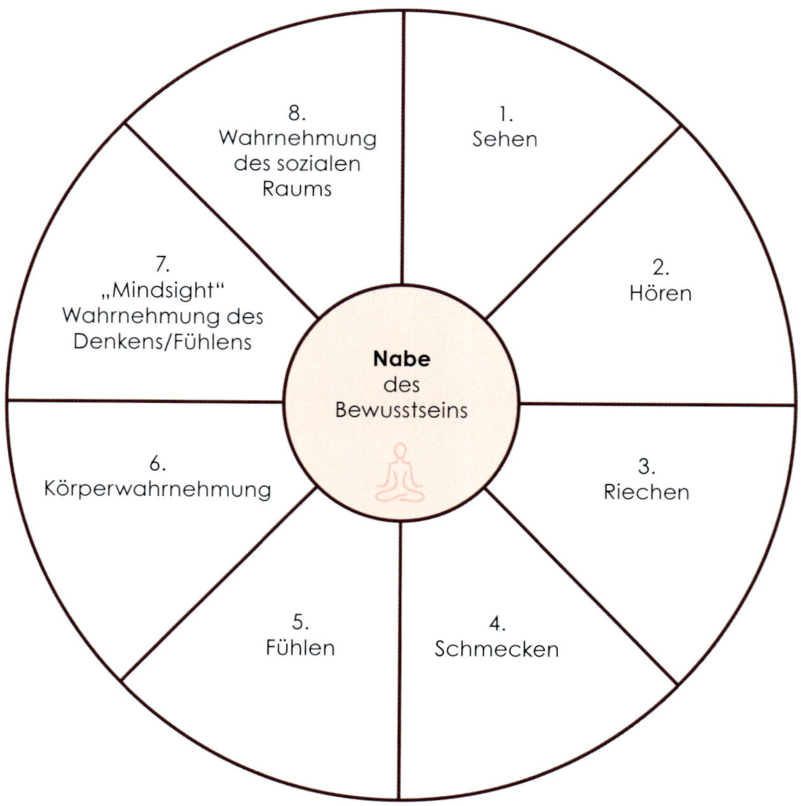

Abb. 126: Nabe des Bewusstseins nach Daniel Siegel[43]

- Die Bereiche eins bis fünf stehen für unsere fünf Sinne: das Sehen, Hören, Fühlen, Riechen, Schmecken.
- Der sechste Bereich steht für die sinnliche Wahrnehmung all unserer Körperempfindungen und unseres Körperseins (Propriozeption und Interozeption).
- Der siebte Bereich steht für die Wahrnehmung all unserer mentalen Prozesse (Gedanken, Gefühle, Erinnerungen usw.) und für die Art und Weise, wie wir unseren Geist (bzw. den Mind) erfahren. Dieser Sinn – also unsere Fähigkeit, unseren eigenen Geist zu betrachten – wird von Siegel „Mindsight“ genannt.
- Der achte Bereich steht für alles, was wir auf der Beziehungsebene wahrnehmen, also all die feinen Variationen in den Stimmungen, die wir im Laufe des Tages im sozialen Miteinander erfahren und die mit ihren Resonanzräumen einerseits unsere eigene Stimmung beeinflussen, die wir andererseits aber auch aktiv verändern können.

Jede Speiche steht für die Ausrichtung unserer Aufmerksamkeit auf einen spezifischen Abschnitt unserer Lebens- und Erfahrungswelt. Das zentrale Element der Nabe verkörpert den Ort im Inneren des Geistes, von dem aus uns etwas bewusst wird.

Mithilfe dieses Bildes – des Rades und der Nabe – wird es möglich, verschiedene Funktionen des Geistes zu unterscheiden:

- Er kann ein Erzeuger von Information sein. In dieser Funktion erfahren wir ihn als unseren denkenden Verstand.
- Er kann wie ein Kanal sein, durch den die Informationen in eine bestimmte Richtung fließen, wobei er diese Informationen aber nicht erzeugt. Siegel sagt dazu, dass dadurch eine neue Dimension des Geistes erfahrbar wird, und zwar die des Gewahrseins.
- Wenn das Gewahrsein in der Nabe ruht und sich dabei in einem Zustand befindet, den man auch als eine weite, offene Ebene von Möglichkeiten beschreiben könnte, kann der Geist sich aus der Begrenztheit seiner Prägungen befreien. Dadurch entsteht immer einmal wieder ganz plötzlich die in den Yogatexten beschriebene gleichzeitige Erfahrung von Leere (*Shūnya*) und Fülle (*Pūrna*). Wenn wir uns bewusst für diese Erfahrung öffnen, wissen wir, dass wir mehr sind als unser denkender Geist.

Das Rad mit den Speichen ist das Bild für unser Bewusstseinsfeld. Die *Vrittis* stellen dabei die Speichen dar, mit denen wir uns mit unserer Außen- und Innenwelt in Beziehung setzen. Das Bild lädt uns ein, uns vorzustellen, dass wir die Speichen einziehen können (*Pratyāhāra*), sie aber auch zur Nabe hin zurückbiegen können. Dann entsteht jener Zustand, in dem wir uns unseres Gewahrseins gewahr sind – der oben beschriebene Zustand des Sehers, der ganz bei sich ist und in sich ruht. Siegel nennt dies auch „offenes Gewahrsein“ oder das „Feld der Möglichkeiten“. Es ist also ein Zustand, in dem wir nicht mehr (ausschließlich oder so stark wie üblich) durch unsere *Vāsanās*, *Samskāras* und *Kleshas* in unserem Erkennen eingeschränkt sind.

Dieses Bild macht uns deutlich, dass wir immer entscheiden können, wohin wir den Strom unserer Aufmerksamkeit fließen lassen: ob wir aktiv über die äußeren und inneren Sinne mit dem Getriebe der Welt in Kontakt sind oder ob wir uns zurückziehen in die Ruhe der Nabe in der Mitte allen Getriebes.

3.3.8.2 Die Achse des Bewusstseins

Der Psychotherapeut und MBSR-Ausbilder Gerd Metz arbeitet mit einem etwas anderen Bild, das aber ebenso hilfreich ist.[44] Er sieht uns Menschen in einem immer wiederkehrenden Zustand der Zerrissenheit zwischen unserer Sehnsucht nach Verbundenheit einerseits und Autonomie andererseits. Dadurch kann unser Geist auch in der Zeit, in der wir uns der Meditation widmen wollen, oft nicht wirklich zur Ruhe finden. Dieser uns Menschen zutiefst eigene Zwiespalt drückt sich in unserer Erfahrung in der Polarität zwischen dem Sich-Einlassen und dem Wunsch nach Einflussnahme aus.

Dies wird z. B. deutlich, wenn wir uns im Autopilotmodus mit der Masse im Strom des Lebens treiben lassen. Wir erfahren dann zwar scheinbar Gemeinschaft und Verbundenheit, aber dies geht zumeist auf Kosten unserer Präsenz und Selbstwirksamkeit.

Metz weist aufgrund seiner Berufserfahrung als Bewusstseinscoach darauf hin, dass wir im Alltag immer wieder unsere Fähigkeiten zur Einflussnahme und Selbstwirksamkeit vergessen. Dieser Mangel an Bewusstheit führt nicht nur dazu, dass das Leben „durch uns hindurchrauscht", sondern auch dazu, dass der Wahrnehmungs- und Reflexionsraum zwischen Körper, Gefühlen und Denken in gewissem Sinne in sich zusammenfällt. Das Resultat ist eine in jeder Hinsicht gestörte Integration in unserem eigenen Sein wie auch im Kontakt zur Außenwelt.

Ähnlich wie Siegel stellt auch Metz das Feld unseres Erfahrens als einen Kreis mit verschiedenen Segmenten dar, in dessen Mitte sich eine Achse befindet: die Achse des Bewusstseins. Wenn wir sie im Geiste aufrichten, ermöglicht sie uns die Schau aus einer anderen – höheren und damit umfassenderen – Perspektive. Auf diese Weise bekommen wir eine bessere Übersicht und es wird wieder möglich, achtsam und selbstwirksam Einfluss auf die Regulation und Modulation unserer Gefühle, unseres Denkens und unserer Aufmerksamkeit zu nehmen.

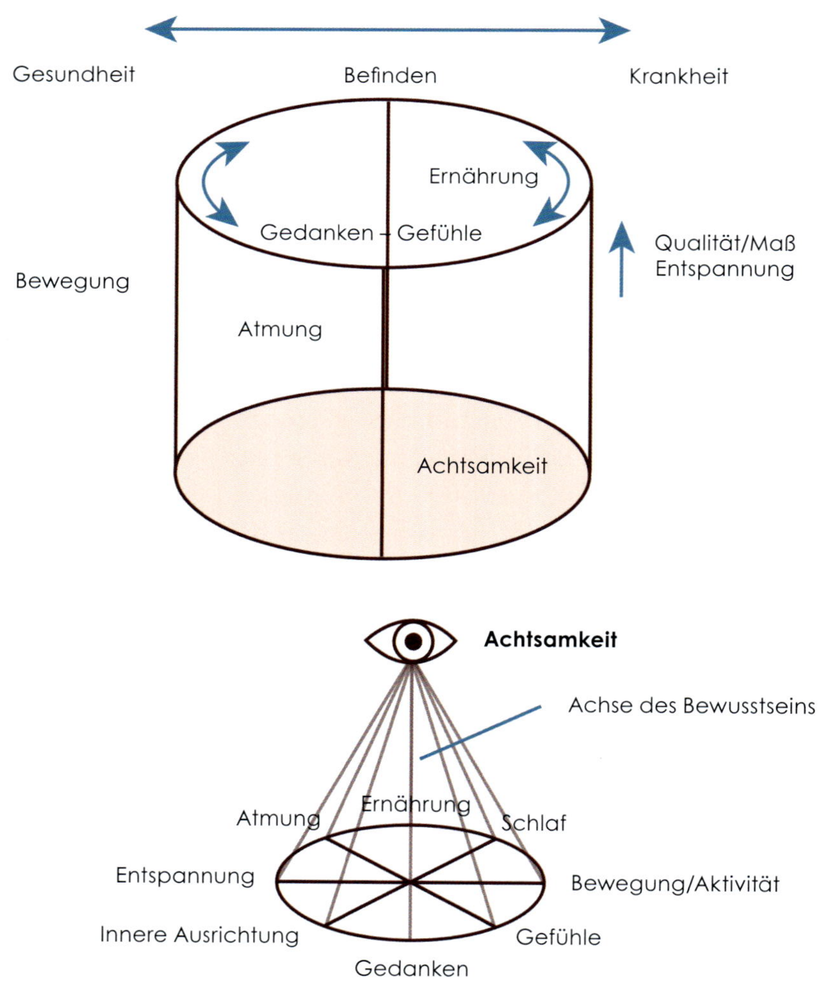

Abb. 127: Achse des Bewusstseins nach Gerd Metz

Bezogen auf die Meditation können wir dieses Bild (beispielhaft) so übersetzen:

- *Selbstwirksamkeit:* Wir lenken die Bewusstheit auf den Atem – wir richten die Achse des Bewusstseins auf.
- *Ohnmacht:* Ohne es zu merken, verlieren wir den Kontakt zum Atem – die Achse sinkt in sich zusammen.
- *Wiedereinflussnahme:* Wir merken, dass wir abgelenkt waren, und kehren mit unserer Bewusstheit zurück zum Atem – wir richten die Achse des Bewusstseins wieder auf.

Die achtsame und bewusste Erfahrung dieses Ablaufs ermöglicht zunehmend genauere Rückkopplungs- und Vernetzungseffekte zwischen der inneren Welt unseres Fühlens, Denkens und Wahrnehmens sowie der daraus resultierenden Absichten und der äußeren Welt, in der wir handeln, Wirkungen hervorrufen und dadurch direkt wie indirekt auf Situationen einwirken.

Metz nennt diesen Bewusstseinsschritt eine „Mikroentscheidung", die wir jeden Tag unzählige Male treffen. Die Summe all dieser Mikroentscheidungen bewirkt, dass sich allmählich etwas in uns verändert, und zwar:

- in der Fähigkeit, unsere Aufmerksamkeit ausgerichtet zu halten
- im Grad der Bewusstheit und damit der Achtsamkeit im Alltag
- in der Fähigkeit, unsere Bedürfnisse nach Verbundenheit und Autonomie zu erkennen und uns entsprechend dazu in unterschiedlichen Kontexten zu verhalten
- im Grad der Selbstwirksamkeit und Selbstbestimmtheit

Um hier ein Bild aus den Upanishads zu nutzen, könnte man auch sagen, dass wir der Kutsche, mit der wir – gezogen von den fünf Sinnespferden – durchs Leben fahren, wieder einen Kutscher geben, der sie mit Bewusstheit und Achtsamkeit angemessen lenkt und führt.

3.3.9 Achtsamkeit und offenes Gewahrsein

Achtsamkeit und offenes Gewahrsein gehören prozesshaft zusammen. Das zeigt sich sehr schön bei Jon Kabat-Zinn, dem Begründer des modernen Achtsamkeitstrainings, wenn er formuliert, dass Achtsamkeit das Bewusstsein ist, „das dadurch auftaucht, dass man mit Absicht, im gegenwärtigen Moment und ohne zu urteilen dem Sich-Entfalten von Erfahrungen von Moment zu Moment Aufmerksamkeit schenkt."[45]

Die Schritte dieses Prozesses zeigen sich darin, dass wir in der Meditation

1. uns mit Absicht hinsetzen und unseren Geist sammeln und ausrichten (z. B. mit dem Fokus auf das Atemgeschehen),
2. den Geist absichtsvoll und bewusst auf den gegenwärtigen Moment ausgerichtet halten,
3. beobachten, was ist, um gegebenenfalls – jedoch ohne zu urteilen – etwas zu verändern (z. B. den Fokus wieder ausrichten),
4. offen und achtsam dem Sich-Entfalten von Erfahrungen von Moment zu Moment Aufmerksamkeit schenken.

Die Schritte eins bis drei sind noch sehr der Achtsamkeit verbunden, weil wir den Energiefluss von Informationen, der uns ständig umgibt, genau im Auge behalten und ihn bei Bedarf lenken und regulieren. Daraus entfaltet sich dann oft unmerklich der hier beschriebene Zustand von Offenheit, in dem wir in großer Präsenz alles, was da ist, in unser Bewusstsein treten lassen. Das ist der laut

Siegel „weiträumige“ Zustand des offenen Gewahrseins.

Während sich Achtsamkeit als ein sanfter, aber klar gerichteter Lichtstrahl beschreiben lässt, ist das offene Gewahrsein so etwas wie eine umfassende, aber indirekte Beleuchtung, bei der das Licht passiv auf allem ruht, was da ist.

Unser Geist ist normalerweise unruhig, zerstreut und mit Beurteilen und Bewerten beschäftigt. Deswegen ist es am besten, ihn zunächst einmal zu sammeln und ihn dadurch, dass wir ihn immer wieder ausrichten, zu beruhigen und zu stabilisieren. Das gibt unserem Geist Struktur und Ausrichtung und uns das Gefühl, dass wir unsere mentalen Energieströme regulieren können. Und das vermittelt uns wiederum ein Gefühl der Sicherheit.

Erst wenn wir immer wieder einüben – und auch erfahren –, dass wir regulierend und modulierend (und nicht nur kontrollierend!) auf unser Denken und Fühlen einwirken können, wird auch mentale Entspannung möglich.

Man könnte auch sagen: Wir nehmen unseren Geist zunächst an den Zügel, schenken ihm die Sicherheit, dass da jemand ist, der auf ihn schaut, der ihn führt und ihm Ausrichtung gibt, bevor wir die Zügel locker lassen und sie eines Tages möglicherweise sogar loslassen. Das wird möglich, weil der Geist durch die Meditationspraxis inzwischen lernen konnte, offen, präsent und nicht urteilend zu sein und zu bleiben.

Die Forschungen besonders in der klinischen Psychologie machen deutlich, dass jede Meditationsform, die mit einem – wie auch immer gearteten – Fokus arbeitet, die Menschen gut erreicht und begleitet, die z. B. aufgrund von erlittenen Traumata oder psychischen Befindlichkeitsstörungen (starke innere Unruhe, Depression, Angststörungen usw.) psychisch eher instabil sind, denn der Fokus kann dem Geist immer wieder Ausrichtung und Halt geben, wenn Übende sich in Gedanken und Gefühlen zu verlieren drohen.

Sobald man aber beim Üben in sich selber – also mental und emotional – Halt, Struktur und Ausrichtung und damit Sicherheit erfährt und dann aus Erfahrung weiß, dass der Geist bei Bedarf reguliert werden kann, wird es möglich, sich dem weiten Gewahrseinsraum zu öffnen. In diesem Raum kann gleichermaßen die Leere wie die Fülle erfahren werden, ohne dass man von seinen Gefühlen und Meinungen mitgerissen wird. Offenes Gewahrsein ist wie ein schwebender Zustand ohne Halt (*nirālamba*). Es ist ein Zustand, in dem der Geist alles loslässt, worauf er sich sonst stützt, also seine Konzepte, seine Ansichten, Meinungen, Erinnerungen und vor allem seine Prägungen. Dies erfordert nicht nur große Offenheit, sondern auch Mut.

3.3.10 Hindernisse in der Meditation und wie wir sie überwinden

Dass ein Mensch, der Meditation lernt, vielen Hindernissen begegnen wird, steht schon in den Quellentexten. Dort geht es vor allem um *mentale Hindernisse* wie innere Unruhe, Abgelenktsein, Trägheit und Müdigkeit. Eine umfangreiche Zusammenstellung zu den Hindernissen (*Antarāyas*) findet sich in den *Yoga-Sūtras* (YS 1.30 ff.). Gleichzeitig gibt uns dieser Text aber auch viele Strategien an die Hand, um mit diesen Hindernissen umzugehen und sie langfristig unwirksam zu machen. Die *Yoga-Sūtras* nennen hier beispielsweise:

- die Verlängerung des Atems (YS 1.34)
- das Sich-bewusst-Machen, welche Macht wir unseren Sinnen geben und durch welche Sinnesreize wir uns am ehesten ablenken lassen (YS 1.35)
- die Ausrichtung des Geistes auf positive Gefühle wie Güte (*Maitrī*), Mitgefühl (*Karunā*), Freude (*Muditā*) und Geduld (*Upekshā*) (YS 1.33)

- die Ausrichtung des Geistes auf positive, beglückende innere Bilder wie das Licht im Herzen, das von Leid unberührt ist (YS 1.36)

Der wichtigste Ratschlag ist aber der, dass jeder und jede Übende selber für sich herausfinden muss, was ihm oder ihr helfen könnte, den Geist ausgerichtet und ruhig zu halten, und dass diese individuelle Strategie bewusst beibehalten werden muss, damit sie wirken kann und wirksam bleibt (YS 1.32).

Es können aber auch körperliche Hindernisse wie z. B. Schmerzen sein, die uns Schwierigkeiten bereiten, innerlich ruhig zu werden und unsere Aufmerksamkeit und Achtsamkeit ausgerichtet zu halten. Wenn immer wieder Schmerzen auftreten, etwa an den Gelenken (Füße, Knie, Hüften), dann kann oft eine mobilisierende Āsanapraxis Abhilfe schaffen. Manchmal reicht es aber auch schon, die Sitzhaltung zu wechseln oder auch eine Sitzhilfe zu nutzen. Wenn eine Haltungsschwäche die Ursache der Störung ist, weil die oder der Übende immer wieder spürt, wie anstrengend es für sie oder ihn ist, sich einigermaßen aufgerichtet zu halten, dann hilft mittel- bis langfristig eine kräftigende Āsanapraxis. Bevor eine derartige Praxis Wirkung zeigen kann, wäre es auch möglich, sich z. B. an eine Wand zu lehnen, um dem Rücken Halt zu geben.

Oft berichten Übende auch von scheinbar grundlosem Juckreiz, der immer wieder auftritt. Darauf und auf weitere körperliche Beschwerden gehe ich in Abschnitt 3.3.14, „Schwierigkeiten, die beim Meditieren auftreten können, und worauf wir achten sollten", noch näher ein.

3.3.11 Formen der Yogameditation

Im Laufe der Jahrtausende sind durch die große Vielfalt an Yogatraditionen – und aufgrund unterschiedlicher Sichtweisen (*Darshanas*) – natürlicherweise auch vielfältige Formen entstanden, die sehr unterschiedliche „Objekte" für die Meditation nutzen, um den Geist darin zu unterstützen, sich zu sammeln, in der Sammlung zu bleiben, sich zu klären und zu wandeln.

So lassen sich in den Quellentexten, wie etwa den Upanishads, der *Bhagavadgītā*, den *Yoga-Sūtras* und den Hatha-Yoga-Schriften, eine ganze Reihe verschiedener Formen der Yogameditation finden.

Einige wesentliche Meditationsobjekte des Yoga sind (die Reihenfolge beinhaltet keine Wertung):

- der eigene Körper als lebendiger, pulsierender, wundervoller Organismus (als Wunder des Lebens)
- der Atem, das „Geatmetwerden", das Genährtwerden über den Atem
- das Herz, das Innere des Herzraums als innerster, geschützter Ort
- die Entfaltung von Liebe, Mitgefühl und Güte für alle Wesen als Qualitäten des Herzens
- die Sammlung und Einpunktigkeit (*Ekāgratā*) auf bestimmte Bereiche des Körpers (Mitte der Stirn, Nasenspitze, Raum zwischen den Augenbrauen usw.)
- das Sich-Öffnen in die Erfahrung von Weite, Ausdehnung und Unbegrenztheit im inneren Raum
- das Sich-Öffnen in die Unermesslichkeit und Formlosigkeit des Himmelsraums
- die Erfahrung des äußeren und inneren Lichts
- die Erfahrung der Lebensenergie (*Prāna*), die im eigenen Körper und in allem, was ist, schwingt
- die Erfahrung des äußeren und inneren Tons (*Nāda*) als In-Beziehung-Treten mit dem uranfänglichen Klang
- das Erkennen der Kraft in uns
- die Erfahrung eines inneren Ortes, der von

Leid unberührt bleibt und der nie verletzt oder zerstört werden kann

- die Erfahrung der Kraft oder Schwingung des Göttlichen bzw. auch eines persönlichen Gottesbildes (*Īshvara*), des Absoluten, des Transzendenten
- die Erfahrung des Aufgehobenseins, der Verschmelzung mit dem Göttlichen bzw. mit dem Absoluten

3.3.12 Was Meditation in Körper und Gehirn bewirkt

Die Ausführungen zur Wirkung von Meditation sind auf der Grundlage von aktuell gesichertem Wissen zusammengestellt, sie erheben jedoch keinen Anspruch auf Vollständigkeit, denn über die Wirkungen der Meditation ließe sich endlos schreiben.

Anhand der Quellentexte wird deutlich, dass Meditation schon seit jeher im spirituellen Kontext genutzt wurde, um Aufmerksamkeit zu schulen, die Konzentrationsfähigkeit zu verbessern und den zerstreuten Geist auszurichten. Zeitgenössische Meditationslehrende wie z. B. der Psychologe und Hirnforscher Richard Davidson fanden heraus, dass sich bei einer regelmäßigen Meditationspraxis schon nach relativ kurzer Zeit (ca. 20 bis 30 Stunden Gesamtdauer, verteilt über einen gewissen Zeitraum) Veränderungen in der Struktur und der Funktion unseres Gehirns nachweisen lassen. Allerdings sind diese Veränderungen dann noch nicht nachhaltig. Wenn Übende ihr Training aber beibehalten, werden sich dadurch laut der Forschung grundlegende Veränderungen ergeben. Begründen lässt sich dies mit der enormen Neuroplastizität des Gehirns.

Verschiedene Studien im Bereich der Mind-Body-Medizin, der Psychologie, der Schmerz- und der Stressforschung zeigen, dass Meditation die bei Weitem wirksamste Stressantwort gibt und damit wahrscheinlich die beste und nachhaltigste Unterstützung ist, die wir unseren Selbstheilungskräften angedeihen lassen können.

Der Neuropsychologe Rick Hanson erklärt dies in seinem Übungsprogramm *Meditationen, um das Gehirn zu verändern* damit, dass Meditation die Strukturen des Frontallappens aktiviert, die unsere innere Ausrichtung auf heilsame Zustände unterstützen.[46] Richard Davidson drückt es so aus: „Wir können unser Gehirn selber formen, indem wir positive und gesunde Geistesgewohnheiten trainieren. Wie sich zeigt, verändert sich das Gehirn durch entsprechende mentale Übungen, und zwar zum Besseren. Und diese Veränderungen im Gehirn schaffen wiederum eine Grundlage für langfristige Veränderungen in unserem Erleben und Verhalten."[47]

Grundsätzlich unterstützt die regelmäßige Meditationspraxis das Funktionieren unseres Willens und durch sie lässt sich ganz generell unsere Aufmerksamkeit trainieren. Darüber hinaus werden durch Meditation die Bereiche des Stirnhirns aktiviert, mittels derer wir reflektieren, unsere Handlungen abwägen und Entscheidungen treffen. „Insgesamt gesehen verstärkt jedes Aufmerksamkeitstraining den Schaltkreis der Selbstbeobachtung, des Gewahrseins seiner selbst und des Sich-selbst-Verstehens. Es wird das gestärkt, was in der klinischen Psychologie als ‚beobachtendes Ich' bezeichnet wird."[48]

Im Yoga wird diese Instanz mit den oben bereits erwähnten Begriffen des „Beobachters" bzw. des „Sehers" (*Drashtā*) beschrieben. Sie gelten als unverzichtbar, wenn es darum geht zu lernen, unsere Gefühle zu modulieren und zu regulieren. Mit ihrer Hilfe sind wir in der Lage, negative Bewertungsmuster und die daraus resultierenden Denk- und Fühlmuster zu überschreiben, die unserer Genesung und Gesunderhaltung im Wege stehen.

Meditation – und zwar vor allem die Maitrīmeditation, also die Meditation liebender Güte – aktiviert die Inselrinde, die aus zwei kleinen Ansammlungen von Nervenzellen an der Mittelfurche des Gehirns besteht. Die Inselrinde oder Insula ist dafür zuständig, den Zustand des Körpers zu spüren, um seine Funktionen und sein Befinden von innen heraus zu erfahren und zu überwachen. Durch sie werden wir uns unserer Bauchgefühle bewusst und erhalten damit auch einen Zugang zu einem intuitiven Verstehen. Offensichtlich hilft uns also ein Training, dessen Fokus auf dem Spüren und der Selbstachtsamkeit liegt, dass wir einen besseren Zugang zu den Informationen unseres emotionalen Körpergedächtnisses (den „somatischen Markern") bekommen.

Rick Hanson, der seit vielen Jahren intensiv darüber forscht, wie unser Gehirn lernen kann, sich stärker auf das Wohlbefinden und all das auszurichten, was uns gelingt, fand heraus, dass unser Gehirn durch Meditation lernen kann, nicht nur in Zustände des Glücks zu gelangen, sondern diese auch aufrechtzuerhalten.

> *Sie bewirkt, dass der Hypothalamus uns mit angenehmen Hormonen wie Oxytocin und Neurotransmittern wie Dopamin und Noradrenalin belohnt. Dies alles schafft positive innere Zustände. Sie werden als optimaler Zustand erfahren, dem sich das Gehirn und der Geist zunehmend zuwenden. Es ist, als würden wir unser Gehirn immer wieder einladen, sich immer mehr dem Glücklichsein zuzuneigen. Meditation und die Einsichten, die der Meditation entspringen, verringern allmählich die Beteiligung an jeglichen unheilsamen und unglücklichen Zuständen. Meditation aktiviert jenen Teil des Gehirns, den anterioren cingulären Cortex, den ACC, der zuständig ist für integriertes, fokussiertes Denken und Fühlen, und stärkt ihn damit.*
>
> *Denken und Fühlen sind bei vielen Formen des Leidens getrennt, wie z. B. bei chronischer Angst, schlechter Laune, allgemeiner Griesgrämigkeit. Beides zusammenzubringen, sodass die betreffende Person fühlen kann, während sie denkt, und zu denken vermag, während sie fühlt, ist ein vorrangiges Ziel der Psychotherapie und anderer Methoden des persönlichen Wachstums. Indem wir wiederholt den ACC aktivieren, helfen wir den Neuronen dabei, sich mit immer mehr Gehirnfunktionen zu verdrahten, und stärken so unsere Fähigkeit, Denken und Fühlen zu integrieren.*[49]

Dadurch wird auch nachvollziehbar, dass eine regelmäßige Meditationspraxis positive Auswirkungen auf Menschen hat, die unter immer wiederkehrenden depressiven Episoden leiden. Forschungen dazu zeigen und Patienten berichten, dass die Episoden seltener werden, weniger schwer ausgeprägt sind und damit auch das gefürchtete Rückfallrisiko sinkt. „Die Wirkung ist vergleichbar mit der von Antidepressiva", sagt der Psychiater und Psychotherapeut Christophe André.

Seine fünfzehnjährige Praxiserfahrung am Hôpital Sainte Anne in Paris belegt die Ergebnisse aus klinischen Studien in Europa und Nordamerika. „Personen, die bereits zwei schwere depressive Episoden erlebt haben, können durch zwanzig Minuten Meditieren am Tag ihr Rückfallrisiko um 50 Prozent reduzieren!"[50], so André. Grund dafür ist eine Desensibilisierung – und damit einhergehende verringerte Aktivität – der Amygdala. Dadurch könne der Geist ruhig und klar werden, was die Betroffenen in die Lage versetze, wieder bewusst und achtsam ihre Gefühle zu regulieren und ihren Geist auf das Gelingende und Positive auszurichten.

Darüber hinaus hat eine regelmäßige Meditationspraxis wohl auch eine deutliche Wirkung auf unseren Alterungsprozess, und zwar sehr konkret auf die Telomere, die wie eine Schutzkappe am Ende eines jeden Chromosoms sitzen. Mit steigendem Lebensalter werden die Telomere kürzer und wenn sie einmal zu kurz geworden sind, kann sich die Zelle nicht mehr teilen und kein neues Gewebe mehr bilden. Indem regelmäßiges Meditieren unseren Organismus vor Stresserkrankungen bewahrt, kann es auch unsere Telomere schützen und sogar stärken. Dies wurde im Rahmen des *Shamatha Project* nachgewiesen, eines internationalen buddhistischen Forschungsprojekts, das Langzeituntersuchungen zu den Auswirkungen von Meditation auf Körper und Psyche durchführt. Die Forschenden maßen zu Beginn und am Ende des dreimonatigen Meditationstrainings die Aktivität der Telomerase, eines Enzyms, das die Verkürzung der Telomere verlangsamt. Nach Ablauf der drei Monate war der Telomerasespiegel bei den Probandinnen und Probanden in der Meditationsgruppe um 30 Prozent gestiegen. Daraus lässt sich folgern: drei Monate intensives Meditieren = ein Drittel mehr Telomerase!

Daraus lässt sich ableiten, dass Meditation einen der fundamentalsten Mechanismen unserer Biologie beeinflussen kann: die Zellalterung![51]

3.3.13 Wirkungen einiger ausgewählter Meditationsformen

- **Achtsamkeitsmeditation:** stärkt die Aufmerksamkeit, fördert das Gewahrsein für den eigenen mentalen und emotionalen Zustand und hilft so, ihn achtsam zu regulieren. Sie bewirkt schon nach dreimonatiger regelmäßiger Übung achtsamen Gewahrseins eine signifikante Verdickung des Stirnhirns. Allerdings wirkt sie nicht unterstützend und lindernd bei psychosozialem Stress!
- **Dankbarkeitsmeditation:** fördert die Achtsamkeit, lenkt die Aufmerksamkeit auf das Gelingende, lindert Angst, indem sie die Aktivität des limbischen Systems senkt. Sie hilft durch die innere Ausrichtung auf positive Erfahrungen, besser mit psychosozialem Stress klarzukommen.
- **Meditation für Selbstmitgefühl/Mitgefühl:** verändert das Erleben der eigenen Person und anderer Menschen, macht einfühlsamer, fördert Wohlwollen, Nachsicht und Geduld, Mitgefühl und Altruismus. Sie aktiviert die Inselregion des Gehirns und verstärkt die Aktivität der linken Seite des Stirnhirns („Linksverschiebung"). Außerdem wirkt sie unterstützend bei psychosozialem Stress, um mitfühlend und verständnisvoll mit sich und anderen umzugehen.
- **Mit dem Herzen atmen/Meditation über das Licht im Herzen:** entspannt das Herzhirn und damit das Herz, aktiviert das Körpergewahrsein für den Herzbereich und ermöglicht so, z. B. genauer zu spüren, wie schnell das Herz schlägt. Sie wirkt heilsam bei koronaren Erkrankungen und fördert die Fähigkeit, „sein Herz zu öffnen" und zu vertrauen. Darüber hinaus stärkt sie die Resilienz, vor allem auch gegenüber den Auswirkungen von psychosozialem Stress.
- **Meditation über die Intelligenz und die Kraft des Lebens/Meditation über das Selbst:** erlaubt im „Gespräch mit sich selbst" einen Perspektivwechsel weg von den einengenden Kräften des „kleinen Egos" hin zu bewusstseinserweiternden Perspektiven des Eingebettetseins in einen größeren Zusammenhang. Sie fördert außerdem die Fähigkeit, Zusammenhänge und Beziehungen zu erkennen (Kohärenz) und zu erfahren, dass jedes lebendige Wesen mit dem Leben schwingt (Resonanz).

Diese Übersicht erhebt keinen Anspruch auf Vollständigkeit, sondern weist nur auf einige der mittlerweile nachgewiesenen Wirkungen der Meditationspraxis hin.

3.3.14 Schwierigkeiten, die beim Meditieren auftreten können, und worauf wir achten sollten

Nun haben wir schon eine Menge darüber erfahren, wie positiv sich Meditation auf unser körperliches und mentales Befinden auswirken kann. Zu den Risiken und Nebenwirkungen sind die Forschungen allerdings noch sehr überschaubar. Peter Sedlmeier schreibt in seinem auf Metastudien gestützten Buch *Die Kraft der Meditation: Was die Wissenschaft darüber weiß*, dass es „kaum systematische Überblicksstudien gibt, wohl aber eine Reihe von Fallstudien, in denen meistens sehr auffällige und schwerwiegende Vorkommisse berichtet werden.“[52]

Grundsätzlich kann man sagen, dass für viele Anfängerinnen und Anfänger der Beginn der Meditationspraxis meist etwas holprig verläuft. Das hat vor allem mit der Vielzahl an unrealistischen Erwartungen zu tun, die insbesondere durch Berichte in den Medien geschürt werden. Da ist meist nur davon die Rede, wie gut Meditation tut und dass sie bei allen möglichen Beschwerden helfen kann. Gemäß der Prägung in unserer Leistungsgesellschaft erwarten wir entsprechend, dass sich die positiven Auswirkungen und spürbaren Erfolge schon sehr bald einstellen werden, wenn wir uns nur genügend anstrengen. Dem ist aber leider nicht so und deswegen ist es wichtig, die Teilnehmenden an Meditationskursen darauf vorzubereiten, dass der Anfang oft nicht ganz glatt läuft und dass sich auch nicht nur angenehme Gefühle zeigen werden.

Was sollten die Teilnehmenden also erwarten?

3.3.14.1 Körperliche Beschwerden

In Abschnitt 3.3.10 über die Hindernisse in der Meditation habe ich mögliche Schmerzen beim längeren Sitzen bereits kurz angesprochen. Da wir es gewohnt sind, auf Stühlen zu sitzen, sind Anfänger in einem Meditationskurs zumeist damit konfrontiert, dass sie Schwierigkeiten haben, etwas länger auf dem Boden zu sitzen. Deshalb ist es sinnvoll, das Angebot zu machen, zunächst einmal auf einem Stuhl zu sitzen. Das weit verbreitete Bild des sitzenden Buddha hat uns wohl zu der allgemeinen, meist unbewussten Vorstellung geführt, dass man zum Meditieren unbedingt auf der Erde sitzen muss und es keine Alternative dazu gibt.

Deshalb klagen viele Menschen über Schmerzen, und zwar vor allem über Knieschmerzen, Rückenschmerzen und Anspannungen im Schulter- und/oder Nackenbereich.

Diese Probleme lassen sich meist allerdings mittel- bis langfristig gut durch eine an die Anforderungen des Sitzens angepasste Āsanapraxis und eine ausführliche und variantenreiche Hinführung zu einer individuell als stabil und bequem erfahrenen Sitzhaltung lösen.

Andere Körpererfahrungen, die Übende bei der Meditation zu Beginn oft auch als sehr störend erleben, sind das Einschlafen der Beine, Krämpfe in den Füßen oder ein wie aus dem Nichts auftauchender (wandernder) Juckreiz.

Doch auch damit kann man umgehen lernen:

- Falls die Beine einschlafen oder um Krämpfe beim Sitzen dezent zu lösen, kann man kleine (für andere unhörbare) Bewegungen machen.
- Beim Juckreiz hilft in der Regel das Benennen, denn die Erfahrung zeigt, dass Kratzen in einem solchen Fall nicht nur nicht hilft, sondern den Juckreiz sogar eher noch verschlimmert. Man sollte es also mit dem Benennen

versuchen – „Da ist Jucken!“ – und dann am besten nicht weiter darauf eingehen. Das Jucken zu ignorieren und es jucken zu lassen hilft mittelfristig und schult gleichzeitig sehr gut die Regulation reflexhafter Handlungen (Kratzen) oder fester Denkmuster („Das nervt jetzt!“).

Eine weitere, oft als sehr unangenehm empfundene Begleiterscheinung der Meditation ist, dass in der Stille viele Menschen erst so richtig spüren, wie müde und erschöpft sie eigentlich sind. Das hat meist wiederholtes Wegdämmern sowie Zuckungen, Schwanken und Wegsacken zur Folge und kann dazu führen, dass Übende das Gefühl haben, die ganze Zeit kämpfen zu müssen, um nicht einzuschlafen oder umzufallen. Und es ist nur zu verständlich, dass diese Erfahrungen die Motivation zu meditieren nicht gerade stärken.

Der erfahrene Meditationslehrer Michael Kissener (in der Tradition von Swami Rama und Veda Bharati) schlägt in solchen Fällen vor, den Teilnehmenden zunächst für ca. 15 bis 30 Minuten eine Reihe von Entspannungsübungen, einen Bodyscan und Energielenkungen im Liegen anzubieten, bevor die eigentliche Meditation beginnt. Dies hilft meist, mit tief sitzender Müdigkeit und Erschöpfung umzugehen, denn diese sollten nicht ignoriert werden, sondern müssen unbedingt bedacht und beachtet werden.

Auch eine regenerierende Āsana- und Prāṇāyāmapraxis ist eine gute Möglichkeit zur Vorbereitung der Meditationsphase.

3.3.14.2 Psychische Beschwerden

Wie bereits in den Ausführungen zum Ruhezustandsnetzwerk erwähnt, beschäftigt sich unser Gehirn immer dann, wenn ihm keine Außenreize angeboten werden, mit sich selbst, d. h. mit der Person und dem Geist, die und den es verkörpert.

Von den bis zu 80.000 Gedanken, die uns täglich durch den Kopf gehen, sind laut wissenschaftlichen Studien etwa 80 Prozent negativ gefärbt und nur bei ca. 10 Prozent handelt es sich um neues Denken. Das erklärt auch, warum bei Menschen, die gerade mit der Meditationspraxis beginnen, sehr wahrscheinlich zunächst viele unangenehme Gedanken und Gefühle ins Bewusstsein steigen werden. Dieses eher negative Denken findet seine Grundlage in den fest verknüpften Nervennetzwerken unserer Prägungen, Glaubenssätze und Ansichten und tritt deswegen auch meist in derselben Form und sogar im selben Wortlaut immer wieder auf. Auf einer unbewussten Ebene sind diese Gedanken immer gegenwärtig und scheinen nur darauf zu warten, dass wir einmal zur Ruhe kommen, um sofort die Bühne unseres Bewusstseins für sich zu beanspruchen.

Wie soll man damit umgehen?

Damit wir lernen können, damit umzugehen, ist zunächst Aufklärung über die Funktionsweise des Geistes und des Gehirns das Wichtigste. Es ist in jedem Fall von Nutzen, wenn man sich die Zeit nimmt, den Teilnehmenden zu erklären, wie z. B. das Ruhezustandsnetzwerk arbeitet und warum das, was wir als „Monkey Mind“ wahrnehmen, so sinnvoll ist. Allein das Wissen darum, dass der Geist sich natürlicherweise eher von allem angezogen fühlt, was stört und was negativ ist, kann für Anfängerinnen und Anfänger hilfreich sein. Diese Tendenz des Geistes scheint evolutionäre Gründe zu haben und sollte deshalb nicht als persönliches Versagen bewertet werden.

Außerdem ist es wichtig, in sich eine Metainstanz zu entwickeln, eben jenen Beobachterstatus, von dem bereits die Rede war. Gerade dadurch, dass man von dieser Instanz aus etwas auf Distanz bleibt, ist man in der Lage zu erkennen, dass Gedanken nur Gedanken und Gefühle nur Gefühle sind. Das heißt, dass sie weder Abbildungen der Realität noch das sind, was uns als Menschen ausmacht. Wir sind mehr als unsere Gedanken und Gefühle, denn wir sind auch noch die Ebene, die sich dieser Gedanken und Gefühle gewahr werden kann. So sind wir potenziell immer in der Lage, unsere Gedanken und Gefühle zu bearbeiten oder anders zu bewerten. Die Meditationspraxis ist hier ein besonders hilfreiches Werkzeug, um dies zu erkennen und damit immer wieder Erfahrungen zu machen. Und gerade dadurch werden sich unser Geist und unser Gehirn verändern.

Solange die Teilnehmenden also die Erfahrung machen, unangenehme und belastende Gefühle und Gedanken, die in der Meditation auftauchen, selbst regulieren und den Beobachterstatus aufrechterhalten zu können, spricht nichts dagegen, dass die Meditationspraxis fortgesetzt wird. Ich möchte hier aber nochmals betonen, dass Übungsleitende die Kursteilnehmenden unbedingt darüber aufklären sollten, dass diese negativen Gedanken und Gefühle auftauchen können bzw. sogar mit einiger Wahrscheinlichkeit zutage treten werden. Die Übenden sollten verstehen, wie wichtig es deshalb ist, das Verweilen im Beobachterstatus immer weiter zu schulen.

Eine besondere Indikation in dieser Hinsicht ist die Depression. Da auch dieser Begriff eher ungenau genutzt wird, ist es wichtig, mit den Teilnehmenden erst einmal abzuklären, ob sie unter einer depressiven Verstimmung oder einer depressiven Episode leiden und, wenn ja, in welchem Schweregrad (leicht, mittel, schwer) sie sich zeigt.

Handelt es sich um depressive Verstimmungen oder eine leichte depressive Episode, ist nur zu bedenken, dass es in einem solchen Zustand nicht hilfreich ist, wenn der Geist durch einfaches stilles Sitzen sich selbst überlassen bleibt. Menschen in einer solchen inneren Verfassung können hingegen sehr von geführten Meditationen profitieren, z. B. Dankbarkeitsmeditation, Meditation über die heile Mitte oder über den unverletzlichen Wesenskern, Lichtmeditationen, Mantra- oder Yantrameditationen. Bei all diesen Meditationsformen wird der Geist beschäftigt und mit positiven, bestärkenden und aufhellenden Inhalten erfüllt.

3.3.14.3 Kontraindikationen für die Teilnahme am Meditationsunterricht

Falls Teilnehmende allerdings aktuell unter einer mittleren oder schweren depressiven Episode oder unter Angststörungen leiden oder mitteilen, dass sie in der Meditation von Angst- oder Panikgefühlen überflutet werden, die sich nicht beherrschen lassen, sollten sie sich unbedingt professionelle Unterstützung in einer psychotherapeutischen oder psychiatrischen Praxis holen. Mittlere und schwere Depressionen, Angststörungen und Panikattacken stellen psychische Krankheitsbilder dar. Menschen, die darunter leiden, gehören deshalb nicht in einen Yoga- und/oder Meditationsunterricht, der ausdrücklich für gesunde Menschen konzipiert ist.

In diesem Zusammenhang ist es sicherlich sinnvoll, jeden, der sich für einen Meditationskurs interessiert, einen Fragebogen ausfüllen zu lassen, in dem Vorerfahrungen, Erwartungen und (Vor-) Erkrankungen abgefragt werden können.

Eine andere Möglichkeit besteht darin, mit den Interessenten jeweils einzeln ein Vorgespräch zu führen, in dem die oben genannten Punkte persönlich erfragt werden.

3.3.15 Meditation unterrichten – Einstieg in Lehre und Vermittlung[53]

3.3.15.1 Niedrigschwellig einsteigen

Bei vielen Yogaübenden wächst im Laufe ihrer Praxis das Interesse an Meditation und sie wollen diese zumindest einmal ausprobieren. Für die meisten bleibt es dann aber bei einem eher kurzzeitigen Interesse oder bei wenigen Versuchen, weil sie entweder keine Zeit dafür haben oder nach dem ersten Hineinschnuppern meinen, dass sie zu unruhig und zu unkonzentriert dafür seien. Schnell schließen sie dann daraus, dass sie wohl einfach nicht die nötigen Fähigkeiten für das Meditieren besitzen. Entsprechend liegt die Abbrecherquote in Meditationskursen bei über 70 Prozent.

Der Einstieg in diese Übungspraxis sollte deshalb so niedrig wie nur möglich gestaltet werden. Als besonders förderlich hat sich dafür herausgestellt, den Übergang von der körperlichen Übungspraxis in die Meditation möglichst fließend und geradezu unmerklich zu gestalten, damit die Teilnehmenden bereits erste meditative Zustände erfahren können, ohne dass diese explizit benannt werden.

Nachfolgend finden sich dazu einige Vorschläge, die vor allem dazu dienen, aus der eigenen Erfahrung zu schöpfen und selbst kreativ zu werden.

3.3.15.2 Vorschläge für den didaktischen Aufbau

Von der Yogapraxis in die Erfahrung der Meditation

Im Yoga geht es ganz allgemein betrachtet um das bewusste, achtsame Tun. Eine achtsame Āsanapraxis zeichnet sich dadurch aus,

- dass vor allem die eigene Erfahrung beim Üben und der Umgang mit sich selbst und nicht das Erreichen bestimmter Ziele im Mittelpunkt stehen. Damit kann vermieden werden, dass hier derselbe Leistungsdruck aufgebaut wird, den wir ohnehin schon aus unserem Alltag kennen.
- dass die *Āsanas* und *Kāranas* an die Bedürfnisse der Teilnehmenden angepasst werden.
- dass sie kontinuierlich die Selbst- und Innenwahrnehmung der Übenden schult.
- dass sie in allen Übungen genügend Zeit zum Spüren lässt.
- dass ausreichend Zeit zum Nachspüren gegeben wird, um sich der Auswirkungen der eigenen Übungspraxis bewusst zu werden.
- dass sie kleinschrittig (*Krama*) aufgebaut ist, um die Selbstkenntnis und Selbstkompetenz zu stärken, sodass die Teilnehmenden sich in sich und in ihrem Üben sicher fühlen.
- dass die Übenden einerseits ein Vertrauensverhältnis zu ihrer Lehrperson und in den Yogaweg (*Shraddhā*) aufbauen können, andererseits aber auch Selbstvertrauen entwickeln, um zu wissen, wo ihre aktuellen Grenzen sind (*Īshvarapranidhāna*).

Eine solche Āsanapraxis kann bewirken, dass die Teilnehmenden im spürsamen und achtsamen Üben ganz zu sich kommen und bei sich bleiben. Dadurch wird auch der Geist eingeladen, sich zu entspannen, zu beruhigen und zu stabilisieren, und es wird möglich, die Ausführung jedes *Āsanas* als eine meditative Praxis zu erfahren. Besonders in den Nachspürphasen kann sich dann ganz natürlich die Bewusstseinsqualität des achtsamen Gewahrseins entfalten. Auf diese Weise wird der meditative Zustand unmerklich zu einem Teil der Yogapraxis. Und wenn er dann als solcher benannt wird, ist er den Übenden schon bekannt und wird von ihnen als machbar und angenehm bewertet. So können mögliche Hemmschwellen ganz leicht überschritten werden.

Richtig sitzen

Eine wesentliche körperliche Voraussetzung dafür, dass sich ein meditativer Zustand einstellen kann, ist eine stabile und bequeme Sitzhaltung.

Bereits in der *Hatha-Pradīpikā* sind acht der insgesamt fünfzehn erwähnten *Āsanas* Sitzhaltungen. Sie haben einerseits unterschiedliche Wirkungen, sind aber auch jeweils mehr oder weniger gut für die ganz unterschiedlichen körperlichen Voraussetzungen und Bedürfnisse der Übenden geeignet.

Die Beschäftigung damit, eine angenehme Sitzhaltung zu finden, die eine gute Aufrichtung und freies Atmen erlaubt, sollte ganz generell ein grundlegender Bestandteil jedes Yogaunterrichts sein. Da viele Übende, wie schon erwähnt, Schwierigkeiten damit haben, (länger) auf dem Boden zu sitzen, ist ein umfangreiches Angebot an unterschiedlichen Sitzhilfen hilfreich. Idealerweise bietet man entweder einmal eine ganze Stunde oder kontinuierlich im Verlauf eines Kurses etwas längere Phasen des Experimentierens mit verschiedenen Sitzhaltungen an. Dabei können dann auch die Vor- und Nachteile jeder Sitzhaltung bzw. Sitzhilfe erklärt werden.

Eine stabile, von innen heraus aufgerichtete und dennoch angenehme Sitzhaltung braucht eine gute Vorbereitung. Auf folgende Punkte sollte dabei geachtet werden:

- Versteifte Gelenke in den Füßen, Knien und Hüften müssen mobilisiert werden.
- Der Beckenraum sollte so ausgerichtet sein, dass müheloses und tiefes Atmen unterstützt wird.
- Der untere Rücken (Kreuzbeinbereich/Lendenwirbelsäule) braucht einen flexiblen Halt. Dies wird ermöglicht durch mobilisierende Übungen für die faszialen Strukturen des gesamten Beckenraums bis hoch zur Taille.
- Die Brustwirbelsäule braucht mobilisierende Übungen, die ihr die Streckung (und damit die Aufrichtung) erleichtern und langfristig der Ausbildung eines Rundrückens und/oder einer Skoliose entgegenwirken.
- Der Brustkorb sollte mobilisiert werden, sodass das Atmen mühelos und fein werden kann – und doch nährend ist.
- Die Schultern sollten in die Breite und Tiefe sinken dürfen.
- Die Halswirbelsäule braucht (wie die Lendenwirbelsäule) einen flexiblen Halt, damit der Kopf so gehalten werden kann, dass der Nacken entspannt bleibt und freies Atmen möglich wird.

Darüber hinaus ist darauf zu achten, wie die Arme und Hände gehalten werden und ob – und wenn ja, welche – Fingermudras (*Hasta-Mudrās*) geübt werden.

An dieser Aufzählung lässt sich gut die Komplexität der Anforderungen ablesen, die an *Āsanas* als Sitzhaltung gestellt sind. Deshalb ist es sicher sinnvoll, eine ganze Kurseinheit (von 10 bis 12 Wochen) diesem Thema zu widmen.

3.3.15.3 Achtsamkeit schulen

Achtsamkeit ist eine mentale Qualität. Achtsam zu sein bedeutet, ganz bewusst und nicht wertend wahrzunehmen, was gerade jetzt geschieht: was wir gerade jetzt tun und was wir denken und fühlen. Mit der Nabe des Bewusstseins nach Siegel und der Achse des Bewusstseins nach Metz bin ich bereits auf zwei hilfreiche Modelle im Zusammenhang mit dem Einüben von Achtsamkeit eingegangen. In diesem didaktischen Teil möchte ich nun unter anderem die fünf Fähigkeiten vorstellen, auf die Achtsamkeit gründet:

- Nicht-Reaktivität gegenüber inneren Erfahrungen (Gefühle und Emotionen)
- Bemerken und Beobachten von Empfindungen, Gedanken und Gefühlen (und selbst dann, wenn sie schmerzhaft oder unangenehm sind, mit ihnen präsent bleiben)

- bewusstes Handeln, Aufrechterhalten von Konzentration und Fokus (dazu gehört auch, nicht ständig im Autopilotmodus unterwegs zu sein und Unachtsamkeit zu reduzieren)
- Beschreibung des Wahrgenommenen mit Worten und lernen, die eigenen Meinungen, Überzeugungen und Erwartungen sprachlich zu reflektieren
- Nicht-Beurteilen von Erfahrungen mit sich selbst (z. B. im Umgang mit den eigenen Emotionen)[54]

Diese Fähigkeiten müssen ebenso wie die Fähigkeit der Aufmerksamkeit über einen längeren Zeitraum (mindestens acht Wochen regelmäßig) eingeübt werden, da wir im Autopilotmodus die meisten Dinge nicht bewusst oder nur flüchtig wahrnehmen und reaktiv – also unbewusst und automatisch – ständig alles bewerten, was wir zur Kenntnis nehmen, fühlen und denken. Das Einüben von Achtsamkeit hilft uns, erst einmal zu erkennen, wie tief diese Gewohnheit in unserem „reaktiven Gehirn" (lt. Hanson) verankert ist.

Alle Achtsamkeitstrainerinnen und -trainer betonen, dass Achtsamkeit zunächst im Alltag bzw. bei dem Tun eingeübt werden sollte, dem wir uns im täglichen Leben mit Bewusstheit widmen.

Zu einem solchen Tun sollte natürlich vor allem unsere Yogapraxis gehören, und zwar sowohl im Yogaunterricht als auch auf der eigenen Matte zu Hause. Gemäß der Definition, die Krishna seinem Schüler Arjuna in der *Bhagavadgītā* gibt – „Yoga ist Bewusstheit im Handeln" (II,50) –, können wir lernen (und im Unterricht entsprechend weitergeben), jeden einzelnen Übungsschritt von *Āsana* und *Vinyāsa* in Achtsamkeit zu vollziehen. Das beginnt damit, wie wir uns hinlegen und aufsetzen, wie wir vom Stand in den Sitz und vom Sitz in den Stand kommen. Um Achtsamkeit zu schulen, sollte jedes Wort der Übungsanleitung in einfachen wie komplexen *Āsanas* und Bewegungsabläufen bewusst gewählt werden und den Übenden vor allem ermöglichen zu spüren, wie sie sich in der Übungspraxis erfahren.

Ein weiterer äußerst wichtiger Teil der Achtsamkeitsschulung ist das Nachspüren. Während im Alltag oft eine Handlung die nächste nach sich zieht, können wir im Yoga nach jedem *Āsana* kurz innehalten und uns bewusst werden, was die Praxis bei uns bewirkt hat. Ebenso können wir auch die Teilnehmenden an unseren Kursen innehalten lassen, damit sie sich der Wirkungen ihrer Praxis bewusst werden können.

- Haben wir die richtige Anstrengung (*Prayatna*, vgl. YS 2.47) gefunden oder war es zu viel oder zu wenig?
- Konnte der Atem fließen?
- Wie erfahren wir die Auswirkungen unseres Tuns in Körper, Atem und Geist?
- Hat diese Praxis uns gutgetan? Oder eher nicht?

Diese Fragestellungen helfen uns, die richtige Praxis zu finden (und sie auch den Teilnehmenden anzubieten) und authentisch in dem zu werden, was wir tun.

Dieses In-sich-Gehen braucht Zeit und einen bewusst gestalteten „Achtsamkeitsraum". Bezogen auf das Entstehen einer integralen Yogapraxis hat sich gezeigt, dass eine achtsame Āsanapraxis und eine „Kultur des Nachspürens" einen niedrigschwelligen und unmerklichen Zugang in den Bewusstseinszustand der Achtsamkeit schaffen, die jede Āsanapraxis zu einer bewegten Achtsamkeitsmeditation machen kann.

Auch die vielen Entspannungstechniken des Yoga und der Bodyscan sind äußerst hilfreich, um Achtsamkeit einzuüben und durch die damit verbundene Schulung der Selbstwahrnehmung (Propriozeption) im Nervensystem und Gehirn zu etablieren.

Darüber hinaus gelten Atemachtsamkeit sowie ausgewählte Atemübungen und *Prānāyāmas*, die den Geist in die Ruhe führen bzw. den Zustand wacher Ruhe stabilisieren, als hilfreiche und bewährte Wege, niedrigschwellig in die Erfahrung der Meditation zu kommen.

Achtsamkeitsmeditation

Besonders gut gelingt das Einüben von Achtsamkeit mit der oben bereits erwähnten Achtsamkeitsmeditation, denn sie begünstigt nicht nur die bewusste Erfahrung des eigenen Seins in Körper und Atem, sondern auch eine bewusste Entschleunigung unserer mentalen Prozesse. Das wird dadurch möglich, dass wir Gedanken oder Gefühle benennen, sobald sie auftauchen, indem wir beispielsweise sagen: „Da ist Irritation."

In der Folge lernen wir zunehmend, mit innerem Abstand zu betrachten und zu überdenken, warum wir jetzt gerade (um im Beispiel zu bleiben) eine Irritation erfahren. So können wir allmählich besser erkennen, durch welche Mechanismen die Empfindung der Irritation in uns ausgelöst (getriggert) wird, und haben ausreichend Zeit, uns zu überlegen, wie wir mit diesem Gefühl umgehen wollen. Wir können uns z. B. fragen: „Ist das Gefühl nützlich, hilfreich und förderlich? Brauche ich es für irgendetwas?"

Indem wir uns solche Fragen stellen, beginnen wir eine zweite Gruppe von Schaltkreisen im Gehirn anzulegen. Die erste Gruppe besteht aus Schaltkreisen, mit denen wir die physische Welt erkennen können. Die zweite Gruppe umfasst Schaltkreise, die in der Lage sind, unser eigenes Wahrnehmen, unser Fühlen und Denken zu reflektieren. Für die Funktion dieser zweiten Gruppe benutzt Daniel Siegel den oben bereits erwähnten Begriff „Mindsight" und meint damit die Fähigkeit, Einsicht in den mentalen Bereich zu gewinnen.

3.3.15.4 Regelmäßiges Üben

Im Laufe der Zeit entwickelt sich daraus ein „Gewahrsein des Gewahrseins" als unterstützende und einfühlsame Reflexion über das eigene Leben, und zwar genau so, wie es von Augenblick zu Augenblick erfahren wird.

Im Meditationsunterricht ist es an dieser Stelle wichtig, den Übenden zu vermitteln, dass eine regelmäßige Praxis von großer Bedeutung ist. Denn damit dieses Konzept eine Wirkung zeigen kann, muss es über einen Zeitraum von mindestens acht Wochen regelmäßig zweimal täglich über mindestens 40 Minuten angewandt werden. Studien haben ergeben, dass es so lange dauert, bis man eine ausreichend kontinuierliche Achtsamkeit eingeübt hat, die sich in einigermaßen stabilen und unter Stressbedingungen belastbaren neuronalen Aufmerksamkeitsnetzwerken auch im Stirnhirn materiell ausdrückt. Da unser Geist sonst eher sprunghaft arbeitet, schnell abzulenken ist und gerne in seine gewohnten Denkschlaufen zurückkehrt, braucht es dieses gezielte und andauernde Training der Aufmerksamkeit und der Selbstreflexion. Dadurch wird es uns möglich, uns beim Denken selbst zu beobachten und damit eben jenen mentalen Mustern in uns auf die Spur zu kommen, mittels derer wir immer wieder in unsere Stressfallen laufen. Da unsere gewohnten Fühl- und Denkwege im Gehirn oft schon durch geringste, ja sogar unterschwellige Reize in unglaublicher Geschwindigkeit aktiviert werden können, braucht es einen bewussten Rückzug aus dem Alltag, wie er idealerweise in einem Yoga- oder Meditationsretreat angeboten wird, um solche ungünstigen Muster erkennen und durchbrechen zu können.

3.3.16 Meditationsanleitungen und meditative Übungen sprachlich gestalten

Mehr als in jedem anderen Bereich der Yogapraxis ist in der Anleitung von Meditationen die Sprache der wesentliche Träger aller Bewusstseinsprozesse. Zum einen üben die Teilnehmenden in der Regel mit geschlossenen Augen, sodass das Hören der einzige Sinneskanal ist, über den wir als Lehrende mit den Teilnehmenden kommunizieren.

Zum anderen erschaffen wir durch den Klang unserer Stimme, die Modulation und die Wortwahl den Resonanzraum, der sie im besten Fall von ihrem alltäglichen Bewusstseinszustand in einen meditativen Zustand geleitet.

3.3.16.1 Sprache bewusst einsetzen

Hier ist von uns als Lehrenden vor allem Sprachbewusstheit gefordert, also die Fähigkeit, uns „gewählt" und differenziert auszudrücken und die verschiedenen Phasen auf dem Weg in die und aus der Meditation mit einer angemessenen Modulation der Stimme atmosphärisch zu gestalten. Die stimmige Wortwahl ist hier äußerst wichtig, da im Grunde jedes Wort mit einer Konnotation „besetzt" ist und wir deshalb mit bestimmten Begriffen ganz unterschiedliche Erfahrungsräume gestalten können: solche, die eher entspannen und für die sich die Übenden öffnen können (z. B. Formulierungen, mit denen wir Angebote machen und Möglichkeiten eröffnen), und andere, die unbewusst Fragen oder Widerstände erzeugen (z. B. durch eine suggestive Sprachgestaltung, durch das Benennen von Grenzen und Defiziten bei den Übenden).

Wichtig ist es außerdem, die Übenden immer dann, wenn es um ihr eigenes Spüren und um ihre persönlichen Erfahrungen geht, mit „du" anzusprechen. Die Ansprache mit „wir" wird hier nicht gut funktionieren, da es uns Menschen beispielsweise nun einmal völlig unmöglich ist zu spüren, *„wie es uns geht"*.

3.3.16.2 Rhythmus und Pausen setzen

In der Anleitung zu einer meditativen Übung oder Meditation führt der Sprachrhythmus des oder der Lehrenden die Übenden. Damit die mentalen Prozesse sich entschleunigen können, ist hier darauf zu achten, dass langsam (aber nicht zu langsam!) gesprochen wird. Und vor allem ist es wichtig, Pausen zu machen, damit ein Spüren und Erfahren des Gesagten möglich wird.

Damit die Übenden bei sich bleiben können, ist es also hilfreich:

- in kurzen, in sich abgeschlossenen Sätzen zu sprechen
- dazwischen Pausen zu machen
- durch Betonungen Überschriften zu schaffen
- durch bewusste Modulation Akzente zu setzen
- Fragen bewusst zu gestalten und dabei sprachlich deutlich zu machen, dass es darum geht, dass die Übenden sich selbst die Antworten geben
- mit der Stimme bis zum Satzende deutlich und präsent zu bleiben und dann erst zu entspannen

3.3.16.3 Lautstärke und Bedeutung des Stimmklangs beachten

Dass wir uns als Lehrende in einer meditativen Situation einerseits ganz in das Gesagte einspüren und ganz bei uns sind und andererseits sprachlich präsent und vor allem für die Übenden gut hörbar bleiben, gehört zu den besonderen Herausforderungen beim Unterrichten von Meditation.

Unter anderem bei den Lehrproben mit Themen zur Meditation hat sich dieser Anspruch, gleichermaßen innen wie außen sprachlich präsent zu sein, als das größte und bedeutendste Lernfeld herausgestellt. Aus den Rückmeldungen der Übenden wurde deutlich, dass immer dann, wenn Lehrende sich zu sehr mit ihrem Fühlen (und entsprechend auch mit der Stimme) in sich zurückzogen und dadurch weniger gut hörbar waren, die Teilnehmenden entweder abschalteten oder so sehr „die Ohren spitzten", dass sie nicht mehr bei sich bleiben konnten. Anstatt sich ganz für die Meditation zu öffnen, waren sie damit ganz bei dem oder der Lehrenden.

Es zeigte sich außerdem, dass allein der Hinweis auf diesen Mechanismus des Leiserwerdens nicht ausreicht. Um hier wirklich eine Veränderung hervorzurufen, muss diese Fähigkeit von den meisten Yogalehrenden über einen längeren Zeitraum mit einem Sprach- und Stimmlehrer bzw. einer Sprach- und Stimmlehrerin eingeübt werden. Übungsfelder für dieses Sprechtraining sind:

- Atem und Sprechkoordination (auch durch die Einbeziehung der typenpolaren Atmung)
- Verankerung der Stimme im Körper (der Resonanzraum ist und damit den Stimmklang und die Hörbarkeit deutlich beeinflusst)
- Schulung der Artikulation
- Erweiterung der Resonanz, also hörbar zu bleiben, ohne die Stimme bewusst zu „erheben"
- Umgang mit sprachlich anspruchsvollen Situationen wie Nebengeräuschen, Raumgröße, Akustik des Raums (dumpf, hallig) oder persönlichen Beeinträchtigungen wie „Frosch im Hals", Heiserkeit, trockene Kehle

3.3.17 Ein Expertentipp zum Schluss

Für Menschen, die sich zwar für Meditation interessieren, es aber als schwierig empfinden, einen Einstieg zu finden, hat Richard Davidson folgenden Hinweis: „Wenn jemand absolut keine Zeit hat zu meditieren und ihm allein der Gedanke, sich Zeit nehmen zu müssen für eine Entspannungstechnik, schon Stress verursacht, sagen wir: ‚Sie müssen keine einzige zusätzliche Minute dafür einsetzen, aber Sie können trotzdem meditieren. Wir zeigen Ihnen, wie es geht.' Wir bitten solche Leute, ein paar alltägliche Verrichtungen aufzuzählen, die sie intellektuell nicht fordern. Die haben wir alle, sei es der Arbeitsweg, Putzarbeiten, der Abwasch, Wäsche machen, was auch immer. Dann geben wir ihnen ein paar einfache Meditationsübungen, die sie sich anhören können, während sie andere Dinge verrichten."[55]

Gerade solche kleinen Programme und Übungen können wir gut aus dem reichen Fundus des Yoga zusammenstellen und damit sehr viel Gutes bewirken, denn, so Davidson: „Es gibt wichtige Kriterien, die man in der klassischen Meditationsliteratur findet, welche die Meditation in einen weit größeren Zusammenhang stellen. Dahinter steht eine Weltanschauung, die auf ethischen Grundregeln beruht. Wenn wir uns also auf ein Kissen oder einen Stuhl setzen, um zu meditieren, tun wir das nicht nur für uns selbst. Vielmehr beruhigen wir unseren Geist und öffnen unser Herz mehr zum Nutzen unserer Mitmenschen als für uns selber. Diese altruistische Motivation ist sehr wichtig, wahrscheinlich wichtiger als die gewählte Meditationstechnik."[56]

Anmerkungen

1 Shacklock, 2005.
2 Westerhuis & Wiesner, 2011.
3 Zitiert aus Svātmārāma (Übersetzung nach Walter), 1893.
4 Zitiert aus Svātmārāma (Übersetzung nach Walter), 1893, S. 48.
5 Zitiert aus Bäumer, 2003, S. 117.
6 Gottmann, 1998, S. 372.
7 Zitiert aus Bäumer, 2003, S. 118.
8 Zitiert aus Bäumer, 2003, S. 118.
9 Zitiert aus Bäumer, 2003, S. 119.
10 Zitiert aus Bäumer, 1997, S. 138.
11 Zitiert aus Easwaran, 2012, S. 130.
12 Palm, 2010, S. 10.
13 Dwivedi & Rastogi, 1987.
14 Zitiert aus Bäumer, 2008, S. 69.
15 Zitiert aus Bäumer, 2003, S. 125.
16 Zitiert aus Bäumer, 2008.
17 HYP II,21.
18 *Hatha-Pradīpikā*, Kapitel II.
19 *Hatha-Pradīpikā*, Kapitel II.
20 Zitiert aus Svātmārāma (Übersetzung nach Merz), 2011.
21 Feuerstein, 2008, S. 550.
22 Feuerstein, 2008, S. 550.
23 Satyadharma, 2003, Mantra 95.
24 Zitiert aus Svātmārāma (Übersetzung nach Merz), 2011.
25 Zitiert aus Svātmārāma (Übersetzung nach Merz), 2011, S. 33.
26 Zitiert aus Svātmārāma (Übersetzung nach Merz), 2011, S. 32.
27 Zitiert aus Svātmārāma (Übersetzung nach Merz), 2011, S. 34.
28 Zitiert aus Svātmārāma (Übersetzung nach Merz), 2011, S. 29.
29 Zitiert aus Svātmārāma (Übersetzung nach Merz), 2011, S. 32.
30 Zitiert aus Svātmārāma (Übersetzung nach Merz), 2011, S. 34.
31 Zitiert aus Svātmārāma (Übersetzung nach Merz), 2011, S. 34.
32 HYP II,69-70.
33 Zitiert aus Svātmārāma (Übersetzung nach Merz), 2011, S. 26.
34 National Library of Medicine: https://pubmed.ncbi.nlm.nih.gov/ (abgerufen am 28.10.2023)
35 Dazu ist zu bemerken, dass vielfach buddhistische Meditation fälschlich als Yogameditation verstanden wird, weil die Kenntnis darüber verloren gegangen ist. Es wird zwar davon ausgegangen, dass sie sich dialektisch aus buddhistischen Traditionen entwickelt hat, aber dennoch viele sehr spezifische Merkmale zeigt, die sie in den Sichtweisen des Yoga verorten (ein gutes Beispiel dafür sind alle Meditationen über den Wesenskern/das Selbst/*Ātman*). Heutzutage treffen sich verschiedene Traditionen in der Praxis von Yogaunterricht und Achtsamkeitsschulung, woraus sich ganz neue Blickwinkel ergeben.
36 Sedlmeier, 2016, S. 13.
37 Weitere Informationen dazu finden sich auf der englischen Website unter http://hyp.soas.ac.uk/ (abgerufen am 28.12.2021)
38 Sedlmeier, 2016, S. 55.
39 Siegel, 2020, S. 60.
40 „Default Mode Network – DMN“ im Onlinelexikon für Psychologie & Pädagogik: https://lexikon.stangl.eu/4373/default-mode-network-dmn (abgerufen am 29.12.2021)
41 Siegel, 2020, S. 273 ff.
42 Siegel, 2020, S. 169.
43 Siegel, 2012, S. 131 ff.
44 Ich habe dazu 2019 einen Vortrag von Gerd Metz auf dem Kongress „Achtsamkeit“ der Akademie Heiligenfeld gehört, der mich sehr beeindruckt hat. Diese Bilder sind seitdem Teil meiner Yoga- und Meditationsausbildungen und werden von den Teilnehmenden sehr gut verstanden und oft umgehend umgesetzt.
45 Zitiert aus Siegel, 2014, S. 30.
46 Hanson & Mendius, 2010 (Mitschrift des Audiotracks durch die Autorin).
47 Transkription eines Gesprächs mit Richard Davidson in der Sendung „Sternstunden“ des SRF vom 22.04.2018.
48 Hanson & Mendius, 2010 (Mitschrift des Audiotracks durch die Autorin).
49 Zitiert aus Hanson & Mendius, 2010 (Mitschrift des Audiotracks durch die Autorin).
50 Transkription aus dem Film *Die heilsame Kraft der Meditation* von Benoît Laborde, gesendet auf ARTE am 23.09.2017.
51 Transkription aus dem Film *Die heilsame Kraft der Meditation* von Benoît Laborde, gesendet auf ARTE am 23.09.2017. Die Äußerungen beziehen sich auf die Forschungen von Elissa Epel, Professorin an der University of California in San Francisco.
52 Sedlmeier, 2016, S. 174.

53 Fast alles, was ich hier darstelle, basiert auf differenzierten Feedbacks der Teilnehmenden an meinen Kursen „Einführung in die Yoga-Meditation“ und „Meditationsleiter-Ausbildung“.

54 Siegel, 2014, S. 26.

55 Transkription eines Gesprächs mit Richard Davidson in der Sendung „Sternstunden“ des SRF vom 22.04.2018.

56 Davidson, ebenda.

Quellenverzeichnis

3.1

Shacklock, M. (2005): *Clinical Neurodynamics: A New System of Neuromusculoskeletal treatment*. Amsterdam: Elsevier.

Westerhuis, P. & Wiesner, R. (Hrsg.) (2011): *Klinische Muster in der Manuellen Therapie*. Stuttgart: Thieme.

3.2

Bäumer, B. (2003): *Trika: Grundthemen des kaschmirischen Śivaismus*. Innsbruck: Tyrolia.

Bäumer, B. (Hrsg.) (1997): *Upanishaden: Die heiligen Schriften Indiens meditieren*. München: Kösel.

Bäumer, B. (Hrsg.) (2008): *Vijñāna Bhairava: Das göttliche Bewusstsein*. Frankfurt am Main: Verlag der Weltreligionen.

Dwivedi, R. C. & Rastogi, N. (Hrsg.) (1987): *The Tantraloka of Abhinavagupta*. New Delhi: Motilal Banarsidass.

Easwaran, E. (Hrsg.) (2012): *Die Bhagavad Gita: Die Quelle der indischen Spiritualität*. München: Goldmann.

Feuerstein, G. (2008): *Die Yoga-Tradition: Geschichte, Literatur, Philosophie & Praxis*. Wiggensbach: Yoga-Verlag.

Gharote, M. L. (Hrsg.) (2020): *Hatha Tattva Kaumudī: A Treatise on Hathayoga by Sundaradeva*. Lonavla: The Lonavla Yoga Institute.

Gottmann, A. (1998): Was ist Pranayama? In Gesellschaft für geisteswissenschaftliche Fortbildung e. V. (Hrsg.), *Wegweiser zur Quelle: Beiträge zur Yogatradition*. Düsseldorf: GGF.

Palm, R. (Hrsg.) (2010): *Der Yogaleitfaden des Patañjali*. Stuttgart: Reclam.

Satyadharma, Swami (2003): *Yoga Chudamani Upanishad: Crown Jewel of Yoga*. Bihar: Yoga Publications Trust.

Svātmārāma (1984, orig. 1893): *Haṭhayogapradîpikâ: Die Leuchte des Hathayoga* (in der Übersetzung von Hermann Walter). Hildesheim: Olms.

Svātmārāma (2011, orig. 1893): *Haṭhayogapradīpikā: Die Leuchte des Haṭhayoga* (in der Übersetzung von Martin Merz). Basel: Stiftung Yoga und Gesundheit.

3.3

Hanson, R. & Mendius, R. (2010): *Meditationen, um das Gehirn zu verändern: Wie wir unsere Nervenbahnen neu verdrahten* (3 CDs). Oberstdorf: Windpferd.

Sedlmeier, P. (2016): *Die Kraft der Meditation: Was die Wissenschaft darüber weiß*. Reinbek bei Hamburg: Rowohlt.

Siegel, D. (2020): *Gewahr sein: Was es heißt, präsent zu sein*. Freiburg im Breisgau: Arbor.

Siegel, D. (2014): *Das achtsame Gehirn* (4. Auflage). Freiburg im Breisgau: Arbor.

Siegel, D. (2012): *Mindsight: Die neue Wissenschaft der persönlichen Transformation*. München: Goldmann.

Zum Weiterlesen

3.2

Faller, A. & Schünke, M. (2020): *Der Körper des Menschen: Einführung in Bau und Funktion* (18. Auflage). Stuttgart: Thieme.

Farhi, D. (1996): *The Breathing Book: Good Health and Vitality Through Essential Breath Work*. New York: Henry Holt & Company.

Iyengar, B.K.S. (2012): *Licht auf Pranayama: Das grundlegende Lehrbuch der Atemschule des Yoga*. München: Barth.

Maehle, G. (2012): *Pranayama: The Breath of Yoga*. Lonavla: Kaivalya Publications.

Mallinson, J. & Singleton, M. (2017): *Roots of Yoga*. London: Penguin Classics.

Nestor, J. (2021): *Breath: Neues Wissen über die vergessene Kunst des Atmens*. München: Piper.

Ott, U. (2018): *Gesund durch Atmen: Ein Neurowissenschaftler erklärt die Heilkraft der bewussten Yoga-Atmung*. München: Barth.

Satyananda, Swami (2019, orig. 1969): *Asana Pranayama Mudra Bandha*. Bihar: Yoga Publications Trust.

Shrikrishna, B. T. (1996): *Essence of Prānāyāma*. Mumbai: Kaivalyadhama Institute.

Sriram, R. (2021): *Das Geheimnis des Atmens: Mit Yoga die eigene Kraftquelle entdecken*. Freiburg im Breisgau: Herder.

Trökes, A. (2004): *Pranayama* (Studienbegleitheft zur Yogalehrausbildung). Göttingen: Berufsverband der Yogalehrenden in Deutschland.

van Lysebeth, A. (2010): *Die große Kraft des Atems: Richtig atmen lernen durch Yoga* (überarbeitete Neuausgabe). Frankfurt am Main: Barth.

3.3

Trökes, A. (2021): *Ein Kurs in Yoga-Meditation: Das 8-Wochen-Programm für die tägliche Praxis*. München: O. W. Barth.

Trökes, A. (2010): *Meditation: Der Weg des Yoga – Eine praktische Einführung* (Hörbuch). Freiburg im Breisgau: Herder.

Trökes, A. (2022): *Yoga der Energie: Der Hatha-Yoga als ganzheitlicher Übungsweg in Theorie und Praxis*. München: O. W. Barth.

Trökes, A. (2013): *Yogameditation: Ein Handbuch*. Bielefeld: Theseus.

Trökes, A. (2014): *Yogameditation: Angeleitete Meditationen* (CD). Bielefeld: Theseus.

Trökes, A. (2011): *Yoga-Meditation für Anfänger: Einfach meditieren lernen – Schritt für Schritt*. Petersberg: Via Nova.

Kapitel 4
Anatomie und Physiologie der Yogapraxis

Autorinnen und Autoren: *Ronald Steiner* (4.1-4.2); *Andrea Diers* (4.3)

Ein tieferes Verständnis der menschlichen Anatomie unterstützt Übende und Lehrende auf dem Yogaweg und in der körperlichen Übungspraxis. Einige Fachbegriffe und Kenntnisse über Zusammenhänge sind hierfür wertvolle Werkzeuge. Sie geben ein stabiles Fundament, um eine die Gesundheit fördernde Praxis sinnvoll aufzubauen. In diesem Kapitel werden wichtige bewegungs- und atemphysiologische Grundlagen in enger Verbindung zur körperlichen Übungspraxis des Yoga erläutert.

4.1 Orientierung am Körper

Um über den Körper zu sprechen und letztendlich Bewegungen zu beschreiben, ist es wichtig, eine Referenzstellung des ganzen Körpers, aber auch jedes einzelnen Gelenks zu haben. Diese Referenzstellung ist die anatomische Neutralstellung. Sie entspricht dem aufrechten Stand (*Tādāsana*) in der Yogapraxis. In den meisten anatomischen Darstellungen sind in der Neutralstellung die Füße mehr oder weniger weit auseinander und weisen nach vorn. Die Beine, das Becken, der Rumpf und der Kopf stehen senkrecht übereinander. Der Blick geht geradeaus, während die Arme locker seitlich nach unten hängen. In den meisten anatomischen Darstellungen der Neutralstellung weisen die Handflächen nach vorn oder nach innen.

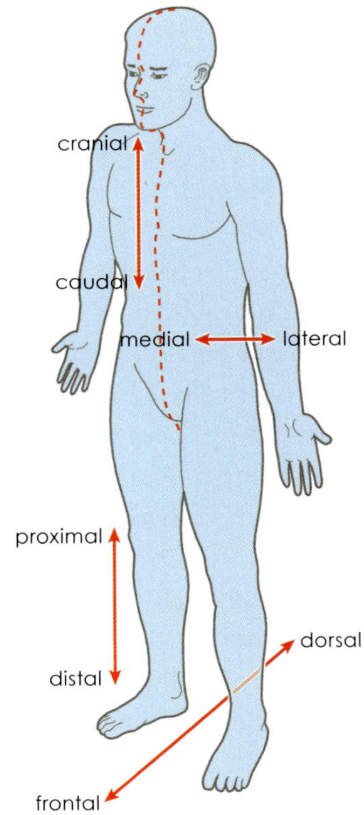

Abb. 1: Orientierung am Körper im neutralen Stand (*Tādāsana*): cranial und caudal, medial und lateral, proximal und distal, frontal und dorsal

Alles, was seitlich ist, wird mit „lateral", alles, was von der Seite her an der senkrechten Mittellinie liegt, mit „medial" bezeichnet. Das, was in der anatomischen Neutralstellung von vorn zu sehen ist, wird mit „frontal", die Körperrückseite hingegen mit „dorsal" bezeichnet. "Proximal" bezeichnet etwas, das näher am Rumpf liegt im Verhältnis zu etwas, das weiter entfernt ist. Dies wird mit „distal“ bezeichnet. Am Rumpf werden „proximal“ und „distal“ entsprechend unwirksam. Daher bezeichnet man hier mit „cranial“ das, was näher am Kopf liegt, und mit „caudal“ das, was sich weiter in Richtung Becken befindet.

In der Anatomie unterscheiden wir drei Körperebenen. Sie sind wichtig zur Orientierung, aber auch, um Bewegungen zu beschreiben und deren Vielseitigkeit einordnen zu können.

4.1.1 Sagittalebene – Flexion/Extension

Die Sagittalebene verläuft senkrecht stehend von hinten nach vorn durch unseren Körper. Das Wort „Sagitta“ ist Lateinisch und bedeutet „Pfeil“. Die Sagittalebene bezieht ihren Namen daher, dass sie so verläuft wie ein aufrecht gehaltener Pfeil und Bogen.

Rollt sich der Mensch von der anatomischen Neutralstellung insgesamt in eine Embryonalstellung zusammen, so bewegt sich jedes Gelenk in die Flexion. Zu beachten ist hierbei, dass sich die Arme bei dieser Flexion nach vorn und oben heben. Die Sprunggelenke bewegen die Füße in Fußsohlenrichtung. Dies bezeichnet man als „Plantarflexion“. In der Tänzersprache, die auch im Yogakontext weit verbreitet ist, sind die Füße nun „gepointet“.

Wenn der Mensch sich wieder in den Stand aufrichtet und in die gleiche Richtung weiterbewegt, führt das zu einer Extensionsbewegung im gesamten Körper. Bei der Extension bewegen sich die Gelenke folglich zurück in die Neutralstellung. Auch die Fußrücken nähern sich wieder den Schienbeinen an. Das bezeichnet man als „Dorsalextension“. Die Bezeichnung aus dem Tanz, die auch im Yogakontext wieder Anwendung findet, ist hier verwirrend, weil von „geflext“ gesprochen wird, obwohl sich der Fuß anatomisch gesehen in der Extension befindet.

Bewegt sich der Mensch weiter in die Extensionsrichtung, also über die Neutralstellung hinaus, so bezeichnen wir dies als eine Hyperextension. Nun geht aus der Neutralnullstellung die Wirbelsäule in eine Rückbeuge, die Arme bewegen sich weiter nach hinten und die Hüfte ist vorgeschoben.

Übungen auf der Sagittalebene umfassen Rückbeugen und Vorbeugen. Auch ein Sonnengruß findet überwiegend in der Sagittalebene statt. Die Auswahl an heute üblichen Yogahaltungen ist hier sehr groß. Doch auch in den meisten Sportarten ist die Sagittalebene die dominante Bewegungsebene. Kniebeugen, Klimmzüge, Liegestütze, Rudern, Laufen, Treppensteigen und Fahrradfahren finden beispielsweise überwiegend in der Sagittalebene statt.

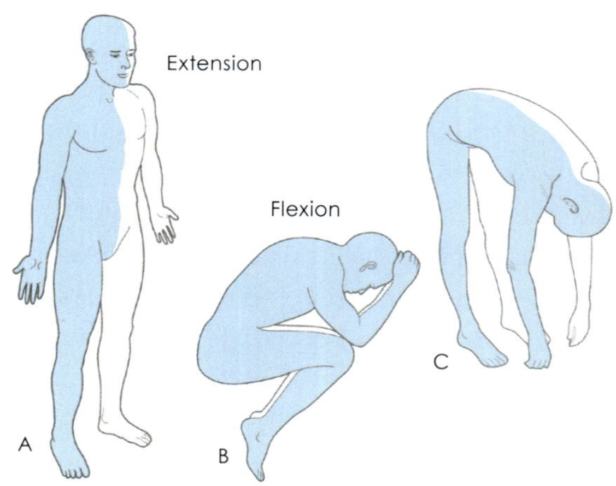

Abb. 2: a) Das Aufrichten in den neutralen Stand, z. B. aus einer Embryonalstellung, wird anatomisch Extension genannt; b) Bei der Bewegung in die Embryonalstellung geht jedes Gelenk in die Flexion; c) In der stehenden Vorbeuge sind das Hüftgelenk und – weniger ausgeprägt – die Wirbelsäule in Flexion

4.1.2 Frontalebene – Abduktion/Adduktion

Die Frontalebene verläuft senkrecht stehend von Seite zu Seite durch den Körper. Vielleicht kann hier die Vorstellung der „Frontscheibe" eines Autos helfen, um sich den Begriff zu merken.

Separiert der Mensch die Arme und Beine auseinander wie ein Hampelmann und spreizt dabei seine Finger, so befindet sich jedes Gelenk in der Abduktion. Die entgegengesetzte Bewegung heißt entsprechend Adduktion. Auf die Wirbelsäule bezogen sprechen wir von Seitneigung.

Bewegungen zur Seite sind das Kennzeichen der Frontalebene. In einigen Traditionslinien des Yoga wird das Dreieck (*Trikonāsana*) als Seitbeuge geübt. Auch das Heben der Arme über die Seiten, wie es in einigen Traditionslinien des Yoga im Sonnengruß praktiziert wird, findet in der Frontalebene statt. Ein weiteres Beispiel ist das Auseinanderspreizen der Beine im Grätschstand (*Prasārita Pādottānāsana*).

4.1.3 Transversalebene

Die Transversalebene verläuft horizontal durch unseren Körper. Diese Ebene stellt also einen Schnitt durch den Körper dar, wie er beispielsweise im MRT oder CT angefertigt wird.

Dreht man die Handflächen nach vorn und dann nach außen und die Füße ebenso nach außen, handelt es sich jeweils um eine Außenrotation. Die Außenrotation führt das, was zuvor frontal lag, nach lateral. Die Innenrotation führt entsprechend das, was vorher frontal war, nach medial. Da der Rumpf und der Kopf mittig liegen, sprechen wir hier einfach von Rotation.

Drehungen sind das Kennzeichen für Bewegungen in der Transversalebene. In Bezug auf die Wirbelsäule ist der Drehsitz (*Ardha Matsyendrāsana*) ein typisches Beispiel. Auch im gedrehten Dreieck (*Parivritta Trikonāsana*) oder im gedrehten Winkelstand (*Parivritta Pārshvakonāsana*) findet unter anderem eine Transversalbewegung in der Wirbelsäule statt.

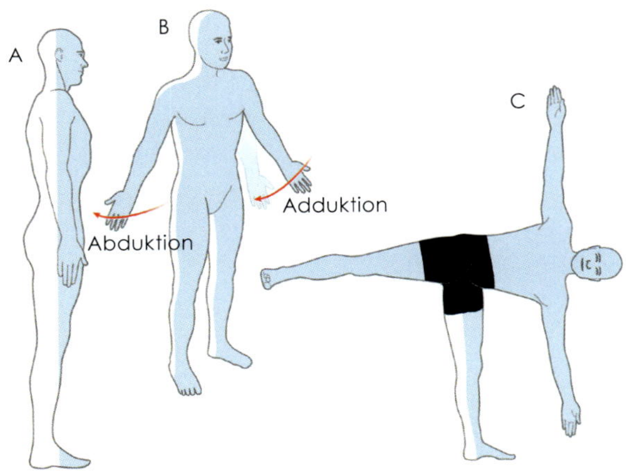

Abb. 3: a) Die anatomische Neutralstellung als Ausgangsstellung für die Bewegungsbeschreibung; b) Das seitliche Heben der Arme ist eine Abduktion im Schultergelenk, das Heranführen eine Adduktion; c) Im Halbmond (*Ardha Candrāsana*) befinden sich die Arme und Beine in Abduktion

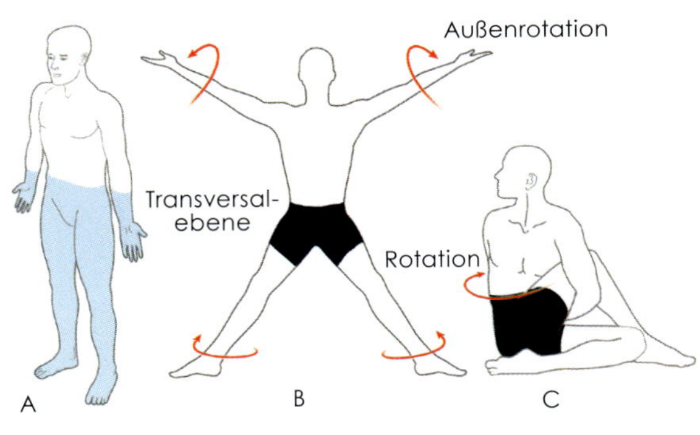

Abb. 4: a) Die anatomische Neutralstellung als Ausgangspunkt für die Bewegungsbeschreibung; b) Beine und Arme rotieren nach außen, wenn das, was vorn liegt, nach außen gewendet wird; c) Im Drehsitz (*Ardha Matsyendrāsana*) entsteht eine Rotation in der Wirbelsäule

Yogapraxis: Mittels der Betrachtung, in welche Richtung eine Bewegung oder Haltung hauptsächlich stattfindet, können wir uns ein Bild darüber machen, wie vielseitig unsere Yogapraxis ist. Ein Kennzeichen einer vielseitigen Yogapraxis kann es sein, dass Bewegungen auf allen drei Ebenen in einem ausgewogenen Verhältnis zueinander vorkommen. Finden im Gegensatz dazu die meisten Bewegungen und Haltungen der Yogapraxis auf der Sagittalebene statt, so ist sie in Bezug auf die Bewegungsrichtungen nicht vielseitig und nicht ausgewogen.

4.2 Der Bewegungsapparat

Der Bewegungsapparat unseres Körpers besteht aus Faszien, Sehnen und Bändern, Muskeln, Knochen und Gelenken. Alle diese so verschieden erscheinenden Strukturen stammen von einem gemeinsamen Urzelltyp (Mesenchym) ab. Diese Urzelle differenziert sich im Laufe unserer embryonalen Entwicklung. So entstehen die verschiedenen funktionellen Strukturen.

Der menschliche Körper befindet sich in konstanter Anpassung und Erneuerung. Die jeweilige Struktur wird durch die für sie vorgesehene Belastung erhalten. Eine Sehne oder ein Band braucht Zugbelastung, um fest zu bleiben. Ein Knochen benötigt Druck, um langfristig seine Stabilität zu erhalten. Ein Muskel benötigt den Wechsel aus Anspannung und Entspannung mit der dazugehörigen, möglichst vollständigen Längenänderung für seine Gesundheit.

Wird eine Struktur hingegen dauerhaft außerhalb ihrer vorgesehenen Funktion belastet, können sich Sehnen, Bänder, Muskeln, Knochen und Gelenke selbst bei einem erwachsenen Menschen noch bedingt ineinander umwandeln. Diese unphysiologischen Umwandlungen sind die Folge von Fehlbelastungen und verursachen meist Beschwerden.

Yogapraxis: Bringen wir auf einen Muskel eine übermäßig hohe Zugbelastung ohne die notwendige längenverändernde Kontraktion auf, wandelt sich dieser Muskel allmählich in eine bandhafte Struktur um. Bei manchen Übenden haben Vorwärtsbeugen mit einer Dehnung an den Beinrückseiten in der Yogapraxis eine deutliche Betonung vor dynamisch kräftigenden Übungen dieser Region. In der Folge wandelt sich die Muskulatur der Beinrückseiten (ischiocrurale Muskulatur) langsam in eine bandhafte Struktur um. Der Zug der Vorbeuge wird dann nicht mehr über die Muskulatur aufgefangen, sondern kommt direkt am Ursprung, dem Sitzhöcker (Tuber ischiadicum), an. Dort können sich mit der Zeit dann Entzündungen bilden.

Nachfolgend betrachten wir die genannten Elemente des Bewegungsapparates und befassen uns mit der Frage, wie wir diese Elemente und damit den gesamten Bewegungsapparat gesund erhalten können.

4.2.1 Faszien

4.2.1.1 Extrazelluläre Matrix

Die extrazelluläre Matrix bezeichnet alles, was sich außerhalb von Zellen befindet. Ein bestimmter Zelltyp (Fibrozyt) ist für die Bildung und den Erhalt dieser extrazellulären Matrix zuständig. Der Fibrozyt ist selbst eine Zelle, also nicht Teil der extrazellulären Matrix. Jedoch produziert er die Bausteine dieser Matrix, die sich in zwei Aspekte gliedern:

1. Die Faserbestandteile halten den Körper und jedes einzelne Organ zusammen, umhüllen, durchdringen und geben so Form und Stabilität. Die Faserbestandteile ergeben etwa ein Viertel unseres gesamten Körpergewichts.
2. Die flüssigkeitsbindenden Moleküle halten Wasser in ihren verzweigten Armen fest. Sie bringen das Netz, das durch die Fasern gebildet wird, von innen auf Spannung. Der so gebundene extrazelluläre Flüssigkeitsanteil ergibt etwa ein weiteres Viertel unseres Körpergewichts.

Die extrazelluläre Matrix macht zusammengenommen also etwa die Hälfte unseres Körpergewichts aus. Sie formt und durchdringt unseren Körper vollständig. In diese Matrix sind die spezialisierten Zellen eingebettet, die den einzelnen Organen ihre Funktion geben. Sie erhalten erst durch die Matrix den Halt und die Nährstoffe, die die Zellen der einzelnen Organe für das Erfüllen ihrer Funktion benötigen.

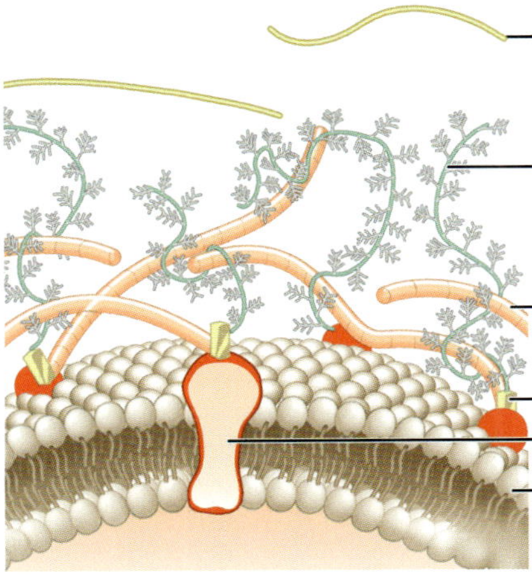

Abb. 5: Extrazelluläre Matrix mit Kollagenfasern, Proteoglykanen, Adhäsinen, Zellmembran

Yogapraxis: Vereinfacht können wir uns die extrazelluläre Matrix wie einen Schwamm vorstellen. Der Schwamm selbst ist der Faseranteil. Die in den Schwamm eingesaugte Flüssigkeit ist der Flüssigkeitsanteil. Die Nährstoffe im Flüssigkeitsanteil werden dadurch ausgetauscht, dass der Schwamm verformt wird. So können die Stoffwechselendprodukte der Zellen abtransportiert und neue Nährstoffe antransportiert werden. Eine Yogapraxis, die jeden Bereich unseres Körpers durchknetet und verformt, unterstützt diesen An- und Abtransport.

4.2.1.2 Fibrozyten, Fibroblasten und Myofibroblasten

Die Fibrozyten befinden sich meist in einem inaktiven Zustand. Lediglich zur Erneuerung und zum Aufbau von neuen Bestandteilen werden sie aktiv, dann werden sie als Fibroblasten bezeichnet. Erst dann produzieren sie neue Faserbestandteile. Beim Erwachsenen sind dies hauptsächlich Kollagenmoleküle.

Doch ein Fibrozyt kann noch mehr. Bei einer Verletzung der extrazellulären Matrix, wie etwa einem Stich mit einer Nadel durch die Haut, verändert sich die Säure-Basen-Balance in der extrazellulären Matrix. Die Fibrozyten reagieren auf diese Veränderung, wandeln sich zu sogenannten Myofibroblasten um[1] und ziehen im Laufe weniger Minuten die langen Fasern des Fasziennetzes in sich hinein. So tragen Myofibroblasten dazu bei, dass eine Verletzung schnell kleiner wird und besser abheilen kann.

Neben einer Veränderung im Säure-Basen-Haushalt führen auch viele Reize[2], unter anderem Stress und mentale Anspannung[3], zu einer Aktivierung der Myofibroblasten. Wir kennen alle das Gefühl, dass uns nach einem einschneidenden Erlebnis, beispielsweise einem Beinaheunfall, der Schrecken noch „in den Knochen" sitzt. Unser ganzer Körper fühlt sich über Stunden oder sogar Tage hinweg fest und hart an. Auch das hat sicher gute Gründe aus der Evolution. Bei physischen Bedrohungen ist diese Härte unter Umständen vorteilhaft.

Doch in unserer heutigen Gesellschaft ist Stress chronisch geworden und die Bedrohungen sind weniger physischer Natur. Unser Körper reagiert darauf jedoch weiterhin physisch und bei vielen Menschen ist ein Teil der Fibrozyten in Form von Myofibroblasten dauerhaft aktiviert. Deshalb fühlen sich viele Menschen dauerhaft hart und verspannt.

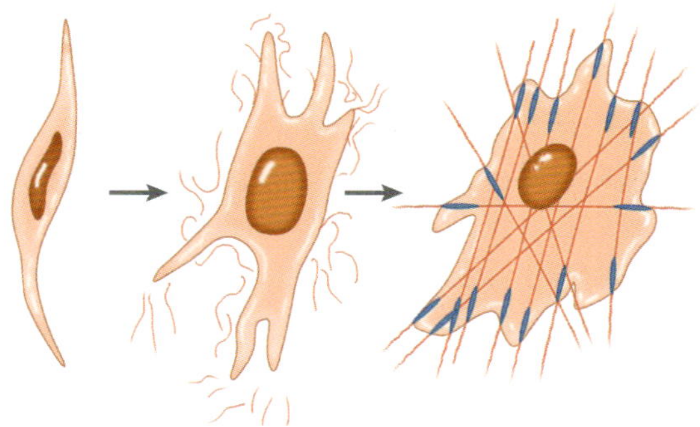

Abb. 6: a) Der inaktive Fibrozyt; b) Der Fibroblast produziert Kollagen; c) Der aktivierte Myofibroblast zieht Kollagenfasern in sich ein

Yogapraxis: In der Yogapraxis können wir die Myofibroblasten gezielt wieder deaktivieren. Der Aspekt der Yogapraxis, der hierfür verantwortlich ist, ist die Entspannung. Gut geeignet ist die rückenliegende Entspannung (*Shavāsana*), wie sie in vielen Traditionslinien des Yoga den Abschluss der Praxis bildet. Doch auch andere Entspannungshaltungen deaktivieren die Myofibroblasten. Wenn durch die Körperhaltung zusätzlich zur reinen Entspannung ein sanfter Zug auf unser Fasziennetz wirkt, können die von den Myofibroblasten eingezogenen Kollagenfaserzüge wieder sanft hinausgleiten. Loslassende Übungen, wie sie beispielsweise im Yin Yoga praktiziert werden, eignen sich hier besonders gut.

4.2.1.3 Kollagene Fasern

Fibrozyten sind beim erwachsenen Menschen überwiegend inaktiv. Unter anderem durch mechanische Stimulation (Verformung) können sie jedoch zu Fibroblasten aktiviert werden. Dann produzieren sie die extrazelluläre Matrix, also sowohl die flüssigkeitsbindenden Moleküle als auch den Faserbestandteil. Kollagenmoleküle machen den Großteil dieses Faserbestandteils der extrazellulären Matrix beim erwachsenen Menschen aus.

Diese Moleküle sind helikal gewunden und polar geladen. Wird unser Körper einer Belastung oder Verformung ausgesetzt, z. B. in Form von Dehnungen, Muskelanspannungen, Hebelkräften oder Druck, so entsteht ein elektrisches Potenzial. Die geladenen Kollagenmoleküle richten sich in die Richtung der Beanspruchung aus. Jeweils drei Moleküle verwinden sich ineinander und verlängern sich zu langen Kollagenfaserzügen.

In der Summe bilden die Kollagenfaserzüge ein

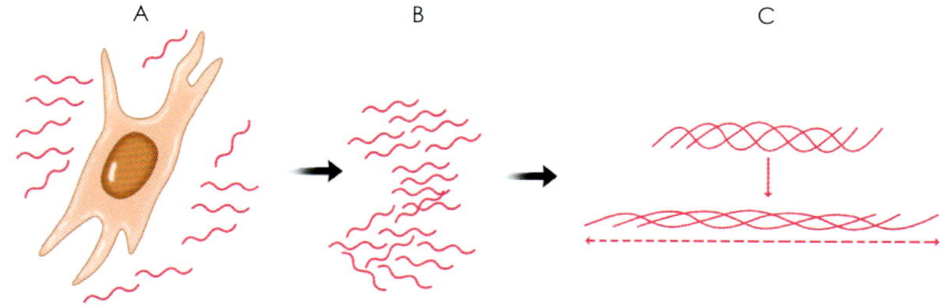

Abb. 7: a) Der Fibroblast produziert einzelne Kollagenbausteine;
b) Die einzelnen Kollagenbausteine richten sich durch elektrische Ladung aus;
c) Die ausgerichteten Kollagenbausteine formen eine Tripelhelix und verlängern sich so zu langen Kollagenfaserzügen

Netz, das den gesamten Körper durchdringt. Dieses Netz umhüllt jedes einzelne Organ und gibt ihm so Form und Halt.

Die Faszienzüge nehmen auf den Körper einwirkende Kräfte auf und übertragen sie als Zugspannung durch den gesamten Körper. Bei einer auf den Körper einwirkenden Kraft hängt die Gesamtstabilität also nicht von der lokalen Beschaffenheit, sondern von der Gesamtzugfestigkeit unseres Fasziennetzes ab.

Yogapraxis: Damit sich die Stabilität unseres Fasziennetzes möglichst gleichmäßig entwickeln kann, ist eine Dehnung so über alle Bereiche zu verteilen, dass nicht die schwächsten Bereiche besonders stark beansprucht werden. Denn ein Netz reißt ja auch immer an der dünnsten Stelle.

4.2.1.4 Elastine Fasern

Zwischen den Kollagenfasern des Fasziennetzes liegen als elastische Zwischenbausteine Elastin und Fibrillin. Diese Moleküle können sich auf Zug dehnen und anschließend wieder ihre ursprüngliche Länge einnehmen.

Während Flexibilität die Fertigkeit des Körpers ist, sich zu verformen, ist Elastizität die Fertigkeit, sich wieder zurückzuverformen. Begeben wir uns also beispielsweise in eine Vorbeuge, so ist Flexibilität notwendig. Für das Verlassen der Haltung ist Elastizität notwendig. Fällt es einem Menschen schwer, sich aus der Vorbeuge wieder aufzurichten, so fehlt die Elastizität. Analog verhält es sich mit Rückbeugen, Seitneigungen und Drehungen.

Verglichen mit dem Anteil an Kollagenfasern ist der Anteil dieser Moleküle relativ klein. Doch wie wir es auch von elastischer Yogakleidung kennen, die einige Praktizierende tragen: Auch ein kleiner Anteil an elastischen Bausteinen macht ein ansonsten aus festen Bestandteilen bestehendes Gewebe insgesamt elastisch. Das gilt auch für den menschlichen Körper.

Diese Elastizität des Fasziennetzes hat zwei wichtige Bedeutungen:

- **Energiespeicher:** In der Elastizität des Fasziennetzes kann Energie gespeichert werden. So wird zum Beispiel beim Laufen die Energie beim Aufsetzen des Fußes in der dorsalen Faszie gespeichert. Sie verläuft über die gesamte Körperrückseite. Beim Abstoß wird diese Energie wieder freigesetzt und gibt uns Vortrieb. Statt jeden Schritt neu mit purer Muskelkraft zu beschleunigen, federn die Faszien, die den Muskel umhüllen, beim Laufen. Die Muskeln halten diese Federbewegung lediglich aktiv. Auf diese Weise ist für uns Menschen und auch für die meisten Tiere ein relativ energiesparendes Laufen – bzw. Fliegen bei Vögeln und Schwimmen bei Fischen – möglich.
- **Schutz vor Verletzungen:** Ein hartes Netz reißt leichter als eines, das in sich leicht federn kann. Die elastischen Bausteine des Fasziennetzes fangen auf den Körper einwirkende Kräfte ab und verteilen sie gleichmäßig. Auch zwischen den Kollagenfasern unter der Haut sind Elastin und Fibrillin wichtig. Hier halten sie die Haut straff.

Bei Kindern ist der Anteil an elastischen Bausteinen im Fasziennetz besonders hoch. Daher sind Kinder im Vergleich zu Erwachsenen weniger anfällig für Verletzungen. Je älter wir werden, desto niedriger wird der Anteil an Elastin und Fibrillin zwischen den Kollagenfasern. Wenn der Anteil dieser elastischen Moleküle unter der Haut im Laufe unseres Lebens abnimmt, verliert sie ihre Straffheit und Falten entstehen. Im gesamten Fasziennetz führt diese mit dem Altern verbundene Abnahme an Elastizität zu einem höheren Verletzungsrisiko. Es ist jedoch möglich, den Verlust der Elastizität durch Übung zu verlangsamen.

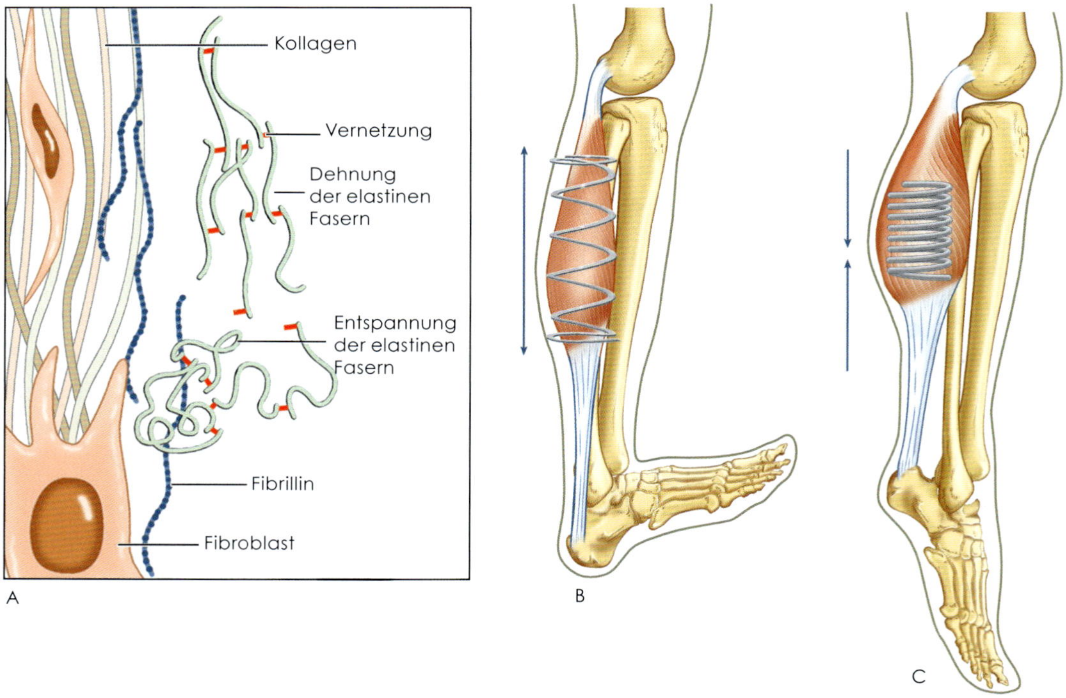

Abb. 8: a) Kollagennetz mit Zwischenbausteinen aus Elastin/Fibrillin: So bekommt das Netz eine Grundform, in die es sich immer wieder zurückformt; b) und c) Die Wadenmuskulatur wird durch die Elastizität ihrer umhüllenden Faszien zu einer Sprungfeder

Yogapraxis: Beim Dehnen gleiten die Kollagenfasern aneinander vorbei. Die elastischen Bestandteile im Fasziennetz verlieren so ihren Halt. Daher ist das Verletzungsrisiko in Kontaktsportarten nach intensivem Dehnen erhöht. Auch wer sich in seiner Yogapraxis überwiegend nur dehnt, reduziert den Anteil an elastischen Bestandteilen und erhöht sein Verletzungsrisiko.

Dem erhöhten Verletzungsrisiko können wir entgegenwirken, indem wir die Fibroblasten anregen, mehr elastische Bausteine zu produzieren. Dies geschieht, indem wir die Elastizität nutzen. Wer also in der Yogapraxis springt und federt, der reduziert dadurch sein Verletzungsrisiko. Nicht in allen Traditionslinien des Yoga kommen federnde oder springende Übungen vor, doch sie lassen sich leicht in die Yogapraxis integrieren.

4.2.1.5
Genetische Varianten am Beispiel von Elastin und Fibrillin

Jeder Mensch ist einzigartig. Durch unterschiedliche Genetik weicht selbst die genaue Struktur der Proteine in unserem Körper individuell leicht voneinander ab. Gerade bei Elastin und Fibrillin ist eine hohe Zahl an genetischen Varianten bekannt. Die meisten führen zu durchaus gesunden Spielweisen von mehr oder weniger Flexibilität. Flexibilität ist somit nicht nur das Resultat von regelmäßigem Dehnen in einer Yogapraxis, sondern auch durch die Genetik bedingt.

Zur Verdeutlichung der Relevanz helfen uns einige Erkrankungen. Sie entstehen durch besonders ungewöhnliche genetische Varianten von Elastin und Fibrillin:

- Eine seltene Erkrankung ist das Cutis-laxa-Syndrom. Hier fehlt den Faszien unter der Haut die Elastizität und es bilden sich ausgeprägte Falten. Bei einigen Formen dieser Erkrankung liegt die Ursache an Veränderungen des Elastins, bei anderen Formen an Veränderungen des Fibrillins.[4]
- Noch spannender im Yogakontext ist das Marfan-Syndrom. Hier ist das gebildete Fibrillin verändert.[5] Im Resultat fehlt es dem ganzen Körper an Elastizität. Das führt zu einigen ernsten Problemen, ermöglicht es den betroffenen Menschen jedoch, ungewöhnlich flexibel zu sein. Viele Kontorsionisten und Kontorsionistinnen weisen solch eine genetische Veränderung auf.
- Weniger dramatische Folgen für die Gesamtgesundheit hat das Ehlers-Danlos-Syndrom, das durch eine Überdehnbarkeit der Haut und überbewegliche Gelenke gekennzeichnet ist. Es gibt eine Reihe von Unterformen mit Mutationen auf dem Kollagen-Gen[6], die die Interaktion mit Elastin und Fibrillin verändern. Diese Mutationen führen zu einer erhöhten Flexibilität. Auch dieses Syndrom ist bei Kautschuk-Akrobaten weit verbreitet.

Diese Normabweichungen sind weiter verbreitet, als wir vielleicht annehmen. Immerhin ist nach Schätzungen einer von 5.000 bis 25.000 Menschen vom Ehlers-Danlos-Syndrom betroffen.[7] Zusätzlich gibt es auch abseits dieser genauer erforschten Normabweichungen viele Varianten im Fibrillin- und Elastin-Gen. Hierbei können schon kleine Abweichungen zu mehr oder weniger Flexibilität führen. In der Yogapraxis werden wir also Menschen sehen, die unterschiedlich flexibel sind. Mehr Flexibilität bedeutet nicht, wie oft angenommen, eine fortgeschrittene Praxis. Flexibilität entsteht aus der Kombination der Übungspraxis und der genetischen Bedingungen des einzelnen Menschen.

Daher sollten wir als Yogalehrende den Begriff „fortgeschritten" sehr achtsam verwenden. Fortgeschritten heißt, dass Übende eine tiefe Erfahrung und ein tiefes Verständnis der Yogapraxis haben. Das Maß der Flexibilität ist nicht ausschlaggebend.

4.2.2 Bänder und Sehnen

4.2.2.1 Molekularer Aufbau

Im Grunde sind Sehnen und Bänder nur eine Spezialisierung des Fasziennetzes. In Bereichen von hohem Zug packen sich die Kollagenfasern eng aneinander und verlaufen parallel zueinander. Verbindet dieser straffe Faszienzug zwei Knochen, so sprechen wir von einem Band.

Sehnen sind molekular wie Bänder aufgebaut. Sie bestehen aus parallel zueinander verlaufenden Kollagenfaserzügen. Doch sie verbinden nicht Knochen mit Knochen, sondern Knochen mit Muskeln. Die Kollagenfaserzüge setzen sich auch im Muskel und im Knochen weiter fort, sodass die Kraft der Sehnen und Bänder direkt weitergeleitet wird.

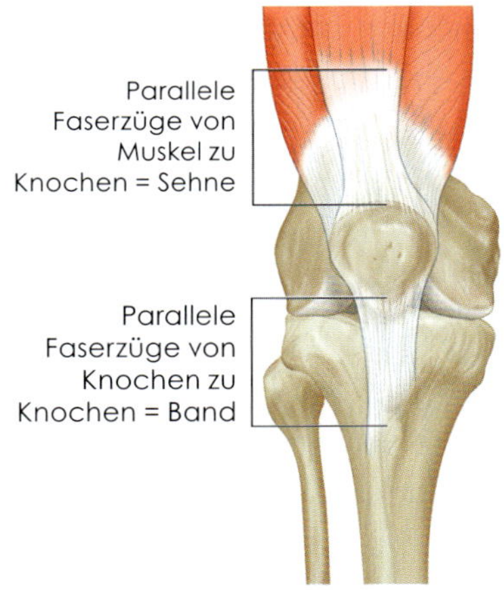

Abb. 9: Eine Sehne verbindet Knochen mit Muskel, ein Band verbindet Knochen mit Knochen; die Kollagenfaserzüge verlaufen jeweils parallel

4.2.2.2 Dehnung

Die Kollagenfasern sind durch Schwefelwasserstoffbrücken miteinander verbunden. Die einzelnen Fasern können also nicht an anderen Fasern vorbeirutschen. Auf diese Weise bleiben die grundlegende Form des Fasziennetzes und die Länge der darin vorkommenden Kollagenzüge gleich. Sehnen und Bänder können durch ihre elastischen Bausteine leicht federn. Die grundlegende Länge ändert sich jedoch nicht.

Die Kollagenfaserzüge einer den Muskel und auch jede einzelne Muskelzelle umhüllenden Faszie sind gegenläufig helikal aufgebaut. Die Muskelzelle und der ganze Muskel haben jedoch ein konstantes Volumen. Durch die helikale Umwicklung kann der Muskel seine Länge bei gleichem Volumen mühelos ändern. Er wird also länger und dünner oder kürzer und dicker. Die helikale Umwicklung der Muskelzelle mit Kollagenfasern behält dabei eine konstante Spannung bei gleicher Länge.

Möchten wir eine dauerhafte Formänderung oder Längenänderung in unserem Fasziennetz erzeugen, so geschieht dies durch Dehnen. Durch wiederholten Zug auf die Kollagenfaserzüge verschieben sich die Schwefelwasserstoffbrücken. So gleiten einzelne Züge aneinander vorbei. Die Fibroblasten erzeugen weitere Kollagenbausteine, die sich einlagern. Auf diese Weise verlängert sich ein Faserzug. Die grundlegende Form ändert sich durch diese Dehnung dauerhaft.

Um dieses Gleiten der Kollagenfasern zu ermöglichen, ist ein relativ starker Zug über eine längere Zeit notwendig. So können sich lockere Schwefelwasserstoffbrücken umlagern. Nach etwa dreißig Sekunden lässt sich dieser sogenannte „Creeping-Effekt" beobachten. Wir sinken also direkt tiefer in die Haltung hinein. Um effektiv Flexibilität zu entwickeln, sollten wir daher mindestens dreißig Sekunden in der Dehnung verweilen.[8]

Ein zu intensiver oder langer Zug (bereits ab sechzig Sekunden) an den Kollagenfasern führt zu keiner weiteren Zunahme der Flexibilität.[9] Es kann sogar zu einem gegenteiligen Effekt kommen, wenn die Fasern durch den Zug enger aneinandergedrückt werden und sich der Flüssigkeitsraum zwischen den Fasern vermindert. Dadurch wird das fasziale Gleiten erschwert. Sehr langes statisches Halten führt daher nicht zu mehr Flexibilität.

Das richtige Maß für einen relativ starken, aber noch nicht zu intensiven Zug finden wir intuitiv durch die eigene Erfahrung in der Yogapraxis. Ebenso finden wir durch die Praxis die für uns bzw. für unsere Schülerinnen und Schüler optimale Länge einer Dehnung. Sie hängt auch von dem Kontext ab, in dem eine Übung steht.

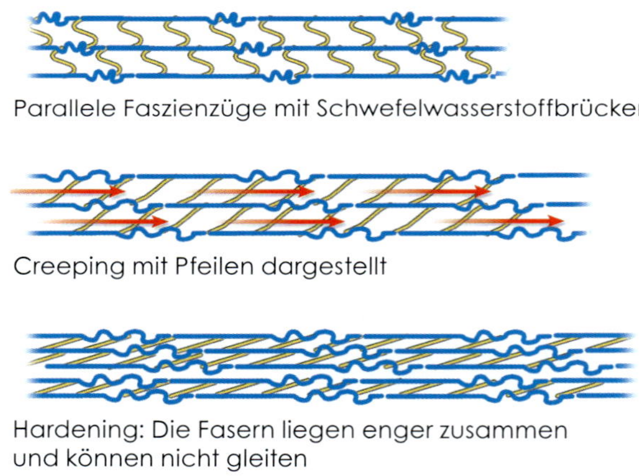

Abb. 10: a) Parallele Kollagenfaszienzüge mit Schwefelwasserstoffbrücken; b) Für die Verformung des Fasziennetzes ist ein Aneinanderentlanggleiten der Kollagenfaserzüge (Creeping) notwendig; c) Bei starkem Zug werden die Kollagenfaserzüge aneinandergedrückt (Hardening) und können so nicht weitergleiten

Yogapraxis: Wir können dieses Nachgeben unseres Fasziennetzes in einer Dehnhaltung leicht beobachten. Wenn wir etwa dreißig Sekunden eine intensive Dehnspannung gehalten haben, können wir etwas tiefer in die jeweilige Haltung hineinsinken. Dies bezeichnet man als „Creeping-Effekt".

Fügen wir Wärme hinzu, geschieht das Umlagern der Schwefelwasserstoffbrücken leichter. Daher sind wir im Sommer meist flexibler als im Winter. Auch abends sind wir meist flexibler als morgens, weil unsere Körpertemperatur abends etwas höher ist als am Morgen. Ein warmer Yogaraum trägt weiter zur Flexibilitätsentwicklung bei.

Eine weitere Möglichkeit, die für die Dehnung hilfreiche Wärme zu erzeugen. ist es, zwischen den statischen Dehnhaltungen dynamische Übungsfolgen einzubauen. Dieser Wechsel kann ein Baustein einer vielseitigen Yogapraxis werden, denn so wechseln sich Kräftigung und Dehnung, Dynamik und Statik harmonischer ab.

Bleiben wir umgekehrt zu lange in einer Haltung oder zerren zu intensiv an unseren Faszienzügen, bleibt die durch Dehnung zu erzielende gewünschte Veränderung oft aus.

4.2.2.3 Verletzungen

Die Kollagenfasern selbst können außerordentlich hohe Zugspannungen aushalten. Um eine wirklich gesunde Sehne oder ein Band zum Reißen zu bringen, wären enorme Kräfte notwendig. Ein simpler Merkspruch sagt daher: Eine gesunde Sehne reißt nicht!

Erst wenn der Faserzug seine Elastizität verloren hat, entstehen in einigen Übergangszonen punktuell hohe Kräfte. Dies führt zu einer Entzündung an den hochbelasteten Stellen. Dadurch löst sich der straffe Faserzug der Sehne oder des Bandes auf. So verliert die Struktur ihre Zugfestigkeit und nun reicht eine relativ geringe Belastung aus, damit ein Riss der Sehne oder des Bandes entsteht.

Yogapraxis: Sehnen und Bänder besitzen nur relativ wenige Rezeptoren für Schmerz. Deshalb können wir auch kein Warnsignal spüren, ehe eine nicht gesunde Sehne oder ein nicht gesundes Band reißt. Es empfiehlt sich daher bei Dehnhaltungen besonders, auf die eigenen Grenzen zu achten. Geben Lehrende körperliche Hilfestellungen (Adjust-

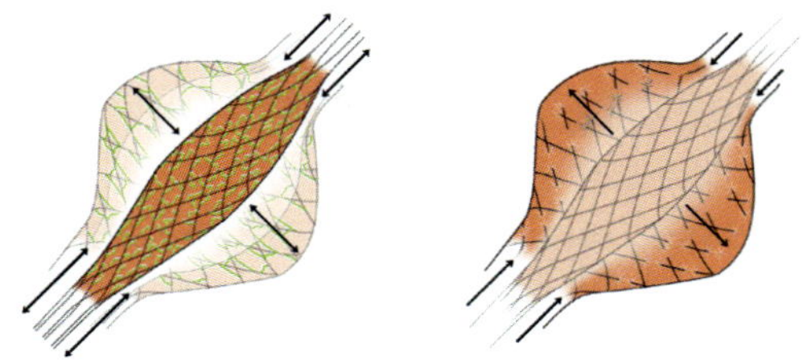

Abb. 11: a) Der Muskel ist von einer Faszienhülle umgeben, durch Elastin-/Fibrillinbausteine schnellt diese Hülle wieder in ihre Grundform zurück; b) Wenn der Anteil an Elastin/Fibrillin abnimmt, verliert der Muskel seine Eigenelastizität und Risse in den Kollagenfaserzügen können entstehen

ments), so sollten diese nicht die von den Übenden bereits aufgebaute Spannung einfach nur erhöhen, denn dadurch würde lediglich das Verletzungsrisiko erhöht. Körperliche Hilfestellungen haben viele andere positive Aspekte, wie z. B. die Vertiefung der Atmung, das Fördern von Achtsamkeit und das Erinnern an ein Loslassen unnötiger Spannung.

4.2.3 Knochen

4.2.3.1 Trabekel

Wie Sehnen und Bänder sind auch Knochen lediglich spezialisierte Faszien, deren Kollagenfaserzüge im Knochen analog weiterlaufen. Im Knochen werden die mit Kalzium angereicherten Kollagenfasern als Trabekel bezeichnet. Sie übertragen als Zug- oder Drucktrabekel die Kräfte im Knochen. Die Härte erhält der Knochen dadurch, dass hier die extrazelluläre Matrix vor allem durch Kalziumeinlagerung verfestigt wird. Durch diese Kombination aus mit Kalzium angereicherter extrazellulärer Matrix und den Kollagenfaserzügen der Trabekel kann ein Knochen bei guter Festigkeit relativ leicht bleiben.

Sowohl die Kollagenfaserzüge als auch die mit Kalzium angereicherte extrazelluläre Matrix werden von spezialisierten Faszienzellen, den Osteoblasten, gebildet. Im inaktiven Zustand werden diese Zellen – analog zu den inaktiven Faszienzellen, die Fibrozyten heißen – als Osteozyten bezeichnet. Ein Zuviel an verkalkender extrazellulärer Matrix wird von einer neuen Spezialisierung dieser Zellen, den Osteoklasten, wieder abgebaut. So bauen Osteoblasten an belasteten Stellen den Knochen auf, während Osteoklasten ihn in weniger belasteten Bereichen wieder abbauen. Im Ergebnis hat der Knochen für die auf ihn üblicherweise einwirkende Belastung die notwendige Stabilität bei minimalem Gewicht.

Bei diesem ständigen Auf- und Abbau im Knochen richten sich die Trabekel in die Richtung der tatsächlich auf den Knochen einwirkenden Belastung aus. Für starke und gesunde Knochen ist daher Bewegung und Belastung aus verschiedenen Winkeln notwendig.

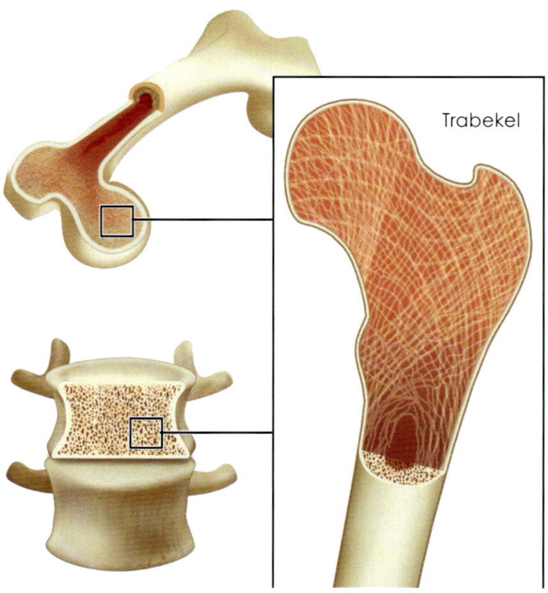

Abb. 12: Der Knochen erhält durch mit Kalk angelagerte Kollagenfaserzüge (Trabekel) seine Stabilität

Yogapraxis: Osteoporose ist eine häufige Erkrankung, bei der der Knochen seinen Kalziumanteil verringert. Da der Knochen im Alter auch seine Elastizität verliert, wird er bei geringerem Kalziumanteil brüchig. Eine Yogapraxis, in der wir Belastung aus den unterschiedlichen Winkeln auf unsere Knochen bringen, regt die Osteoblasten an, Kalzium in den Knochen einzulagern. So kann Osteoporose durch eine geeignete Yogapraxis verlangsamt oder teilweise auch wieder umgekehrt werden.

4.2.3.2 Anatomische Varianten am Beispiel der Körpergröße

Jeder Mensch ist einzigartig. Die Form unserer Knochen drückt diese Einzigartigkeit aus. Der einfachste und offensichtlichste Unterschied im Knochenbau ist die Körpergröße. Die Körpergröße verändert unsere Kraft und unsere Hebelverhältnisse grundlegend:

Die Hebelarme nehmen linear mit der Körpergröße zu. Betrachten wir zum Beispiel zwei Menschen mit gleichen Körperproportionen, von denen der eine jedoch 1,60 m groß und der andere 10 % größer, also 1,76 m groß ist. Jeder Knochen des größeren Menschen ist um 10 % – also um den Faktor 1,1 – länger. Bewegen beide Menschen ein gleich großes äußeres Gewicht, so benötigt der größere Mensch durch den größeren Hebelarm 10 % mehr Kraft.

Doch hat der größere Mensch auch mehr Muskulatur. Die Muskelkraft ist bei ansonsten gleicher Muskelzusammensetzung proportional zum Muskelquerschnitt. Der Muskel des größeren Menschen hat entsprechend einen um den Faktor 1,1 x 1,1 = 1,21 größeren Querschnitt. So verfügt der um 10 % größere Mensch über 21 % mehr Kraft. Dies gleicht den größeren Hebelarm leicht aus, denn er hat proportional sogar 11 % mehr Kraft. Daher haben größere Menschen einen Vorteil bei körperlichen Betätigungen, bei denen es auf pure Kraft ankommt.

Sobald wir jedoch eine Übung ausführen, in der auch das Körpergewicht eine Rolle spielt, ändert sich das. Das Körpergewicht ist proportional zum Körpervolumen. Das Körpergewicht des größeren Menschen ist also um den Faktor 1,1 x 1,1 x 1,1 = 1,331 größer. Der um 10 % größere Mensch hat somit 21 % mehr Kraft, aber 33,1 % mehr Körpergewicht. Sobald wir also körperliche Übungen ausführen, bei denen das Körpergewicht eine Rolle spielt, haben kleinere Menschen anatomische Vorteile.

Yogapraxis: In der Yogapraxis soll uns diese Rechnung helfen, uns nicht miteinander zu vergleichen. Eine Übung mag für einen Menschen sehr leicht scheinen, während sie für einen anderen Menschen schier unmöglich ist. Auch bei gleicher körperlicher Praxis werden sich unterschiedliche Ergebnisse einstellen. Der Kranich (*Bakāsana*) ist hier ein gutes Bespiel: Der Oberkörper und die Beine werden sehr hoch an den Armen abgestützt. Je länger die Arme sind, desto länger ist der Hebel, auf dem der Rest des Körpers balanciert. Je länger der Rumpf ist, desto länger ist der Hebelarm des Körpergewichts. Doch gerade das Körpergewicht nimmt auch zu, je größer wir sind. Sowohl durch die längeren Hebel als auch durch das höhere Körpergewicht ist es für große Menschen deshalb schwerer, Armbalancen auszuführen. Nicht umsonst sind erfolgreiche Turner und Turnerinnen relativ klein.

4.2.3.3 Anatomische Varianten am Beispiel des Ape-Index

Ein anderes leicht nachzuprüfendes Beispiel für die anatomischen Unterschiede zwischen Menschen ist das Verhältnis von Armlänge zur Körpergröße. Dieses Verhältnis bezeichnet man als Ape-Index. Bei einem gedachten Standardmenschen sind die Körpergröße und die Armspannweite gleich groß. Er oder sie hat also einen Ape-Index von 1. Ist die Spannweite der Arme größer als die Körpergröße, wird der Ape-Index größer. Ist die Armspannweite jedoch kürzer als die Körpergröße, wird der Ape-Index kleiner.

Yogapraxis: Je nach körperlicher Übung hat beides Vorteile. Ein kleinerer Ape-Index führt zu kürzeren Hebelarmen. Das macht Übungen mit dem eigenen Körpergewicht wie beispielsweise Handstandvarianten leichter. Auch in der Yogapraxis sind solche Übungen weit verbreitet. Ein Mensch mit kleinerem Ape-Index kann sich leichter aus dem Sitz in ein *Vinyāsa* heben oder in einer Krähe balancieren.

Ein größerer Ape-Index ist gleichbedeutend mit längeren Armen proportional zum Körper. Mit solchen Proportionen können wir die in der Yogapraxis verbreiteten Haltungen mit Bindung leichter ausführen – also beispielsweise in der schlafenden Schildkröte (*Supta Kūrmāsana*) die Hände hinter dem Rücken fassen.

4.2.4 Muskeln

4.2.4.1 Muskelzelle

Während Fibrozyten und Osteozyten im Grunde gleichartige, lediglich unterschiedlich spezialisierte Zellen sind, handelt es sich bei den Muskelzellen um einen grundsätzlich anderen, jedoch ebenfalls aus dem Mesenchym stammenden Zelltyp.

Die Muskelzelle ist eine lange, mehrkernige Zelle. Eine einzige Zelle hat die Länge des gesamten Muskels. Viele nebeneinanderliegende Zellen ergeben den Durchmesser des Muskels. Jede Muskelzelle besitzt spezialisierte Moleküle (Aktin und Myosin), über die sie auf einen elektrischen Reiz hin ihre Länge ändern kann. Das Volumen der

Zelle bleibt dabei selbstverständlich gleich. Spannt ein Muskel an, so wird er also kürzer und dicker. Entspannt der Muskel wieder, so wird er dünner und länger.

4.2.4.2
Muskelfaszie

Die Muskelzelle allein hätte jedoch keine Form und auch keinen Halt zu den benachbarten Zellen. Ihre Form und ihren Halt bekommt die Zelle erst durch die sie umhüllenden Kollagenfasern.

Da Kollagenfasern selbst nicht elastisch sind, sich die Länge des Muskels jedoch bei Anspannung und Entspannung ändert, sind die Kollagenfaserzüge gegenläufig helikal um jede einzelne Muskelzelle und auch um den gesamten Muskel herumgewunden. Spannt der Muskel an, wird er kürzer und dicker, die helikale Umhüllung behält dabei die gleiche Länge. So ist es möglich, dass die Kollagenfaserzüge bei gleicher Länge immer straff gespannt bleiben und der Muskel bei gleichem Volumen seine Länge ändern kann.

Natürlich enden die Kollagenfaserzüge nicht am Ende des Muskels, sondern laufen in ununterbrochener Fortsetzung direkt in die Sehnen weiter, hier allerdings parallel zueinander und ohne eingelagerte Muskelzellen.

4.2.4.3
„Locked short" vs. „Locked long"

Ändert ein Muskel seine Länge in zu geringem Umfang, fehlt den Kollagenmolekülen die elektrische Ladung, die für die gegenläufig helikale Ausrichtung notwendig ist. Sie lagern sich dann mehr oder minder willkürlich aneinander. Sowohl die einzelne Muskelzelle als auch der gesamte Muskel werden so von der eigenen Faszienhülle eingesperrt und verlieren die Fähigkeit, ihre Länge zu ändern.

Wir sprechen dann von einem „verspannten" Muskel, aber der Begriff ist im Grunde falsch, denn die Muskelzelle selbst ist nicht „verspannt", sondern in eine nicht funktionale Faszienhülle eingesperrt. Häufig finden sich solche Verspannungen im Nacken. Hier halten Muskeln den Kopf oft über viele Stunden unverändert in der gleichen Stellung. Die Beanspruchung triggert die Faszienzellen (Fibroblasten), Bausteine zu produzieren. Da jedoch keine Längenänderung des Muskels stattfindet, richten sich die Kollagenbausteine eher längs als helikal aus. Wir bezeichnen einen solchen Muskel als „locked short".

Wollen wir einen „verspannten" Muskel dehnen, sollten wir mit Geduld die Kollagenfasern auseinanderziehen. Die Faserzüge werden auf diese Weise länger, wodurch die Beschwerden des „verspannten" Muskels schon einmal gemildert werden. Doch eine gegenläufig helikale Ausrichtung bekommt die Faszienhülle auf diese Weise nicht. Die Hülle wird nur länger. Einen solchen Muskel bezeichnen wir als „locked long".

Die Muskelzellen selbst verkümmern im „Locked"-Zustand, sodass im Extremfall aus einem

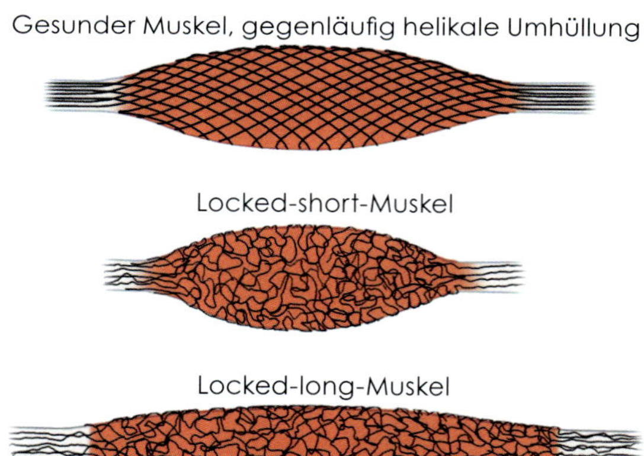

Abb. 13: a) Gesunder Muskel mit gegenläufig helikaler Umhüllung der Kollagenfaserzüge; b) „Locked-short"-Muskel: Die Kollagenfaserzüge sind nicht mehr gegenläufig helikal, der Muskel ist in einer verkürzten Stellung eingeschlossen; c) „Locked-long"-Muskel: Die Kollagenfaserzüge sind nicht mehr gegenläufig helikal, der Muskel ist in einer langen Stellung eingeschlossen

„Locked"-Muskel ein Band entsteht. Zum Glück ist der Prozess auch umkehrbar.

Erst wenn wir einen Muskel einerseits dehnen und andererseits auch aktiv mit einer Längenänderung anspannen, kann eine Verlängerung des muskulären Faszienzuges entstehen. Die Kollagenmoleküle richten sich so mit der Zeit gegenläufig helikal aus. Der Muskel kann allmählich zu seiner gesunden Funktion zurückfinden.

Yogapraxis: In der Yogapraxis sollten wir daher immer darauf achten, die Muskulatur harmonisch über ihre gesamte Kontraktionsspanne zu beanspruchen. Dehnung, statisches Halten und eine über die gesamte Länge dynamische Anspannung sind gleich wichtig.

Ein Überwiegen von Dehnung würde „Locked-long"-Muskeln begünstigen. Ein Überwiegen von statischem Halten würde das Entstehen von „Locked-short"-Muskeln fördern. Es kommt also auf die richtige Mischung an: Dehnung, statisches Halten und vor allem auch dynamische Längenänderung über den gesamten Kontraktionsbereich des Muskels.

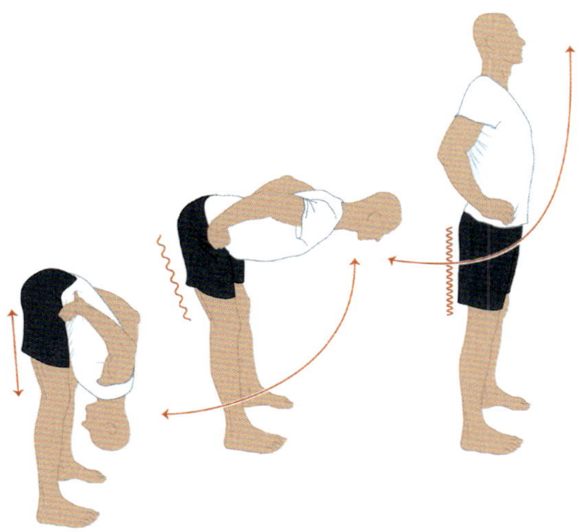

Abb. 14: a) Stehende Vorbeuge: Dehnung der ischiocruralen Muskulatur; b) Stehen in einem „Tisch" (*Ardha Uttānāsana*): statisches Halten der ischiocruralen Muskulatur; c) Bewegung zwischen Tisch und Vorbeuge: dynamische Längenänderung der ischiocruralen Muskulatur

4.2.4.4
Genetische Varianten am Beispiel des Myostatin-Gens

Auch bei den Muskeln ist jeder Mensch genetisch gesehen einzigartig. Das zeigt sich zum Beispiel durch die Reaktion unserer Muskulatur auf Beanspruchung. Die Belastung löst zwar bei allen Menschen einen Wachstumsreiz auf die Muskulatur aus, doch je nach hormonellem Status kann dieser Reiz sich unterschiedlich entfalten.

In der Evolution des Menschen war es wichtig, dass die Muskulatur trotz Beanspruchung nicht übermäßig zunahm, denn große Muskeln brauchen viel Energie. Nahrung war jedoch in unserer Evolution stets knapp. Daher waren schlanke Menschen im Vergleich zu übermäßig muskulären Menschen teilweise im Vorteil.

Um nicht übermäßig Muskulatur aufzubauen, hemmen zwei Myostatin-Gene das Muskelwachstum. Bei diesen beiden Genen besteht eine große genetische Varianz. Es sind sogar Menschen bekannt, bei denen beide Myostatin-Gene komplett inaktiv sind. Bei solchen Menschen nehmen Muskulatur und Muskelkraft bei gleicher Beanspruchung deutlich schneller zu als bei anderen, deren Myostatin-Gene gut aktiv sind.

Yogapraxis: Zwar möchten wir in der Yogapraxis keine Gewichtheber werden, doch können wir mit Yogaübungen auch Kraft entwickeln. So kräftigt beispielsweise die Vier-Glied-Stabhaltung (*Caturanga Dandāsana*) die Körpermitte und die Arme. Wie viel Kraft dadurch jedoch entsteht, hängt von unserer Genetik ab. Jeder menschliche Körper reagiert anders auf die gleiche körperliche Übung. Das erinnert uns wieder daran, uns in der Yogapraxis nicht zu vergleichen.

4.2.5 Gelenke

4.2.5.1 Aufbau von Gelenken

Die Gelenke vervollständigen den bereits vorgestellten Bewegungsapparat. Wo die Gelenkflächen zweier Knochen aufeinandertreffen, ist die Oberfläche mit einer glatten und hartelastischen Schicht, dem Knorpel, überzogen. Die Zellen dieser Schicht bestehen, wie nicht anders zu erwarten, ebenfalls aus spezialisierten Faszienzellen. Abhängig davon, ob sie gerade aktiv oder inaktiv sind, werden sie als Chondroblasten oder Chondrozyten bezeichnet. Die aktiven Chondroblasten bilden die für die Glätte und harte Elastizität notwendige extrazelluläre Matrix.

Das ganze Gelenk ist von einer Gelenkkapsel umhüllt, die aus Faszienzügen besteht. Die Gelenkkapsel hält beide Knochen zusammen und ermöglicht ein gleichmäßiges Gleiten der beiden Knorpeloberflächen.

Die Innenseite der Gelenkkapsel ist mit einer Gelenkinnenhaut ausgestattet, die die Gelenkflüssigkeit produziert. Die Gelenkflüssigkeit dient einerseits als Schmierstoff für das Gelenk, das heißt, sie erleichtert das Gleiten der glatten Knorpeloberflächen übereinander. Zusätzlich enthält die Gelenkflüssigkeit aber auch Nährstoffe für die Chondrozyten, denn der Knorpel selbst ist nicht durchblutet. Die Chondrozyten bekommen ihre Nährstoffe ausschließlich durch die den Knorpel umspülende Gelenkflüssigkeit.

Je nach Form des Gelenks liegt zwischen den beiden Knorpelschichten noch ein weiterer Faserknorpel. Er lässt sich verschieben und passt die beiden Knorpeloberflächen von der Form her einander an. Der Faserknorpel zwischen den eigentlichen Gelenkflächen kommt nicht in allen Gelenken vor. Wo er vorhanden ist, ist er an die jeweiligen Anforderungen speziell angepasst und trägt oft einen eigenen Namen. So bildet er zwischen den Gelenkflächen des Knies die Menisken, zwischen den Wirbeln die Bandscheiben und zwischen Elle und Handwurzel einen Diskus.

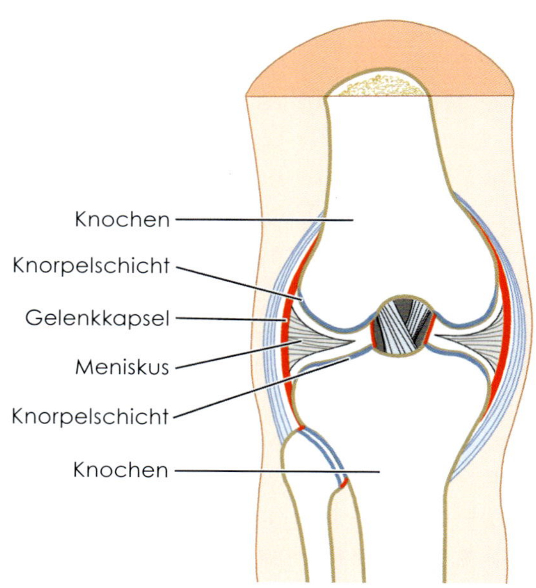

Abb. 15: Schematische Darstellung eines Gelenks mit Knochen, Knorpelschicht, Gelenkkapsel, Innenhaut, Meniskus

4.2.5.2 Gelenkformen

Je nach vorgesehener Bewegungsrichtung gibt die Form der beteiligten Knochen die Bewegung in bestimmte Richtungen frei, während andere Richtungen stabilisiert sind. Wir unterscheiden folgende Gelenkformen:

Kugelgelenk: Hier trifft ein annähernd runder Gelenkkopf des distalen Gelenkpartners auf eine dazu passende Gelenkpfanne am proximalen Partner. Solch einem Gelenk sind Flexion und Extension, Abduktion und Adduktion sowie Innen- und Außenrotation möglich. Typische Beispiele für diesen Gelenktyp sind das Schultergelenk, also das Gelenk zwischen Schulterblatt und Oberarm, und das Hüftgelenk, also das Gelenk zwischen Beckenschaufel und Oberschenkel.

Eigelenk: Auf den ersten Blick sieht das Eigelenk ganz ähnlich aus wie das Kugelgelenk. Der Unterschied besteht darin, dass beide Gelenkpartner oval statt rund ausgebildet sind. So ist in diesem Gelenk die Rotation blockiert. Das Gelenk ist also nur zu Flexion und Extension sowie Abduktion und Adduktion bzw. an der Wirbelsäule zur Seitneigung fähig. Typische Beispiele für diesen Gelenktyp sind das proximale Handgelenk und das obere Kopfgelenk.

Sattelgelenk: Hier treffen zwei Gelenkpartner aufeinander, die wie ein Sattel und die Beine eines Reiters geformt sind. Wieder ist die Rotation durch die Gelenkform blockiert. Möglich sind hier, ähnlich wie im Eigelenk, Flexion und Extension sowie Abduktion und Adduktion. Ein typisches Sattelgelenk ist das Daumengrundgelenk.

Scharniergelenk: Beim Scharniergelenk sind lediglich Flexion und Extension möglich. Alle anderen Bewegungsachsen sind durch die knöcherne Form blockiert. Typische Beispiele sind das Ellenbogengelenk und das obere Sprunggelenk.

Zapfengelenk: Das Zapfengelenk ist lediglich zur Innen- und Außenrotation bzw. an der Wirbelsäule zur Rotation fähig. Typische Beispiele hierfür sind das Ellen-Speichen-Gelenk und das untere Kopfgelenk.

Planes Gelenk: Beim planen Gelenk können zwei Gleitflächen übereinanderrutschen. Typische Beispiele sind die Facettengelenke der Wirbelsäule und das Iliosakralgelenk.

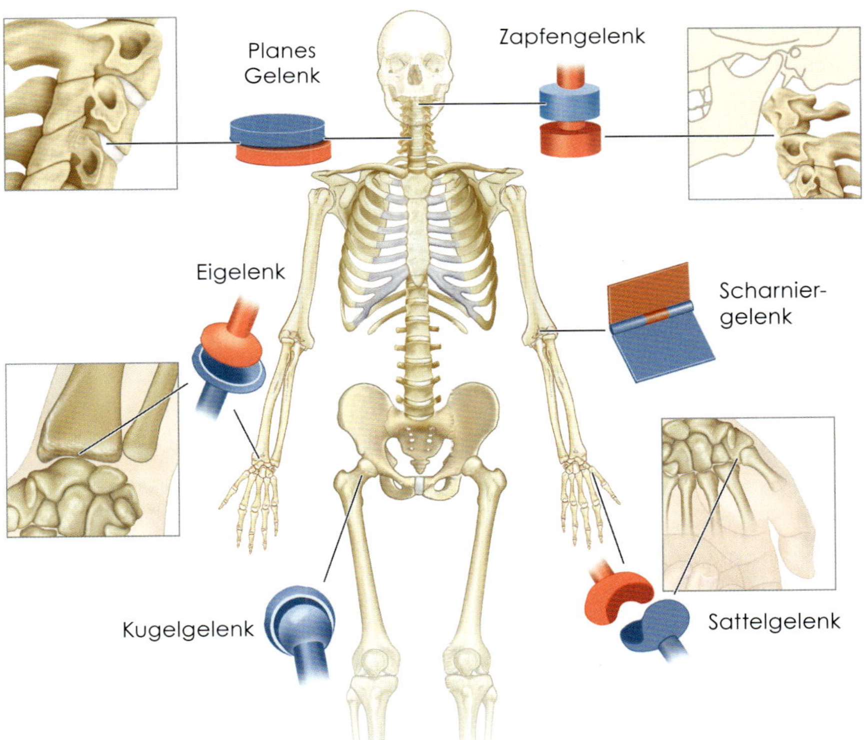

Abb. 16: Schematische Darstellung der unterschiedlichen Gelenktypen: Kugelgelenk z. B. in Hüfte oder Schulter; Eigelenk z. B. im proximalen Handgelenk und oberen Kopfgelenk; Rad- oder Zapfengelenk z. B. zwischen Elle und Speiche und im unteren Kopfgelenk; Scharniergelenk z. B. im Ellenbogengelenk und oberen Sprunggelenk

Yogapraxis: Für eine gesunde Yogapraxis sollten wir alle unsere Gelenke im vollständigen für sie vorgesehenen Bewegungsraum nutzen, jedoch nicht außerhalb ihrer Gelenkachsen belasten. So ist das proximale Handgelenk beispielsweise ein Eigelenk. Es kann also nicht rotieren. Wenn wir die Hand auf dem Boden aufstützen und den Ellenbogen beugen, wird die Richtung, in die die Finger weisen, durch die Rotationsfähigkeit zwischen Elle und Speiche bestimmt, denn Elle und Speiche sind durch ein Zapfengelenk miteinander verbunden.

Ist der Rotationsraum zwischen Elle und Speiche aufgebraucht, kommt eine rotierende Belastung auf das proximale Handgelenk. Auf diese Weise wird das Gelenk mit der Zeit überbelastet. Daher sollten in Stützhaltungen die Finger nur so weit nach vorn weisen, wie die Rotation aus Elle und Speiche es ermöglicht. Das Handgelenk sollte nicht verdreht werden, nur um z. B. den Mittelfinger nach vorn auszurichten.

Die Anatomie von Elle und Speiche ist von Mensch zu Mensch unterschiedlich. In Stützhaltungen mit gebeugten Ellenbogen und an den Körper angelegten Oberarmen ist das Ausrichten des Mittelfingers nach vorn jedoch im Regelfall anatomisch nicht sinnvoll. Hier sollten die Finger leicht nach außen weisen.

4.2.5.3 Sonderformen am Beispiel des Kniegelenks

Viele Gelenke des menschlichen Körpers lassen sich jedoch nicht so einfach einteilen, denn oft sind mehr als zwei Knochen daran beteiligt. Solche Gelenke werden als zusammengesetzte Gelenke bezeichnet.

Häufig entsteht in der Summe ein Gelenk, das in unterschiedlichen Winkeln eine unterschiedliche Funktion ermöglicht. Solche Gelenke werden dann als komplexe Gelenke bezeichnet.

Das Kniegelenk ist ein typisches Beispiel. Oberschenkelknochen und Schienbein sind über zwei nebeneinanderliegende Gelenke miteinander verbunden. Grob vereinfacht ist das innere (mediale) Gelenk ein Kugelgelenk, während das äußere (laterale) Gelenk ein Sattelgelenk ist.

Außerdem ist der Gelenkpartner des Oberschenkels in unterschiedlichen Winkeln unterschiedlich gerundet, während sein Gegenstück am Schienbein fast eben ist. Um diese nicht zusammenpassenden Formen, die sich je nach Winkel im Kniegelenk auch noch ändern, aneinander anzugleichen, befindet sich zwischen den beiden Gelenkpartnern jeweils ein ausgleichender Meniskus.

Die Seitenbänder des Kniegelenks sind zudem so angebracht, dass sie das Gelenk in der Streckstellung seitlich stabilisieren, in der Beugung jedoch Bewegungsfreiheit zur Seite geben. Zentral durch das Gelenk verlaufen im Kniegelenk die Kreuzbänder. Sie sind im gestreckten Zustand relativ schlaff. Erst bei der Beugung des Knies wickeln sich die beiden Bänder zunehmend umeinander und stabilisieren das Gelenk.

An der Vorderseite des Gelenks läuft die Kniescheibe in einer Gelenkfurche. Je größer die Spannung im Oberschenkelmuskel ist, desto intensiver wird die Kniescheibe in die Furche gedrückt.

Die Aufzählung all dieser Besonderheiten mag zunächst verwirrend wirken. Heraus kommt jedoch ein Gelenk, das genial an die Beanspruchung des Menschen angepasst ist:

- Bei gestrecktem Bein ist die Knorpelfläche, die die Kraft überträgt, größer. Dadurch wird der Druck – und damit der Gelenkverschleiß – reduziert. Das ist beim Gehen und Stehen wichtig. Beim Beugen wird der Knorpelkontakt kleiner. Hiervon profitiert das Bewegungsspiel im Gelenk. Das ist beim Sitzen und Hocken wichtig.

- Bei gestrecktem Bein ist das Kniegelenk annähernd ein Scharniergelenk. Das ermöglicht einen geraden und energieeffizienten Vortrieb beim Laufen. Je mehr das Kniegelenk sich beugt, desto mehr Rotation und auch Seitneigung wird möglich. Genau diese Funktion ist für das Hocken und Sitzen am Boden wichtig.

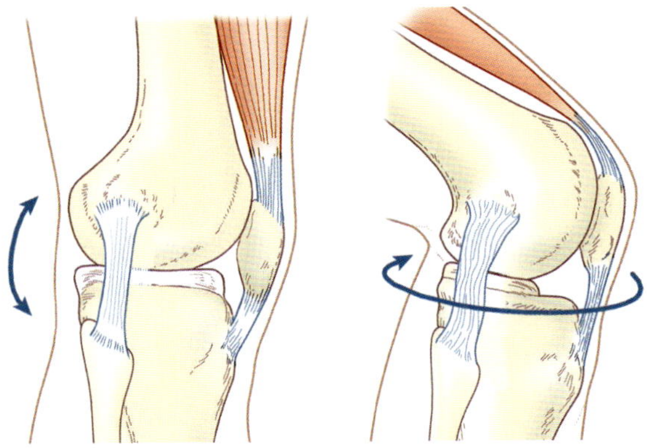

Abb. 17: a) Gestrecktes Kniegelenk: Die Seitenbänder stabilisieren das Kniegelenk; b) Gebeugtes Kniegelenk: Die Seitenbänder geben dem Kniegelenk zusätzlichen Bewegungsraum

Yogapraxis: Gehen wir mit diesem Wissen in die Yogapraxis, so ergeben sich zwei Konsequenzen: Erstens können wir bei Standhaltungen darauf achten, dass das Kniegelenk als Scharniergelenk zum Einsatz kommt. Das Knie sollte also in die gleiche Richtung weisen wie das obere Sprunggelenk (das ebenfalls ein Scharniergelenk ist). Zweitens können wir im Sitzen bewusst die Innen- und Außenrotation im Kniegelenk einüben – im anatomischen Rahmen des Gelenks. So erfährt die gesamte Gelenkfläche eine Umspülung mit der nährenden Gelenkflüssigkeit.

4.2.5.4 Anatomische Varianten am Beispiel des Hüftgelenks

Die bei jedem Menschen unterschiedliche Form der Knochen hat auch Einfluss auf die Gelenke. Die Gelenkpfanne des proximalen Partners weist je nach anatomischer Gegebenheit in unterschiedliche Richtungen. Das gilt ebenso für den Gelenkkopf des distalen Gelenkpartners.

Die maximal nutzbare Flexibilität ist durch die Öffnung der Gelenkpfanne vorgegeben. Sie ist limitiert, wenn der Hals des Gelenkkopfs dem Pfannenrand zu nahe kommt. Belasten wir unser Gelenk über diesen natürlichen Bewegungsraum hinaus, so schädigen wir langfristig das Gelenk.

Beim Hüftgelenk weist die Gelenkpfanne am Becken beispielsweise schräg nach vorn. Der Anteversionswinkel liegt durchschnittlich bei 20 Grad (relativ zur Sagittalebene des Körpers gemessen). Auch der Gelenkkopf, der über den Oberschenkelhals vom Oberschenkelknochen kommt, weist schräg nach vorn. Der Antetorsionswinkel liegt hier durchschnittlich bei 14 Grad (relativ zur Kniegelenkachse gemessen).

Je größer Anteversions- und Antetorsionswinkel sind, desto weiter kann das Bein aus dem aufrechten Stand nach innen rotieren, bevor der Oberschenkelhals am Pfannenrand anstößt. Umgekehrt ermöglichen kleine Anteversions- und Antetorsionswinkel eine größere Außenrotation. Dieser maximal mögliche Gelenkraum ist also knöchern vorgegeben. Durch Dehnung der umliegenden Muskelfaszien können wir den Bewegungsraum nur bis zu dieser knöchernen Vorgabe erweitern.

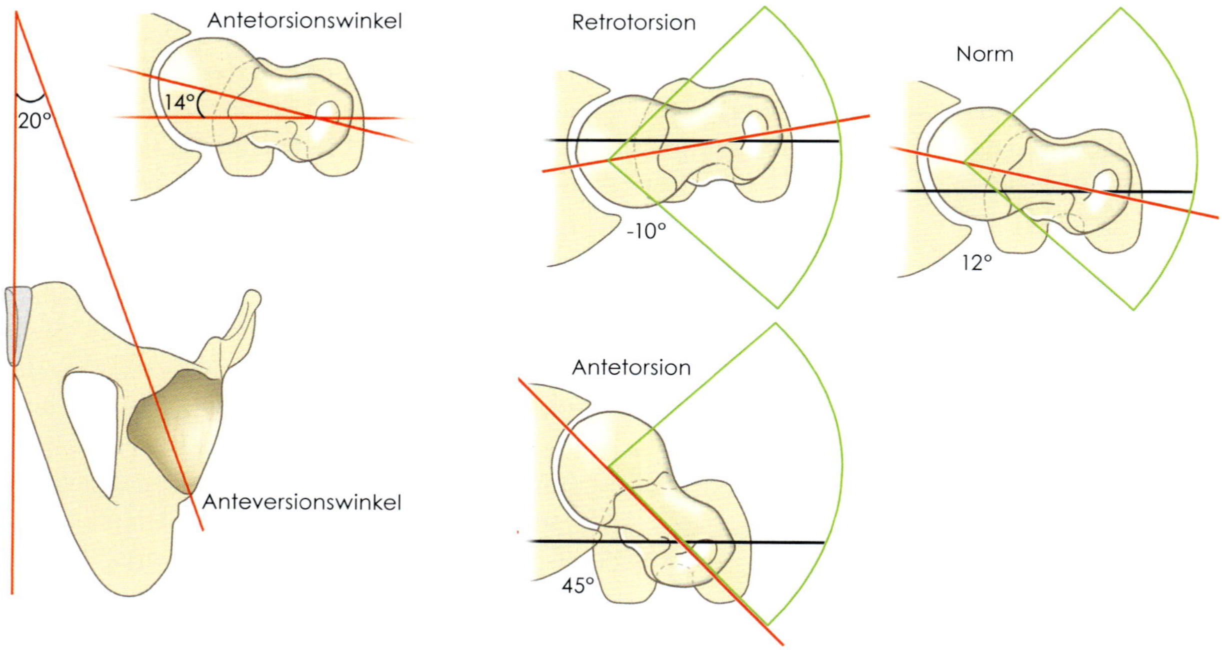

Abb. 18: a) Antetorsionswinkel (oben links): Winkel zwischen Kniegelenkachse und Oberschenkelhals (dargestellt: Oberschenkel von oben); Anteversionswinkel (unten links): Winkel zwischen Sagittalebene und Öffnungsebene der Hüftgelenkpfanne (dargestellt: Becken von unten); b) Retrotorsion (oben Mitte): Ein kleiner Antetorsionswinkel oder gar eine Retroversion ermöglicht viel Rotationsraum in die Außenrotation, dafür wenig Innenrotation; Norm (oben rechts): Ein durchschnittlicher Antetorsionswinkel (12 Grad) ermöglicht etwa 45 Grad Innen- und Außenrotation; Antetorsion (unten Mitte): Ein großer Antetorsionswinkel ermöglicht viel Innenrotation, dafür wenig Außenrotation

Yogapraxis: Zu erspüren, ob der Bewegungsraum durch Muskelfaszienzüge oder durch die Form der Gelenke limitiert ist, ist somit entscheidend für den Umgang mit dem Limit. Begrenzen Muskelfaszienzüge den Bewegungsraum, so können wir ihn durch Dehnung allmählich erweitern. Limitiert die knöcherne Form den Bewegungsraum, sollten wir achtsam mit der Begrenzung umgehen. Wir können diese beiden Situationen am Begrenzungsgefühl unterscheiden.

Erleben wir an der Außenseite der Bewegungsrichtung eine Zugspannung, so handelt es sich um Dehnung. Sie kann sich verändern. Erleben wir hingegen an der Innenseite der Bewegungsrichtung das Gefühl von Kompression, so begrenzt die knöcherne Form die Bewegung. Sie können wir durch Dehnung nicht weiter verändern.

Yogapraxis: In der Yogapraxis rotieren wir selten aus einem aufrechten Stand das Bein im Hüftgelenk nach außen oder innen, denn bei den meisten Yogahaltungen ist das Hüftgelenk zusätzlich gebeugt. Dann ist jedoch zusätzlich der Winkel relevant, in dem die Beckenpfanne nach unten und der Oberschenkelhals nach oben weisen, doch auch dieser Winkel ist bei jedem Menschen individuell. In der Summe wird es also kompliziert, anhand der Winkel den maximalen Bewegungsraum vorherzusagen, da auch er bei jedem Menschen individuell ist. Deswegen kann beispielsweise auch nicht jeder Mensch den Fuß hinter den Kopf legen, egal wie beweglich seine Muskeln und Faszien sind.

Um den Lotussitz auf eine gesunde Weise einnehmen zu können, ist eine große Außenrotation im Hüftgelenk notwendig. Kann das Hüftgelenk nicht ausreichend nach außen rotieren, überlasten und schädigen wir das Kniegelenk. Das Kniegelenk kann im gebeugten Zustand zwar auch, aber nur begrenzt rotieren und seitneigen. Eine gute Hüftaußenrotation ist daher notwendig, damit Rotation und Seitneigung im Kniegelenk im physiologischen Rahmen bleiben.

Die meisten Menschen haben nicht die knöcherne Voraussetzung für diese Außenrotation. Keinesfalls sollten wir uns in eine Körperhaltung hineinzwingen. Wenn wir uns entspannt dehnen, entfaltet sich der natürliche Gelenkraum harmonisch. Bei einigen wird so der Lotussitz ganz natürlich möglich, für die meisten jedoch ist es ratsam, ihn nicht zu praktizieren.

4.2.6 Ein Bewegungsapparat, ein Fasziennetz

Betrachten wir den Bewegungsapparat erneut als Ganzes: Fibrozyten erhalten die extrazelluläre Matrix in Faszien, Sehnen und Bändern. Osteozyten übernehmen die gleiche Aufgabe im Knochen. Chondrozyten produzieren die extrazelluläre Matrix im Knorpel. Im Grunde sind alle drei Zelltypen nur spezialisierte Formen ein und derselben Grundzelle. Auch die Bausteine der extrazellulären Matrix, die sie produzieren, sind von ihrem Grundaufbau miteinander kompatibel.

Die langen Faserzüge, die aus Kollagenmolekülen bestehen, verlängern sich durch die verschiedenen Aspekte des Bewegungsapparates in ununterbrochenem Verlauf. Verfolgen wir eine einzelne Kollagenfaser, die einen Muskel helikal umhüllt, so verläuft diese Kollagenfaser, längs ausgerichtet, weiter in die Sehne. Muskel und Sehne sind über den Faserzug zu einer direkten Kraftübertragung gekoppelt.

Auch an dem Punkt, an dem die Sehne den Knochen erreicht, läuft die Kollagenfaser weiter. Sie windet sich entweder an der Knochenoberfläche entlang oder durchdringt als Trabekel den Knochen selbst.

Vielleicht ist es der gleiche Kollagenfaserstrang, der den Knochen wieder in einem Band verlässt und ihn so mit dem nächsten Knochen verbindet. Eng verwoben bilden Bänder eine Gelenkkapsel.

4.2.6.1 Ein Fasziennetz

Dieser Aufbau der Natur hat viele Vorteile. Zum einen hat der Bewegungsapparat wenige Schwachstellen, da die Kollagenfaserzüge ununterbrochen weiterlaufen. Zum anderen werden Kräfte, die auf den Körper einwirken, auf das Fasziennetz als Ganzes übertragen. Sehnen, Bänder, Muskeln, Knochen und Gelenke sind hier gleichermaßen beteiligt.

Alle Muskeln, Knochen, Sehnen und Bänder sind über dieses große Netz aus Kollagenfasern miteinander verbunden. Wir haben nur ein einziges Fasziennetz!

Keine Bewegung bleibt also auf nur einen Muskel und ein Gelenk isoliert. Schon das simple Anspannen eines einzelnen Muskels überträgt sich über die Sehnen weiter. So bewirkt die Kontraktion einen Impuls, der im gesamten Körper weitergeleitet wird.

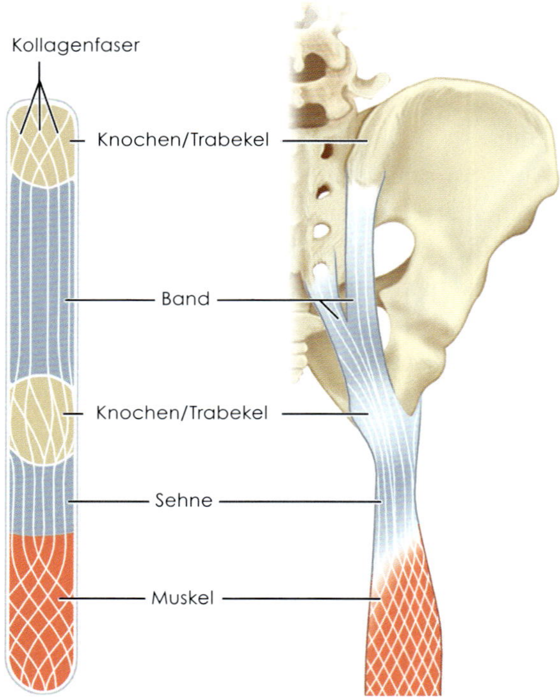

Abb. 19: Schematische Darstellung des Übergangs vom Knochen zum Band zum nächsten Knochen zur Sehne zur Muskelfaszie: kontinuierlicher Kollagenfaserverlauf vom Kreuzbein (Knochen) über das Sakrotuberalband zum Tuber ischiadicum (Knochen) zur Sehne in die Muskelfaszie des M. biceps femoris (von oben nach unten)

Yogapraxis: Das Zwerchfell ist unser wichtigster Atemmuskel. Mit jedem Atemzug spannt beim Einatmen das Zwerchfell an, beim Ausatmen entspannt es wieder. Dieser Impuls aus Anspannung und Entspannung setzt sich durch den Körper fort. Wenn wir tief atmen, können wir dies bis in unsere Hände und Füße hinein deutlich wahrnehmen.

4.2.6.2 Lange Faszienverbindungen am Beispiel der dorsalen Faszie

In der Yogapraxis sind einige dieser langen Faszienverbindungen deutlich zu spüren. Bei einer Vorbeuge dehnen wir niemals isoliert nur die Beinrückseite. Die Spannung wird über die dorsale Faszie weitergeleitet. So spüren wir eine Dehnung, die in unterschiedlicher Ausprägung von den Fußsohlen über den gesamten Rücken bis hinauf zu den Augenbrauen reicht.

Je nach Übungsausführung können wir diese Dehnung mehr über den gesamten Faszienverlauf verteilen oder besonders in die Beinrückseiten verlagern. Um sie zu zentrieren, können wir die Füße „pointen“ (Plantarflexion), die Knie strecken, den Rücken gerade halten und den Kopf heben. Auf diese Weise kommt ein Großteil der Dehnspannung in der Rückseite der Oberschenkelmuskulatur an. „Flexen“ wir dagegen umgekehrt die Füße (Dorsalextension), strecken die Knie und rollen uns mit dem Kopf beginnend von oben her in die Vorbeuge ein, so verteilt sich die Spannung. Wir spüren dann in den Waden und im Nacken mehr Dehnung. Je nach gewünschtem Ziel haben beide Übungsausführungen ihre Vorteile.

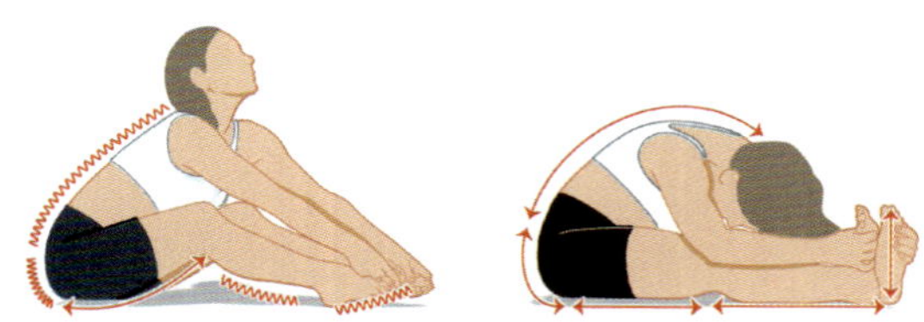

Abb. 20: a) Gerade Vorbeuge: Die Dehnung zentriert sich auf die Beinrückseiten; b) Runde Vorbeuge: Die Dehnung verteilt sich über den gesamten dorsalen Faszienzug

4.2.6.3 Umwandlungsprozesse

Prinzipiell wandeln sich die verschiedenen Bestandteile des Bewegungsapparates auch ineinander um – je nach Beanspruchung.

Ein Knochen, der nicht durch Druck beansprucht wird, verliert seine Festigkeit und wird weich. Umgekehrt können zusätzliche Knochen (Sesambeine) entstehen, wenn auf einen Muskel, eine Sehne oder ein Band konstant Druck ausgeübt wird.

In einem Muskel, der nicht anspannen kann, weil er konstant unter Zug steht, verlieren die Muskelzellen an Aktivität und verkümmern. Übrig bleibt im Extremfall ein Bündel von Kollagenfasern wie bei einem Band oder einer Sehne. Das gilt jedoch auch umgekehrt. In vielen Bändern sind vereinzelte Muskelzellen angelegt. Durch entsprechende Beanspruchung reagieren diese Zellen und geben dem Band eine gewisse Kontraktilität. Es entstehen sogenannte dynamische Bandfasern. Sie sind für Tänzer oder Tänzerinnen beispielsweise am Knieinnenband hilfreich, um Sprünge besser abfangen zu können.

Ist nach einem Knochenbruch die Bruchstelle nicht ausreichend ruhiggestellt, so bildet sich hier ein sogenanntes Pseudogelenk. Umgekehrt versteift ein Gelenk und wandelt sich im Extremfall in einen Knochen um, wenn die Bewegung fehlt.

Wir können also aus einem Knochen ein Band, aus einem Muskel ein Band oder einen Knochen, aus einem Band einen Muskel, aus einem Gelenk einen Knochen oder aus einem Knochen ein Gelenk bilden. Diese Umbauprozesse sind zwar für die jeweilige Belastung sinnvoll, doch das Resultat ist meist eher ungünstig, denn im Regelfall gilt, dass unser Bewegungsapparat umso gesünder ist, je mehr wir seine verschiedenen Aspekte für den von der Natur vorgesehenen Einsatz nutzen.

Yogapraxis: Die Beinrückseiten erfahren bei einigen Yogapraktizierenden viel Dehnung, jedoch sehr wenig dynamische Muskelkontraktion. Allmählich wandelt sich die Muskulatur der Beinrückseite dann in einen bandartigen Strang um. Das erhöht die isolierte Spannung am Ursprung. So können Schmerzen und schließlich Entzündungen an den Sitzhöckern entstehen. Für einen gesunden Bewegungsapparat ist es daher wichtig, jede Struktur möglichst vollständig auf jede Weise zu nutzen, für die sie vorgesehen ist. So können wir das gesundheitliche Potenzial einer Yogapraxis voll ausschöpfen. Konkret können wir, um diesem Übergewicht von Dehnung in den Beinrückseiten entgegenzuwirken, dynamisch kräftigende Übungen der Beinrückseiten in unsere Yogapraxis einbauen.

4.2.7 Wirkung von Bewegung auf innere Organe und Psyche

Die körperliche Yogapraxis wirkt jedoch nicht nur auf den Bewegungsapparat. Auch das Nervensystem, der Hormonhaushalt und die inneren Organe profitieren von der körperlichen Betätigung.

Allerdings ist der Zusammenhang nicht so einfach, wie man uns oft glauben machen will. Stellen wir uns auf den Kopf, steigt weder die Hirndurchblutung direkt an noch werden wir dadurch klüger. Ebenso schüttet die Schilddrüse nicht direkt Hormone aus, nur weil wir im Schulterstand mit dem Kinn darauf drücken. Es wäre auch fatal, wenn sich unsere inneren Organe so einfach durch äußere Einflüsse manipulieren ließen.

Dennoch hat körperliche Betätigung großen Einfluss auf unsere gesamte Gesundheit.

4.2.7.1 Zytokine bei Muskelaktivität

Spannt eine Muskelzelle an, so gibt sie Zellbotenstoffe, sogenannte Zytokine, ab. Auf diese Botenstoffe reagiert der gesamte Körper. Muskelanspannung, egal ob in Form von Krafttraining[10], Ausdauertraining[11] oder Dehnung[12], wirkt so effektiv bei einer Depression. Die vom Muskel ausgeschütteten Zellbotenstoffe regen unter anderem auch das Gefäßwachstum an. So senkt eine muskuläre Betätigung das Risiko für einen Herzinfarkt[13], ist aber auch im Zusammenhang mit Krebs[14] und sogar bei einigen Formen der Demenz[15] hilfreich.

4.2.7.2
Massagewirkung bei Bewegung

Jede Bewegung verformt den Körper. Das bezieht auch die inneren Organe mit ein. Bei der Verformung wird extrazelluläre Flüssigkeit verschoben. So kommen mit jeder körperlichen Bewegung neue Nährstoffe zu den jeweiligen Zellen.

Besser ernährte Zellen führen auch zu einer Verbesserung der Gesundheit des betreffenden Organs.

4.2.7.3
Erhöhung des Lungenvolumens

Die Vitalkapazität der Lunge ist das Volumen an Luft, das wir nach einer maximalen Einatmung wieder ausatmen können. Sie wird umgangssprachlich als Lungenvolumen bezeichnet. Die Vitalkapazität beträgt im Durchschnitt 4 Liter.

Die Vitalkapazität hängt jedoch weniger von der Größe der Lunge selbst als vielmehr von der Verformbarkeit des Brust- und Bauchraums ab. Verformen wir in einer körperlichen Yogapraxis unseren Rumpf, so schaffen wir Bewegungsraum. Bei einer tiefen Ein- und Ausatmung kann so mehr Luft in die Lunge ein- und wieder aus ihr herausströmen.

Eine höhere Vitalkapazität unterstützt uns bei körperlicher Beanspruchung. Wenn die Muskulatur mehr Sauerstoff benötigt, können wir ihn mit einer tieferen Atmung bereitstellen. Beim Treppensteigen kommen wir später außer Atem.

Bei Erkrankungen der Lunge wie beispielsweise Asthma oder der chronisch obstruktiven Bronchitis vermindert sich mit der Zeit die Vitalkapazität. Durch die körperliche Yogapraxis kann dies bis zu einem gewissen Grad ausgeglichen werden.

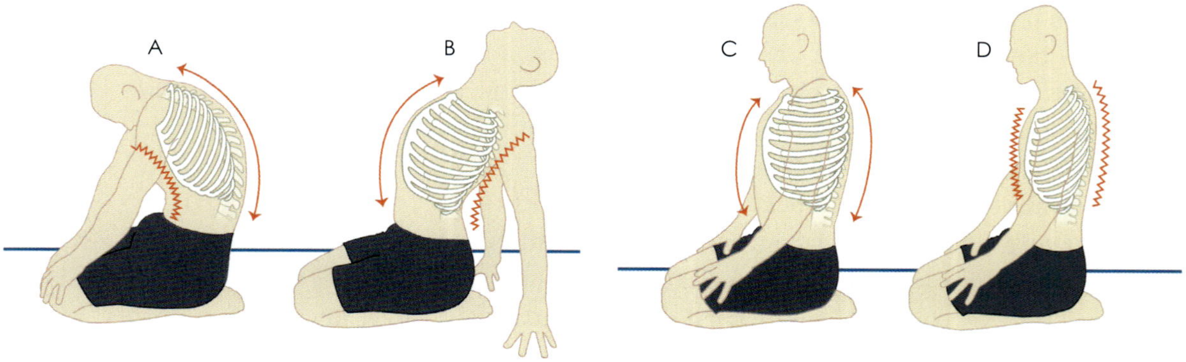

Abb. 21: a) Rundung des Rückens: Erweiterung im Rückenbereich, Zusammenziehen im Brustbereich; b) Rückbeuge: Erweiterung im Brustbereich, Zusammenziehen im Rückenbereich; c) Einatmung: Erweiterung im Brust- und Rückenbereich; d) Ausatmung: Zusammenziehen im Brust- und Rückenbereich

4.3 Den Atem ganzheitlich verstehen und integrieren: Praxisrelevante atemphysiologische und -anatomische Grundlagen

4.3.1 Einleitung

Das vegetative Nervensystem regelt alle lebensnotwendigen Grundfunktionen und wird als „autonomes" Nervensystem bezeichnet, da es durch den bewussten Willen nicht bzw. nur indirekt beeinflussbar ist. Neben der Atmung steuert es auch die Herztätigkeit, den Blutdruck, die Verdauung, die Blase und die Genitalien. Es beeinflusst das kardiovaskuläre System und das Immunsystem. Chronischer Stress kann zu einem Ungleichgewicht im vegetativen Nervensystem führen und „erfasst […] den Organismus als Ganzes, sowohl die neuronalen Mechanismen von Wahrnehmung und Verhalten, sein subjektives psychisches Befinden und Erleben sowie seine somatischen und zellulären Prozesse und Zustände."[16]

Der Verlust von Gesundheit und Wohlbefinden scheint unter diesen Bedingungen unvermeidbar zu sein. Wie können wir trotz Risiken und Stressoren gesund bleiben und unsere Gesundheit fördern? Wo wir uns auf dem Gesundheits-Krankheits-Kontinuum ansiedeln, ist das Ergebnis eines interaktiven Prozesses zwischen belastenden Faktoren (Stressoren) und schützenden Faktoren (Widerstandsressourcen) vor dem Kontext der Lebenserfahrungen der betreffenden Person.[17] So gesehen gibt es keine optimale Gesundheit. Gesundheit ist die Art und Weise, wie jemand sein persönliches Leben erlebt.[18]

Eine entscheidende Rolle spielt das Gefühl von tiefer Überzeugung und Zuversicht, dass das Leben im Prinzip verstehbar, sinnvoll und zu bewältigen ist (Kohärenzgefühl). Yoga ist als multimodale und integrative Intervention auf die Anpassungsfähigkeit des Organismus auf Stress anerkannt. Yoga kann die Regulierung von Emotionen, Gedanken und Verhaltensweisen unterstützen und zur Steigerung des Wohlbefindens beitragen. Jedem Menschen wohnt ein Selbstorganisations- und Selbstheilungsprinzip inne. Die Möglichkeit, selbstwirksam den individuellen Entwicklungs- und Erhaltungsprozess von Gesundheit zu begleiten, kann uns darin unterstützen, eine gewisse Robustheit (Resilienz) und Anpassungsfähigkeit auf Stress zu erlangen.

Im Yoga gibt es verschiedene Atemübungen, von denen einige dem *Prāṇāyāma* und andere den Reinigungstechniken (*Shatkriyās*) zugeordnet werden. Die Ausführung dieser Atemübungen scheint mit einer tiefgreifenden Regulation des Nervensystems einherzugehen und eine Auswirkung auf die autonomen Reaktionen zu haben, die den Vagustonus erhöhen und die sympathischen Entladungen verringern.[19] Im Unterschied zu anderen vegetativen Funktionen unseres Körpers, auf die wir keinen Einfluss haben, können wir den Atem willentlich steuern und positive Aus- und Wechselwirkungen auf das Atmungssystem, das Herz-Kreislauf-System und das autonome Nervensystem erzeugen. Die Atmung beeinflusst auch die Dynamik des Gehirns und ist von grundlegender Bedeutung für Wahrnehmung, Kognition und Emotionen. Das Gehirn als ein Schlüsselorgan für die Stressantwort kann aufgrund seiner Plastizität unser Stresserleben möglicherweise deutlich verbessern.

Unsere Fähigkeit, das Atemgeschehen bewusst zu beobachten und zu verändern, kann uns darin unterstützen, zu einer differenzierten Wahrnehmung zu gelangen und selbstregulierende Prozesse in Gang zu setzen. Das Erspüren und Erkennen von unnötigen Spannungen und Gewohnheiten, die unseren Atem negativ beeinflussen, macht eine Veränderung erst möglich. Die Erfahrung einer gelösten und mühelosen Atmung kann dazu beitragen, dass wir innerlich Ruhe finden und uns zugleich wach und verbunden fühlen. Möglicherweise liegt in diesem Zustand das transformative Potenzial von *Prānāyāma* und Meditation.

Viele Menschen leiden bei chronischem Stress unter Beschwerden mit der Atmung, die sich nicht auf strukturelle Veränderungen zurückführen lassen. Oft werden die Atembeschwerden unspezifisch als „Probleme, tief durchzuatmen" und „ein Gefühl von Anspannung" geschildert. Eine Störung der Atemtätigkeit (dysfunktionale Atmung) ist in Betracht zu ziehen, die mit Veränderungen der biomechanischen Atemtätigkeit einhergeht: z. B. ein Fehlen der Zwerchfell-/Bauchatmung oder eine ungenügende Synchronisation zwischen Zwerchfell-/Bauchatmung und Brustatmung, eine eingeschränkte Atemmuskelkraft, häufiges Seufzen und Gähnen, die Tendenz zur Mundatmung und Störungen der Funktion der Stimmbänder. All dies geht mit der oben genannten subjektiv empfundenen Kurzatmigkeit einher. Oft sind es gewohnheitsmäßige und subtile Veränderungen des Atemmusters, die sich zu einer dysfunktionalen Atmung wie der chronischen Hyperventilation entwickeln. Ein von außen kaum wahrnehmbares, zu schnelles und tiefes „Überatmen" führt zu einem geringeren Kohlendioxidgehalt und einer Verschiebung des pH-Wertes im Blut. In der Einordnung der Symptome kann der Nijmegen-Fragebogen[20] hilfreich sein. „Zu den Leitsymptomen zählen Schwindelgefühle (kein Dreh- oder Schwankschwindel), thorakale Beschwerden, kalte Extremitäten sowie psychische Symptome wie Müdigkeit, Angst und Nervosität."[21] Ein hoher therapeutischer Stellenwert kommt der Verbesserung der Zwerchfellatmung und Entspannungsmethoden wie Yoga zu.

Dieser Abschnitt enthält ausgewählte, praxisrelevante atemphysiologische und -anatomische Grundlagen und Hintergründe, die sich mit alltäglichen Bedürfnissen und den Anforderungen der Āsana- und Prānāyāmapraxis auseinandersetzen.

Für die Herangehensweise an die Thematik dient unter anderem der Prānāyāmaunterricht von Dr. Shrikrishna Bhushan Tengshe.

4.3.2 Die Atmung

An der Atmung sind im Wesentlichen zwei Körpersysteme beteiligt, die funktionell und anatomisch untrennbar miteinander verbunden sind:

- Das **Herz-Kreislauf-System** transportiert Sauerstoff von der Lunge zu den Geweben und Kohlendioxid von den Geweben zur Lunge.
- Das **Atmungssystem** reichert das Blut mit Sauerstoff (O_2) an und atmet Kohlendioxid (CO_2) ab.

Bei der Atmung können wir folgende Teilbereiche unterscheiden:

- äußere Atmung (Belüftung und Gasaustausch) und innere Atmung (Verbrennung)
- Transport von Sauerstoff und Kohlendioxid im Körper
- Regulation der Atmung

4.3.3 Atemweg und Atmungsorgane

Die Atemluft beginnt ihre Reise durch den Körper an den Öffnungen der Nase. Die Nasenhöhle trägt durch ihre große Oberfläche, die mit einer gut durchbluteten Schleimhaut bedeckt ist, wesentlich zur Erwärmung und Anfeuchtung der Einatemluft bei. Feine Flimmerhaare (Zilien) sorgen für das Abfangen und den in Schleim gebundenen Abtransport kleiner Fremdkörper. Daher ist es wichtig, dass die Atmung über die Nase funktioniert. Dauerhaftes Einatmen über den Mund kann die Schleimhaut der Atemwege und der Lunge austrocknen und schädigen, da Staubteilchen und andere Partikel nicht abgefangen werden und die Luft weniger angewärmt und befeuchtet wird.

Die Nase bietet einen gewissen Atmungswiderstand, der die Luft langsam und dosiert einströmen lässt, die Zwerchfelltätigkeit anregt und zu einer besseren Sauerstoffversorgung des Körpers beiträgt. In der Nasenschleimhaut wird Stickstoffmonoxid (NO) produziert. Stickstoffmonoxid hat neben Neurotransmitterfunktionen in parasympathischen Nervenfasern auch gefäßerweiternde und zilienaktivierende Eigenschaften und soll das Wachstum von Bakterien hemmen.[22] Zum anderen wird über die Nasenatmung Stickstoffmonoxid in die Lungen transportiert und wirkt sich dort auf die Durchblutung im Kapillarnetz der Lungenbläschen aus, was wiederum zu einer besseren Sauerstoffversorgung im Lungengewebe führt.[23]

Weitere Vorteile der Nasenatmung, die mit Stickstoffmonoxid in Zusammenhang stehen:

- Aktivierung des parasympathischen Nervensystems
- homogene Lungendurchblutung in aufrechter Position, die für schwach durchblutete Regionen wie die Lungenspitzen eine Nettozunahme des Blutflusses um 24 % bedeutet[24]
- Stimulation des Geruchsnervs

Die genannten Vorteile gibt es bei der Mundatmung nicht. Allein die richtige Entscheidung, den Luftweg durch die Nase zu wählen, macht einen großen Unterschied für die Regulation des vegetativen Nervensystems. Ein Zitat von B.K.S. Iyengar lautet: „Die Nase ist zum Atmen da und der Mund zum Essen."

4.3.3.1 Praxis/Spürübung:

Beobachten wir den Einatem, dann spüren wir den Kontakt der kühlen Atemluft an den Schleimhäuten der Nase. Der Luftstrom wird über die Nasenmuscheln gelenkt und wir nehmen die Richtung des Luftstroms wahr. Bemerken wir einen Geruch, haben sich Geruchsmoleküle an die Rezeptoren der Riechzellen angelagert und das Gehirn ordnet diesen Geruch ein. Die ausströmende Luft empfinden wir als warm und feucht. In der ausgeatmeten Luft ist der prozentuale Anteil von Wasserdampf höher und die Luft ist über die Körpertemperatur erwärmt.

Über den Rachen, die geöffnete Stimmritze und die Luftröhre gelangt die Luft in das verzweigte Röhrensystem des Bronchialbaums und von hier in die Alveolen der Lunge. Strukturell besteht die Lunge aus ca. 300 Millionen Alveolen, den Lungengefäßen und dem Bindegewebe (Interstitium).

4.3.3.2 Atemminutenvolumen und Totraum

In Ruhe atmet der Erwachsene 12 bis 16 Atemzüge pro Minute (Atemfrequenz, AF) mit jeweils einem Volumen von ca. 0,5 Liter (Atemzugvolumen, AZV oder Atemhub). Somit beträgt sein Atemminutenvolumen (AMV) 6 bis 8 Liter pro Minute.

Vom Atemzugvolumen gelangen nur zwei Drittel Frischluft in den Alveolarraum und nehmen am Gasaustausch teil, ein Drittel verbleibt in den luftleitenden Atemwegen, im sogenannten anatomischen Totraum (ca. 150 Milliliter).

Das Ausmaß des Sauerstoffverbrauchs wird durch den jeweiligen Energiebedarf bestimmt und ist daher variabel. „Die Leistungsatmung dagegen setzt bei körperlicher Belastung ein. Die Inspirationsmuskulatur wird hier stärker beansprucht als in Phasen der Ruhe, dadurch nimmt die Dehnung der Lunge zu.“[25] Bei hoher körperlicher Auslastung kann die Lunge bis zu 3 Liter Luft aufnehmen und abgeben.

4.3.3.3
Atemgase

Die eingeatmete und ausgeatmete Luft stellt ein Gasgemisch mit der in Tabelle 1 gezeigten prozentualen Zusammensetzung[26] dar:

Auf dem Weg in die Alveolen wird das Gasgemisch mit Wasserdampf gesättigt. Das Gasgemisch dehnt sich durch den Wasserdampf aus und wird verdünnt. Die Alveolarluft wird nicht mit jedem Atemzug vollständig durch Frischluft ersetzt. Anteilig stammt sie aus dem Totraum und gleichzeitig wird Sauerstoff ins Blut aufgenommen, während Kohlendioxid in die Alveolarluft einströmt. Daraus ergibt sich die Zusammensetzung der Alveolarluft (alveoläres Gasgemisch).

4.3.4
Äußere Atmung

Die äußere Atmung beinhaltet zum einen die Belüftung der Lunge (Ventilation) und beschreibt den Vorgang der Einatmung (Inspiration) und Ausatmung (Exspiration), d. h. den Transport der Atemgase zwischen den Alveolen und der Atmosphäre. Zum anderen umfasst sie den Gasaustausch an der Alveolarmembran.

Nachdem Frischluft in die Alveolen eingeströmt ist, beginnt der Gasaustausch in der Lunge. Sauerstoff aus der Alveolarluft diffundiert über die Alveolarmembran in das Lungenkapillarblut und Kohlendioxid aus dem Lungenkapillarblut in die Alveolarluft. Die Diffusion der beiden Gase in unterschiedliche Richtungen beruht auf ihren unterschiedlichen Partialdrücken entlang ihres Druckgefälles.

4.3.5
Innere Atmung

Als innere Atmung bezeichnet man die Verbrennung (Oxidation) der Nahrungsstoffe mittels Sauerstoff (O_2) zu Kohlendioxid (CO_2) und Wasser (H_2O). Durch diesen oxidativen Stoffwechsel wird Adenosintriphosphat (ATP) gebildet. Das ATP-Molekül ist der universelle und sofort verfügbare Energieträger in Zellen und wichtiger

Gase	Eingeatmete Luft	Alveoläres Gasgemisch	Ausgeatmete Luft
Sauerstoff (O_2)	20,9 %	13,1 %	16,0 %
Stickstoff (N_2)*	79,0 %	75,4 %	79,0 %
Kohlendioxid (CO_2)	0,04 %	5,3 %	4,5 %
Wasserdampf (H_2O)	0,06 %	6,2 %	0,5 %

* Stickstoff ist ein Inertgas (reaktionsträge). Es reagiert in dieser Konzentration nicht mit dem Körper, nimmt nicht am Gasaustausch teil und wird zum gleichen Teil wieder abgeatmet.

Tabelle 1: Zusammensetzung der Atemluft

Regulator energieliefernder Prozesse wie z. B. der Muskelkontraktion.

4.3.6 Transport von Sauerstoff und Kohlendioxid im Körper

Mit Sauerstoff angereichertes Blut gelangt von der Lunge durch die Lungenvenen in die linke Seite des Herzens, von wo es durch den Körper gepumpt wird. Der Sauerstoff wird im Blut fast ausschließlich von den roten Blutkörperchen (Erythrozyten) transportiert, die ihn an den roten Blutfarbstoff (Hämoglobin) binden und zu den Geweben befördern. Hier wird er an die Zellen abgegeben und für verschiedene Stoffwechselvorgänge verbraucht. Als Folge dieses Prozesses entstehen große Mengen an Kohlendioxid, das mit dem Blut zur Lunge transportiert und ausgeatmet wird.

Sauerstoffarmes und mit Kohlendioxid angereichertes Blut kehrt durch zwei große Venen, die obere und untere Hohlvene, zur rechten Seite des Herzens zurück. Anschließend wird das Blut durch die Lungenarterie in die Lunge gepumpt, wo es Sauerstoff aufnimmt und Kohlendioxid abgibt.

4.3.6.1 CO_2, pH-Wert und Bohr-Effekt

Der Bohr-Effekt kennzeichnet die Bindungsfähigkeit von Sauerstoff an Hämoglobin in Abhängigkeit von pH-Wert und CO_2-Partialdruck. Er gewährleistet die Sauerstoffversorgung des Körpers durch den Transport des Sauerstoffs mithilfe von Hämoglobin und trägt zum Gasaustausch in der Lunge und in den Geweben bei. So wird in der Lunge Sauerstoff aufgenommen, während in den anderen Geweben meist eine Sauerstoffabgabe stattfindet.

Der Blutfarbstoff der roten Blutkörperchen hat eine hohe Affinität zu Sauerstoff. Um den Sauerstoff in den Zielorganen wieder abzugeben, wo er für den Energiestoffwechsel der Zellen gebraucht wird, muss eine beträchtliche Menge an Sauerstoff vom Hämoglobin entkoppelt werden. Stoffwechselaktive Gewebe wie beispielsweise das Gehirn oder Muskeln bei sportlicher Aktivität weisen einen erhöhten CO_2-Gehalt und einen erniedrigten pH-Wert auf. Da CO_2 im Blut vor allem gelöst in Form von Kohlensäure vorhanden ist, sinkt der pH-Wert in den sauren Bereich (Azidose). Die Senkung des pH-Wertes im Blut verringert die Affinität von Hämoglobin zu Sauerstoff, sodass dieser leichter an das Gewebe und die Zellen abgegeben wird. Die Zellen können nun den Sauerstoff nutzen, um Energie zu produzieren. In der Lunge wiederum verringert sich der CO_2-Partialdruck durch Abatmung. Das führt zur Erhöhung des pH-Wertes und damit auch zur Erhöhung der Sauerstoffaffinität des Hämoglobins. Deshalb erfolgt in der Lunge neben der Kohlendioxidabgabe gleichzeitig auch die Sauerstoffaufnahme durch das Hämoglobin. So wird verhindert, dass die Sauerstoffaufnahme der roten Blutkörperchen reduziert wird.

4.3.6.2 Chronische Hyperventilation

Atmen wir über einen kurzen Zeitraum zu viel, stellt das kein Problem dar. Langfristig findet im Organismus jedoch eine biochemische Veränderung statt, die zu einer geringeren Toleranz gegenüber CO_2 führt, da sich im Atemzentrum die Solleinstellung verringert. Ein weit verbreitetes dysfunktionales Atemmuster stellt die chronische Hyperventilation infolge von anhaltendem Stress dar. Unter Stress wird die Atmung beschleunigt und vertieft, da sie mit dem erhöhten Aktivitätszustand des Sympathikus einhergeht. Bei einer hohen Atemfrequenz wird mehr Sauerstoff als nötig eingeatmet und zu viel Kohlendioxid abgeatmet. Wenn der CO_2-Partialdruck sinkt, kommt es zu einer Erhöhung des pH-Wertes. Durch den Bohr-Effekt wird die Verbindung zwischen Sauerstoff und Hämoglobin stärker und die Trennung des Sauerstoffmoleküls vom Hämoglobin erschwert. Folglich kann der Sauerstoff nicht von den Zellen aufgenommen werden. Die Durchblutung sinkt und letztlich entsteht ein Sauerstoffmangel in den Zellen (Zellhypoxie). Obwohl das arterielle Blut mit Sauerstoff gesättigt ist, kann die Bindung des Sauerstoffs zum Hämoglobin infolge eines niedrigen CO_2-Partialdrucks nicht gut gelöst werden. Das Atemzentrum stellt sich auf eine geringere Toleranz gegenüber CO_2 ein und als Folge wird wiederum vermehrt geatmet.

4.3.7 Zentrale Atemregulation

Die Atmung erfolgt in der Regel unwillkürlich über einen Rhythmusgenerator (früher: Atemzentrum) im Hirnstamm. Er ist in der Medulla oblongata, dem verlängerten Rückenmark, lokalisiert und steht über die Formatio reticularis, die sogenannte Retikulärformation, in wechselseitiger Verbindung mit dem limbischen System, dem Hypothalamus, dem Thalamus und dem Cortex. Durch Chemorezeptoren werden Kohlendioxidgehalt, Sauerstoffgehalt und pH-Wert des Blutes gemessen und an die Medulla oblongata weitergegeben. Spezielle Neurone des Hirnstamms erzeugen einen Grundrhythmus, über den die Atemmuskulatur aktiviert wird.

Die Atemmotorik besitzt eine „Doppelansteuerbarkeit". Auch ohne bewussten Willen (z. B. im Schlaf) wird regelmäßig geatmet, damit der Körper genügend Sauerstoff erhält. Der selbstständige Rhythmus kann aber auch willentlich beeinflusst werden, indem wir uns beispielsweise entscheiden, nach einem bestimmten Prāṇāyāmamuster zu atmen oder beim Tauchen die Luft anzuhalten.

4.3.7.1 Atemantrieb

Besonders empfindlich spricht die Ventilation auf eine Zunahme des Kohlendioxidgehalts im Blut an, der vor allem über zentrale Chemorezeptoren gemessen wird. Bei schwerer körperlicher Arbeit oder durch eine willkürliche Steigerung der Atmung können Werte von 120-150 Litern pro Minute beobachtet werden.

Im Gegensatz zum CO_2 führt ein Absinken des Sauerstoffgehalts erst nach längerer Zeit zu einer schwachen Ventilationssteigerung (z. B. im Hochgebirge). Grundsätzlich ergibt eine Ventilationssteigerung nur dann eine zusätzliche Aufnahme von Sauerstoff im Blut, wenn das Hämoglobin dafür freie Transportkapazitäten besitzt. Das arterielle Blut ist im Normalfall bereits zu über 95 % gesättigt, sodass nur geringfügige Steigerungen möglich sind.

4.3.7.2 Atemmechanik

Durch Erweiterung oder Verkleinerung des Brustraums werden Druckdifferenzen zwischen der Lunge und der Umgebung erzeugt. Bei der Einatmung erfolgt durch Kontraktion des Zwerchfells die Erweiterung des Brustraums in Richtung der Bauchhöhle und die äußeren Zwischenrippenmuskeln bewirken ein Anheben der Rippen.

Relativ zur Umgebung wird ein Unterdruck erzeugt, wodurch die Luft in den Alveolarraum gesogen wird. Bei der Ausatmung besteht eine umgekehrte Druckdifferenz. Die Ausatmung geschieht in der Regel passiv durch Erschlaffung von Zwerchfell und Zwischenrippenmuskeln. Elastische Rückstellkräfte (Retraktionskräfte) der Lunge und des Thorax bewirken zudem die Verkleinerung des Brustraums. Eine forcierte Ausatmung (Husten, Lachen, Sprechen) kann durch Kontraktion der Bauchmuskulatur und der inneren Zwischenrippenmuskeln aktiv unterstützt werden.

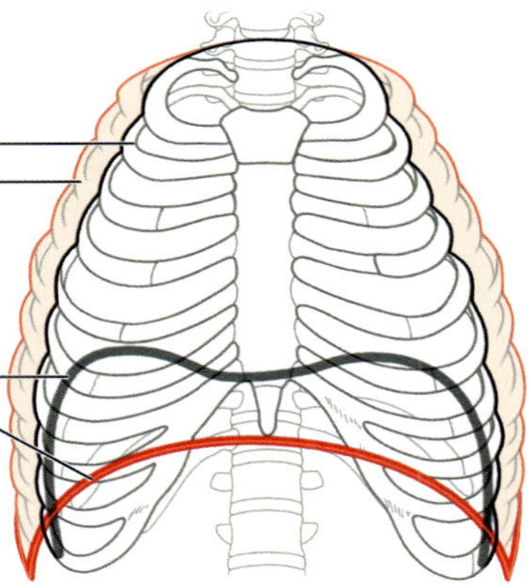

Abb. 22: Bewegung von Zwerchfell und Thorax während der Atmung (Frontalansicht)

Diesen Mechanismus aktivieren wir im Yoga z. B. mit *Kapālabhātī*.

Damit die Lunge Sauerstoff aus der Luft aufnehmen kann, muss sie ihr Volumen vergrößern. Hierfür ist sie mit der Pleura (Brustfell), einer dünnen, zweiblättrigen Haut im Brustkorb, verbunden. Die innere Haut wird Lungenfell (Pleura visceralis) genannt, sie überzieht die Lunge und ist mit ihr verwachsen. Die äußere Haut, das Rippenfell (Pleura parietalis), kleidet die Innenfläche des Brustkorbs aus und ist fest mit ihm verbunden.

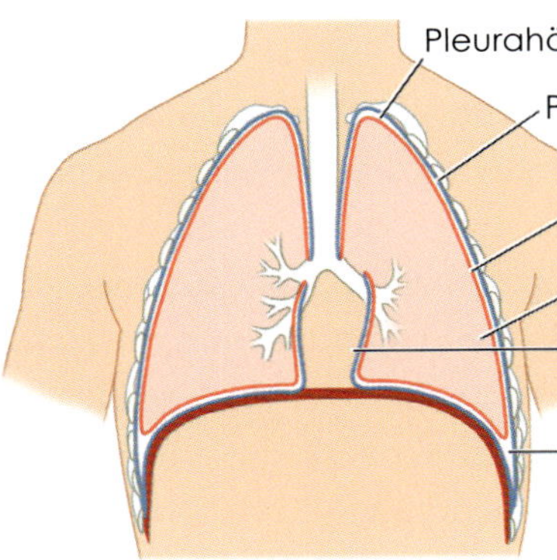

Abb. 23: Lungen- und Brustfell (Pleura)

Im Spaltraum zwischen Lungen- und Rippenfell befindet sich etwas Flüssigkeit, die ein Gleiten der beiden Flächen aneinander ermöglicht. In diesem Spalt (Pleurahöhle) herrscht ein Unterdruck, der über ein Vakuum entsteht (sogenannter Pleuradruck, intrapleuraler oder intrathorakaler Druck). Die Sogwirkung des Vakuums lässt Rippen- und Lungenfell bei jeder Atembewegung gleitend aneinanderhaften. Diese Pleuraanhaftung hält die Lunge im entfalteten Zustand und ermöglicht ihr, den Bewegungen des Brustkorbs zu folgen. Ohne diesen Unterdruck würde die Lunge kollabieren.

4.3.8 Das Zwerchfell (Diaphragma)

Inspiration ist nur durch Muskelkraft möglich, da in aufrechter Körperhaltung die Schwerkraft und die elastische Spannung des Brustkorbs und der Lungen überwunden werden müssen. Das Zwerchfell ist der wichtigste Inspirationsmuskel und übernimmt circa 60-70 % der Atemarbeit. Es wird über den Nervus phrenicus motorisch innerviert. Das Zwerchfell unterliegt einer willkürlichen somatischen Steuerung sowie einer unwillkürlichen autonomen Kontrolle. Die Kuppelform des Zwerchfells ähnelt einem Fallschirm, der sich zwischen Brust- und Bauchraum aufspannt und ebenfalls über die Pleura (Pleura diaphragmatica und Pleura mediastinalis) adhäsiv mit der Lunge und mit dem Herzbeutel verbunden ist. Rechts unter dem Zwerchfell erhebt sich die Leber und in der Einsenkung zwischen den beiden Kuppeln ruht das Herz. Der muskuläre Anteil des Zwerchfells wird nach dem Ursprung in drei Anteile untergliedert: Lendenteil (Pars lumbalis: Lendenwirbelkörper 1 bis 3, Psoas- und Quadratusarkade), Brustbeinteil (Pars sternalis: Hinterfläche der Brustbeinspitze) und Rippenteil (Pars costalis: Innenfläche der Rippenknorpel der 7. bis 12. Rippe).

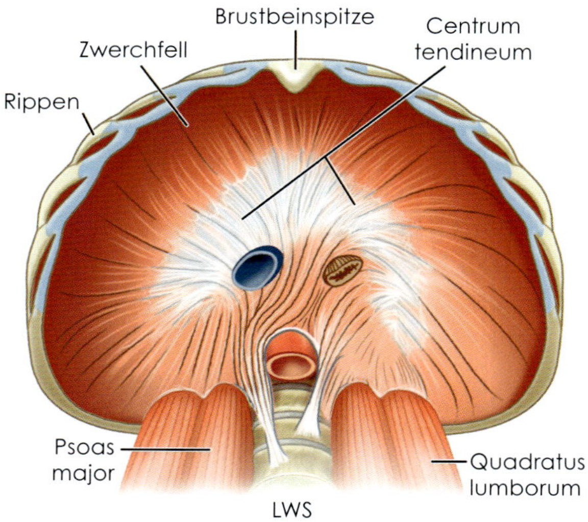

Abb. 24: Ansicht des Zwerchfells von schräg unten

Alle drei Anteile enden in einer gemeinsamen Sehnenplatte (Centrum tendineum). Das Zwerchfell hat wichtige Durchtrittsöffnungen für Aorta und Ductus thoracicus, Speiseröhre und Nervus vagus sowie die große Hohlvene. Letztere ist an der Durchtrittsstelle mit dem Zwerchfell verwachsen.

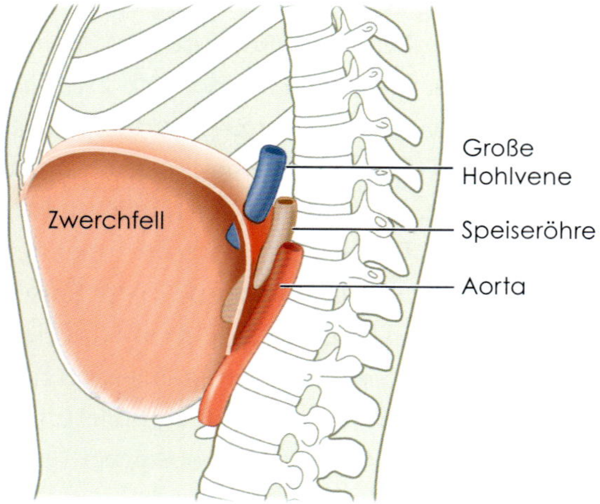

Abb. 25: Ansicht des Zwerchfells von der Seite mit Durchtrittsöffnungen

Die Kontraktion der muskulären Anteile des Zwerchfells führt zu einer Senkung der Sehnenplatte. Es kommt zu einer Erweiterung des Brustraums in Richtung Bauchhöhle und die äußeren Zwischenrippenmuskeln bewirken ein Anheben der Rippen, wodurch der Brustraum nach vorn und zur Seite erweitert wird. Die Lungen folgen über die Pleura der Vergrößerung des Thorax, werden gedehnt und saugen Luft an. Die kombinierte kostoabdominale Atmung gilt als physiologische Atmung.

Überwiegt bei der Einatmung die Kontraktion des Zwerchfells, spricht man von Zwerchfellatmung oder Bauchatmung (auch abdominale Atmung genannt). Überwiegt die Kontraktion der äußeren Zwischenrippenmuskeln, liegt Brustatmung oder Rippenatmung vor (auch thorakale Atmung oder kostale Atmung genannt). Atembewegungen sind fast nie isoliert, sondern meist kombiniert zu beobachten.[27] Je nach Belastung tritt die eine oder andere Atembewegung stärker hervor.

Ohne die muskuläre Stabilisierung des Brustkorbs durch die Zwischenrippenmuskeln, die hinteren Sägemuskeln (Mm. serrati posteriores) und den M. quadratus lumborum im hinteren unteren Thoraxbereich würde das allein arbeitende Zwerchfell eine paradoxe Atmung produzieren. Durch die Instabilität des Thorax würde die Inspiration dann mit einer Einziehung und die Exspiration mit einer Auswärtsbewegung des Thorax einhergehen.

Normalerweise spüren wir das Zwerchfell nicht, da es kaum Druck- und Dehnungsrezeptoren besitzt. Es ist aber möglich, Rückmeldungen über die Tätigkeit des Zwerchfells mittels der Bewegungen und Druckunterschiede von Bauch- und Brustraum wahrzunehmen.

4.3.8.1
Spürübungen/Praxisbeispiele:

- In der Rückenlage mit angestellten Beinen kann man beobachten, dass die Bauchdecke sich mit dem Einatmen wölbt und mit dem Ausatmen senkt.
- In der Bauchlage ist mit der Einatmung die Bewegung der Bauchdecke in den Boden spürbar, der untere Rücken weitet sich. Mit der Ausatmung zieht sich der Bauch zurück und der untere Rücken sinkt.
- In *Apānāsana* spüren wir mit der Einatmung den Druckanstieg im Bauchraum bis zum Beckenboden, da der Beckenboden dem Druck zunächst etwas nachgibt.
- In der Schulterbrücke ist das Becken höher als der Brustkorb und das Zwerchfell muss mit dem Einatem die Trägheit des Bauchinhalts gegen die Schwerkraft überwinden und vor sich her schieben. Mit dem Ausatem gleiten Zwerchfell und Bauchorgane zurück in Richtung Brustkorb.
- Besonders effektiv sind Drehungen (z. B. *Jathara Parivrittāsana*/Krokodil) für den Spannungsausgleich zwischen der Atemhilfsmuskulatur (unter anderem M. pectoralis, M. trapezius, Mm. scaleni), dem Zwerchfell und der Zwischenrippenmuskulatur. Durch die Drehung wird die Körpermitte schmaler und die Flanken werden gedehnt. Atembewegungen sind im seitlichen und hinteren Bereich des Rumpfes deutlicher spürbar.

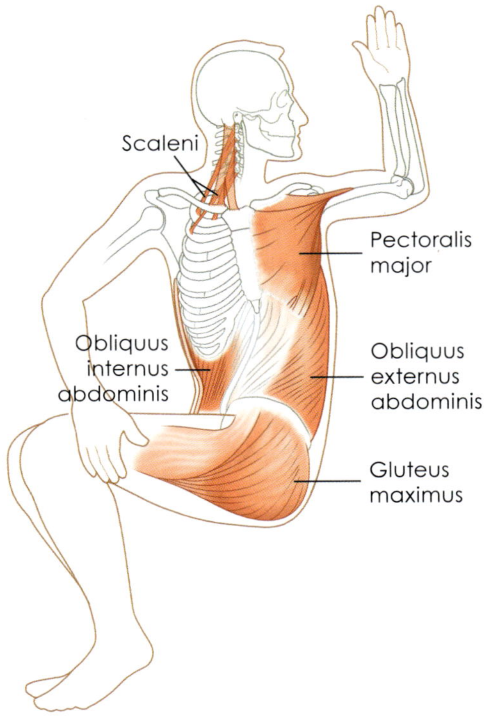

Abb. 26: Drehung in *Jathara Parivrittāsana*

- In aufrechter Haltung ist die posturale Muskulatur geringfügig aktiv. Mit der Einatmung erhöht sich der intraabdominelle Druck und wird gegen die muskuläre Spannung der Rücken-, Bauch- und Beckenbodenmuskulatur dreidimensional spürbar. Die äußere Zwischenrippenmuskulatur hebt die Rippen mit dem Einatem gegen die Schwerkraft.
- In *Uddīyāna-Kriyā* bzw. *Uddīyāna-Bandha*, *Agni-Sara-Dhautī-Kriyā* und *Naulī* erfahren wir durch den Unterdruck in Bauch- und Brustraum eine intensive Dehnung von Lunge, Pleura, Zwerchfell und den Eingeweiden der Bauchhöhle.

4.3.8.2 Stabilisierende Funktion des Zwerchfells

Das Zwerchfell ist nicht nur ein Inspirationsmuskel, sondern hat als kuppelförmiger Skelettmuskel auch eine wichtige stabilisierende Funktion auf die Gelenke der Lendenwirbelsäule und den Thorax. Über seinen lumbalen Ursprung (Pars lumbalis) steht das Zwerchfell in direkter Verbindung mit den Lendenwirbelkörpern 1 bis 4. Besonders stabil ist die Verankerung in der oberen Lendenwirbelsäule (L1-L2). Das Zwerchfell ist an der Wirbelsäulenstabilität insofern beteiligt, als dass es eine wichtige Rolle in der Erzeugung des intraabdominellen Drucks spielt. Es bildet zusammen mit dem quer verlaufenden Bauchmuskel (M. transversus abdominis), dem Beckenboden sowie den tiefen lumbalen Rückenmuskeln (unter anderem Mm. multifidi) eine funktionelle Einheit für die segmentale Stabilität und Haltungskontrolle der Wirbelsäule.

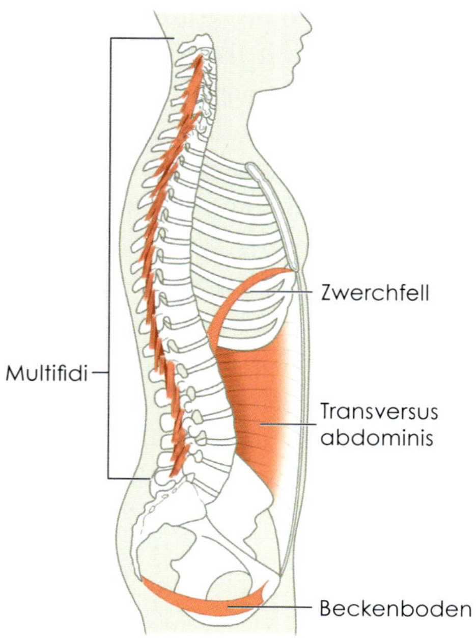

Abb. 27: Tiefes myofasziales Spannungssystem (Seitenansicht)

4.3.8.3 Dysfunktionen und Schmerzen

Dysfunktionen in diesem komplexen System sind häufig und werden mit chronisch unspezifischem Rückenschmerz in Verbindung gebracht. Patienten mit chronischen Rückenschmerzen scheinen sowohl eine abnorme Position als auch eine steilere Neigung des Zwerchfells aufzuweisen.[28] In dieser Position ist das Zwerchfell in seiner Beweglichkeit eingeschränkt, wird ineffektiv und schwach. Es zeigt sich eine erhöhte Ermüdbarkeit des Zwerchfells und eine verminderte propriozeptive Sensibilität im Lendenbereich.

Abgesehen von den tiefgreifenden Auswirkungen gestörter Atemmuster auf Emotionen und die allgemeine Gesundheit weisen Menschen mit schlechter Körperhaltung oder Schmerzen im unteren Rücken und Nacken Anzeichen einer fehlerhaften Atemmechanik auf, bei der die Atemhilfsmuskeln gegenüber dem Zwerchfell dominieren.[29] Aufgrund von Schonhaltung, Bewegungsmangel, Einschränkungen und Schmerzen wird überwiegend thorakal geatmet. Die Brustatmung geht mit einer Erhöhung des Atemminutenvolumens einher und führt oft zum Überatmen (chronische Hyperventilation), das wiederum mit einer Erhöhung des Sympathikotonus und des Schmerzempfindens einhergeht.

Um den Circulus vitiosus zu durchbrechen, haben sich Atem- und Entspannungsübungen gut etabliert, die sich auf eine Entschleunigung der Atmung unter Beteiligung der Zwerchfellatmung fokussieren. Das Schmerzempfinden wird herabgesetzt und der Spannungszustand der Atemmuskulatur wird positiv beeinflusst. Die Fähigkeit, Schmerzen zu dissoziieren und in den Hintergrund treten zu lassen, steht in engem Zusammenhang mit dem autonomen Nervensystem, das über die Atmung moduliert werden kann. Die bewusste Ausführung von Atemtechniken ist mit einer gerichteten Intention verbunden. Dies fördert einerseits Konzentration und Wahrnehmung und andererseits die motorische Kontrolle über die präzise Ausführung der Übung in Bezug auf Atemtempo und Atemtiefe. Wahrscheinlich ist die relaxierende Wirkung auf den Muskeltonus im Sinne einer zentralnervösen Kopplung zwischen Atmung und Motorik zu interpretieren, die die Grundlage von Atemtherapien bildet.[30]

Menschen mit chronischen Rückenschmerzen profitieren von einer aktiven und ganzheitlichen Bewegungstherapie wie Yoga. Vermutlich hilft Bewegung, wenn sie Funktionsstörungen reduziert, die Bewegungskontrolle verbessert, die Belastbarkeit der Gewebe erhöht und die Angst vor Bewegung reduziert. Ein weniger ausgeprägtes Vermeidungsverhalten, eine stärkere Überzeugung, den Schmerz selbst bewältigen zu können, und die Ansicht, dass die körperliche Betätigung die Schmerzen nicht verschlimmert, sind entscheidende Faktoren dafür, dass Rückenschmerzen nicht chronifizieren und zentrale Schmerzprozesse positiv beeinflusst werden.

4.3.8.4 Erhöhung des intraabdominellen Drucks und Co-Kontraktion

Der intraabdominelle Druck (IAD) ist ein atemabhängiger Druck innerhalb der Bauchhöhle. Eine leichte Erhöhung des intraabdominellen Drucks beginnt mit dem Absinken des Zwerchfells bei der Einatmung. Durch seine Abwärtsbewegung wird der Inhalt der Bauchhöhle komprimiert, das Volumen verkleinert und der Druck erhöht.

Eine große Druckveränderung ist zu erwarten, wenn wir z. B. etwas Schweres heben wollen. Wir atmen ein, das Zwerchfell senkt sich ab, wir halten den Atem an und wenden beim Heben die sogenannte Bauchpresse an. Dieser Vorgang geschieht in der Regel unwillkürlich und reflektorisch (wie z. B. beim Husten). Die Bauchpresse beschreibt eine Pressatmung, bei der eine starke Ausatembewegung durch die Co-Kontraktion der Bauchmuskulatur bei gleichzeitig verhinderter Ausatmung (geschlossener Kehldeckel) durchgeführt wird. Dadurch verkleinert sich die Bauchhöhle und die Verdrängung des Bauchinhalts wird verhindert. Die Beckenbodenmuskulatur ist für die Erhaltung des intraabdominellen Drucks und für die Unterstützung der Beckeneingeweide von Bedeutung. Eine erhöhte Spannung der thorakolumbalen Faszie führt durch den M. transversus abdominis zu einer stabilisierenden Wirkung auf die Lendenwirbelsäule.[31]

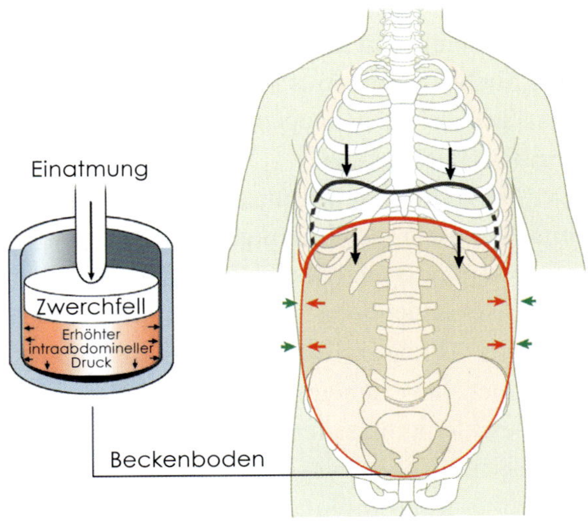

Abb. 28: Erzeugung und Regulierung des intraabdominellen Drucks

Durch Co-Kontraktion, d. h. die gleichzeitige Aktivierung antagonistischer Muskeln, und durch die Erzeugung des intraabdominellen Drucks lässt sich die segmentale Stabilität der Wirbelsäule deutlich steigern und eine maximale Kraftentwicklung fördern.

Dieser Mechanismus, der auch als Valsalva-Methode bekannt ist, erhöht jedoch kurzzeitig den Blutdruck. In der Medizin wendet man diese Methode zur Überprüfung des Barorezeptorenreflexes oder zur Belüftung des Mittelohrs an.

4.3.9 Regulation des autonomen Nervensystems

Neurobiologische Zusammenhänge und die Wirkungsweise des autonomen Nervensystems beeinflussen unsere Gesundheit. Sympathikus und Parasympathikus haben nicht grundsätzlich eine antagonistische Wirkung, sondern ergänzen sich funktionell und sorgen für die Homöostase im gesamten Organismus. Das vegetative Nervensystem hat einen modulierenden Einfluss auf die Funktion des Herzens und des Blutkreislaufs. Eine gesunde Anpassungsfähigkeit des Nervensystems an die äußeren und inneren Einflüsse, denen der menschliche Organismus fortwährend ausgesetzt ist, spiegelt sich in der sogenannten **Herzratenvariabilität (HRV)** wider.

Der Herzschlag ist in Ruhe bei einem gesunden Menschen nicht gleichmäßig. Die Zeit zwischen zwei aufeinanderfolgenden Herzschlägen variiert im Millisekundenbereich. Diese natürliche Varianz in der Abfolge wird als Herzratenvariabilität bezeichnet. Je variabler diese Zeitabstände sind, desto flexibler kann sich das Herz an unterschiedliche Bedingungen wie Stresssituationen, aber auch Ruhe- und Erholungsphasen anpassen.[32] Im entspannten und erholten Zustand schlägt das Herz variabler als im gestressten Zustand. Der Einfluss des vegetativen Nervensystems ist dem Impuls des Sinusknotens, der im autonomen Erregungszentrum des Herzens den Herzschlag auslöst, übergeordnet.

Die **respiratorische Sinusarrhythmie (RSA)** ist eine mit der Atmung synchronisierte Herzfrequenzvariabilität, die vor allem durch den Einfluss des Parasympathikus auf das Herz zustande kommt. Sie spiegelt die Wechselwirkungen zwischen Atmung und Kreislauf wider: Beim Einatmen kommt es zu einer Hemmung des Vagusnervs und zu einem verstärkten Einfluss des Sympathikus auf das Herz, sodass die Herzfrequenz steigt. Bei der Ausatmung ist es umgekehrt: Die Herzfrequenz wird geringer und die Vagusaktivität nimmt zu. Die sogenannte hohe Frequenz der Herzratenvariabilität findet während der Ausatmung statt und zeigt somit die Aktivität des Parasympathikus an.

Eine Studie zur tiefen Bauchatmung zeigt, dass es nach einer fünfminütigen Atemübung mit Verlängerung der Ausatmung zu einer Aktivierung des Vagusnervs und damit zu einer höheren Frequenz der Herzratenvariabilität kommt.[33] Eine hohe Herzratenvariabilität gilt als Indikator für die Anpassungsfähigkeit des Organismus und ist Ausdruck von Wohlbefinden und sympathovagaler Balance.

Auch durch *Kapālabhātī* kann die Herzratenvariabilität gesteigert werden.[34] *Kapālabhātī* kann als Basisübung vor jedem *Prāṇāyāma* praktiziert werden, um die Herzratenvariabilität zu erreichen.[35] Ein Zeichen für die Synchronisation von Herz- und Atemrhythmus ist, dass *Kapālabhātī* mühelos und über einen langen Zeitraum durchgeführt werden kann.

Durch chronischen Stress ist diese Variabilität oft eingeschränkt. Aus einer niedrigen Herzratenvariabilität gehen körperliche Veränderungen und Beschwerden sowie ein vermindertes Allgemeinbefinden hervor. Eine stressreduzierende Praxis kann die Herzratenvariabilität wiederum steigern.[36]

Nach der Polyvagal-Theorie von Porges wird die respiratorische Sinusarrhythmie auch als Index der Emotionsregulation angesehen. Man geht davon aus, dass die parasympathische Modulation des Herzens, die durch die respiratorische Sinusarrhythmie gekennzeichnet ist, mit der komplexen Regulation der emotionalen und kognitiven Verarbeitung zusammenhängt. Während die respiratorische Sinusarrhythmie bei kognitiven Aufgaben abnimmt, was auf einen vagalen Rückzug hindeutet, steigt die RSA-Amplitude bei emotionalen Reizen an, was auf eine effektive kognitive Verarbeitung emotionaler Reize hindeutet.

Langsames Atmen erhöht die **Baroreflexsensitivität (BRS)**, verbessert die Sauerstoffsättigung, senkt den Blutdruck und reduziert Angstzustände.[37] Der maximale Anstieg der Baroreflexsensitivität und die Senkung des Blutdrucks wurden bei langsamer Atmung mit gleich langer Inspiration und Exspiration festgestellt. Dieses Zusammenspiel bewirkt einen ständigen Wechsel zwischen Sympathikus (Einatmung) und Parasympathikus (Ausatmung) im Sinne einer regulierten Anpassung des vegetativen Nervensystems zugunsten des Parasympathikus.

Barorezeptoren registrieren die Dehnung in den Gefäßwänden von Aorta und Halsschlagader im Hochdrucksystem. Der Baroreflex sorgt dafür, dass es bei einem Anstieg des Blutdrucks gegenregulatorisch zu einem Abfall der Herzfrequenz und zu einer Weitstellung (Dilatation) der Widerstandsgefäße kommt und umgekehrt. Überschießende Blutdruckschwankungen werden so verhindert. Bei niedrigem Blutdruck ist der Baroreflex dafür verantwortlich, dass es durch langsame Atemtechniken nicht zu einem weiteren Abfall des Blutdrucks kommt.

Ungleichgewichte im autonomen Nervensystem sind oft ein Zeichen für kardiovaskuläre Erkrankungen.[38] Häufig liegen ein abgeschwächter Baroreflex und eine niedrige Herzratenvariabilität vor. Die Herzratenvariabilität wird möglicherweise über die Barorezeptoren bzw. vom Blutdruck beeinflusst.

4.3.10 Ausgewählte Prāṇāyāmas und Kriyās

4.3.10.1 Das Grundmuster der Prāṇāyāma-Atmung

In der Tradition des Hatha-Yoga und nach Dr. Shrikrishna wird *vaikrita Prāṇāyāma* – die schrittweise Vertiefung und willentliche Veränderung des Atems – als **Grundmuster** der Prāṇāyāma-Atmung bezeichnet und bildet damit die Voraussetzung für alle weiterführenden *Prāṇāyāmas*.

Die Bewegung der Bauchdecke ist eine Folgeerscheinung der Zwerchfellbewegung nach unten. Besonders gut spürbar ist diese Bewegung in der Rückenlage mit aufgestellten Füßen, wenn die rumpfaufrichtende Muskulatur entspannt ist. Das Zwerchfell schiebt bei tiefer Einatmung die Bauchorgane circa 7 bis 10 cm vor sich her und der Bauch gewinnt an Umfang.

David Coulter[39] unterscheidet zwischen Bauch-/Zwerchfellatmung (Weitung des Bauchs) und Brust-/Zwerchfellatmung (Weitung der Basis des Brustkorbs) und schlägt eine Differenzierung zur reinen Brustatmung durch die Interkostalmuskulatur vor.

Bei der Durchführung von *vaikrita Prāṇāyāma* werden am Ende der verlängerten Ausatmung (*Recaka*) der Unterbauch und der Beckenboden sanft aktiviert (*Mūla-Bandha*). Gegebenenfalls entsteht eine natürliche Atempause.

Zu Beginn der verlängerten Einatmung (*Pūraka*) wird zunächst die Bauch-/Zwerchfellatmung eingesetzt, Bauch- und Beckenbodenmuskulatur geben etwas nach. Nach der Hälfte der Einatmung kommt dann die Brust-/Zwerchfellatmung zum Einsatz, wodurch gezielt Einfluss auf die Erhöhung des abdominellen Drucks genommen wird. Das Zwerchfell wird durch die Co-Kontraktion von Bauch- und Beckenbodenmuskulatur in seiner Abwärtsbewegung gebremst. Dadurch werden die an den Rippen ansetzenden Muskelanteile des Zwerchfells zu Rippenhebern, es kommt zu einer Weitung der Brustkorbbasis und einer Volumenzunahme des Thorax in alle Richtungen.

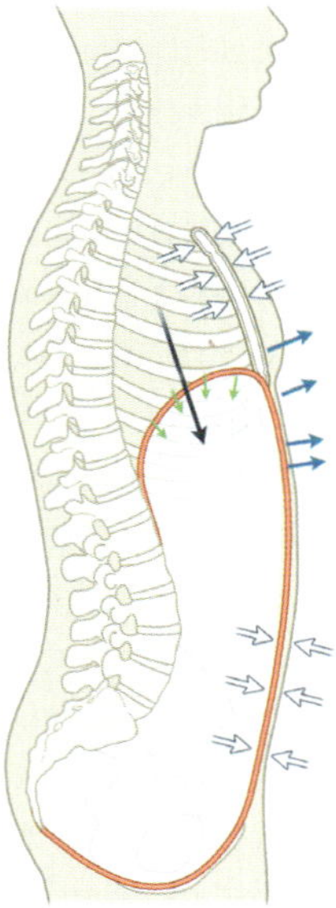

Abb. 29: Brust-/Zwerchfellatmung

Die Bauchmuskulatur fungiert gleichzeitig als Unterstützung und Widerlager, da sie das Zwerchfell in seiner Kuppelform hält und damit eine effektivere Inspiration erzielt werden kann. Der kostophrenische Winkel (Recessus costodiaphragmaticus, vgl. Abb. 23) kann seinen Reserveraum für die Lungenentfaltung vollständig nutzen. Entscheidend ist, dass die Vertiefung der Einatmung nicht über eine verstärkte Brustatmung erfolgt.

Die anspruchsvolle motorische Kontrolle und Koordination von Zwerchfell, Bauch- und Beckenbodenmuskulatur im Zusammenhang mit dem abdominellen Druck steht bei *vaikrita Prānāyāma* im Vordergrund. Nervenenden, die sich über den gesamten Bauchraum und die Bauchwand erstrecken, werden über die Druckunterschiede in Lunge und Bauch stimuliert. Diese senden Informationen an die Formatio reticularis, die wiederum das Aktivitätsniveau des Gehirns positiv beeinflusst. Der wesentliche Effekt von *Prānāyāma* findet auf der Bewusstseinsebene statt und begünstigt einen erlebbaren Zustand von entspannter Wachheit und die Fähigkeit zu erhöhter Aufmerksamkeit.

4.3.10.2
Ujjāyī Prānāyāma

Während der normalen Atembewegung müssen von der Inspirationsmuskulatur verschiedene Atmungswiderstände überwunden werden: zum einen die elastischen Kräfte von Lunge und Brustkorb, zum anderen Strömungswiderstände innerhalb des Leitsystems der Atemwege.

Über den Ujjāyī-Atem nutzen wir gezielt die Verengung der Glottis durch die Stimmmuskeln als Atmungswiderstand. Der Luftstrom wird bei Ein- und Ausatmung abgebremst und zur Phonation genutzt, sodass ein resonanter Reibelaut oder ein Rauschen in der Kehle entsteht. Die Atemluft strömt sehr langsam, gleichmäßig dosiert und möglichst leise ein und aus. Zwerchfell und Zwischenrippenmuskulatur werden mit dem Einatem konzentrisch und mit dem Ausatem durch ein kontrolliertes Nachlassen des Zwerchfells exzentrisch gekräftigt.

Im Vordergrund steht also bei der Ujjāyī-Atmung die intensive Kräftigung der Atemmuskulatur, vor allem des Zwerchfells. Da die Atemmuskulatur bei vielen Menschen schwach ist, sollten die Dauer und die Intensität der Übung individuell angepasst werden. Vorbereitende Übungen und eine Hinführung sind in Kapitel 3.2 („Prānāyāma: Mit dem Atem tanzen lernen") enthalten.

Einatmung:

Nach der Hälfte der Einatmung wird der abdominelle Druck mit kontrollierter Bauchdecke gesteigert und durch die Beckenbodenmuskulatur aufrechterhalten (vgl. *Pūraka*, siehe *vaikrita Prānāyāma*). Die verlangsamte, kontrollierte Einatmung mit Atmungswiderstand durch die Glottis verlangt dem Zwerchfell und der äußeren Zwischenrippenmuskulatur einiges an Kraft und Ausdauer ab.

Ausatmung:

Vergleichsweise möchte ich hier die Methode der „Atemstütze" oder „Atemrückhaltekraft" erwähnen, die im klassischen Gesang Anwendung findet und dem Verhindern einer zu schnellen Ausatmung in der Ujjāyī-Atmung sehr nahekommt. „Als Stütze bezeichnet man den Halt, den die Einatmungsmuskulatur dem Zusammensinken des Brustkorbes entgegensetzt".[40] Um das Zwerchfell möglichst lange in einer tiefen Lage zu halten, bleibt während der Ausatmung in Rücken, Flanken und Brustraum eine Einatmungstendenz erhalten. Unterhalb der Stimmritze baut sich ein Luftdruck auf, der zum Erzeugen von Tönen notwendig ist. Es kommt durch die bewusste Führung des Ausatemluftstroms zu einer verlängerten Ausatemphase und die Zwerchfellkuppel hebt sich langsam wieder an. Die Tendenz, den Ausatem zu „überziehen" und dafür die Bauchmuskulatur einzusetzen, wirkt kontraproduktiv und dem Prinzip der Atemstütze entgegen, wo es um das Beibehalten der Weite im Rumpf geht. Am Ende der Ausatmung können die Unterbauchmuskulatur und der Beckenboden geringfügig aktiviert werden.

Einatmung ohne Ujjāyī:

Bei bestimmten Erkrankungen wie Asthma, Lungenemphysem oder Sekret in den Bronchien ist die Einatmung ohne *Ujjāyī* angeraten. Der Atemwiderstand ist bei den erwähnten Erkrankungen an sich schon erhöht und sollte durch *Ujjāyī* nicht verstärkt werden. Hier bietet die Nasenatmung einen ausreichenden Atemwiderstand. Bei einer sogenannten „Vocal Cord Dysfunction" (VCD), einer Fehlfunktion der Stimmbänder, die vor allem mit inspiratorisch auftretender Engstellung der Stimmbänder einhergeht, würde *Ujjāyī* mit der Einatmung die Symptomatik verstärken, während die Ausatmung durchaus mit *Ujjāyī* geübt werden kann.

„Anregung des Körperfeuers" durch Ujjāyī:

Die *Hatha-Pradīpikā* beschreibt, dass die Ausführung von *Ujjāyī* mit einer „Anregung des Körperfeuers" verbunden ist.[41] Diese Wirkung kann physiologisch aufgrund der Modulation des vegetativen Nervensystems und des Atemzentrums hinsichtlich einer verbesserten Durchblutung interpretiert werden.

Schon nach kurzzeitiger Ausführung von *Ujjāyī* soll es zu einer Steigerung der Sauerstoffaufnahme in den Zellen kommen, da der Gasaustausch in den Alveolen effektiver wird. Wie wirksam der Gasaustausch an der Membran der Lungenbläschen ist, hängt nicht allein von der alveolären Ventilation ab, sondern ganz entscheidend von der Durchblutung der Lungenkapillaren. Denn ohne Durchblutung ist kein Gasaustausch möglich. „Die respiratorische Sinusarrhythmie oder die Herzratenvariabilität in Synchronizität mit der Atmung ist ein biologisches Phänomen, das den Gasaustausch auf Lungenebene durch eine effiziente Anpassung von Ventilation und Perfusion positiv beeinflussen kann."[42]

Die Kontraktion des Zwerchfells vergrößert den intrathorakalen Raum nach unten, steigert den negativen Pleuradruck und wirkt dem elastischen Lungenzug entgegen. Die Wirkung von *Ujjāyī* scheint von einem erhöhten intrathorakalen Druck (Pleuradruck) abzuhängen, der eine größere Anstrengung erfordert als die normale langsame Atmung.[43]

Die erhöhten pulmonalen Druckdifferenzen zwischen Ein- und Ausatmung führen zu einer Zunahme des Blutvolumens in der Lunge und zu einer homogeneren Lungendurchblutung.[44] Es kommt zu einem Anstieg der Sauerstoffsättigung und zu einer geringen Verbesserung der Baroreflexsensitivität bei gleichbleibendem Blutdruck.[45] Die Barorezeptoren sind aber auch bei gleichbleibendem Blutdruck aktiv und bewirken eine starke Aktivierung des Vagus.

Je nach Lungengröße, die genetisch vorgegeben ist, Vitalkapazität und Übungsstand des Praktizierenden kann die Übungspraxis von *Ujjāyī* entsprechend angepasst werden. „Während die Atemfrequenz einen Anhaltspunkt zur Ausführungstechnik der Pranayamas gibt, zeigt das Atemminutenvolumen, dass Ujjayi hier zu einer Reduktion der Ventilation führt."[46] Somit führt die Reduktion des Atemminutenvolumens zu einer Reduzierung der Atmung. Dieser Hinweis ist wichtig, da es bei der Ausführung von Atemtechniken leicht zu einem Überatmen kommen kann, wenn die Einatmung voluminös ausfällt. Übende mit einer starken Atemmuskulatur und einer guten CO_2-Toleranz können die Atemfrequenz deutlich reduzieren (ein bis zwei Atemzüge pro Minute) und den Atemhub auf ein bis drei Liter vergrößern, ohne das Atemminutenvolumen anzuheben.

Zu Beginn des Übens sollte die Atmung nicht übermäßig voluminös sein. Die Aufforderung, tief und langsam zu atmen, kann überfordern, das Stressatemmuster unterstützen und aufgrund eines schwachen Zwerchfells zu einer thorakalen Atmung führen. Für Anfänger kann es ausreichend sein, die Atemfrequenz etwa um die Hälfte zu reduzieren, den Atemhub nur etwas anzuheben und die Stimmlippen leicht zu schließen.

Das Atemzentrum wird durch die Reduktion des Atemminutenvolumens darauf trainiert, sich an einen erhöhten Kohlendioxidgehalt und an einen niedrigen pH-Wert im arteriellen Blut anzupassen. Dieser Effekt hält einige Stunden an. Neben anderen komplexen Mechanismen bestimmt die Menge an CO_2 in unserem Blut darüber, wie viel Sauerstoff der Körper tatsächlich in den Zellen bzw. im Gewebe aufnehmen und nutzen kann (vgl. Bohr-Effekt). Spürbare physiologische und psychologische Veränderungen sind eine verbesserte Durchblutung im ganzen Körper, eine entspannte Atmung und eine erhöhte Vigilanz.

Ujjāyī-Atmung während der Āsanapraxis: Die Ujjāyī-Atmung kann, anders als andere Prāṇāyāmatechniken, in Verbindung mit der Āsanapraxis geübt werden. Durch Bewegung und *Ujjāyī* erhöht sich die parasympathische Aktivität und kann der sympathischen Aktivierung entgegenwirken. Der Körper bleibt aufgrund der vegetativen Regulation in einem entspannten Grundmodus.

Übungen in Bewegung sind außerdem besonders gut geeignet, um den CO_2-Gehalt im Blut zu erhöhen. Im Gewebe wird Sauerstoff verbraucht und entsprechend CO_2 produziert. Der Körper reagiert darauf mit einer Erhöhung des Atemminutenvolumens. Solange die Atmung nicht über den Bedarf hinausgeht und das Atmen durch die Nase möglich ist, wird durch *Ujjāyī* letztlich weniger geatmet, als das Atemzentrum vorgibt bzw. einfordern möchte, was dazu beiträgt, dass der chemische Atemantrieb „überspielt" wird. Langfristig gesehen kann die Sollwerteinstellung für CO_2 etwas erhöht werden. Einfach ausgedrückt: Je geringer das Atemminutenvolumen, desto weniger geht uns bei der Āsanapraxis die Luft aus und desto höher ist die CO_2-Toleranz.

Anpassungsvorgänge brauchen Zeit und Übung. Demnach ist es sinnvoll, die körperliche Praxis und den Atem aufeinander abzustimmen. Ist das Atemzentrum aufgrund von chronischem Stress, Bewegungsmangel oder anderen Faktoren auf einen niedrigen CO_2-Sollwert eingestellt, wird das Atemminutenvolumen deutlich erhöht und es kommt zur Mundatmung.

4.3.10.3 Uddīyāna-Kriyā in der Rückenlage

Während der Ujjāyī-Atem die Atemmuskulatur kräftigt, werden das Zwerchfell und seine angrenzenden Strukturen bei *Uddīyāna-Kriyā* gedehnt. Die elastischen Rückstellkräfte der Lunge ziehen mit ihrer Kraft die Lunge zusammen, saugen das Zwerchfell nach oben und bewirken die Ausatmung. Die Kraft des elastischen Lungenzuges wird vor allem in der Atempause nach der Ausatmung in Verbindung mit der Weitstellung des Brustkorbs über den Unterdruck in der Lunge deutlich spürbar. Außerdem wird ein Sog auf die große Hohlvene und die Lebervene ausgeübt, der zunächst über die Venenklappen verhindert wird. Der Beginn der Einatmung fördert den venösen Rückstrom zum Herzen und unterstützt das Herz in der Phase der Dilatation.

Vorbereitung:

Um den Vagusnerv zu aktivieren und eine höhere Herzratenvariabilität zu erreichen, wird als Vorbereitung auf *Uddīyāna-Kriyā* zunächst der Atem beobachtet und anschließend über mindestens 5 Minuten vertieft und verlangsamt. Ein vollständiger Atem, der mühelos und ohne Eile geschieht, ist **das zentrale Merkmal der Prānāyāma-Atmung**. In der Regel kommt es früher oder später zu einer natürlichen Atempause am Ende der Ausatmung. Ist die Pause deutlich spürbar, kann mit *Uddīyāna-Kriyā* begonnen werden.

An der mühelosen Atempause ist erkennbar, ob der Zustand der Herzratenvariabilität und damit die beruhigende Wirkung auf den inneren physiologischen Zustand tatsächlich erreicht ist. Nur dann kann sich der Körper an veränderte Bedingungen wie z. B. einen höheren CO_2-Spiegel im arteriellen Blut anpassen.

Übungszeitpunkt:

Am besten wird *Uddīyāna-Kriyā* morgens nach dem Aufwachen oder abends vor dem Einschlafen geübt.

Durchführung in der Rückenlage mit aufgestellten Füßen:

- langsam und bequem ausatmen
- den Atem anhalten (*Kumbhaka* in der Atemleere)
- die Glottis schließen
- den Brustkorb sanft weit stellen und heben, so als wollte man einatmen
- die Bauchdecke und das Zwerchfell werden durch den Unterdruck ein wenig nach innen oben gezogen
- sobald sich der erste Atemimpuls bemerkbar macht, wird die Stimmritze geöffnet und der Brustkorb und der Bauch werden allmählich entspannt
- die Luft strömt langsam und gleichmäßig ein
- 8-10 Wiederholungen hintereinander durchführen (zu Beginn gegebenenfalls weniger Wiederholungen durchführen und Pausen machen)

Beim Üben von *Uddīyāna-Kriyā* ist es entscheidend, auf den ersten Impuls des Atemreflexes zu reagieren und die Pause zu beenden, damit der nächste Einatem langsam und gleichmäßig einströmen kann. Wird der erste Impuls ignoriert bzw. bewusst ausgedehnt, kommt es folglich zum tiefen Luftholen und zu einer Störung des langsamen Atemmusters in Richtung Hyperventilation. Dies macht es schwierig bis unmöglich, mehrere Wiederholungen von *Uddīyāna* entspannt durchzuführen. Die Atmung sollte nach der Pause genauso entspannt sein wie vor der Pause.

Nach einigen Wiederholungen stellt sich tiefe Entspannung ein und der Atem möchte sich spontan nicht mehr bewegen. In der Atempause kann der Zustand von Leere und Stille (*Shūnya*) erlebt werden.

Die Buteyko-Atemmethode nutzt die sogenannte Kontrollpause zur Beurteilung von Atemproblemen und als Hinweis darauf, wie stark wir hyperventilieren, bzw. als Hinweis auf das Ausmaß der Kurzatmigkeit. Bei der Kontrollpause wird die Zeitspanne zwischen dem Ende einer normalen Ausatmung und dem Moment, in dem das Gefühl eines Luftmangels beginnt, in Sekunden gemessen. Während der gesamten Atempause steigt die Konzentration von CO_2 an. „Ziel der Buteyko-Übungen ist es, die

CO_2-Konzentration in der Lunge und auch im Blut zu erhöhen, und die Kontrollpause zeigt, ob und inwieweit wir Fortschritte machen."[47]

Vor allem für Asthmatiker und Menschen mit Panikstörungen ist eine Toleranz gegenüber Stresseinwirkungen wie der Angst vor dem nächsten Asthmaanfall oder der Atemnot natürlich sehr wichtig. Ein erniedrigter Kohlendioxidpartialdruck (pCO_2) ist aber wahrscheinlich nicht ausschließlich der Grund für die Beschwerden. Die bessere Stresstoleranz wird eher durch ein Gefühl von Selbstwirksamkeit erklärt, das über eine bewusste Verschiebung der Aufmerksamkeit in Richtung Kontrolle des eigenen Atemgeschehens entsteht, während beunruhigende innere Signale, die eine subjektive Atemnot vorgaukeln, in den Hintergrund treten.[48]

Die Atempause gibt uns Hinweise auf unsere CO_2-Toleranz und ist zugleich ein wertvolles Hilfsmittel, wie wir positiv auf unsere Gefäßgesundheit einwirken können. Zum einen kommt es aufgrund der Weitstellung der Gefäße in *Uddīyāna* zu einer verbesserten peripheren arteriellen Durchblutung, die auch die Gefäße des Gehirns erreicht und zu einer Senkung bzw. Regulation des Blutdrucks führt. Zum anderen kann langfristig mit einer vegetativen Beruhigung gerechnet werden, die über eine Steigerung der Herzfrequenzvariabilität deutlich wird, was wiederum die Resilienz für Stress anhebt. Als Nebeneffekt werden Symptome einer chronischen Hyperventilation wie zum Beispiel Müdigkeit, Abgeschlagenheit, Benommenheit und Kurzatmigkeit positiv beeinflusst.

4.3.11 Schlussbemerkung

Atemübungen und *Prānāyāmas* eröffnen uns die Möglichkeit, die bewusste Steuerung und Anpassung autonomer Funktionen unmittelbar zu erleben und wichtige Erkenntnisse daraus zu ziehen. Beginnend mit der Erfahrung des natürlichen Atems nehmen wir wahr, inwieweit sanfte Impulse, die auf den Atemrhythmus, die Atemtiefe und Atempausen Einfluss nehmen, eine das Nervensystem modulierende und sogar regulierende Wirkung haben können. Die erleichterte Bahnung und Stabilisierung von Entspannungsreaktionen hilft uns möglicherweise, langfristig flexibler und anpassungsfähiger gegenüber emotionalen und homöostatischen Veränderungen im täglichen Leben zu sein. Für Regenerations- und Reparaturfunktionen des Organismus und die Regulation von Stress ist die adaptive Funktion des autonomen Nervensystems von wesentlicher Bedeutung.

Demzufolge ist das präventive und therapeutische Potenzial von Atemübungen und *Prānāyāma* nicht zu unterschätzen. Vor allem nimmt die Atmung eine Schlüsselrolle ein und ist Vermittler zwischen der bewussten und unbewussten Ebene. „In der leiblichen Atemerfahrung schließt der Mensch sich immer an das Lebendige, das Gesunde in ihm an (…) Insofern ist der Atem nie krank, sondern immer Träger der Lebensenergie."[49]

Physiologische und funktionell-anatomische Wirkmechanismen können im Yogakontext nur fragmentiert beschreiben, welchen Sinn und Zweck diese Übungen letztlich haben. In Verbindung mit einer regelmäßigen Übungspraxis kann intellektuelles Wissen hilfreich und erhellend sein, ohne sie ist es jedoch nutzlos.

„Zu wissen, was man tun muss, ist wichtig. Aber das, was man weiß, auch wirklich zu tun – das ist das wirklich Wichtige."

„Knowing what to do is important. But to really do what you know – that is the real important thing."

Dr. Shrikrishna

Anmerkungen

1 Gabbiani, 1971.
2 Pakshir, 2020.
3 Barsotti, 2021; Caam, 2018.
4 Mohamed et al., 2014.
5 Dietz, 1991.
6 Malfait, 2017.
7 Germain, 2007.
8 Bandy, 1994.
9 Bandy, 1997; Bandy, 1994.
10 Aidar, 2014.
11 Knubben, 2007; Ledochowski, 2017.
12 Kai, 2016.
13 Adams, 2016.
14 Alves, 2020.
15 Rosa, 2020.
16 Rensing et al., 2006, S. 2.
17 Althier, 2005.
18 Rizzo Parse, 1981.
19 Bhargava et al., 1988.
20 Selbsttest chronische Hyperventilation: www.surveymonkey.de/r/Atemfragebogen (abgerufen am 08.03.2023)
21 Herrmann & Radvila, 1999.
22 Knipping, 2003.
23 Lundberg, 1996.
24 Settergren, 1998.
25 Nawka & Wirth, 2008, S. 12.
26 Oczenski, 2008, S. 10.
27 Wendler, 1996.
28 Kolar et al., 2012.
29 Chaitow, 2004.
30 Ebert & Kühnemann, 2001.
31 Hodges, 2009.
32 Geitel, 2016.
33 Magnon et al., 2021.
34 Stančák, 1991.
35 Mitzinger, 2018, S. 95.
36 Mayer, 2012.
37 Mason et al., 2013.
38 Carnevale, 2022.
39 Coulter, 2001.
40 Nawka & Wirth, 2008, S. 103.
41 Svātmārāma (Übersetzung nach Merz), 2011, S. 32.
42 Yasuma, 2004.
43 Mason et al., 2013.
44 Mitzinger, 2013, S. 42.
45 Mason et al., 2013.
46 Ebert, 1986, S. 69.
47 Smolka, 2022, S. 91.
48 Kim et al., 2012.
49 Pieper, 2015, S. 35.

Quellenverzeichnis

4.2

Adams, V., Reich, B., Uhlemann, M. & Niebauer, J. (2017): Molecular effects of exercise training in patients with cardiovascular disease: Focus on skeletal muscle, endothelium, and myocardium. *American Journal of Physiology: Heart and Circulatory Physiology*, 313(1), S. H72–H88. https://doi.org/10.1152/ajpheart.00470.2016

Aidar, F. J., de Matos, D. G., de Oliveira, R. J. et al. (2014): Relationship between depression and strength training in survivors of the ischemic stroke. *Journal of Human Kinetics*, 43(1), S. 7–15. https://doi.org/10.2478/hukin-2014-0084

Alves, C. R. R., das Neves, W., de Almeida, N. R. et al. (2020): Exercise training reverses cancer-induced oxidative stress and decrease in muscle COPS2/TRIP15/ALIEN. *Molecular Metabolism*, 39, 101012. https://doi.org/10.1016/j.molmet.2020.101012

Bandy, W. D., Irion, J. M. & Briggler, M. (1997): The effect of time and frequency of static stretching on flexibility of the hamstring muscles. *Physical Therapy*, 77(10), S. 1090–1096. https://doi.org/10.1093/ptj/77.10.1090

Bandy, W. D. & Irion, J. M. (1994): The effect of time on static stretch on the flexibility of the hamstring muscles. *Physical Therapy*, 74(9), S. 845–850. https://doi.org/10.1093/ptj/74.9.845

Barsotti, N., Chiera, M., Lanaro, D. & Fioranelli, M. (2021): Impact of stress, immunity, and signals from endocrine and nervous system on fascia. *Frontiers in Bioscience (Elite Edition)*, 13(1), S. 1–36. https://doi.org/10.2741/870

de la Rosa, A., Olaso-Gonzalez, G., Arc-Chagnaud, C. et al. (2020): Physical exercise in the prevention and treatment of Alzheimer's disease. *Journal of Sport and Health Science*, 9(5), S. 394–404. https://doi.org/10.1016/j.jshs.2020.01.004

Dietz, H. C., Cutting, C. R., Pyeritz, R. E. et al. (1991): Marfan syndrome caused by a recurrent de novo missense mutation in the fibrillin gene. *Nature*, 352, S. 337–339. https://doi.org/10.1038/352337a0

Gabbiani, G., Ryan, G. B. & Majno, G. (1971): Presence of modified fibroblasts in granulation tissue and their possible role in wound contraction. *Experientia*, 27, S. 549–550. https://doi.org/10.1007/BF02147594

Germain, D. P. (2007): Ehlers-Danlos syndrome type IV. *Orphanet Journal of Rare Diseases*, 2, 32. https://doi.org/10.1186/1750-1172-2-32

Kai, Y., Nagamatsu, T., Kitabatake, Y. & Sensui, H. (2016): Effects of stretching on menopausal and depressive symptoms in middle-aged women: A randomized controlled trial. *Menopause*, 23(8), S. 827–832. https://doi.org/10.1097/GME.0000000000000651

Knubben, K., Reischies, F. M., Adli, M., Schlattmann, P., Bauer, M. & Dimeo, F. (2007): A randomised, controlled study on the effects of a short-term endurance training programme in patients with major depression. *British Journal of Sports Medicine*, 41(1), S. 29–33. https://doi.org/10.1136/bjsm.2006.030130

Ledochowski, L., Stark, R., Ruedl, G. & Kopp, M. (2017): Körperliche Aktivität als therapeutische Intervention bei Depression. *Der Nervenarzt*, 88(7), S. 765–778. https://doi.org/10.1007/s00115-016-0222-x

Malfait, F., Francomano, C., Byers, P. et al. (2017): The 2017 international classification of the Ehlers-Danlos syndromes. *American Journal of Medical Genetics, Part C, Seminars in Medical Genetics*, 175, S. 8–26. https://doi.org/10.1002/ajmg.c.31552

Mohamed, M., Voet, M., Gardeitchik, T. & Morava, E. (2014): Cutis Laxa. In J. Halper (Hrsg.), *Progress in Heritable Soft Connective Tissue Diseases*, S. 161–184. Dordrecht: Springer. https://doi.org/10.1007/978-94-007-7893-1_11

Pakshir, P., Noskovicova, N., Lodyga, M., Son, D. O., Schuster, R., Goodwin, A., Karvonen, H. & Hinz, B. (2020): The myofibroblast at a glance. *Journal of Cell Science*, 133(13). https://doi.org/10.1242/jcs.227900

van Caam, A., Vonk, M., van den Hoogen, F., van Lent, P. & van der Kraan, P. (2018): Unraveling SSc Pathophysiology; The Myofibroblast. *Frontiers in Immunology*, 9:2452. https://doi.org/10.3389/fimmu.2018.02452

4.3

Althier, R. (2005): *Das Gesundheitskonzept von A. Antonovsky: Zur Bedeutung der Salutogenese für die Gesundheitswissenschaft*. München: GRIN.

Bhargava, R., Gogate, M. G. & Mascarenhas, J. F. (1988): Autonomic responses to breath holding and its variations following pranayama. *Indian Journal of Physiology and Pharmacology*, 32(4), S. 257–264.

Carnevale, D. (2022): Neuroimmune axis of cardiovascular control: Mechanisms and therapeutic implications. *Nature Reviews Cardiology*, 19, S. 379–394. https://doi.org/10.1038/s41569-022-00678-w

Chaitow, L. (2004): Breathing pattern disorders, motor control, and low back pain. *Journal of Osteopathic Medicine*, 7(1), S. 34–41. https://doi.org/10.1016/S1443-8461(04)80007-8

Coulter, H. D. (2001): *Anatomy of Hatha Yoga: A Manual for Students, Teachers, and Practitioners*. Honesdale, PA: Himalayan Institute Press.

Ebert, D. (1986): *Physiologische Aspekte des Yoga*. Leipzig: Thieme.

Ebert, D. & Kühnemann, B. (2001): Der Einfluss der Atmungsform auf den Ruhe-Innervationstonus der Skelettmuskulatur. *Klinische Neurophysiologie*, 32(1), S. 30–37. https://doi.org/10.1055/s-2001-15407

Geitel, J. (2016): *Der Zusammenhang zwischen der Herzratenvariabilität und Stress* [Dissertation, Medizinische Fakultät der Eberhard Karls Universität zu Tübingen].

Herrmann, J. M. & Radvila, A. (1999): Funktionelle Atemstörungen – Das Hyperventilationssyndrom. *Deutsches Ärzteblatt*, 96(11), S. 694–697.

Hodges, P. (2009): Lenden-Becken-Stabilität: Ein funktionelles Modell der Biomechanik und der motorischen Kontrolle. In C. Richardson, P. Hodges & J. Hides, *Segmentale Stabilisation im LWS- und Beckenbereich*. München: Elsevier Urban & Fischer.

Kim, S., Wollburg, E. & Roth, W. T. (2012): Opposing breathing therapies for panic disorder: A randomized controlled trial of lowering vs raising end-tidal P(CO(2). *Journal of Clinical Psychiatry*, 73(7), S. 931–939. https://doi.org/10.4088/JCP.11m07068

Knipping, S., Holzhausen, H. J., Riederer, A., Aga-Mir-Salim, P. & Berghaus, A. (2003): Immunelektronenmikroskopische Lokalisation von NOS I und NOS III in der menschlichen Nasenschleimhaut. *Laryngo-Rhino-Otologie*, 82(3), S. 171–176. https://doi.org/10.1055/s-2003-38403

Kolar, P., Sulc, J., Kyncl, M., Sanda, J., Cakrt, O., Andel, R., Kumagai, K. & Kobesova, A. (2012): Postural function of the diaphragm in persons with and without chronic low back pain. *Journal of Orthopaedic & Sports Physical Therapy*, 42(4), S. 352–362. https://doi.org/10.2519/jospt.2012.3830

Lundberg, J. O., Settergren, G., Gelinder, S., Lundberg, J. M., Alving, K. & Weitzberg, E. (1996): Inhalation of nasally derived nitric oxide modulates pulmonary function in humans. *Acta Physiologica Scandinavica*, 158(4), S. 343–347. https://doi.org/10.1046/j.1365-201X.1996.557321000.x

Magnon, V., Dutheil, F. & Vallet, G. T. (2021): Benefits from one session of deep and slow breathing on vagal tone and anxiety in young and older adults. *Scientific Reports*, 11(1), 19267. https://doi.org/10.1038/s41598-021-98736-9

Mason, H., Vandoni, M., Debarbieri, G., Codrons, E., Ugargol, V. & Bernardi, L. (2013): Cardiovascular and respiratory effect of yogic slow breathing in the yoga beginner: What is the best approach? *Evidence-Based Complementary and Alternative Medicine*, 2013, 743504. https://doi.org/10.1155/2013/743504

Mayer, N. (2012): *Yoga Asanas und Herzratenvariabilität (HRV): Eine Anwendungsbeobachtung* [MSc-Thesis, Interuniversitäres Kolleg für Gesundheit und Entwicklung, Graz/Schloss Seggau].

Mitzinger, D. (2013): *Yoga in Prävention und Therapie: Ein Manual für Yogalehrer, Therapeuten und Trainer.* Köln: Deutscher Ärzteverlag.

Mitzinger, D. (2018): *Der Pranayama-Effekt in der Trauma-Arbeit: Wie Pranayama die Affekttoleranz steigert und damit die Traumatherapie unterstützt.* Paderborn: Junfermann.

Nawka, T. & Wirth, G. (2008): *Stimmstörungen: Für Ärzte, Logopäden, Sprachheilpädagogen und Sprechwissenschaftler* (5., überarbeitete Auflage). Köln: Deutscher Ärzteverlag.

Oczenski, W. (2008): *Atmen – Atemhilfen: Atemphysiologie und Beatmungstechnik.* Stuttgart: Thieme.

Pieper, G. (2015): *Die regulierende Wirkung atemtherapeutischer Interventionen auf das autonome Nervensystem* [Bachelor-Thesis, Steinbeis-Hochschule Berlin].

Rensing, L. et al. (2006): *Mensch im Stress: Psyche, Körper, Moleküle.* München: Elsevier.

Rizzo Parse, R. (1981): *Man-living-health: A theory of nursing.* New York: Wiley.

Settergren, G., Angdin, M., Astudillo, R., Gelinder, S., Liska, J., Lundberg, J. O. & Weitzberg, E. (1998): Decreased pulmonary vascular resistance during nasal breathing: Modulation by endogenous nitric oxide from the paranasal sinuses. *Acta Physiologica Scandinavica*, 163(3), S. 235–239.

Smolka, S. (2022): *Die Buteyko-Atmung: Die erstaunliche Wirkung der Atem-Reduktion.* Stuttgart: Trias.

Stančák, A., Kuna, M., Srinivasan, Vishnudevananda, S. & Dostálek, C. (1991): Kapalabhati – yogic cleansing exercise. I. Cardiovascular and respiratory changes. *Homeostasis in Health and Disease*, 33(3), S. 126–134.

Svātmārāma (2011): *Haṭhayogapradīpikā: Die Leuchte des Haṭhayoga* (in der Übersetzung von Martin Merz). Basel: Stiftung Yoga und Gesundheit.

Wendler, J. (Hrsg.) (1996): *Lehrbuch der Phoniatrie und Pädaudiologie.* Stuttgart: Thieme.

Yasuma, F. & Hayano, J.-I. (2004): Respiratory sinus arrhythmia: Why does the heartbeat synchronize with respiratory rhythm? *Opinions/Hypotheses*, 125(2), S. 683–690. https://doi.org/10.1378/chest.125.2.683

Zum Weiterlesen

4.3

Baender-Michalska, E. & Baender, R. (2014): *Yoga & Embodiment: Stress und Schmerz bewältigen.* Stuttgart: Schattauer.

Deetjen, P. (Hrsg.) (1999): *Physiologie.* Stuttgart: Urban & Fischer.

Diemer, F. & Sutor, V. (2018): *Praxis der medizinischen Trainingstherapie I: Lendenwirbelsäule, Sakroiliakalgelenk und untere Extremität.* Stuttgart: Thieme.

Edel, H. & Knauth, K. (1999): *Atemtherapie.* München: Urban & Fischer.

Eller-Berndl, D. (2015): *Herzratenvariabilität.* Wien: Verlagshaus der Ärzte.

Gard, T., Noggle, J. J., Park, C. L., Vago, D. R. & Wilson, A. (2014): Potential self-regulatory mechanisms of yoga for psychological health. *Frontiers in Human Neuroscience*, 8, 770. https://doi.org/10.3389/fnhum.2014.00770

Herring, N., Kalla, M. & Paterson, D. J. (2019): The autonomic nervous system and cardiac arrhythmias: Current concepts and emerging therapies. *Nature Reviews Cardiology*, 16(12), S. 707–726. https://doi.org/10.1038/s41569-019-0221-2

Hodges, P. W., Gandevia, S. C. & Richardson, C. A. (1997): Contractions of specific abdominal muscles in postural tasks are affected by respiratory maneuvers. *Journal of Applied Physiology*, 83(3), S. 753–760. https://doi.org/10.1152/jappl.1997.83.3.753

Jerath, R., Edry, J. W., Barnes, V. A. & Jerath, V. (2006): Physiology of long pranayamic breathing: Neural respiratory elements may provide a mechanism that explains how slow deep breathing shifts the autonomic nervous system. *Medical Hypotheses*, 67(3), S. 566–571. https://doi.org/10.1016/j.mehy.2006.02.042

Knipping, S., Riederer, A. & Berghaus, A. (2004): Nervale Regulation der respiratorischen Nasenschleimhaut. *HNO*, 52, S. 471–490.

Langewitz, W. A. & Schaefert, R. (2019): Hyperventilationssyndrom und dysfunktionale Atmung. *Swiss Medical Forum*, 19(4546), S. 749–752.

Loew, T. H., Leinberger, B. & Hinterberger, T. (2017): Entschleunigtes Atmen: Der kleinste gemeinsame Nenner der Entspannungstechniken. *Psychotherapie im Dialog*, 18(04), S. 63–67. https://doi.org/10.1055/s-0043-118257

Malhotra, V., Javed, D., Wakode, S., Bharshankar, R., Soni, N. & Porter, P. K. (2022): Study of immediate neurological and autonomic changes during *kapalbhati pranaya-*

ma in yoga practitioners. *Journal of Family Medicine and Primary Care*, 11(2), S. 720–727. https://doi.org/10.4103/jfmpc.jfmpc_1662_21

Mitzinger, D. (2016): Yoga in der Traumatherapie: Der Pranayama-Effekt. *Trauma & Gewalt*, 10(1), S. 68–79.

Richardson, C. (2009): Lokal segmentale Kontrolle. In C. Richardson, P. Hodges & J. Hides, *Segmentale Stabilisation im LWS- und Beckenbereich*. München: Elsevier Urban & Fischer.

Roseen, E. J., Gerlovin, H., Felson, D. T., Delitto, A., Sherman, K. J. & Saper, R. B. (2021): Which Chronic Low Back Pain Patients Respond Favorably to Yoga, Physical Therapy, and a Self-care Book? Responder Analyses from a Randomized Controlled Trial. *Pain Medicine*, 22(1), S. 165–180. https://doi.org/10.1093/pm/pnaa153

Sánchez-Crespo, A., Hallberg, J., Lundberg, J. O., Lindahl, G. E., Jacobsson, H., Weitzberg, E. & Nyrén, S. (2010): Nasal nitric oxide and regulation of human pulmonary blood flow in the upright position. *Journal of Applied Physiology*, 108(1), S. 181–188. https://doi.org/10.1152/japplphysiol.00285.2009

Thews, O. & Kunzelmann, K. (2019): Ventilation und Atemmechanik. In R. Brandes, F. Lang & R. F. Schmidt (Hrsg.), *Physiologie des Menschen* (S. 327–343). Berlin: Springer. https://doi.org/10.1007/978-3-662-56468-4_26

Wirth, G. (1995): *Stimmstörungen: Lehrbuch für Ärzte, Logopäden, Sprachheilpädagogen und Sprecherzieher* (4., überarbeitete Auflage). Köln: Deutscher Ärzteverlag.

Kapitel 5
Der Weg des Yoga unter Einbeziehung der modernen Psychologie

Autorin: *Angelika Doerne* (5.1-5.7)

Einleitung

Je tiefer wir als Yogapraktizierende und Yogalehrende in den Weg des Yoga[1] eintauchen, desto deutlicher wird, dass es im Yoga nicht nur um ein paar angenehme Augenblicke der Entspannung geht, sondern dass der Weg des Yoga einen tiefgreifenden persönlichen und spirituellen Wachstumsprozess anstrebt.[2] Dieser Reifungs- und Wachstumsprozess birgt bestimmte Herausforderungen, mögliche Fallstricke sowie die Gefahr der Entstehung von Mythen und religiösen Dogmen in sich. Als Yogalehrende sowie als Yogapraktizierende ist es wichtig, diesen Wachstumsprozess so weit zu verstehen, dass wir unsere Schüler und Schülerinnen darin angemessen unterstützen wie auch unsere eigenen inneren Prozesse besser einordnen und verstehen können.

Beide Ansätze, Yoga und Psychologie[3] beziehungsweise Psychotherapie, beschäftigen sich mit der Funktionsweise des menschlichen Geistes beziehungsweise der Psyche sowie mit der Frage, wie Leid gelindert werden kann. Dabei setzt die Psychologie bei psychischen und psychosomatischen (Krankheits-)Symptomen an, wohingegen der Yoga ursprünglich bei dem Wunsch nach Befreiung und Erleuchtung beginnt.[4]

Teilweise wurde im Yoga angestrebt, sich von Gefühlen und Bedürfnissen zu lösen und sie zu transzendieren. Dies führte und führt allerdings oftmals zu einem subtilen Kampf gegen sich selbst. Dagegen streben besonders die tiefenpsychologisch geprägten Ansätze eine Integration von Gefühlen und Bedürfnissen an.[5]

Die Psychologie kann uns helfen, den im Yoga angestrebten umfassenden Wachstumsprozess tiefer zu verstehen. Die daraus resultierenden Erkenntnisse und Prinzipien können wir in die Yogapraxis integrieren, sodass sie mit aktuellen psychologischen Erkenntnissen übereinstimmt und wir zu einem integralen Verständnis des Yogaweges kommen.

In diesem Kapitel erläutere ich den im Yoga angestrebten Wachstumsprozess aus psychologischer Sicht, sodass wir ihn tiefer und konkreter verstehen können.[6] Weiterhin stelle ich aus ganzheitlich-psychologischer Sicht die Wirkung der verschiedenen Elemente der Yogapraxis dar. Daraus entwickle ich „Prinzipien der Verbindung“ für die Yogapraxis, in die ich die psychologische Perspektive einbezogen habe. Schließlich erläutere ich mögliche Fallstricke, die auf dem Yogaweg entstehen können.

5.1
Im Yoga wird ein tiefer Wandlungsprozess angestrebt: die Auflösung unserer Identifikationen

5.1.1
Die Auflösung von Identifikationen: Patañjali, Hatha-Yoga, Antahkarana

Bei Patañjali, im Hatha-Yoga[7], in der *Bhagavadgītā* wie auch im Antahkarana-Modell, dem Modell des menschlichen Geistes, geht es hinsichtlich des Yogaweges darum, mit der „wahren Natur" – dem „Urgrund alles Seienden" – in Kontakt zu kommen und sie zu verwirklichen. In allen oben genannten Traditionen finden wir Ausführungen darüber, dass es gilt, die entsprechenden Hindernisse aufzulösen. Dabei sind diese Hindernisse nicht außerhalb von uns selbst zu finden, sondern innerhalb, nämlich in unserer Persönlichkeitsstruktur. Diese ist von bewussten und unbewussten Identifikationen geprägt. Nachfolgend fasse ich kurz die Identifikationen zusammen, die in den jeweiligen Abschnitten dieses Kapitels ausführlich nachzulesen sind.

5.1.1.1
Patañjali

In Patañjalis *Yoga-Sūtras* finden wir folgende Aussage zum Thema Identifikationen: Im Yoga geht es darum, die seelisch-geistigen Vorgänge zur Ruhe zu bringen, damit der Sehende, *Drashtā*, in seiner Wesensidentität, *Svarūpa*, ruhen kann.[8]

Dann kann der Sehende *Purusha*, das höchste geistige Prinzip, erfahren. Vereinfacht gesagt heißt das, dass unser wahrnehmendes „Ich", das durch unsere „persönliche Brille", also durch unsere Persönlichkeitsstruktur, gefärbt ist, dann mit *Purusha*, der wahren Natur, verschmelzen kann. Das kann geschehen, wenn unser Geist zur Ruhe kommt. Dann kann sich unser „Ich" voll und ganz mit *Purusha* identifizieren und bildlich gesprochen in ihn einsinken. Demnach ist *Purusha* unsere *einzige* und *wahre* Natur. Nun wird verständlich, warum Patañjali im Weiteren davon spricht, dass wir alle „falschen" Identifikationen, die die Folge des Nichtwissens, *Avidyā*, um unsere wahre Natur sind, auflösen müssen. Folglich sind alle unsere Identifikationen „falsch", die sich *nicht* mit der wahren Natur, also dem universellen Bewusstsein, identifizieren.

In Patañjalis *Yoga-Sūtras* finden wir weiterhin, dass innere Unruhe durch störende Kräfte, die sogenannten *Kleshas*, entsteht, die wiederum zu Handlungsneigungen, *Samskāras*, führen. *Samskāras* bringen in der Folge wiederum Verwirrung und Hindernisse hervor. Patañjali unterscheidet fünf Kleshas:

- **Avidyā**: Unwissenheit
- **Asmitā**: Selbstbezogenheit bzw. die Verwechslung des sehenden Selbst, *Drashtā*, mit dem meinenden Selbst/dem getrübten Geist, *Citta*
- **Rāga**: Anhaftung an ein Objekt
- **Dvesha**: Abneigung gegenüber einem Objekt
- **Abhinivesha**: Festhalten an der Angst zu sterben

Dabei wird *Avidyā*, Unwissenheit, als die zentrale störende Kraft verstanden, die wiederum ihre Ursache in *Samyoga* hat: der Anbindung an falsche Objekte. Zusammengefasst heißt das, dass die Ursache von Leiden und dementsprechend einem unruhigen Geist in „falschen" Identifikationen liegt.

5.1.1.2 Hatha-Yoga

Im Hatha-Yoga, der mitunter zur tantrischen Tradition gezählt wird, finden wir die Auffassung, dass es darum geht, uns von der Welt der „grobstofflichen" inneren sowie äußeren Erscheinung zu desidentifizieren und den „Urgrund allen Seins" in allem zu erkennen und zu erfahren. Aus der tantrischen Perspektive bedeutet das, körperliche Spannungen und die damit verbundenen energetischen Blockaden zu lösen, die durch „falsche" Identifikationen entstehen, sodass unser Bewusstsein sich im Zentralkanal, in der *Sushumnā*, zentrieren und die Kraft der *Kundalinī* fließen kann. Die „unwahren" und einengenden Identifikationen bedarf es demnach aufzulösen. Unterstützt wird dieser Prozess durch die uns bekannte Āsanapraxis, *Prānāyāma*, Meditation und so weiter.

5.1.1.3 Antahkarana

Schließlich finden wir auch im Modell des inneren Geistes, *Antahkarana*, dass es auf dem Yogaweg darum geht, die Macht unserer einengenden Persönlichkeitsstruktur, des sogenannten „Ich-Machers", *Ahamkāra*, der von unseren Erfahrungen, Erinnerungen und Gewohnheiten, *Citta*, bestimmt ist, zu minimieren und uns mehr von unserer inneren Weisheit, *Buddhi*, führen zu lassen. *Ahamkāra* versucht dabei unser „Ich" im Sinne unseres Egos aufrechtzuerhalten, indem er entsprechende Schlussfolgerungen aus vergangenen Erfahrungen zieht.

Im Kern von *Ahamkāra* sitzen unsere bewussten und unbewussten Identifikationen. Daneben finden wir *Manas*, unseren wahrnehmenden Geist, der innere und äußere Sinneseindrücke empfängt. *Manas* selbst kann abhängig von den *Vrittis* (Bewegungen/Wirbel im Geist) ruhig oder unruhig sein. Unsere Reaktionen auf die Sinneseindrücke und die daraus folgenden Entscheidungen werden entweder von *Buddhi* oder von *Ahamkāra* gemeinsam mit *Citta* geprägt. *Buddhi* umfasst unser Bewusstsein, unser Reflexionsvermögen, unsere bewusste Entscheidungsfähigkeit, unseren Willen und unsere intuitive Weisheit. Je mehr *Buddhi* in uns die Entscheidungsmacht hat, desto durchlässiger und empfänglicher werden wir für *Purusha*, das universelle Bewusstsein.

Auch wenn in den meisten spirituellen Traditionen angestrebt wird, das „Ego" auszulöschen, ist es hilfreich, uns an dieser Stelle zu verdeutlichen, dass das „Ego" *eigentlich* von einer guten Absicht motiviert ist, nämlich unser Überleben zu sichern. Unser „Ego" entsteht durch unsere Erfahrungen. Wenn ich beispielsweise die Erfahrung mache, dass Feuer heiß ist und ich mir die Finger verbrenne, wenn ich das brennende Streichholz an der falschen Seite anfasse, dann lernt mein Ego: „Brennende Streichhölzer tun weh – fasse sie nie mehr an!" Einerseits dient das unserem Überleben, nämlich uns nicht zu verletzen, und andererseits übertreibt das Ego oft mit seinen Schlussfolgerungen, nämlich wenn es dazu führt, dass wir *nie mehr* ein Streichholz in die Hand nehmen. So verhält es sich mit *Ahamkāra*. Er bezieht sich auf vergangene Erfahrungen, um unser Überleben, nämlich unsere individuelle Existenz zu sichern. Wenn wir hier die Perspektive noch einen Schritt erweitern, wird deutlich, dass in der gesamten Evolution ein starker Impuls des Überlebens und der Erhaltung der eigenen Art liegt, denn nur so kann sich die Welt und somit die Schöpfung erhalten. Wenn es der Schöpfung egal wäre, ob sie stirbt oder nicht, würde sie bald zugrunde gehen.

Psychologisch gesehen können wir *Citta* mit unseren bewussten und unbewussten Erinnerungen vergleichen, die zu bestimmten Prägungen, nämlich *Samskāras* (Saatkörner), sowie zu spezifischen automatisierten, gewohnheitsmäßigen Handlungen und psychologischen Überlebensstrategien und Glaubenssätzen geführt haben. Diese Prägungen bestimmen unsere Persönlichkeitsstruktur sowie unsere Brille, durch die wir uns selbst und andere wahrnehmen. Der innere Konflikt ist hierbei der Konflikt zwischen unserer Weisheit, *Buddhi*, und unserem körperlichen und psychischen Überlebensdrang, *Ahamkāra*. Das bedeutet, dass unsere Identifikationen einerseits unserem Überleben dienen und andererseits uns davon abhalten, mit unserer „wahren Natur" in Verbindung zu kommen. Aus der Psychologie wissen wir, dass unsere Überlebensstrategien zu psychischen und psychosomatischen Beschwerden sowie zu chronischem Stress, andauernder Anspannung, Nervosität, innerer Unruhe, Gedankenkreisen, Erschöpfung, Selbstzweifel, Depressionen und Ängsten führen können. Diese Zusammenhänge erläutere ich an späterer Stelle noch genauer.

Schließlich finden wir auch bei Patañjali, dass durch „falsche Identifikationen" Krankheit, Trägheit, Zweifel, Hast, Faulheit, Zerstreutheit, Verblendung, Resignation und schwankender Wille sowie innere Enge, Druck und Leid (*Duhkha*), ein dunkler, negativer, pessimistischer Geist (*Daurmanas*), körperliche Unruhe, Nervosität, Instabilität, Unbeherrschtheit (*Angamejayatva*) und eine unruhige Atmung mit entsprechendem Verlust der Kontrolle über Atem und Psyche entstehen können.

Sie verstärken die Unruhe des Geistes, die wiederum diese Symptome verstärkt.

Wie ich im Folgenden noch erläutere, liegen die moderne Psychologie und die Yogatraditionen in ihrer Analyse relativ nahe beieinander, auch wenn sie verschiedene Begriffe verwenden.

5.1.2 Identifikationen, Persönlichkeitsstruktur, Glaubenssätze und Überlebensstrategien

Wie wir nachfolgend sehen werden, bilden unsere Identifikationen den Kern unserer Persönlichkeitsstruktur sowie den Kern sämtlicher Überlebensstrategien, die wir in unserem Leben entwickeln. Unsere Identifikationen und Überlebensstrategien sind unsere bewussten und unbewussten Programme, nach denen wir denken, handeln, fühlen, spüren und reagieren, die permanent und automatisch ablaufen und in allen unseren Lebensbereichen wirken, sofern wir uns nicht aktiv mit ihnen auseinandersetzen.

Neben unserer Persönlichkeitsstruktur gibt es so etwas wie einen Wesenskern. Er besteht weder aus einem Programm noch funktioniert er automatisiert. Er ist Ausdruck unseres ureigenen Wesens und drückt sich von Moment zu Moment unmittelbar, spontan, neu und nicht vorhersagbar aus. Unsere Persönlichkeitsstruktur, die von unseren Identifikationen gebildet wird, steht dem Kontakt zu unserem Wesenskern im Weg. Teil unserer Identifikationen sind unsere Glaubenssätze, die wir als Kind entwickeln.

In vielen spirituellen Traditionen wie auch in Teilen der Psychologie finden wir die Auffassung, dass erst dann, wenn wir uns mit unseren Identifikationen und Glaubenssätzen einschließlich der verdrängten Gefühle und Bedürfnisse in der Tiefe auseinandersetzen, diese sich lockern oder gar lösen und wir selbst persönlich reifen, innerlich wachsen, uns spirituell entwickeln und schließlich stärker mit unserer „wahren" Natur in Verbindung kommen können.[9]

5.1.2.1 Wer bin ich? – Identität und Identifikationen

Unsere Identifikationen bilden unsere Identität. Wir brauchen eine Identität, um uns im Leben zu orientieren: Wer bin ich, was ist mein Selbstbild, wie handle ich und welche ethischen Leitbilder verfolge ich? Als Kinder, als Jugendliche und als junge Erwachsene ist es wichtig, eine Identität auszuprägen. Wenn wir dann aber persönlich und spirituell wachsen wollen, sind wir gefordert, uns von unserer bisherigen Identität zu verabschieden, da sie, wie bereits erwähnt, dem Kontakt zur „wahren Natur“ im Wege steht.

Unsere Identifikationen sind der Kern dessen, für wen und für was wir uns bewusst und unbewusst halten und wer wir sind. Aus ihnen heraus entstehen unsere Glaubenssätze sowie alle unsere Verhaltens-, Erlebens- und Reaktionsweisen. Deshalb sind sie Dreh- und Angelpunkt in unserer persönlichen wie auch in unserer spirituellen Entwicklung. Mit Identifikationen gehen immer Ablehnungen und Anhaftungen einher: Wir haften an dem, womit wir uns identifizieren, und lehnen das ab, was unseren Identifikationen nicht entspricht. Das finden wir bereits bei Patañjali. Weiterhin können Identifikationen stärker oder schwächer ausgeprägt sein. Wenn sie stärker ausgeprägt sind, gehen sie mit chronischen Körperspannungen, chronischem Stress, innerer Unruhe und Selbstablehnung einher. Identifikationen können bewusst oder unbewusst stattfinden und beispielsweise bestimmte Rollen, Eigenschaften oder Vorlieben beinhalten: „Ich bin Mutter.“ „Ich bin Yogalehrerin.“ „Ich bin Therapeut.“ „Ich bin leidenschaftlich.“ „Ich bin dünn.“ „Ich bin freundlich und höflich.“ Wenn ich mich also damit identifiziere, freundlich und höflich zu sein, dann strenge ich mich unbewusst ständig an, dieser Identifikation auch zu entsprechen, zum Beispiel indem ich jemandem einen Gefallen tue, obwohl ich es eigentlich gar nicht will, und darüber hinaus alles vermeide, was diesem Selbstbild nicht entsprechen könnte, wie beispielsweise die Erwartung eines anderen Menschen nicht zu erfüllen und „Nein“ zu sagen. Das heißt, Identifikationen führen immer zu einer permanenten unbewussten Anstrengung und Anspannung.

Auch wenn es im Yoga darum geht, unsere Identifikationen zu lockern, so finden wir heutzutage unter Yogapraktizierenden und Yogalehrenden nicht selten stark ausgeprägte neue Identifikationen mit religiös-spirituellen, mitunter stark moralisierenden Inhalten. Darauf gehe ich an späterer Stelle näher ein, wenn es um die Fallstricke auf dem spirituellen Weg geht.

Schließlich ist in unseren Glaubenssätzen eine noch tiefere Ebene von Identifikationen zu finden. Glaubenssätze sind zum Beispiel: „Ich muss viel leisten, um Anerkennung zu bekommen.“ „Ich muss die Erwartungen von anderen erfüllen, um dazuzugehören.“ „Ich muss perfekt sein, um geliebt zu werden.“ „Ich muss meine Bedürfnisse hintenanstellen, um ein guter Mensch zu sein.“ „Ich muss mir meinen Platz erst verdienen.“ „Ich muss für Harmonie sorgen, sonst gibt es Streit und Konflikte.“ „Ich darf nicht widersprechen oder ‚Nein‘ sagen, sonst werde ich abgelehnt.“ Im Kern dieser Glaubenssätze sitzen unsere tiefsten Identifikationen wie zum Beispiel: „Ich genüge nicht.“ „Ich bin nicht richtig, so wie ich bin.“ „Ich bin zu viel.“ „Mit mir stimmt etwas nicht.“ Bezüglich unserer Glaubenssätze ist der Inhalt unserer Identifikationen immer negativ und mit Selbstablehnung und beschämenden Selbsturteilen verbunden! Selbst wenn wir uns sogenannte positive, auf Stolz basierende Glaubenssätze, Rollen oder Eigenschaften anschauen, so unterliegt ihnen letztendlich, vor allem je stärker sie ausgeprägt sind, oftmals eine schambasierte Selbstablehnung. Solche Glaubenssätze sind beispielsweise: „Ich bin toll.“ „Ich lasse mich nicht unterkriegen.“ „Ich bin die Beste.“ Wenn ich mich selbst annehmen könnte, dann müsste ich nicht betonen, dass ich toll bin, dann wäre ich einfach so, wie ich bin.

Bildlich gesprochen sind alle unsere Identifikationen also wie eine Mauer um unser wahres Selbst und um unsere wahre Natur.

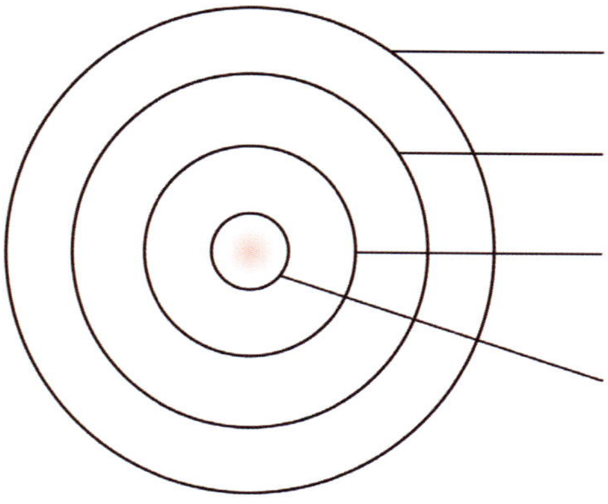

Abb. 1: Unsere Identifikationen, Glaubenssätze und weitere Überlebensstrategien stehen dem Kontakt zu unserem wahren Selbst und unserer wahren Natur im Weg

5.1.2.2 Auswirkungen von Identifikationen

Wie bereits erwähnt, können stärker ausgeprägte Identifikationen zu diversen psychischen und psychosomatischen Symptomen wie chronischem Stress, Erschöpfung, innerer Unruhe, Selbstzweifeln, Depressionen, Ängsten, Sinnlosigkeit und vielem mehr führen. Unbewusst blockieren wir durch unsere Identifikationen unsere Lebenskraft, unsere Lebensfreude, unsere Selbstannahme und unsere Liebesfähigkeit. Wir fühlen uns unzufrieden, frustriert, leer, resigniert, überfordert, hilflos, getrieben, abhängig, kraftlos oder nicht liebenswert. Wir lehnen uns selbst und unseren Körper ab, suchen ständig nach Ersatzbefriedigungen und finden weder innere Ruhe noch inneren Frieden.

Je stärker und tiefer unsere Identifikationen in unserer Psyche verankert sind, desto weniger ist es uns möglich, im Hier und Jetzt zu sein. Innerlich sind wir mit allen möglichen Szenarien aus der Vergangenheit oder der Zukunft beschäftigt, die wir zum x-ten Mal vor unserem inneren Auge durchspielen. Unbewusst kreisen wir ständig um unsere Identifikationen und wundern uns, warum unsere Gedanken permanent aktiv sind und wir nicht zur Ruhe kommen. Je stärker unsere Identifikationen sind, desto mehr inneren Druck entwickeln wir und sind folglich desto angespannter, nervöser, gestresster und erschöpfter. Weiterhin entwickeln wir chronische Schmerzen, Schlafstörungen, Magen-Darm-Störungen und Herz-Kreislauf-Störungen. Unser Nervensystem ist chronisch hochaktiv, mitunter einhergehend mit einer gleichzeitigen tiefen Erschöpfung oder einem inneren Eingefrorensein. Wir haben das Gefühl, nur noch zu funktionieren, fremdbestimmt zu sein und kaum noch Handlungsspielraum zu haben. Wir fühlen uns hilflos und ausgeliefert. Unsere eigenen Gefühle und Bedürfnisse wehren wir ab zugunsten der Aufrechterhaltung eines bestimmten idealen Selbstbildes. Wir scheitern ständig an unserem eigenen Perfektionismus und unserer eigenen Selbstoptimierung. Wir klagen uns dafür an und verstärken damit unsere tief sitzende unbewusste Scham, die besagt, dass wir nicht richtig sind, und die wir wiederum mit Perfektionismus und Selbstoptimierung auszugleichen versuchen. Ein Teufelskreis von Perfektionismus, Anstrengung, Scham, Einsamkeit, Kontaktlosigkeit und Erschöpfung bis hin zur gefühlten Sinnlosigkeit kann entstehen.

Dann haben wir uns bildlich gesprochen unser eigenes Gefängnis gebaut und sind innerlich immer enger geworden, sodass die wahre Natur keine Chance hat, zu uns durchzudringen.

5.1.3 Wenn Identifikationen sich lösen

Um was für einen Prozess handelt es sich, wenn unsere Identifikationen anfangen, sich zu lösen? Zunächst einmal muss gesagt werden, dass dieser Prozess durchaus herausfordernd ist. Wir kommen nämlich mit sämtlichen tief sitzenden Ängsten und anderen Gefühlen wie Wut, Trauer oder Verzweiflung in Kontakt. Ihnen zu begegnen erfordert Mut, Umsicht und mitunter eine gute Begleitung.

Wenn unsere Identifikationen also anfangen, sich zu lösen, dann sind wir mit unserem Ich-Bewusstsein nicht mehr so stark mit ihren Inhalten identifiziert, beispielsweise mit bestimmten Vorlieben, Selbstbildern, Rollen oder auch mit den tief sitzenden schambasierten Identifikationen. Dann können sich die Grenzen und Begrenzungen unseres Ich-Bewusstseins auflösen und es wird offener und durchlässiger. Das bedeutet aber nicht, dass unsere Wahrnehmungs- und Spürfähigkeit darunter leidet, im Gegenteil, sie wird dadurch präziser und klarer.

Bildlich gesprochen beginnen wir die persönliche Brille abzusetzen, durch die wir die Welt sehen und durch die unsere Wahrnehmung normalerweise gefärbt wird. Das heißt, wir sehen und erleben die Welt wie auch uns selbst mehr so, wie die Welt ist und wie wir selbst sind, nämlich nüchterner, klarer, realistischer und unmittelbarer. Bildlich gesprochen lösen sich die Nebel, die Verstrickungen und alle unsere Vermeidungs- und Kompensationsstrategien sowie unbewusste und automatisierte Verhaltens- und Reaktionsweisen auf. Wir sind in der Lage, uns mehr auf das Hier und Jetzt einzulassen, dem Hier und Jetzt mehr zu vertrauen und das Risiko der unmittelbaren und gegenwärtigen Erfahrung einzugehen. Wir sind jeden Moment bereit, ins unbekannte Hier und Jetzt zu springen, ohne unsere eigene Erfahrung oder andere Menschen zu manipulieren oder zu kontrollieren. Wir sind bereit, uns jeden Moment uns selbst und anderen so zuzumuten, wie wir gerade sind. Unsere eigenen direkten und indirekten Spielchen mit uns selbst und der Welt fangen an, uns zu langweilen, und wir lassen von ihnen ab. Unweigerlich tauchen dann Fragen auf wie beispielsweise: „Wer bin ich eigentlich?" „Was macht mich aus?" „Was ist der Sinn meines Lebens und der Welt?"

Wenn unsere Identifikationen anfangen, sich zu lockern, lösen sich allmählich auch unsere Selbstbilder, unser Perfektionismus, unser Ehrgeiz und alle unsere bewussten und unbewussten Überlebensstrategien auf. Wir werden insgesamt gelassener, offener und entspannter. Wir strengen uns nicht mehr so stark an und erschöpfen uns folglich kaum noch. Wir verurteilen uns weniger und können uns selbst mehr annehmen. Wir hören auf, gegen uns selbst oder gegen unsere Umwelt anzukämpfen. Wir können uns in unserer Verletzlichkeit zeigen und entwickeln eine natürliche und unaufgeregte Selbstverständlichkeit im Kontakt zu unseren Gefühlen und Bedürfnissen und in Bezug darauf, uns auszudrücken und für uns selbst einzustehen. Die Fähigkeit, mit uns selbst und mit anderen in Kontakt zu sein, wächst stetig und der Wunsch, Recht zu haben, verliert an Wichtigkeit. Wir stellen weniger unrealistische und somit enttäuschende Erwartungen und Forderungen an uns selbst und an unsere Umwelt. Wir fühlen uns grundsätzlich mehr gewollt und mehr geliebt.

Wenn unsere Identifikationen sich lösen, können wir ein Mehr an Geborgenheit, Verbundenheit, Klarheit, Liebe, Freude, Spontaneität, Selbstwirksamkeit und Handlungsmöglichkeiten, Intensität und Lebenskraft erfahren. Wir können uns selbst und der Welt mehr Vertrauen schenken und uns selbst mehr hingeben. Wir können genauso viel nehmen, wie wir geben, und entwickeln unwillkürlich eine gewisse Zentrierung und Präsenz. Spirituelle Erfahrungsqualitäten wie tiefe Dankbarkeit, Stille, Frieden, Hingabe, Demut, Freude, Klarheit oder Liebe können auftauchen. Unser Herz öffnet sich, ohne dabei übermäßig sentimental zu werden, und wir sind in der Lage, uns von uns selbst, von anderen und vom Leben an sich berühren zu lassen. Wir haben das Gefühl, angekommen und zu Hause zu sein, ohne dieses Gefühl zwangsläufig an einem bestimmten Ort oder an bestimmten Menschen festzumachen. Wir haben unseren gefühlten Platz in der Welt gefunden. Diese Erfahrungen können uns tief berühren und bewegen und mitunter sogar Ehrfurcht und eine Ahnung von Gnade hervorrufen. Die Erfahrung von *Dhyāna*, oftmals als Konzentration übersetzt, kann auftauchen: die Erfahrung der unmittelbaren ganzheitlichen Wahrnehmung, ohne dass die Brille unserer Identifikationen diese Wahrnehmung färbt.

Im weiteren Verlauf der Identitätsauflösung können verschiedene tiefe Erfahrungen von Einheit, *Samādhi*, sogenannte Erfahrungen der Nondualität, auftauchen.[10] Wir erleben, dass alles, was existiert, eins ist, also eine zusammenhängende Einheit ist, wobei unterschiedliche Qualitäten in den Vordergrund kommen können. Wir können Nondualität als unendlichen Raum, als Zeitlosigkeit oder als universelle Liebe erfahren, die alles durchdringt. Wir können Nondualität als Absolutes erfahren, das sich wie ein angefülltes und zugleich leeres, bewegungsloses Nichts anfühlt und als der Ursprung von allem Existierenden erscheint. Formen, Materie und Individuen verlieren während dieser Erfahrungen an Bedeutung, weil alles als eins erscheint. Dabei werden auch die eigenen Selbstbilder zumindest kurzfristig infrage gestellt: Wenn ich spüre, dass alles eins ist, dann bin ich selbst ja auch ein Teil dieser Einheit und mein konventionelles Selbstbild verliert an Bedeutung.

Lösen sich unsere Identifikationen weiter auf, können schließlich Erfahrungen auftauchen, in denen wir erleben oder zumindest eine leise Ahnung davon bekommen, dass Materie und universelles Bewusstsein sich gegenseitig durchdringen, sich aber nicht in der Einheit auflösen, sondern gleichzeitig existieren. In der buddhistischen Tradition wird diesbezüglich postuliert, dass Leerheit gleich Form ist und Form gleich Leerheit ist. Die Formen – also die Materie – existieren, unterliegen aber einer permanenten Veränderung und haben wie Atome keinen festen Kern. Wenn wir uns dabei weder auf das universelle Bewusstsein (die Leerheit) noch auf die Formen fixieren, dann können wir deren Dynamik auch in unserer Wahrnehmung zulassen. Es gibt unzählige Perspektiven auf die Formen: Einmal schieben sich die relativen Formen und die entsprechenden relativen Gesetzmäßigkeiten in den Vordergrund und ein anderes Mal tritt das alles durchdringende, universelle Bewusstsein in den Vordergrund der eigenen Wahrnehmung. Das Ganze gleicht eher einem faszinierenden Hologramm als einer zweidimensionalen, flachen Landkarte.[11]

5.2 Ursache und Folgen von Identifikationen aus psychologischer Sicht

Im Yoga finden wir, wie bereits erläutert, dass unsere Identifikationen durch „falsche" Sichtweisen (*Avidyā*) und entsprechend „falsche" Identifikationen sowie durch die Angst vor dem Sterben (*Abhinivesha*) entstehen. Sie haben ihre Ursachen in den *Samskāras* (Saatkörner), die wiederum durch unsere Erfahrungen, Erinnerungen (Teile von *Citta*) und daraus resultierenden Handlungen geprägt sind. Die *Samskāras* sind also unsere inneren Muster, die unser Erleben, unsere Reaktionen und unser Verhalten bestimmen.

Aber was heißt das genau, dass unsere Muster und somit auch unsere Identifikationen durch unsere Erfahrungen entstehen?

5.2.1 Ursache von Identifikationen aus psychologischer Sicht

Um diesen Prozess tiefer zu verstehen, können wir einen Blick auf die moderne Psychologie werfen.[12]

Unsere tief sitzenden Identifikationen entstehen demnach dadurch, dass wir, wenn wir auf die Welt kommen, zentrale Bedürfnisse haben, die wir uns nicht selbst erfüllen können. Wir haben zentrale körperliche und emotionale Bedürfnisse, zum Beispiel nach Geborgenheit, Sicherheit, Willkommensein, Einfühlungsvermögen, Verständnis, Vertrauen, Respekt, Eigenständigkeit und Liebe. Da wir uns als Kind diese Bedürfnisse also nicht selbst erfüllen können, brauchen wir dafür mindestens eine Bezugsperson, bei der es sich in der Regel um Mutter oder Vater handelt. Da wir die Erfüllung dieser Bedürfnisse für unser Überleben brauchen, hat die Natur es so eingerichtet, dass wir als Kind einen starken Bindungsimpuls an unsere Bezugsperson entwickeln. Wir haften (engl.: *attachment*) an unsere Bezugsperson an, um unsere Bedürfnisse erfüllt zu bekommen, und tun alles, um diese Bindungsbeziehung nicht zu gefährden – koste es, was es wolle! Damit geht einher, dass wir unseren Bezugspersonen als Kind treu sind, sämtliche Botschaften von ihnen übernehmen und sie schließlich als wahr ansehen, wie zum Beispiel: „Jetzt hör auf zu heulen, du bist schließlich kein Baby mehr!" „Ich will ein erfolgreiches Kind, auf das ich stolz sein kann." „Wenn du brav und artig bist, dann habe ich dich lieb." „Wenn du freundlich und hilfsbereit bist, dann werden dich die Menschen mögen." „Wenn du so aggressiv bist, geh auf dein Zimmer, so will ich dich hier nicht haben!" „Sei immer vorsichtig, die Welt ist unberechenbar und gefährlich!" Wir übernehmen Botschaften, die uns selbst wie auch andere und die Welt an sich betreffen. Um die Bindungsbeziehung und somit die Treue zu unseren Eltern aufrechtzuerhalten, drücken wir in der Folge sämtliche Impulse, Gefühle und Bedürfnisse weg, die diesen Botschaften nicht entsprechen. So drücken wir beispielsweise unsere Traurigkeit, unsere Wut, unsere Begeisterung und Lebendigkeit wie auch unsere Bedürfnisse nach Geborgenheit, Nähe, Sicherheit, Eigenständigkeit oder Liebe weg. Dadurch kommen wir in einen inneren Konflikt: den Konflikt zwischen unserem Bedürfnis, die Bindungsbeziehung aufrechtzuerhalten, und einem Bedürfnis, das unsere Eltern ablehnen, wie zum Beispiel nach Nähe oder Trost. Und da wir als Kind unsere Eltern nicht einfach verlassen können, entwickeln wir kreative Überlebensstrategien, einschließlich Glaubenssätzen und Identifikationen wie zum Beispiel: „Wenn ich weine, bin ich klein und schwach." „Nur wenn ich Erfolg habe, werde ich geliebt." „Wenn ich wütend bin, werde ich abgelehnt." „Ich habe kein Recht auf meine Bedürfnisse." „Ich bin nicht richtig." „Ich bin zu viel." „Ich bin zu wenig." „Ich bin lästig." „Ich bin irgendwie komisch." Außerdem entwickeln wir möglicherweise folgende Strategien:

- Wir passen uns an die Erwartungen und Wünsche von anderen an.
- Wir nehmen unsere Bedürfnisse nicht mehr so wichtig und übergehen sie.
- Wir versuchen perfekt zu sein und viel zu leisten, um Anerkennung zu bekommen.
- Wir funktionieren und opfern uns auf, um dazuzugehören.

- Wir halten uns zurück, weil wir für andere keine Zumutung sein wollen.
- Wir zweifeln ständig an uns selbst und versuchen uns zu verbessern, um richtig zu sein und geliebt zu werden.
- Wir entwickeln Ersatzbefriedigungen oder Süchte wie Essen, Fernsehen, Einkaufen oder soziale Medien, um unsere Bedürfnisse nach Nähe oder Geborgenheit zu befriedigen.
- Wir sind ständig beschäftigt und engagiert, um uns wichtig und bedeutsam zu fühlen, um nicht unsere gefühlte Wertlosigkeit zu fühlen.
- Wir kümmern uns permanent um andere, um gebraucht und geliebt zu werden.
- Wir resignieren und werden depressiv, wenn wir nicht gehört und gesehen werden.
- Wir entwickeln Ängste, wenn wir uns von unserer Wut und Aggression abschneiden, die wir bräuchten, um uns zu behaupten und für uns einzustehen.
- Wir entwickeln Schlafstörungen, wenn unsere Gedanken beispielsweise ständig darum kreisen, wie wir es anderen recht machen können.

Diese Identifikationen, Glaubenssätze und weiteren Überlebensstrategien bleiben unser gesamtes Leben bestehen, wenn wir uns nicht bewusst mit ihnen auseinandersetzen. Außerdem übertragen wir sie unbewusst auf sämtliche Lebensbereiche und Personen: auf unseren Partner, unseren Vorgesetzten, unsere Kinder, unsere Schüler, unsere Nachbarn und selbst auf unsere Haustiere! Das bedeutet auch, dass die inneren Konflikte, die wir als Erwachsene erleben, wie beispielsweise der Konflikt zwischen dem Bedürfnis nach Zugehörigkeit und dem Bedürfnis nach Eigenständigkeit, immer auch Ausdruck unserer inneren Konflikte sind, die wir als Kind erlebt und noch nicht gelöst haben!

Zusammengefasst heißt das: Wir entwickeln schambasierte Identifikationen, weil wir als Kind zentrale Bedürfnisse haben, die wir selbst nicht erfüllen können, und infolgedessen an unsere Bezugspersonen anhaften, ihnen treu sind und dadurch in einen inneren Konflikt kommen!

Hier ergeben sich interessante Verbindungen zum Yoga. Bei Patañjali finden wir, dass mit „falschen" Identifikationen Anhaftung und Ablehnung einhergehen: Wir haften an der Bindung an und lehnen unsere Bedürfnisse und Gefühle, die ihr nicht entsprechen, ab. Letztendlich lehnen wir also uns selbst und Aspekte von uns selbst ab!

Bei Patañjali finden wir eine weitere Ursache für „falsche"' Identifikationen, nämlich das Festhalten an der Angst zu sterben. Wenn wir uns als Kind nicht an unsere Eltern binden und die Erfüllung unserer zentralen Bedürfnisse nicht gewährleistet ist, besteht real die Gefahr zu sterben, nämlich zu verhungern, zu verdursten oder zu erfrieren. Darüber hinaus fühlt es sich als Kind lebensbedrohlich an, wenn einerseits die Bindungsbeziehung zu unseren Eltern in Gefahr ist und andererseits unsere emotionalen Bedürfnisse nicht ausreichend erfüllt sind und wir beispielsweise große Angst haben oder uns einsam und verlassen fühlen. Die Angst

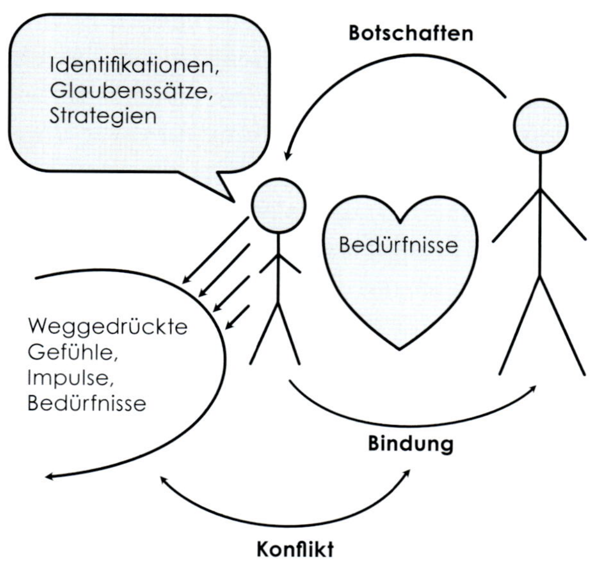

Abb. 2: Identifikationen entstehen in uns als Kind aufgrund unserer Bindung an unsere Bezugspersonen[13]

vor dem Bindungsverlust kommt im Erwachsenenleben zum Beispiel zum Ausdruck, wenn wir das Gefühl haben, es emotional nicht zu überleben, falls unser Partner uns verlassen sollte, oder wenn wir Angst haben, wir könnten uns blamieren.

5.2.1.1 Ein Teufelskreis entsteht

Identifikationen führen zu einem Teufelskreis: Am Anfang entstehen in der Kindheit zentrale Bedürfnisse, die von unseren Bezugspersonen nicht ausreichend erfüllt werden und deren Botschaften nicht entsprechen. Wir kommen in einen inneren Konflikt, da wir gleichzeitig darauf angewiesen sind, die Bindungsbeziehung aufrechtzuerhalten. Als Überlebensstrategie drücken wir bestimmte Gefühle und Bedürfnisse weg und entwickeln Glaubenssätze und schambasierte Identifikationen, in deren Kern die Auffassung steht: „So wie ich bin, bin ich nicht richtig." Dann entwickeln wir weitere Überlebensstrategien, sodass unser gefühlter Radius und entsprechend unser inneres Gefängnis immer enger werden, bis wir uns nur noch um diese Identifikationen und die daraus entwickelten Überlebensstrategien drehen, wozu auch gehört, dass wir unsere Bedürfnisse und Gefühle noch weiter wegdrücken, und schließlich unbewusst alles dafür tun, unsere Überlebensstrategien einschließlich unserer Identifikationen aufrechtzuerhalten.

Interessant ist in diesem Zusammenhang, dass der Sanskritbegriff *Vritti*, der oftmals als „Bewegungen des Geistes" übersetzt wird, auch als „Wirbel des Geistes" übersetzt werden kann[14], was im Zusammenhang damit, dass wir ständig um unsere unbewussten Identifikationen kreisen, ein sehr viel tieferes Verstehen ermöglicht.

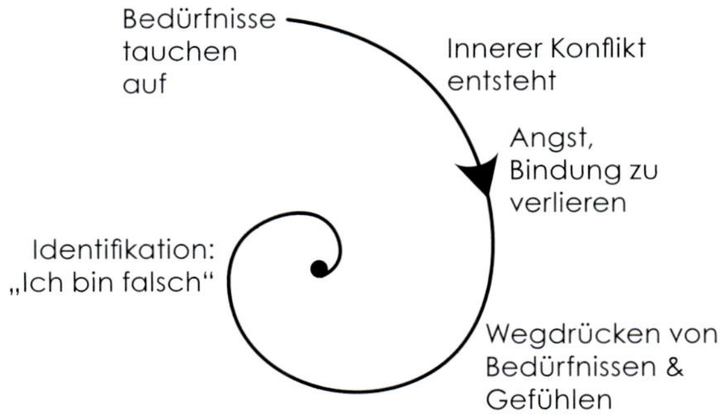

Abb. 3: Ein Teufelskreis entsteht: Wir halten unsere Identifikationen fortwährend durch unsere Angst, die kindliche Bindung zu verlieren, wie auch durch das Wegdrücken bestimmter Gefühle und Bedürfnisse aufrecht[15]

5.2.2 Folgen von Identifikationen tiefer verstehen

Auf dem Hintergrund des psychologischen Verständnisses können wir nun die oben bereits erwähnten Folgen von Identifikationen besser verstehen. Zunächst geht mit jedem Gefühl, mit jedem Bedürfnis und Impuls eine innere Ladung, also eine Aktivierung von Energie einher. Wenn wir also Gefühle und Bedürfnisse wegdrücken, um die Bindungsbeziehung aufrechtzuerhalten, geschieht das nicht nur geistig-psychisch, sondern immer auch körperlich. Gefühle und Bedürfnisse sitzen im Körper. So ziehen wir beispielsweise den Bauch oder den Solarplexus zusammen, um unsere Wut und ein damit verbundenes Bedürfnis wegzudrücken. Wir ziehen die Schultern hoch und den Nacken zusammen, um eine Situation über uns ergehen zu lassen, weil wir uns nicht trauen, „Nein" zu sagen oder für uns einzustehen. Wir ziehen unser Herz zusammen, um uns nicht verletzlich zu zeigen, weil wir Angst vor Angriff oder Demütigung haben. Wir ziehen den Brustraum zusammen, um unsere Angst in den Griff zu bekommen, weil wir der Auffassung sind, mit unserer Angst und unserem Wunsch nach Geborgenheit zu viel zu sein. Wir ziehen den Beckenboden zusammen und spannen Füße und Beine an, weil wir der unbewussten Auffassung sind, die Welt und die Erde seien kein sicherer Ort, an dem wir uns niederlassen können, und dass wir uns am besten selber halten. Wegdrücken und Zusammenziehen vollziehen wir mit unserem Körper, nämlich mit unseren Muskeln und mit unserem Bindegewebe. Chronisches Wegdrücken und Zusammenziehen führt in der Folge zu chronischen Spannungen und diese können wiederum zu chronischen Schmerzen führen. Das heißt, dass chronische Spannungen und ungesunde Körperhaltungen, sofern sie nicht organisch oder durch eine körperliche Verletzung entstanden sind, ihre Ursache in Identifikationen und den vorangehenden inneren Konflikten haben. Unsere Identifikationen führen also zu einem spezifischen Spannungsmuster im Körper.

Je mehr wir die Ladung und Aktivierung wegdrücken, desto mehr spüren wir sie wiederum als innere Unruhe und Nervosität.

Zudem reagiert unser autonomes Nervensystem mit vermehrter Aktivierung, je mehr zentrale Bedürfnisse nicht erfüllt sind. Das heißt, je mehr wir unsere zentralen Bedürfnisse wegdrücken, desto unruhiger und nervöser werden wir und desto eher reagieren wir mit Frust und Resignation und infolgedessen mit Depression. Dabei drücken wir unsere gesunde und lebensbejahende Aggression weg, die uns hilft, für uns einzustehen, aktiv unsere Bedürfnisse zu verfolgen und „Nein“ zu sagen. Infolgedessen entwickeln wir mehr und mehr Ängste und fühlen uns hilflos und ohnmächtig.

Je stärker unsere schambasierten Identifikationen sind, desto mehr lehnen wir uns selbst ab, zweifeln an uns und strengen uns an, sie durch Leistung, Liebsein, Perfektionismus oder Erwartungserfüllung vermeintlich auszugleichen. Wir sind ständig aktiv und innerlich damit beschäftigt, „richtig“, „perfekt“ oder „liebenswert“ zu sein. Der Motor unseres Gedankenkarussells sind letztendlich unsere Identifikationen, um die wir ständig kreisen und die uns beschäftigt halten: Wenn die schambasierte Identifikation „Ich bin nicht gut genug“ lautet, dann kreisen unsere Gedanken ständig darum, wie wir beweisen können, dass wir doch „gut genug“ sind, und wie wir vermeiden, dass irgendjemand Verdacht schöpft, wir seien nicht gut genug.

Nun können wir tiefer und umfassender verstehen, warum chronische Spannungen, Erschöpfung, innere Unruhe, chronische Schmerzen, Depressionen, Ängste, Selbstzweifel und diverse psychosomatische Symptome ihre Ursachen in unseren Identifikationen haben. Und es wird auch deutlich, dass diese Symptome, wenn wir sie rein auf der körperlichen Ebene zu behandeln versuchen, möglicherweise zwar für kurze Zeit schwächer werden, nämlich nach der Behandlung oder nach der Yogapraxis, dann aber aufgrund unserer Identifikationen wiederkommen, solange wir die Ursachen, nämlich die Identifikationen, nicht einbeziehen.

Und wie oben bereits erwähnt, finden wir bei Patañjali, dass „falsche“ Identifikationen unter anderem zu Krankheit, Trägheit, Zweifel, Hast, Zerstreutheit, Resignation und innerer Enge, Druck und Leid, körperlicher Unruhe, Nervosität, Instabilität, Unbeherrschtheit und einer unruhigen Atmung führen.

5.2.3 Wirkungen von Identifikationen auf das autonome Nervensystem

Nun können wir auch den Zusammenhang zwischen Psyche und Nervensystem tiefer verstehen: Unsere schambasierten Identifikationen und Glaubenssätze führen oftmals zu einer ständigen Aktivität und dazu, dass wir unsere gesunden Grenzen überschreiten. Wir brennen uns aus, um andere Menschen oder die Welt zu retten. Wir tun alles, um dem Chef zu gefallen. Wir drücken eigene Bedürfnisse weg, um die Erwartungen anderer zu erfüllen. Wir suchen nach Anerkennung, indem wir in erster Linie für andere da sind, oder wir versuchen, die perfekte Yogalehrerin zu sein, um endlich geliebt zu werden.

Für das weitere Verstehen müssen wir einen Blick auf unser autonomes Nervensystem werfen. Unser autonomes Nervensystem ist für alle autonomen Funktionen zuständig, also für die Funktionen, die wir nicht willentlich steuern können, wie beispielsweise Blutdruck, Puls, Stoffwechsel, Herz-Kreislauf-System, Verdauung oder das Hormonsystem. Es hat zwei Fähigkeiten, nämlich Aktivierung und Entspannung zu unterstützen. Wir müssen aktiv sein, wenn wir den Tag beginnen, wenn wir eine herausfordernde Aufgabe bewältigen müssen oder wenn wir in Gefahr sind. Dann wird der Sympathikus des autonomen Nervensystems aktiviert: Unser Herz schlägt schneller, der Atem wird flacher und schneller, die Spannung im Körper steigt, die Aufmerksamkeit ist fokussiert und wir sind innerlich hellwach. Wenn wir Entspannung brauchen, wird der parasympathische Modus aktiviert: Blutdruck und Puls sinken, der Atem wird tiefer und langsamer, die Spannung löst sich auf, die Verdauung setzt sich in Gang und unsere Aufmerksamkeit ist weit und unfokussiert. Idealerweise wechseln sich Sympathikus und Parasympathikus in einem gleichmäßigen Rhythmus ab. Wenn wir morgens aufwachen, werden wir aktiv, mittags entspannen wir, nachmittags werden wir wieder aktiv und am Abend entspannen wir wieder, sodass wir gut schlafen und uns regenerieren können. Dieser Rhythmus von Aktivität und Entspannung oder auch Expansion und Kontraktion ist der Grundrhythmus von allem, was lebt, und zeigt sich im Atem, im Tag- und Nachtrhythmus, in den Jahreszeiten und eben im autonomen Nervensystem. Außerdem finden wir das Anstreben dieses Gleichgewichts in verschiedenen Ansätzen der traditionellen Medizin, wie zum Beispiel in der Balance von Yin und Yang oder von Sonne und Mond.

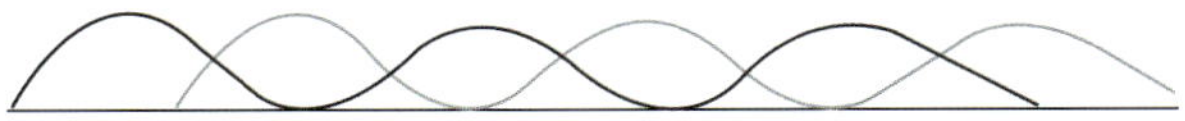

Abb. 4: Bildliche Darstellung des idealen Rhythmus von Sympathikus und Parasympathikus: Wenn der Sympathikus aktiv ist, ist der Parasympathikus heruntergefahren, und umgekehrt – sie wechseln einander ab[16]

Wenn wir nun aufgrund unserer Identifikationen ständig aktiv sind, so führt das zu einer ständigen und immer stärkeren Aktivität des Sympathikus. Bildlich gesprochen klettert er bis an die Decke und kommt nicht wieder herunter. Der Parasympathikus hat keine Chance, die Oberhand zu gewinnen. Wir befinden uns in einem chronischen Stresszustand. Die innere Aktivität wird zu einer ständigen Unruhe und Nervosität, die Spannungen werden chronisch, die Verdauung funktioniert nicht mehr richtig und wir haben Schwierigkeiten, einen erholsamen Schlaf zu finden.

Da diese Situation auf Dauer gesundheitsschädlich ist, kommt es zu folgendem Notprogramm: Der Parasympathikus nimmt bildlich gesprochen alle Kraft zusammen, um den Sympathikus herunterzudrücken, und bringt uns in die klassische Erschöpfungsreaktion. Dann handelt es sich nicht mehr um eine wohlige Entspannung, sondern um eine Erschöpfung, in der wir uns völlig ausgelaugt fühlen. Innerlich stehen wir gleichzeitig auf dem Gas- und Bremspedal. Die Aktivität hat sich in innere Unruhe gewandelt und die Entspannung in Erschöpfung: eine Pattsituation in Körper und Nervensystem, aus der wir letztlich nur herauskommen, indem wir uns unseren tief liegenden Identifikationen zuwenden! Darüber hinaus entsteht ein Teufelskreis, weil diese Pattsituation zu weiteren Symptomen wie einer ständigen Habachtposition, innerer Unsicherheit, Konzentrationsschwierigkeiten, vermehrten Gefühlen von Hilflosigkeit, Unzulänglichkeit sowie diversen klassischen psychosomatischen Symptomen führt. Und auch auf diese Symptome reagieren wir wiederum mit einer Stressantwort.

Nun wird deutlich, warum Entspannungsübungen allein hier oftmals nicht nachhaltig helfen können. Sie können zwar kurzzeitig eine gesunde Erfahrung ermöglichen, aber solange die Identifikationen, die der Motor des chronischen Stresses sind, nicht einbezogen werden, kommt die Stressreaktion sofort zurück, sobald wir mit der Entspannungsübung aufhören. Das heißt, wenn wir unsere chronische Stressreaktion nachhaltig verändern möchten, müssen wir uns mit unseren Identifikationen und den damit verbundenen inneren Konflikten auseinandersetzen.

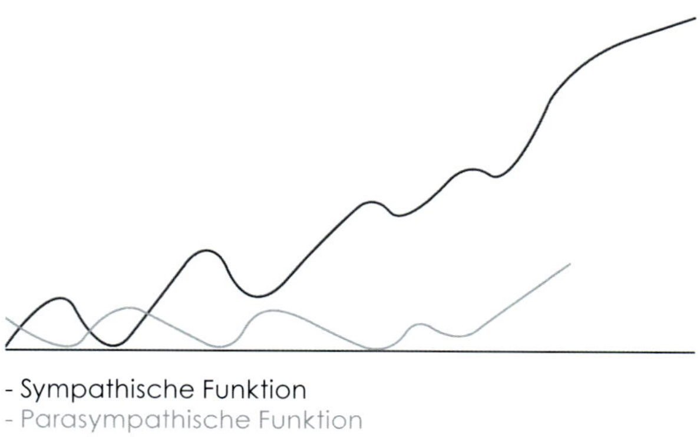

Abb. 5: Chronischer Stress und anschließende Erschöpfungsreaktion: Der Sympathikus ist so stark aktiviert, dass er es nicht mehr schafft, herunterzufahren. Der Parasympathikus bekommt „keinen Fuß in die Tür" und reagiert schließlich mit aller Kraft mit einer Notfallreaktion, um den Sympathikus zu übertrumpfen: Starke Erschöpfung und starke Erregung sind gleichzeitig vorhanden – eine innere Sackgasse![17]

Sympathikus und Parasympathikus können also entweder in einem gesunden und sich jeweils abwechselnden Gleichgewicht sein. Dann erleben wir ihre angenehmen Wirkungen. Sie können aber auch überreagieren und sich gegenseitig blockieren. Dann erleben wir chronischen Stress und/oder chronische Erschöpfung. Die Balance können wir aufrechterhalten, indem wir offen dafür sind, was sie uns kommunizieren möchten, das heißt zum Beispiel, auf welche nicht erfüllten Bedürfnisse uns unsere chronische Stressreaktion hinweisen möchte.

Bandbreite des Sympathikus

freudige Aktivität
Kreativität
Neugier

›››

angenehmer Stress

‹‹‹ ›››

unangenehmer Stress (innerer Druck)

›››

chronischer Stress
Erregung
Nervosität

Bandbreite des Parasympathikus

freudige (Tiefen-) Entspannung
Verbundenheit
Tiefschlaf

›››

angenehme Erschöpfung
Müdigkeit

‹‹‹ ›››

quälende Erschöpfung
Kraftlosigkeit

›››

Resignation
Depression
Zusammenbruch
Erstarrung

Schließlich ist noch folgender Punkt interessant: In einem tiefen meditativen Zustand sind Sympathikus und Parasympathikus ebenfalls gleichzeitig aktiv! Sie blockieren sich dabei aber nicht gegenseitig, sondern wir haben Zugang zu ihren jeweiligen positiven Eigenschaften und können Wachheit und Entspannung gleichzeitig erfahren. Wachheit und Entspannung gleichzeitig in uns zu entwickeln ist ja die Grundvoraussetzung für eine fruchtbare meditative Praxis. Solange also Sympathikus und Parasympathikus in einem starken Ungleichgewicht zueinander sind, ist es mühsam und kann frustrierend sein, mit der klassischen Atemachtsamkeitsmeditation zu beginnen. Die Gleichzeitigkeit von sympathischer und parasympathischer Aktivierung finden wir auch im tantrisch geprägten Hatha-Yoga. Hier gibt es eine Vorstellung, die zugleich eine innere Ausrichtung ist: die feinstoffliche Energie, die durch *Idā* in Verbindung mit der Mondqualität (Parasympathikus) und durch *Pingalā* in Verbindung mit der Sonnenqualität (Sympathikus) fließt, schließlich im Zentralkanal (*Sushumnā*) zu zentrieren und somit zu vereinen.

5.2.4 Wirkungen von Identifikationen auf unsere Kontaktfähigkeit

Identifikationen haben einen starken Einfluss auf unsere Fähigkeit, in Kontakt zu gehen. Mit Kontakt meine ich hier allerdings nicht Smalltalk, sondern die Fähigkeit, uns einzulassen, mit allen Sinnen, unmittelbar und ohne Vorbehalte Kontakt zuzulassen. Kontakt bezieht sich hierbei nicht nur auf andere Menschen, sondern auch auf uns selbst. Im echten Kontakt ist es möglich, Gefühle und Bedürfnisse einzubeziehen. Dieser Kontakt ist nicht rein mental, sondern ein ganzheitlicher Spürkontakt. Nur echter Kontakt ermöglicht erfüllte Beziehungen, Freundschaften und Begegnungen. Je stärker unsere Identifikationen ausgeprägt sind, desto geringer ist unsere Fähigkeit zu echtem Kontakt.

Unsere Kontaktfähigkeit führt aber nicht nur zu erfüllten Beziehungen, sondern ermöglicht auch den Kontakt zu uns selbst. Und je mehr wir mit uns selbst, mit unseren Gefühlen und Bedürfnissen in Kontakt kommen können, desto eher kommen wir in Kontakt mit unserer wahren Natur und mit einer Qualität von „(Einfach-)Sein“, die uns trägt und Geborgenheit schenkt.

Unsere Kontaktfähigkeit wirkt sich also gleichermaßen auf den Kontakt zu anderen wie auch zu uns selbst aus. Und je größer unsere Kontaktfähigkeit ist, desto verbundener und aufgehobener fühlen wir uns in Bezug zu uns selbst, in Bezug auf andere und in Bezug zur Welt. Dies führt dazu, dass wir uns weniger anstrengen und verbiegen müssen, um dazuzugehören und geliebt zu sein.

Schließlich entwickelt sich mit vermehrter Kontaktfähigkeit auch automatisch mehr Vertrauen in uns selbst und in die Welt, also ein Mehr an Urvertrauen.

5.3 Lösen von Identifikationen

5.3.1 Lösen von Identifikationen im Yoga

Der Weg des Yoga bietet uns bekanntlich vielfältige Übungsformen und Prinzipien, um Identifikationen zu lösen. Bei Patañjali finden wir zunächst *Abhyāsa*, beharrliches, hingebungsvolles, wachsames Üben, und *Vairāgya*, Gleichmut, und im Weiteren den bekannten achtfachen Pfad: *Yama* und *Niyama* (konkrete ethische Verhaltensregeln), *Āsanas* (Körperhaltungen), *Prānāyāma* (Atemkontrolle oder Atemübungen), *Pratyāhāra* (Zurückziehen der Sinne), *Dhāranā* (den Geist sammeln/konzentrieren), *Dhyāna* (Meditation, Versenkung, den Geist fortwährend gesammelt halten) und schließlich *Samādhi*.

Des Weiteren ist Vertrauen, *Shraddhā*, in den Weg des Yoga wichtig. Letztendlich ist mit *Shraddhā* ein tiefes, inneres Grundvertrauen unabhängig von einem Objekt des Vertrauens gemeint. Die Hingabe an *Īshvara* ist ebenfalls von Bedeutung. *Īshvara* wird meistens als persönlicher Gott verstanden, der angebetet und um dessen Segen gebeten wird.

Manchmal wird *Īshvara* auch unpersönlich verstanden, nämlich als das große vollendete Selbst, als eine zeitlose und vollkommene Kraft, die in sich ruht und zu einer immerwährenden Inspirationsquelle werden kann.

Wie bereits beschrieben, geht es im tantrischen Hatha-Yoga darum, unsere feinstoffliche Energie, *Prāna*, in unseren Zentralkanal, *Sushumnā*, zu bringen, da wir dann mit dem universellen Bewusstsein, der wahren Natur, *Brahman*, Shiva, in Kontakt kommen. Dieses kann bildlich gesprochen in uns einfließen und gleichzeitig wird die schlafende kosmische Kraft, die *Kundalinī*, in uns erweckt und kann in der *Sushumnā* aufsteigen. Dafür müssen die inneren (energetischen) Blockaden und Knoten, *Granthis*, gelöst werden, worauf sämtliche Praktiken des Hatha-Yoga abzielen. Energetische Blockaden stehen immer in direktem Zusammenhang mit körperlichen Spannungen und, falls keine rein organische Ursache vorhanden ist, auch immer mit emotionalen Blockaden, also dem Wegdrücken bestimmter Gefühle und Bedürfnisse.

In diversen körpertherapeutischen Ansätzen wie Akupunktur, Osteopathie, Craniosacral-Therapie oder Shiatsu gibt es die Auffassung, dass Blockaden der feinstofflichen Energie in enger Verbindung mit chronischen Spannungen der Muskulatur und des Bindegewebes stehen.

In der *Bhagavadgītā* finden wir schließlich *Svadharma*, die Ausrichtung auf die eigene Lebensaufgabe. Um unsere eigene Lebensaufgabe herauszufinden, müssen wir erst einmal herausfinden, wer wir sind, was unsere tiefere, persönliche Wahrheit im Sinne von Wahrhaftigkeit ist und wo wir uns in unserem Leben selbst etwas vormachen. Und das können wir nur herausfinden, wenn wir anfangen, unsere Identifikationen aufzulösen. Des Weiteren finden wir in der *Bhagavadgītā* ebenso *Abhyāsa*, Disziplin, *Vairāgya*, Loslassen, sowie die Ausrichtung auf Wahrheit und Vertrauen. Dabei spielt der persönliche Gott, Krishna, eine zentrale Rolle, der es dem Schüler, Arjuna, ermöglicht, allmählich Vertrauen in seine Lehre zu entwickeln.

Besonders das Vertrauen in einen persönlichen Gott lässt sich nicht so einfach auf unsere moderne westliche Kultur übertragen. In Abschnitt 5.5, „Prinzipien der Verbindung in der Yogapraxis“, erläutere ich, wie wir unter Einbeziehung der psychologischen Perspektive die Qualität von Vertrauen in die Yogapraxis aufnehmen können.

5.3.2 Lösen von Identifikationen in der Psychologie

Wenn es darum geht, Identifikationen zu lösen, bewegt sich der Heilungskreis in entgegengesetzter Richtung zum oben erläuterten Teufelskreis, in dem schambasierte Identifikationen entstehen.

Wir beginnen am Ende des Teufelskreises, nämlich bei den schambasierten Identifikationen. Der erste Schritt des Heilungskreises besteht darin, sie offen und interessiert zu erkunden. Dabei tauchen auch die Gefühle, Empfindungen und Bedürfnisse auf, die wir zuvor weggedrückt haben. Im weiteren Verlauf geht es darum, die kindliche Angst, die Bindungsbeziehung zu verlieren, mitfühlend anzunehmen. Sie kann sich zum Beispiel darin zeigen, dass wir Angst vor Ablehnung haben, wenn wir unsere Arbeit nicht mehr perfekt machen. Im nächsten Schritt geht es darum, sich neu und bewusst für die eigenen Bedürfnisse zu entscheiden und an diesem Punkt unseren Eltern „untreu“ zu werden. Schließlich lockern sich dadurch unsere schambasierten Identifikationen und wir können erkennen: „Ich darf so sein, wie ich bin, und bin auch dann angenommen, wenn ich nicht perfekt bin.“

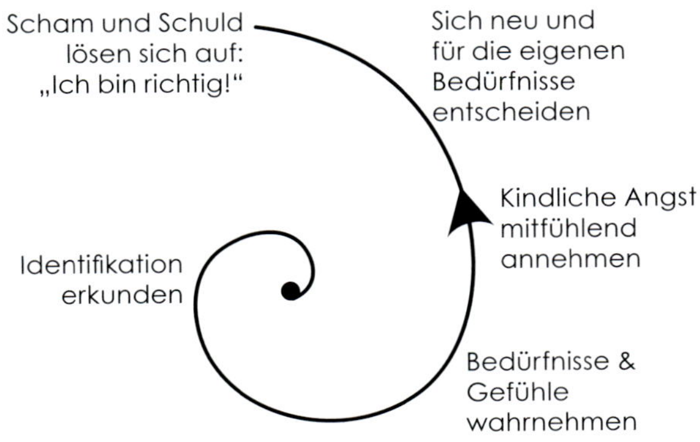

Abb. 6: Durch das offene, ganzheitliche Erkunden unserer Identifikationen und der damit einhergehenden weggedrückten Gefühle und Bedürfnisse können sich unsere Identifikationen lockern und mitunter lösen[18]

Um die Schritte des Heilungskreises gehen zu können, haben Laurence Heller und ich die NARM™-Prinzipien der Heilung entwickelt, die ich im Folgenden kurz skizziere.[19]

5.3.2.1 Willenskraft und Verstand allein reichen nicht

Zunächst ist es wichtig zu sehen, dass wir weder allein mit unserem Willen noch allein mit unserem Verstand in Form von reiner Disziplin oder dem Wiederholen positiver Affirmationen tief sitzende Identifikationen lösen können. Beides führt letztendlich in einen Kampf gegen uns selbst und wir fühlen uns noch schlechter und unfähiger, weil wir die negativen Glaubenssätze nicht auflösen können.

Gehirnphysiologisch lässt sich erklären, warum dies nicht möglich ist: Unsere Identifikationen entwickeln wir als Kind aus dem Gefühl heraus, dass unser Leben bedroht ist, wenn wir die Bindungsbeziehung nicht aufrechterhalten. Die Amygdala, die Teil des limbischen Systems im Gehirn und unser inneres Alarmsystem ist, entscheidet aufgrund vergangener Erfahrungen, ob eine Situation lebensbedrohlich ist oder nicht. Wenn eine Situation lebensbedrohlich erscheint, zum Beispiel durch vermeintliche Ablehnung, dann gibt sie sofort die Information an das Stammhirn einschließlich des autonomen Nervensystems weiter, dass Gefahr im Verzug ist. Der Sympathikus reagiert entsprechend mit sofortiger und hoher Aktivierung in Form von Stress, Nervosität, Angst oder Unruhe. Nur wenn die Amygdala zu der Einschätzung kommt, dass keine Gefahr im Verzug ist, überlässt sie unserem Frontalhirn, in dem unser Verstand, unser Wille und unser Bewusstsein sitzen, die Entscheidung. Wenn wir jedoch wirklich in Gefahr sind, wie beispielsweise bei einem Überfall, dann wäre es lebensgefährlich, wenn unser Verstand erst länger und abwägend überlegen würde, was wir nun tun könnten. Dann müssen wir sofort und instinktiv reagieren. Und in dieser Situation hat das Frontalhirn keine Chance, bezüglich der Entscheidungsfindung „einen Fuß in die Tür“ zu bekommen. Deshalb können wir tief sitzende Identifikationen, die als Kind unserem Überleben gedient haben, nicht einfach mit unserem Willen oder mit dem Verstand verändern. Um sie lockern oder gar lösen zu können, müssen wir uns auf unsere gegenwärtige Erfahrung, einschließlich Fühlen und Spüren, einlassen. Auch das können wir gehirnphysiologisch verstehen.[20]

5.3.2.2 Offenes, achtsames Erkunden

Das Erkunden der Identifikationen geschieht unvoreingenommen, offen, interessiert und bezieht alles ein, was dabei im gegenwärtigen Moment an inneren Reaktionen, Gefühlen, Empfindungen, Bedürfnissen oder Impulsen auftaucht. Diese werden nicht distanziert und mental wahrgenommen, sondern im Moment gefühlt und gespürt, ohne sich von ihnen überwältigen zu lassen.

5.3.2.3 Verstehen, Selbstannahme und Selbstmitgefühl

Es geht darum, sich mehr und mehr auf sich selbst einzulassen und die eigenen Überlebensstrategien tiefer zu verstehen. Das ermöglicht Mitgefühl mit sich selbst und mehr Selbstannahme.

5.3.2.4 Anerkennen unserer grundlegenden Natur

Als Menschen sind wir mit Bedürfnissen ausgestattet, um zu (über-)leben. Wenn wir nichts essen würden, kein Bedürfnis nach Sicherheit oder Nähe hätten, dann würden wir ziemlich schnell (aus-)sterben. Diese Tatsache gilt es anzuerkennen.

5.3.2.5 Gefühle und Empfindungen wollen etwas Wichtiges mitteilen

Gefühle und Empfindungen teilen uns mit, ob unsere Bedürfnisse erfüllt sind oder nicht. So fühle ich mich beispielsweise wohl und warm, wenn mein Bedürfnis nach Geborgenheit erfüllt ist, und ich fühle mich einsam, verloren und ängstlich, wenn mein Bedürfnis nach Geborgenheit nicht erfüllt ist. Unsere Gefühle und Empfindungen sind unsere Seismografen dafür, ob unsere zentralen Bedürfnisse erfüllt sind. Manchmal braucht es Mut, um zu fühlen. Außerdem können wir die Kunst erlernen, unsere Gefühle, die die Eigenschaft von Wellen haben, frei durch uns hindurchfließen zu lassen, um ihre Botschaften zu verstehen. Deshalb ist es wichtig, Gefühlswirbel, in die wir uns verfangen haben, zu erkunden, damit die Gefühle sich ausbewegen können, und darüber hinaus ein stabiles inneres Gefäß zu entwickeln, um von unseren Gefühlen nicht überschwemmt zu werden. Wir müssen die Sprache unseres Körpers verstehen lernen, dessen Spannungen und Blockaden auf weggedrückte Gefühle und Bedürfnisse hinweisen, und wir müssen lernen, zwischen echten und unechten Gefühlen zu unterscheiden. Wenn unsere Gefühle und Empfindungen frei fließen können und ihre Botschaften bei uns ankommen, kommen wir immer tiefer in Kontakt mit uns selbst.

5.3.2.6 Die Fähigkeit entwickeln, unsere Bedürfnisse zuzulassen

Wir lernen, wie wir heilsam mit vergangenen, nicht erfüllten Bedürfnissen umgehen und sie in der Gegenwart zulassen können.

5.3.2.7 Aggression als lebensbejahende Kraft anerkennen

Ursprünglich dient unsere Aggression dazu, uns das zu nehmen, was wir zum Leben brauchen, und das von uns fernzuhalten, was uns verletzt oder schadet. Diese lebensbejahende Qualität von Aggressionen gilt es anzuerkennen. Weiterhin ist es wichtig, zwischen destruktivem Verhalten und Aggression als Kraft zu unterscheiden. Es gilt, destruktives Verhalten gegen andere oder gegen uns selbst zu seinem ursprünglichen, lebensbejahenden Impuls zurückzuverfolgen und diesen Impuls anzunehmen.

5.3.2.8 Dem eigenen Körper vertrauen

Hier geht es darum, Vertrauen in den eigenen Körper zu ermöglichen, indem wir die Körperempfindungen zulassen und die entsprechenden

Botschaften verstehen. Dadurch wird es leichter, den eigenen Körper anzunehmen. Weiterhin geht es darum, den eigenen natürlichen Rhythmus von Aktivität und Entspannung zu erlauben und ihm somit zu vertrauen. Dann wachsen die Fähigkeiten des Körperspürens sowie der Verkörperung. Das innere Gefäß, in dem alle unsere Gefühle, Empfindungen, Bedürfnisse, Impulse, Gedanken und Reaktionen stattfinden, wird weit und stabil und kann auch große Gefühlswellen entspannt in sich zulassen.

5.3.2.9 Kontakt vertrauen

Dadurch, dass wir unsere Identifikationen erkunden und sie als Überlebensstrategien tiefer verstehen, kommen wir mehr in Kontakt zu uns selbst. Gleichzeitig wird unsere Fähigkeit zu echtem Kontakt zu uns selbst, unseren Gefühlen und unserer Verletzlichkeit sowie zu anderen Menschen gestärkt. Je größer diese Fähigkeit wird, desto mehr sind wir in der Lage, Kontakt zu vertrauen, und umso schwächer werden unsere Identifikationen.

5.3.2.10 Anerkennen einer Lebenskraft, die nach Verbindung strebt

In uns Menschen gibt es eine innewohnende Lebenskraft, die nach Verbindung und Integration strebt, nach Verbindung mit uns selbst sowie mit anderen und der Welt. Wir müssen uns also gar nicht explizit bemühen, mehr in Kontakt zu kommen, sondern in erster Linie die Hindernisse aus dem Weg räumen. Das funktioniert nicht mit reinem Willen oder reinem Verstand, sondern mit Offenheit, Einlassen, Fühlen, Spüren und liebevollem Verständnis.

5.3.2.11 Achtsames Gewahrsein zulassen und Vertrauen ins Hier und Jetzt

Je mehr wir achtsames Gewahrsein zulassen, das bekanntlich nur in der Gegenwart stattfinden kann, desto mehr wächst unser Vertrauen ins Hier und Jetzt. Vertrauen ins Hier und Jetzt ist verbunden mit unserem Urvertrauen: Wenn wir die Fähigkeit zum Urvertrauen entwickelt haben, dann haben wir weniger Ängste und Zweifel und sind weniger notorisch misstrauisch, sondern sind zuversichtlicher und haben mehr Vertrauen darin, wie die Dinge sind.

Das bedeutet natürlich nicht, krampfhaft alles positiv zu sehen. Auch das ist oftmals ein Ausdruck dafür, dass viel Misstrauen und Zweifel in der Tiefe vorhanden sind.

5.3.2.12 Identifikationen lösen und offene Fragen zulassen

Je mehr sich unsere tief sitzenden Identifikationen auflösen, desto mehr Fragen können auftauchen, wie beispielsweise: „Wer und was bin ich jetzt?" „Wie gehe ich nun in Kontakt zur Welt?" Auch hier gilt es, diese Fragen zuzulassen und offen und neugierig zu erkunden.

5.4
Tieferes Verstehen der Yogapraxis aus psychologischer Perspektive

Aufgrund der bisherigen Erläuterungen können wir nun die verschiedenen Elemente der Yogapraxis tiefer verstehen.

5.4.1
Āsanapraxis

Unsere Identifikationen drücken sich direkt in unserer Körperhaltung wie auch in unserem körperlichen Spannungsmuster aus. Das bedeutet, dass in der Āsanapraxis unser körperliches Spannungsmuster gedehnt und bewegt wird und somit auch unsere Identifikationen „gedehnt" und bewegt werden. Wird beispielsweise der Brustraum gedehnt, kann ein Anflug von Verletzlichkeit auftauchen. In der Vorwärtsbeuge kommt möglicherweise ein Anflug von Angst vor Kontrollverlust, wenn wir uns auf die hingebende Haltung einlassen. Wenn wir eine kraftbetonte Position einnehmen, könnte die Angst auftauchen, dann andere zu dominieren. Alle diese Reaktionen sind Ausdruck davon, dass unsere Identifikationen ein Stück weit „gedehnt" werden und weggedrückte Gefühle und Bedürfnisse zum Vorschein kommen.

Auch in den *Vinyāsas* müssen wir loslassen, um die Bewegungen überhaupt auszuführen.

Schließlich geht es in Standpositionen darum, unser Gleichgewicht zu halten. Dafür brauchen wir wiederum eine gute Körperkoordination, die mit Körperspürbewusstsein einhergeht. Wir brauchen den Kontakt zur Erde (Erdung) und wir sind gefordert, uns zu zentrieren, also im Kontakt mit uns selbst zu sein.

Damit die Āsanapraxis nicht zu einer reinen Gymnastikübung wird, ist es wichtig, offen und interessiert zu fühlen und zu spüren, was dabei in uns geschieht, nämlich wie sich diese Position anfühlt, was im Körper geschieht und welche Gefühle und anderen Reaktionen auftauchen.

5.4.2
Prāṇāyāmapraxis

Die verschiedenen Prāṇāyāmaübungen zielen auf unterschiedliche Wirkungen ab.

Prāṇāyāma, verstanden als „den Atem natürlich und ohne bewusste Kontrolle fließen lassen", gibt dem Körper die Möglichkeit, seinen ganz eigenen Rhythmus von Aktivität und Entspannung zu finden. Das kann das autonome Nervensystem wieder mehr in Balance bringen. Es birgt auch die Herausforderung, Kontrolle und Selbstmanipulation loszulassen. Besonders wenn diese Praxis mit Atemachtsamkeitsmeditation verbunden wird, fällt es den meisten Menschen anfangs sehr schwer, den Atem nicht bewusst zu steuern oder zu kontrollieren. Für viele ist es, wenn sie sich bewusst darauf einlassen, eine tiefe Erfahrung, dass ihr Atem immer wieder in die Stille eingeht und sich aus ihr heraus wieder neu bewegt, ohne dass sie aktiv etwas dafür tun müssen. Dadurch kann nicht nur Vertrauen in den eigenen Körper und in die eigene Lebenskraft entstehen, sondern auch ein Gefühl von Getragen- und Gehaltenwerden, ohne dass man sich selbst halten muss.

Bewusstes tiefes oder schnelleres Atmen, das in verschiedenen *Prāṇāyāmas* zu finden ist, hat hingegen eine andere Wirkung. Tiefes Atmen „dehnt" zum einen das gewohnte Atemmuster. Es ist mit mehr sympathischer Aktivierung verbunden, es dehnt Muskeln und Bindegewebe im Oberkörper und emotional hat es mit der Fähigkeit zu tun, sich selbst die Erlaubnis zu geben, etwas zu nehmen und sich im wahrsten Sinne des Wortes auszuweiten, also einen Platz einzunehmen. Schnelles Atmen generiert viel Energie wie auch eine sympathische Aktivierung. Die energetischen und emotionalen Blockaden rücken etwas mehr in den Vordergrund und man ist gefordert, Kontrolle und ungesundes inneres Halten loszulassen.

Das Atemanhalten, das mitunter in Verbindung mit den *Bandhas* praktiziert wird, kann ebenfalls eine sympathische Aktivierung mit sich bringen. Gleichzeitig verstärkt es den Fokus auf das Hier und Jetzt und somit das kurze Austreten aus den ständigen halbbewussten Gedankenbewegungen und Identifikationen.

Die Wechselatmung zielt wiederum unter anderem auf eine Balance zwischen *Idā* und *Pingalā*, also zwischen Sympathikus und Parasympathikus ab.

Auch hier gilt, dass die Wirkungen nur dann nachhaltig sein können, wenn wir sie bewusst erleben und zulassen.

5.4.3 Yama und Niyama

Aus der psychologischen Perspektive dienen *Yama* und *Niyama* dazu, unseren inneren Konflikten weniger Aufmerksamkeit zu schenken. Sie geben klare Verhaltensweisen vor, an denen wir uns orientieren können, sodass wir nicht selbst entscheiden müssen, was richtig ist. Das kann einerseits entlastend sein, löst aber die inneren Konflikte nicht. Die tief sitzenden Identifikationen bleiben weiterhin bestehen, wie auch das Wegdrücken bestimmter Gefühle, Bedürfnisse und Impulse, was manchmal bis zu deren Abspaltung führen kann. Dann ist insgesamt mehr Trennung als Verbindung vorhanden.

Wenn wir zu mehr echtem Kontakt und somit zu mehr Mitgefühl in der Lage sind, durchlässiger und gleichzeitig zentrierter sind, dann tauchen *Yama* und *Niyama* als natürliche und gesunde Impulse in uns auf. Dann erfahren wir sie nicht mehr als Regeln, die eingehalten werden sollen, sondern wir spüren ein inneres Bedürfnis, ihnen zu entsprechen.[21]

5.4.4 Pratyāhāra, Dhāranā, Dhyāna und Samādhi

Das Zurückziehen der Sinne, *Pratyāhāra*, meint, dass wir nicht allen automatisierten Reaktionen und Impulsen, die oftmals Ersatzbefriedigungen sind, nachgeben, sondern konzentriert bei unserer eigenen Wahrnehmung bleiben. Man könnte auch sagen, dass wir in unserem eigenen Bewusstseinsraum bleiben und wahrnehmen, was darin passiert. Im Wahrnehmen der Tatsache, dass wir beispielsweise gedanklich schon wieder damit beschäftigt sind, was andere von uns denken, geschieht ein kurzer Moment der Desidentifikation von dem Glaubenssatz „Ich muss die Erwartungen von anderen erfüllen, um geliebt zu werden“. Bildlich gesprochen heißt das, dass wir uns für einen Moment gewahr sind, welche Brille wir innerlich aufhaben. Die große Herausforderung ist, uns nicht von weiteren Identifikationen wie beispielsweise „Ich bin unfähig und werde das mit der Meditation nie hinkriegen“ verführen zu lassen und uns im Folgenden dafür selbst anzuklagen. Oftmals wird diesem sehr wichtigen Aspekt in der Vermittlung von Meditation zu wenig Bedeutung gegeben. Auch hier ist eine offene und interessierte Haltung der eigenen Erfahrung gegenüber extrem wichtig: „Aha, jetzt habe ich mich gerade dafür verurteilt, dass ich an ein großes Eis gedacht habe.“ „Aha … und jetzt richte ich meinen Fokus wieder auf die Atembewegung.“ Für diesen Balanceakt braucht es eine gebetsmühlenartige Sturheit in Bezug auf das innere „Aha“ und eine Offenheit uns selbst gegenüber, ohne uns in eine Abspaltung oder gar Dissoziation zu flüchten.

Wenn dann Momente der Sammlung (*Dhyāna*) oder der Meditation (*Samādhi*) auftauchen, können wir Freude, Zufriedenheit, Einfach-Sein, Geborgenheit oder nonduale Verbundenheit erfahren, die wiederum lösend auf unsere Identifikationen wirken. Wir können uns verbunden und zugehörig fühlen, ohne dass wir die Erwartungen anderer erfüllen müssen.

Schließlich sind für eine Meditationspraxis der Aspekt des Körperspürbewusstseins und der Aspekt der Verkörperung wichtig, wenn wir Meditation nicht als Flucht vor uns selbst missbrauchen wollen.[22] Ich gehe darauf nachfolgend noch näher ein.

5.5 Prinzipien der Verbindung in der Yogapraxis

Wie bereits deutlich geworden ist, gehen Identifikationen immer mit Nichtverbindung, Ablehnung oder Wegdrücken einher. Je mehr wir fähig sind, in Verbindung – das heißt in einen echten Kontakt – zu gehen, desto lockerer werden unsere Identifikationen, desto durchlässiger werden wir und desto mehr kommen wir in Kontakt zu unserer wahren Natur.

Die nachfolgenden Prinzipien der Verbindung unterstützen diesen Prozess in unserer Yogapraxis.

5.5.1 Gegenwärtiges Gewahrsein

Veränderungen können nur in der Gegenwart stattfinden, nicht in der Zukunft und auch nicht in der Vergangenheit. In jedem Moment, in dem wir gegenwärtig gewahr sind, treten wir ein kleines Stück aus dem Sog unserer Identifikationen aus. Unsere Identifikationen sind also der Grund dafür, warum es für die meisten Menschen so schwierig ist, dauerhaft gegenwärtig zu sein. Schließlich können wir nur im gegenwärtigen Moment in Kontakt mit der wahren Natur kommen. In sämtlichen spirituellen Traditionen finden wir die Betonung der Gegenwärtigkeit. Im Yogaunterricht geht es also darum, die Aufmerksamkeit immer wieder auf den gegenwärtigen Moment zu richten. Es geht darum, nicht zu viel zu reden, sondern die Aufmerksamkeit lieber auf das Spüren des Körpers zu richten und sie somit in der Gegenwart und nicht in einem mentalen Konstrukt zu verankern.

5.5.2 Prinzip des ganzheitlichen Spürbewusstseins

Gegenwärtiges Gewahrsein oder Achtsamkeit finden wir ausführlich in buddhistischen Texten wie zum Beispiel im *Ānāpānasati Sutta* erläutert. Gewahrsein wird beschrieben als das Wahrnehmen des Körpers im Körper, das Wahrnehmen der Gefühle in den Gefühlen und das Wahrnehmen des Geistes im Geist.[23] Hier wird gesagt, dass Gewahrsein nicht bedeutet, distanziert auf die Gefühle oder Empfindungen zu schauen, sondern während des Wahrnehmens mit ihnen verbunden zu sein. Auch aus psychologischer Perspektive kann Achtsamkeit letztendlich nur in dieser Weise verstanden werden, denn sonst würde Meditation zu Abtrennung und Dissoziation von uns selbst führen.[24] Gewahrsein oder Achtsamkeit ist somit ein ganzheitliches Spürbewusstsein, ein bewusstes Spüren unserer Ganzheit. Dies schließt alle unsere Empfindungen, Gefühle, automatisierten Reaktionen und unsere Umwelt ein.

Dieses besondere Spüren bringt uns in Kontakt mit der Gegenwart, da es nur in der Gegenwart, in der Präsenz, möglich ist. Mithilfe des ganzheitlichen Spürbewusstseins können wir automatisierte Reaktionen genauer wahrnehmen, aber ebenso, wie die verschiedenen Elemente der Yogapraxis auf uns wirken. Ganzheitliches Spürbewusstsein ermöglicht Kontakt mit uns selbst. Die Yogapraxis kann dadurch zu einer meditativen Praxis werden.

Folgende Fragen können das ganzheitliche Spürbewusstsein während der Yogapraxis vertiefen: Nimm wahr, was gerade in deinem Körper passiert. Wie fühlt sich dein Körper jetzt an? Taucht ein bestimmtes Gefühl oder eine bestimmte Stimmung auf? Nimmst du eine Reaktion, eine Bewertung oder eine Interpretation in Bezug auf deinen Körper oder auf deine Erfahrung wahr?

Das ganzheitliche Spürbewusstsein kann noch einmal vertieft werden, wenn es gelingt, den Körper nicht nur von außen zu spüren, sondern auch von innen, so als würde man in ihm spazieren gehen. Diese Perspektive ist für die Entwicklung von Körperspürbewusstsein und Verkörperung sehr hilfreich.

Das ganzheitliche Spürbewusstsein kann besonders in den gehaltenen *Āsanas*, in den Zwischenentspannungen und in der Meditation entwickelt werden. Hierfür ist es wichtig, während der Yogapraxis Zeit zum Spüren zu geben und dabei den Redeanteil zu reduzieren.

5.5.3 Prinzip des Zulassens von Kontakt

Wie bereits dargelegt, können wir auch in der Yogapraxis den Kontakt zu unseren Gefühlen, Empfindungen und Bedürfnissen zulassen, weil gerade durch die Yogapraxis bestimmte Gefühle oder Empfindungen auftauchen können, derer wir uns sonst nicht bewusst sind. Je mehr wir mit ihnen in Kontakt kommen, desto mehr lockern sich unsere Identifikationen. Und je mehr wir mit ihnen in Kontakt kommen und sie zulassen können, desto mehr Selbstannahme und Körperspürbewusstsein entwickeln wir. Dies stärkt unsere Fähigkeit der Verkörperung und stabilisiert unser inneres Gefäß.[25] In der Yogapraxis können wir damit experimentieren, die Anteile zuzulassen, die wir normalerweise an uns ablehnen. Wir können genau beobachten, was passiert und ob die Befürchtung, die wir uns möglicherweise seit Langem einreden, auch wirklich eintrifft. Und je mehr wir mit uns selbst in Kontakt kommen, desto verbundener fühlen wir uns und desto näher kommen wir der wahren Natur.

5.5.4 Prinzip der offenen Selbsterkundung

Svādhyāya als ein *Niyama* kann neben dem Textstudium und der Rezitation der Veden auch als Selbsterkundung verstanden werden: nämlich in dem Sinne, sich selbst tiefer zu verstehen und zu erkunden. Diese Selbsterkundung, die in den vorherigen Prinzipien bereits implizit enthalten ist, geschieht dabei ergebnisoffen, wertfrei und von Moment zu Moment. Wir erkunden das, was in der Yogapraxis gerade auftaucht, oder machen explizit eine Erkundungsübung zu einem bestimmten Thema oder zu einer bestimmten Frage.[26]

Dadurch können wir unsere Mechanismen und Muster tiefer verstehen, was wiederum die Identifikationen lockert und Selbstannahme fördert.

5.5.5
Prinzip der Aufklärung über die menschliche Natur

Es ist wichtig und hilfreich aufzuklären, wie unsere menschliche Natur beschaffen ist. Wir haben Bedürfnisse, um unser Überleben zu sichern und um zu leben. Wir haben Gefühle und Empfindungen, weil diese uns anzeigen, ob zentrale Bedürfnisse erfüllt sind oder nicht. Dabei ist es wichtig, zwischen zentralen Bedürfnissen und Ersatzbefriedigungen zu unterscheiden. Außerdem ist es wichtig, eine Orientierung zu bekommen, wie wir mit unseren Gefühlen am besten umgehen, nämlich die Botschaften unserer Gefühle zu verstehen, sie wie eine Welle ausbewegen zu lassen, zu registrieren, wenn wir uns mit ihnen verstricken, und gegebenenfalls zu erkunden, was es mit der Verstrickung auf sich hat.

5.5.6
Prinzip des Körperspürbewusstseins

Neben dem ganzheitlichen Spürbewusstsein ist das Körperspürbewusstsein wichtig. Wir entwickeln es, je mehr wir uns erlauben, unseren Körper zu spüren und gleichzeitig zu erkunden, was dem Körperspüren möglicherweise im Wege steht: dass man beispielsweise den eigenen Körper aufgrund einer allgemeinen Selbstablehnung nicht mag, dass man mit dem Körper unangenehme Empfindungen wie Nervosität, Spannungen, Schmerzen oder Taubheit verbindet oder dass man den Körper aufgrund von Perfektionismus zum Mittelpunkt der Selbstoptimierung gemacht hat. Je mehr wir unseren Körper spüren, desto mehr Körperspürbewusstsein entwickeln wir. Unseren Körper aufmerksam mit einer entspannten und annehmenden Haltung zu spüren führt zu kleinen Entspannungsimpulsen und kann chronische Schmerzen reduzieren.[27] Deshalb ist ein regelmäßiger Bodyscan in der Yogapraxis sehr hilfreich. Körperspürbewusstsein ermöglicht außerdem Verkörperung. Verkörperung heißt, uns voll und ganz mit unserem wahrnehmenden Ich bzw. mit unserem Bewusstsein in unserem Körper niederzulassen. Dieser Inkarnierungsprozess erstreckt sich normalerweise über unsere ersten Lebensjahre. Sind diese Jahre emotional jedoch schwierig und wir machen schon früh die Erfahrung, dass weder unser Körper noch die Erde ein sicherer Ort ist, kommt der Verkörperungsprozess ins Stocken, wir bleiben innerlich irgendwo zwischen Körper und Universum hängen und wundern uns, warum wir uns auf der Erde nie heimisch und geborgen fühlen. Wir brauchen aber die Verkörperung, damit wir in uns Sicherheit und Vertrauen finden, um den Herausforderungen des Lebens begegnen zu können. Außerdem stärkt sie unser inneres Gefäß. Wenn sie uns schwerfällt, ist es hilfreich, offen und interessiert zu erkunden, was ihr im Weg steht. Mit der Verkörperung geht im Übrigen auch die Erdung einher, also die Fähigkeit, uns innerlich auf der Erde niederzulassen, ihr zu vertrauen, dass sie uns trägt, sodass wir loslassen und entspannen können und uns weder selbst halten noch kontrollieren müssen. Indem Erfahrungen von Erdung zugelassen werden, können tief sitzende Identifikationen anfangen, sich zu lösen.

Im Yoga finden wir immer wieder Elemente, die der Ausrichtung auf Verkörperung kaum Beachtung schenken, da sie darauf ausgerichtet sind, die Aufmerksamkeit eher nach oben, also auf das dritte Auge oder auf den Scheitelpunkt zu richten, die von der Erde und vom eigenen Körper wegführen. Es ist aber nur dann möglich, eine innere Stabilität zu finden, wenn wir uns innerlich auf der Erde und entsprechend auf unserem inneren Boden, nämlich in unserem Beckenraum niederlassen. Und wir können auch erst dann unser Herz öffnen, wenn wir gefühlt eine innere Stabilität entwickelt haben, denn sonst fehlen dem Herz der Boden und die Sicherheit. Zudem bedeutet die Entwicklung von Verkörperung auch, dass wir gefordert sind, uns mit unserer Beziehung zu unserem eigenen Körper sowie mit den Erfahrungen, die in unserem Körper gespeichert sind, auseinanderzusetzen.

Denn: Je weniger wir uns verkörpern und niederlassen, desto instabiler und unsicherer fühlen wir uns mit uns selbst und in der Welt, desto mehr müssen wir gegen uns selbst ankämpfen und desto mehr wird die spirituelle Praxis zu einer Flucht vor der Welt und vor uns selbst.

5.5.7
Prinzip von Rhythmus

Im Abschnitt über das autonome Nervensystem habe ich erläutert, dass der Rhythmus von Aktivität und Entspannung in unserem Leben idealerweise in einem Gleichgewicht ist beziehungsweise dahin geht, dass beide Fähigkeiten mit ihren jeweils positiven Qualitäten gleichzeitig präsent sind. Da heutzutage viele Menschen zum Yoga kommen, deren autonomes Nervensystem im Ungleichgewicht ist, ist es umso wichtiger, diesen Rhythmus in der Yogapraxis explizit einzubeziehen, indem zwischen Aktivität, also fordernden *Āsanas*, und kurzen Zwischenentspannungen, in denen sich der Körper regenerieren kann, gewechselt wird. Aus der Perspektive des Nervensystems ist es hilfreicher, diesen klaren Rhythmus zu erfahren, als die gesamte Yogastunde sanft auszurichten.

Zudem können wir lernen, relativ schnell von gesunder Aktivität zu gesunder Entspannung zu wechseln, was uns weniger anfällig für chronischen Stress macht. Nichtsdestotrotz müssen wir natürlich immer auch die Ursachen des chronischen Stresses in Form von Identifikationen im Auge behalten. Die kurzen Zwischenentspannungen sind darüber hinaus wichtig, um den Wirkungen der einzelnen Übungen nachzuspüren.

5.5.8
Prinzip der Grenzen

Zuerst einmal ist die Yogapraxis ein wunderbares Beobachtungsfeld, welche Muster wir in Bezug auf unsere Grenzen haben: Sind wir eher diejenigen, die schnell über die eigenen Grenzen gehen, sich ausbrennen oder verletzen? Oder gehören wir eher zu dem Typus, der schon lange vor der eigenen Grenze anhält aus Angst, eventuell überfordert zu sein?

Weiterhin kann die Yogapraxis uns spiegeln, ob wir unsere Grenzen überhaupt wahrnehmen und spüren und welche Gefühle, Empfindungen und automatisierten Reaktionen entstehen, wenn wir direkt an unserer Grenze für einige Augenblicke verweilen. Grenze bedeutet hier nicht, die Situation gerade noch aushalten zu können, sondern bei gleichzeitiger Herausforderung innerlich noch entspannt bleiben zu können.

Besonders in der Āsanapraxis können wir noch einen weiteren Aspekt hinzunehmen, nämlich das Experimentieren mit dem bewussten und tiefen Ein- und Ausatmen in den Positionen. Besonders in den gehaltenen *Āsanas* führt bewusstes und tiefes Einatmen dazu, dass vermehrt auch das Bindegewebe gedehnt wird, in dem noch mehr als in den Muskeln sehr frühe Erfahrungen gespeichert sind, sodass tief sitzende Identifikationen kurzzeitig ebenfalls „gedehnt" werden.[28] Durch das tiefe und bewusste Ausatmen wird die parasympathische Reaktion, also die Entspannungsreaktion im Körper, noch einmal verstärkt und wir können die Erfahrung machen, uns an unserer Grenze zu entspannen. Außerdem kann das bewusste und tiefe Ein- und Ausatmen das Körperspürbewusstsein stärken.

Schließlich ist es aus der Perspektive des Nervensystems und der Stressresilienz nicht nur wichtig, den natürlichen Rhythmus neu zu lernen oder uns zu entspannen, sondern auch die Fähigkeit zu entwickeln, viel Ladung entspannt in uns halten zu können. Auch dafür ist es wichtig, in der Āsanapraxis immer wieder an unsere Grenzen zu gehen.

5.5.9 Prinzip der Tiefenentspannung

Die Tiefenentspannung ermöglicht es unserem Körper und unserer Psyche, eine Erfahrung zu machen, die den meisten Menschen in ihrem Alltag fremd ist. Unser Körper wie auch unsere Psyche können dadurch allmählich mit diesem außerordentlich gesunden Zustand mehr und mehr vertraut werden. Im Zustand der Tiefenentspannung können in sehr kurzer Zeit tiefe Regenerationsprozesse stattfinden. Außerdem können wir emotional die Erfahrung von vollkommenem Loslassen machen. Darüber hinaus können wir Erfahrungen von Aufgehobensein, Geborgenheit, Frieden, Stille, Weite oder Verbundenheit machen, die wiederum lösend auf unsere tief sitzenden Identifikationen wirken. Diese Erfahrungen sind hier also jenseits einer klassischen Meditationspraxis möglich.

Darüber hinaus kann der Körper als ein Ort angenehmer Erfahrungen erlebt werden, was zu einer verstärkten Annahme des eigenen Körpers führen und wiederum entsprechende Identifikationen lösen kann. Gerade Menschen mit chronischen Symptomen erleben ihren Körper oftmals als einen Ort von Schmerz oder Spannungen und lehnen ihn deshalb unbewusst mehr und mehr ab.

Wenn Menschen erste Erfahrungen mit Tiefenentspannung machen, schlafen sie oftmals dabei ein. Das ist am Anfang normal. Es sollte aber immer wieder darauf hingewiesen werden, dass es erstrebenswert ist, in der Tiefenentspannung wach zu bleiben, um zu lernen, tiefe Entspannung und Wachheit gleichzeitig zuzulassen.

Schließlich ist es wichtig, dass die Tiefenentspannung 10-15 Minuten dauert, einschließlich fünf Minuten vollkommener Stille am Ende, sodass sich die Entspannung im Körper voll und ganz entfalten kann.

5.5.10 Prinzip Vertrauen durch Erfahrung

Vertrauen, *Shraddhā*, ist eine wichtige Qualität in der Yogapraxis. Das gilt auch für das Vertrauen in einen persönlichen Gott, *Īshvara*. Es ist schwierig, dieses Prinzip eins zu eins auf unsere moderne westliche Welt zu übertragen, denn der Glaube an einen persönlichen Gott im Himmel, der sich unser annimmt, wenn wir ihn anbeten oder gute Taten vollbringen, entspricht eher einem kindlichen Entwicklungsstand und Bewusstsein als dem eines reifen Erwachsenen.[29] Deshalb sollten wir dies im Yoga nicht noch fördern. Dann stellt sich natürlich die Frage, wie es sonst möglich ist, Vertrauen zu entwickeln. Interessanterweise bewirken die oben genannten Prinzipien die Entwicklung eines Vertrauens, das nicht auf dem Glauben an einen persönlichen Gott im Himmel, sondern auf Erfahrung basiert: Wenn wir nämlich lernen, mehr mit unseren Gefühlen, Empfindungen und Bedürfnissen in Kontakt zu kommen, die wir vormals abgelehnt und weggedrückt haben, dann stärkt das unser Vertrauen in unsere menschliche Natur. Wenn wir zusätzlich mehr Verkörperung und Erdung zulassen können, wächst unser Vertrauen in unseren Körper, in uns selbst und in die Welt. Wir fühlen uns sicherer, geborgener und aufgehobener. Dann kann mehr Urvertrauen entstehen.[30]

Wenn sich gleichzeitig unsere tief sitzenden Identifikationen lösen, entstehen wiederum mehr Vertrauen in uns selbst und mehr Urvertrauen in die Welt. Und wir können von der Anstrengung loslassen, uns Vertrauen ständig einreden zu müssen.

Einige dieser Prinzipien sind bereits (implizit) in der Yogapraxis vorhanden. Aus der psychologischen Sicht gewinnen sie nochmals an Bedeutung und geben uns eine mögliche Perspektive, wie eine moderne westliche Yogapraxis aussehen kann, ohne zu einer reinen Gymnastikveranstaltung zu verkommen.

5.5.11 Prinzip des Ausdrucks und des Teilens

Hier geht es darum, dass die Teilnehmenden ihre in der Yogastunde gemachten Erfahrungen ausdrücken und miteinander teilen. Worte für die eigene Erfahrung zu finden festigt die Erfahrung und macht sie gleichzeitig konkreter und greifbarer. Es verbindet unseren Verstand und unser Gefühl miteinander und ermöglicht auch in Bezug auf unsere inneren Erfahrungen mehr Selbstwirksamkeit. Das Teilen der Erfahrung in einer Gruppe macht die Erfahrung nochmals realer, da andere sie bezeugen. Dadurch werden die Erfahrungen auf der Yogamatte stärker mit dem eigenen Alltag in Verbindung gebracht. Außerdem empfinden wir sie mehr als einen Teil von uns, wenn wir dabei von anderen gesehen werden. Das Ausdrücken und Teilen der Erfahrungen trägt also dazu bei, dass sie sich stärker in uns und somit in unserem Leben verankern.

Konkret kann das so aussehen, dass man am Ende einer Yogastunde eine kleine sogenannte Blitzlichtrunde macht, in der alle mit einem Wort oder mit einem kurzen Satz sagen, wie es ihnen jetzt gerade geht oder welche Stimmung und welche Qualität jetzt gerade in ihnen vorhanden sind. Wichtig ist, sich so konkret wie möglich auszudrücken. „Es geht mir gut" ist recht unkonkret. Hilfreich wäre dann, nochmals in sich hineinzuspüren und zu schauen, was alles in diesem „gut" steckt, beispielsweise Ruhe, Gelassenheit, Frieden, Freude, Verbundenheit, Dankbarkeit oder Offenheit. Ein Kommentar seitens der Leitung oder anderer Teilnehmender ist meist weniger hilfreich und sollte vermieden werden, weil wir sonst die Erfahrung des anderen interpretieren. Es reicht aus, mit einem wertschätzenden „Danke" zu antworten. Schließlich ist es wichtig, dass in einer Yogastunde auch eine unangenehme Erfahrung ihren Platz bekommt und mit Wertschätzung darauf geantwortet wird, weil es einfach jetzt gerade die Erfahrung ist, die da ist. Das ist zum Beispiel der Fall, wenn jemand während der Yogastunde innerlich unruhig war und sich nicht entspannen konnte.

Dadurch kann sich innerhalb einer Yogagruppe allmählich eine Kultur der Annahme, der Wertschätzung und der Offenheit entwickeln.

5.6 Fallstricke auf dem Yogaweg

Die Ursache für Fallstricke auf dem Yogaweg sind unsere tief sitzenden Identifikationen, die wir wie erwähnt unbewusst auf sämtliche Lebensbereiche übertragen. Nachstehend werden einige typische Fallstricke beschrieben, die auf dem Yogaweg auftauchen können.[31]

5.6.1 Aufbau eines „Yoga-Egos"

Auch wenn es auf dem Yogaweg darum geht, das Ego zu lockern, schleicht es sich nicht selten durch die Hintertür wieder ein: „Wenn ich dieses *Āsana* wirklich beherrsche, dann bin ich richtig gut und schon wirklich weit gekommen!“ „Wenn ich täglich dieses Mantra rezitiere, dann wird mich der Segen sicherlich erreichen und mein Leben wird glücklich.“ „Wenn ich eine Stunde lang regungslos meditieren kann, dann bin ich mir der Anerkennung anderer sicher!“ „Weil ich mich für einen bewussten und spirituellen Lebensweg entschieden habe, bin ich etwas Besseres und auch schon weiter als der Durchschnitt.“ „Mittlerweile habe ich den Durchblick und weiß auf fast jede Frage des Lebens eine Antwort.“

Stolz an sich ist natürlich nicht schlecht. Wenn wir eine schwere Prüfung bestanden haben, dann haben wir allen Grund, stolz darauf zu sein. Nur wenn wir unseren Stolz unbewusst dafür benutzen, ein tiefer liegendes Gefühl von Wertlosigkeit oder Unfähigkeit zu kaschieren, dann ist Stolz nicht mehr gesund. Dann trägt er zur Aufrechterhaltung unserer schambasierten Identifikationen bei, die noch dazu spirituell gefärbt sind.

5.6.2 Selbstoptimierung statt Einlassen und authentische Entwicklung

Nicht wenige Menschen praktizieren Yoga, weil sie sich selbst in irgendeiner Weise verbessern möchten. Sie möchten einen schöneren und attraktiveren Körper bekommen, sie möchten sich selbst und ihre Gedanken mehr im Griff haben, sie möchten offener und entspannter werden oder sie möchten mehr Ausstrahlung gewinnen. Ohne Zweifel sind dies mögliche Wirkungen einer regelmäßigen Yogapraxis. Manchmal jedoch stehen hinter diesem Ziel tiefer Selbstzweifel oder Selbstablehnung. Dann versuchen diese Menschen durch Selbstoptimierung ihren Selbstzweifel zu kompensieren. Ein tief sitzender Selbstzweifel, der Teil unserer unbewussten Identifikationen ist, lässt sich durch Perfektionismus und Selbstoptimierung, beispielsweise des Körpers, nicht grundlegend verändern. Wenn die erhoffte Selbstoptimierung nicht eintritt, hat das zur Folge, dass diese Menschen sich noch mehr als Versager fühlen, noch mehr an sich selbst zweifeln und immer stärker gegen sich selbst ankämpfen. Hier geht es also nicht nur um eine Technik, um „besser und perfekter“ zu werden, sondern es geht darum, sich ehrlich und wahrhaftig auf sich selbst einzulassen und die Gründe für die Selbstablehnung mitfühlend und gegebenenfalls mit professioneller Hilfe zu erkunden.

5.6.3 Yogapraxis als Flucht vor sich selbst

Heutzutage wird Yoga oftmals als ein Instrument verstanden, um uns gut zu fühlen: „Wenn es dir nicht gut geht, dann praktiziere Yoga.“ Dass die Yogapraxis eine positive Wirkung auf uns hat, ist natürlich unumstritten. Manchmal kann es aber passieren, dass die Yogapraxis zu einer Flucht vor sich selbst wird: Dann werden beispielsweise die schlechten Gefühle und Gedanken „wegmeditiert“ oder es wird versucht, sie durch „positive Gedanken“ zu ersetzen. Dann wird die traurige Stimmung „weggeatmet“ und eine drohende innere Leere wird durch eine stark aktivierende Yogapraxis (mit Adrenalinkicks) wieder gefüllt. Gefühle und Empfindungen tauchen nicht ohne Grund auf, sondern möchten uns hinsichtlich unserer Bedürfnisse etwas mitteilen. Für sie gilt es als Erwachsene die Verantwortung zu übernehmen.

5.6.4 Ablehnung der Erde und des Menschseins

Ein weiterer Fallstrick ist die subtile Ablehnung alles Irdischen: Bedürfnisse, der Körper oder Gefühle werden negiert. Oftmals lehnen betroffene

Menschen vor allem Gefühle von Verletzlichkeit, Abhängigkeit und Bedürftigkeit ab, weil sie diesbezüglich schlechte Erfahrungen gemacht haben und meinen, sich so davor schützen zu können. Sie sehen das Menschsein als eine „niedere Dimension" und mitunter als Illusion an, die sie zurückweisen, und vollziehen eine Spaltung zwischen „Himmel" und „Erde".

5.6.5 Verwechslung von Gewahrsein und Kontrolle

Besonders wenn wir schon früh gelernt haben, innerlich in Habachtposition zu sein, missverstehen wir Gewahrsein oder Achtsamkeit oft unbewusst als erhöhte Wachsamkeit und als Kontrollinstrument, um den Überblick zu behalten. Das ist natürlich nicht mit Gewahrsein gemeint. Dann können wir uns ein entspanntes Gewahrsein kaum vorstellen und haben oft auch keinen Zugang dazu. Manchmal praktizieren oder meditieren wir viele Jahre und sind frustriert, dass kaum eine nachhaltige innere Entwicklung in uns geschieht. In diesem Fall ist es ratsam, uns mit unserer Habachtposition sowie unserem Wunsch nach Kontrolle auseinanderzusetzen. Eine andauernde Habachtposition kann auf früh erlebte Traumata hindeuten, bei denen es lohnen könnte, sie mit entsprechender professioneller Hilfe zu bearbeiten.

5.6.6 Übermäßige Öffnung, die nicht integriert werden kann

Je nachdem, welche Praxis wie intensiv geübt wird, kann es zu einer übermäßigen inneren Öffnung und Durchlässigkeit kommen, die nicht mehr integriert werden kann. Dann nehmen betroffene Menschen beispielsweise alle möglichen „Energien" wahr. Manchmal sehen sie dies fälschlich als „Beweis" ihres spirituellen Fortschritts und nicht selten fühlen sie sich von diesen „Energien" oder von ihrer Umwelt beeinträchtigt und haben Schwierigkeiten, sich als eigenständiges und von ihrer Umwelt abgegrenztes Individuum zu erleben. Oftmals vermischen sie dabei die relative und die absolute Ebene der Wirklichkeit und es fällt ihnen mitunter schwer, sich in der Welt zurechtzufinden.

5.6.7 Verwechslung von entspannter Sanftheit und „sich herunterdimmen"

Ein weiterer Fallstrick besteht darin, entspannte Sanftheit, die als Qualität auf dem spirituellen Weg immer wieder auftauchen kann, subtil selbst zu erzeugen. Zugunsten einer „künstlichen Heiligkeit" versucht man sich in seiner Lebendigkeit, Spontaneität, Unmittelbarkeit, Direktheit, Kraft und Präsenz „herunterzudimmen", sie also subtil zurückzuhalten und wegzudrücken. Dabei manipuliert man sich selbst und fixiert sich auf ein wirklichkeitsfremdes, illusionäres, spirituell gefärbtes Selbstbild.

5.6.8 Yoga als Auspowern

In manchen Yogastilen wird die Yogapraxis in erster Linie als sportliches „Auspowern" missverstanden. Die ersehnte Entspannung ist dann nicht das Resultat der Praxis klassischer Yogaelemente, sondern das Ergebnis körperlicher Anstrengung, auf die der Organismus natürlicherweise mit Müdigkeit und einer gewissen Entspannung reagiert. Dann ist vom tiefen Reichtum der Yogapraxis nicht mehr viel übrig und sie wird zu einer Sportart unter vielen anderen.

5.6.9
Verwechslung von einmaliger Erleuchtungserfahrung und echter spiritueller Entwicklung

Gerade in modernen spirituellen Richtungen kommt es manchmal vor, dass eine einmalige Erfahrung von Nondualität oder *Samādhi* fälschlicherweise mit „dauerhafter Erleuchtung" oder „Erwachen" gleichgesetzt wird. Tiefere spirituelle Erfahrungen sagen allerdings nicht sonderlich viel über die echte spirituelle Entwicklung des betreffenden Menschen aus, sondern sind nur ein Aspekt auf diesem Weg. Gravierender ist die Frage, ob diese Erfahrung angemessen in das eigene Leben und die eigene Persönlichkeit integriert werden kann, und vor allen Dingen, wie stark die Identifikationen weiterhin sind – man könnte auch sagen, wie stark das Ego weiterhin ist. Es gibt unzählige Beispiele von spirituellen Lehrern und Gurus, die tiefere Einheitserfahrungen gemacht haben, ansonsten aber in ihrer persönlichen und spirituellen Entwicklung nicht sehr weit gekommen sind.

5.6.10
Verwechslung der Folgen früher Traumata mit spiritueller Entwicklung

Schließlich ist noch zu sagen, dass die Folgen früher Traumata manchmal fälschlicherweise für Kennzeichen einer spirituellen Entwicklung gehalten werden. Wenn wir als Menschen frühe Traumata erleben, empfinden wir die Welt und mitunter auch andere Menschen von Beginn unseres Lebens an als bedrohlich. Dann wehren wir uns unbewusst, voll und ganz in dieser Welt wie auch in unserem Körper anzukommen und zu landen, weil beides mit Bedrohung verbunden ist. Uns gegen das Ankommen in unserem Körper wie auch in der Welt zu wehren ist als Überlebensstrategie also das Beste, was wir in dieser Situation tun können, und wir suchen unbewusst Zuflucht zu anderen, meist energetischen oder spirituellen Dimensionen. Wir empfinden uns dann eher als in einem energetischen Raum und nicht in unserem Körper existierend und haben oftmals Zugang zu energetischen und außersinnlichen Wahrnehmungen sowie zu spirituellen Wesenheiten. Solche Wahrnehmungen und Phänomene sind möglich und gehören zu unseren menschlichen Fähigkeiten. Jedoch sollten sie nicht narzisstisch als „besondere spirituelle Fähigkeiten" verstanden werden. Sie sollten stattdessen als Überlebensstrategien und Ausdruck der Not und der fehlenden Unterstützung verstanden werden, die wir als kleines Kind erlebt haben, und sie sollten als Aufforderung verstanden werden, uns selbst darin mit Mitgefühl zu begegnen und zu lernen, der Welt und anderen Menschen zu vertrauen.

Schlussendlich ist es mir wichtig zu betonen, dass Fallstricke auf dem spirituellen Weg nichts Böses sind, sondern dass jeder und jede zu dem einen oder anderen Fallstrick tendiert. Sie sind Ausdruck unserer Prägungen und unserer Identifikationen und es lohnt sich, sich mit ihnen auseinanderzusetzen, wenn uns etwas an unserer persönlichen und spirituellen Entwicklung liegt. Das ist nicht immer angenehm, aber immer lohnenswert!

Schlusswort

Als Schlusswort ein Zen-Koan:

Ein Schüler kommt ganz aufgeregt zum Meister gerannt: „Meister, Meister, ich habe in der Meditation ein Licht gesehen!"
Darauf entgegnet der Meister:
„Ist nicht so schlimm, das geht vorbei!"

5.7 Missbrauch im Kontext von Yoga

5.7.1 Einleitung

Yoga kann uns darin unterstützen, mehr Selbstermächtigung und innere Freiheit zu entwickeln. Gleichzeitig sind im Kontext von Yoga Machtgefälle und tiefe Sehnsüchte zu finden, die ein Nährboden für Missbrauch sein können. Die Fälle von sexuellem Missbrauch im Kontext von Yoga, die seit vielen Jahren immer wieder an die Öffentlichkeit kommen, weisen darauf hin.

In diesem Abschnitt möchte ich aufklären, wo sexueller, emotionaler und körperlicher Missbrauch anfängt, aufzeigen, welche Bedingungen und Dynamiken Missbrauch begünstigen können, und der Frage nachgehen, wie wir einen modernen und humanistisch geprägten Yoga gestalten können, der der Gefahr von Missbrauch entgegenwirkt. Dabei gehe ich nicht nur auf sexuellen, sondern auch auf emotionalen und körperlichen Missbrauch ein.

Als Yogapraktizierende stellt sich die Frage natürlich einmal mehr, wie im Kontext von Yoga Missbrauch geschehen kann, da die Ethik und insbesondere das Prinzip des Nicht-Verletzens eine zentrale Rolle spielen.

Gerade Gruppen und Bewegungen, in denen ein (psycho-)spiritueller Wachstumsprozess angestrebt wird und in denen darüber hinaus im weitesten Sinne Heilserwartungen sowie hierarchisch-autoritäre Strukturen zu finden sind, sind tendenziell anfällig für verschiedene Formen von Missbrauch.

5.7.2 Was Missbrauch ist

Viele Menschen denken bei Missbrauch zunächst an Vergewaltigung. Aber Missbrauch beginnt bereits viel früher.

Zunächst können wir bei Missbrauch zwischen körperlichem, emotionalem und sexuellem Missbrauch unterscheiden. Jede Form von Missbrauch ist Gewalt!

5.7.2.1 Sexueller Missbrauch

Sexueller Missbrauch findet statt, wenn der Täter Handlungen durchführt, die sexuell motiviert sind oder ihm einen sexuellen Lustgewinn bereiten, ohne dass der oder die Betroffene diesen Handlungen zustimmt. Entsprechende Handlungen sind Küsse, jegliches Eindringen in den Körper sowie Entblößung. Auch scheinbar zufällige Berührungen wie Anfassen, Streicheln, Berühren oder Penetrieren der Geschlechtsorgane sind Handlungen sexuellen Missbrauchs, wenn die Betroffenen ihnen nicht zustimmen. Außerdem zählen dazu: sexuell motivierte Blicke, Äußerungen, Kommentare, Sprüche oder Witze, die sexuell motiviert sind, dem sexuellen Lustgewinn dienen, Männer oder Frauen in ihrer Sexualität erniedrigen und sich entweder direkt an die Betroffenen richten oder in ihrem Beisein stattfinden.

Wenn es sich bei den Betroffenen um Kinder oder Jugendliche handelt, können diese zu den Handlungen oftmals keine eindeutige Position beziehen, weil sie aufgrund ihres Entwicklungsstandes die Situation noch nicht erfassen und die sexuelle Ausrichtung nicht verstehen können. Nicht selten werden die Betroffenen durch Versprechen oder andere Manipulationen zu bestimmten Handlungen gebracht.

Beispiele für sexuellen Missbrauch im Kontext von Yoga sind:

- eine direkte Berührung, die zu lang, zu stark oder zu intensiv ist
- eine Berührung der oder mit den Geschlechtsorganen
- einseitige Berührungen oder Küsse zur Begrüßung oder zum Abschied ohne Einverständnis
- jegliche Form von sexualisierender Anrede, sexualisierenden Kommentaren, sexualisierender Mimik oder Gestik
- Infragestellen oder Übertreten der natürlichen Schamgrenzen
- sexuelle „Tantratechniken" als vermeintliche Initiation oder Förderung von Entwicklung
- geheime Affären mit Lehrer oder Lehrerin, Assistent oder Assistentin

5.7.2.2 Körperlicher Missbrauch

Körperlicher Missbrauch findet statt, wenn die körperliche Unversehrtheit verletzt wird und die Betroffenen körperliche Verletzungen wie blaue Flecken, Wunden, Zerrungen, Schmerzen oder sonstige Beeinträchtigungen davontragen. Zu körperlicher Gewalt zählen unter anderem auch Schubsen, Schlagen, Boxen oder Beinstellen.

5.7.2.3 Emotionaler Missbrauch

Emotionaler Missbrauch findet statt, wenn jemand in einer abhängigen oder untergebenen Position für die emotionalen Wünsche oder die Herstellung des emotionalen Gleichgewichts eines anderen, beispielsweise eines Lehrers oder einer Lehrerin, eines Therapeuten oder einer Therapeutin, herhalten muss.

Dabei kann es um den Wunsch nach Anerkennung, Bewunderung, Verständnis, Liebe oder Nähe gehen, aber auch um den Wunsch nach Macht oder Kontrolle. Emotionaler Missbrauch findet auch statt, wenn der oder die Abhängige bildlich als emotionaler Mülleimer dient, das heißt sich regelmäßig Frust oder Ärger anhört oder als Blitzableiter für die nicht integrierten Aggressionen herhalten muss.

Die Bandbreite des emotionalen Missbrauchs ist sehr groß, es gibt offensichtliche und sehr subtile Formen.

Weitere Anzeichen von emotionalem Missbrauch liegen vor, wenn Lehrende sich für Lernende unentbehrlich machen, wenn diese nicht explizit in ihrer emotionalen Eigenständigkeit unterstützt werden und wenn die Lehrenden bewusst oder unbewusst das Bild der „allwissenden und weisen Lehrperson" vermitteln.

Da Lernende mitunter solche „allmächtigen, idealen, allwissenden und weisen" Lehrpersonen suchen und sich somit aktiv in diese Form von Abhängigkeitsverhältnis begeben, möchte ich hier betonen, dass die Verantwortung, missbräuchlichen Tendenzen bewusst und aktiv entgegenzuwirken, voll und ganz bei den Lehrenden liegt.

5.7.3 Merkmale, die auf eine Anfälligkeit für Missbrauch hinweisen

Nachfolgend möchte ich einige Merkmale erläutern, die als Nährboden für die verschiedenen Formen von Missbrauch dienen können.

Explizit und implizit wird verhindert:

- dass in der jeweiligen Gruppe oder Bewegung konstruktive und auch kontroverse Auseinandersetzungen geführt werden
- dass Probleme, Konflikte, Spannungen und Widersprüche offen angesprochen und diskutiert werden
- dass die Bedürfnisse, die Gefühle, die Grenzen wie auch die Würde jedes Einzelnen respektiert werden

- dass Fehler eingestanden und Entschuldigungen ausgesprochen werden
- dass Menschen in ihrer Eigenständigkeit wertgeschätzt und unterstützt werden
- dass die Lernenden oder die Anhängerschaft als erwachsene, reife und kompetente Menschen verstanden werden

Die ersten der nachfolgend beschriebenen Merkmale beziehen sich auf die soziale Struktur sowie auf die Subkultur der Gruppe, einschließlich ihres Welt- und Menschenbildes. Die weiteren Merkmale stehen in Verbindung mit der Leitungs- oder Führungsperson dieser Gruppierung und die abschließenden Merkmale richten den Fokus auf die Anhängerschaft oder die Lernenden.

Diese Perspektiven entsprechen den vier Perspektiven der sogenannten vier Quadranten bei Ken Wilber: die außen-kollektive Perspektive (soziale Struktur), die innen-kollektive Perspektive (Subkultur), die außen-individuelle Perspektive (konkretes Verhalten) und die innen-individuelle Perspektive (Psychodynamik).

Inhaltlich bediene ich mich hier in erster Linie der Integralen Theorie (Ken Wilber), der Spiral Dynamics (Don Beck), des NARM™-Ansatzes (Laurence Heller) sowie meiner eigenen Arbeiten.

5.7.3.1
Autoritäres System

Ein autoritäres System zeichnet sich dadurch aus, dass die oberste Autoritätsperson, im Yogakontext der oder die Lehrende, der Meister oder die Meisterin, allein bestimmt, was richtig und was falsch ist und wie die Dinge (die Welt und der Mensch) gesehen werden (sollen). Legitimiert wird dieser Alleinbestimmungsanspruch durch die Position als „erfahrener Yogalehrer“, als „erleuchtete Meisterin“, als „heilige Weise“ oder als „Teil der spirituellen Tradition“. Anderslautende Meinungen oder Empfindungen werden weder eingeladen noch sind sie gewollt. Ein autoritäres System geht immer mit bestimmten Machtstrukturen, Machtgefällen und Hierarchien einher. Je rigider und totalitärer das autoritäre System ist, desto eher begünstigt es Missbrauch. Gestützt wird ein autoritäres System oft durch religiöse Konzepte und Rituale, wie zum Beispiel dem Meister in Demut und Hingabe zu begegnen, ihm zu huldigen und ihn zu verehren. Diskursive Auseinandersetzungen oder grundlegende Kritik werden in solch einem (religiös-traditionellen) Feld als starker Affront verstanden und mitunter im Keim erstickt mit dem Hinweis, die „heilige Tradition“ nicht zu verletzen.

Der Meister oder die Meisterin befindet sich bildlich gesprochen in einer Glocke von Heiligkeit, Allwissenheit und Unberührbarkeit und hat gleichzeitig die vollkommene Macht und Kontrolle. Reflektierende oder korrigierende Institutionen und Mechanismen innerhalb dieses Systems gibt es nicht.

Die Autorität der Führungsperson kann weiterhin dadurch gerechtfertigt werden, dass sie qua ihrer Position allwissend und unfehlbar sei. Wie sie überhaupt zu dieser Position gekommen ist und welche Umstände ihr dazu verholfen haben, wird weder nachgefragt noch kritisch beäugt. Auch das wäre ein Verstoß gegen die hier vorhandene „Heiligkeit“. Nicht selten inszeniert sich diese Führungsperson direkt oder indirekt als quasi von Gott beauftragt oder gar gottgleich. Und für ihre Schüler und Schülerinnen oder Anhänger und Anhängerinnen ist es vorgeblich eine Ehre, überhaupt mit solch einer besonderen Person in Berührung kommen zu dürfen.

Die Entwicklung einer erwachsenen Eigenständigkeit sowie die Begegnung auf Augenhöhe und demokratische Prozesse haben in solch einem System keinen Platz.

Eine notwendige Auseinandersetzung mit den eigenen Schattenseiten, mit den eigenen narzisstischen Dynamiken und auch mit den eigenen kindlichen Bedürfnissen wird seitens der Führungsperson abgewehrt mit dem Hinweis, dass sie ja bereits vollkommen sei.

Hinsichtlich autoritärer Systeme wird mitunter darauf hingewiesen, dass es kulturell einen Ost-West-Unterschied gebe, dass autoritäre Systeme feste Bestandteile der indischen Kultur seien und dass wir sie respektieren sollten. Auch wenn es in der indischen Tradition keinen expliziten aufgeklärten Humanismus gibt, der die Einzigartigkeit und die Würde des Menschen in den Mittelpunkt stellt, so gibt es in Indien dennoch das Prinzip der Gewaltlosigkeit. Und auch die westlichen Kulturen sind mitnichten frei von autoritären und missbrauchsanfälligen Systemen, wie die Öffentlichmachung von immer mehr Missbrauchsfällen innerhalb der Kirche zeigt. Eher ist es eine Frage von Tradition und Moderne, nach Don Beck eine Frage von mythischer versus individuell-gemeinschaftsorientierter Kultur.

Don Beck zufolge handelt es sich hier um eine mythisch-autoritäre Kultur. Die gesamte Ausrichtung dieser Kultur zielt darauf ab, das hierarchische, „heilige" System zu erhalten. Individuelle Meinungen, Bedürfnisse und Empfindungen würden den Zusammenhalt bedrohen, auf sie muss zugunsten des großen Ganzen verzichtet werden.

5.7.3.2 Abhängigkeitsverhältnisse

Abhängigkeitsverhältnisse zwischen Täter und Opfer können ein Nährboden für sexuellen wie auch für emotionalen und körperlichen Missbrauch sein. Aber auch ungleiche Beziehungen, in denen es ein Kompetenz- oder Erfahrungsgefälle gibt, wie das Verhältnis zwischen Lernendem und Lehrendem oder zwischen Therapeut und Klient fallen darunter, weil die Betroffenen dem Täter oder der Täterin von vornherein einen Vertrauensvorschuss aufgrund seiner oder ihrer (mitunter selbstdefinierten) Position geben und sich ihm oder ihr anvertrauen, um etwas zu lernen, um zu wachsen oder um Hilfe zu bekommen.

Das heißt: Auch wenn der Schüler oder die Klientin in diesem Fall beispielsweise einem sexuellen Kontakt zustimmt oder ihn gar initiiert und es darüber hinaus im Verlauf zu einer Beziehung kommt, ist diese Beziehung zunächst von einem Abhängigkeitsverhältnis geprägt und insofern anfällig für Missbrauch.

5.7.3.3 Unterordnen für „die gute Sache"

Wenn in einer Gruppierung die Auffassung zu finden ist, dass es wichtig sei, sich für „die gute Sache" oder für „die gemeinsame Vision" unterzuordnen, so bedeutet das meistens, dass persönliche Bedürfnisse, Meinungen oder Empfindungen zurückgesteckt werden müssen, um der „guten Sache" zu dienen. Auch wenn es durchaus positive Aspekte dieser Auffassung gibt, birgt sie dennoch die Gefahr einer gewissen Anfälligkeit für Missbrauch. Dann können, falls sie überhaupt geäußert werden, Grenzsetzungen, individuelle Meinungen oder Empfindungen, die möglicherweise sogar eine Antwort auf eine Demütigung oder einen Übergriff sind, sehr schnell mit der rhetorischen Frage abgebügelt werden, ob er oder sie denn nicht mehr der „guten Sache" dienen wolle.

5.7.3.4 Ethik gilt nicht für Lehrende

Ein weiteres Merkmal, das als Nährboden für Missbrauch dienen kann, ist, wenn die ethischen Regeln nur für die Lernenden, nicht aber für die Lehrenden gelten. Damit gibt es keine Orientierung, an der das Verhalten eines Lehrenden gemessen werden kann.

Oftmals wird dabei indirekt vermittelt, dass die Lehrperson es aufgrund ihrer Perfektion oder ihres „Erwachens" nicht nötig habe, sich an ethischen Regeln zu orientieren, und dass das Messen ihres Verhaltens an ethischen Regeln ein Angriff auf ihre „Vollkommenheit" sei. Das führt dazu, dass sie sich quasi in einem rechts- und moralfreien Raum bewegt. Darüber hinaus entwickelt sich dabei oft die subkulturelle Auffassung, dass Übergriffe, Demütigungen oder Provokationen einzig der Entwicklung der Lernenden dienen, dass der Lehrer oder die Lehrerin sie testet und ihnen ihr Ego aufzeigt und dass sie dem Meister oder der Meisterin dafür dankbar sein sollten.

Manchmal entwickelt sich subtil auch die Auffassung, dass der Meister oder die Meisterin so viel gebe, dass diese „Geschenke" eigentlich unbezahlbar seien und dass er oder sie deshalb das Recht habe, sich an den Lernenden „zu bedienen".

5.7.3.5 Der Körper spielt eine zentrale Rolle

Wenn der Körper wie im Hatha-Yoga eine zentrale Rolle spielt, so ist das ein weiteres Kriterium, das zum Nährboden von Missbrauch werden kann.

Besonders während körperlicher Berührungen kann es leicht zu Übergriffen kommen, die unter dem Deckmantel der Hilfestellung geschehen. Aber auch das Ansinnen, durch Berührung oder Massage innere Blockaden zu lösen, wird nicht selten dazu verwendet, Übergriffe zu rechtfertigen und darüber hinaus als etwas Kostbares hinzustellen.

5.7.3.6 Entwicklung einer Kontrastidentität

Eine Kontrastidentität zeichnet sich dadurch aus, dass die Gruppenidentität vor allem auf den Kontrast zum restlichen Teil der Gesellschaft aufbaut. Das heißt, es findet eine klare Abgrenzung statt, es wird ein Wir-und-Ihr geschaffen, die eigene Gruppierung wird positiv, bisweilen exklusiv besetzt: „Wir sind spirituell." „Wir sind die, die sich für die Liebe entschieden haben." „Wir bringen das Licht in die Welt." „Wir wissen um die Wahrheit." „Wir haben Geheimwissen." „Wir sind die Auserwählten." „Wir haben es verstanden." „Wir bringen Licht und Liebe in die Welt."

Hier geschieht eine kollektive Selbstidealisierung, die immer mit narzisstischer Aufwertung einhergeht und davon lebt, eine Kontrastidentität zu entwickeln, die beispielsweise besagt, dass man „besser", „weiter", „spiritueller" oder „liebender" sei.

Eine Kontrastidentität lebt von der Abspaltung vom Rest der Gesellschaft. Manchmal wird diese als übermächtig oder bedrohlich empfunden und im Umkehrschluss inszeniert man sich selbst als Märtyrer „für die gute Sache". Selbstkritische Fragen und Auseinandersetzungen werden abgewehrt, da sie das wacklige Identitätsgebäude ins Wanken bringen könnten.

Kontrastidentitäten sind anfällig für Verschwörungstheorien wie auch für Missbrauch, besonders dann, wenn sie innerhalb eines autoritären Systems bestehen.

5.7.3.7 Vereinfachende Wahrheiten

Wenn eine Gruppierung sich an vereinfachenden Wahrheiten orientiert, ist sie missbrauchsanfälliger, als wenn anerkannt wird, dass die Welt und der Mensch mitunter widersprüchlich, komplex und nicht immer sofort zu verstehen sind.

Vereinfachende Wahrheiten sind zum Beispiel: „Der Schulterstand reguliert die Schulddrüse, weil sie durch den Druck aktiviert wird." „Wenn du dieses Mantra 108-mal täglich rezitierst, dann wird es dir besser gehen." „Du musst nur loslassen, dann wirst du Heilung erfahren." „Nur die Liebe wird die Welt retten." „Wir leben in einer Diktatur und müssen uns dagegen wehren."

Vereinfachende Wahrheiten tendieren zu vereinfachten und unrealistischen Heilsversprechen und gehen mit einer übergroßen Bereitschaft der Anhänger und Anhängerinnen einher, alles dafür zu tun, um Heilung oder Erlösung zu erfahren. Dadurch sind sie sehr anfällig, sich auf missbräuchliche Situationen einzulassen. Bei den Lehrpersonen ist dagegen eine unrealistische Selbstüberschätzung in Bezug auf ihre „Heilfähigkeiten" zu finden. Sofern sie sich nicht grundlegend mit ihren Schatten und narzisstischen Seiten auseinandergesetzt haben, birgt dies aufgrund ihrer Größenfantasien die Gefahr, dass sie andere benutzen.

Manchmal entstehen vereinfachende Wahrheiten, indem man aus einer komplexen Tradition einen Aspekt herausgreift und ihn verabsolutiert, wie etwa: „Die Liebe heilt alles."

Mitunter werden die absolute und die relative Perspektive gegeneinander ausgespielt und die absolute Perspektive wird als Totschlagargument missbraucht. Dann heißt es beispielsweise: „Es ist alles eins, da gibt es keine Probleme. Und wenn du ein Problem mit mir hast, dann musst du daran arbeiten!" „Deine Gefühle sind Ausdruck deines Egos, das musst du transzendieren!" „Wenn du eine Meinung hast, ist das Ausdruck davon, dass du noch nicht so weit bist und die allumfassende Einheit noch nicht erkannt hast!"

Gruppierungen, die auf einer Kontrastidentität aufbauen, sind anfällig für vereinfachende Wahrheiten.

5.7.3.8 Kindliche Impulse werden für spirituell gehalten

Ken Wilber nennt dies die Verwechslung von präpersonalen und transpersonalen Entwicklungszuständen.

Der frühkindliche Wunsch nach Verschmelzung und Symbiose wird für die mystische Erfahrung von Einheit oder Nondualität gehalten. Die kindliche Sehnsucht nach umfassender emotionaler Sicherheit, nach Aufgehobensein und danach, dass „endlich alles gut wird", wird verbunden mit großen Heilserwartungen auf den spirituellen Weg übertragen. Wenn in einer spirituellen Subkultur nicht zwischen kindlichen Sehnsüchten und reifer, spiritueller Entwicklung unterschieden wird, kann es passieren, dass Anhängerinnen und Anhänger über viele Jahre in einer spirituellen Gruppierung bleiben, immer mit der Hoffnung, dass ihre kindlichen Sehnsüchte endlich erfüllt werden. Sie zahlen viel Geld und niemand offenbart ihnen, dass das, was sie eigentlich suchen, hier nicht zu finden ist und dass es dafür eine andere Art der Arbeit braucht.

Eine weitere Verwechslung liegt vor, wenn die kindlich-magische Auffassung von der Allmacht der Gedanken für eine spirituelle Weisheit gehalten wird. Dies kann sich auf die äußere Welt – „Wenn ich nur richtig wünsche, durchweg positiv denke, dann gehen meine tiefsten Sehnsüchte in Erfüllung …!" – oder auch auf die Innenwelt – „Wenn ich meine negativen Gedanken endlich in den Griff kriege, dann werde ich geheilt sein und Glück erfahren …!" – beziehen. Diese kindlich-magischen Auffassungen für spirituell zu halten, birgt die Gefahr, dass zum einen eine kindliche Allmachtsfantasie spirituell hofiert wird und zum anderen die Betreffenden gegen die eigenen Gedanken ankämpfen und sich selbst beschämen und verletzen. Die Entwicklungsphase der kindlichen Allmachtsfantasie dient dazu, dass das Kind mit seiner eigenen Kraft und Macht in Verbindung kommt, um sie dann im folgenden Entwicklungsschritt mit der Realität abzugleichen und im wahrsten Sinne des Wortes auf den Boden zu kommen. Menschen, die im kindlich-magischen Denken verhaftet sind, fehlt deshalb oftmals ein gewisser Bezug zur Realität.

Ähnlich verhält es sich bei der Verwechslung von kindlich-mythischen Auffassungen mit einer spirituellen Perspektive. Hier wird die Allmachtsfantasie auf äußere Götter übertragen, die in der indischen Tradition in großer Fülle zu finden sind. Sie werden aus mythischer Sicht als konkret und real verstanden und es geht darum, nur die richtigen Gebete und Rituale an sie zu richten, damit sie die eigenen Wünsche erfüllen. Mitunter wird die Allmachtsfantasie auf das Universum an sich übertragen und die religiöse Praxis besteht dann zum Beispiel darin, „ganz in der Liebe zu leben". Auch hier kommt die Entwicklung hin zu einem eigenständigen Individuum kaum vor, die einschließen würde, sich mit eigenen konkreten Handlungsmöglichkeiten und Eigenverantwortung auseinanderzusetzen, aber auch die Grenzen des eigenen Wirkens und der eigenen Macht sowie die Tatsache, dass wir als Menschen verletzlich sind, anzuerkennen. Dieser Prozess hat durchaus etwas Schmerzhaftes, da mit ihm eine Ernüchterung der kindlichen Allmachtsfantasien einhergeht, die ursprünglich auf die Eltern gerichtet sind. Gleichzeitig ist diese Ernüchterung nötig, um zu einem reifen, erwachsenen, eigenständigen Individuum zu kommen.

Alle kindlichen Auffassungen und Sehnsüchte bergen die Gefahr, dass die Betroffenen eine übergroße Bereitschaft haben, alles zu geben, damit sich ihre Wünsche erfüllen. Dabei gehen sie oft über ihre eigenen Grenzen hinweg. Das wiederum macht sie für Missbrauch anfällig.

Weiterhin stehen diese kindlichen Entwicklungsstufen der Entwicklung einer reifen, erwachsenen Persönlichkeit im Weg, da diese weder als notwendig noch als erstrebenswert empfunden wird. Da die Betroffenen deshalb weniger vertraut damit sind, ihre eigenen Grenzen zu spüren, ihre Gefühle und Bedürfnisse wahrzunehmen sowie für sich einzustehen, sind sie wiederum anfälliger für Missbrauch.

Die folgenden Merkmale beziehen sich auf die Leitungsperson beziehungsweise die Lehrerin, den Lehrer oder die Meisterin, den Meister.

5.7.3.9 Sehnsucht nach Kontrolle und Macht – Lehrende missbrauchen ihre Autorität

Ein weiteres Merkmal, das einen Nährboden für Missbrauch darstellt, ist die Sehnsucht des oder der Lehrenden nach Kontrolle und Macht. Wenn die Lehrperson sich darüber hinaus in einem autoritären System befindet, so hat sie leichtes Spiel, sich als diejenige in Position zu rücken, die bestimmt, wo es langgeht, was richtig und falsch ist, welche Regeln gelten, wie die Dinge zu interpretieren sind, und die Lernenden oder Anhänger und Anhängerinnen zu demütigen oder zu provozieren, um ihre Machtposition immer wieder zu untermauern.

Oftmals entsteht die Sehnsucht nach Kontrolle und Macht, wenn Menschen als Kind unter der Macht und Kontrolle von Autoritätspersonen gelitten und Erniedrigungen, Demütigungen, Gewalt oder Missbrauch erfahren haben. Diese Sehnsucht ist eine Strategie, die dafür sorgen soll, dass sie selbst nie wieder Erniedrigung und Demütigung erfahren, indem sie von vornherein klar machen, wer hier das Sagen hat.

Kritische Rückmeldungen und konstruktive Auseinandersetzungen werden unterdrückt, weil sie die Machtposition gefährden könnten.

Die Wachstumsherausforderung für die Betroffenen besteht darin, sich mit den eigenen erfahrenen Verletzungen und Demütigungen auseinanderzusetzen und von der Strategie der Kontroll- und Machtausübung allmählich abzulassen.

5.7.3.10 Sehnsucht nach Anerkennung – Lehrende inszenieren sich als ideales Objekt

Wenn Lehrende große Sehnsucht nach Anerkennung haben, dann kann auch das zu Missbrauch führen. Wenn Lehrende der kindlichen Verführung nicht widerstehen können, ein idealisiertes und größenfantastisches Selbstbild aufzubauen, und sich mit ihm identifizieren – zum Beispiel „eine großartige Lehrerin“, „einer, der auf alle Fragen eine Antwort hat“, „eine perfekte Yogini“, „einer, der Nondualität erfahren hat und somit erwacht ist“, „eine, die anderen immer sagen kann, wie sie sich selbst helfen können“, „einer, der andere immer versteht“ oder „eine, die immer für andere da ist“ zu sein –, dann brauchen sie die Anerkennung und Idealisierung ihrer Schüler und Schülerinnen, um dieses ideale und gleichzeitig unrealistische Selbstbild aufrechtzuerhalten. Innerlich müssen sie ständig dagegen ankämpfen, dass dieses idealisierte Bild Brüche bekommen könnte. Deshalb inszenieren sie ihr ideales Selbstbild immer wieder neu, weil sie ständig Bestätigung darin brauchen. Kritische Anmerkungen oder Diskussionen lassen sie nicht zu, um die Idealisierung nicht zu gefährden, Fehler gestehen sie nicht ein, unterschiedliche Auffassungen können sie nur schwer tolerieren, Rückmeldungen laden sie nicht explizit ein und schließlich fühlen sie sich leicht gekränkt, was sie sich meistens aber nicht anmerken lassen, da es ihrem makellosem Selbstbild ebenfalls nicht entspricht.

Nicht selten sehnen sie sich nach Anerkennung und suchen die Idealisierung als Kompensation, weil sie sich (unbewusst) in ihrem Innersten als wertlos, schlecht oder nicht liebenswert empfinden.

Die Herausforderung für die Betroffenen besteht darin, sich diesen inneren Empfindungen von Wertlosigkeit, nicht liebenswert zu sein oder schlecht zu sein zu stellen und zu erkunden, was es mit ihnen auf sich hat.

5.7.3.11 Sehnsucht nach Nähe und Kontakt

Wenn Lehrende eine starke Sehnsucht nach Nähe und Kontakt haben und nicht in der Lage sind, für diese Wünsche Verantwortung zu übernehmen, kann das tendenziell zu Missbrauch führen. Dann kann es passieren, dass sie diese Nähe bei ihren Schülerinnen und Schülern in Form von körperlicher Berührung, emotionaler Nähe oder sexuellem Kontakt suchen. Manchmal fühlen sich Schüler oder Schülerinnen angesichts solcher Wünsche ihres Lehrers oder ihrer Lehrerin geehrt und manchmal stehen sie ihnen einfach indifferent gegenüber. Selten drücken sie offen und ehrlich ihr „Nein“ aus.

Hier liegt die Herausforderung bei den Lehrenden, sich mit ihren unerfüllten Wünschen nach Nähe und Kontakt auseinanderzusetzen und dafür zu sorgen, dass sie tragende und nährende Freundschaften und Beziehungen zu Menschen eingehen, die für sie nicht den Status eines Schülers oder einer Schülerin innehaben.

Die nächsten und abschließenden Merkmale beziehen sich auf Schüler oder Schülerinnen, Anhänger oder Anhängerinnen und können ebenfalls Missbrauch begünstigen.

5.7.3.12 Starke Sehnsucht danach, dass „alles gut“ ist

Eine starke, unerfüllte Sehnsucht von Schülern oder Schülerinnen danach, dass irgendwann „alles gut“ ist, ist ein Kriterium, das Missbrauch begünstigt. Es ist die Sehnsucht, sich in einer als unwirtlich und herausfordernd empfundenen Welt endlich einmal sicher, geborgen, geschützt und aufgehoben zu fühlen: die unbewusste Sehnsucht nach Rettung, Heilung und Erlösung. Diese tiefe und zugleich kindliche Sehnsucht wird nicht selten auf spirituell orientierte Gruppen übertragen in der Hoffnung, dass sie sich endlich erfüllt. Die Betroffenen können dann zum einen sehr anfällig sein, auch noch so unrealistischen Heilsversprechen Glauben zu schenken, und zum anderen bereit sein, viel dafür aufzugeben, einschließlich ihrer eigenen Würde. Heilsversprechen bedienen sich oftmals einfacher Wahrheiten, was die Anfälligkeit für Missbrauch nochmals verstärkt.

Psychologisch entspricht diese Sehnsucht oftmals dem kindlichen Wunsch, von den Eltern und von der Welt endlich das zu bekommen, was die Betroffenen gebraucht hätten. Diese Sehnsucht loszulassen fühlt sich unbewusst für sie nicht selten so an, als würden sie sich selbst aufgeben.

5.7.3.13
Sehnsucht nach Zugehörigkeit

Eine tiefe Sehnsucht nach Zugehörigkeit kann Missbrauch ebenfalls begünstigen. Oftmals suchen die Betroffenen schon viele Jahre nach „dem Zuhause", sei es in einer Gruppe, in einer Beziehung, in einem fremden Land oder in der spirituellen Welt. Sie fühlen sich oft, als hätten sie keine Wurzeln, die sie tragen, keine gefühlte Heimat, und sie sehnen sich zutiefst danach, endlich irgendwo anzukommen und dazuzugehören. Auch diese Menschen sind bereit, für diese Erfahrung sehr viel zu geben. Nicht selten versuchen Lehrende, diesen Schülerinnen oder Schülern ein Gefühl von Zugehörigkeit und Angenommensein zu vermitteln. Allerdings führt dies gleichzeitig zu einer kindlichen und emotionalen Abhängigkeit von den Lehrenden, sofern die Betroffenen sich nicht aktiv mit dieser Thematik auseinandersetzen, was wiederum die Anfälligkeit für Missbrauchsdynamiken erhöht.

5.7.3.14
Sehnsucht nach Orientierung und Führung

Weiterhin kann aufseiten der Schüler und Schülerinnen eine starke Sehnsucht nach Orientierung und Führung zu einem Nährboden für Missbrauch werden. Den Betroffenen fehlt mitunter der Bezug zu ihren eigenen Wünschen, zu ihrer Leidenschaft und Lebendigkeit, zu dem, was sie im Leben wirklich erfüllt, und ihnen fehlt ein Gefühl dafür, was sie ganz individuell als Mensch ausmacht. Nicht selten haben sie Schwierigkeiten, Entscheidungen zu treffen und ihren eigenen Weg zu finden. Dann erhoffen sie sich Orientierung und Ratschläge bei Lehrenden und Führungspersönlichkeiten. Diese tappen in die Falle, ihnen zu helfen, indem sie ihnen gute Ratschläge geben, erhalten damit allerdings gleichzeitig die kindliche Unselbstständigkeit und Abhängigkeit aufrecht, was Missbrauch einlädt.

5.7.3.15
Sehnsucht nach Wertschätzung und Liebe

Eine unerfüllte Sehnsucht nach Wertschätzung und Liebe kann dazu führen, dass die Betroffenen sich ganz besonders eifrig um die Nähe und die Anerkennung des Lehrers oder der Lehrerin bemühen, indem sie beispielsweise besonders ehrgeizig sind, besonders devot sind, besonders aufmerksam sind oder ständig mit ihm oder ihr flirten.

Sie kann sich auch darin ausdrücken, dass die Betroffenen sich in erster Linie einer Gruppierung anschließen, die selbst zu einer Idealisierung neigt, sich entsprechend inszeniert und besonders „toll", „hip", „makellos", „erfolgreich" oder „perfekt" erscheint. Unbewusst erhoffen die Betroffenen, wenn sie Teil dieser Gruppierung werden, die sie selbst ebenfalls idealisieren, dass etwas vom „Licht" der Gruppe auch auf sie abfällt und sie dann ebenfalls wertvoller und geliebter sind. Auch diese Dynamik lässt bei den Betroffenen kaum Kritik oder andersartige Meinungen auftauchen. Sie identifizieren sich so stark mit der Gruppierung, dass Kritik einerseits ihre Idealisierung und andererseits ihren eigenen Wert bedrohen würde. Und das macht sie anfällig für Missbrauch.

Es wird deutlich, dass Missbrauch immer dann einen Nährboden bekommt, wenn der Einzelne in seiner Einzigartigkeit und in seinen Bedürfnissen, Empfindungen und Meinungen nicht respektiert wird und wenn bei Lehrenden wie Lernenden kindliche, unerfüllte Sehnsüchte stark ausgeprägt sind. Weiterhin wurde deutlich, dass es vonseiten der Lehrenden mitunter eines aktiven Entgegensteuerns gegen das reine Ausagieren der kindlichen Sehnsüchte der Lernenden bedarf.

5.7.4 Maßnahmen und Haltungen, die Missbrauch entgegenwirken

Nun stellt sich im Yogakontext natürlich die Frage, wie wir Missbrauch aktiv entgegenwirken können, wie wir darüber hinaus dazu beitragen können, dass jeder Einzelne in seiner Einzigartigkeit und Würde respektiert wird, und wie wir ein Feld schaffen können, in dem entsprechende Wachstumsprozesse stattfinden können.

5.7.4.1 Haltungen, die wir als Yogalehrende einnehmen können

Wenn wir folgende Haltungen einnehmen und das Yogaumfeld entsprechend gestalten, können wir damit Missbrauchstendenzen entgegenwirken:

- Es gibt nie nur eine Wahrheit: Die Welt ist komplex und vielschichtig.
- Individuelle Erfahrungen sagen mehr aus als Konzepte und Ideologien.
- Die Empfindungen und Gefühle jeder und jedes Einzelnen zählen und werden respektiert.

Weiterhin ist hilfreich:

- auf jegliche Versprechen von Heilung, Rettung oder Erwachen wie auch auf vereinfachende Wahrheiten explizit und implizit verzichten
- aktives Einladen auch von kritischen Rückmeldungen
- bei kurzen Befindlichkeitsrunden am Anfang oder am Ende der Yogastunde auch unangenehme Empfindungen oder Gefühle einladen
- Widersprüche und unterschiedliche Meinungen explizit zulassen, aber auch einen klaren Rahmen setzen, wenn andere angegriffen oder abgewertet werden
- gerade bei fortlaufenden Kursen die Lernenden um differenziertes Feedback bitten, einschließlich einer Antwort auf die Frage, was sie sich sonst noch wünschen und ob es etwas gibt, das schwierig für sie ist
- Lernenden keine Ratschläge für ihr Leben geben, auch wenn sie manchmal darum bitten, denn es würde ihre emotionale Abhängigkeit von den Lehrenden verstärken
- Lernenden empfehlen, sich für ihre persönliche Entwicklung weitere professionelle Unterstützung zu suchen
- sich als Lehrende als fehlbar verstehen, das heißt gemachte Fehler eingestehen und korrigieren
- eigene Grenzen hinsichtlich der eigenen Kompetenz offen kommunizieren
- sich als Lehrende regelmäßig in Supervision oder Intervision begeben
- das eigene Rollenverständnis als Yogalehrende immer wieder hinterfragen und neu erforschen
- den Lernenden zumuten, als Lehrende nicht für die Erfüllung ihrer Sehnsüchte zur Verfügung zu stehen
- falls sich zwischen einem, einer Lernenden und einem, einer Lehrenden eine sexuelle Beziehung anbahnt, die Schüler-Lehrer-Beziehung sofort beenden und – das ist wichtig – die Beziehung offen kommunizieren

5.7.5 Fazit

Das Thema Missbrauch im Yoga ist heikel und stellt mitunter idealisierte Vorstellungen über den Yoga infrage. Dennoch und gerade deshalb ist es für Yogalehrende wichtig, sich möglicher subtiler Missbrauchsdynamiken im Yoga bewusst zu sein und über konkrete Handlungsansätze zu verfügen, die der Gefahr von Missbrauch im Kontext von Yoga entgegenwirken können.

Anmerkungen

1 Angemerkt sei hier, dass es nicht *den* Weg des Yoga gibt, sondern dass die Tradition des Yoga aus sehr unterschiedlichen und sich teilweise widersprechenden Ansätzen besteht.

2 Ursprünglich wurde dieser Wachstumsprozess so beschrieben, dass die Persönlichkeit mit viel Disziplin hinter sich gelassen und gleichzeitig die Aufmerksamkeit auf transzendente Inhalte gerichtet wird. In den tantrischen Ansätzen sowie im integralen Yoga von Aurobindo finden wir hingegen Bestrebungen, die Persönlichkeit stärker in den Prozess zu integrieren. Mittlerweile fließen auch Ansätze der modernen Psychologie in den Weg des Yoga hinein. Wenn wir schließlich ein wenig Einblick in die tiefen Prozesse bekannter Meister bekommen, so waren sie in ihrem Wachstumsprozess auch immer mit ihrer Persönlichkeit wie beispielsweise tiefen Ängsten oder „inneren Dämonen" konfrontiert und gefordert, einen Umgang mit ihnen zu finden.

3 Dabei sind an dieser Stelle folgende Ansätze und Autoren von Bedeutung: die Tiefenpsychologie (angefangen mit der Psychoanalyse von Sigmund Freud über C. G. Jung, Alfred Adler, Margaret Mahler, Otto Kernberg, Heinz Kohut und James F. Masterson bis zur Bindungstheorie nach John Bowlby) einschließlich der humanistischen Psychotherapie (Erich Fromm, Carl Rogers, Laura und Fritz Perls, Irvin Yalom), die sich mit der Frage beschäftigen, wie Prägungen und somit unsere Glaubenssätze und Identifikationen entstehen und wie sie sich auflösen lassen. Von der Körperpsychotherapie (Wilhelm Reich, Alexander Lowen, Ron Kurtz, Peter Levine) können wir lernen, wie Körper und Psyche miteinander in Wechselwirkung stehen und wie wir unter Einbeziehung des Körpers das Lösen von Identifikationen unterstützen können (NARM™-Ansatz von Laurence Heller). Schließlich kann uns die transpersonale Psychologie (Stanislav Grof, Roger Walsh, Francis Vaughan, Roberto Assagioli, Ken Wilber, Ludwig Frambach, Joachim Galuska, A. H. Almaas) Anregungen geben, wie unsere Identifikationen mit der uns innewohnenden wahren Natur in Beziehung stehen und wie wir von diesem Verständnis aus die wahre Natur sich in uns entfalten lassen können. Die Bezugnahme auf die jeweils wichtigen Autoren hat keinen Anspruch auf Vollständigkeit und aufgrund des begrenzten Rahmens werde ich auch nicht detaillierter auf die einzelnen Strömungen eingehen. Die Verhaltenstherapie, die auf eine Veränderung des Verhaltens abzielt, ist weniger hilfreich, da sie eine nicht zu verstehende, sogenannte Black-Box als das Innere im Menschen annimmt. Demnach lässt sich Verhalten in erster Linie durch bewusste und willentliche Prozesse verändern.

4 Mittlerweile findet hier allerdings eine Verschiebung statt: Heutzutage kommen die meisten Menschen zum Yoga, weil sie Entspannung suchen oder weil sie unter gewissen psychischen oder körperlichen Symptomen leiden. Yoga ist gegenwärtig also mehr zu einem Ansatz der praktischen Lebenshilfe geworden als zu einem tiefgründigen Wachstumsweg oder gar einem Weg der spirituellen Verwirklichung. Die Frage, die sich hier stellt, ist, wie wir als Yogalehrende der spirituellen Tiefe der Yogatradition gerecht bleiben und einer Verflachung und Vereinfachung in Form von primitiven Rezepten standhalten können.

5 Besonders in den tantrischen Ansätzen des Yoga und des Buddhismus sowie mitunter im integralen Yoga von Aurobindo finden sich Versuche einer stärkeren Integration von Gefühlen, Bedürfnissen und dem Körper.

6 Dabei bediene ich mich einer ganzheitlich-psychologischen Sichtweise, die den Körper, die Gefühle, den Geist (die Psyche) und die Seele (als Ausdruck der wahren Natur) einbezieht.

7 Mit Hatha-Yoga meine ich in erster Linie den tantrisch geprägten Hatha-Yoga.

8 Deshpande & Bäumer, 2010, S. 21.

9 Im Vergleich zu Ansätzen der Psychologie sehen die verschiedenen spirituellen Traditionen explizit nur teilweise die Notwendigkeit, sich mit den eigenen Gefühlen und Bedürfnissen auseinanderzusetzen. Implizit findet diese Auseinandersetzung mehr oder weniger in jedem spirituellen Wachstumsprozess statt.

10 Wir finden Beschreibungen der Erfahrung von *Dhyāna* und *Samādhi* in diversen Texten und Traditionen wie den Upanishads, bei Patañjali, in der *Bhagavadgītā* sowie im Pali-Kanon des Buddhismus. Und auch in der christlichen Mystik, im Sufismus und in anderen mystischen Traditionen finden wir entsprechende Beschreibungen.

11 A. H. Almaas, der Begründer des Diamond Approach und der Ridhwan-Schule, ist der einzige mir bekannte Lehrer, der die Erfahrungszustände jenseits der Erkenntnis von „Form ist Bewusstsein" und „Bewusstsein ist Form" klar und differenziert als „view of totality" beschreibt (vgl. Almaas, 2014).

12 Laurence Heller, der Begründer von NARM™, und ich haben uns in unserem Buch *Befreiung von Scham und Schuld* der Frage, wie wir tief sitzende Identifikationen lösen können, intensiv gewidmet. Dabei fließen Ansätze aus der Gestalttherapie, der Tiefenpsychologie, der systemischen Arbeit wie auch aus der Körpertherapie, der Körperpsychotherapie und Traumatherapie mit ein.

13 Heller & Doerne, 2020, S. 113.

14 Feuerstein, 2008, S. 662.

15 Heller & Doerne, 2020, S. 114.

16 Heller & Doerne, 2020, S. 152.

17 Heller & Doerne, 2020, S. 153.

18 Heller & Doerne, 2020, S. 115.

19 Heller & Doerne, 2020, S. 307 ff.

20 Heller & Doerne, 2020, S. 307 ff.

21 In Kapitel 2 (Abschnitt 2.2) dieses Buches werden *Yama* und *Niyama* näher erläutert.

22 Zu diesem Thema habe ich diverse Artikel und Audioaufnahmen veröffentlicht, die auf meiner Webseite www.lebensentfaltung.com abgerufen werden können.

23 Boccio, 2016.

24 Das bedeutet nicht, dass es nicht auch hilfreich ist, sich ein Stück weit von seinen Gefühlen und Empfindungen zu distanzieren, wenn jemand sich von ihnen überschwemmt fühlt und mit ihnen in kindlicher oder traumatischer Weise komplett identifiziert ist.

25 Das innere Gefäß kann als Bild dafür verstanden werden, inwieweit wir in der Lage sind, bestimmte intensive Gefühle, Empfindungen und Impulse in uns zuzulassen und zu halten. Ist das innere Gefäß groß und stabil, fällt es uns leicht, intensive Gefühle und Empfindungen in uns zuzulassen. Ist es hingegen klein und instabil, kommen wir schnell an unsere Grenze, Gefühle und Empfindungen innerlich zuzulassen.

26 In unserem Buch *Befreiung von Scham und Schuld* stellen Laurence Heller und ich eine ganze Reihe solcher Erkundungsübungen vor, die z. B. auch im Rahmen eines Yogaworkshops gut angewandt werden können.

27 Wie bereits erwähnt, können chronische Schmerzen durch chronische Spannungen entstehen. Chronische Spannungen minimieren die Fähigkeit, unseren Körper an diesen Stellen genau zu spüren, und dort, wo keine eindeutigen Signale unseres Körpers an unser Gehirn ankommen, geht unser Gehirn erst einmal vom schlimmsten Fall aus und vermutet Schmerzen. Zu diesem Thema ist im Schweizer *Yoga Journal* ein Beitrag von mir mit dem Titel „Die Bedeutung des Körpers auf dem spirituellen Weg" erschienen, den Sie auf meiner Webseite www.lebensentfaltung.com abrufen können.

28 In unserem Bindegewebe sind deshalb sehr frühe Erfahrungen gespeichert, weil sich das Bindegewebe noch vor unserem Muskelsystem fertig ausprägt. Wenn wir also als Kleinkind oder noch im Mutterleib unangenehme oder gar traumatische Erfahrungen machen, dann ziehen wir uns eher mithilfe unseres Bindegewebes zusammen als mit unseren Muskeln, um uns zu schützen (vgl. Heller & LaPierre, 2013).

29 Fowler, 2000; Wilber, 2001.

30 Als Kinder kommen wir mit einem unbewussten Urvertrauen auf die Welt, das, wenn wir die Erfahrung machen, dass wir der Welt und anderen Menschen vertrauen können, zu einem bewussten Urvertrauen heranwächst. Wenn wir die Welt und andere Menschen hingegen als unangenehm oder sogar feindlich erleben, dann verlieren wir das kindliche und unbewusste Urvertrauen.

31 Auch diesem Thema habe ich mich bereits in verschiedenen Artikeln gewidmet, die auf meiner Webseite www.lebensentfaltung.com abrufbar sind.

Quellenverzeichnis

5.1

Almaas, A. H. (2014): *Runaway Realization: Living a Life of Ceaseless Discovery.* Boston: Shambhala.

Deshpande, P. Y. & Bäumer, B. (2010): *Patañjali: Die Wurzeln des Yoga – Die klassischen Lehrsprüche des Patañjali.* München: Barth.

5.2

Feuerstein, G. (2008): *Die Yoga-Tradition: Geschichte, Literatur, Philosophie & Praxis.* Wiggensbach: Yoga-Verlag.

Heller, L. & Doerne, A. (2020): *Befreiung von Scham und Schuld: Alte Überlebensstrategien auflösen und Lebenskraft gewinnen.* München: Kösel.

5.5

Boccio, F. (2016): *Achtsamkeits-Yoga.* Freiburg im Breisgau: Arbor.

Fowler, J. (2000): *Stufen des Glaubens: Die Psychologie der menschlichen Entwicklung und die Suche nach Sinn.* Gütersloh: Kaiser.

Heller, L. & Doerne, A. (2020): *Befreiung von Scham und Schuld: Alte Überlebensstrategien auflösen und Lebenskraft gewinnen.* München: Kösel.

Heller, L. & LaPierre, A. (2013): *Entwicklungstrauma heilen: Alte Überlebensstrategien lösen, Selbstregulierung und Beziehungsfähigkeit stärken.* München: Kösel.

Wilber, K., Engler, J. & Brown, D. (1988): *Psychologie der Befreiung: Perspektiven einer neuen Entwicklungspsychologie.* München: Scherz.

Wilber, K. (Hrsg.) (1995): *Meister, Gurus, Menschenfänger: Über die Integrität spiritueller Wege.* Frankfurt am Main: Krüger.

Wilber, K. (1996): *Eros, Kosmos, Logos: Eine Vision an der Schwelle zum nächsten Jahrtausend.* Frankfurt am Main: Krüger.

Wilber, K. (2001): *Integrale Psychologie: Geist, Bewusstsein, Psychologie, Therapie.* Freiamt: Arbor.

Zum Weiterlesen

Beck, D. E. & Cowan, C. C. (2007): *Spiral Dynamics: Leadership, Werte und Wandel.* Bielefeld: Kamphausen.

Brisch, K. H. (2009): *Bindungsstörungen: Von der Bindungstheorie zur Therapie* (9. Auflage). Stuttgart: Klett-Cotta.

Caplan, M. (2002): *Auf halbem Weg zum Gipfel der Erleuchtung: Die Gefahren und Irrtümer verfrühter Ansprüche, erleuchtet zu sein.* Petersberg: Via Nova.

Doerne, A. (2009): Ein Leitfaden zur kritischen Auseinandersetzung mit psycho-spirituellen Gruppen – am Beispiel der Bhagwan-Bewegung. *Transpersonale Psychologie und Psychotherapie*, 15(2), 19–33.

Frambach, L. (1994): *Identität und Befreiung in Gestalttherapie, Zen und christlicher Spiritualität.* Petersberg: Via Nova.

Gebauer, K. & Hüther, G. (Hrsg.) (2011): *Kinder brauchen Wurzeln: Neue Perspektiven für eine gelingende Entwicklung.* Ostfildern: Patmos.

Kabat-Zinn, J. (2013): *Gesund durch Meditation: Das große Buch der Selbstheilung mit MBSR.* München: Knaur.

Levine, P. (2011): *Sprache ohne Worte: Wie unser Körper Trauma verarbeitet und uns in die innere Balance zurückführt.* München: Kösel.

Lowen, A. (1991): *Bioenergetik: Therapie der Seele durch Arbeit mit dem Körper.* Reinbek bei Hamburg: Rowohlt.

Rosenberg, M. (2001): *Gewaltfreie Kommunikation: Eine Sprache des Lebens.* Paderborn: Junfermann.

Roth, G. & Strüber, N. (2014): *Wie das Gehirn die Seele macht.* Stuttgart: Klett-Cotta.

Scharfetter, C. (1994): *Der spirituelle Weg und seine Gefahren.* Stuttgart: Enke.

van der Kolk, B. (2015): *Verkörperter Schrecken: Traumaspuren in Gehirn, Geist und Körper und wie man sie heilen kann.* Lichtenau: Probst.

Kapitel 6
Yogalehren und -lernen mit neurobiologischen und epigenetischen Grundlagen

Autorin: *Waltraud Führes* (6.1-6.3)

6.1
Unterrichtsgestaltung

6.1.1
Das Fundament des Unterrichts

Die Bedeutung des Sanskritbegriffs „Yoga" und seine Vielschichtigkeit wurden bereits in Kapitel 1.2 ausführlich behandelt. In Bezug auf das Unterrichten und das Praktizieren ist besonders der Aspekt des „Verbindens" von Bedeutung, wie es die indogermanische Wurzel *yuj* – anjochen, verbinden – ausdrückt. Nach diesem Verständnis von Yoga soll das Trennende zurücktreten, das Verbindende in den Vordergrund rücken. Das Verbindende und das Verbundensein erlebbar zu machen ist ein allumfassendes Ziel des Yogaunterrichtens und Yogapraktizierens.

Einerseits bezieht sich der Begriff „Yoga" auf das Verbundensein von Mensch und Mitwelt. Damit ist zum einen speziell das zwischenmenschliche Verbundensein gemeint und darüber hinaus ganz allgemein das Verbundensein mit der unmittelbar umgebenden Außenwelt. Andererseits wird damit auch ein deutlich darüber hinausgehendes Verbundensein ausgedrückt. Der in der Moderne immer mehr in den Vordergrund rückende Begriff der Globalisierung macht deutlich, dass das Verbundensein nicht nur für unser unmittelbares Umfeld gilt, sondern auch allumfassend global gegeben ist. Interessant ist in diesem Zusammenhang, dass schon Alexander von Humboldt[1] (1769–1859) die Natur als einen einzigen lebenden Organismus verstand, in dem alles mit allem verbunden ist, einander bedingt und beeinflusst. Erst etwa zweihundert Jahre später ist diese einzigartige Erkenntnis in unser aller Bewusstsein gerückt, ausgelöst durch die Brennpunkte unserer Zeit sowohl auf ökologischer und wirtschaftlicher als auch auf sozialer Ebene (vgl. Kapitel 2). Weniger bewusst ist allgemein dagegen die nicht so klar fassbare, aber von Gehirnphysiologen betonte soziale Vernetzung unserer Gehirne. Danach besitzt das menschliche Gehirn ein aus Nervenzellnetzen bestehendes Resonanzsystem, das dazu führt, dass die Gefühle eines Individuums im Gehirn des Gegenübers entsprechende Aktivitäten auslösen.

Das Yogapraktizieren selbst ist gegenwärtig zu einer transnational verbindenden Bewegung geworden, ist so einerseits Ausdruck dieser Vernetzung und trägt andererseits zu dieser Vernetzung bei.

Daneben bezieht sich der Begriff des Verbundenseins auch auf die intraindividuelle Ebene. Dabei geht es um die bewusste und emotionale Verbindung des Menschen mit sich selbst, seinem

Körper, seinem Atem und seinem Geist sowie um die Verbindung von Körper, Atem und Geist untereinander. Letzteres ist für das Yogapraktizieren von besonderer Bedeutung, denn ganz oft nehmen wir diese Einheit nicht wahr, wir spüren sie nicht, spüren uns nur noch ausschnittsweise, sind in unserer Wahrnehmung und damit auch in unserem Wirken zerstreut.[2] Die Yogapraxis wird als Weg in Richtung auf diese Verbundenheit, diese Integration von Körper, Atem und Geist verstanden. Danach ist der Yogaweg ein integrativer Weg, der alle unsere Seinsebenen (Daseinsebenen) berührt, sie sogar umschließt und uns sie spüren lässt.[3]

Dieses allumfassende Verbundensein sollte immer mitgedacht werden. Für die konkrete Unterrichtsgestaltung ist es jedoch wichtig, zunächst leichter fassbare, stärker eingeschränkte Ziele zu formulieren. Die Integration von Körper, Atem und Geist ist ein solch konkreteres Ziel. Die Fokussierung auf die drei Ebenen unseres Seins, von der grobstofflicheren körperlichen Ebene über den Atem zur feinstofflicheren psychomentalen Ebene, kann für die Lehrenden wie auch für die selbstständig Übenden eine Orientierungshilfe sein.

Das Arbeiten auf oder mit diesen drei Ebenen unseres Seins stellt die Basis des Yogaunterrichts und des Praktizierens ganz allgemein dar.

Dabei beinhaltet das Praktizieren mit der entsprechenden Geisteshaltung auch noch einen weiter reichenden Aspekt, denn durch die psychomentale Wirkung des Praktizierens kann sich das Verhalten der Praktizierenden in der Welt auf sozialem, ökologischem und ökonomischem Gebiet verändern. So hat das individuelle Praktizieren Auswirkungen auf das unmittelbare Umfeld und darüber hinaus. Vereinfacht ausgedrückt könnte man sagen: „Wer sich verändert, verändert die Welt."

Der Satz „Be centred and be connected", den Dr. Shrikrishna[4] in seinen Vorträgen immer wieder betont, drückt diese Beziehung kurz und unmissverständlich aus.

Das Arbeiten auf den drei Seinsebenen wird leichter verständlich und ist einprägsamer, wenn es wie in der nachstehenden Grafik mithilfe eines gleichseitigen Dreiecks modellhaft dargestellt wird. Diese Darstellungsweise drückt einerseits eine gewisse Eigenständigkeit jeder Ebene aus, weist aber andererseits durch die Verbindungslinien und die Vereinigung in *einer* geometrischen Figur auf ihr Verbundensein hin und verdeutlicht so die oben erwähnte, für den Yogaweg charakteristische Integration.

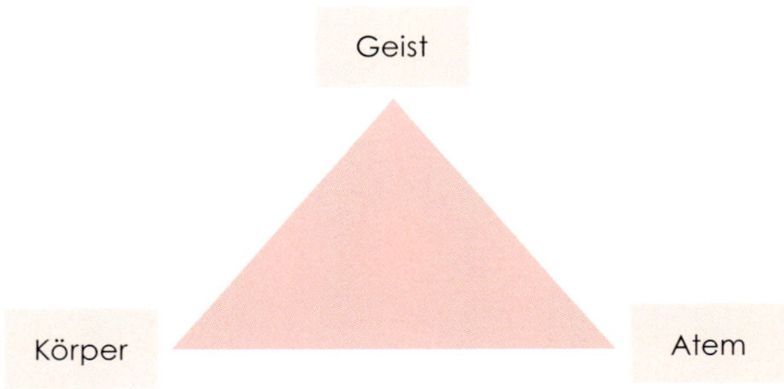

Abb. 1: Darstellung der drei Seinsebenen auf den Ecken eines gleichseitigen Dreiecks, wobei „Geist" für die psychomentale und spirituelle Ebene steht

Dieses Dreieck ist ein Grundmodell zur Veranschaulichung der Einheit von Körper, Atem und Geist und damit ein Grundmodell zur Orientierung beim Unterrichten und eigenen Praktizieren.

Da fälschlicherweise relativ oft angenommen wird, das Einbeziehen des Körpers in die Yogapraxis sei schon Gegenstand in den ganz alten Schriften gewesen (vgl. Kapitel 1), soll hier kurz auf dieses Missverständnis eingegangen werden, damit das Dreieck nicht zu solchen Fehlinterpretationen führt. Das wertschätzende Einbeziehen des Körpers in den yogischen Übungsweg erfolgte erst im Tantrismus (7.-8. Jahrhundert n. Chr.). Yoga und Bhoga waren nicht länger ein Widerspruch. Bei Patañjali wird *Āsana* zwar schon als drittes Glied des achtgliedrigen Pfades erwähnt, aber er versteht darunter nach heutiger Interpretation nur die Sitzhaltung als Basis für die folgenden Glieder.[5]

Das Dreieck der drei Seinsebenen betont die Gleichwertigkeit der drei Ebenen und, wie schon erwähnt, ihr Verbundensein. Seine Weiterentwicklung führt zur Betonung weiterer Aspekte dieses Verbundenseins.

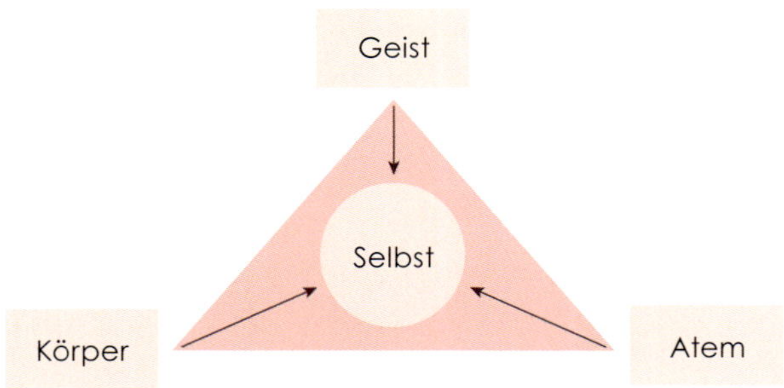

Abb. 2: Darstellung der Seinsebenen mit Fokussierung auf die Integration des Selbst

In diesem Modell wird die Integration der ganzen Persönlichkeit ausgedrückt. Das ist ein wesentlicher Aspekt des Yogapraktizierens als Gegengewicht zu der zunehmenden Zerstreutheit und Zerfaserung oder Zerrissenheit in der modernen Industriegesellschaft.

Das nicht zu trennende Verbundensein der drei Aspekte unseres Seins wird im folgenden Modell durch die sich überschneidenden Kreise noch stärker betont.

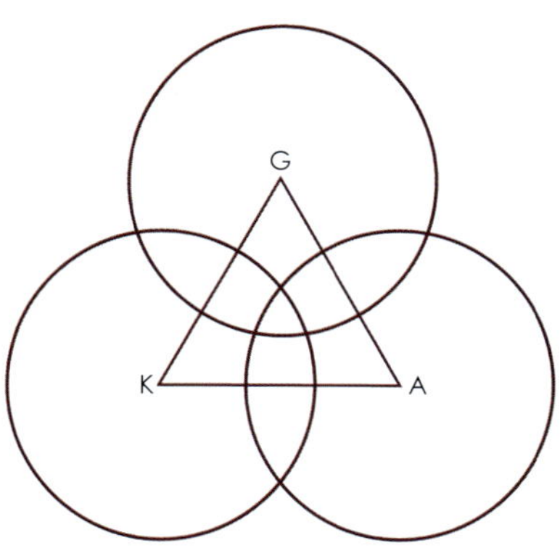

Abb. 3: Darstellung der drei Seinsebenen als Kreise, wobei „K" für Körper, „A" für Atem und „G" für Geist steht

Alle drei Ebenen sind beim Praktizieren immer vorhanden, aber mit unterschiedlichen Schwerpunkten. Einmal steht der Körper mit der Āsanapraxis mehr im Mittelpunkt, einmal der Atem mit Prāṇāyāmaübungen, einmal der Geist z. B. in der Meditationspraxis. Der Körper ist das greif- und sichtbarste Element, mit dem es sich relativ einfach üben und das die Übenden relativ leicht ins Spüren kommen lässt. Die Yogapraxis beginnt daher in der Regel auf dieser Ebene. Oft wird die Yogapraxis jedoch mit dieser Ebene gleichgesetzt und dadurch so eingeengt, dass ihr spezifischer Charakter verloren geht. Diesem Missverständnis gilt es – schon im Anfängerunterricht – entschieden zu begegnen. Das Dreieck der Seinsebenen kann dabei eine theoretische und praktische Hilfe sein.

Wie jedes Modell dient es der Veranschaulichung und hat damit auch seine Grenzen. Eine Erweiterung wird in Abb. 4 vorgenommen. Hier werden die Seinsebenen als Farbkreise dargestellt. In dieser Darstellung wird verdeutlicht, dass in den Überschneidungsbereichen Neues entsteht. Das ist ein wesentlicher Aspekt des bewussten Übens und damit ein wesentlicher Vorteil dieses Modells.

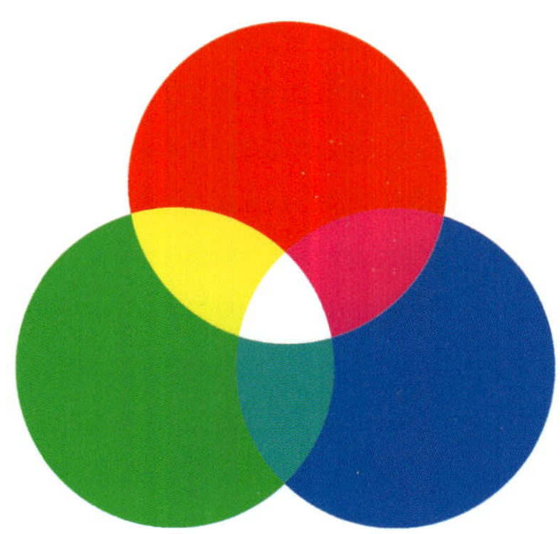

Abb. 4: Darstellung der Seinsebenen als Farbkreise

Ein Nachteil aller bisher dargestellten Modelle ist ihre klare Abgrenzung nach außen, die nach den obigen Ausführungen nicht gegeben ist. In Abb. 5 sind daher Pfeile angebracht, die die Wirkung nach außen in Richtung der Mitwelt verdeutlichen sollen.

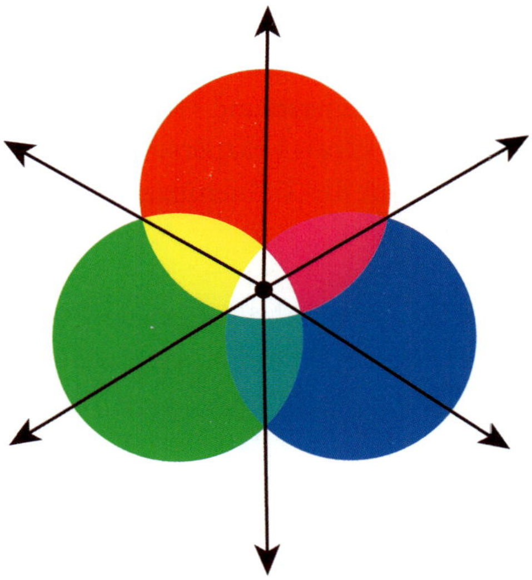

Abb. 5: Darstellung der Seinsebenen mit ihren Wirkungen nach außen

6.1.2 Die drei Säulen der Unterrichtsplanung

6.1.2.1 Einleitung

Das im obigen Abschnitt vorgestellte Dreieck der Seinsebenen ist das inhaltliche Fundament des Yogaunterrichts. Eine Auseinandersetzung mit der vielschichtigen Bedeutung dieses Dreiecks, die im obigen Abschnitt nur in einigen Aspekten dargestellt wurde, ist unerlässliche Grundlage der **inhaltlichen** Unterrichtsplanung – der **Didaktik** – der Stunde. Sie stellt eine der drei **Säulen** dar.

Der Begriff „Didaktik" ist abgeleitet von dem griechischen Verb *didaskein* und bezeichnet im **weiteren** Sinne die Wissenschaft vom Unterricht und vom Unterrichten.

In der modernen Unterrichtsforschung wird der Begriff der Didaktik deutlich gegen den Begriff der Methodik abgegrenzt. Die Didaktik bezieht sich hier lediglich auf die Inhalte und Ziele des Unterrichts, während die Methodik deren konkrete Umsetzung im Unterricht, das Unterrichten, zum Gegenstand hat.

Da beide grundverschiedene Elemente des Unterrichts sind, werden sie auch hier für den Yogaunterricht getrennt voneinander betrachtet. Der Begriff **Didaktik** wird in seinem engeren Sinne verwendet als die Wissenschaft von den Unterrichts**inhalten**, der Begriff **Methodik** in seinem engeren Sinne als die Wissenschaft von der **Art und Weise des Vorgehens** beim Unterrichten. Die Methodik stellt die zweite **Säule** der Unterrichtsplanung dar.

Didaktik und Methodik stellen wissenschaftliche Fachrichtungen dar, denen eine Theorie zugrunde liegt. Die Unterrichtsplanung ist somit kein zufallsgeleitetes oder ins Belieben gestelltes Vorgehen, sondern ist theorie- bzw. konzeptgeleitet und damit systematisch, das heißt jeder Inhalt, jede Übung und jede Vorgehensweise bedarf der Begründung. Die Begründungen werden abgeleitet aus einem aus der Erfahrung und aus pädagogischen sowie physiologischen Kenntnissen erwachsenen Unterrichtskonzept, einer Unterrichtstheorie.

Zur Verdeutlichung der Unterscheidung von Didaktik und Methodik im hier gebrauchten Sinne und zur Betonung, dass für das Tun ein Begründungszusammenhang herzustellen ist, empfehlen sich folgende Leitfragen:

- **Zur Didaktik: <u>Was</u> unterrichte ich und warum unterrichte ich es?**
- **Zur Methodik: <u>Wie</u> unterrichte ich und warum unterrichte ich auf diese Weise?**

Damit die inhaltliche Planung und das methodische Vorgehen teilnehmerorientiert erfolgen können, muss vorher eine gründliche Analyse der **situativen Gegebenheiten** vorgenommen werden. Diese Analyse stellt die dritte **Säule** der Unterrichtsplanung dar.

In der Theorie des Yogaunterrichts tauchen die Begriffe Didaktik, Methodik und situative Gegebenheiten erst gegen Ende des 20. Jahrhunderts auf. In den alten Yogaschriften sind sie nicht zu finden, ihre Inhalte jedoch sehr wohl. In der Regel unterweist in diesen Schriften ein Meister seinen Schüler entsprechend der beim Schüler vorliegenden Gegebenheiten und oft erst nach einer gründlichen Prüfung. Modern gesprochen nimmt er eine Analyse der situativen Gegebenheiten vor und leitet daraus ab, was und wie er unterrichtet.

Diese drei Säulen der Unterrichtsplanung – Didaktik, Methodik und situative Gegebenheiten – werden im Folgenden getrennt und in ihrem Zusammenwirken betrachtet.

6.1.2.2 Die situativen Gegebenheiten

Wie schon erwähnt, steht die Analyse der situativen Gegebenheiten am Anfang der Unterrichtsplanung. Dazu gehören:

- die persönlichen Gegebenheiten
  - der Kursteilnehmenden, z. B. ihre Vorkenntnisse in Bezug auf Yoga, ihre Erwartungen und Bedürfnisse, ihr Beruf und ihre Bildung, ihr Alter, ihre gesundheitliche und habituelle Verfassung etc.
  - der Lehrperson, z. B. ihre Unterrichtserfahrung, ihre Yogaerfahrung, ihre Stärken und Unsicherheiten, ihre Vorlieben und Abneigungen etc.
- die räumlichen Gegebenheiten, z. B. Größe und Form des Raums, die vorhandenen Hilfsmittel etc.
- die zeitlichen Gegebenheiten wie die Tageszeit und die Dauer der einzelnen Unterrichtseinheit[6] sowie die Anzahl der Unterrichtseinheiten pro Kurs[7]

Zur Ermittlung der personenbezogenen situativen Gegebenheiten bieten sich folgende Fragen an:

- Wo stehen die Teilnehmenden?
- Welche Erwartungen und Wünsche haben sie?
- Was möchte ich als Lehrperson vermitteln?
- Wie kann ich die Teilnehmenden auf ihrem Weg begleiten?

Aus den Antworten auf diese Fragen entwickelt die Lehrperson das Ziel des Kurses und leitet daraus die Ziele der einzelnen Unterrichtseinheiten mit ihren Inhalten und Methoden ab.

Das Fließdiagramm in Abb. 6 veranschaulicht die Zusammenhänge:

Die übergeordnete Funktion der situativen Gegebenheiten geht aus der Darstellung deutlich hervor. Ohne deren sorgfältige Auswertung ist ein angemessener, angepasster und damit teilnehmerzentrierter Yogaunterricht nicht möglich. So wird z. B. für eine Gruppe von Jugendlichen im Alter von 14 bis 16 Jahren, bei denen keine Besonderheiten oder Einschränkungen vorliegen, ein āsanabetonter, körperlich fordernder Unterricht eher angezeigt sein als für eine Gruppe von Seniorinnen und Senioren, bei denen einfache *Āsanas* und Atemarbeit im Mittelpunkt stehen können. Bei einer fortgeschrittenen Gruppe mittleren Alters kann dagegen die Meditation einen größeren Stellenwert einnehmen und stressgeplagte Manager brauchen sicherlich andere Übungen als Menschen, die an einer Depression leiden. Ziele und Inhalte sind also gruppenspezifisch zu ermitteln.

Das Prinzip der Anpassung des Unterrichts an die Gegebenheiten der Lernenden wurde in der heutigen Form von Krishnamacharya entwickelt und von ihm Viniyoga genannt (vgl. Kapitel 1).

Auch die Unterrichtsmethode muss angepasst

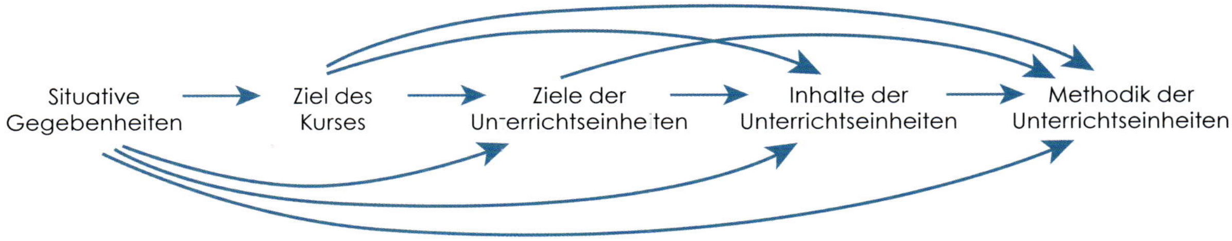

Abb. 6: Fließdiagramm zur Auswertung der situativen Gegebenheiten für die Unterrichtsplanung

werden. Einer Gruppe von Lehrenden wird z. B. ein neues *Āsana* leichter durch Ansage zu vermitteln sein als einer Gruppe von Förderschülern und -schülerinnen. Auch die Unterrichtssprache und die Ansprache der Teilnehmenden werden sich unterscheiden, desgleichen die Art der Erklärungen. Genauer werden diese Aspekte in den folgenden Abschnitten zur Didaktik und Methodik betrachtet.

6.1.2.3
Aspekte der Didaktik

Wie im vorherigen Abschnitt bereits dargestellt, soll hier der Begriff der Didaktik in dem Sinne Verwendung finden, wie er in der folgenden Frage ausgedrückt wird:

Was unterrichte ich und warum unterrichte ich es?

Das Was und das Warum ergeben sich dabei aus der Auswertung der situativen Gegebenheiten.

Yogaübende und Teilnehmende am Unterricht streben nach einer Veränderung in ihrem Leben. Sie möchten z. B. gesünder, ruhiger oder beweglicher werden, einen Sinn oder einen anderen Sinn im Leben finden oder auch einfach nur etwas Neues kennenlernen. Um die Menschen auf ihrem Weg verantwortungsvoll begleiten zu können, ist es wichtig, eine gut strukturierte, fachlich begründete Didaktik und Methodik sowie klare ethische Richtlinien als Grundlage zu haben.

Der Wunsch nach Veränderung setzt Selbsterkenntnis voraus und damit eine möglichst vorbehaltlose Analyse des Istzustandes. Das klingt einfach, ist aber in seiner praktischen Umsetzung ein sehr schwieriger Prozess. Hier kann die Lehrperson hilfreich sein, quasi als Katalysator oder Wahrnehmungshelfende fungieren, indem sie die Lernenden dabei unterstützt, ihre Muster und Potenziale zu erkennen. Unterricht kann so die Entwicklung der Teilnehmenden fördern.[8]

Um sich diesem Ziel zu nähern, braucht es eine klare, zielorientierte und doch offene Herangehensweise. Der immer wieder angeführte Slogan „Der Weg ist das Ziel“ hilft hier nur bedingt weiter, kann sogar zu frustrierenden und schädigenden Verirrungen führen, neue Beschränkungen aufbauen und meines Erachtens bestenfalls lauten: „Der Weg ist Teil des Ziels.“

Ein Gedicht von Christian Morgenstern beschreibt das ziellose Vorgehen und seine Konsequenzen in der ersten Strophe auf eine sehr einprägsame Weise:

Wer vom Ziel nichts weiß,
kann den Weg nicht haben,
wird im selben Kreis
all sein Leben traben,
kommt am Ende hin,
wo er hergerückt,
hat der Menge Sinn
nur noch mehr zerstückt.

So brauchen auch der Yogaweg und der Yogaunterricht klare Zielvorgaben, sollen sie nicht zu ziellosen Verirrungen und Verwirrungen führen.

Für ein schrittweises, zielorientiertes Vorgehen soll hier der Begriff *Vinyāsa Krama* Verwendung finden. Er soll folgendermaßen verstanden werden: *Krama* als „Schritt", *nyāsa* als „platzieren" und *vi* als verstärkende Vorsilbe, z. B. im Sinne von „in besonderer Weise". Es genügt danach nicht, irgendeinen beliebigen Schritt zu machen, es sollte ein in besonderer Weise platzierter Schritt sein, das heißt, der Schritt sollte von angemessener Größe sein und in die richtige Richtung erfolgen, wobei die Richtungsfindung durch das Ziel erfolgt. Ein richtungsloses, weil zielloses Schreiten kann zu Rückschritten oder zu Umherirren und so zu Frustration und Energievergeudung führen. Ist die Größe der Schritte nicht angemessen, kann es im Extremfall zum Treten auf der Stelle kommen, bei zu großen Schritten zum Straucheln. Nicht unerwähnt soll bleiben, dass Erfahrungen auf dem Weg zu einer Zielveränderung führen können.

Vinyāsa Krama in diesem Sinne ist ein Konzept, das nicht nur für das Unterrichten und das Yogapraktizieren von Bedeutung ist. Es kann ebenso bei der systematischen Lösung von Aufgaben oder Problemen in nahezu allen Lebenslagen hilfreich sein. Auch diese lebenspraktische Relevanz macht es zu einem wertvollen Instrumentarium.

Im Folgenden wird *Vinyāsa Krama* **als didaktisches Konzept** für die inhaltliche Planung von Unterricht dargestellt.

6.1.2.3.1
Inhaltliche Planung des Yogaunterrichts in Bezug auf eine Unterrichtseinheit

Das didaktische Konzept von *Vinyāsa Krama* kann für die inhaltliche Planung des Yogaunterrichts aller Yogarichtungen als Leitlinie für einen teilnehmerzentrierten Unterricht dienen.

Das bedeutet z. B. für die Āsanapraxis, dass wir uns Schritt für Schritt, das heißt mit jeder Übung, auf das Ziel zubewegen, Schritt für Schritt den Körper in die gewünschte Richtung lenken.

Dieses fokussierte Vorgehen wird durch folgende Schritte ermöglicht:

- Es wird ein Ziel definiert, das sich aus den situativen Gegebenheiten ergibt.
- Es schließt sich eine Analyse des Ziels in Bezug auf seine Anforderungen und möglichen Wirkungen an (vielleicht muss danach das Ziel verändert werden).
- Daraus werden Übungen abgeleitet, die Schritt für Schritt zum formulierten Ziel hinführen.

Aus dieser Vorgehensweise ergeben sich zwei grundlegende Phasen des Unterrichts: die Phase der Vorbereitung auf das Ziel und die Zielphase selbst.

6.1.2.3.2
Die Phasen des Unterrichts

Die **Phase der Vorbereitung** auf das Ziel kann ihrerseits in zwei Unterphasen eingeteilt werden:

- die **allgemeine** Vorbereitung
- die **spezifische** Vorbereitung

Unter der **allgemeinen Vorbereitung** kann zum Beispiel eine allgemeine Aufwärmung und Mobilisierung des ganzen Körpers verstanden werden oder eine allgemeine mentale Einstimmung auf Yoga oder den Unterricht. Die **spezifische Vorbereitung** stellt dagegen die spezifische körperliche und mentale Vorbereitung auf das Ziel dar.

In der **Zielphase** wird das Ziel des Unterrichts ausgeführt: zum Beispiel das Zielāsana, eine Āsanasequenz, ein *Prānāyāma*, eine Meditation.

Da am Gruppenunterricht immer mehrere Personen teilnehmen und jeder, jede Teilnehmende ein Individuum mit entsprechenden individuellen Gegebenheiten darstellt, sollte sich eine weitere Phase anschließen, in der durch die Praxis möglicherweise entstandene unerwünschte Nebenwirkungen ausgeglichen werden: die **Phase des Ausgleichs**.

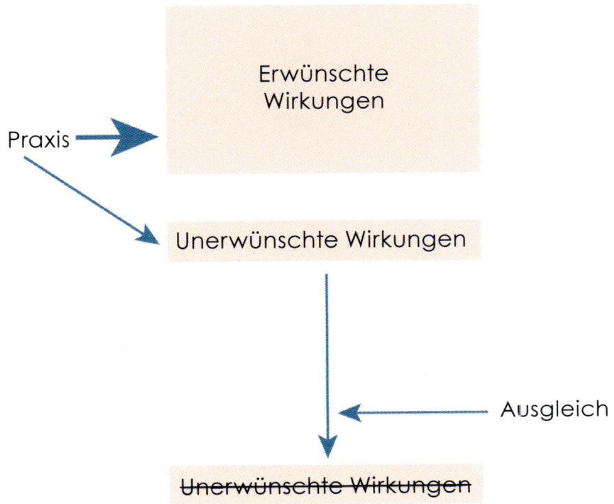

Abb. 7: Schema zur Bedeutung des Ausgleichs (verändert nach VIVEKA Nr. 3, S. 10)[9]

Das folgende Schema zeigt die drei Phasen des Unterrichts in einem allgemeinen Pfeildiagramm.

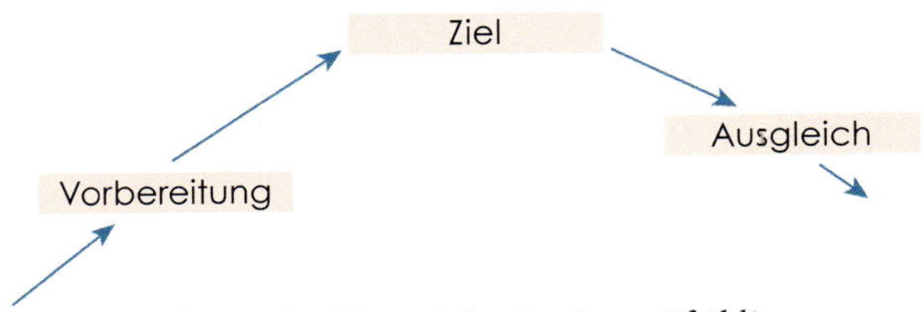

Abb. 8: Phasen des Unterrichts in einem Pfeildiagramm

Dieser dreiphasige Aufbau gilt nicht nur für Unterrichtseinheiten, bei denen das Ziel aus Körperübungen besteht, sondern auch für solche, bei denen ein *Prāṇāyāma* oder eine Meditation im Mittelpunkt steht. In diesen Fällen ist wahrscheinlich auch das Sitzen vorzubereiten und auszugleichen und es ist ein besonderes Augenmerk auf den Übergang in den Alltag zu richten.

In Abb. 8 fällt auf, dass der Ausgleichspfeil auf einem höheren Niveau endet, als der Vorbereitungspfeil beginnt. Es ist lohnend, sich als Yogalehrende oder als Praktizierende zu fragen, für welche Qualitäten im jeweiligen Unterricht bzw. in der eigenen Praxis eine Erhöhung des Niveaus angestrebt wird. Das wird vom Ziel der Stunde bzw. der Praxis abhängen. Solche Qualitäten könnten beispielsweise sein: Kraft im Rücken, Weite im Brustraum, Körperbewusstsein, innere Ruhe, Freude am Yoga.

Für den Aufbau einer Unterrichtseinheit ergibt sich nach obigen Ausführungen ein Minimalkonzept, bestehend aus drei Unterrichtsphasen. Es soll im Folgenden „Kernphasenmodell" genannt werden.

1. Vorbereitung (allgemein und/oder spezifisch)
2. Ziel
3. Ausgleich

In einigen Schulen sind zusätzlich zu diesen drei Kernphasen weitere Unterrichtsphasen üblich. Recht häufig findet sich in Stundenentwürfen folgende Einteilung:

1. Einstieg
2. Vorbereitung
3. Hinführung
4. Ausführung
5. Ausgleich
6. Ausklang

Die Phasen 2 bis 5 decken sich in diesem Modell mit den Phasen des Kernphasenmodells, wobei Phase 2 der allgemeinen Vorbereitung entspricht, Phase 3 der spezifischen Vorbereitung und Ausführung für das Ziel steht. Phase 1 und Phase 6 stellen lediglich Erweiterungen dar. Das Grundkonzept wird dadurch nicht gestört.

Das folgende Fließdiagramm zur inhaltlichen Planung einer Unterrichtseinheit stellt die zuvor genannten Phasen in einen Planungszusammenhang.

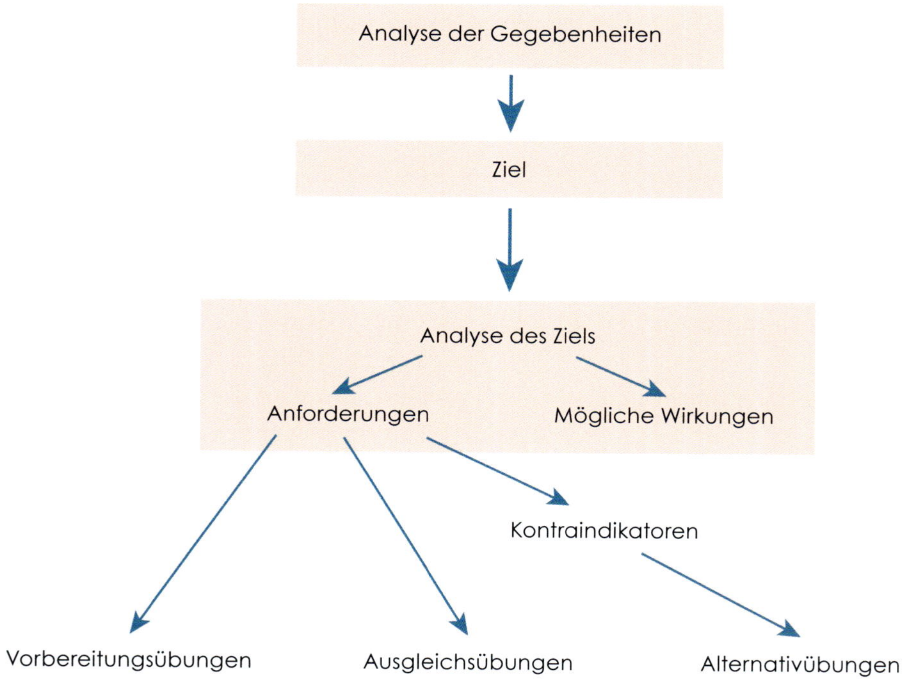

Abb. 9: Fließdiagramm zur inhaltlichen Planung einer Unterrichtseinheit

Das Diagramm macht deutlich, dass eine gründliche Analyse des Ziels unerlässliche Voraussetzung für die Planung des gesamten Stundenablaufs ist. Die daraus ermittelten Anforderungen führen in Verbindung mit den situativen Gegebenheiten zu den Vorbereitungs- und Ausgleichsübungen sowie bei gegebenen Einschränkungen oder Kontraindikationen zu Vorsichtsmaßnahmen und Alternativübungen in Bezug auf das Ziel und damit eventuell auch zu alternativen Vorbereitungs- und Ausgleichsübungen.

Analysierende Fragen zur Ermittlung der Anforderungen der Zielübungen können beispielsweise sein:

- Auf körperlicher Ebene:
  - › In welchen Körperbereichen muss Kraft aufgewendet werden?
  - › Wo ist besondere Dehnfähigkeit gefordert?
  - › Wo ist besondere Beweglichkeit gefordert?
  - › Wo finden Rotationen statt und in welche Richtung finden sie statt?
  - › Gibt es Bereiche, die besonders belastet werden?
  - › Sind Koordination und Gleichgewicht von Bedeutung?
  - › Ist Ausdauer von Bedeutung?
- Auf mentaler Ebene:
  - › Ist Durchhaltevermögen in besonderem Maße erforderlich?
  - › Ist Konzentrationsvermögen erforderlich?
  - › Ist innere Ruhe in besonderem Maße erforderlich?
  - › Ist das Einnehmen der Beobachterinstanz ein wesentliches Element?
  - › Ist Entspannung ein wesentliches Element?

- Auf der Atemebene:
  - Werden die Übungen mit dem Atem kombiniert?
  - Wenn ja: Welche Anteile werden in der Ausatemphase durchgeführt, welche in der Einatemphase?
  - Ist Atembewusstheit in besonderem Maße von Bedeutung?
  - Welche Atemräume werden angesprochen?
  - Muss auf die Atemlänge geachtet werden?
  - Sind Atemverhaltungen erforderlich oder erwünscht?

Hierbei muss z. B. in Bezug auf den Weg in das *Āsana* und den Weg aus dem *Āsana*, ferner zwischen dynamischem und statischem Üben differenziert werden.

Ausgleichsübungen sollten so gewählt werden, dass sie ihrerseits nicht wieder ausgeglichen werden müssen und die erstrebten Wirkungen des Ziels nicht aufheben. Sie sollten also möglichst wenig fordernd sein. So können z. B. Rückbeugen durch *Apānāsana* als sanfte Vorbeuge ausgeglichen werden oder Vorbeugen z. B. durch eine sanfte Form der Schulterbrücke als Rückbeuge. Im Detail ergeben sich die Ausgleichsübungen aus der gründlichen Analyse der Anforderungen der Übungen mit ihren unerwünschten Wirkungen und den Gegebenheiten der Teilnehmenden.

6.1.2.3.3 Evaluation

Da der Plan für eine Unterrichtseinheit und die damit verbundenen Erwartungen in den seltensten Fällen mit dem realen Ablauf deckungsgleich sind, weil recht oft etwas anders „läuft" als erwartet, bedarf es einer Evaluation, in der Gründe für die Abweichungen ermittelt werden. So wird an einer Optimierung zukünftiger Stunden gearbeitet.

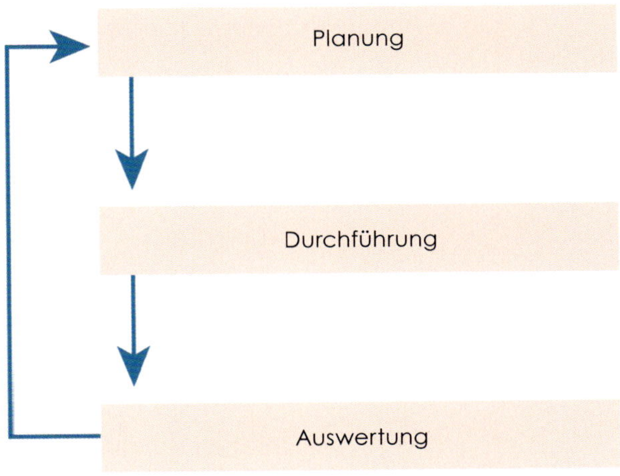

Abb. 10: Evaluationsmodell zur Optimierung von Unterricht (auch dieses Modell ist auf Planungen in vielen Lebensbereichen anwendbar)

6.1.2.3.4 Inhaltliche Planung des Yogaunterrichts in Bezug auf eine Unterrichtssequenz

Vinyāsa Krama ist ein universelles Konzept und damit nicht nur auf eine einzelne Unterrichtseinheit, sondern gleichermaßen auch auf eine ganze Unterrichtssequenz, einen Kurs, anwendbar.

Wie bereits ausgeführt, stellt in einer Unterrichtseinheit jede Übung der Vorbereitungsphase einen Schritt in Richtung auf das Stundenziel dar, bereitet auf die Zielübung vor.

In einem Kurs stellt jede Unterrichtseinheit mit ihrem speziellen Ziel einen Schritt in Richtung auf das übergeordnete Ziel, das Ziel des Kurses dar, knüpft damit an die vorhergehende Stunde an und bereitet die folgende Stunde vor.

Ein mögliches Fließdiagramm für die inhaltliche Planung einer Unterrichtssequenz zeigt die folgende Abbildung.

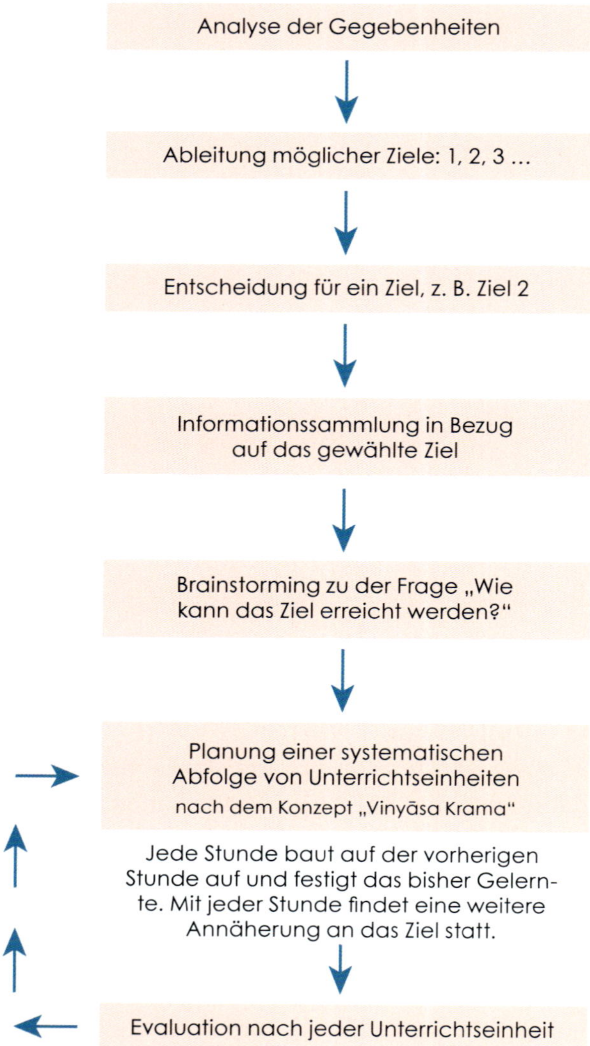

Abb. 11: Fließdiagramm zur inhaltlichen Planung einer Unterrichtssequenz

Die Evaluation nach jeder Unterrichtseinheit kann dazu führen, dass die Schritte auf dem Weg zum Ziel angepasst werden müssen, d. h. die geplante Abfolge der Stunden modifiziert wird. Vielleicht muss sogar das übergeordnete Ziel angepasst werden, weil neue Gegebenheiten auftauchen.

6.1.2.3.5 Unterrichtsziele und angestrebte Kompetenzen

Das oben ausgeführte didaktische Konzept des *Vinyāsa Krama* stellt dar, wie im Yogaunterricht systematisch inhaltlich auf ein Unterrichtsziel hingearbeitet wird. In Abschnitt 6.1.2.2 wird dargelegt, wie aus den situativen Gegebenheiten Unterrichtsziele abgeleitet werden können.

Unterrichtsziele können für die verschiedenen Ebenen des Unterrichts formuliert werden. Sie werden aus den situativen Gegebenheiten abgeleitet (vgl. Abb. 11).

Mögliche **Kursziele** könnten z. B. sein:

- Entspannung
- Stressabbau
- Harmonisierung der *Gunas*, konkret: Reduzierung von *Rajas* – Stabilisierung von *Sattva*
- Kräftigung der Rückenmuskulatur
- Beseitigung von Dysbalancen im Schulter-Nacken-Bereich

Es wurden bewusst Ziele von unterschiedlichem Abstraktionsniveau gewählt.

Mögliche **Stundenziele** zum Kursziel „Harmonisierung der *Gunas*: Reduzierung von *Rajas* – Stabilisierung von *Sattva*“ könnten sein:

- einfache Vorbeugen, dynamisch im Atemrhythmus
- einfache Vorbeugen mit Verlängerung der Ausatemphase
- einfache Vorbeugen mit statischen Elementen
- forderndere Vorbeugen, dynamisch im Atemrhythmus
- *Nādī Shodhana*

Für die einzelnen Übungen in der Stunde können des Weiteren **Detailziele** formuliert werden, z. B. Position der Arme in *Uttānāsana* bzw. Beinstreckung oder -beugung in diesem *Āsana*.

Damit ergibt sich folgende Hierarchie der Ziele:

- Kursziel
- Stundenziel
- Detailziel

Neben diesen hierarchisch geordneten Zielen gibt es noch sogenannte **Leitziele**. Sie beziehen sich auf die Ausrichtung des Unterrichts auf allen Ebenen, schwingen quasi immer mit. Solche Leitziele können z. B. sein:

- Schulung von Achtsamkeit
- Freude am Yoga erleben

Die Zusammenhänge macht das folgende Schema klar:

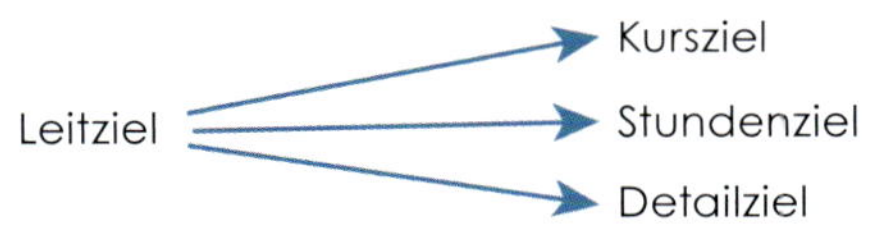

Abb. 12: Übergeordnete Funktion des Leitziels

Die Nomenklatur in Bezug auf die Unterrichtsziele ist in der didaktischen Literatur nicht einheitlich, zum Beispiel werden oft Grob- oder Globalziele und Feinziele genannt. Da bei diesen Begriffen auch immer noch andere Assoziationen mitschwingen, werden hier die oben beschriebenen neutralen Begriffe verwendet. Sie haben ferner den entscheidenden Vorteil, dass mit dem Begriff selbst immer deutlich die Ebene ausgedrückt wird, auf die er sich bezieht.

Eine weitere Aufschlüsselung der Detailziele kann zur Formulierung von zu erwerbenden oder angestrebten **Kompetenzen** führen. Dies soll exemplarisch am Beispiel von *Uttānāsana* verdeutlicht werden:

- Die Teilnehmenden ergründen im Selbstversuch und/oder in Partnerübungen die Bedeutung der Beugung der Knie für die Anforderungen des *Āsanas* an den Rücken.
- Die Teilnehmenden probieren die verschiedenen Armpositionen aus und üben mit der für sie jetzt angemessenen Position weiter.
- Die Teilnehmenden experimentieren mit verschiedenen Hilfsmitteln und wählen gegebenenfalls eines aus.

Sehr häufig finden sich in der allgemeinen didaktischen Literatur neben dieser Einteilung nach Ziel**ebenen** die folgenden Begriffe, die nach **inhaltlichen** Gesichtspunkten differenzieren:

- motorische Ziele
- kognitive Ziele
- emotionale oder affektive Ziele
- psychomotorische Ziele
- persönlichkeitsbildende Ziele

Für den Yogaunterricht sind in diesem Zusammenhang je nach Ausrichtung noch zu nennen:

- metaphysische/spirituelle Ziele

Die letztgenannte Aufschlüsselung ist meines Erachtens im Yogaunterricht von eher nachrangiger Bedeutung, da ihr eine zerlegende, fast schon mechanistische Funktionalisierung der Inhalte zugrunde liegt, wohingegen im Yogaunterricht eher der Zerfaserung entgegengewirkt wird. Zudem bringen Yogaübungen nicht nach dem „Knopfdruckprinzip" eine bestimmte Wirkung hervor, sondern sie wirken auf ein sehr komplexes System, nämlich den gesamten Organismus mit ebenso komplexen und auch in weiten Bereichen individuellen Systemeigenschaften, und bringen damit eher eine ganzheitliche Wirkung, immer aber auch individuelle Wirkungen hervor. Hilfreich kann diese Aufschlüsselung dagegen sein, wenn man sich vergegenwärtigen will, auf welchen unterschiedlichen Ebenen Wirkungen erzielt werden können.

6.1.2.4 Aspekte der Methodik

In Abschnitt 6.1.2.1 wurden bereits eine Definition und eine Abgrenzung des Begriffs „Methodik" zu dem der „Didaktik" vorgenommen. Danach beschäftigt sich die **Methodik** mit der **Art und Weise** des Vorgehens beim Unterrichten. Im Mittelpunkt stehen der Prozess und die Instrumente des Unterrichtens, nicht die zu vermittelnden Inhalte. Hier lautet die methodische Leitfrage:

Wie unterrichte ich und warum unterrichte ich auf diese Weise?

Diese beiden Teilfragen werden Hintergrund der folgenden Erörterungen sein. Zunächst wird ein kurzer Überblick über das weit gefächerte Gebiet der Methodik gegeben, das heißt, es werden Aspekte angeführt, die der Begriff „Methodik" **im weiteren Sinne** umfasst.

Im Anschluss werden aus dem Gesamtkomplex speziell die Lehrmethoden herausgegriffen und betrachtet und schließlich werden einzelne Lehrmethoden exemplarisch analysiert und in einen Begründungszusammenhang gestellt.

Zur Methodik des Unterrichts im weiteren Sinne zählen unter anderem folgende Elemente:

- die eigentliche Lehrform, das heißt die Methodik des Unterrichtens im **engeren** Sinne
- die Korrekturform, das heißt die Art und Weise des Korrigierens
- die Sozialform, zum Beispiel entweder Partnerarbeit oder die Teilnehmenden üben einzeln
- die Anordnung der Teilnehmenden und der Lehrperson im Raum, zum Beispiel frontale Position der Lehrperson oder integrierte Position der Lehrperson in einem Kreis oder einem Oval
- die Anredeform: du, Sie oder ihr, nicht selten wird auch „wir" verwendet
- die Unterrichtssprache, dazu gehören beispielsweise:
  - die Wortwahl und die Satzkonstruktion, sie können zum Beispiel eher an der Umgangssprache oder an der Wissenschaftssprache orientiert sein
  - die Sprachpräzision, dazu gehören einerseits die Klarheit und andererseits die Bestimmtheit der Ansage, zum Beispiel sollten Begriffe wie „vielleicht" oder „eventuell" nur sparsam und – wenn überhaupt – dann sehr gezielt eingesetzt werden
  - der Sprechrhythmus und die Tonlage
  - die Dauer der Sprechanteile und der Pausenanteile
- die Wahl von Hilfsmitteln wie Sitzkissen, Hocker, Bänder, Klötze …

Im Mittelpunkt der folgenden Erörterungen steht die zentrale Frage nach der Lehrform, also der Lehrmethode im engeren Sinne. Es wird also die Art und Weise betrachtet, wie die Inhalte vermittelt werden. Anmerkungen zum Korrigieren finden sich in Abschnitt 6.1.3.3.

Am häufigsten sind folgende Formen der Vermittlung bzw. Lehrformen anzutreffen:

- Verbale Vermittlung
  - der Übung durch Ansagen oder Erklären, seltener in Gesprächsform
  - eines theoretischen Aspekts in Form eines Kurzvortrags
  - eines philosophischen Inhalts durch Vorlesen oder in Form eines Kurzvortrags oder eines moderierten Reflexionsgesprächs
- Demonstration der Übung durch die Lehrperson

- Demonstration der Übung durch ein Modell

Daneben kommen noch vor:

- Einsatz von visuellen oder akustischen Medien
- Einsatz von plastischen Modellen, zum Beispiel einem Wirbelsäulenmodell
- selbstständiges Erforschen, Ergründen einer Übung, z. B. durch Experimentieren mit Variationen
- Beobachtungen in Partner- oder Gruppenarbeit
- Visualisieren von Übungen

Selten werden einzelne Lehrformen in Reinform eingesetzt. Die einzige Lehrform, die dies grundsätzlich ermöglicht, ist die verbale Vermittlung. In der Regel werden Kombinationen gewählt. Die am häufigsten praktizierte Vorgehensweise im Yogaunterricht ist die Ansage bekannter Übungen und die Demonstration neu einzuführender Übungen durch die Lehrperson oder ein Modell, verbunden mit Erklärungen.

Im Folgenden werden einzelne Lehrformen **analysiert**, damit sie, von einem Konzept geleitet, begründet im Unterricht eingesetzt werden können und die Frage nach dem „Warum“ beantwortet werden kann.

Für diese Analyse bieten sich folgende Fragen an:

1. Welche Anforderungen stellt die Lehrform an die Lehrperson?
2. Welche Anforderungen stellt sie an die Teilnehmenden?
3. Gibt es Inhalte, die sich durch diese Lehrform besonders gut oder weniger gut vermitteln lassen?
4. Gibt es Gegebenheiten, zu denen die Lehrform besonders gut oder weniger gut passt?
5. Gibt es weitere Vorteile der Lehrform?
6. Gibt es weitere Nachteile der Lehrform?

6.1.2.4.1 Exemplarische Analyse von zwei der drei Hauptlehrformen

a) Verbale Vermittlung der Übung

1. Anforderungen an die Lehrperson:
   - An das Sprach- und Ausdrucksvermögen, speziell die Sprachpräzision, werden hohe Anforderungen gestellt.
   - Die Übung muss in allen Einzelheiten verinnerlicht und verstanden sein, denn jeder kleine Schritt und jedes Detail der Übung müssen verbalisiert werden.

2. Anforderungen an die Teilnehmenden:
   - Sie müssen konzentriert zuhören können.
   - Sie müssen über ein gutes Sprachverständnis verfügen.
   - Sie müssen über ein gutes Hörvermögen verfügen.

3. Inhalte, die sich besonders gut oder weniger gut vermitteln lassen:
   - Meditation und einige Prāṇāyāmaübungen lassen sich quasi nur verbal vermitteln.
   - Für einfache Übungen ist es die ideale Vermittlungsform.
   - Sehr komplexe *Āsanas* und Āsanafolgen stellen, wenn sie ausschließlich verbal vermittelt werden, sehr hohe Anforderungen an die Lehrperson und an die Teilnehmenden.

4. Gegebenheiten, zu denen die Lehrform besonders gut oder weniger gut passt:
   - Blinde Menschen können (fast) nur verbal unterrichtet werden.
   - Sehr ehrgeizige Menschen haben bei dieser Lehrmethode z. B. eher die Chance, zu ihrem „persönlichen“ *Āsana* zu finden.

Durch Vorbilder während einer Demonstration der Übungen könnten sie veranlasst werden, ihre eigenen Grenzen zu überschreiten.
- Für Menschen mit geschädigtem Hörvermögen ist sie nicht geeignet.
- Nicht oder nur eingeschränkt geeignet ist sie für Menschen mit unzureichenden Sprachkenntnissen.

5. Weitere Vorteile der Lehrform:
   - Der Fluss des Unterrichts und die Konzentration der Teilnehmenden werden wenig gestört.
   - Jeder, jede Teilnehmende kann ganz bei sich bleiben.
   - Die Teilnehmenden haben z. B. die größte Chance, zu ihrem persönlichen *Āsana* zu finden, eine Orientierung an einem Vorbild ist nicht möglich.

6. Weitere Nachteile der Lehrform:
   - Nur ein Empfangskanal, der akustische, ist aktiv.
   - Vorwiegend visuell Lernende und Teilnehmende, die sprachliche oder intellektuelle Einschränkungen haben, werden Schwierigkeiten haben, das Gehörte zu verstehen und umzusetzen.
   - Es kann relativ leicht zu einer Überbetonung der kognitiven Ebene kommen.

b) Demonstration der Übung durch ein Modell (kombiniert mit Erklärungen)

1. Anforderungen an die Lehrperson:
   - Sie muss das Modell sehr feinfühlig auswählen und differenziert anleiten können.
   - Sie darf das Modell nicht überfordern, weder psychisch noch physisch oder intellektuell.
   - Bei der Auswahl des Modells muss sie die Gruppendynamik im Blick haben.

2. Anforderungen an die Teilnehmenden:
   - Sie dürfen sich durch die Demonstration nicht aus ihrer Konzentration bringen lassen.
   - Sie sollten über eine gute Beobachtungsgabe und über ein gutes Erinnerungsvermögen verfügen.
   - Sie sollten in besonderem Maße zu selbstkritischem Umgang mit ihren Grenzen beim Nachahmen fähig sein.

3. Inhalte, die sich besonders gut oder weniger gut vermitteln lassen:
   - Sehr komplexe *Āsanas* mit hohem Erklärungsbedarf lassen sich durch diese Methode gut vermitteln.
   - Sehr feine Details können intensiv beleuchtet und erschlossen werden.
   - Diese Methode ist in der Regel überflüssig bei sehr einfachen und wohlbekannten Übungen.

4. Gegebenheiten, zu denen die Lehrform besonders gut oder weniger gut passt:
   - Die Lehrperson kann zum Beispiel aus gesundheitlichen Gründen eine Eigendemonstration nicht vornehmen.
   - Die Teilnehmenden benötigen aus zum Beispiel psychischen oder intellektuellen Gründen einen intensiven Wechsel in der Lehrmethode oder häufigen Blickkontakt mit der Lehrperson.
   - Die Teilnehmenden benötigen aus intellektuellen Gründen sehr intensive Erklärungen mit Veranschaulichungen.
   - Auf sehr müde Teilnehmende kann der intensive Methodenwechsel erfrischend wirken.

5. Weitere Vorteile der Lehrform:
   - Eine sehr gute Anschaulichkeit ist gegeben.
   - Zwei Empfangskanäle sind aktiv, der visuelle und der akustische, eventuell auch noch der haptische, wenn ein Berühren des Modells ermöglicht wird.
   - Eine sehr hohe Präzisionsvermittlung ist möglich, da das Demonstrieren durch das Modell und das Erklären durch die Lehrperson zeitgleich erfolgen können.
   - Dadurch sind eine sehr intensive Körperarbeit und geistige Auseinandersetzung mit der Übung möglich.
   - Durch verschiedene (auch weniger perfekte) Modelle kann die Gefahr des unkritischen Nachahmens reduziert werden.
   - Es kommen alle drei Lernebenen vor: kognitiv, motorisch und affektiv.
   - Der Methodenwechsel kann belebend wirken.
   - Die Lehrerzentriertheit ist geringer als bei der Demonstration durch die Lehrperson.
   - Der Blickkontakt der Lehrperson zu den Teilnehmenden ist weniger eingeschränkt, desgleichen ihr Gesichtsfeld.

6. Weitere Nachteile der Lehrform:
   - Diese Lehrform stört den Unterrichts- bzw. Übungsfluss am nachhaltigsten.
   - Der Zeitbedarf ist erheblich.

Auch jede andere Lehrform kann auf diese Weise analysiert werden. Wenn bei einer Lehrform rein zahlenmäßig mehr Vorteile als Nachteile oder mehr Vorteile als bei der anderen Lehrform auftreten, dann ist daraus auf keinen Fall abzuleiten, sie sei prinzipiell besser. Vielmehr muss für jede Stunde je nach Gegebenheiten und den zu vermittelnden Inhalten die geeignete Methode ermittelt werden. So kann es in einem konkreten Fall durchaus geschehen und wird auch kein Ausnahmefall sein, dass ein einziger Nachteil einer Methode so bedeutungsvoll ist, dass er unter Umständen alle Vorteile überwiegt.

Da im Gruppenunterricht in der Regel verschiedene Lerntypen vorkommen – der Pädagoge Howard Gardner spricht hier von „multipler Intelligenz“ –, ist ein breit gefächerter methodischer Ansatz sinnvoll, um möglichst vielen Teilnehmenden einen Zugang zu ermöglichen.

Nachdem die didaktische und die methodische Analyse durchgeführt wurden, findet die **Synthese** statt, das Zusammenfügen der begründet ausgewählten Inhalte und Methoden zu einem organischen Ganzen. So entsteht der Plan für die Unterrichtseinheit und die Unterrichtssequenz. Diese **Synthese** ist für die Lehrperson meist ein sehr anregender und sehr befriedigender Prozess, in den sehr viel **Kreativität** einfließt. In Abschnitt 6.1.5 wird darauf genauer eingegangen.

6.1.3 Individualisierter Unterricht mit Hinweisen zur Korrektur

In Abschnitt 6.1.2.2 wurde die Bedeutung der situativen Gegebenheiten für die didaktische und methodische Vorbereitung des Unterrichts dargelegt. Bei relativ homogen zusammengesetzten Gruppen, z. B. Sekretärinnen mittleren Alters mit verspannten Schultern, wird die Analyse der situativen Gegebenheiten vergleichsweise einfach zu einem angepassten Kursprogramm führen.

Wie aber werden in einer eher heterogen zusammengesetzten Gruppe – was in der Regel der Fall ist – die individuell oftmals recht unterschiedlichen Gegebenheiten bei der Erstellung eines an die Zielgruppe angepassten Unterrichts berücksichtigt? In der Pädagogik findet sich hierfür das Konzept der Differenzierung. Man unterscheidet dabei grundsätzlich zwei Formen der Differenzierung: die **innere** oder **Binnendifferenzierung** und die **äußere Differenzierung**.

6.1.3.1 Mittel der Differenzierung

Mittel der **Binnendifferenzierung** ist die weitgehend individuelle Förderung der Lernenden *innerhalb* einer eher heterogen zusammengesetzten Gruppe, z. B. einer Schulklasse, durch unterschiedliche, dem individuellen Leistungsstand entsprechende Aufgaben zu einem Thema.

Mittel der **äußeren Differenzierung** ist es, heterogen zusammengesetzte Gruppen in homogener zusammengesetzte Teilgruppen aufzuteilen oder von vornherein eher homogen zusammengesetzte Lerngruppen zu bilden. Dabei werden die Teilnehmenden entsprechend ihrer speziellen Begabungen und Interessen zusammengefasst, z. B. die Einteilung einer Jahrgangsgruppe in der gymnasialen Oberstufe in Leistungskurse unterschiedlicher Fächer.

Im Yogaunterricht ist die Binnendifferenzierung die Regel, sie erfolgt z. B. dadurch, dass einzelnen Teilnehmenden entsprechend ihrer individuellen Gegebenheiten alternative Übungen angeboten werden. Man spricht von **individualisiertem Unterricht**. Diese Unterrichtsform setzt Erfahrung, Wissen um Alternativen, eine gute Beobachtungsgabe sowie Kreativität und Empathie bei der Lehrperson voraus, damit die Teilnehmenden mit speziellen Gegebenheiten angemessen gefördert, nicht stigmatisiert oder ausgegrenzt werden.

Dieser Individualisierung sind im heterogen zusammengesetzten Gruppenunterricht jedoch Grenzen gesetzt. Wenn z. B. bei Teilnehmenden sehr spezielle Wünsche oder Gegebenheiten, schwer zu integrierende persönliche Eigenheiten oder auch große Altersunterschiede vorliegen, dann ist eine äußere Differenzierung sinnvoll. Kursangebote wie „Yoga für Schwangere", „Yoga für Kinder im Vorschulalter" oder „Yoga 50 +" drücken das aus.

6.1.3.2 Einzelunterricht

Eine im Yogaunterricht nicht selten praktizierte Form der äußeren Differenzierung ist der **Einzelunterricht**. Einzelunterricht ist quasi der Prototyp der Individualisierung, eine weitere Steigerung der Individualisierung ist nicht möglich. Der Wunsch nach Einzelunterricht kann ganz unterschiedliche Gründe haben. Häufig wird die individuelle Begleitung gesucht, um auf dem Yogaweg besser voranzukommen. Auch körperliche oder psychomentale Probleme kommen als Gründe vor. (An dieser Stelle sei noch einmal darauf hingewiesen, dass ein Yogalehrer, eine Yogalehrerin nicht automatisch auch ein Therapeut, eine Therapeutin ist.)

Der Einzelunterricht folgt in der Regel einem anderen Konzept als der Gruppenunterricht, er darf nicht als auf eine Einzelperson reduzierter Gruppenunterricht verstanden werden. Er ist in erster Linie eine Wegbegleitung. Hier erarbeitet die Lehrperson in der Regel zusammen mit dem oder der Teilnehmenden ein individuelles inhaltliches Übungsprogramm und einen Zeitplan für das individuelle Üben. Dieses Programm wird immer wieder in gemeinsamen Sitzungen hinterfragt und modifiziert.

Aus dem wiederholten Praktizieren des gleichen Übungsprogramms folgt, dass es sehr gut angepasst sein muss, damit dem oder der Teilnehmenden kein Schaden, sondern möglichst großer Nutzen aus dem Üben erwächst. Das bringt eine hohe Verantwortlichkeit mit sich, die eine gute Ausbildung der Lehrperson, langjährige Yogaerfahrung und eine sehr differenzierende Herangehensweise zur Voraussetzung hat. Da der Einzelunterricht nicht automatisch Gegenstand der Yogalehrausbildung des BDYoga und der EYU ist, ist hierfür eine Zusatzausbildung oder Weiterbildung erforderlich.

Auch ist die Schüler-Lehrer-Beziehung hier eine andere, sehr viel engere Beziehung als im Gruppenunterricht. Das stellt besondere Anforderungen sowohl an den Schüler oder die Schülerin als auch an die Lehrperson. Das regelmäßige selbstständige Üben fordert vom Schüler oder der Schülerin ein hohes Maß an Selbstdisziplin. Ferner müssen beide Seiten Vertrauen zueinander aufbauen können. Wegen der engen Zusammenarbeit sind der Einfluss der Lehrperson und damit ihre Verantwortlichkeit noch größer als im Gruppenunterricht, ihre Lehrkompetenzen (Abschnitt 6.1.6) sind noch stärker gefordert. So muss sie in besonderem Maße zwischen Selbst- und Fremdwahrnehmung unterscheiden können und zu nicht besitzergreifender Empathie fähig sein. Ferner sind neben ihrer pädagogischen Kompetenz eine besonders geschulte und entwickelte Beobachtungsgabe und ein reichhaltiger Wissensfundus erforderlich, hervorgegangen aus Erfahrungen und Studien.

Die sehr individuelle Förderung und Begleitung ist ein großer Vorteil des Einzelunterrichts. Nachteilig könnte sein, dass die oft tragende Gruppenenergie fehlt und dass natürlich höhere Kosten entstehen.

Besonders im Einzel-, aber auch im Gruppenunterricht muss der Lehrkraft bewusst sein, dass Lehrer-Schüler-Verhältnisse immer auch hierarchische Systeme sind, die so auch die Gefahr von Machtmissbrauch und Abhängigkeit beinhalten können. Beidem muss eine verantwortungsbewusste Lehrperson entgegenwirken. (Diese Themen werden in Kapitel 5, Abschnitt 5.7, und in Kapitel 2, Abschnitt 2.7, näher beleuchtet.)

6.1.3.3
Methoden des Korrigierens

Sowohl im Gruppen- als auch im Einzelunterricht sind **individualisiertes Korrigieren** und **individualisierte Hilfestellungen** erforderlich. Dabei ist es wichtig, die richtige Methode zu wählen, je nach Lern- und Persönlichkeitstyp des, der Teilnehmenden. Das Korrigieren setzt ein hohes Maß an Feingefühl voraus, denn in unserer heutigen Welt ist das gegenseitige Beurteilen auf allen Ebenen ein ständiges, oft unbewusst ablaufendes Element im menschlichen Miteinander. Damit das Korrigieren nicht in diesem Sinne als persönliches Beurteiltwerden verstanden wird, sondern als eine Lernmöglichkeit angenommen werden kann, bedarf es bei der Lehrperson einer besonderen Achtsamkeit und Empathie. So kann sie z. B. Modifikationen zum Gesehenen anbieten, den Unterschied spüren lassen und so die Teilnehmenden befähigen, selbst zu entscheiden.

Im Gruppenunterricht hilft es häufig, die Anleitung noch einmal modifiziert für die ganze Gruppe zu formulieren und den Fokus dabei auf den beobachteten Fehler zu legen. Diese Art des Korrigierens hat den großen Vorteil, dass keiner, keine der Teilnehmenden direkt angesprochen wird und sich dadurch vielleicht stigmatisiert fühlt. Und diese Korrekturmethode ist – obwohl sehr unspektakulär – erfahrungsgemäß sehr wirksam.

Auch ein wiederholtes Demonstrieren der Übung mit gezielten Hinweisen kann hilfreich sein.

Eine individuelle Ansprache sollte immer sehr einfühlsam erfolgen. Je nach Persönlichkeitstyp können sich Teilnehmende dadurch herabgemindert oder auch durch die besondere Aufmerksamkeit geehrt fühlen.

Einige Lehrpersonen arbeiten mit Berührungen, der sogenannten Hands-on-Methode. Diese Methode setzt ein besonderes Feingefühl voraus, damit die Teilnehmenden sie nicht als Grenzüberschreitung erleben. Bevor diese Methode eingesetzt wird, ist daher auf alle Fälle die individuelle Erlaubnis dafür einzuholen. Die Hands-on-Methode kann durch den taktilen Reiz und das damit verbundene Gewahrwerden auf körperlicher Ebene zu einem tieferen Verstehen führen als beispielsweise rein verbale Methoden.

Für alle Korrekturmethoden gilt, dass die Lehrperson aus einem echten eigenen Verständnis heraus handelt. Sie muss über einen gut geschulten analytischen Blick verfügen, um die Ursache für den Fehler zu erkennen. Eine Verdrehung im Handgelenk kann z. B. ihre Ursache in der Schulter haben. Dort wird die Lehrperson mit ihrer Korrektur ansetzen, z. B. die Hand auflegen, nicht in dem Bereich, der nur die Wirkung zeigt.

Das Korrigieren ist ein sehr anspruchsvoller Bereich des Unterrichtens, bei dem die individuellen körperlichen und geistig-psychischen Gegebenheiten der zu korrigierenden Person ganz besonderer Beachtung bedürfen. Bevor eine Korrektur überhaupt in Betracht gezogen wird, sollte daher der Frage nachgegangen werden, ob sie wirklich erforderlich ist. Wenn z. B. nur rechte und linke Seite verwechselt werden, kann oft, jedoch nicht immer, darauf verzichtet werden. Unverzichtbar ist dagegen ein Korrigieren, wenn dem oder der Teilnehmenden ein Schaden aus dem Üben erwachsen kann oder wenn das Konzept einer Übung verloren geht oder inakzeptabel verändert wird. Angebracht ist ein Korrigieren auch, wenn dadurch z. B. die Selbstwahrnehmung der Übenden verbessert oder ihr Potenzial besser ausgeschöpft werden kann.

Eine vertiefende Auseinandersetzung mit dem Thema „Korrigieren“, z. B. im Rahmen einer Weiterbildung, kann hilfreich sein.

6.1.4
Motivation

Motivation ist nicht nur der Schlüsselbegriff in der Pädagogik, sondern ist auch von entscheidender Bedeutung bei der Bewältigung des Alltags auf allen Ebenen. Der Begriff ist abgeleitet von dem spätlateinischen Adjektiv *motivus*, das gleichbedeutend mit „bewegend, antreibend“ ist.

Jeder kennt das Gefühl der Motivation, denn manchmal hat man es und manchmal nicht. Und wenn man motiviert ist, so ist das ein sehr positives Gefühl, ein Gefühl, das im wahrsten Sinne des Wortes „beflügelt“ und so innere Widerstände verringert und Reibungsverluste reduziert. Von Motivation geht ein innerer Antrieb, geht Kraft aus, was dazu führt, dass ein gestecktes Ziel schneller, mit weniger Anstrengung und freudvoller erreicht wird. Das hat ein Erfolgserlebnis zur Folge, was wiederum einen Motivationsschub auslöst. Es liegt ein sogenannter Aufschaukelungskreis vor.

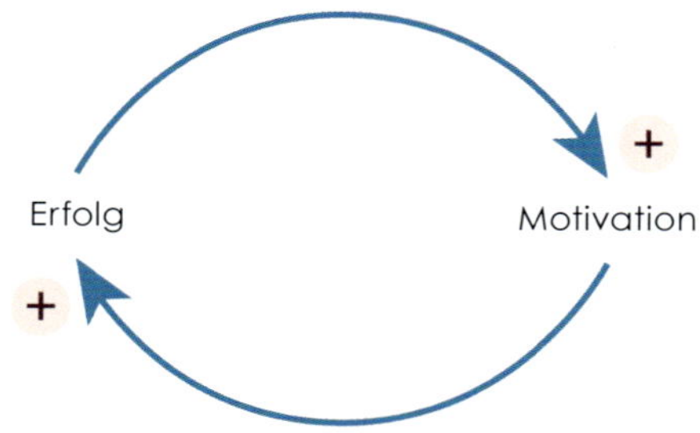

Abb. 13: Aufschaukelungskreis zwischen Erfolg und Motivation

Ist das erzielte Ergebnis sogar noch besser als erwartet, dann geht davon ein besonders starker Motivationsschub aus, man spricht im modernen Jargon von Turbomotivation.

Interessant ist in diesem Zusammenhang auch, dass sich ein Motivationsschub auf einem Gebiet zeitnah sogar auf andere Gebiete positiv auswirken kann, für die wir zuvor vielleicht gar nicht so motiviert waren. Erstaunlicherweise geht auf einmal etwas schneller „von der Hand“, das man vorher gar nicht anpacken wollte. Dieser Effekt verblasst nicht sofort wieder, sondern hält einige Stunden an. Man spricht von einem Übertragungseffekt, wenn wie hier ein Zustand einen anderen beeinflusst. Im vorliegenden Falle überträgt sich die Motivation für eine Aktivität auf eine andere. Das ist ein Phänomen, das wir alle intuitiv kennen, aber viel gezielter einsetzen können, wenn wir uns dessen bewusst sind. Es gilt sowohl für das Handeln im eigenen Leben als auch im Umgang mit uns anvertrauten Menschen.

Vor dem Hintergrund eines hohen Motivationsniveaus werden auch negative Ergebnisse anders interpretiert. Es kommt viel seltener zu Resignation, vielmehr werden engagiert neue Wege ausprobiert, Alternativen ausgelotet, mögliche Fehlerquellen in Betracht gezogen. Diese Phänomene gelten gleichermaßen für physische und mentale Aktivitäten.

Aktivitäten auf einem hohen Motivationsniveau, also aus einer positiven Grundhaltung heraus, führen nicht nur schneller zum Erfolg, sondern wirken auch nachhaltiger. Nachhaltiger bedeutet in diesem Zusammenhang zum einen, dass z. B. Gelerntes besser im Gedächtnis haftet, zum anderen, dass Motivation sich selbst verstärkt (vgl. Abb. 13 und Abschnitt 6.2).

Lehrende und Eltern sowie Ausbildende in allen Sparten erfahren diese Zusammenhänge täglich. Sie erkennen immer wieder, dass Lernen und andere Aktivitäten am leichtesten gehen und die nachhaltigsten Ergebnisse zeigen, wenn sie aus Motivation erfolgen. Aber sie stehen immer wieder vor der Frage: „Wie motiviere ich die mir anvertrauten Menschen, dies oder jenes zu lernen, dies oder jenes zu tun?“ Um eine Antwort auf diese Frage zu finden, muss geklärt werden, welche Mechanismen der Motivation zugrunde liegen.

Lernpsychologen und Pädagogen haben herausgefunden, dass **Belohnung** für die Entstehung bzw. Erhaltung von Motivation sehr förderlich ist. Dabei kann die Belohnung **extern** sein, z. B. ein in Aussicht gestelltes Stück Schokolade oder eine 2€-Münze, oder **intern**, z. B. die Befriedigung, eine Aufgabe gelöst zu haben und dadurch ein erhöhtes Selbstwertgefühl zu verspüren. Im ersten Fall entsteht eine sogenannte **extrinsische** Motivation, die auf einen äußeren Reiz hin erfolgt, im zweiten Fall liegt eine sogenannte **intrinsische** Motivation vor, die aus innerem Antrieb erfolgt.

Die intrinsische Motivation ist deutlich wirksamer als die extrinsische Motivation. Die extrinsische Motivation kann jedoch in der Regel leichter hervorgerufen werden.

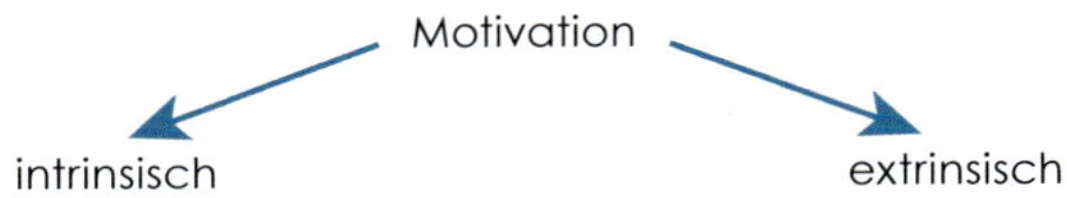

Abb. 14: Motivationsformen

Werden materielle Belohnungen in Aussicht gestellt, was im Yogaunterricht wohl seltener der Fall ist, so ist deren Höhe nicht unerheblich. Eine zu geringe in Aussicht gestellte Belohnung hat keinen messbaren Effekt, kann sogar demotivierend wirken. Auch sind bei den externen Belohnungen nicht erwartete wirksamer als erwartete Belohnungen.

Da, wie schon erwähnt, intrinsische Motivation hochwirksam ist, besteht die große Kunst aller Unterrichtenden und Eltern darin, **intrinsische** Motivation zu wecken. Dafür ist es wichtig, z. B. Aufgaben so zu stellen, dass sie Neugierde hervorrufen und weder zu schwer noch zu leicht erscheinen, also weder über- noch unterfordern. Und ganz besonders wirksam für spätere Motivation sind Aufgaben, die die Möglichkeit eröffnen, dass sich ein Resultat einstellt, das besser ist als erwartet. Überraschender Erfolg wirkt besonders stimulierend, der in Abb. 13 dargestellte Aufschaukelungskreis wird besonders „befeuert“. Der griechische Philosoph Plutarch sagt dazu: „Der Geist ist kein Schiff, das man beladen kann, sondern ein Feuer, das man entfachen muss.“[10] Wir alle kennen das erhebende Gefühl bei uns selbst und die strahlenden Gesichter bei den Teilnehmenden am Yogaunterricht, wenn etwas überraschenderweise gelungen ist.

Damit sich motivierender Erfolg einstellen kann, ist es ferner wichtig, die Lernschritte nicht zu groß und nicht zu klein zu machen. Vor diesem Hintergrund empfiehlt es sich, ein großes Lernziel in kleinere Zwischenziele aufzuteilen, um Erfolgserlebnisse zeitnah zu ermöglichen und Motivation anzukurbeln. Das bedeutet konkret für den Yogaunterricht, ein umfangreiches Unterrichtsziel, z. B. ein Kursziel, in kleinere Unterziele, z. B. Stundenziele, zu unterteilen oder ein forderndes *Āsana* über weniger fordernde Varianten einzuführen. Das in Abschnitt 6.1.2.3 vorgestellte didaktische Konzept von *Vinyāsa Krama* steht genau für diesen Sachverhalt. Werden die Schritte – *Krama* – nicht zu klein und nicht zu groß angesetzt, so werden Zwischenziele erreichbar, die Erfolgserlebnisse und damit Motivation auslösen. Das gilt gleichermaßen für selbstgesteckte Ziele.

Auch von den Lern**inhalten** wird eine motivierende Wirkung ausgehen, wenn das zu Lernende bedeutungsvoll für die Lernenden ist. Gehen wir im Yogaunterricht so vor, wie in Abschnitt 6.1.2.3 dargestellt, dass wir die Unterrichtsinhalte aus den Gegebenheiten der Teilnehmenden ableiten und das auch erklären, so wird sich bei den Teilnehmenden – quasi von selbst – eine intrinsische Motivation einstellen. Im Yogaunterricht kommt erleichternd hinzu, dass die Teilnehmenden in der Regel aus eigenem Antrieb kommen. Dieser Vorschub ist jedoch nicht unerschöpflich.

Förderlich kann auch sein, Neuem schon Bekanntes beizumengen. Das kann Neugierde wecken, ohne Angst zu schüren. Aus dem gleichen Grunde gilt auch das Umgekehrte, nämlich Bekanntem Neues beizumengen. Das belegt noch einmal aus einem anderen Blickwinkel die Bedeutung von sinnvollem Wiederholen (vgl. dazu Abschnitt 6.2).

Besonders wirksam und durch nichts zu ersetzen ist die **persönliche Ausstrahlung** einer Lehrperson. Von einer Lehrperson, die engagiert unterrichtet, ihrerseits für ihr Fach und für die ihr anvertrauten Menschen intrinsisch motiviert ist, geht eine hohe Begeisterung aus, die eine hohe Strahlkraft beinhaltet und sich auf die Unterrichteten überträgt, sie mitreißt und ihre Motivation entfacht. Begeisterung kann nicht vorgegaukelt werden, sie muss von Authentizität geprägt sein (Abschnitt 6.1.6).

Im Yoga sprechen wir von *Tapas*, das mit „innerem Feuer" oder „innerer Glut" und im vorliegenden Zusammenhang mit „intrinsischer Motivation" übersetzt werden kann. *Tapas* ist eine der drei Handlungsqualitäten des Kriyā-Yoga (vgl. YS 2.1). Wenn eine Lehrperson in ihrem Tun von *Tapas* geprägt ist, wird von ihr quasi eine Sogwirkung ausgehen. Wir sprechen dann von einer begnadeten Lehrerpersönlichkeit oder von Charisma.[11]

Für die Yogaunterrichtenden bedeutet das, sich zuallererst die Frage zu stellen: „Warum unterrichte ich Yoga?" Die ehrliche Antwort auf diese Frage wird der Lehrperson ihre eigene Motivationslage verdeutlichen und damit auch ihre Wirkung auf die Teilnehmenden ihrer Kurse. Sie führt ein kleines Stück weiter auf dem Weg der Selbsterkenntnis, auf dem Weg zu mehr *Svādhyāya*, wie es bei Patañjali heißt. *Svādhyāya* ist eine weitere Grundqualität des Kriyā-Yoga.

Wie schon dargelegt, ist **extrinsische** Motivation, also Motivation durch externe Belohnungen, auch ein wesentlicher Faktor. Hier ist es wichtig, die Art der Belohnung und deren Höhe genau zu betrachten, denn Belohnung ist nicht gleich Belohnung, je nach Art und Höhe kann sie sogar kontraproduktiv sein, die Motivation senken, das Lernen behindern.

Loben ist ein solcher extrinsischer Motivationsfaktor, der auch im Yogaunterricht von Bedeutung ist, aber nicht unbedacht eingesetzt werden sollte. Denn, wie leicht einzusehen ist, hängt seine positive Wirkung davon ab, ob das Lob gut dosiert und ehrlich gemeint ist. Auch von einem einfach nur wahrnehmenden oder anerkennenden Blick kann eine extrinsische Motivation ausgehen.

Wir haben bisher die Motivationsmechanismen auf der psychologischen Verhaltensebene betrachtet und herausgefunden, dass sie das Schlüsselelement für erfolgreiches Lernen und ganz allgemein für Erfolg sind. Auf der **neurobiologischen** oder **gehirnphysiologischen** Ebene können die Vorgänge verkürzt folgendermaßen dargestellt werden: Es gibt im Gehirn eine Region, die für Motivation zuständig ist, sie wird Glücks- oder Belohnungszentrum genannt. Wird diese Region aktiviert, so setzt sie den Neurotransmitter (Abschnitt 6.2.1) Dopamin frei, der seinerseits unter anderem zur Freisetzung von Glückshormonen, Endorphinen, führt, was als Belohnung empfunden wird. Ferner wirkt Dopamin aktivierend auf die Aufmerksamkeitszentren des Gehirns und auf den Übergang vom Kurzzeit- in das Langzeitgedächtnis. In Abschnitt 6.3, der sich mit der Epigenetik befasst, wenden wir uns vertiefend den naturwissenschaftlichen Grundlagen zu.

6.1.5 Die Kunst des Unterrichtens

Unterrichten ist eine Wissenschaft und zugleich auch eine Kunst. Die wissenschaftlichen Aspekte des Unterrichtens sind Gegenstand der vorherigen Abschnitte. Hier sollen nun die künstlerischen Aspekte erörtert und dazu zunächst der Begriff „Kunst“ betrachtet werden.

Umgangssprachlich spricht man von „Können“, wenn man etwas geübt und dadurch gelernt hat, z. B. ein Stück auf der Violine zu spielen. Wenn man etwas besonders gut kann, spricht man von „Beherrschen“, und wenn man es verinnerlicht hat, vielleicht auch Kreativität entstanden ist und man es ästhetisch zum Ausdruck bringen kann, von einer „Kunst“ auf diesem Gebiet. Zur Kunst gehören also eine gewisse Fertigkeit durch Üben und eine durch geistige Auseinandersetzung und Verinnerlichung erreichte Vollendung. Selbst Künstler mit großer Begabung treten nicht von Anfang an in großen Hallen mit großen Orchestern zu großen Anlässen auf, sondern müssen hart arbeiten, um auf ihrem Gebiet ihren künstlerischen Ausdruck zu finden.

Dagegen wird in Yogakreisen nicht selten die Meinung vertreten, Yogaunterrichten müsse spontan erfolgen, sonst sei es nicht echt. Eine gründliche Vorbereitung stehe dem entgegen, sei eher kleinkariert. Das ist ein fundamentales Missverständnis und ist eher von Überheblichkeit als von Achtsamkeit geleitet. Um das Missverständnis noch stärker zu verdeutlichen, möchte ich wiederum eine Anleihe in der Instrumentalmusik machen. Die hohe Kunst der Improvisation, des „spontanen“ Spielens, beherrscht in der Regel nur der Musiker, der sein Instrument technisch voll beherrscht und die Regeln der Komposition voll verstanden und verinnerlicht hat.

Um die Fertigkeit des Unterrichtens zu entwickeln und um zu einer Vertiefung und Verinnerlichung zu gelangen, sind daher ein intensives Studium der Unterrichtstheorie (Abschnitte 6.1.1 bis 6.1.4) und eine intensive praktische Auseinandersetzung damit unerlässlich. Das wird ohne solide Unterrichtsvorbereitung, verbunden mit reflektierendem Evaluieren, nicht möglich sein. Wie das Musizieren, so wird das Unterrichten auf dieser Grundlage jedoch nur dann zur Kunst, wenn diese Prinzipien nicht nur äußerlich „abgeklappert“ werden, sondern vertiefend erarbeitet, verstanden und entsprechend verinnerlicht wurden. Auf diesem Hintergrund können sich Kreativität und Ästhetik entwickeln und der Unterricht wird von einer bei den Teilnehmenden ankommenden Authentizität der Lehrperson getragen. Der Unterricht wird zu einem Gesamtkunstwerk aus Inhalten und Methoden, das die Teilnehmenden anspricht und auf einer tieferen Ebene erreicht.

Künstlerische Kreativität und wissenschaftliche Fachkenntnisse sind zwei untrennbare Aspekte der Unterrichtsgestaltung, die einander ergänzen und bereichern.

6.1.6 Kompetenzen der Lehrperson

Unterrichten bedeutet „Handeln in der Welt" und ist dadurch mit Verantwortung verbunden. Da sich die Verantwortung beim Unterrichten auf viele Personen bezieht, ist auch ein hohes Maß an Verantwortlichkeit gegeben. Die berufsethischen Richtlinien des Berufsverbandes der Yogalehrenden in Deutschland e. V. (vgl. Kapitel 2, Abschnitt 2.7) drücken es in ihrer Präambel so aus: „Yoga wirkt auf körperlicher, mentaler und geistig-spiritueller Ebene. Diese Wirkungen lassen sich durch regelmäßiges Üben und den persönlichen und unmittelbaren Kontakt zwischen Lehrenden und Lernenden erfahren. Dabei sind die sozialen, pädagogischen und personalen Kompetenzen von Lehrpersonen für die Qualität des Unterrichts entscheidend."

Für alle Yogalehrenden im Berufsverband sind diese berufsethischen Richtlinien bindend.

Verbunden und vielleicht auch verpflichtet fühlen wir uns als Yogalehrende darüber hinaus wesentlichen Kernaussagen der klassischen Yogaliteratur zu diesem Thema. Einen wichtigen Stellenwert haben in diesem Zusammenhang die *Yoga-Sūtras* von Patañjali. Sie sind durch ihren säkular-philosophischen, lebenspraktischen Charakter quasi zu einem Basistext des modernen Yoga geworden (vgl. Kapitel 1, Abschnitt 1.5). Da die *Yoga-Sūtras* keine Verben enthalten, bedürfen sie damals wie heute der Interpretation. Speziell aus den *Yamas* und *Niyamas* (YS 2.30 und 2.32) in Verbindung mit dem Kriyā-Yoga (YS 2.1) können Leitlinien für das Unterrichten (vgl. Kapitel 1, Abschnitt 1.5, und Kapitel 2, Abschnitt 2.2) und Leitlinien für den Umgang der Lehrperson mit ihren Schülerinnen und Schülern sowie mit sich selbst abgeleitet werden. Das Studium der *Yoga-Sūtras* und ihrer Interpretationen ermöglicht es, die eigene Yogapraxis und das Unterrichten stärker in die Tiefe zu führen, ohne den Bezug zum konkreten äußeren Leben zu verlieren. Es macht empfänglicher für höhere Aspekte, ohne die Erdung zu verlieren. Es ist ein Weg zu mehr Authentizität und einer klareren Lehrer-Schüler-Beziehung.

Da wir als Yogalehrende in der Regel nicht mehr von einem Guru oder Yogameister geleitet werden, sondern selbstbestimmt unseren Weg finden müssen, brauchen wir Hilfen auf diesem Weg. Die *Yoga-Sūtras* können hier die Funktion eines Wegweisers haben.

Nachfolgend werden aus der Vielzahl der Kompetenzen einer Lehrperson vier für den Yogaunterricht besonders wichtige Kompetenzen ausgewählt. Natürlich ist diese Auswahl subjektiv. Auch sind die dargestellten Kompetenzen nicht immer klar gegeneinander abgrenzbar. Ferner wird die in der Präambel der berufsethischen Richtlinien aufgeführte soziale Kompetenz nicht expressis verbis aufgenommen, da die vier dargestellten Kompetenzen von selbst in ihr münden.

6.1.6.1 Kognitive Kompetenzen – Wissen

In Abschnitt 6.1.2 wurden die drei Säulen der Unterrichtsplanung betrachtet. Man könnte sie auch die drei Standbeine der Unterrichtsplanung nennen. Danach ist es selbstverständlich, dass die Lehrperson über Kenntnisse bezüglich der zu vermittelnden Inhalte – z. B. *Āsana*, *Prāṇāyāma*, Meditation, Entspannung, Philosophie – und bezüglich der Unterrichtsgestaltung – Didaktik und Methodik – verfügt und so ihren Unterricht systematisch vorbereitet. Zu diesen kognitiven Kompetenzen einer Lehrperson gehören weiterhin Kenntnisse in Anatomie, Physiologie und Psychologie mit ihren gängigen Krankheitsbildern. Auch Kenntnisse wesentlicher Yogaschriften und moderner Yogastilrichtungen zählen dazu.

Zu den kognitiven Kompetenzen gehört auch das Wissen um mögliche Probleme, die sich aus der Rollenverteilung zwischen der Lehrperson und den Lernenden ergeben können, denn Lehrer-Schüler-Verhältnisse sind immer auch hierarchische Systeme, die die Gefahr von Machtmissbrauch und Abhängigkeit beinhalten können. Das Wissen um diese Zusammenhänge kann die Lehrperson in die Lage versetzen, diesen Tendenzen entgegenzuwirken (vgl. in diesem Zusammenhang Kapitel 5 und Kapitel 2, Abschnitt 2.7).

Die kognitiven Fähigkeiten gehören zu den relativ leicht erlernbaren Kompetenzen, den sogenannten Hard Skills. Anders verhält es sich bei den folgenden Kompetenzen, sie beziehen sich auf tiefere und damit nicht so leicht zugängliche Wesensschichten der Lehrperson, die unter dem Begriff Soft Skills zusammengefasst werden.

6.1.6.2
Personale Kompetenzen

Eine Lehrperson, die alles über *Āsana*, *Prānāyāma*, Meditation etc. wüsste und alle klassischen und modernen Yogatexte studiert, sich jedoch nicht selbst auf den Yogaweg gemacht hätte, wäre meines Erachtens kein Yogalehrer, keine Yogalehrerin.

Was es bedeutet, auf dem Yogaweg zu sein, lässt sich wiederum aus den *Yoga-Sūtras* ableiten (vgl. YS 2.29 ff.). Der dort dargestellte achtgliedrige Pfad ist ein Übungsweg. Danach und auch nach moderner Sicht ist das eigene Üben ein wesentliches Element des Yogaweges. *Āsana*, *Prānāyāma* und Meditation, geprägt von *Abhyāsa* und *Vairāgya* (vgl. YS 1.12), sind wesentliche Elemente auf diesem Weg. Es ist ein Weg zum eigenen Selbst. Die *Yamas* und *Niyamas* (YS 2.30 und YS 2.32) können auf diesem Weg eine innere Richtschnur sein.

Ohne das eigene Praktizieren und Bemühen kann nicht glaubwürdig vermittelt werden, warum Yoga unterrichtet wird, warum Yoga überhaupt praktiziert werden soll. Durch die Kongruenz zwischen dem, was die Lehrperson lebt, und dem, was sie ihren Teilnehmenden vermittelt, entsteht Echtheit im Unterrichten, entsteht eine authentische Lehrerpersönlichkeit. *Satya* – Wahrhaftigkeit, Ehrlichkeit, Echtheit – wird es in den *Yamas* (YS 2.30) genannt. Wer z. B. Wasser predigt und Wein trinkt, verstößt gegen dieses Prinzip. Auch wenn das Bemühen groß ist, diese Unehrlichkeit zu vertuschen, wird bei den Teilnehmenden ankommen, dass zwischen den Worten und der inneren Haltung eine Diskrepanz besteht.

Zur Echtheit gehört auch, dass die Lehrperson nicht zur „Nährung" des eigenen Egos unterrichtet oder sich von Rollenklischees leiten lässt oder sich hinter einer Fassade versteckt. Das setzt voraus, dass sich die Lehrperson um Selbsterkenntnis bemüht, ein konstruktives Selbststudium betreibt und sich in einer achtsamen Grundhaltung sich selbst gegenüber, einem inneren Gewahrsein, schult. Die *Niyamas* (YS 2.32) nennen dieses Verhalten *Svādhyāya*. In diesem Zusammenhang kann es hilfreich sein, sich zu fragen: „Welche Gründe haben mich bewogen, Yogalehrer, Yogalehrerin werden zu wollen? Aus welchen Gründen unterrichte ich Yoga?"

Diese Echtheit ist eine Grundvoraussetzung für einen gelungenen Yogaunterricht. Durch das Durchscheinen des wahren Wesens kommt es zu einer von innerer Autorität geprägten glaubwürdigen Lehrerpersönlichkeit. Es kommt zu einer Ausstrahlung, die man Charisma nennen könnte, die sich nicht vorspielen oder äußerlich antrainieren lässt.

Zum Begriff des „Wesens" schreibt Graf Dürckheim: „In seinem Wesen hat der Mensch in jeweils individueller Weise teil am Sein … teil am überraumzeitlichen Großen LEBEN."[12]

Svādhyāya und *Satya* sind demnach sehr wesentliche Elemente der personalen Kompetenz einer Lehrperson.

Den Weg zum eigenen Wesen, zum eigenen Selbst, immer wieder zu suchen ist elementare Voraussetzung, um Yoga authentisch, freudig, charismatisch und fundiert zu unterrichten. So kann eine Atmosphäre des Vertrauens und des Akzeptierens entstehen, in der die Teilnehmenden unbeschwert lernen können und die Möglichkeit haben, mit allen Facetten ihrer Persönlichkeit umzugehen und sich mit ihren Schwächen und Stärken auseinanderzusetzen. Dadurch entsteht nicht nur eine Atmosphäre der Achtsamkeit, sondern auch des gegenseitigen Achtens und Respektierens. Das Sprichwort „Das gelebte Vorbild sagt mehr aus als tausend Worte" drückt dies sehr nachdrücklich aus.

Gehirnphysiologisch betrachtet findet diese Lebensweisheit ihre Erklärung in der neuronalen Resonanztheorie[13], wonach zwischen menschlichen Gehirnen eine soziale Vernetzung besteht. Grundlage ist ein aus Nervenzellnetzen (Abschnitt 6.2) bestehendes Resonanzsystem, das durch die Gefühle eines Gegenübers aktiviert werden kann.

Bloßes Wissen ohne die genannten inneren Einstellungen kann leicht zu Überheblichkeit führen. Sich diesbezüglich als Lehrperson immer wieder zu hinterfragen ist eine schwierige, aber sehr wesentliche Aufgabe. Die Ausprägung der folgenden Kompetenzen wird davon wesentlich abhängen.

6.1.6.3 Pädagogische Kompetenzen

Da eine Lehrperson immer auch ein Pädagoge, eine Pädagogin ist, ist das Akzeptieren und Achten der Teilnehmenden in ihrer ganzen Persönlichkeit ein wesentliches Element. Es bedeutet, die Teilnehmenden vorurteilsfrei anzunehmen, ohne sie nach wertenden Kategorien einzuteilen, niemanden vorzuziehen oder zu benachteiligen und auf keinen Fall Abhängigkeiten zu befördern. So kann eine stressfreie Atmosphäre entstehen, die von *Ahimsā* (YS 2.30, YS 2.35) geprägt ist und dadurch Lernen, Stärkung der Eigenverantwortung und Veränderung im weiteren Sinne möglich macht.

Indem alle Teilnehmenden in ihrem jeweiligen Sosein angenommen werden und sich die Lehrperson nicht als allwissender Guru „verkauft", der für alle Probleme und Fragen fertige Lösungen anzubieten hat, werden die Grundlagen für eine intrinsische Motivation (Abschnitt 6.1.4) gelegt. So kann Yoga als ein Erfahrungsweg zur vorurteilsfreien Selbsterforschung vermittelt und verstanden werden und damit auch als ein Weg zum Finden eigener Lösungswege. Eine solche an den Inhalten orientierte, von innen kommende Motivation bei den Teilnehmenden hervorzurufen ist das hohe Ziel eines jeden Pädagogen, einer jeden Pädagogin.

Bedeutungsvoll ist in diesem Zusammenhang auch, dass sich die Lehrperson jederzeit bewusst ist, dass sie mit ihrer Yogalehrausbildung die Kompetenz erworben hat, Yoga zu unterrichten, nicht aber automatisch auch die Kompetenz eines Therapeuten, Arztes oder Heilers. Sie sollte ihre Kompetenz nicht auf Bereiche ausweiten, in denen sie keine solide Ausbildung hat.

Aus den Ausführungen zu den personalen und pädagogischen Kompetenzen sind die emotionalen Kompetenzen als weitere Kompetenzengruppe ableitbar.

6.1.6.4 Emotionale Kompetenzen

Die gefühlsmäßige Zuwendung zu den Teilnehmenden ist eine wesentliche Eigenschaft der Lehrperson. Wenn das Akzeptieren und Achten des Gegenübers nicht von Zuneigung getragen ist, entsteht leicht der Eindruck von emotionaler Kälte und Unnahbarkeit. Mit Zuneigung ist nicht die in Yogakreisen leider nicht selten beobachtbare sogenannte liebevolle Vereinnahmung oder Bevormundung gemeint, die zu Abhängigkeit führen kann, sondern das liebevolle Zugewandtsein im Sinne von *Maitrī* (vgl. YS 1.33). Nur eine Zugewandtheit in diesem Sinne lässt emotionale Wärme und bei den Teilnehmenden das Gefühl der Geborgenheit entstehen. Eine solche Atmosphäre fördert Lernen auf allen Ebenen.

Nicht nur die unmittelbare Begegnung mit den Teilnehmenden ist von dieser altruistischen Einstellung geleitet, sondern auch das Anleiten von Übungen ist getragen von dieser liebevollen Zuwendung, die dem Gegenüber Freiraum lässt, ihm respektvoll und urteilsfrei auf Augenhöhe begegnet und frei von Egozentriertheit ist. Diese innere Haltung den Teilnehmenden gegenüber wird „Empathie“ – einfühlendes Verstehen – genannt.

6.1.6.5 Ausprägungen der Kompetenzen

Die drei zuletzt genannten personalen, pädagogischen und emotionalen Kompetenzen, die innere Haltungen darstellen, können nicht so „einfach“ erworben werden wie die kognitiven Kompetenzen. Es sind vielmehr Einstellungen und Fähigkeiten, die ein kontinuierliches Bemühen erfordern. Ernsthafte Anstrengungen im Sinne von *Tapas* (vgl. YS 2.1) werden zu Veränderungen führen, vorausgesetzt, die gewünschten inneren Haltungen werden immer wieder innerlich „genährt“. Die inneren Haltungen lassen sich kaum verbergen, sie klingen bei jeder Anleitung mit: in der Stimmlage, der Lautstärke, der Wortwahl, dem Satzbau, der Betonung, der Körperhaltung, der Gestik und Mimik. Sie klingen nicht nur latent mit, sondern von ihnen hängt wesentlich ab, was von dem Gesagten bei den Teilnehmenden ankommt.

Nach dem Kommunikationsquadrat von Schulz von Thun enthält jede Äußerung vier Botschaften: eine Sachinformation, eine Selbstkundgabe, einen Beziehungshinweis und einen Appell.

Obwohl sich die drei zuletzt genannten Kompetenzen auf tiefere Wesensschichten beziehen, kann dennoch auf der kognitiven Ebene an und mit ihnen gearbeitet werden. Abb. 15 zeigt, dass sich alle Kompetenzen überschneiden und die kognitiven Kompetenzen alle anderen Kompetenzfelder umfassen. Das kognitive Wissen um die Zusammenhänge und die kognitive Auseinandersetzung mit den drei anderen Kompetenzfeldern ist die Voraussetzung dafür, sich ihnen zu nähern und sie zu vertiefen. Es wird *Svādhyāya* (vgl. YS 2.1), Selbsterkenntnis, zum eigenen Wohle und dem der Teilnehmenden hervorbringen. *Īshvarapranidhāna* (vgl. YS 2.1), interpretiert als Hingabe an ein höheres Ziel, wird so erfahrbar. Am wirkungsvollsten ist wie immer die Präsenz auf mehreren Ebenen zugleich, es findet dann eine gegenseitige Verstärkung statt.

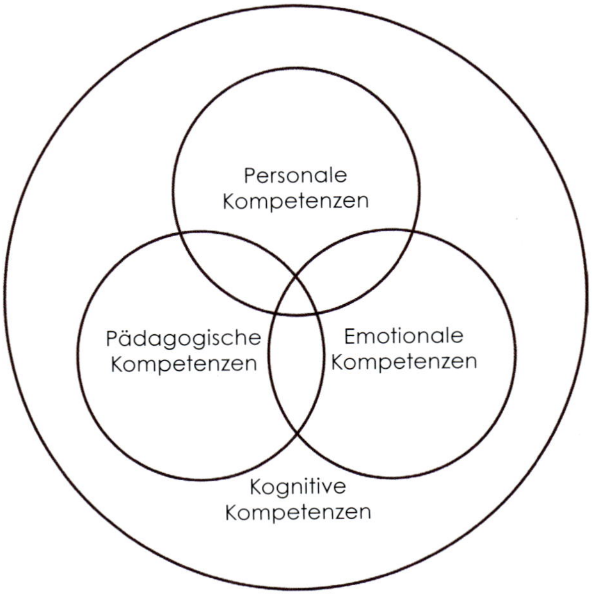

Abb. 15: Zusammenhang der genannten vier Kompetenzfelder einer Lehrperson

Die Ausführungen zu den Kompetenzen einer Lehrperson lassen vielleicht den Eindruck entstehen, Unterrichten stelle sehr hohe Anforderungen an die einzelne Lehrerpersönlichkeit. Das soll auch nicht relativiert werden. Um diesem Eindruck jedoch einen Aspekt der Leichtigkeit zur Seite zu stellen, möchte ich Dr. Shrikrishna zitieren. Er sagt im Zusammenhang mit der Frage „Warum unterrichte ich?“: „… slowly and slowly as I start realising what an enormous potential and capacity is there to help people, people start becoming more important, students start becoming more important than my need. So it no more remains only a teaching, it becomes a **sharing**.“ (In dem Maße, in dem ich erkenne, welch enormes Potenzial und Vermögen darin steckt, Menschen auf ihrem Weg zu unterstützen, werden die Menschen allmählich wichtiger, werden die Lernenden wichtiger als meine eigenen Bedürfnisse. So bleibt es nicht länger nur ein Lehren, es wird zu einem **Teilen**.)[14]

6.1.7 Exkurs: Philosophie im Yogaunterricht

(Autor: *Eckard Wolz-Gottwald*)

Im Zentrum des modernen Yogaunterrichts steht Yoga als Körper- und Atempraxis. Auch die Meditation wird zunehmend in die Praxis des Yoga integriert. Wenn über viele Jahre in dieser Weise geübt wurde, dann kann durchaus das Bedürfnis entstehen, den Weg des Yoga weiterzuführen und zu vertiefen. Hierzu kann die Integration einer praktisch ausgerichteten Yogaphilosophie in den Unterricht einen wichtigen Beitrag leisten.

Dabei geht es weniger um Philosophie im heute allgemein üblichen Verständnis von Hintergrundwissen oder um die Theorie des Yoga. Schon in der *Bhagavadgītā* (4.38) ist zu lesen, dass es kein besseres „Läuterungsmittel“ als *Jnāna*, als die „philosophische Einsicht“ gäbe. Im Sinne von Jñāna-Yoga will Yogaphilosophie nicht nur theoretisch belehren. Philosophische Reflexion wird selbst zur Übung. Um die Yogapraxis in dieser Weise mithilfe von philosophischen Übungen in die Tiefe zu führen, erweisen sich auch hier einige methodisch-didaktische Überlegungen im Sinne von *Vinyāsa Krama* als hilfreich. Auch in der philosophischen Praxis geht es um ein in sinnvollen Schritten aufgebautes Unterrichten.

6.1.7.1 Die Auswahl des geeigneten Textes

Wie man *Āsanas* mit dem Körper, Atemübungen mit dem Atem und Meditation mit dem Geist übt, so arbeiten die Übungen der Yogaphilosophie mit Texten. In einem ersten Schritt gilt es diese Texte zu verstehen, um sich darüber klar zu werden, was jeweilig zu lesen oder zu hören ist. Zur philosophischen Übung wird Yogaphilosophie jedoch erst dann, wenn die Reflexion nicht nur zu einem tieferen Verständnis des Textes, sondern zu einer tieferen Einsicht in die eigene Yogapraxis anregt. Letztendlich wird es sogar um ein Vertiefen des eigenen Yogaweges gehen. Yogaphilosophie als Übungspraxis hilft nicht nur, mehr über die Texte, sondern auch mehr über sich selbst zu erfahren.

Zunächst gilt es sich auf die Suche nach dem geeigneten Text zu begeben. Die indische Yogatradition oder der gegenwärtige Yoga in Ost und West bieten eine Fülle von Material. Spirituelle Geschichten erweitern den Fundus an Texten. Wichtig ist, dass die Texte kurz und prägnant einen zentralen Gedanken auf den Punkt bringen. Darüber hinaus erweist es sich als hilfreich, wenn dieser Gedanke eine unmittelbare Beziehung zur Übungspraxis auf der Matte oder auch zu Yoga als Lebensweg aufweist.

Für den ersten Einstieg eignen sich besonders Texte, die das Prinzip „Übung“ in den Blick nehmen, in den *Yoga-Sūtras* des Patañjali *Abhyāsa* genannt. Texte zum rechten Üben regen dazu an, sich der besonderen Bedeutung der Konzentration, der Sammlung oder der Notwendigkeit der Anstrengung in der Yogapraxis bewusst zu werden.

Als Beispiel ist ein Satz aus der *Mundaka-Upanishad* zu nennen, in dem die Übenden zum Engagement in der Übung aufgefordert werden. Die *Hatha-Pradīpikā* weist darauf hin, dass im Yoga das konkrete Üben im Zentrum steht. Und auch die Geschichte vom Spatzen und der Schnecke kann in einem anschaulichen Bild die Bedeutung der Ausdauer in der Praxis verdeutlichen.

6.1.7.2 Texte zur Bedeutung der Übung (Abhyāsa)

Kraft, Achtsamkeit und Enthaltsamkeit:

Das wahre SELBST wird nicht erreicht
durch Kraftlosigkeit, nicht durch
Unachtsamkeit und wahrlich auch nicht
durch unechte Enthaltsamkeit.

(Mundaka-Upanishad)

Über die Notwendigkeit des Übens:

Nicht erreicht man Vollkommenheit
durch das Tragen des Yoga-Gewandes
oder durch Gespräche über Yoga,
sondern nur durch Üben.

(Hatha-Pradīpikā)

Die Leiter des Erfolgs kann man
nicht mit den Händen
in den Hosentaschen erklimmen.

(Unbekannter Autor)

Als der Meister gefragt wurde, ob es ihn denn nicht entmutige, dass all seine Mühe anscheinend kaum Früchte trage, erzählte er die Geschichte von einer Schnecke, die an einem kalten, stürmischen Tag im späten Frühjahr aufbrach, um den Stamm eines Kirschbaums emporzuklettern. Die Spatzen auf dem Nachbarbaum lachten über ihr Unterfangen. Da flog ein Spatz auf die Schnecke zu und piepste sie an: „He, du Dummkopf, siehst du nicht, dass auf dem Baum keine Kirschen sind?" Der Winzling ließ sich nicht aufhalten und sagte: „Macht nichts, bis ich oben bin, sind welche dran."

(Geschichte nach Anthony de Mello)

Wenn die Teilnehmenden mit der Technik vertraut sind, können sie dazu angeregt werden, die Übungen weiterzuführen, indem man mit Texten arbeitet, die das Loslassen, das Fließenlassen oder die Gelassenheit in den Mittelpunkt stellen. Patañjali spricht in diesem Sinn von *Vairāgya*, der Loslösung. Hiernach kann die besondere Wirksamkeit der Yogapraxis genau dann zum Durchbruch kommen, wenn beides zusammenkommt, wenn es gelingt, in der Aktivität (*Abhyāsa*) loszulassen (*Vairāgya*). Die ursprüngliche Kraft des Yoga bricht auf, wenn es möglich ist, sich in der Konzentration zu entspannen und so im Üben für das Nichtstun zu öffnen.

So formuliert zum Beispiel die *Kena-Upanishad* ganz lapidar: „Wer es denkt, der kennt es nicht." Sind die Teilnehmenden auf die Perfektion in der Übung ausgerichtet, kann der Text von Jiddu Krishnamurti wichtige Impulse setzen, der auf die Bedeutung des Loslassens im Hier und Jetzt hinweist. Ein schönes Bild für das Loslassen in der Übung liefert auch die Geschichte vom Schmetterling, wie er sich auf der Schulter niederlässt.

6.1.7.3 Texte zur Vertiefung der Übung durch Loslösung (Vairāgya)

Vom Denken loslassen:

Wer es nicht denkt, der denkt es.
Wer es denkt, der kennt es nicht.

(Kena-Upanishad)

Loslassen von allen Wünschen:

Achtsamkeit ist ein aufmerksames
Beobachten, ein Gewahrsein,
das völlig frei von Motiven oder Wünschen
ist, ein Beobachten ohne jegliche
Interpretation oder Verzerrung.

(Jiddu Krishnamurti)

Die meisten Aufgaben lösen sich von selbst.
Man darf sie nur nicht dabei stören.

(Unbekannter Autor)

„Das Glück ist ein Schmetterling",
sagte der Meister.
„Jage ihm nach und er entwischt dir.
Setze dich hin und er lässt sich auf deine
Schulter nieder."
„Was soll ich also tun, um das Glück
zu erlangen?", fragte der Schüler.
„Du könntest versuchen,
ruhig zu werden und nichts zu tun –
falls du es wagst!"

(Geschichte nach Anthony de Mello)

Das zentrale Problem liegt nun darin, dass sich die beiden Prinzipien zu widersprechen scheinen. Der philosophische Anfänger kennt entweder Aktivität oder Passivität, entweder Tun oder Nichttun, entweder Sammlung oder Loslassen. Wie in der Übung immer mehr auch die Loslösung geschehen kann, erscheint zunächst wenig einsichtig. Aus diesem Grund ist es hilfreich, den Erkenntnisprozess Schritt für Schritt aufzubauen.

6.1.7.4 Die drei Schritte einer Philosophieeinheit

Der Text allein macht noch nicht Yogaphilosophie im Sinne von Jñāna-Yoga aus. Der Text bildet den Ausgangspunkt, von dem aus das Reflektieren beginnen kann, um letztlich zur konkreten Einsicht in die Tiefe des eigenen Übens zu leiten. In diesem Sinne kann eine Philosophieeinheit aus drei Schritten bestehen.

Zunächst gilt es den ausgewählten Text zu lesen und somit ein Fundament zu legen, auf das man immer wieder Bezug nehmen kann. Ein mehrfaches Lesen zeigt sich als hilfreich, um die Präsenz der Formulierung bei den Teilnehmenden zu fördern. Auch ist es möglich, den Text als Kopie auszuteilen.

Nun folgt der zweite Schritt, durch den Philosophie sich zur Übung des Jñāna-Yoga entwickelt. Die Aufgabe der Lehrperson besteht darin, bei den Teilnehmenden einen Prozess des Reflektierens zu initiieren. Es ist möglich, zu Beginn einen kleinen, inspirierenden Vortrag über die Bedeutung des Textes zu halten. Dabei ist es wichtig, nicht selbst alles zu erklären. Weiter führt ein moderiertes Reflexionsgespräch, wenn ein Gespräch initiiert und dann moderiert wird. Die Aufgabe der Lehrperson besteht vor allem darin, Hilfe zum eigenen Nachdenken zu geben. Ein moderiertes Reflexionsgespräch kann mit Fragen beginnen wie:

- Was verstehst du?

Bis jetzt bleibt man jedoch noch bei einem theoretischen Verständnis stehen. Spannender wird Yogaphilosophie, wenn praktische Fragen mit Bezug zur eigenen Praxis gestellt werden. Folgende Fragen bieten sich dann an:

- Was sagt mir der Text?
- Wo finde ich hier meine eigene Erfahrung?
- Was hat der Text mit meiner Übungspraxis zu tun?
- Was hat der Text mit meinem Yogaweg zu tun?

Jetzt geht es darum, nicht nur die Reflexion über die Theorie des Yoga, sondern auch über die eigene Praxis zu fördern. Die Aufgabe der Lehrperson beschränkt sich zunächst darauf, Fragen zu stellen und die Antworten der Teilnehmenden zu moderieren.

Wichtig ist, die Philosophieeinheit in einem dritten Schritt zu einem alle Ergebnisse integrierenden, zusammenfassenden Ergebnis zu führen. Als hilfreich erweist sich, schon während der Diskussion zentrale Punkte in Stichworten auf einem Flipchart aufzuschreiben. Sie bieten dann die Grundlage dafür, die Erkenntnisse abschließend zusammenzufassen.

6.1.7.5 Die Einbettung des philosophischen Übens in den Unterricht

Diese philosophische Übung kann nun in eine größere Unterrichtseinheit eingebettet werden. Die Beschäftigung mit Yogaphilosophie ist mit einer geeigneten Āsanapraxis, Prāṇāyāmapraxis oder Meditationsübung vorzubereiten. Sollen Texte zur Bedeutung der Übung erarbeitet werden, bietet sich eine eher fordernde Übungspraxis an. Steht die Loslösung im Mittelpunkt, so werden sich Übungen als hilfreich erweisen, die das Erfahren des Loslassens fördern.

Den Abschluss bildet dann die nachbereitende Praxis. Es erweist sich als hilfreich, an die Übungen der Vorbereitung anzuknüpfen, wobei die im Text und in der Diskussion verwendeten Formulierungen nun in die Ansage integriert werden sollten. Philosophie und Übungspraxis können sich so unmittelbar begegnen und vermögen sich wechselseitig zu befruchten.

6.1.7.6 Unterrichtsablauf

- Vorbereitende Übungspraxis
- Philosophieeinheit
  - Ausgangspunkt: Vorstellen des Textes
  - Weg der Reflexion: Vortrag oder ein mit einer Frage initiiertes, moderiertes Reflexionsgespräch
  - Ziel: Zusammenfassen der Erkenntnisse
- Übungspraxis, bei der Formulierungen der Philosophieeinheit in die Ansagen einfließen können

6.1.7.7 Die Formate philosophischer Übungspraxis

Zum Teil können kürzere philosophische Einheiten durchaus schon in den Unterricht im Kursformat integriert werden. Wenn jedoch das Reflektieren über den Text intensiviert werden soll, ist ein Format zu wählen, in dem für philosophische Übungseinheiten mehr Zeit zur Verfügung steht. Bei wachsendem Interesse bietet es sich dann an, Philosophie und Praxis in einer separaten Unterrichtsstunde, an einem Nachmittag, in einem Ganztagsworkshop, an einem Wochenende oder als Unterrichtseinheit in einem Ferienkurs anzubieten. Hier wird es sogar möglich, längere Texte zu verwenden, Themen umfassender zu erarbeiten und intensiver ins Gespräch zu kommen. Die Teilnehmenden können den Übungsweg des Yoga weiter in die Tiefe führen und konkret erfahren, was die *Bhagavadgītā* meint, wenn sie die philosophische Einsicht von *Jñāna* als das höchste „Läuterungsmittel" bezeichnet.

6.2 Neurobiologische Grundlagen mit ihren Konsequenzen für das Yogalehren und -lernen und den Umgang mit Mustern

6.2.1 Neurobiologische Grundlagen

6.2.1.1 Motivation für das Thema

Die folgenden, didaktisch stark reduzierten Ausführungen zu den neuronalen Grundlagen des Lernens sollen dazu anregen, die Unterrichtsgestaltung auf diesem Hintergrund zu reflektieren und zu organisieren und so den Umgang mit den Teilnehmenden noch bewusster und achtsamer werden zu lassen.

Für selbstständig Übende sind diese Erkenntnisse gleichermaßen von Bedeutung, denn von ihnen geht die hoch motivierende Botschaft aus, dass ernsthaftes Bemühen über einen längeren Zeitraum zu Veränderungen führt.

Dies im eigenen Praktizieren zu realisieren und im Unterricht zu vermitteln und erfahrbar werden zu lassen ist ein lohnendes Ziel, das zu selbstgesteuertem Üben und damit intrinsischer Motivation führen kann (Abschnitt 6.1.4). Verstärkend kommt noch hinzu, dass naturwissenschaftliche Begründungen für das eigene Handeln in der Regel eine höhere Überzeugungskraft haben als rein pädagogische Begründungen. Dadurch kommt es zu einer vertieften Einsicht in den Sinn des eigenen Tuns, wodurch einerseits die Motivation dafür erhöht wird und andererseits dem Tun und damit auch der handelnden Person selbst Würde verliehen wird, indem durch Einsicht selbstgesteuertes Verhalten möglich wird. So kann Freiheit im Sinne Hegels entstehen, der Freiheit als „Einsicht in die Notwendigkeit" definiert. Das gilt nicht nur für den Yogabereich, sondern für alle Lebensbereiche gleichermaßen.

Im Yogaunterricht und beim selbstständigen Praktizieren von Yoga steht das Lernen im Mittelpunkt, denn Yogapraktizierende möchten in ihrem Leben etwas verändern. Sie möchten z. B. beweglicher werden, Rückenschmerzen entgegenwirken, weniger stressanfällig sein, angstfreier und selbstbewusster ihrem Alltag begegnen, einen neuen oder überhaupt einen Sinn im Leben finden. Jede angestrebte Veränderung setzt einen Lernprozess voraus, in dessen Verlauf neue Verhaltens- und Denkmuster etabliert werden. Yoga hat nur dann diese transformatorische Wirkung, wenn er ernsthaft, andauernd und doch gelassen (*Abhyāsa – Vairāgya*, YS 1.12) praktiziert wird und so zu nachhaltigem Lernen führt. Wie wichtig dabei die Qualität „andauernd", *Abhyāsa*, ist, werden die folgenden Ausführungen zu den neurobiologischen Grundlagen des Lernens verständlich werden lassen. (Die Darlegungen zur Epigenetik in Abschnitt 6.3 bestätigen diesen Aspekt nachdrücklich.)

Ich möchte Sie, die Lesenden, nun mitnehmen auf diese spannende Reise vom makroskopisch beobachtbaren Aspekt des Lernens bis zu seinen submikroskopischen molekularen Grundlagen.

Ich werde versuchen, die biologischen Fakten so kurz wie möglich darzustellen, die Fachbegriffe auf ein Minimum zu reduzieren und sie tabellarisch zusammenzustellen, damit Sie immer schnell einen Zugriff darauf haben. Auch werde ich am Ende der biologischen Darlegungen eine Zusammenfassung geben, auf die Sie Ihr Studium gegebenenfalls reduzieren können, wenn Ihnen die biologischen Details nicht so am Herzen liegen.

Um schon zu Beginn häufig vorkommenden Missverständnissen vorzubeugen, möchte ich betonen, dass es mir nicht darum geht, geistige Prozesse auf biologische Vorgänge zu reduzieren, sondern dass ich verständlich machen möchte, wie sich geistige Prozesse – wie das Lernen – unserem Körper mitteilen, wie sie sich körperlich ausdrücken.

Oft wird im Yoga auch eingewandt, dass Lernen nicht so wichtig sei, sondern dass unsere Erfahrungen eine viel größere Bedeutung hätten. Dabei wird übersehen, dass das Lernen durch Erfahrung eben auch ein Lernprozess, sogar einer der tiefgreifendsten Lernprozesse ist. Jegliche Form von Lernen findet in uns statt, nicht im „luftleeren" Raum, sondern teilt sich unserem Körper in seiner Sprache mit. Nicht umsonst gehen wir im Yoga von einer Körper-Geist-Einheit aus, das heißt, wir müssen uns im Yoga mit besonderem Interesse die Frage stellen, wie sich der Geist dem Körper mitteilt und umgekehrt. Diese Interaktion von Körper und Geist findet ständig statt, ohne dass sie uns bewusst wird, z. B. wenn Gedanken als Gedächtnisinhalte im Gehirn abgelegt werden oder wenn umgekehrt Gedächtnisinhalte beim Erinnern wieder geistig abgerufen werden. Es handelt sich dabei um physisch-mentale Umwandlungsprozesse, die ständig im Gehirn ablaufen.

Konkreter fassbar werden diese Körper-Geist-Interaktionen an den folgenden, aus dem Alltag bekannten Beispielen:

- der euphorisierenden Wirkung von Ausdauersport, hier wirkt der Körper auf den Geist
- der Wirkung von mentalen Entspannungstechniken auf den Parasympathikus, die sich z. B. in einer Erniedrigung der Herzfrequenz niederschlagen, hier wirkt der Geist auf den Körper

Die allem zugrunde liegende Frage lautet: „Wie teilen sich geistige Vorgänge unserem Körper mit?" Diese Frage kann die Wissenschaft noch nicht in allen Details beantworten, aber es gibt überzeugende Ansätze in der Neurobiologie und der Epigenetik.

6.2.1.2 Die Bedeutung des Lernens

Unser Gehirn ist neurobiologisch betrachtet unser Lernorgan und Sitz des Gedächtnisses.

Das Gehirn des Menschen hat eine Masse von ca. 1,4 kg und macht damit nur ca. 2 % der Gesamtkörpermasse aus. Der Energieumsatz des Gehirns beträgt jedoch über 20 % des Gesamtumsatzes des Körpers. Diese Zahlen verdeutlichen die außerordentlich hohe Aktivität des Gehirns. Wir Menschen sind unserer genetischen Bestimmung nach Lernende und das bis ins hohe Alter. Die enorme Entwicklung der Großhirnrinde in der Evolution zum Menschen belegt dies auf anatomischer Ebene. Dem werden wir gerecht, indem wir das ganze Leben als einen Lernprozess begreifen. Carl Friedrich Gauß drückt das so aus:

Es ist nicht das Wissen,
sondern das Lernen,
nicht das Besitzen,
sondern das Erwerben,
nicht das Dasein,
sondern das Hinkommen,
was den größten Genuss gewährt.

In diesem Sinne hoffe ich, dass Sie, die Lesenden, die Beschäftigung mit der Neurobiologie genießen können.

Aber es ist nicht nur der Vorgang des Lernens von großer Bedeutung, sondern auch sein Ziel, die Gedächtnisbildung und die Erinnerung. Zunächst sehen wir in der Gedächtnisbildung den Sinn, etwas zu wissen, zu rekapitulieren und zu können, was uns weiterhilft und für uns von Bedeutung ist. Darüber hinaus ist die Erinnerung aber auch ein wesentliches Element unserer Identität, sie hält quasi unser Ich zusammen, speist unsere Bewusstheit von uns selbst. Ohne unser Gedächtnis wissen wir nicht, wer wir sind. Das Gedächtnis ist somit nicht nur eine Anhäufung von Wissen und Können, sondern darüber hinaus – nach M. Korte[15] – das Epizentrum unseres Ich-Bewusstseins. Schon Augustinus[16] wusste um seine große Bedeutung, er formulierte es so:

Eine große Kraft ist das Gedächtnis,
mein Gott, voll unergründlicher, unzähliger Fälle,
und so ist meine Seele
und so bin ich selbst.

Ein Zitat von Eric Kandel[17] fasst beide Aspekte, den des Lernens und den des Gedächtnisses, eindrucksvoll zusammen:

Wir sind, wer wir sind, aufgrund dessen, was wir lernen und woran wir uns erinnern.

6.2.1.3 Überblick

Im Folgenden soll Lernen auf seinen drei wissenschaftlich zugänglichen Ebenen betrachtet werden, nämlich auf der makroskopisch (das heißt ohne Hilfsmittel) beobachtbaren Verhaltensebene, der mikroskopischen Ebene und der molekularen oder submikroskopischen Ebene.

6.2.1.4 Makroskopische Ebene des Lernvorgangs

In der Literatur der pädagogischen Psychologie werden verschiedene Lernformen beschrieben, z. B. die klassische Konditionierung, die instrumentelle Konditionierung, Lernen durch Versuch und Irrtum, Lernen durch Einsicht oder Lernen durch Nachahmung und Identifikation.

Nachfolgend betrachte ich exemplarisch für alle Lernformen die klassische Konditionierung am Beispiel des Lidschlussreflexes, denn er ist der Beobachtung leicht zugänglich und experimentell einfach durchführbar. In den nächsten Abschnitten werde ich diesen Lernprozess auf der mikroskopischen Ebene und danach auf der molekularen Ebene betrachten. (Es ist in diesem Zusammenhang nicht erforderlich, weitere Lernformen darzustellen, denn sie beruhen auf dem gleichen Grundprinzip.)

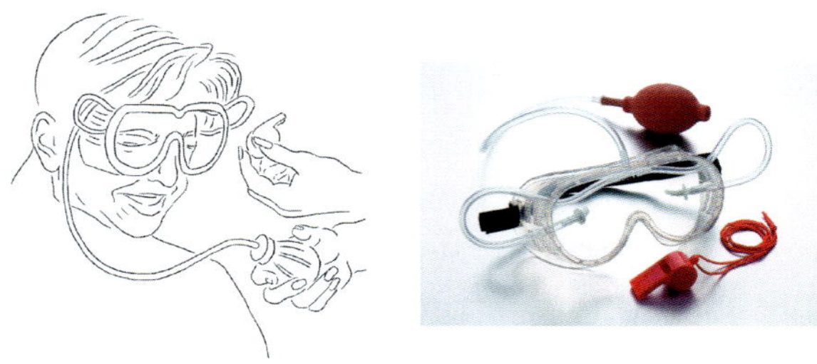

Abb. 16: Experiment zur Auslösung des Lidschlussreflexes: Mit einer kleinen Handpumpe wird über einen an der Brille befestigten Schlauch ein Luftstoß auf das Auge gegeben. Mit der Trillerpfeife wird ein akustisches Signal erzeugt.

Bekannterweise löst ein Luftstoß auf das Auge als Reaktion den sogenannten Lidschlussreflex aus, das heißt, das Augenlid senkt sich, das Auge wird verschlossen. Ein akustischer Reiz, hier ein Trillerpfeifenton, löst, wie ebenfalls bekannt ist, diese Reaktion nicht aus. Werden jedoch einer Person mehrfach gleichzeitig ein Luftstoß auf das Auge und ein Trillerpfeifenton geboten, so erfolgt nach einigen Durchgängen der Lidschluss auch auf den Trillerpfeifenton allein. Es hat eine Verbindung, eine Assoziation, von beidem stattgefunden, die vorher nicht gegeben war. Zu der Reaktion des Lidschlusses wurde ein *neuer Reiz* gelernt. *Klassische Konditionierung* nennt man diesen Lernvorgang.

Bekannter als das angeführte Beispiel ist das Experiment des Physiologen Iwan Pawlow, das er mit einem Hund als Versuchsobjekt durchführte. Der Hund reagierte beim Ertönen eines Klingelzeichens mit Speichelsekretion, nachdem vorher mehrere Male Futter und Klingelzeichen gleichzeitig geboten worden waren. Hier wurde zur Reaktion der Speichelsekretion ebenfalls ein *neuer Reiz* gelernt. Abb. 17 verdeutlicht diesen Lernvorgang in einem Schema.

Bei der klassischen Konditionierung handelt es sich um einen sehr ursprünglichen Lernvorgang, der sowohl bei einfach strukturierten Lebewesen als auch beim Menschen vorkommt. Bei achtsamem Hinsehen wird jede, jeder bei sich selbst solche Konditionierungen entdecken können, z. B. bei der Reaktion auf bestimmte Gerüche, vielleicht auf ein bestimmtes Parfüm oder den Duft des Lieblingsessens, auf bestimmte Anblicke, z. B. den weißen Kittel eines Arztes, auf Geräusche oder Worte.

So kann es im Yogaunterricht passieren, dass Teilnehmende der Lehrperson zunächst mit ganz profunden Vorurteilen begegnen, weil sie vielleicht durch schlechte Erfahrungen aus ihrer Schulzeit oder durch Vorurteile in Bezug auf Yoga konditioniert sind. Diese Konditionierungen können sich auch auf die urteilende Person selbst beziehen. So sind vielleicht einige Teilnehmende felsenfest davon überzeugt, steif zu sein, dies oder jenes ganz bestimmt nicht zu können oder überhaupt Schwierigkeiten beim Lernen zu haben.

Auch Phobien und andere objektiv unbegründete Angstreaktionen werden dazu gezählt. Bei ihrer Betrachtung wird deutlich, wie scheinbar harmlose Reize aufgrund einer vorausgegangenen Assoziation große Angstreaktionen auslösen können.

Während „normale“ klassische Konditionierungen, wie sie beim Lidschlussreflex oder bei der Speichelsekretion vorkommen, das Phänomen der Extinktion zeigen, das heißt, sie erlöschen mit der Zeit, wenn sie nicht wiederholt werden, zeigen angstgekoppelte Konditionierungen dieses Phänomen nicht.

6.2.1.5 Mikroskopische Nervenzellebene

Wer sich die biologischen Details ersparen möchte, kann in Abschnitt 6.2.1.9 eine Zusammenfassung finden.

Lernen findet im Gehirn mikroskopisch betrachtet auf neuronaler Ebene statt, das heißt auf der Ebene der ca. 82 Milliarden Nervenzellen, auch Neuronen genannt. Dabei vernetzen sich die Nervenzellen neu oder bestehende Vernetzungen werden verstärkt. Ein Neuron kann mit bis zu 100.000 weiteren Neuronen verknüpft sein. So ent-

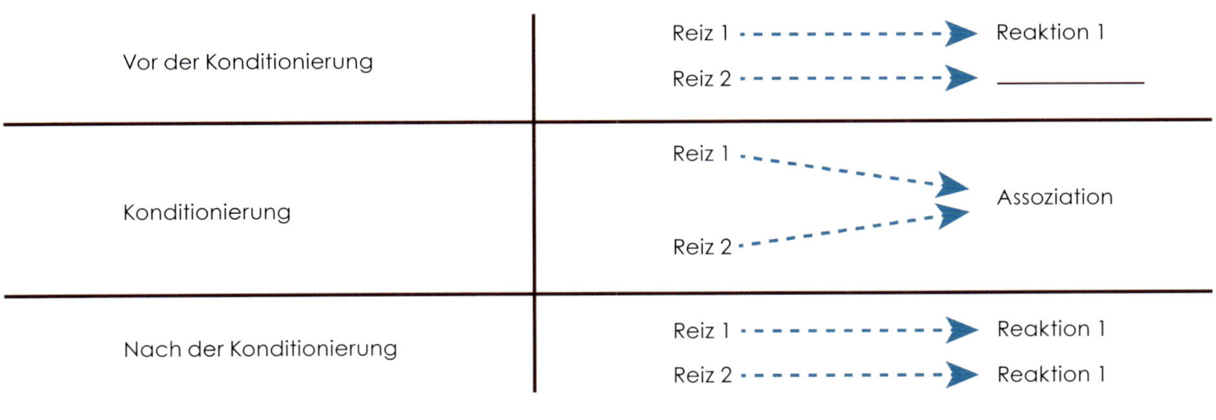

Abb. 17: Reiz 1: Luftstoß; Reiz 2: Trillerpfeifenton; Reaktion 1: Lidschluss

steht ein Nervenzellnetz, dessen Festigkeit von der Intensität des Lernens abhängt und das Behalten und Vergessen repräsentiert.

Um Lernen auf dieser Ebene verständlich zu machen, möchte ich auf grundlegende Aspekte von Bau und Arbeitsweise eines Neurons eingehen und habe dafür ein sogenanntes multipolares Neuron ausgewählt, da daran die Struktur-Funktions-Beziehungen besonders gut zu zeigen sind (vgl. Abb. 18).

Ein Neuron besteht aus einem *Nervenzellkörper* und davon ausgehenden Ausläufern. Beim multipolaren Neuron sind das viele *Dendriten* und ein *Axon*. Die Dendriten sind reich verzweigt und dienen der Informationsaufnahme, meist von vorgeschalteten Zellen. Das Axon ist ein oft langer Ausläufer, der nur am Ende verzweigt ist. Seine Länge variiert vom Millimeterbereich, z. B. im Gehirn, bis zum Meterbereich, z. B. in Nerven, die den Fuß versorgen. Hier liegt der Nervenzellkörper im Rückenmark, das Axon reicht bis in den Fuß. Das Axon dient der Informationsweiterleitung an die nachfolgenden Zellen (vgl. Abb. 19). Die meisten Axone sind von einer elektrischen Isolationsschicht umgeben, wodurch die Leitungsgeschwindigkeit erhöht wird. Sie kann bis zu 120 m/sec betragen. (Die Isolationsschicht ist in der Abbildung durch die Hüllzellen dargestellt. An den Schnürringen fehlt die Isolation. Der elektrische Impuls „springt" quasi von Schnürring zu Schnürring, wodurch die Leitungsgeschwindigkeit erhöht wird.) An den Axonendknöpfchen findet der Kontakt zu nachfolgenden Nervenzellen statt (vgl. Abb. 19).

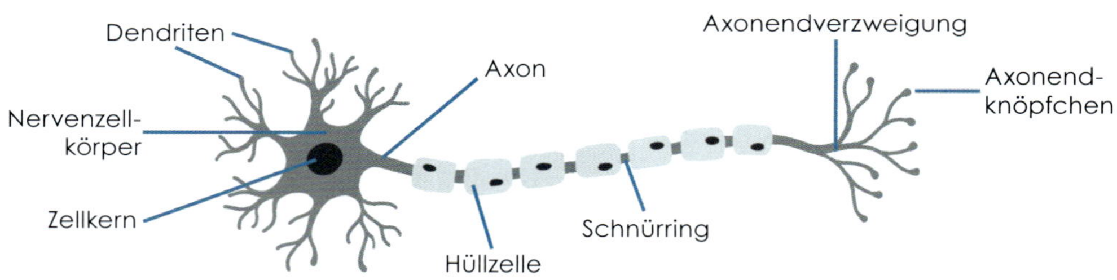

Abb. 18: Bau eines multipolaren Neurons, schematisiert

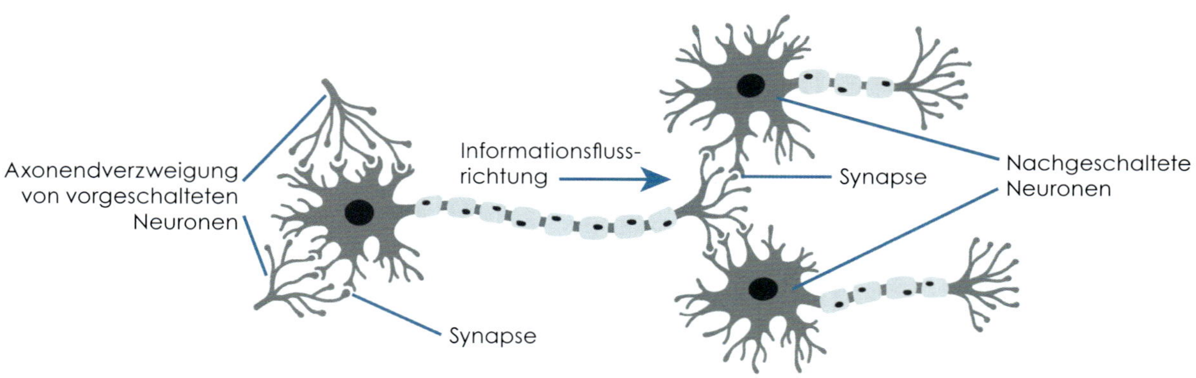

Abb. 19: Verknüpfung mehrerer Neuronen

Am Nervenzellkörper findet die Verrechnung der von verschiedenen vorgeschalteten Zellen einlaufenden Informationen statt.

Die Kontaktstellen eines Neurons zu vor- oder nachgeschalteten Zellen, also den Kontakt zwischen Nervenzellen, nennt man *Synapsen.* Wie schon erwähnt, kann ein Neuron im Bereich der Dendriten bis zu 100.000 Synapsen haben und so mit bis zu ca. 100.000 anderen Neuronen verknüpft sein.

Überblick über die verwendeten Fachbegriffe:

- Neuron: Nervenzelle
- Multipolares Neuron: im Dendritenbereich stark verzweigtes Neuron
- Synapse: Kontaktstelle (hier) zwischen zwei Nervenzellen
- Dendriten: Verzweigungen der Nervenzelle in ihrem Anfangsbereich, die Informationen von vorgeschalteten Zellen aufnehmen und sie zum Nervenzellkörper weiterleiten
- Axon: Fortsatz der Nervenzelle, der die Informationen in Form von elektrischen Impulsen vom Nervenzellkörper in Richtung Synapse fortleitet

Nun verlassen wir die mikroskopische Ebene und wenden uns der submikroskopischen Ebene zu.

6.2.1.6 Submikroskopische, molekulare Nervenzellebene

Im Bereich des Neurons, das heißt am Nervenzellkörper, an den Dendriten und am Axon, wird die Information in Form *elektrischer Signale* weitergeleitet. Von Zelle zu Zelle, das heißt an den Synapsen, wird die Information auf *chemischem Wege* weitergegeben (vgl. Abb. 21). Das geschieht folgendermaßen: In den *Axonendknöpfchen* (vgl. Abb. 18 und Abb. 19) führt das eintreffende elektrische Signal zur Ausschüttung einer chemischen Substanz, Überträgerstoff oder *Transmitter* genannt. Die Transmittermoleküle binden an *Rezeptormoleküle* der Zellmembran der Folgezelle (vgl. Abb. 21). Das führt in der Folgezelle wieder zu einem elektrischen Signal. Das folgende Fließdiagramm veranschaulicht die Vorgänge:

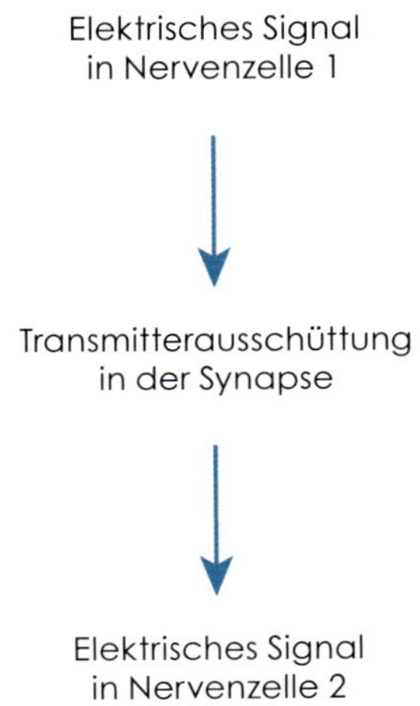

Abb. 20: Elektrische und chemische Weiterleitung von Signalen

Die Stärke des elektrischen Signals in Nervenzelle 2 hängt von der Stärke des elektrischen Signals in Nervenzelle 1 und von der Stärke der verbindenden Synapse ab. Die Stärke einer Synapse drückt sich in der Anzahl der vorhandenen Rezeptormoleküle und/oder der Anzahl der synaptischen Bläschen aus.

In diesem Zusammenhang ist interessant, dass die Wirkung vieler Psychopharmaka im synaptischen Bereich stattfindet, da hier eine chemische Interaktion aufgrund der ablaufenden biochemischen Grundvorgänge relativ leicht möglich ist.

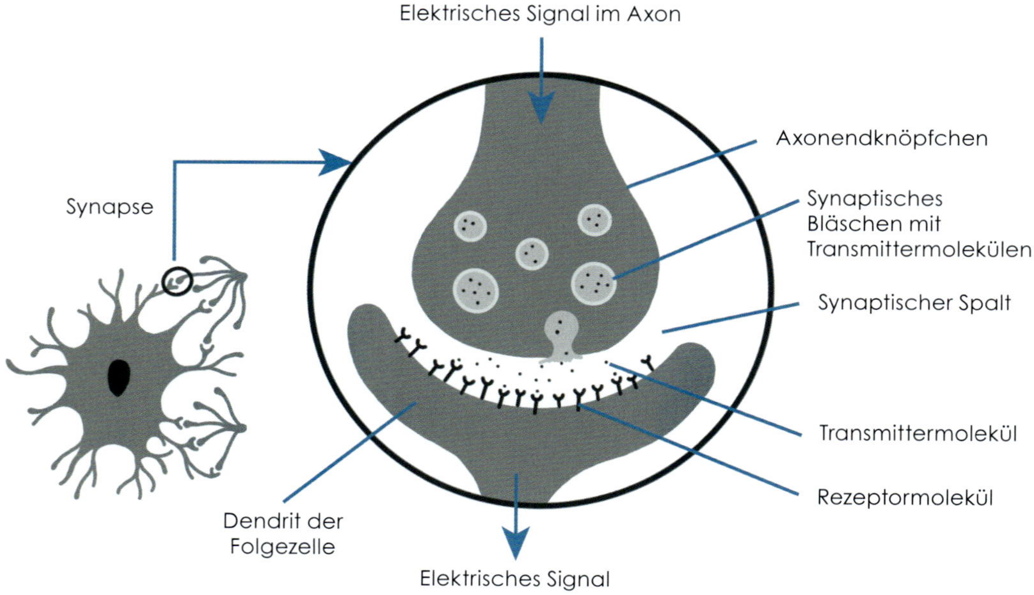

Abb. 21: Schematische Darstellung einer Synapse

Überblick über die verwendeten Fachbegriffe:

- Axonendknöpfchen: kleine Verdickungen am Ende der Axonendverzweigungen, die den Transmitter enthalten
- Transmitter: Überträgerstoff, der in den Axonendknöpfchen gebildet, von dort in den Spalt der Synapse ausgeschüttet wird und sich dann an die Rezeptormoleküle der Folgezelle bindet
- Rezeptormoleküle: Moleküle auf der Zellmembran der Folgezelle, an die die Transmittermoleküle binden

Nach diesen Vorüberlegungen zur Nervenzelle betrachten wir den Lernvorgang selbst auf mikroskopischer und molekularer Ebene.

6.2.1.7 Mikroskopische Ebene des Lernvorgangs

Abb. 22 zeigt in einem stark vereinfachten Neuronenmodell, wie man sich den Lernvorgang der klassischen Konditionierung vereinfacht auf neuronaler Ebene vorstellen kann. Zur besseren Verständlichkeit sei an dieser Stelle auch noch einmal auf Abb. 17 verwiesen.

Auf den auf das Auge ausgeübten Reiz, den Luftstoß, reagiert das in der Hornhaut des Auges befindliche Neuron A. Es leitet die Information über den Reiz in Form elektrischer Impulse an das *Zentralnervensystem* (ZNS)[18] weiter. Neuron B leitet die Information, also den „Befehl" zum Schließen des Augenlids, in Form elektrischer Impulse vom Zentralnervensystem an die entsprechende Muskulatur des Augenlids. Das Fließdiagramm in Abb. 23 verdeutlicht diese Vorgänge.

Der Lernvorgang hat auf mikroskopischer Ebene dazu geführt, dass zwischen Neuron A und Neuron B ein neuer Kontakt entstanden ist. Ein sogenanntes *Filopodium,* eine Ausstülpung, ist zwischen beiden gebildet worden. Die Filopodien zeichnen sich durch sehr schnelles Wachstum aus.

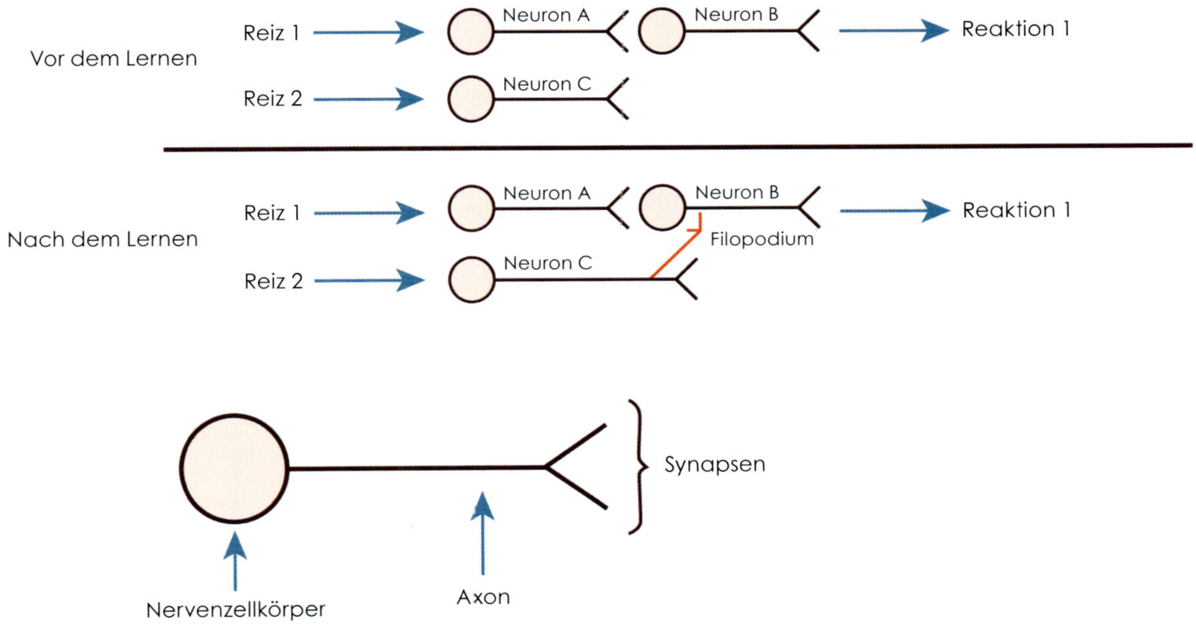

Abb. 22: Stark vereinfachtes Schema der klassischen Konditionierung auf neuronaler Ebene

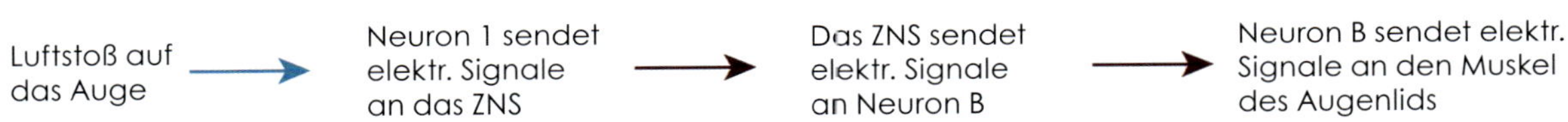
Luftstoß auf das Auge
Neuron 1 sendet elektr. Signale an das ZNS
Das ZNS sendet elektr. Signale an Neuron B
Neuron B sendet elektr. Signale an den Muskel des Augenlids

Abb. 23: Weg der Signalleitung über das Zentralnervensystem

Im Bereich von Minuten, unter Umständen sogar von Sekunden, bilden sie sich aus und bilden sich auch wieder zurück. Das schnelle Wachstum der Filopodien wird z. B. dadurch belegt, dass beim Lidschlussreflex schon nach etwa 15 bis 20 Wiederholungen das Lernen erfolgt ist. Ferner ist nach 10 bis 20 Minuten der Lernvorgang wieder gelöscht, das Filopodium hat sich wieder zurückgebildet.

Auf dieser mikroskopischen Betrachtungsebene drückt sich der Lernprozess in einer *Neuvernetzung* von Neuronen aus.[19] Dadurch reagierten die Versuchsperson auf den Trillerpfeifenton mit dem Lidschluss und der Hund auf das Klingelzeichen mit Speichelsekretion.

Überblick über die verwendeten Fachbegriffe:

- Filopodium: fadenförmige Ausstülpung von Axonen

6.2.1.8 Submikroskopische, molekulare Ebene des Lernvorgangs

Neben dieser Neuvernetzung von Nervenzellen drückt sich Lernen auch noch auf Synapsenebene aus, indem die *Synapsenstärke* erhöht wird. Das kann man sich so vorstellen: Hat eine Filopodienbildung stattgefunden, so ist eine neue Synapse entstanden. Wird nun diese Synapse durch Wiederholen des Lernvorgangs oft „benutzt“, so hat das zur Folge, dass sich ihre Stärke erhöht, indem beispielsweise mehr Rezeptormoleküle für den Transmitter auf der Folgezelle ausgebildet werden und/oder mehr Transmittermoleküle im Axonendknöpfchen gebildet werden (vgl. Abb. 21).

Eine weitere Vertiefung auf molekularer Ebene findet sich in Abschnitt 6.3.

6.2.1.9
Zusammenfassung des Lernvorgangs

Auf neurophysiologischer Ebene erfolgt Lernen demnach durch die Neuvernetzung von Nervenzellen und die Verstärkung von Synapsen zwischen den Nervenzellen.

Das ist die Grundlage dafür, dass die Versuchsperson in Abb. 16 auf den Trillerpfeifenton mit dem Lidschluss reagieren kann. Damit schließt sich hier der Kreis von der Verhaltensebene über die mikroskopische und molekulare Ebene wieder zur Verhaltensebene.

6.2.1.10
Unser Gehirn ist eine Dauerbaustelle

Unser Gehirn wird ständig umgebaut, erweitert und auch abgebaut.

Können und Wissen repräsentieren sich demnach im Gehirn in der Vernetzung von Nervenzellen und im Stärkegrad der synaptischen Verbindungen zwischen Nervenzellen. Das gilt ganz allgemein für Lernen und Können, nicht nur für den speziellen Lernprozess der klassischen Konditionierung, sondern für alle expliziten und impliziten Lernformen. Für alles Gekonnte gibt es solche Nervenzellnetze im Gehirn, auch Repräsentationen genannt. Sie bestehen je nach Komplexität des Lernvorgangs und des Gekonnten aus einigen bis vielen Nervenzellen. Es sei an dieser Stelle noch einmal daran erinnert, dass eine einzige Nervenzelle mit ca. 100.000 weiteren Nervenzellen über Synapsen vernetzt sein kann. Täglich werden unzählige neue Kontakte hergestellt – manche auf Dauer, andere nur vorübergehend. Auch werden täglich viele neue Nervenzellen gebildet: Speziell im Hippocampus, einer Region, die mit dem Übergang vom Kurzzeit- ins Langzeitgedächtnis beschäftigt ist, sind es mehr als 5.000.

Die folgende Abbildung macht deutlich, wie variabel die Größe der Repräsentationen im Gehirn ist. Hier wurde ein Nachtäffchen darauf dressiert, eine Scheibe mit den mittleren Fingern zu drehen. Links sind die Repräsentationen der Finger im Gehirn vor dem Training dargestellt, rechts nach dem Training.

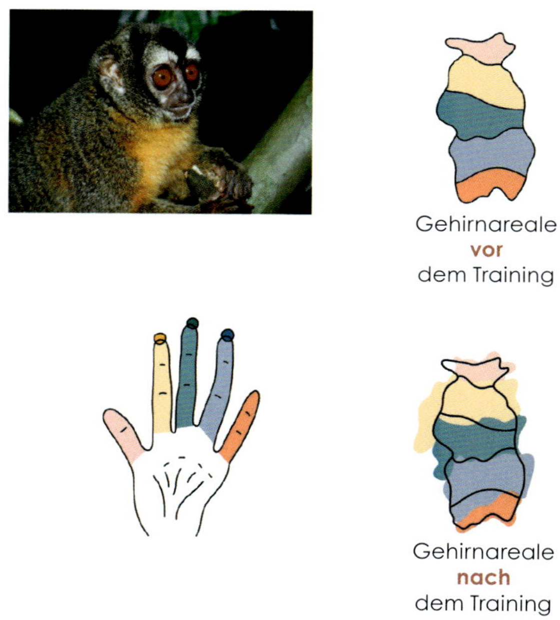

Abb. 24: Größe der Repräsentationen der Finger in Abhängigkeit von ihrer Benutzung[20]

Die Abbildung zeigt, dass die Areale/Repräsentationen von Zeige- und Ringfinger durch das Training größer geworden sind.

Wenn die Finger gar nicht benutzt werden, so werden ihre Repräsentationen noch kleiner als in der Ausgangssituation. In Form eines einprägsamen Slogans formulieren Gehirnphysiologen diesen Zusammenhang so: „**Use it or lose it!**" Gemeint ist das Gehirn. Gleiches gilt auch für die täglich neu gebildeten Nervenzellen.

Unsere Lernfähigkeit beruht demnach auf der hohen Plastizität, der Veränderbarkeit, unseres Gehirns. Diese Plastizität birgt große Chancen: Bis ins hohe Alter können wir uns verändern, können wir lernen. Aber sie birgt auch Nachteile, denn das Gehirn lernt immer, auch Unerwünschtes und Negatives. Durch jeden bewussten oder unbewussten Input wird es programmiert. Dadurch entsteht bei jedem Einzelnen eine große Verantwortung im „Umgang" mit seinem Lernorgan, z. B. in Form von Gedanken, Gefühlen oder Handlungen. Das Gehirn ist weitgehend das Ergebnis seines Gebrauchs. Es gibt keine zwei gleichen Gehirne. Unsere speziellen, ganz persönlichen Nervenzellnetze machen die Einzigartigkeit unseres Gehirns aus, sie sind ein wesentlicher Aspekt unserer Einzigartigkeit.

Vielleicht haben Sie sich jetzt gefragt, warum das **Lernen manchmal schwerfällt und manchmal leichter ist** und was beim **Vergessen** geschieht.

Für Ersteres gibt es viele verschiedene Gründe, z. B. genetische Veranlagungen, aber auch psychologische Gegebenheiten wie Motivation und epigenetische Prägungen (Abschnitt 6.3). In Abschnitt 6.1.4 wird ausgeführt, dass Lernen auf der Grundlage von Motivation leichterfällt und dass auf einem Gebiet aktivierte Motivation auf andere Gebiete ausstrahlen kann. Ein weiterer Teilaspekt des Phänomens kann auf gehirnphysiologischer Ebene erklärt werden. Danach muss man beim Lernen zwei Fälle unterscheiden: Es wird etwas **völlig Neues** gelernt oder es wird etwas **dazu**gelernt. Im ersten Fall muss ein Nervenzellnetz **völlig neu** gebildet werden. Das erfordert ganz offensichtlich eine große Anstrengung und fällt schwer. Im zweiten Fall wird ein bestehendes Nervenzellnetz nur **erweitert**. Das ist verständlicherweise leichter möglich. Im Volksmund heißt es treffend: „Aller Anfang ist schwer." Das Bilden sogenannter Eselsbrücken findet auf diesem Hintergrund seine Erklärung. Danach ist es ganz offensichtlich leichter, das zu Memorierende „artfremd" anzubinden, als eine völlig neue Repräsentation zu bilden.

Aus den obigen Ausführungen geht auch hervor, dass das Lernen ein sich selbst verstärkender Prozess ist. Daraus kann ein weiterer Erklärungsaspekt abgeleitet werden: Wenn ich in Bezug auf einen Sachverhalt etwas weiß, habe ich Anknüpfungspunkte, kann ich relativ leicht dazulernen. Wenn ich viel weiß, kann ich noch leichter dazulernen. Das Vorwissen ist demnach entscheidend für die Effektivität des Lernens auf einem Gebiet, ein Faktum, das die Kognitionsforschung voll bestätigt. Als Faustregel gilt: Eine Verdoppelung des Vorwissens führt zu einer Vervierfachung des Lernerfolgs.

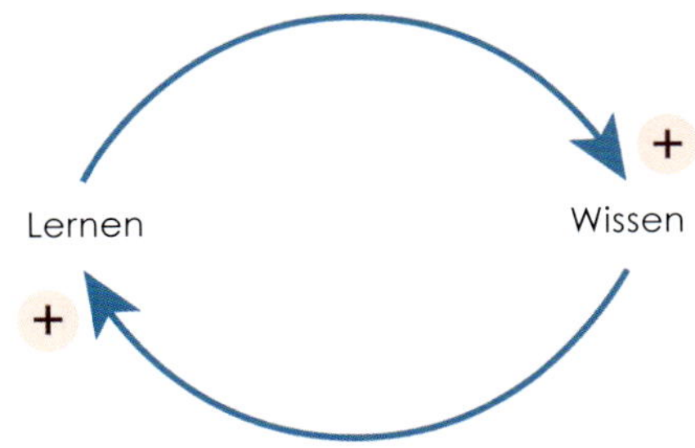

Abb. 25: Lernen und Wissen als sich gegenseitig verstärkender Prozess: Man spricht von einem Aufschaukelungskreis

Der im Aufschaukelungskreis dargestellte Zusammenhang zwischen Wissen und Lernen wird auch Matthäus-Prinzip genannt: „Wer hat, dem wird gegeben."

Um das Gelernte zu festigen, muss es geübt werden, denn anderenfalls werden die neu gebildeten Filopodien wieder zurückgebildet (vgl. Abb. 22). Die Anstrengung war umsonst, war eine frustrierende Energievergeudung. Beim Üben werden die Synapsenstärken erhöht, wird der synaptische Kontakt zwischen Nervenzellen gefestigt. Bildlich gesprochen entsteht beim Lernen zunächst ein fragiles Spinnennetz, das durch seinen Gebrauch zu einem stabilen Fischernetz werden kann, oder anders ausgedrückt, aus einem fragilen Pfad im Gehirn wird eine stabile Straße. Hinzu kommt noch, dass derjenige, der viel lernt, nicht nur viel weiß, sondern eben auch ein gut vernetztes Gehirn hat, das gegen neuronale Verluste, z. B. im Alter, besser geschützt ist.

Beim Vergessen werden wahrscheinlich nur die Synapsenstärken zurückgebildet.

6.2.2 Konsequenzen für das Yogalehren und -lernen

Die folgenden Ausführungen beziehen sich speziell auf das Unterrichten und Lernen im Bereich des Yoga. Sie sind jedoch auch auf Lehren und Lernen in allen anderen Bereichen anwendbar.

- Ganz allgemein ergibt sich aus den neurobiologischen Zusammenhängen beim Lernen, dass neu zu Lernendes **Wiederholen und Üben** braucht, damit sich für das Gelernte die entsprechenden Repräsentationen im Gehirn in Form von Nervenzellverknüpfungen und die entsprechenden Synapsenstärken bilden können und so eine Konsolidierung, eine bleibende Vernetzung auf neurophysiologischer Ebene erfolgt. Das Sprichwort „Steter Tropfen höhlt den Stein" drückt das sehr prägnant aus. Für die Unterrichtsgestaltung bedeutet dies, dass nicht für jede Stunde ein völlig neues Programm erstellt wird, sondern dem Wiederholen und Vertiefen ein angemessener Raum gegeben wird (vgl. hierzu Abschnitt 6.1). Das Gleiche gilt für die eigenständige Yogapraxis, auch sie sollte von *Abhyāsa* (YS 1.12) geprägt sein, dem stetigen Üben und Dabeibleiben bei einem Thema.

  Wie nach den bisherigen Ausführungen leicht einzusehen ist, ist es von großer Wichtigkeit, dass Richtiges und Gutes repetiert wird. Verständlich wird vor diesem Hintergrund auch die große Wirksamkeit hochrepetitiver Meditationsformen.

- Auch in diesem Zusammenhang muss man, wie oben schon ausgeführt, prinzipiell zwei Fälle unterscheiden:
  - Es wird etwas **dazu**gelernt.
    Wenn etwas **dazu**gelernt wird, wird an bereits vorhandene Repräsentationen, Nervenzellnetze, angeknüpft. Neues ist in diesem Fall relativ leicht erlernbar, das gilt z. B. für Vertiefungen von bereits Gelerntem und für Varianten von bereits eingeführten *Āsanas* oder *Prānāyāmas*.
  - Es wird etwas **völlig neu** gelernt.
    Wenn jedoch etwas **völlig Neues** gelernt werden soll, muss im Gehirn eine völlig neue Repräsentation aufgebaut werden. Dies erfordert ein methodisch sehr behutsames Vorgehen und ein didaktisch sehr wohlüberlegtes, schrittweises Annähern an das Ziel (vgl. *Vinyāsa Krama* in Abschnitt 6.1.2.3).
- Große Sorgfalt ist bei einer Neueinführung auf **Stimmigkeit** in Sprache, Gestik und Demonstration zu legen, denn wird zu Beginn etwas inhaltlich falsch abgespeichert oder emotional negativ belegt, so wird im Folgenden daran angeknüpft. Die Folgen sind nach dem bisher Dargelegten offensichtlich! Und manchmal denken wir ein wenig hilflos: „Der oder die hat es immer noch nicht verstanden." Wahrscheinlich wurde es nur zu Beginn falsch verstanden oder ungünstig verknüpft.
- Oft werden im Unterricht sich wiederholende Rituale eingesetzt, z. B. Eingangs- oder Endrituale. Rituale können als eine Form der

klassischen Konditionierung verstanden werden und vor diesem Hintergrund kann ihre Wirkung besser eingeschätzt und ihr Einsatz entsprechend geplant werden.

- Darüber hinausgehend soll noch darauf hingewiesen werden, dass man nicht konzentriert zwei Dinge gleichzeitig tun kann. (Das Multitasking führt zu einer hohen Fehlerquote.) Sobald z. B. beim Unterrichten die Gedanken abschweifen, sich mit etwas anderem beschäftigen, stellen sich unpräzise Formulierungen ein. Für das Praktizieren bedeutet es, dass z. B. das Fokussieren auf den Atem dazu führt, dass nichts anderes gedacht werden kann. Der, die Übende ist im Hier und Jetzt, in der Gegenwart. Das ist ein wesentlicher Schritt in Richtung *Citta-Vritti-Nirodha* (YS 1.2).

Im Folgenden wird auf den Umgang mit Mustern eingegangen. Das ist einerseits für die Lehrenden selbst von Bedeutung für das Erkennen eigener Muster, z. B. im Hinblick auf ihr Lehrerverhalten, und die sich daraus ergebende Haltung. Andererseits ist es hilfreich beim Unterrichten, speziell wenn es darum geht, die Muster der Teilnehmenden zu erkennen und darauf zu reagieren.

6.2.3 Konsequenzen für den Umgang mit Mustern

Nicht nur das gegenwärtige und das zukünftige Lernen erfolgen über solche Repräsentationsbildungen, sondern auch das in der Vergangenheit erfolgte Lernen ist so in unserem Gehirn verankert. Dazu gehören beispielsweise unsere zahlreichen Gewohnheiten, unsere Identifikationen, unsere Denk- und Verhaltensmuster (vgl. Kapitel 5). Muster im Verhalten und Denken entsprechen Mustern (Repräsentationen) im Gehirn. Viele Yogaübende kommen zum Unterricht, weil sie an unliebsamen, z. B. einengenden Mustern arbeiten möchten, oder sie kommen, um für sie positive Muster aufzubauen.

Welcher Umgang mit Mustern ist aus neurophysiologischer Sicht ratsam?

- Zunächst müssen die Muster erkannt werden. **Selbsterkenntnis** (*Svādhyāya*, vgl. YS 2.1) ist nicht ohne Grund ein Meilenstein auf dem Yogaweg. Die Schulung von Achtsamkeit, z. B. beim Ausführen von *Āsanas* oder *Prānāyāmas*, ist in diesem Zusammenhang empfehlenswert. Sehr hilfreich kann auch sein, beim Üben die innere Position eines neutralen Beobachters, einer neutralen Beobachterin einzunehmen. Das kann in allen Bereichen geübt werden, besonders auch beim Nachspüren.
- Gegen die erkannten unliebsamen Muster zu **kämpfen** ist nicht nur wirkungslos, sondern sogar in hohem Maße kontraproduktiv, denn wie oben dargelegt, erhöht die Beschäftigung mit einem Gegenstand die Aktivität von Synapsen und damit ihre Stärke und führt so zur weiteren Konsolidierung. Aus dem gleichen Grund macht es auch keinen Sinn, solche Muster zu pflegen oder zu **nähren**, indem man sich ihnen immer wieder zuwendet, egal in welcher Absicht. Willigis Jäger[21] hat immer wieder betont: „Jedes Gefühl darf sein, doch wir gehen nicht hinein." Das gilt gleichermaßen auch für die Gedanken.
- Das achtsame Beobachten, ohne darauf zu reagieren, kann hier sehr hilfreich sein. Es kann zu einer Entkopplung mit den Gefühlen führen und damit zu einer deutlichen Abschwächung, quasi zu einem „**Aushungern**" der Gewohnheiten, weil sie nicht mehr „genährt" werden.
- Desgleichen kann es hilfreich sein, sich auf das **positive Gegenteil** zu konzentrieren: *Pratipaksha-Bhāvanā* (YS 2.33).

- Dr. Shrikrishna Bhushan Tengshe[22] hat in einem seiner Vorträge ausgeführt, dass es auch allein durch **wachsende Achtsamkeit** bezüglich der mentalen Vorgänge zu einem Dekonditionierungsprozess kommen kann.
- Für die **Schulung von Achtsamkeit** gilt auch, was oben in Bezug auf das Lernen und den damit verbundenen Aufschaukelungskreis gesagt wurde (vgl. Abb. 25). Indem Achtsamkeit auf einem oder wenigen Gebieten „trainiert" wird, erhöht sich ihre Repräsentation im Gehirn und es wird immer leichter, sie zu praktizieren. Sie kann dadurch allmählich auf weitere Tätigkeiten ausgeweitet und schließlich vielleicht mit allen Tätigkeiten vernetzt werden.
- Da auch in diesem Zusammenhang an bereits Gelerntes angeknüpft wird, ist es nicht belanglos, an welchen Gegenständen die Achtsamkeit geschult wird, denn sie werden bei der Erweiterung immer mitaktiviert.
- Einen Zusammenhang zwischen den Verhaltens- und Denkmustern mit ihren Repräsentationen und den Begriffen *Samskāra* und *Vritti* der klassischen Yogatexte stellt der folgende Text[23] von Anne Borchard und Carsten Unger dar: „Aus der Yogapsychologie leitet sich folgende Vorstellung über den Aufbau von Verhaltensmustern ab: Jede Bewegung im Geist (Wort, Tat, Gedanke, Gefühl – bewusst und unbewusst) hinterlässt in ihm einen Eindruck („Saat", samskāra). Jede Wiederholung einer bestimmten Geistbewegung (vrtti) führt zur Vertiefung des Eindruckes, wie auch dieser die Neigung des Geistes verstärkt, diese Bewegung zu wiederholen. Die Konsequenzen früheren Handelns (durch Worte, Taten, Gedanken) werden so zu Ursachen zukünftiger Verhaltenstendenzen in diesem oder zukünftigen Leben."
- Auch dieser Zusammenhang kann in einem Aufschaukelungskreis (vgl. Abb. 25) dargestellt werden.

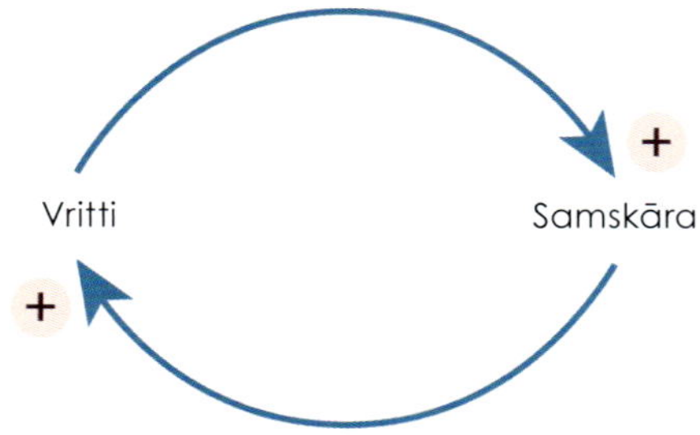

Abb. 26: Aufschaukelungskreis zwischen *Vrittis* und *Samskāras*[24]

Wenn man z. B. gute Gedanken oder einen ruhigen Geist kultiviert, an den *Vrittis* arbeitet, so bilden sich entsprechende Einprägungen, *Samskāras*, oben „Saat" genannt. Diese *Samskāras* führen nun ihrerseits wieder zu guten Gedanken und einem ruhigen Geist. Es findet also eine Verstärkung statt. Gleiches gilt leider auch für negative Gedanken und Gewohnheiten. Aus diesem Grunde ist es sehr wichtig, das Achtsamkeitstraining an positiven Gegenständen vorzunehmen. Aus dem Gesagten wird klar, dass der menschliche Geist ein Werkzeug ist, das Hindernisse erzeugen und verstärken oder reduzieren kann, und dass *Samskāras* veränderbar sind, anders ausgedrückt, der Mensch sein eigener Elektroinstallateur ist.

Sich von einengenden negativen Handlungs- und Denkmustern zu befreien bedeutet einen Zugewinn an Freiheit.[25]

Voraussetzung für eine angestrebte Veränderung ist, dass man im Sinne von *Abhyāsa* dabeibleibt, d. h. einen einmal eingeschlagenen Weg beibehält, nicht ständig einen neuen Weg einschlägt in der Hoffnung auf schnelle Erfolge. Das Gleichnis vom Brunnenbohren macht dies deutlich: Um zum Wasser zu gelangen, muss man tief bohren, viele oberflächliche Versuche bleiben oberflächlich und erfolglos.

Ein in obigem Sinne kultivierter ruhiger Geist führt nicht nur zu entsprechenden *Samskāras*, sondern ist auch eine unerlässliche Voraussetzung für Selbsterkenntnis, *Svādhyāya*, denn *Samskāras* können im Zustand des ruhigen Geistes an die Oberfläche des Bewusstseins kommen und so erkannt werden. Das kann wiederum eine Veränderung der *Vrittis* zur Folge haben.

Die Erkenntnisse der modernen Gehirnforschung sind demnach völlig im Einklang und in weiten Bereichen sogar deckungsgleich mit den Vorstellungen der Yogagelehrten vor tausenden von Jahren. Diese Tatsache, die ja auch in vielen anderen Bereichen zu finden ist, löst bei mir immer wieder große Zufriedenheit und größte Hochachtung vor der Weisheit in den alten Schriften aus. Besondere Bedeutung bekommt diese Übereinstimmung, wenn man sie vor dem Hintergrund eines Zitats von Albert Einstein betrachtet, wonach es keine zwei sich widersprechenden Wahrheiten geben kann.

6.2.4 Zusammenfassung

Zusammenfassend wird noch einmal festgestellt: Am Anfang ist Lernen immer mit Anstrengung und intensivem Bemühen verbunden. Danach werden die gebildeten Nervenzellnetze nur noch benutzt oder erweitert. Etwas, um das wir uns bemüht haben, geht uns jetzt leicht von der Hand. „Lernen tut weh, Können macht Freude“, so wird es in der Lernpsychologie manchmal formuliert. Ich hoffe, dass ich bei Ihnen, den Lesenden, auch ein wenig Freude am Lernen selbst und Freude beim Experimentieren mit den dargelegten Aspekten erzeugen konnte.

Das bekannte chinesische Sprichwort fasst das Dargelegte einprägsam zusammen:

Achte auf deine Gedanken,
denn sie werden Worte.
Achte auf deine Worte,
denn sie werden Handlungen.
Achte auf deine Handlungen,
denn sie werden Gewohnheit.
Achte auf deine Gewohnheiten,
denn sie werden dein Charakter.
Achte auf deinen Charakter,
denn er wird dein Schicksal.

Und auf die Frage des Dalai Lama, ob der menschliche Geist sein Gehirn verändern kann, können wir nun eine eindeutige Antwort geben.

6.3 Epigenetische Grundlagen mit ihren Konsequenzen für das Yogalehren und -lernen und den Umgang mit Mustern

6.3.1 Epigenetische Perspektiven

Wir haben in Abschnitt 6.2 zu den Grundlagen der Neurobiologie gesehen, dass Lernen durch Vernetzen von Nervenzellen und durch Verstärken von Synapsen erfolgt. Vielleicht haben Sie sich schon gefragt, wie es in diesem Zusammenhang z. B. zur Bildung von mehr Rezeptormolekülen oder mehr Transmittermolekülen in den Synapsen kommen kann und wie deren Neubildung gesteuert wird. Diese neurobiologischen Aktivitäten werden von der Erbsubstanz, den Genen, bestimmt und gesteuert, allerdings nur dann, wenn sie auch dafür aktiviert, quasi „angeschaltet“ werden.

Ich möchte den Abschnitt zur Epigenetik mit einem Zitat des Zellbiologen Bruce Lipton eröffnen, der zu den Begründern der Epigenetik gehört:

Lange Zeit hat man geglaubt,
dass wir Genautomaten seien,
dass die Gene unser Leben kontrollieren,
dass wir ihre Opfer seien.
Die Epigenetik ist die Wissenschaft,
die zeigt,
dass die Gene sich nicht selbst kontrollieren,
sondern durch die Umwelt gesteuert
werden.[26]

Die Erforschung dieser Steuerungsvorgänge ist Gegenstand der Epigenetik, eines Zweiges der Molekulargenetik. Daraus ist unschwer abzuleiten, dass die Erörterungen zum Teil auf molekularer Ebene stattfinden müssen. Ich werde die molekularen epigenetischen Grundlagen wieder kompakt darstellen, ohne auf Einzelheiten einzugehen. Wer sich die biochemischen Darstellungen ersparen möchte, kann Abschnitt 6.3.2 überspringen.

Die Epigenetik versucht z. B. die Entstehung der im vorherigen Abschnitt beschriebenen neurobiologischen Strukturen und Mechanismen auf der Ebene der Desoxyribonukleinsäure (DNS, engl. DNA) zu erklären. Damit dringt sie ins Innerste der Zellen vor. Sie erforscht nicht den Aufbau der Gene, sondern ihre Aktivität und wovon diese Aktivität abhängt. Sie sucht konkret nach „Schaltern“, mit denen die Gene bei Bedarf an- und abgeschaltet werden. Sie sucht nach molekularen Genschaltern in den Zellen.

Fest steht, dass äußere und innere Einflüsse beim An- oder Abschalten von Genen die entscheidende Rolle spielen. Solche Einflüsse können beispielsweise von Umweltfaktoren, von der Ernährung, von Stress, von Gefühlen, Gedanken oder körperlichen Aktivitäten ausgehen. Abb. 27 verdeutlicht die Zusammenhänge. So können wir z. B. durch unser Essverhalten oder unsere gedanklichen Aktivitäten und ganz allgemein durch unser Verhalten das Aktivitätsmuster unserer Gene verändern. Das ist die Kernidee der Epigenetikforschung. Der Neurobiologe und Wissenschaftsjournalist Peter Spork drückt es so aus: „Sie [Anm.: die Epigenetik] lehrt uns, wie wir unsere Gene mithilfe des Lebensstils ein Stück weit selber steuern können.“[27]

Die Epigenetik stößt das Dogma um, nach dem wir unseren Genen schicksalhaft ausgeliefert sind. Sie eröffnet damit einen neuen Blick auf das, was wir unsere Veranlagungen nennen, und darauf, was daran festgeschrieben und was veränderbar ist. Das Gefühl der schicksalhaften Abhängigkeit von unseren Genen wird abgelöst von einem Wissen um deren Beeinflussbarkeit. Die Erkenntnisse der Epigenetik eröffnen im Kern mehr Bewusstheit und Freiheit für jeden Einzelnen, jede Einzelne und bieten damit eine Chance für ein durch Einsicht gelenktes, selbstgesteuertes Verhalten, z. B. im Umgang mit Stress, unerwünschten Abhängigkeiten oder ungesundem Essverhalten. Dies bringt – wie jede Zunahme von Freiheit – auch Verantwortung für jedes einzelne Individuum und damit auch für die Gesellschaft mit sich. Peter Spork führt in diesem Zusammenhang den kanadischen Epigenetiker Moshe Szyf mit dem Zitat an: „Die Epigenetik schenkt uns die Verantwortung für unser Handeln zurück.“[28]

Die Ähnlichkeit zwischen diesen Aussagen der Epigenetik und den Ergebnissen der Neurobiologie, wie sie im letzten Abschnitt dargestellt wurden, ist auffällig. Dort wurde auf neurobiologischer Ebene herausgearbeitet, wie durch unsere Verhaltens- und Denkmuster Repräsentationen im Gehirn gebildet werden. Hier geht es nun darum, einen Zusammenhang zwischen diesen Repräsentationen und der Genaktivität, einen Zu-

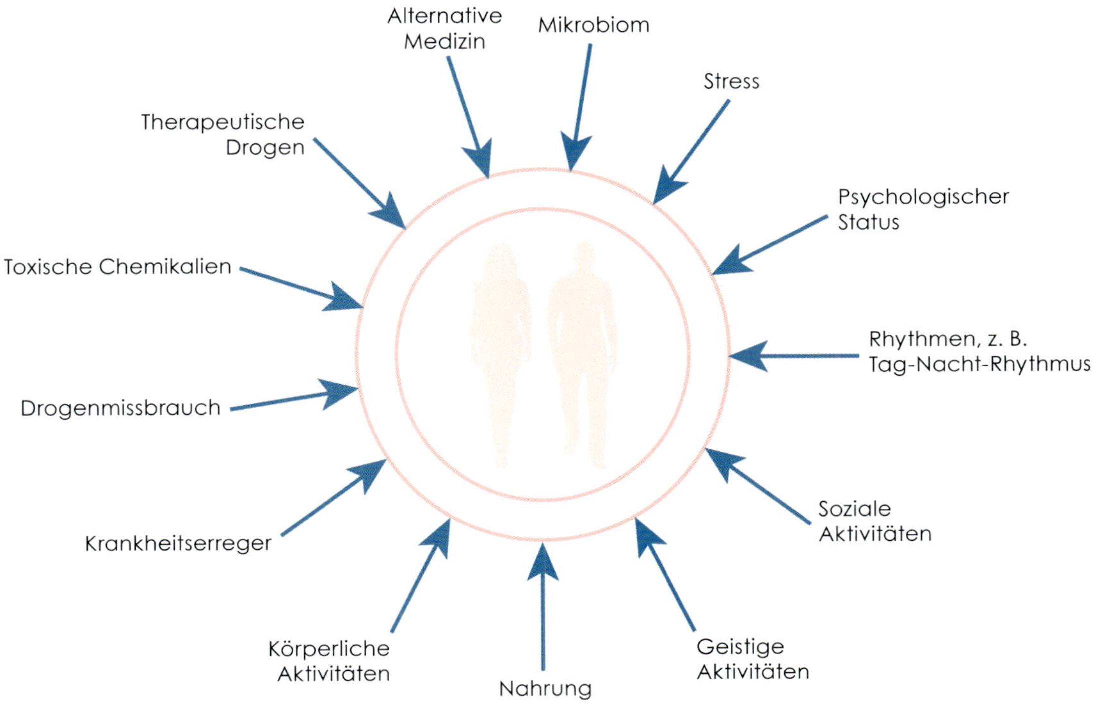

Abb. 27: Alle Umwelt- und Innenwelteinflüsse können epigenetische Veränderungen hervorrufen, von denen hier nur einige dargestellt sind

sammenhang zwischen der neuronalen Aktivität und der Genaktivität herzustellen. Dort ging es um die Plastizität der Gehirnaktivität, um neuronale Plastizität, hier geht es um die Plastizität der Genaktivität, um epigenetische Plastizität. Diese Parallele wird uns immer wieder begegnen, vielleicht zunächst erstaunen, zum Nachdenken anregen und dann hoffentlich völlig logisch erscheinen.

6.3.2 Molekulare Grundlagen

In Abschnitt 6.2 zur Neurobiologie sind wir zu der Erkenntnis gekommen, dass Lernen zu einer Vernetzung von Nervenzellen und zur Verstärkung von Synapsen führt. Nun möchte ich Sie mitnehmen auf eine Reise, die quasi noch weiter nach innen führt, ins Innerste einer Zelle, in den Zellkern, zu den Vorgängen an der Erbsubstanz, die diesen neurobiologischen Phänomenen zugrunde liegen. Dazu ist ein kurzer Exkurs in den Aufbau der Erbsubstanz unerlässlich.

6.3.2.1 Aufbau der DNA

Unsere Zellen bestehen im Prinzip aus dem Zellkern mit der Erbsubstanz, der DNA, und dem den Zellkern umgebenden Zell- oder Cytoplasma, in dem der Stoffwechsel der Zelle stattfindet. (Im Cytoplasma befinden sich viele lichtmikroskopisch nur zum Teil sichtbare Organellen.) Umgeben ist die Zelle von einer Zellmembran, über die Kontakte mit der Umgebung erfolgen (vgl. Abb. 28).

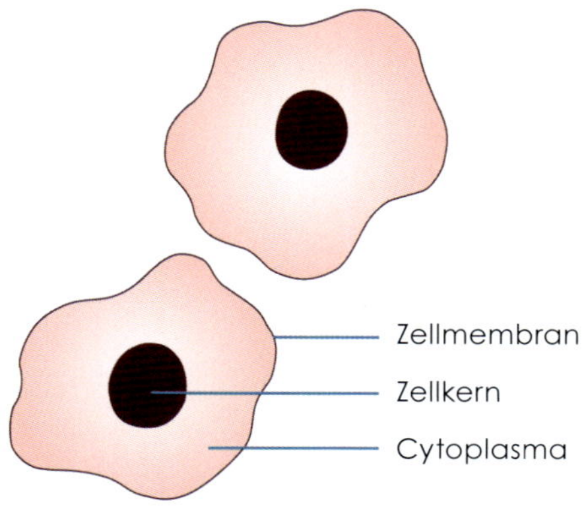

Abb. 28: Schemazeichnung von zwei menschlichen Zellen nach einer lichtmikroskopischen Aufnahme

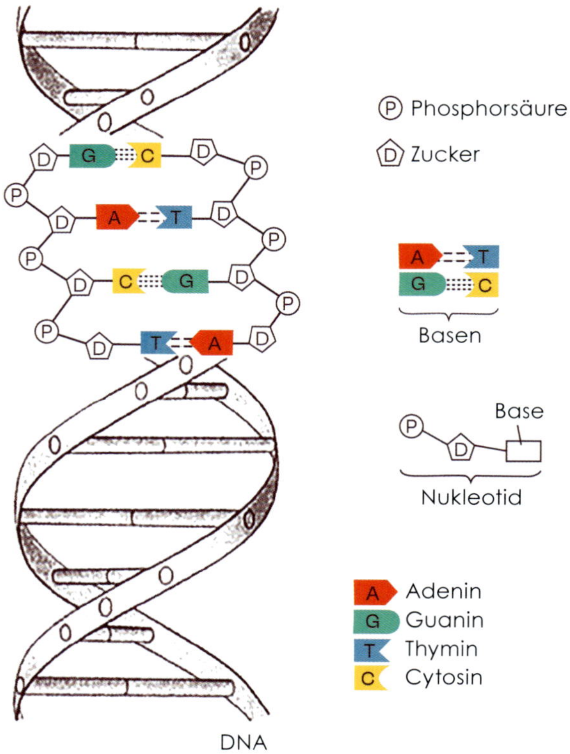

Abb. 29: DNA als gedrehter Doppelstrang (links)[30]; Bestandteile der DNA (rechts)[31]

Die DNA eines Lebewesens besteht aus einem spiralförmig aufgebauten Doppelstrang, der aus einer Abfolge von nur vier verschiedenen Bausteinen, den Nukleotiden, besteht (vgl. Abb. 29 oben). Alle unsere Merkmale liegen in dieser sogenannten Nukleotidsequenz verschlüsselt vor. Die genetische Information besteht also in dieser Nukleotidsequenz.[29] Es gibt kein Merkmal eines Lebewesens, das nicht in der DNA-Sequenz codiert wäre.

Alle Nukleotide bestehen zum einen aus dem gleichen Zuckermolekül – der Desoxyribose – und der gleichen Phosphatgruppe und zum anderen aus einer von insgesamt vier verschiedenen organischen Basen (Adenin, Cytosin, Guanin, Thymin). Im Basenbestandteil unterscheiden sich die Nukleotide, sodass es vier verschiedene Nukleotide gibt.

Was wir Gene nennen, sind aus den Nukleotiden bestehende Abschnitte der DNA. Die Gene legen jedoch nur eine untere und obere Ausprägungsgrenze eines Merkmals oder einer Eigenschaft und damit quasi seine **Spannweite** fest. Auf der DNA ist beispielsweise die Körpergröße zwar codiert, kann aber durch die Nahrung in ihren Grenzen beeinflusst werden. So erklären die Genetiker mit unserer verbesserten Ernährungslage, dass wir heute in Westeuropa im Durchschnitt alle etwas größer sind als unsere Vorfahren. Allerdings können wir durch noch so gute Ernährung nicht zu Riesen werden und durch mangelhafte Ernährung auch nicht zu Zwergen.

Die DNA-Sequenz legt die Ausprägungs**grenzen** eines Merkmals – hier der Körpergröße – fest, aber innerhalb dieser Grenzen nicht den konkreten Ausprägungs**grad**. Dieser hängt von inneren und äußeren Einflüssen ab, am Beispiel der Körpergröße von der Ernährung. Diese Faktoren haben keinen Einfluss auf die DNA-Sequenz, sie bestimmen lediglich die Genaktivität, von der der jeweilige Ausprägungsgrad eines Merkmals abhängt.

In diesem Zusammenhang stellt sich die Frage, wie die Genaktivität gesteuert wird. Diese Frage ist der Dreh- und Angelpunkt der Epigenetik. Ihr

Ziel ist die Erforschung der molekularen Genaktivitätssteuerung über sogenannte Genschaltermechanismen.

Genaktivität und Genschalter sind Schlüsselbegriffe der Epigenetik und werden im Folgenden betrachtet.

6.3.2.2 Molekulare Grundlagen der Epigenetik

Genschalter sind molekulare Mechanismen, die das Ablesen eines Gens verändern, indem sie es z. B. abschwächen oder verstärken oder im Extremfall sogar initiieren oder unterbinden. Sie können danach sowohl Schalter- als auch Dimmerfunktion haben.

Beim Ablesen eines Gens durch ein sogenanntes Ableseenzym wird im Zellkern eine Kopie des entsprechenden DNA-Abschnitts erstellt, die ins Cytoplasma wandert und dort entsprechende chemische Reaktionen hervorruft, die zur Merkmalsbildung führen, z. B. zur Bildung des Augenfarbstoffs.

Wie oft ein Gen in einem betrachteten Zeitraum abgelesen wird, ist ein Maß für die **Aktivität eines Gens**.

Bisher sind **drei Haupt-Genschaltermechanismen** bekannt. Einer davon, die **Methylierung** der DNA, wird im Folgenden exemplarisch vorgestellt.

Hierbei werden Methylgruppen (-CH_3-Gruppen) an Basen der DNA-Nukleotide chemisch gebunden (vgl. Abb. 30). Der Mechanismus dieses Vorgangs ist im Einzelnen nicht von Bedeutung, auch nicht, warum es gerade eine Methylgruppe ist. Von Bedeutung ist lediglich, dass eine solche Veränderung der DNA, auch Modifizierung genannt, dazu führen kann, dass das betreffende Gen abgeschaltet wird, weil das Ableseenzym durch sie behindert wird.

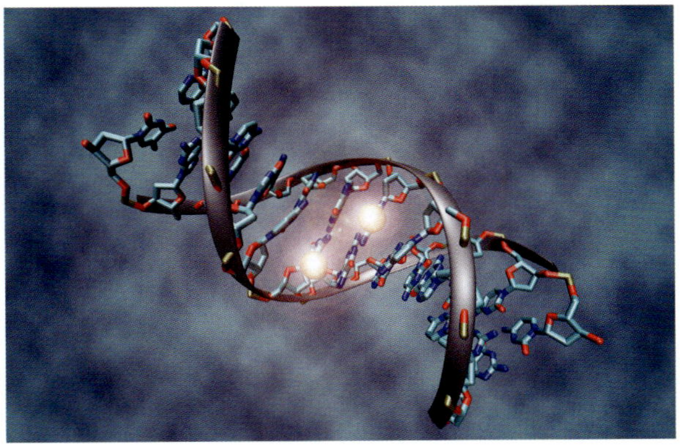

Abb. 30: Schematische Darstellung eines methylierten DNA-Abschnitts im Modell[32]

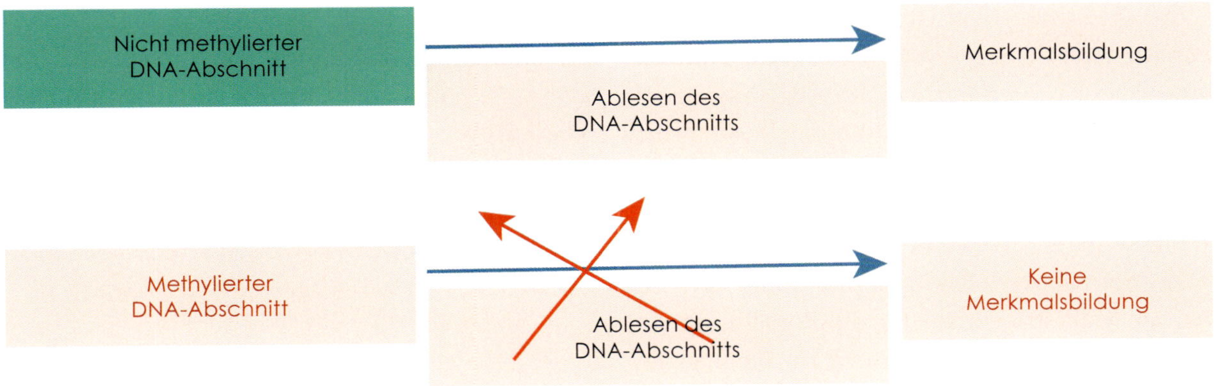

Abb. 31: Schematische Darstellung der Arbeitsweise eines nicht blockierten Gens (oben) und der Blockierung eines Gens (unten)

6.3.2.3 Exkurs zur umfassenden Bedeutung der Modifizierung der DNA

In diesem kleinen Exkurs möchte ich kurz auf die Bedeutung der Modifizierungen für die Herausbildung unserer verschiedenen Zelltypen, z. B. Leber- oder Nervenzellen, eingehen: Alle Zellen eines Individuums haben die gleichen Gene und damit die gleiche genetische Information. Wären alle Gene gleichermaßen aktiv, müssten alle Zellen das gleiche Aussehen und die gleiche Funktion haben. Dass dies nicht der Fall ist, wird schon makroskopisch augenscheinlich, denn Gehirn- und Lebergewebe haben ganz unterschiedliche Farben. Da alle Zellen die gleiche genetische Information haben, kann ihre Unterschiedlichkeit nur dadurch zustande kommen, dass in den Gehirnzellen andere Gene aktiv sind als in den Leberzellen. Wenn man sich ihre unterschiedlichen Aufgaben verdeutlicht, wird das noch offensichtlicher.

Die unterschiedliche Genaktivität kommt dadurch zustande, dass in den Genen der Gehirnzellen die DNA-Abschnitte durch Methylierung abgeschaltet werden, die für spezifische Leberfunktionen zuständig sind. In den Leberzellen sind die DNA-Abschnitte abgeschaltet, die für die Ausbildung der spezifischen Form der Gehirnzellen zuständig sind.

Das spezifische Methylierungs- oder Modifizierungsmuster der DNA einer Zelle bestimmt, was eine Zelle kann und was nicht. Aus einer undifferenzierten menschlichen Stammzelle entstehen so mehr als 200 unterschiedliche spezielle Gewebezellen.

Ein sehr eindrückliches Beispiel für die Auswirkungen äußerer Faktoren und damit epigenetischer Modifizierungen ist die Entstehung von Königinnen und Arbeiterinnen im Bienenstaat. Arbeiterinnen und Königin entstehen gleichermaßen aus befruchteten Eizellen. Der Unterschied zwischen Arbeiterin und Königin kommt lediglich dadurch zustande, dass die befruchteten Eizellen in unterschiedlichen Wabenbereichen abgelegt werden und als heranwachsende Larven unterschiedlich ernährt werden. Zunächst werden alle Larven ausschließlich mit Gelée royale gefüttert, nach drei Tagen jedoch nur noch die Larven der zukünftigen Königinnen. Auch zeitlebens wird die Königin nur mit Gelée royale ernährt. Die Unterschiedlichkeit in der Ernährung führt dazu, dass die Individuen bekanntermaßen sehr unterschiedliche Funktionen im Bienenstaat haben. So ist die Königin als Einzige fruchtbar und ihre einzige Funktion ist das Eierlegen, daher ist ihr Hinterleib auch sehr viel größer als der einer Arbeiterin, denn er enthält die Eier. Die Forschung konnte zeigen, dass diesen unterschiedlichen Funktionen im Bienenstaat unterschiedliche Methylierungsmuster in bestimmten Genen zugrunde liegen.

Die folgende Abbildung zeigt, wie beim echten Leinkraut ein durch Methylgruppen abgeschaltetes Gen dazu führt, dass die Blüten ihre typische Form verlieren.

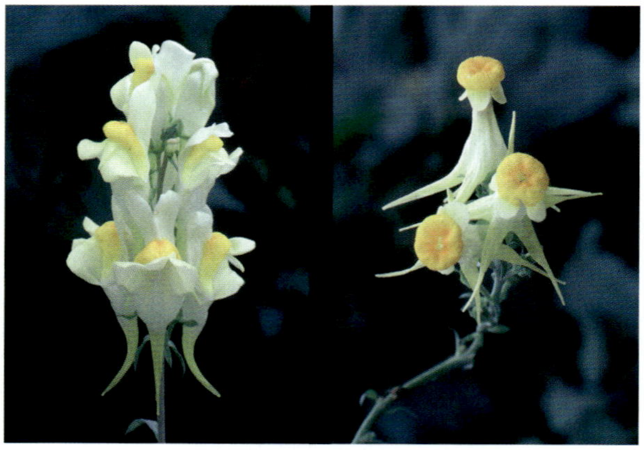

Abb. 32: Leinkraut, links typische Lippenblüten, rechts epigenetisch veränderte Blüten[33]

Auch die unterschiedliche Entwicklung eineiiger Zwillinge ist nur epigenetisch durch unterschiedliche Umwelteinflüsse erklärbar.

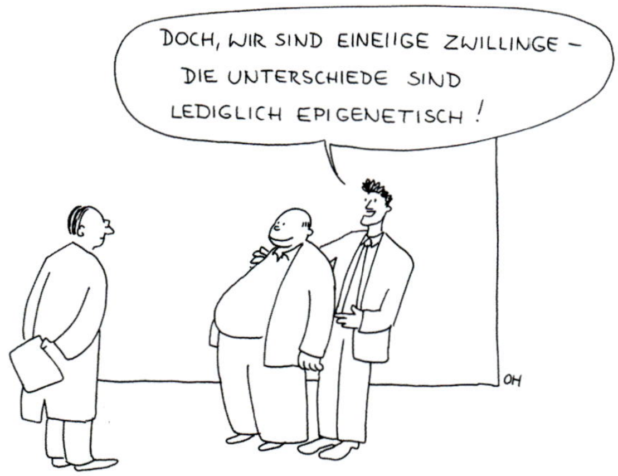
DOCH, WIR SIND EINEIIGE ZWILLINGE – DIE UNTERSCHIEDE SIND LEDIGLICH EPIGENETISCH!
OH

Abb. 33: Comic „Eineiige Zwillinge“[34]

Es ist das Verdienst der Epigenetikforschung, dass diese lange bekannten Phänomene nun auch erklärt werden können.

Für das erleichterte Weiterlesen zunächst eine **Liste der verwendeten Fachbegriffe**:

- DNA/DNS: Erbsubstanz, Desoxyribonukleinsäure (engl.: deoxyribonucleic acid)
- Nukleotid: chemischer Grundbaustein der DNA. Alle Nukleotide bestehen aus dem gleichen Zuckermolekül – der Desoxyribose – und der gleichen Phosphatgruppe und daneben aus einer von insgesamt vier organischen Basen (Adenin, Cytosin, Guanin, Thymin). Im Basenbestandteil unterscheiden sich die Nukleotide, sodass es vier verschiedene Nukleotide gibt.
- DNA-Sequenz: Abfolge von Nukleotiden
- Gen: Abschnitt auf der DNA
- Genschalter: Mechanismen, die die Aktivität der Gene beeinflussen
- Methylierung: einer von drei Genschaltermechanismen, bei dem Methylgruppen ($-CH_3$-Gruppen) an Basen der Nukleotide gebunden werden
- Modifizierung der DNA: Alle epigenetischen Veränderungen der DNA, d. h. Veränderungen der Genaktivität, werden unter diesem Oberbegriff zusammengefasst.
- Ablesen eines Gens: Im Zellkern wird eine Kopie des entsprechenden DNA-Abschnitts erstellt, die in das Cytoplasma wandert und dort entsprechende chemische Reaktionen hervorruft, die zur Merkmalsausbildung führen.
- Mutation der DNA: Veränderung der Nukleotidsequenz der DNA
- Mutagene: chemische oder physikalische Faktoren, die in der DNA Mutationen hervorrufen

Die epigenetischen Schalter verändern die Sequenz der DNA nicht, sie führen lediglich zu Modifikationen. Das sind im Prinzip reversible Veränderungen des **Genaktivitätsmusters**. Die epigenetischen Schalter dürfen daher nicht mit Mutagenen verwechselt werden, die im Prinzip zu den irreversiblen Mutationen führen, d. h. zu Veränderungen der **DNA-Sequenz**.

Die epigenetischen Schalter zeigen demnach genauso das Phänomen der Plastizität wie die Gehirnzellen beim Lernen (Abschnitt 6.2.1). Man spricht deswegen auch von epigenetischer Plastizität.

Die **epigenetische Plastizität** des Erbguts ermöglicht es den Lebewesen, sich an wechselnde innere und äußere Einflüsse relativ schnell anzupassen[35], sich z. B auf Stresssituationen einzustellen, auf gesunde Ernährung oder körperliche Aktivitäten zu reagieren – mit anderen Worten, sie ermöglicht Lernen auf der Ebene der DNA. All unserem Erlernten liegt ein epigenetisches Muster zugrunde. Die epigenetische Plastizität der DNA unserer Gehirnzellen ist somit die Grundlage für die Plastizität des Gehirns und damit für unser Lernen.

Unser Gedächtnis beruht demnach auf dem epigenetischen Gedächtnis unserer Gehirnzellen. Der Forschungszweig, der sich diesem Zusammenhang widmet, heißt Neuroepigenetik.

Peter Spork formuliert es so: „Weil die Zellen ihre epigenetischen Markierungen zudem als Reaktion auf Signale verändern können, die von außerhalb des Körpers kommen, etwa Ernährung, Klima oder Stress, besitzen Zellen dank ihrer wandelbaren Epigenome sogar eine Art Gedächtnis für Lebensstilfaktoren und Umwelteinflüsse."[36]

Der Stammzellforscher Rudolf Jaenisch bezeichnete die epigenetische Veränderung der DNA als „das Gespräch zwischen Erbe und Umwelt". Anders ausgedrückt heißt das: Das Epigenom[37] ist die Sprache, in der das Genom[38] mit seiner Umwelt kommuniziert.

Über epigenetische Veränderungen im **menschlichen Gehirn** beim Lernen liegen bisher nur wenige Untersuchungsergebnisse vor, da direkte investigatorische Eingriffe und biochemische Untersuchungen am lebenden Gehirn nur sehr eingeschränkt möglich und entsprechende molekulare bildgebende Verfahren erst im Ansatz entwickelt sind.

Relativ gut untersucht sind die neurobiologischen und epigenetischen Verknüpfungen, die der Motivation zugrunde liegen (Abschnitt 6.1.4). Wie dort erwähnt, spielt der Transmitter Dopamin in diesem Zusammenhang eine herausragende Rolle. Er wird in bestimmten Gehirnregionen, dem Belohnungssystem, ausgeschüttet, wenn Motivation vorliegt, und führt zu den damit verbundenen positiven, manchmal regelrecht euphorischen Gefühlen. Epigenetische Untersuchungen haben ergeben, dass Dopamin in den Zellkern eindringen und dort als epigenetischer Marker die Aktivität des Dopaminrezeptor-Gens beeinflussen kann. Wird das Gen häufiger abgelesen, entstehen mehr Rezeptormoleküle in einer Dopaminsynapse und Dopamin hat dadurch eine stärkere Wirkung (Abschnitt 6.2.1 zum Aufbau von Nervenzellen). Hieran wird die Verschränkung von epigenetischer Modifikation, Synapsenstärke und Gedächtnisbildung exemplarisch sehr deutlich.

Lernpsychologische Untersuchungen haben sogar ergeben, dass Menschen, bei denen dieses Gen stummgeschaltet war, im Intelligenztest schlechter abschnitten. Das ist ein Beleg für die epigenetische Beeinflussbarkeit von Intelligenz.

Weitere Aussagen über das Gehirn beziehen sich größtenteils auf postmortale Untersuchungen an den Gehirnen von Menschen, die z. B. an Morbus Parkinson oder Morbus Alzheimer erkrankt waren oder Suizid begangen haben.

Zur weiteren konkreten Verdeutlichung epigenetischer Vorgänge folgt eine **exemplarische Betrachtung der epigenetischen Modifizierung des Antistress-Gens**, da der Umgang mit Stress ein wesentliches Thema für viele Yogapraktizierende ist. Bekanntermaßen sind manche Menschen sehr anfällig gegenüber Stress, sie sind stresssensibel, andere dagegen eher widerstandsfähig gegenüber Stress, sie sind stressresilienter. Diese Eigenschaften können sich im Laufe des Lebens ändern, sogar umkehren, was für eine epigenetische Mitsteuerung spricht.

Der Schweizer Mediziner und Biowissenschaftler Johann Caspar Rüegg beschreibt in seinem Buch *Mind & Body* eine Untersuchung des kanadischen Biopsychologen Michael Meaney.[39] Dieser hatte zusammen mit seinem Team Gehirngewebe von Verstorbenen untersucht, speziell aus dem Hippocampus, einer Gehirnregion, die an der Gedächtnisbildung beteiligt ist. Sie isolierten daraus speziell ein Antistress-Gen, das bei der Widerstandsfähigkeit gegen Stress, der Stressresilienz, und der Anfälligkeit für Depressionen von Bedeutung ist. Die Forscher nahmen diese Untersuchung bei Verstorbenen vor, die sich das Leben genommen hatten, und bei Verstorbenen, die eines natürlichen Todes gestorben waren. Sie fanden heraus, dass bei den Menschen, die den Freitod gewählt hatten, viel häufiger Methylgruppen an die DNA dieses Gens gebunden waren als bei der Vergleichsgruppe. Ihr Antistress-Gen war demnach weniger aktiv. Eine Untersuchung ihrer Lebensgeschichte ergab, dass sie frühkindlichen traumatischen Erfahrungen ausgesetzt gewesen waren. Diese Erfahrungen scheinen sich in das Antistress-Gen der entsprechenden Gehirnzellen „eingebrannt“ zu haben, machten die Betroffenen weniger widerstandfähig gegen Stress und damit auch anfälliger für Depressionen.

Durch Traumata entstandene Genaktivierungsmuster sind nicht so leicht beeinflussbar wie Genaktivierungsmuster, die durch andere Einflüsse entstanden sind. Die Parallelen zum vorherigen Abschnitt 6.2.1 sind nicht zufällig, sondern ein weiterer Beleg für den Zusammenhang zwischen den beiden Disziplinen.

Achtsamkeitsübungen, wie sie z. B. Gegenstand des Yogaunterrichts oder der Methode der achtsamkeitsbasierten Stressreduktion (mindfulness-based stress reduction, MBSR) sind, zeigen hier gute Ergebnisse in Bezug auf Stressresilienz sowohl auf körperlicher als auch auf mentaler Ebene. Allen Veränderungen im Verhalten und Denken müssen logischerweise epigenetische Veränderungen in den entsprechenden Gehirnzellen zugrunde liegen.

Neben dem betrachteten Antistress-Gen gibt es auch direkte Stress-Gene, deren Aktivität durch Stress epigenetisch erhöht wird. Auch die Aktivität dieser Gene kann z. B. durch Meditation und körperliche Aktivitäten epigenetisch in positivem Sinne beeinflusst werden, d. h. sie werden weniger oft abgelesen.

6.3.3 Konsequenzen für das Yogalehren und -lernen und den Umgang mit Mustern

Weil die Epigenetik neurobiologische Phänomene auf molekulargenetischer Ebene erklärt, ist es logisch, dass beide Forschungsrichtungen im Anwendungsbereich zu übereinstimmenden Ergebnissen gelangen, was ihre Aussagekraft noch einmal untermauert. So gelten im Prinzip auch hier die schon im Abschnitt zur Neurobiologie dargelegten Konsequenzen für das Lehren und Lernen und den Umgang mit Mustern.

Beide Richtungen betonen die Notwendigkeit des Dabeibleibens, wenn etwas gelernt und dauerhaft verändert werden soll. Und sie leiten aus ihren Erkenntnissen ab, dass wir unseren Prägungen nicht schicksalhaft ausgeliefert sind. Noch einmal sei das Zitat von Spork angeführt: „Sie [Anm.: die Epigenetik] lehrt uns, wie wir unsere Gene mithilfe des Lebensstils ein Stück weit selber steuern können.“[40]

Die epigenetischen Fakten können je nach Veranlagung und Vorbildung der Teilnehmenden in verkürzter Form auch in einen Theorieteil des Unterrichts einfließen und so vielleicht einen Motivationsschub in Bezug auf eigenes Üben auslösen. Denn nur wenn ich einsehe, warum ich etwas tue, werde ich motiviert sein, es zu tun, und je tiefer die Einsicht ist, desto größer wird die Motivation sein. Das hohe Ziel dieser intrinsischen Motivation wurde schon in Abschnitt 6.1.4 herausgestellt.

Im Folgenden werden sechs sehr wesentliche und mehrfache Parallelen zwischen Neurobiologie und Epigenetik auf der einen Seite und zentralen Begriffen der Yogaphilosophie auf der anderen Seite hervorgehoben.

6.3.3.1 Abhyāsa

Die Bedeutung des Wiederholens und Übens in neurobiologischer Hinsicht war Gegenstand von Abschnitt 6.2. Nun soll die Bedeutung des Dabeibleibens, der Regelmäßigkeit – des Prinzips von *Abhyāsa* – noch einmal im Zusammenhang mit epigenetischen Studien dargelegt werden.

Hier liegen Untersuchungen in Bezug auf körperliche Aktivitäten im Sportbereich vor. Isabelle Mansuy[41] beschreibt eine Untersuchung des schwedischen Forschers Carl Johan Sundberg, in der bei 23 Männern und Frauen die epigenetische Wirkung von körperlichem Training auf den Zellkern von Muskelzellen untersucht wurde. Die Probanden durften nur mit einem Bein – und zwar immer demselben – ein Pedal treten, das andere diente als Kontrolle. Es zeigten sich in den Muskelzellen bei mehr als 4.000 Genen epigenetische Veränderungen. Dabei handelte es sich um Gene, die z. B. an Muskelaufbau, Entzündungsmechanismen und Immunprozessen beteiligt sind. Die Veränderungen in der Genaktivität traten quasi unmittelbar auf, zeigten aber auch das Phänomen der Reversibilität, denn nach einigen Stunden kehrten die Gene in ihren Ausgangszustand zurück – ein Phänomen, das wir schon beim Lernen auf geistiger Ebene kennengelernt haben. Dort haben wir gesehen, dass für eine dauerhafte Konsolidierung des Gelernten das Wiederholen unerlässlich ist.

Auf den Bereich des Yoga übertragen, ergibt sich daraus die schon in der Neurobiologie abgeleitete Bedeutung des Wiederholens im Yogaunterricht und beim selbstständigen Praktizieren. Regelmäßige Aktivität ist von großer Bedeutung für dauerhafte Veränderungen. Das Prinzip von *Abhyāsa* (YS 1.12), Üben und Dabeibleiben, findet damit auch auf genetischer Ebene seine Bestätigung.

Das Konzept der BDYoga-Veranstaltungsreihe „Yoga – Von der Matte ins Leben“[42] drückt mit anderen Worten genau das Gleiche aus. Es bedeutet für die Lehrenden, Konzepte zu unterrichten, die Alltagsrelevanz haben, und dies auch im Unterricht zu thematisieren. So können Konzepte wie *sthira – sukha* (YS 2.46) oder *Abhyāsa – Vairāgya* (YS 1.12) das Üben auf der Matte durchziehen, sich dadurch neurobiologisch und epigenetisch konsolidieren und eine weitere Konsolidierung erfahren, indem sie das Handeln und Denken im Alltag beeinflussen. Eine Veränderung im Leben wird sich einstellen. Auch die *Yoga-Sūtras* des Patañjali können als ein Weg von der Matte ins Leben verstanden werden.

6.3.3.2 Dhyāna

Isabelle Mansuy beschreibt eine amerikanische Studie von Perla Kaliman und Kollegen, in der die Wirkung von Meditation (*Dhyāna*) untersucht wurde.[43] Auch hier zeigten sich epigenetische Veränderungen bei einer Vielzahl von Genen, insbesondere solchen, die im Zusammenhang mit Entzündungsmechanismen stehen. Mansuy vermerkt dazu, dass auch hier die Aktivierung der Gene vorübergehend ist, dass wie bei körperlichem Training durch Wiederholung jedoch eine Konsolidierung stattfinden kann. Sie spricht in diesem Zusammenhang von „persistenten molekularen Netzwerken“. Meditation ist in ihren Augen der Schlüssel, um die Steuerung des Epigenoms positiv zu beeinflussen.[44] Die Verwendung des neurobiologischen Begriffs „Netzwerke“ in diesem epigenetischen Kontext deutet auf den schon häufig angesprochenen Zusammenhang zwischen beiden Disziplinen hin.

Die neurobiologische und epigenetische Wirksamkeit von Meditation beruht sicherlich auf dem hochrepetitiven Charakter vieler Meditationsformen. Das belegt noch einmal die Bedeutung des Wiederholens. Über die neurophysiologischen Veränderungen durch Meditation in bestimmten Gehirnbereichen, z. B. dem präfrontalen Stirnlappen, ist schon viel geschrieben worden. Die obige Studie legt nahe, dass diesen Veränderungen epigenetische Modifikationen zugrunde liegen.

6.3.3.3 Samskāras

Die mich immer wieder in Erstaunen versetzende Übereinstimmung zwischen wissenschaftlichen Aussagen und Aussagen aus alten Yogaschriften habe ich im letzten Abschnitt schon dargelegt. Herausgreifen möchte ich noch einmal die in den philosophischen Schriften erwähnten *Samskāras* (Abschnitt 6.2.3), denn sie finden hier ihre wissenschaftliche Erklärung in der epigenetischen Modifizierung der DNA. Die Übersetzung des Begriffs *Samskāra* mit „Einprägung“ erscheint in diesem Zusammenhang besonders passend, denn die epigenetischen Veränderungen sind nichts anderes als Einprägungen auf der DNA.

Dass die *Samskāras* unser Handeln, Denken und Fühlen, das heißt unser Leben, weitgehend bestimmen, steht in den alten Schriften außer Frage. Patañjali nennt die Summe aller Prägungen in *Sūtra* 2.12 *Karmāsaya*. Gleiches nimmt die Epigenetikforschung für die epigenetischen Modifizierungen der DNA an. Mansuy weist darauf hin, dass vor noch nicht allzu langer Zeit die Anzahl der menschlichen Gene auf etwa 100.000 geschätzt wurde, die Sequenzierung des Humangenoms jedoch nur etwa 20.000 Gene ergab. Diese neue Erkenntnis führte bei Wissenschaftlern zunächst zu Verwirrung, denn wie konnte die menschliche Komplexität mit so wenig Genen erklärt werden? Ein Erklärungsansatz kann aus den epigenetischen Erkenntnissen abgeleitet werden: Die Vielfalt der menschlichen Gegebenheiten ergibt sich danach nicht nur aus der Anzahl der Gene, sondern auch aus der Art und Weise, wie sie genutzt werden. [45] Und das hängt, wie schon ausgeführt, von Umwelteinflüssen und unserer Lebensführung sowohl auf physischer als auch auf mentaler Ebene ab.

Damit ergibt sich für den Umgang mit Mustern, den *Samskāras*, genau das, was schon zur Neurobiologie in Abschnitt 6.2.3 dargelegt wurde.

6.3.3.4 Heyam Duhkhamanāgatam

In diesem Zusammenhang sei auch an *heyam duhkhamanāgatam* – „Zukünftiges Leid kann vermieden werden“ – in den *Yoga-Sūtras* des Patañjali erinnert (YS 2.16). Auch dieser Satz könnte in ähnlicher Form in einem Text über Epigenetik stehen. Gemeint ist damit Leid, das durch Anhaftung an negative Gepflogenheiten entsteht. Und da Anhaftung etwas sehr Dauerhaftes ist, ist es ein Muster, das neurobiologisch und epigenetisch gut konsolidiert ist. Indem das Muster erkannt und nicht mehr „gepflegt“ wird, kann leiderzeugende Zwanghaftigkeit abgeschwächt, zukünftiges Leid vermieden werden.

6.3.3.5 Kaivalya-Pāda

Epigenetik und Neurobiologie betonen die Freiheit, die sich für den Einzelnen aus ihren Forschungsergebnissen ergibt, aber sie betonen auch, dass manche neurobiologischen Strukturen und epigenetischen Modifikationen nicht so leicht löschbar sind.

In den Yogaschriften wird der Yogaweg immer wieder als ein Weg in die Freiheit verstanden und damit als ein Weg, die Abhängigkeit von und die Steuerung durch einengende *Samskāras* zu verringern. Das gesamte vierte Kapitel der *Yoga-Sūtras* ist mit *Kaivalya-Pāda* und damit als Weg in die Freiheit überschrieben. R. Sriram formuliert es so: „Im vierten Kapitel legt das Yogasutra die Merkmale fest, die eine standhafte Veränderung der Persönlichkeit auszeichnen.“[46] In diesem Kapitel wird ausgeführt, welche positiven Veränderungen in unserem Geist möglich sind. Ziel der positiven Veränderungen ist der völlig klare Geist, *Citta-Prasāda*. Im letzten *Sūtra* (YS 4.34) heißt es: „Wenn das höchste Ziel erreicht ist, rufen die drei guna keine Reaktionen mehr im Geist hervor. Das ist Freiheit. Der Seher wird nicht mehr durch den Geist gefärbt.“[47]

Der von *Samskāras* ungetrübte klare Geist ist das hohe Ziel, aber realistischerweise wird auch dargelegt, dass die *Samskāras* nicht so leicht abzuschütteln sind, dass zumindest ein „Hauch“[48] von ihnen übrig bleiben kann, weil Erinnerung (*Smriti*) und *Samskāra* ähnliche Kräfte sind (YS 4.8 und YS 4.9).

6.3.3.6 Svādhyāya

Abschließend soll noch einmal betont werden, dass Selbsterkenntnis, *Svādhyāya* (YS 2.1, YS 2.32), die unerlässliche Voraussetzung für jede bewusst angestrebte Verhaltensänderung ist. Das gilt für die im Yoga angestrebte Transformation genauso wie für die bewusst angestrebten neurobiologischen und epigenetischen Veränderungen.

6.3.4 Zusammenfassung

Die Yogaweisen sind vor vielen tausend Jahren demnach durch ihre hochentwickelte Beobachtungsgabe und ihre tiefen Erfahrungen zu den gleichen Erkenntnissen gekommen wie die modernen Naturwissenschaftler durch ihre feinen Untersuchungs- und Messmethoden. Allgemein kann man sagen, dass, wenn derart verschiedene Methoden zu vergleichbaren Erkenntnissen führen, ihr Wahrheitsgehalt sicherlich hoch ist. In diesem Zusammenhang soll noch einmal auf das einprägsame Zitat von Albert Einstein hingewiesen werden: „Es kann nicht zwei sich widersprechende Wahrheiten geben.“ Das ist auch ein Grundprinzip der klassischen Logik.

Um die weitgehende Deckungsgleichheit der Ergebnisse der neurobiologischen und epigenetischen Forschung hervorzuheben, sei zum Abschluss noch einmal das chinesische Sprichwort angeführt:

Achte auf deine Gedanken,
denn sie werden Worte.
Achte auf deine Worte,
denn sie werden Handlungen.
Achte auf deine Handlungen,
denn sie werden Gewohnheit.
Achte auf deine Gewohnheiten,
denn sie werden dein Charakter.
Achte auf deinen Charakter,
denn er wird dein Schicksal.

Bruce Lipton, einer der Begründer der Epigenetik, drückt es weniger poetisch so aus: „Eine Änderung der Überzeugungen schlägt sich sehr rasch in Veränderungen der Genaktivität nieder.“[49]

Schließen möchte ich mit einem schönen bildlichen Zitat von Peter Spork: „Mithilfe der Epigenetik können wir selbst am Bild unseres Lebens malen.“[50]

Anmerkungen

1 Wulf, 2018, z. B. S. 383.

2 Dazu ein Zitat von Meister Eckhart (vgl. Bausinger, S. 9): „Die Seele hat sich im Äußeren zerteilt und zerstreut mit ihren Kräften. Dadurch ist sie umso schwächer geworden in ihrer innerlichen Tätigkeit, denn jede geteilte Kraft ist unvollkommen. Darum, wenn sie kräftig wirken will, muss sie alle Kräfte wieder heim rufen und sie aus der Zerstreuung zum inneren Wirken sammeln.“

3 Lange Zeit wurden in der westlichen Medizin und Psychologie Körper und Geist als voneinander abgetrennt betrachtet und entsprechend behandelt. Diese Einsicht gilt jedoch als widerlegt. Jeder aufmerksame Mensch kann ihre Interaktion an sich zuhauf beobachten, z. B. das Hochziehen der Schultern und die Verflachung der Atmung bei Angst oder die Aufhellung der Stimmung und die Vertiefung der Atmung durch Weiten des Brustraums. In der klinischen Psychologie verwendet man den Begriff „Embodiment“ für diese Wechselwirkung und zu den Stichworten „body and mind“ exis-

tieren in der medizinischen Literatur nicht nur viele Artikel, sondern auch ganze Bücher.

4 Dr. Shrikrishna Bhushan Tengshe ist ein indischer Arzt und Yogalehrer, der seit den 1990er Jahren *Prānāyāma* und Meditation in Deutschland unterrichtet.

5 Von Interesse ist in diesem Zusammenhang ein kleiner Seitenblick in die christliche Tradition. Hier fand diese Kehrtwende zur Körperzugewandtheit theoretisch schon viel früher statt, sie ist aber praktisch bis heute kaum umgesetzt. So heißt es im 1. Korintherbrief 6,19: „Wisst ihr nicht, dass euer Leib ein Tempel des Heiligen Geistes ist, der in euch wohnt und den ihr von Gott habt?"

6 Unterrichtseinheit (UE) oder Einzelstunde: Sie dauert in der Regel 90 Minuten, zum Teil auch 60, 100 oder 120 Minuten, im Falle von Lehrproben 45 Minuten.

7 Kurs oder Unterrichtssequenz: Abfolge von Unterrichtseinheiten, die unter der gleichen Zielvorgabe stehen.

8 Dazu ein Zitat von Galileo Galilei: „Man kann niemanden etwas lehren, man kann ihm nur helfen, es in sich selbst zu finden."

9 VIVEKA Heft 3, 1994, S. 10.

10 Korte, 2011, S. 34.

11 Detaillierte Ergebnisse und weiterführende Informationen finden sich in der Hattie-Studie (vgl. Hattie, 2014).

12 Dürckheim, 2005, S. 51.

13 Zur weiteren Beschäftigung mit dem Phänomen der Resonanz siehe Loh, 2022, S. 27 ff.

14 Shrikrishna, 2010, S. 4.

15 Korte, 2017.

16 Augustinus (354–430 n. Chr.) lässt sich 387 taufen und lebt und lehrt fortan das Christentum.

17 Eric Kandel erhielt im Jahr 2000 den Nobelpreis für Medizin und Physiologie für seine Entdeckungen zur Signalübertragung im Nervensystem. Speziell studierte er an Synapsen die Veränderungen, die beim Lernen stattfinden, so bei der Meeresschnecke *Aplysia californica* im Rahmen der klassischen Konditionierung. Er hat eine Reihe von Werken veröffentlicht, darunter *Auf der Suche nach dem Gedächtnis*.

18 Zum Zentralnervensystem (ZNS) gehören Gehirn und Rückenmark. Es ist aus Übersichtsgründen nicht eingezeichnet, befindet sich aber dort, wo das Neuron A Kontakt zum Neuron B hat. Diese Synapse befindet sich im Gehirn.

19 Nach der hebbschen Lernregel vernetzen sich Neuronen, die wiederholt gemeinsam „feuern", das heißt aktiv sind.

20 *Biologie Oberstufe Gesamtband*, 2001, S. 433.

21 Brandt, 2020, S. 34.

22 Vortrag in Kyllburg, 2003.

23 Borchard & Unger, 1991, S. 270.

24 Schon Vyāsa hat in seinem Kommentar zu den *Yoga-Sūtras* des Patañjali den zyklischen Zusammenhang zwischen *Vrittis* und *Samskāras* ausgedrückt, indem er dafür den Begriff *Cakra* (Rad) verwandte.

25 Damit kein falscher Eindruck entsteht, soll betont werden, dass ein Großteil unserer Handlungen im Alltag auf Mustern beruht. Beispielhaft sei hier das Gehen erwähnt. Um diese Muster geht es im obigen Text nicht, denn sie erleichtern unser Agieren im Alltag kolossal, ermöglichen es in vielen Bereichen überhaupt erst.

26 Mansuy, 2020.

27 Spork, 2009, S. 12.

28 Spork, 2009, S. 47.

29 Ein Vergleich zum Staunen: Die DNA einer menschlichen Zelle besteht aus ca. 3,2 x 109 Nukleotiden und hat eine Länge von etwa 2 Metern. Die Gesamtlänge der DNA in einem Menschen beträgt ca. 150 Milliarden Kilometer. Der Erdumfang beträgt im Vergleich dazu etwa 40.000 Kilometer, die Entfernung von der Erde zur Sonne etwa 150 Millionen Kilometer.

30 Die Tatsache, dass die DNA als Doppelstrang vorkommt, ist hier nicht von Bedeutung und wird daher nicht weiter betrachtet.

31 vgl. *BIOskop 9/10*, 2016.

32 Spork, 2019 (Bild: Christoph Bock, Max-Planck-Institut für Informatik, Saarbrücken).

33 Spork, 2019 (Bild: Enrico Coen, Norwich, Großbritannien).

34 Skinner, 2015, S. 21.

35 So wie die epigenetischen Schalter nicht mit Mutagenen verwechselt werden dürfen, so darf die kurzfristige epigenetische Anpassungsfähigkeit an konkrete Gegebenheiten nicht verwechselt werden mit den langfristigen Anpassungsvorgängen im Rahmen der biologischen Evolution, die auf Mutationen der DNA-Sequenz beruhen und oft Jahrtausende für Veränderungen benötigen.

36 Spork, 2017, S. 356. Zur Vollständigkeit soll noch erwähnt werden, dass es auch Gene gibt, die der epigenetischen Veränderbarkeit kaum oder gar nicht unterliegen. Es sind Gene, die für die Zelle lebensnotwendig sind, die z. B. den Energiestoffwechsel der Zelle steuern.

37 Epigenom: die Gesamtheit aller epigenetischen Strukturen einer Zelle.

38 Genom: Gesamtheit aller Gene.

39 Rüegg, 2010, S. 48 ff.

40 Spork, 2009, S. 12.

41 Mansuy, 2020, S. 165.

42 https://www.yoga.de/news/yoga-von-der-matte-ins-leben/

43 Kaliman et al., 2014.

44 Mansuy, 2020, S. 169. Anm. d. Autorin: Die Bildung persistenter molekularer Netzwerke erfordert auch auf diesem Gebiet wiederholte Aktivitäten.
45 Mansuy, 2020, S. 198 ff.
46 Sriram, 2006, S. 217.
47 Desikachar, 2023, S. 162.
48 Sriram, 2006, S. 218.
49 Lipton, 2016, S. 178.
50 Spork, 2009, S. 47.

Quellenverzeichnis

6.1

Bausinger, F. (2000): *Die Yoga-Sutren des Patanjali*. Riederich: Reinhard & Reichenecker.

Dalmann, I. & Soder, M. (1994): Vinyāsa krama – Veränderung braucht einen Weg. *VIVKEA Hefte für Yoga*, Nr. 3.

Dürckheim, K. (2005): *Vom doppelten Ursprung des Menschen* (18. Auflage). Freiburg im Breisgau: Herder.

Führes, W. (2005): *Unterrichtsgestaltung: Erstellt im Auftrag des BDY*. Göttingen: BDY.

Hattie, J. (2014): *Lernen sichtbar machen*. Baltmannsweiler: Schneider Verlag Hohengehren.

Korte, M. (2011): *Wie Kinder heute lernen: Was die Wissenschaft über das kindliche Gehirn weiß*. München: Goldmann.

Loh, E. (2022): Resonanz – ein Gesetz des Lebendigen. *Deutsches Yoga-Forum*, 1/2022, S. 27–29.

Shrikrishna, B. T. (2010): *Yoga – Why? What? How?* [Transkription von vier Lektionen eines Retreats, Dresden].

Wulf, A. (2018): *Alexander von Humboldt und die Erfindung der Natur*. München: Penguin.

6.2

Biologie Oberstufe Gesamtband (2001). Berlin: Cornelsen.

Borchard, A. & Unger, C. (1991): Westliche Psychologie und Yoga. In Berufsverband Deutscher Yogalehrer (Hrsg.), *Der Weg des Yoga: Handbuch für Übende und Lehrende*. Petersberg: Via Nova.

Brandt, S. (2020): Gedenken an Willigis Jäger. *Deutsches Yoga-Forum*, 3/2020, S. 34.

Führes, W. (2005): *Unterrichtsgestaltung: Erstellt im Auftrag des BDY*. Göttingen: BDY.

Korte, M. (2017): *Wir sind Gedächtnis: Wie unsere Erinnerungen bestimmen, wer wir sind*. München: Deutsche Verlagsanstalt.

6.3

BIOskop Gymnasium Niedersachsen, Teil 9/10 (2016). Braunschweig: Westermann.

Desikachar, T.K.V. (2023): *Über Freiheit und Meditation: Das Yoga Sûtra des Patañjali*. Petersberg: Via Nova.

Kaliman, P., Álvarez-López, M. J., Cosín-Tomás, M. et al. (2014): Rapid changes in histone deacetylases and inflammatory gene expression in expert meditators. *Psychoneuroendocrinology*, 40, 96–107. https://doi.org/10.1016/j.psyneuen.2013.11.004

Lipton, B. H. (2016): *Intelligente Zellen: Wie Erfahrungen unsere Gene steuern*. Burgrain: KOHA.

Mansuy, I. M. (2020): *Wir können unsere Gene steuern: Die Chancen der Epigenetik für ein gesundes und glückliches Leben*. Berlin: Berlin Verlag.

Rüegg, J. C. (2010): *Mind & Body: Wie Gehirn und Psyche die Gesundheit beeinflussen*. Stuttgart: Schattauer.

Skinner, M. K. (2015): Epigenetik – Vererbung der anderen Art. *Spektrum der Wissenschaft*, 7/2015, 18–25.

Spork, P. (2009): *Der zweite Code: Epigenetik – oder wie wir unser Erbgut steuern können*. Reinbek bei Hamburg: Rowohlt.

Spork, P. (2017): *Gesundheit ist kein Zufall: Wie das Leben unsere Gene prägt*. München: DVA.

Spork, P. (2019): Neben den Genen – Eine Einführung in die Epigenetik. *pädiatrische praxis*, 92(4), 559–568.

Sriram, R. (2006): *Patañjali: Das Yogasutra – Von der Erkenntnis zur Befreiung*. Berlin: Theseus.

Zum Weiterlesen

Korte, M. (2019): *Hirngeflüster: Wie wir lernen, unser Gedächtnis effektiv zu trainieren*. Berlin: Europa Verlag.

Kapitel 7
Yogalehre als Beruf

Autorin: *Angelika Beßler*

7.1 Motivation

Anders als in den meisten anderen Berufen entsteht der Wunsch, Yogalehrerin oder Yogalehrer zu werden, häufig nicht direkt im Anschluss an den Schulabschluss. Eine längere, meist mehrjährige Yogapraxis ist der Impulsgeber und führt zu der Überlegung, diesen beruflichen Weg einzuschlagen. Ohne eigene Erfahrung, was Yoga bedeutet, wie Yoga wirkt und welche Möglichkeiten sich auf dem Yogaweg eröffnen, bleibt die Idee, Yogalehre als Beruf zu wählen, oberflächlich und sinnentleert. In der Regel ist also die Yogalehrausbildung nicht die erste Berufsausbildung. Teilweise wird sie als Ergänzung zum ursprünglichen Grundberuf gesehen, z. B. in den verschiedensten therapeutischen Berufen im Gesundheitswesen wie etwa Physiotherapie, Ergotherapie oder bei Pflegefachkräften. Auch Interessierte aus Berufsgruppen, die sich per se mit Menschen beschäftigen, wie Lehrer und Lehrerinnen, Sozialarbeiter und Sozialarbeiterinnen, Erzieherinnen und Erzieher sehen in der Yogalehrausbildung eine passende Erweiterung ihrer bisherigen Tätigkeit.

Die Motivation für eine Yogalehrausbildung kann auch von dem Wunsch geleitet werden, die bisherige berufliche Tätigkeit, die möglicherweise nicht mehr als erfüllend erfahren wird, zu ergänzen. Auch nach einer Unterbrechung der beruflichen Laufbahn, die es schwer macht, in den alten Beruf zurückzukehren, kann die Yogalehrtätigkeit eine Möglichkeit für einen erneuten Einstieg ins Berufsleben sein.

Noch bis in die 1990er Jahre hinein war die Berufsbezeichnung Yogalehrer, Yogalehrerin mit dem Reiz des Exotischen, Fremden verbunden. Ein eher skeptisches Nachfragen war oft die Reaktion von Gesprächspartnern. Mit dem Einzug des Yoga in die Gesellschaft der westlichen Welt veränderte sich dies grundlegend. In fast jeder Gesprächsrunde, in der das Thema auf Yoga kommt, finden sich Menschen, die Yoga üben, schon geübt haben oder gerade auf der Suche nach dem richtigen Kurs sind. Nähere Informationen finden sich in einer repräsentativen Studie zum Thema „Yoga in Deutschland“, die die Gesellschaft für Konsumforschung (GfK) im Auftrag des BDYoga durchgeführt hat.[1]

Mit dieser veränderten Ausgangssituation hat sich auch der Blick auf den Beruf des Yogalehrers, der Yogalehrerin verändert.

7.2 Wege zum Beruf, Qualität in der Ausbildung

Die Berufsbezeichnung des Yogalehrers, der Yogalehrerin ist nicht geschützt. Es gibt von staatlicher Stelle keine Vorgaben zu Ausbildungsdauer, Ausbildungsinhalten oder Prüfkriterien. Das bedeutet auf der einen Seite eine große Freiheit für die Ausbildungsanbieter, auf der anderen Seite macht es den Markt für Interessierte sehr unübersichtlich.

Auch vollkommen ohne Ausbildung oder nach einem Wochenendseminar könnte man sich theoretisch als Yogalehrerin oder Yogalehrer betätigen und Kunden suchen, da eine einheitliche Bezeichnung für Abschlüsse nicht vorhanden ist.

Seit der Gründung 1967 engagieren sich daher Menschen innerhalb des BDYoga für eine systematische und qualifizierte Ausbildung von Yogalehrenden. In dieser Zeit wurden hierfür unterschiedliche Modelle erprobt und weiterentwickelt. Heute findet die Yogalehrausbildung des BDYoga an vom Verband anerkannten Ausbildungsschulen statt. Die Voraussetzungen für die Gründung einer solchen privatwirtschaftlich geführten Schule werden in einem über die Jahre entwickelten und immer wieder an die Bedarfe angepassten, mehrstufigen Anerkennungsverfahren geregelt.

Eine Definition für Mindeststandards in der Ausbildung von Yogalehrenden, die Angebote im Rahmen der Primärprävention (SGB V, §20) anbieten wollen, formuliert die Zentrale Prüfstelle Prävention, ZPP, im Auftrag der gesetzlichen Krankenkassen. Im *Leitfaden Prävention* des Spitzenverbandes der gesetzlichen Krankenversicherungen, GKV, werden verpflichtende Inhalte einer Yogalehrausbildung definiert sowie eine Ausbildungsdauer von mindestens zwei Jahren mit einem Umfang von 650 Unterrichtseinheiten vorgegeben. Mit der Yogalehrausbildung „Basic BDY" bietet der BDYoga in seinen anerkannten Ausbildungsschulen die Möglichkeit, diese Mindeststandards zu erfüllen. Dieser Abschluss bietet somit gute Einstiegschancen in den Beruf.

In der ebenso angebotenen vierjährigen nebenberuflichen Ausbildung mit rund 800 Unterrichtseinheiten im Präsenzunterricht zeigt sich der gewachsene hohe Standard der Ausbildung innerhalb des BDYoga. Hierbei wird der Erkenntnis Rechnung getragen, dass Yoga ein Entwicklungsweg ist, der Zeit braucht. Zugleich kann bereits während der Ausbildung begleitetes Unterrichten stattfinden.

7.3 Yogalehrerin, Yogalehrer als Neben- oder Hauptberuf

So wie sich der gesellschaftliche Blick auf Yoga gewandelt hat, haben sich auch die Möglichkeiten der Berufsausübung für Yogalehrende geändert. Bis zum Beginn der 2000er Jahre war es kaum denkbar, mit Yoga den Lebensunterhalt einschließlich aller Sozialabgaben sowie einer geeigneten Vorsorge für das Alter zu bestreiten. Heute ist dies ein durchaus mögliches Szenario.

In der Regel werden die ersten Schritte in den Beruf auf nebenberuflicher Basis gemacht. Ohne großes finanzielles Risiko ist es möglich, in Instituten der Erwachsenenbildung oder auch in einem zur Mitnutzung angemieteten Raum selbstorganisiert einzelne Kurse anzubieten. Im Rahmen der Übungsleiterpauschale oder einer geringfügigen Beschäftigung bleiben hier die Ausgaben für Steuern und Sozialversicherungen in einem überschaubaren Maß.

Dieser erste Schritt gibt auch die Möglichkeit herauszufinden, ob der Beruf Freude macht, ob es richtig ist, das Hobby zum Beruf zu machen und ob es Bedarf für die Angebote gibt.

Die nebenberufliche Tätigkeit lässt sich langsam steigern und es ist möglich, mit zusätzlicher finanzieller Absicherung aus einem anderen Berufsfeld einer erfüllenden Arbeit nachzugehen, die einen Teil des Einkommens sichert.

Ein weit tiefgreifenderer Schritt ist der Gang in die Vollselbstständigkeit – zunächst in der Regel als Einzelunternehmer oder -unternehmerin. Einige Besonderheiten der Yogalehrtätigkeit wie z. B. die begrenzten möglichen Arbeitszeiten und die Frage, wie viele Kurse man pro Tag unterrichten kann, müssen hierbei genau bedacht werden. Sinnvoll sind ebenfalls Überlegungen, welche Möglichkeiten über die übliche Kursarbeit hinaus zum eigenen Profil passen. Betriebliche Gesundheitsförderung, Einzelunterricht, Yoga für besondere Zielgruppen seien hier nur exemplarisch genannt.

Selbstverständlich gelten für die Selbstständigkeit als Yogalehrer oder Yogalehrerin aber auch alle Grundsätze, die für eine selbstständige Tätigkeit in allen anderen Berufen gelten. Bevor eine Entscheidung für diesen Schritt gefällt wird, ist eine Prüfung der persönlichen Rahmenbedingungen und auch der Bedingungen vor Ort essenziell. Eine Gründungsberatung durch Anbieter, die mit diesem speziellen Arbeitsfeld Erfahrungen haben, ist absolute Notwendigkeit. Mitglieder des BDYoga finden hier Unterstützung.

Denkbar ist sicher in Zukunft auch eine angestellte Tätigkeit als Yogalehrerin oder Yogalehrer, wenn Yoga z. B. im Gesundheitswesen eine zunehmend größere Rolle gegeben wird.

7.4 Perspektiven

Yoga erreicht bisher vor allem Menschen, die sich selbstständig auf den Weg machen. Die vom BDYoga wiederholt beauftragte Gesellschaft für Konsumforschung zeigt dies in repräsentativen Umfragen zum Thema auf. Die Ergebnisse zeigen zudem einen steigenden Anteil der Yogaübenden in der Gesamtbevölkerung. Es lässt sich daraus ableiten, dass in dem Maße, in dem Yoga in der Gesellschaft seinen Platz findet, auch die Anzahl der Übenden steigt. Bisher finden Interessierte ein Angebot hauptsächlich in Yogaschulen, Studios oder an Erwachsenenbildungseinrichtungen. Häufig motiviert hier auch die Förderung im Rahmen der Primärprävention. In Städten mit einer hohen Dichte an Yogaschulen und -kursen ist es durchaus vorstellbar, dass der Bedarf für die oben genannten Angebote gedeckt ist oder wird. Zeitgleich erfährt das mediengestützte Üben per App einen deutlichen Zuwachs. Beschleunigt durch die Coronapandemie sind in den letzten Jahren zudem Live-Onlineangebote entstanden und werden vermehrt genutzt. Bedeutet das im Umkehrschluss, dass sich eine Ausbildung zum Yogalehrer, zur Yogalehrerin BDY/EYU nicht mehr lohnt, dass das Feld bestellt ist und keine Arbeitsplätze mehr zu bieten hat?

An dieser Stelle ist es sicher sinnvoll, einen Ausblick zu wagen. Unsere Gesellschaft steht aktuell vor riesigen Herausforderungen und wird es sicher auch in den nächsten Jahren tun. Steigende Arbeitsbelastung, Homeoffice und die Möglichkeiten der sehr individualisierten Lebensgestaltung bergen die Gefahr der Vereinsamung. Die Digitalisierung der Arbeits- und Freizeitwelt führt zu meist sitzenden Tätigkeiten und wenig Bewegung. Unser an den medizinischen Möglichkeiten ausgerichtetes Gesundheitssystem führt auf der einen Seite zu einer besseren Versorgung bei akuten Erkrankungen und ermöglicht in vielen Fällen ein längeres Leben. Auf der anderen Seite tritt das Gefühl für die Selbstwirksamkeit und die unserem Körper innewohnende Möglichkeit der Selbstheilung und Selbstregulation weit in den Hintergrund. Hierdurch entsteht ein Widerspruch, der das ganze Sein erfassen kann. Der Wunsch nach Selbstbestimmung wird überlagert durch die Idee, dass von außen alles zu richten ist. Die Selbstverantwortung für das eigene Leben wird nicht mehr entsprechend wahrgenommen und das Gefühl von Ausgeliefertsein kann dadurch verstärkt werden. Die Folgen sind gravierend: Kostenexplosion im Gesundheits- und Pflegewesen, Zunahme von psychischen Erkrankungen und Burnout und weitere Folgen wie Erkrankungen durch Bewegungsmangel und Fehlernährung. So dramatisch diese Entwicklung ist, bleibt doch zu hoffen, dass sie dazu führt, dass ein „Weiter so“ keine langfristige Option mehr ist.

Yoga bietet vielfältige Möglichkeiten, in unserer heutigen Gesellschaft unterstützend zu wirken. Hier ist auf der einen Seite ein verstärkter Einsatz im Gesundheitssystem zu nennen, aber auch Arbeitsfelder weit darüber hinaus können in den Blick genommen werden. Überall dort, wo Menschen arbeiten und lernen, kann Yoga hilfreich eingesetzt werden: in Schulen, in Betrieben, an Universitäten. Überall dort, wo Menschen zusammenleben oder zum Wohle aller Entscheidungen treffen müssen, kann Klärung durch eine Ausrichtung auf den Yogaweg hilfreich sein. Wenn wir Yoga größer denken als das Üben von *Āsanas* auf der Matte, wenn wir Yoga mit all seinen Übungsformen als transformatorischen Wegbereiter erkennen und einsetzen, dann gibt es eine enorme Vielzahl von Einsatzmöglichkeiten für gut ausgebildete Yogalehrende jetzt und auch in absehbarer Zukunft.

Damit diese Möglichkeiten erkannt und auch genutzt werden können, braucht es weiterhin eine breit aufgestellte Lobbyarbeit durch den BDYoga. Durch die Zusammenarbeit mit Forschenden auf den verschiedensten Gebieten der Komplementärmedizin und im Bereich der gesellschaftlichen sowie der Persönlichkeitsentwicklung kann wissenschaftliche Unterstützung verwirklicht werden. So ist zu hoffen, dass auch bei den politischen Entscheidern die Möglichkeiten des Yoga weiter in den Fokus rücken.

All dies erfordert Yogalehrende, die eine fundierte und möglicherweise auch durch spezielle Weiterbildungen stärker differenzierte Ausbildung vorweisen können. Der BDYoga bietet in seinen anerkannten Ausbildungsschulen die hierfür richtigen Anlaufstellen.

Anmerkungen

1 https://www.yoga.de/yoga-als-beruf/yoga-in-zahlen/

Kapitel 8

Geschichte und Idee des BDYoga

Autorinnen: *Angelika Beßler, Jessica Fink* (8.1-8.2)

8.1 Gründung und die ersten Jahre

Der *Berufsverband Deutscher Yogalehrer (BDY)* wurde in den 1960er Jahren gegründet, einer Zeit, in der Yoga in Deutschland einen ersten Boom erlebte. Indische Lehrer, die sich in Europa niederließen und Yoga unterrichteten, inspirierten ihre Schüler und Schülerinnen dazu, selbst zu unterrichten. Etwa zwei Drittel der Gründungsmitglieder des BDY waren Schülerinnen und Schüler des Inders Selvarajan Yesudian, der gemeinsam mit der Ungarin Dr. Elisabeth Haich die Yoga-Sommerschule in Ponte Tresa (Schweiz) leitete. Viele gaben den dort erlernten und erfahrenen Yoga weiter. Es gab keinen anderen Ausbildungsweg. Wer Yoga weitervermitteln wollte, tat dies ausschließlich aus der eigenen Erfahrung heraus.[1]

Diese Yogalehrenden gründeten eigene Yogaschulen und reisten durch Deutschland, um Vorträge und Kurse an verschiedenen Orten anzubieten. Dadurch stieg das Interesse an Yoga stetig weiter an. Die wenigen Yogalehrenden, die es in Deutschland gab, waren sehr gefragt. Bald nahmen auch Volkshochschulen Yoga in ihr Programm auf, Medien und Verlage wurden aufmerksam. Die zunehmende Verbreitung des Yoga in Deutschland spiegelte sich in der Anzahl von Buchpublikationen und einer steigenden Medienpräsenz wider. Dadurch wurden zum einen Interesse und Nachfrage weiter angekurbelt. Zum anderen begann sich das Image von Yoga zu wandeln. Wurde Yoga früher häufig mit indischer Spiritualität, Fakirismus oder Okkultismus in Verbindung gebracht, standen in der Medienberichterstattung nun die Aspekte Gesundheit und Entspannung im Mittelpunkt. Das prägte die Wahrnehmung von Yoga in Deutschland dauerhaft.

Yoga bekannter und anerkannter zu machen war damals auch ein wichtiges Anliegen von Dr. Otto Albrecht Isbert (1901–1986), der sich als Autor von Yogabüchern einen Namen gemacht hatte. Isbert hatte schon früh die Idee, einen Yoga-Fachverband zu gründen. Dafür besuchte er andere Yogalehrende und Yogaveranstaltungen und berichtete darüber in seiner Fachzeitschrift *Yoga im Westen*. Seit 1964 arbeitete er gezielt auf die Gründung eines Fachverbandes für Yogalehrende hin. Durch seine Initiative entstand zunächst die „Arbeitsgemeinschaft deutscher Yogalehrer".

Den Anstoß zur Gründung eines Berufsverbandes gab dann Ingeborg Kurig von der Yogaschule Hannover, die seit Anfang der 1960er Jahre bereits eine Yogalehrausbildung anbot. Der Berufsverband sollte Leitlinien für die Aus- und Weiterbildung von Yogalehrenden erstellen. Zudem bestand das Bedürfnis nach fachlichem Austausch. Es fanden einige Vortreffen mit Kurig, Isbert und weiteren interessierten Yogalehrenden statt. Schließlich erhielt der Yogalehrer Friedrich Schulz-Raffelt die

Aufgabe, die Gründungsversammlung des Berufsverbandes zu organisieren.

Die Gründungsversammlung fand dann am 1. Mai 1967 in Berlin statt. Sie bildete den Abschluss eines mehrtägigen Treffens von Yogalehrenden, das bereits am 29. April 1967 begonnen hatte. Zu diesem Anlass waren vierzehn Yogalehrende aus acht Städten der Bundesrepublik Deutschland zusammengekommen.

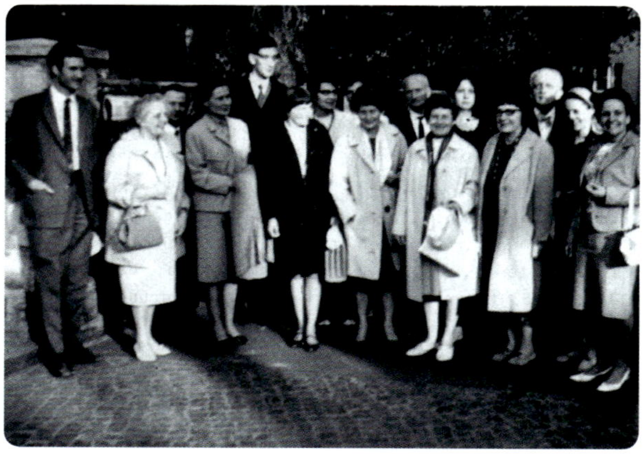

Abb. 1: Die Gründungsmitglieder des BDY

Das obige Foto, das am Vortag der Gründungsversammlung aufgenommen wurde, zeigt die Gründungsmitglieder: Baron Bernd von Keyserlingk (Berlin), Herbert Franke (Berlin), Luise Busse (Hannover), Friedrich Schulz-Raffelt (Düsseldorf), Ursula Graudenz (Berlin), Helga Peters (Duisburg), Hilde Rahn (Hannover), Ingeborg Kurig-Kroeker (Hannover), Ludwig Koch (Hamburg), Dr. Gertrud Schmidt (Hannover), Gretlies Krahlheer (Hannover), Elly Arnau (Berlin), Dr. Otto Albrecht Isbert (Stuttgart), Karin Knupfer (München) und Anneliese Harf (München). Ebenfalls bei der Gründung dabei waren Gerlinde Fiedler (Berlin) und Maximilian Sternitzki (Berlin).

Für den Berufsverband wurden die Rechtsform des eingetragenen Vereins und der Name *Berufsverband Deutscher Yogalehrer (BDY)* gewählt. Der Name verdeutlichte, dass mit dem Verein eine berufsständische Organisation geschaffen werden sollte. Der Vereinszweck wurde im Gründungsprotokoll wie folgt festgelegt:

a) für Idee und Verwirklichung des Yoga im deutschen Arbeitsbereich einzutreten. Die Tätigkeit des Verbandes dient damit gesundheitlicher Förderung und menschheitlicher Entwicklung im gemeinnützigen Sinne;
b) das Arbeitsgebiet des Yoga in Forschung, Lehre und Praxis auszubauen;
c) für fachgerechte Ausbildung, Überprüfung und Fortbildung von Yogalehrern Sorge zu tragen;
d) die beruflichen Interessen der angeschlossenen Yogalehrer zu vertreten.

Es wurden fünf Vorstandsmitglieder gewählt, darunter Dr. Isbert als erster Vorsitzender und Anneliese Harf, die 1962 das Münchner Yoga-Zentrum gegründet hatte, als zweite Vorsitzende mit Geschäftsführung. Der Vorstand wurde mit der Erarbeitung einer Satzung und der Eintragung in das Vereinsregister beauftragt. Die erste Eintragung des BDY erfolgte beim Amtsgericht in München, dem Wohnort des geschäftsführenden Vorstandsmitgliedes Anneliese Harf. Da der BDY noch über längere Zeit keine eigenen Räume hatte, war die Geschäftsstelle jeweils dort, wo das geschäftsführende Vorstandsmitglied wohnte.

Der Vorstand organisierte nun zweimal jährlich Seminare für die Mitglieder: im Herbst im Haus auf der Lichtung von Isolde Hopfner in Riederau am Ammersee und im Frühjahr auf Gut Neuhof von Gerda Rahlff auf Fehmarn. Diese Seminare dienten sowohl der Aus- und Weiterbildung als auch dem Kennenlernen und dem Austausch. Zudem fanden während dieser Seminare sogenannte Vorstellstunden statt, bei denen ein Yogalehrer oder eine Yogalehrerin eine Yogastunde als Lehrprobe hielt, die anschließend mit den teilnehmenden Kolleginnen und Kollegen besprochen wurde. In der Zeit, bevor der BDY eine eigene Yogalehrausbildung entwickelt hatte, waren die Vorstellstunden der Qualifikationsnachweis, um als Mitglied im BDY aufgenommen zu werden. Später wurde die Idee der Vorstellstunden als Unterrichtspraktikum in die Yogalehrausbildungen des BDY integriert.

1968 wurde der Mitgliederversammlung ein Entwurf für eine neue Satzung vorgelegt, der in den folgenden zwei Jahren von einem Satzungsausschuss ausgearbeitet wurde. Die Zusammenarbeit im Vorstand war in dieser Anfangsphase schwierig, sodass es zwischen 1967 und 1970 viele Vorstandswechsel gab. Ein Wechsel im Amt des zweiten Vorsitzenden mit Geschäftsführung führte 1969 zu einem ersten Wechsel des Sitzes der Geschäftsstelle nach Fulda, dem Wohnsitz von Dr. Isbert, der Anneliese Harf im Amt ablöste.

1970 wurde die neue Satzung von der Mitgliederversammlung des BDY angenommen. Dr. Isbert schied aus dem Vorstand des BDY aus.

Um den Mitgliedern eine fundierte und qualitative Aus- und Weiterbildung zu ermöglichen, führte der BDY sogenannte Hauptseminare ein. Sie fanden jährlich in den Sommerferien im Gesundungshaus in Bad Sachsa statt und dauerten zwei Wochen. Unter anderem lehrten hier Gastreferenten wie der Indologe Dr. Peter Thomi oder der Yogalehrer Swami Venkateshānanda.

1972 war der BDY an der Gründung der Europäischen Yoga-Union (EYU) beteiligt, einem Zusammenschluss europäischer Yogaverbände. Auf Initiative von Gérard Blitz organisierte die EYU den jährlich stattfindenden Europäischen Yoga-Kongress in Zinal in der Schweiz. Dieser war und ist bis heute Plattform für internationalen Austausch und Weiterbildung von Yogalehrenden. Daneben sind viele international bekannte und einflussreiche Yogis seit jeher Gäste in Zinal. Der rege Austausch befruchtete die Yogalehre auch innerhalb des BDY über Jahre.

Nach und nach entstand das Bedürfnis der Mitgliedsverbände in der EYU, auch Leitlinien für die Qualifikation von Yogalehrenden zu entwickeln. 1976 wurden mit dem Europäischen Mindestanforderungsprogramm (EMP) von der EYU erstmals Richtlinien für die Ausbildung von Yogalehrenden beschlossen. Im selben Jahr wurde das EMP beim BDY eingeführt. Die erste Yogalehrausbildung nach dem EMP begann im Sommer 1976 an der Sivananda Yoga-Vedanta Schule von Friedrich Schulz-Raffelt in Düsseldorf. Es war die erste vom BDY anerkannte Ausbildung an einer privaten Yogaschule. Zeitgleich begann, geleitet von Friedrich Wilhelm Eversmeier, eine Ausbildung mit gleichem Programm an der Kreisvolkshochschule in Osnabrück. Aus dem Mindestanforderungsprogramm der EYU wurde später das verbesserte Basisprogramm.

Von 1973 bis 1979 arbeitete der BDY eng mit der Deutschen Yoga-Gesellschaft zusammen. Beide Vereine hatten zu dieser Zeit ihren Sitz in Düsseldorf. Gemeinsam veranstalteten sie Kongresse und Seminare, gaben die Zeitschrift *Yoga und unsere Welt* heraus und gründeten die Deutsche Yoga-Union, die als Dachorganisation auch für den Anschluss weiterer Yogavereine offen sein sollte. Eine lange diskutierte Vereinigung des BDY und der Deutschen Yoga-Gesellschaft kam nach einem Vorstandswechsel in beiden Vereinen nicht mehr zustande und auch die Deutsche Yoga-Union wurde aufgelöst. Bereits zuvor war die Herausgabe der Zeitschrift *Yoga und unsere Welt* aus Kostengründen eingestellt worden.

1977, zehn Jahre nach seiner Gründung, hatte der BDY bereits 300 Mitglieder. 1979 wurde eine Neufassung der Satzung beschlossen. Nun gab es vier Vorstände, die jeweils für ein bestimmtes Ressort zuständig waren, aber nur gemeinsam für den Gesamtverband entscheiden konnten. Die Ressorts der Vorstände waren Finanzen, Ausbildung/ Weiterbildung, Innenkontakte sowie Außenkontakte. Zudem wurde ein pädagogischer Beirat für die Yogalehrausbildung einberufen, der ab 1980 als Ausbildungsbeirat weitergeführt wurde. 1979 wurde erstmals eine verbandseigene Prüfungsordnung mit Rahmenrichtlinien für die Ausbildung zum Yogalehrenden BDY/EYU verabschiedet, die der BDY auf der Grundlage des Europäischen Mindestanforderungsprogramms erarbeitet hatte. Die Ausbildung umfasste damals neun Pflichtfächer und mindestens 535 Unterrichtseinheiten von jeweils 45 Minuten. Neben den Pflichtfächern führte der BDY auch das Unterrichtspraktikum in Form von Vorstellstunden ein.

Erstmals im Januar 1980 erschien das *Deutsche Yoga-Forum* (DYF) als erste eigene Zeitschrift des BDY. Es war für die Öffentlichkeit konzipiert. Die Startauflage lag bei 1.200 Exemplaren. Zusätzlich erschien ab März 1980 die geheftete *BDY-Information*, die nur Informationen aus der Verbandsarbeit veröffentlichen sollte. Da die Kosten den vorgesehenen Etat überstiegen, wurde das *Deutsche Yoga-Forum* 1981 auf Beschluss der Mitgliederversammlung nach nur vier Ausgaben auf unbegrenzte Zeit ausgesetzt. Die *BDY-Information* wurde dadurch zur Verbandszeitschrift, die neben Mitteilungen an die Mitglieder des BDY fortan auch Hintergrundbeiträge zum Thema Yoga veröffentlichte.

1980 erschien erstmals ein BDY-Handbuch. Es trug den Titel *Handbuch für die Yogalehrausbildung und den Yogaunterricht – Rahmenrichtlinien und Studientexte des Berufsverbandes Deutscher Yogalehrer e. V. zur Ausbildung Yogalehrer/Yogalehrerin BDY/EYU.*

1981 schlossen die Klassen von Friedrich Wilhelm Eversmeier an der Kreisvolkshochschule in Osnabrück und von Friedrich Schulz-Raffelt an der Sivananda Yoga-Vedanta Schule in Düsseldorf ihre jeweilige Ausbildung ab. Die Absolventen und Absolventinnen erhielten als erste den Titel „Yogalehrerin BDY/EYU" und „Yogalehrer BDY/EYU".

Im Februar 1984 beschlossen Vorstand und Ausbildungsbeirat des BDY, dass der Verband zukünftig selbst zwei Ausbildungsformen anbieten sollte: das Bausteinsystem (BSS), das in einer festen Gruppe am immer gleichen Ausbildungsort stattfand, und das Kontaktstudium (KST), bei dem sich die Auszubildenden die Ausbildungsseminare nach bestimmten Vorgaben aus Angeboten an verschiedenen Orten selbst zusammenstellten. 1985 startete der erste Lehrgang im Bausteinsystem als Pilotprojekt in Höchst im Odenwald.

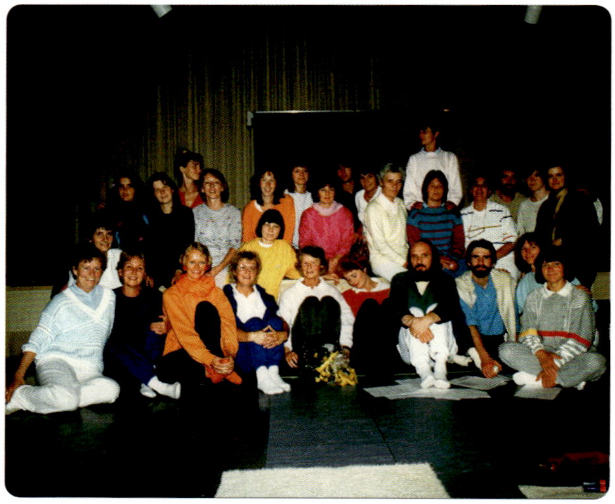

Abb. 2: Die erste Abschlussklasse nach dem Bausteinsystem mit Ursula Lyon (weiß, Mitte) und Carsten Unger (unten, Dritter von rechts)

1987 hatte der Verband bereits 600 Mitglieder. Der Ansturm auf die Yogalehrausbildungen und die steigenden Mitgliederzahlen führten 1988 dazu, dass die Geschäftsführung des Verbandes einer angestellten Geschäftsführerin übertragen wurde.

In den 1990er Jahren veranstaltete der BDY fünf Kongresse. Der erste dieser Kongresse war 1991 der „1. Berliner Yoga-Kongress" an der Technischen Universität Berlin, der sich an alle Yogainteressierten richtete und in ganz Berlin plakatiert wurde. Die Resonanz war so groß, dass viele Workshops gleich zweimal abgehalten wurden.

Unter dem Titel *Der Weg des Yoga* erschien eine neue Ausgabe des BDY-Handbuches, die inhaltlich zwar noch die Studientexte zur Yogalehrausbildung des BDY, aber nicht mehr die Rahmenrichtlinien enthielt. Die Rahmenrichtlinien erschienen nun als separate Broschüre. Das Handbuch, das ab diesem Zeitpunkt auch über den Buchhandel erhältlich war, erschien in acht Auflagen und verkaufte sich über 25.000-mal.

Zum 25-jährigen Bestehen des BDY fand 1992 in Bonn der Kongress „Yoga in seiner Vielfalt – Brücke zwischen Ost und West“ mit über 350 Besuchern und Besucherinnen statt.

Im Dezember 1991 wurde die Verbandszeitschrift zum letzten Mal unter dem Titel *BDY-Information* herausgegeben. Sie erhielt ab 1992 anlässlich des 25-jährigen Jubiläums wieder den Namen *Deutsches Yoga-Forum* und erschien in einer neuen Gestaltung. Dazu gehörte auch ein neues, nun geschütztes Logo, das fortan auf der Titelseite der Zeitschrift zu sehen war: ein Kreis, zusammen mit den Buchstaben BDY/EYU.

1993 zog die Geschäftsstelle erstmals in eigens dafür angemietete Räume in Erlabrunn, wo von nun an ein fünfköpfiges Team arbeitete. Im selben Jahr fand unter dem Motto „Begegnungen, Erfahrungen, Perspektiven“ an der Universität Leipzig der erste gesamtdeutsche Yogakongress statt, den der BDY gemeinsam mit dem in der DDR gegründeten Verein Yoga-Darshana veranstaltete.

1995 fand in Hofgeismar der Kongress „Yoga – Antworten auf die Herausforderungen unserer Zeit“ mit rund 250 Besucherinnen und Besuchern statt. 1997 feierte der BDY sein dreißigjähriges Bestehen mit dem Kongress „Yoga – als Brücke zwischen Ost und West“ mit 500 Besuchern und Besucherinnen in Berlin. Die Mitgliederzahl des Verbandes war nun auf 1.550 angestiegen.

8.2 Neue Wege in der Ausbildung und Professionalisierung der Geschäftsführung

In einer 1994 von zwei BDY-Schulleitungen vorgelegten inoffiziellen juristischen Stellungnahme wurde bezweifelt, ob der BDY berechtigt sei, selbst Yogalehrende auszubilden. Ein daraufhin vom Verband beauftragtes juristisches Gutachten stellte heraus, dass der BDY ausbilden darf, aber nicht muss. Zeitgleich fand innerhalb des Verbandes der Wandel hin zu immer mehr vom BDY anerkannten Schulen statt. Dies führte schließlich zu der Entscheidung, die viele Ressourcen bindende Ausbildung im Bausteinsystem einzustellen.

Diese Veränderungen bedeuteten eine starke Verlagerung der Arbeitsschwerpunkte weg vom Fokus auf die Ausbildung hin zur stärkeren Positionierung als Berufsverband. Eine finanzielle Überlastung sowie die Änderung der inhaltlichen Ausrichtung des Verbandes waren Anlass für eine Betriebsberatung. Das Ergebnis dieser Beratung zeigte die Notwendigkeit, weitere Änderungen in den Arbeitsstrukturen und eine Professionalisierung der Geschäftsführung in Angriff zu nehmen. Die zentrale Funktion der Geschäftsstelle wurde gestärkt und der BDY bekam 1999 erstmals einen verbandsexternen Geschäftsführer.

1998 erhielt der BDY den Namen *Berufsverband der Yogalehrenden in Deutschland e. V.* Zudem sicherte sich der BDY die Internetdomäne www.yoga.de und ist seit Mai 1999 mit eigener Homepage im Internet vertreten. Seit dem 1. April 2000 ist die Geschäftsstelle des BDY in Göttingen angesiedelt.

Im Jahr 2000 wurden auf einer außerordentlichen Mitgliederversammlung als Grundlage für die Vermittlung des Yoga berufsethische Richtlinien verabschiedet. Alle Mitglieder des BDY verpflichten sich seither zur Einhaltung der jeweils gültigen Richtlinien.

2003 bekam der BDY ein neues Logo. Damit ging eine Neugestaltung der Fachzeitschrift *Deutsches Yoga-Forum*, der Webseite sowie aller Broschüren des BDY einher.

Berufsverband der Yogalehrenden in Deutschland e.V. **BDY.**

Abb. 3: Logo des BDY ab 2003

Nach einer langen Pause veranstaltete der BDY 2005 erstmals wieder einen Kongress. Zum Thema *Prāṇāyāma* kamen über 250 Besucherinnen und Besucher im Kardinal Schulte Haus in Bensberg bei Köln zusammen.

Zu dieser Zeit sah der Verband seinen selbstgewählten Auftrag zur Ausbildung von Yogalehrenden in Deutschland erfüllt. Die zukünftige Aufgabe des BDY sollte in der Sicherung und Weiterentwicklung der Ausbildungsqualität und im Ausbau von Weiterbildungsangeboten liegen. So beschloss der Vorstand 2006 nach über 25 Jahren, auch das Kontaktstudium auslaufen zu lassen. Seitdem findet die Ausbildung zum „Yogalehrer BDY/EYU“ und zur „Yogalehrerin BDY/EYU“ ausschließlich an dafür vom BDY anerkannten Yogaschulen statt.

2007 hatte der Berufsverband der Yogalehrenden in Deutschland 2.400 Mitglieder und sah sich vor neuen Herausforderungen. Es galt, neue Ziele und Visionen für die Ausrichtung des Verbandes zu entwickeln. Aus einem überschaubaren, anfangs fast familiären Kreis von Gründern und Mitgliedern war ein Verband geworden, der rund 20 bis 25 Prozent der Yogalehrenden in Deutschland repräsentierte. Um eine lebendige Verbandsarbeit zu gestalten, wurde nach neuen Möglichkeiten gesucht, mehr aktive Mitglieder beratend einzubeziehen. Der Vorstand richtete hierfür neben dem bereits bestehenden Ausschuss für Ausbildung weitere Ausschüsse für Öffentlichkeitsarbeit, Verbandsentwicklung und Weiterbildung ein.

Mit Regionalkonferenzen 2007 und 2008 an verschiedenen Orten in Deutschland sowie der Einrichtung von regionalen Servicestellen wurden neue Modelle der Mitgliederbeteiligung und -aktivierung erprobt.

Durch eine regelmäßige Rubrik im *Deutschen Yoga-Forum* wird seither regionalen Arbeitskreisen und Arbeitskreisen mit bestimmten Schwerpunkten eine Öffentlichkeit gegeben. So können informelle Kontakte entstehen, die von Mitgliedern gestaltet und organisiert werden, und die Möglichkeit einer Vernetzung vor Ort wird in die Hände von aktiven Mitgliedern gelegt.

Zum 40-jährigen Jubiläum organisierte der BDY am 12. Mai 2007 den Aktionstag „YogaYetzt“. Unter dem Motto „Vielfalt in der Einheit“ beteiligten sich mehr als 300 Yogalehrende, indem sie in ihren Yogastudios oder an ungewöhnlichen Orten Aktionen und Veranstaltungen für Yogainteressierte anboten. Mit dem Aktionstag konnte der BDY das vielseitige Angebot der Mitglieder unter seinem Dach einer größeren Öffentlichkeit präsentieren.

Der Ausschuss für Verbandsentwicklung stellte sich in Zusammenarbeit mit dem Vorstand der Aufgabe, den Verband stärker als Berufsverband auszurichten. Hierfür sollten weitere Strukturen etabliert werden, die die Mitglieder aktiv mit ihrem Know-how einbinden. So wurde die Mitgliederversammlung 2008 als eine Zukunftswerkstatt ausgerichtet. Hierbei konnten auf breit angelegter Basis die unterschiedlichsten Meinungen zu konkreten und tragfähigen Ergebnissen zusammengetragen werden. Es wurde deutlich, dass die

Mitglieder sich vom BDY ein umfassendes Qualitätsmanagement, eine verstärkte Lobbyarbeit und ein professionalisiertes Verbands- und Mitgliedermarketing wünschten. Daraus wurden konkrete Arbeitsaufträge für den Vorstand formuliert.

Unterstützt durch externe Beratung wurden Wege zur Verwirklichung und Umsetzung dieser Aufträge und Ziele entwickelt. Es entstand der Entwurf für eine neue Satzung.

Auf der Mitgliederversammlung 2009 konnte eine Neufassung der Satzung diskutiert und beschlossen werden, die 2010 in Kraft trat. Die Vorstandsstruktur wurde so geändert, dass es nun eine Vorstandsvorsitzende bzw. einen Vorstandsvorsitzenden und zwei stellvertretende Vorsitzende gibt. Für die kontinuierliche Beteiligung engagierter Mitglieder wurden Fachkreise mit verschiedenen Schwerpunkten wie Ausbildung, Weiterbildung, Verbandsentwicklung oder Forschung in der Satzung verankert. Dem Vorstand stehen fachliche Berater und Beraterinnen zur Seite und als Verbindungsglied zwischen Vorstand und Fachkreisen gibt es einen sogenannten „Runden Tisch“, an dem regelmäßig über Themen der Weiterentwicklung der Verbandsaufgaben beraten wird. Auf diese Weise gelang es, einen kontinuierlichen fachlichen und persönlichen Austausch zwischen Vorstand und engagierten Mitgliedern zu etablieren. Und es zeigte sich schnell, dass dieses Modell flexibel genug ist, um immer wieder an neue Erkenntnisse und Bedarfe angepasst zu werden.

Am 30. November 2009 ging eine neue Webseite des BDY online. Im Mitgliederbereich „MeinBDY“ konnten sich Yogalehrende erstmals ein persönliches Profil erstellen und ihr Yogaangebot veröffentlichen. Das neue Design wurde auch auf alle Broschüren und das *Deutsche Yoga-Forum* übertragen.

Um bei einer breiteren Öffentlichkeit sichtbarer zu werden, wurde der Weg über die Präsenz auf Fachmessen gewählt. Auf der didacta 2010 in Köln war der BDY erstmalig als Aussteller bei einer Messe dabei. Der Verband zeigte sich dort mit eigenem Stand und Vorträgen als Anbieter von Aus- und Weiterbildungen im Bereich der Erwachsenenbildung. Es folgten zahlreiche weitere Messeauftritte, zunächst jährlich auf der didacta sowie auf der Yoga Expo in München und Stuttgart, später auf der Zukunft Personal in Köln und Hamburg, wo der BDY die Besucherinnen und Besucher über den Einsatz von Yoga im betrieblichen Gesundheitsmanagement (BGM) informierte. 2018 kooperierte der BDY erstmals mit der FIBO, der weltweit größten Messe für Fitness, Wellness und Gesundheit, die in diesem Jahr ein Yogaprogramm anbot. Als Kooperationspartner unterstützte der BDY die FIBO bei der Organisation und Gestaltung des Yogaprogramms. Mitglieder des BDY boten Yogastunden für die Besucherinnen und Besucher der Messe an.

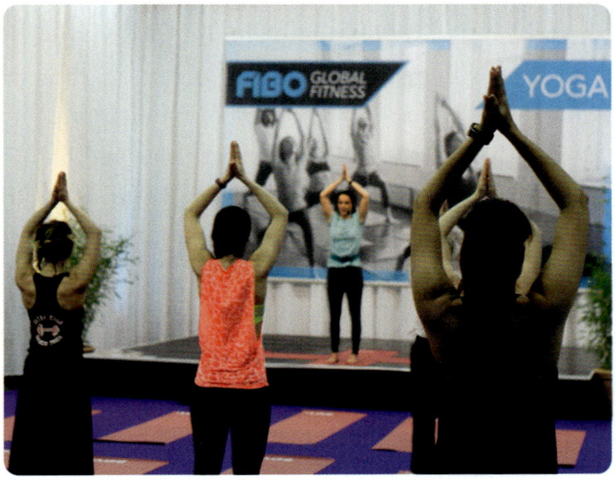

Abb. 4: Yogapraxis bei der FIBO

Nach längerer Pause begann 2012 im Verband mit dem Kongress „Von der Matte ins Leben“ in Hannover eine neue Folge von Fachkongressen für Mitglieder und Interessierte. 2014 folgte der Kongress „Meditation und Yoga“ im Kurfürstlichen Schloss in Mainz.

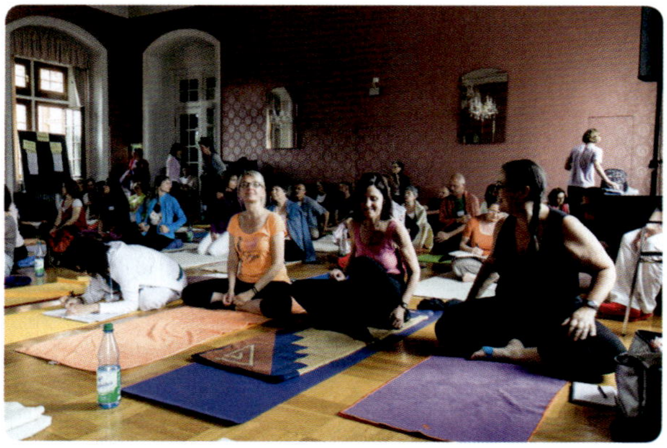

Abb. 5: Workshop beim Kongress

Ganz besonders wurde das 50-jährige Jubiläum des Verbandes 2017 begangen. Mit einer Veranstaltungsreihe, bei der der Verband in Berlin fünf Podiumsdiskussionen mit Fachleuten zu verschiedenen Themen veranstaltete, wurde auf den großen Jubiläumskongress vom 23. bis 25. Juni 2017 in Berlin mit dem Thema „Yoga bewegt. Gestern – Heute – Morgen" hingearbeitet. Mit Vorträgen, Workshops und einem Festakt wurde so auf die 50-jährige Geschichte des Verbandes zurückgeschaut. Zu diesem Anlass wurde eine Chronik des Verbandes[2] erstellt, die allen Mitgliedern und der interessierten Öffentlichkeit einen Einblick in die bewegte Geschichte des Verbandes bis zu diesem Zeitpunkt gewährt. Wichtig war zugleich, nicht in der Geschichte zu verharren. So wurden der Blick auf die Rolle des Yoga in der Gesellschaft heute und auch das Potenzial für morgen in den Fokus gerückt.

„Yoga in der Gesellschaft" wurde das Thema des BDY-Kongresses 2019 in Hohenroda. Der „Runde Tisch", die Fachkreise und die Mitgliederversammlungen hatten zu dieser Überschrift Themenpapiere verfasst, mit denen bei diesem Kongress weitergearbeitet wurde.

Der BDY macht damit deutlich, dass er den Yogaweg als Übungsweg sieht, der das Potenzial haben kann, positiv verändernd über den individuellen Nutzen hinaus auch in die Gesellschaft hinein zu wirken. Fragen zur gesellschaftlichen Verantwortung jedes Mitglieds, jedes Menschen beispielsweise für den Erhalt der Umwelt und Mitwelt standen dabei neben der Begegnung und dem gemeinsamen Üben im Mittelpunkt dieses Kongresses.

Die Fortführung der Thematik auf einem folgenden Kongress wurde durch die Coronapandemie ausgebremst.

Seit 2015 fördert der BDY verstärkt die wissenschaftliche Erforschung von Yoga und hat eine Broschüre zu „Yoga in Prävention und Therapie" veröffentlicht.

Die Zusammenarbeit mit der Klinik für Naturheilkunde und Integrative Medizin an den Kliniken Essen Mitte sowie dem Institut für Sozialmedizin, Epidemiologie und Gesundheitsökonomie der Charité-Universitätsmedizin Berlin waren hier erste Meilensteine.

Anfang 2019 veranstaltete der BDY mit „Yoga in Prävention und Therapie" in Berlin sein erstes Symposium. Bekannte Wissenschaftler trafen dabei auf Yogapraktiker. Die Resonanz war so groß, dass die Veranstaltung kurzfristig in größere Räumlichkeiten verlegt werden musste. Es nahmen rund 200 Besucher und Besucherinnen teil.

Von Beginn an gehört die berufsständische Vertretung der Mitglieder zu den Hauptanliegen des Verbandes. Es galt und gilt, Qualität in der Yogalehre und Yogalehrausbildung für politische Entscheidungsträger deutlich zu machen. Im Präventionsleitfaden, der die Grundlage für die gesetzlichen Krankenversicherungen bildet, Maßnahmen der Prävention fördern zu können, ist Yoga ein anerkanntes Verfahren zur Stressbewältigung.

Dem Ziel der Anerkennung einer Yogalehrausbildung mit den hohen Standards des BDY als alleinige Voraussetzung für die Zertifizierung von Yogakursen kommen die Regelungen des Leitfadens inzwischen näher. Jahrelanges Bemühen der

Verantwortlichen im Verband, allen Mitgliedern eine Zertifizierung zu ermöglichen, hat Erfolge gezeigt. Von der Einzelzertifizierung durch Sachbearbeitende von Krankenkassen vor Ort über die Notwendigkeit eines Grundberufes bis hin zur Möglichkeit, durch Berufspraxis nach der Yogalehrausbildung die notwendigen Qualifikationen zu erlangen, ging hier der Weg.

Die Expertise des Verbandes wurde lange übersehen und nicht nachgefragt, sodass sich die weitreichenden Möglichkeiten von Yoga in der Prävention im Gesundheitssystem noch nicht umfänglich niederschlagen. Mit einer weiteren Überarbeitung des Präventionsleitfadens, der seit 2018 in Kraft ist, wurden erstmals auch inhaltliche Anforderungen an die Ausbildung von Yogalehrenden gestellt.

Zentral geregelte Zertifizierungen über die Zentrale Prüfstelle Prävention (ZPP) bringen immer wieder neue Herausforderungen mit sich. Hierzu wird in der Geschäftsstelle des BDY seit 2014 kontinuierlich auch Beratung und Unterstützung für die Mitglieder angeboten.

Um zukünftige Ausrichtungen der Verbandsarbeit nicht vorwiegend an den jeweils von außen kommenden Anforderungen zu orientieren, stellte der Vorstand der Mitgliederversammlung 2014 das erste Strategiepapier des BDY vor. Diese Strategie formulierte als Vision, dass der BDY bei den Zielgruppen in Gesellschaft und Politik als kompetente, einflussreiche Stimme für die Yogalehre und die Yogalehrenden bekannt sein sollte. Über die Interessenvertretung hinaus wurden weitere strategische Ziele für die Handlungsfelder Aus- und Weiterbildung, Mitgliedergewinnung, Öffentlichkeitsarbeit sowie Strukturen und Abläufe benannt. Mit dem Strategiepapier ging der BDY einen weiteren Schritt auf dem Weg der Professionalisierung. Eine Vision, die in einer Strategie zum Handeln mündet, ermöglicht es dem Verband, das eigene Profil zu schärfen.

Zur sinnvollen Arbeit mit Strategiepapieren gehört eine regelmäßige Überprüfung der Ziele und der angedachten Schritte dorthin. Dies geschieht seither im Vorstand, bei den Treffen des „Runden Tisches“ und auch bei den Mitgliederversammlungen. Die Diskussionen über die Inhalte und die Ausrichtung der jeweiligen Strategie werden dadurch auf eine breite Basis gestellt.

Neben dem bereits im ersten Strategiepapier formulierten Ziel, in Gesellschaft und Politik als kompetente und einflussreiche Stimme für die Yogalehre und die Yogalehrenden anerkannt und bekannt zu werden, wird hier zusätzlich die gesellschaftliche Dimension des Yoga deutlicher herausgestellt. Das Thema des Kongresses von 2019 sowie die 2016 neu formulierten berufsethischen Richtlinien stellen dazu einen deutlichen Bezug her und nehmen weitere gesellschaftliche Themen auf.

Die Einordnung von Yoga in den Sportbereich während der Coronapandemie machte deutlich, dass hier weiterer Handlungsbedarf besteht und ein anderer Schwerpunkt der Lobby- und Öffentlichkeitsarbeit der nächsten Jahre hier Aufklärung leisten sollte. In diesem Zusammenhang wurde im Verband vermehrt das Thema Yoga und Spiritualität aufgegriffen und diskutiert.

Im Oktober 2017 und im Mai 2022 wurde die Webseite des BDY an jeweils neue Seh- und Nutzungsgewohnheiten der Mitglieder sowie der interessierten Öffentlichkeit angepasst. Die kontinuierliche Weiterentwicklung der Onlinepräsenz und die Digitalisierung der Angebote machen eine schnellere Reaktion auf Bedarfe möglich. Neue Formate der Weiterbildung über verschiedene Onlineplattformen und der Austausch der Mitglieder über lokale Grenzen hinweg werden möglich.

Bei Herausforderungen, wie sie die Coronapandemie zwischen 2020 und 2022 gestellt hat, ist der Verband Ansprechpartner und unterstützt die aktuell rund 5.000 Mitglieder mit einem kompetenten Team in der Geschäftsstelle bei Fragen und Schwierigkeiten. Onlineformate für den Yogaunterricht und für Weiterbildungen innerhalb des Verbandes werden erprobt. Auch die Mitgliederversammlung 2020 wurde online organisiert und durchgeführt.

Die Rahmenrichtlinien für die Ausbildungen innerhalb des Verbandes, zu denen seit 2018 auch die Yogalehrausbildung „Basic BDY“ gehört, werden kontinuierlich weiterentwickelt. Für die Beteiligung von Mitgliedern sowie die inhaltliche Arbeit in den Ausbildungen werden neue Formen des Austauschs und der Entscheidungsfindung erprobt.

Der BDY hat seit seiner Gründung 1967 durch das Engagement vieler Mitglieder und Mitarbeitenden seinen Platz innerhalb des Yoga in Deutschland gefestigt und ausgebaut.

Nicht zuletzt ist die Erarbeitung dieses Buches, das Sie nun in den Händen halten, Ergebnis eines lebendigen Prozesses gemeinsamer inhaltlicher Arbeit innerhalb des Verbandes.

Der Yogaweg hat viel Potenzial – mit „Haltung, die bewegt“ als Ausdruck dieses Potenzials kann der BDYoga, wie der Verband seit 2022 heißt, ihm als Stimme des Yoga in Deutschland Ausdruck verleihen!

BDYOGA

Haltung, die bewegt

Abb. 6: Logo des BDYoga ab 2022

Anmerkungen

1 Fuchs, 1990.

2 Berufsverband der Yogalehrenden in Deutschland e. V., 2017.

Quellenverzeichnis

Berufsverband der Yogalehrenden in Deutschland e. V. (2017): *Chronik – 50 Jahre Qualität im Yoga*. Göttingen: Eigenverlag.

Fuchs, C. (1990): *Yoga in Deutschland: Rezeption, Organisation, Typologie* [Dissertation, Universität Tübingen, Fakultät für Kulturwissenschaften].

Anhang
Lexikon der wichtigsten Sanskritbegriffe

A

Abhinavagupta	wichtiger Meister des kaschmirischen Shivaismus, Autor des *Tantraloka*
Abhinivesha	das Am-Leben-Hängen, Angst vor dem Sterben (einer der *Kleshas*)
Abhyāsa	Anstrengung, Praxis, andauernde Bemühung, regelmäßige Übungspraxis, Disziplin
Adhikāra	Befähigung zum Yogaweg, Autorität
Ādināth	wörtlich: der ursprüngliche/erste Herr, Beiname Shivas
Advaita	Nicht-Zweiheit, Nicht-Dualität
Advaita-Vedānta	Name einer der Philosophien Indiens: „Erkenntnis der Nicht-Zweiheit“
Agni	Feuer, auch Gott des Feuers
Agni-Sāra-Dhautī	Reinigung mittels des Feuers, Reinigungsübung aus dem Hatha-Yoga
Ahamkāra	Ich-Macher, inneres Organ des persönlichen Ich-Gefühls, Ego
Ahimsā	Gewaltlosigkeit, Nichtverletzen, das erste Prinzip der *Yamas*
Aitareya-Upanishad	eine ältere, dem Rig-Veda zugeordnete Upanishad
Ājñā-Cakra	eines der feinstofflichen Energiezentren im menschlichen Körper, liegt zwischen den Augenbrauen
Amaratva	Zustand der Unsterblichkeit
Amrita	Unsterblichkeit, Nektar
Amritasiddhi	Erlangung der Unsterblichkeit, früher Yogatext aus dem 11. Jahrhundert
Anāhata-Cakra	eines der feinstofflichen Energiezentren im menschlichen Körper, liegt in der Herzregion
Ānanda	inneres Glück
Ānāpānasati Sutta	buddhistischer Text zur Achtsamkeit des Atmens
Anātman	das Nicht-Selbst
Ānavopāya	der Weg der individuellen Bemühung, objektbezogene Meditation
Anga	Glied, Stufe, Abfolge
Angamejayatva	Unruhe, Nervosität, Unbeherrschtheit
Antahkarana	der innere Geist, das innere Instrument
Antaranga	das innere Glied, der innere Kern der Übungspraxis nach Patañjali
Antarāya	Hindernis auf dem Weg des Yoga
Anuloma Viloma	s. *Nādī Shodhana*
Apāna-Vāyu	Herabatem, reguliert die Ausatmung
Aparigraha	Nicht-Besitzergreifen, das fünfte Prinzip der *Yamas*
Ārya Samāj	„Edle Gesellschaft“, neohinduistische Organisation, gegründet 1875

Āsana	Haltung, ursprünglich Sitz oder Platz, drittes Glied des achtgliedrigen Yogapfades nach Patañjali
Ashta Kumbhaka	die acht Atemverhaltungen der *Hatha-Pradīpikā*
Ashtānga	acht Glieder
Ashtānga-Vinyāsa-Yoga	sehr körperorientierte, fließende Form des Hatha-Yoga
Asmitā	Ich-Sinn, Ego (einer der *Kleshas*)
Asteya	Nichtstehlen, das dritte Prinzip der *Yamas*
Ātman	das wahre Selbst, Seele
Avidyā	Nichtwissen, Unbewusstheit (einer der *Kleshas*)
Āyurveda	Wissenschaft vom Leben, indisches Heilsystem

B

Bahir Kumbhaka	äußere Atemverhaltung
Bandha	Bindung, energetischer Verschluss
Bastī	wörtlich: Blase, Reinigung des Enddarms, eine der sechs *Shatkriyās*
Bhagavadgītā	Gesang des Erhabenen, bekannteste heilige Schrift Indiens, Teil des *Mahābhārata*
Bhairava	Name Shivas: der Schreckliche
Bhakta	Anbeter Gottes, jemand der *Bhakti* praktiziert
Bhakti	Hingabe, Verehrung, Anbetung
Bhastrikā	Blasebalg, Atemtechnik im Hatha-Yoga
Bhāvanā	Kontemplation, vorstellende Betrachtung
Bhoga	Genuss, Erleben, Erfahrung
Bhrāmarī	„wie die Hummel", Atemübung, bei der man summt
Bīja	Keim, Samen
Bindu	Tropfen, Punkt, Samen
Brahmacarya	Enthaltsamkeit, Entsagen, das vierte Prinzip der *Yamas*
Brahman	das Unendliche, das Absolute, das höchste Wesen
Brahmo Samāj	„Gesellschaft der Gottsucher", neohinduistische Organisation, gegründet 1828
Brihadāranyaka-Upanishad	wichtige Upanishad, Unterweisung in der Lehre des Brahman
brimhana	heftig, intensiv, aufbauend
Buddhi	Intelligenz, Vernunft, Verstand, Erkenntnisvermögen

C

Cakra	Rad, Kreis, Energiezentrum
Candra	der Mond
Candra Bhedana	„Durchbohren des Mondes", eine Atemübung, bei der links ein- und rechts ausgeatmet wird
Caturtha	s. *Turīya*

Chāndogya-Upanishad	einer der ältesten philosophischen Texte der indischen Tradition
Cit	Bewusstsein
Citta	Geist, individuelles Bewusstseinsfeld, in dem sich Denken, Vernunft und Ich befinden
Citta-Prasāda	Klarheit des Geistes
Citta-Vikshepa	Zerstreuung des Geistes

D

Darshana	Sicht, Anblick, Philosophiesystem
Daurmanas	Verstimmtheit, Traurigkeit, Niedergeschlagenheit, Depressivität, ein negativer Geist
Dhāranā	Konzentration, sechstes Glied des achtgliedrigen Yogapfades nach Patañjali
Dharma	Gesetz, Lebensweise im Einklang mit den vedischen Texten
Dhautī	Reinigung, Technik der Magenreinigung, eine der sechs *Shatkriyās*
Dhyāna	Meditation, siebtes Glied des achtgliedrigen Yogapfades nach Patañjali
dīrgha	lang
divya	göttlich, eine der drei Hauptkategorien von Suchenden im Tantra
Dosha	Fehler, Impuls, Neigung, die für die Yogapraxis hinderlich ist; im Āyurveda die drei Körpertemperamente *Kapha*, *Pitta* und *Vāta*
Drashtā	Seher
Duhkha	Leid, Sorge, Schmerz
dvandva-anabhighātah	„die Überwindung der Gegensatzpaare“ (Begriff aus den *Yoga-Sūtras*)
Dvesha	Abneigung (einer der *Kleshas*)

E

Ekāgratā	Einspitzigkeit, Konzentration auf einen Gegenstand

G

Gāyatrī-Mantra	Mantra aus dem Rig-Veda
Ghata	Krug
Gheranda-Samhitā	wichtiger Quellentext des Hatha-Yoga
Gorakhnāth	s. Goraksha
Goraksha, Gorakshanātha	Begründer des Hatha-Yoga, Schüler von Matsyendra
Goraksha-Shataka	wichtiger Quellentext des Hatha-Yoga
Granthi	Knoten, energetische Blockade
Guna	wörtlich: Schnur oder Faden, Eigenschaft oder Qualität von allem, was ist
Guru	spiritueller Meister, Auslöscher der Dunkelheit
Guru Shishya Paramparā	Lehrer-Schüler-Nachfolge, Traditionsfolge

H

Hasta-Mudrā	Handgeste, Siegel und Zeichen, die im indischen Tanz verwendet werden
Hatha Tattva Kaumudī	eine Abhandlung über den Hatha-Yoga, verfasst von Sundaradeva
Hatha-Pradīpikā	„Die Leuchte des Hatha-Yoga", wichtiger Quellentext
Hatha-Yoga	wörtlich: Yoga der Gewalt, auch Vereinigung von Sonne und Mond
heyam duhkhamanāgatam	„Zukünftiges Leid kann vermieden werden" (zentraler Satz in den *Yoga-Sūtras*)
Hrit	Herz, Mitte

I

Idā	Belebung, Erholung, feinstofflicher Nervenkanal (*Nādī*), wird durch das linke Nasenloch aufgenommen
Īshvara	Herr im Sinne eines persönlichen Gottes
Īshvarapranidhāna	Hingabe an den göttlichen Herrn, das fünfte Prinzip der *Niyamas*

J

Jālandhara-Bandha	Halsverschluss, einer der *Bandhas* im Hatha-Yoga
Japa	Wiederholung eines Mantras, Murmeln
Jīva	Leben, Lebewesen, Einzelseele, das inkarnierte Selbst
Jīvanmukta	im Leben Befreiter, einer, der schon zu Lebzeiten die Befreiung erlangt
Jīvanmukti	Befreiung schon zu Lebzeiten, Zustand des *Jīvanmukta*
Jñāna	Erkenntnis, Wissen, Weisheit
Jñānendriya	Erkenntnisorgan, Sinnesorgan nach der Sāmkhya-Philosophie
Jyotir	Licht, Lichtaspekt des inneren Selbst

K

Kaivalya	spirituelle Befreiung, ursprüngliche Freiheit
Kaivalya-Pāda	„Weg in die Freiheit", vierter Teil der *Yoga-Sūtras*
Kāla	Zeit, Gott der Zeit
Kanda	Knolle, Knoten, Ausgangspunkt der *Nādīs*
Kānphata-Yogis	Sekte, die von Goraksha begründet wurde
Kapālabhātī	wörtlich: Schädelleuchten, Atem- und Reinigungstechnik, eine der sechs *Shatkriyās*
Kapha	Schleim, eines der drei Körpertemperamente (*Doshas*) im Āyurveda
Kārana	Ursache, Ursprung, Bewegungsabfolge von *Āsanas*
Karma	Tat, Handlung, die Folge einer Handlung
Karmāsaya	Ansammlung von Karma, Summe aller Prägungen
Karmendriya	Tatorgan, Tätigkeitspotenzial im Sinne der Sāmkhya-Philosophie
Karunā	Mitgefühl

Katha-Upanishad	wichtige Upanishad, sprachlich und philosophisch als sehr hochwertig angesehen, handelt vom Totengott Yama und vom sogenannten Wagengleichnis
Kāya-Sādhanā	Praxis des Körpers, Begriff aus dem Hatha-Yoga
Kena-Upanishad	ältere Upanishad, stellt die Frage nach der tieferen, verborgenen Ebene hinter Denken, Leben und Wahrnehmung
kevala	frei, spontan
Kha	Raum, eines der fünf Elemente
Khecarī-Mudrā	sich im Luftraum bewegend, *Mudrā* aus dem Hatha-Yoga
Klesha	Leiden, Faktoren, die Leiden verursachen
Kosha	Hülle, Überdeckung, Verdeckung des Selbst
Krama	Schritt
Kriyā	Handlung, Ritual, Tat, Reinigungsübung
Kriyā-Yoga	Name für verschiedene Formen des Yoga, Yoga der Tat
Kshemarāja	bedeutender Meister des kaschmirischen Shivaismus, Autor maßgeblicher Schriften, Schüler von Abhinavagupta
Kularnava-Tantra	wichtiger tantrischer Text
Kumbhaka	Topf, Gefäß, Anhalten oder Aussetzen des Atems
kundala	zusammengerollt
Kundalinī	Schöpfungsenergie, verborgene Kraft, das schlummernde Evolutionspotenzial des Menschen

L

langhana	sanft, vorsichtig, reduzierend
Laya	Auflösung, Verschmelzung, Absorption, das Aufgehen der Seele im Absoluten
Līlā	Spiel, göttliches Spiel

M

Madhya	Mitte
Mādya	Wein, steht in tantrischen Ritualen für das Element Feuer
Mahā-Bandha	der große Verschluss, Kombination von mehreren Energieübungen
Mahābhārata	hinduistisches Nationalepos, in das die *Bhagavadgītā* eingebettet ist
Mahā-Mudrā	das große Siegel, Kombination von *Āsana*, *Prānāyāma*, *Bandha* und *Mudrā*
Mahārāja	großer König
Mahā-Vedha	der große Durchdringer, Übung zur Durchdringung der energetischen Knoten
Maithunā	ritueller Geschlechtsverkehr, steht in tantrischen Ritualen für das Element Raum, auch für die Vereinigung von Shiva und Shakti
Maitrī	Freundlichkeit, Freundschaft, Liebe, Güte
Mala	Schlacken, Unreinheiten
Māmsa	Fleisch, steht in tantrischen Ritualen für das Element Luft

Manas	mentaler Geist, Denkfähigkeit, Koordinator der Sinnesorgane
Mandala	heiliges Diagramm, Konzentrationsobjekt im Tantrismus
Māndūkya-Upanishad	eine Upanishad, in der die vier Bewusstseinszustände, *Avasthā*, ausführlich erläutert werden
Manipūra-Cakra	eines der feinstofflichen Energiezentren im menschlichen Körper, liegt im Nabelbereich
Manomaya-Kosha	Mentalhülle, die dritte der fünf Hüllen
Manonmanī	Synonym für *Samādhi*, Auslöschung von *Manas*
Mantra	heilige Silbe, Instrument für den Geist, Geistgerät
Manu	Autor der Gesetzbücher der vedischen Kultur
Matsya	Fisch, Inkarnation von Vishnu, steht in tantrischen Ritualen für das Element Wasser
Matsyendra	Herr der Fische, einer der Begründer des Hatha-Yoga
Māyā	Täuschung, Schein, Illusion, Schöpferkraft
Mīmāmsā	Erforschung, Untersuchung, Schule der indischen Philosophie
Moksha	Befreiung von der Bindung an die Welt, vom Kreislauf der Wiedergeburt
Muditā	Heiterkeit, Freude
Mudrā	a) Siegel, Übungstechnik im Hatha-Yoga, mystische Geste b) geröstetes Getreide, steht in tantrischen Ritualen für das Element Erde
Mukti	Befreiung, Erlösung
Mūla-Bandha	Wurzelverschluss, einer der *Bandhas* im Hatha-Yoga
Mūlādhāra-Cakra	eines der feinstofflichen Energiezentren im menschlichen Körper, liegt an der Basis der Wirbelsäule über dem Anus
Mundaka-Upanishad	eine Upanishad, die sich mit der Erkenntnis und Verwirklichung des Brahman befasst
Mūrchā	intensive Atemtechnik im Hatha-Yoga

N

Nāda	Klang, Ton, Schwingung
Nāda-Anusandhāna	Lauschen auf den inneren Ton
Nādī	feinstofflicher Nervenkanal für das Fließen der Lebensenergien
Nādī Shodhana	Atemübung zur Reinigung der *Nādīs*
Nātha Sampradāya	Tradition der Nāth-Yogis
Nāthamuni	vishnuitischer Weiser aus dem 9. Jahrhundert
Nāth-Yogis	shivaitische Sekte, s. Kānphata-Yogis
Naulī	Reinigungsübung aus dem Hatha-Yoga, bei der man den Bauch kreisen lässt, eine der sechs *Shatkriyās*
Netī	Reinigungsübung aus dem Hatha-Yoga, bei der die Nasengänge gereinigt werden, eine der sechs *Shatkriyās*
nirālamba	ohne Stütze
nirañjana	ohne Makel
Nirodha	Stillstand, Hemmen, Zur-Ruhe-Kommen

Nirvāna	Erlöschen aller Begierden, Ausstieg aus dem Kreislauf der Geburten
Niyama	Zügelung, Selbstbeherrschung, innere Disziplin im Ashtānga-Yoga, zweites Glied des achtgliedrigen Yogapfades nach Patañjali
nyāsa	platzieren, die Konzentration auf etwas ausrichten, Konzentrationstechnik im Tantrismus

O

Ojas	Kraft, Lebenskraft
OM	heilige Silbe, das bekannteste Mantra im Hinduismus

P

Pañca-Makaras	die fünf verbotenen Substanzen, tantrisches Ritual
Paramapada	höchste Stufe, höchster Zustand der Glückseligkeit, höchster Aufenthalt
Paramparā	ununterbrochene Folge oder Tradition
Parashiva	höchster, transzendenter Shiva, das reine, absolute Bewusstsein
Parināma	Umwandlung, Verwandlung
Pārvatī	Gemahlin Shivas
Pashu	wörtlich: Vieh, eine der drei Hauptkategorien von Suchenden im Tantra
Patañjali	Autor der *Yoga-Sūtras*, eines der Grundlagentexte des Yoga
Pingalā	feinstofflicher Nervenkanal (*Nādī*), endet im rechten Nasenloch
Pitta	Galle, eines der drei Körpertemperamente (*Doshas*) im Āyurveda
Plāvinī	wörtlich: schwimmend, treibend, eine Atemübung im Hatha-Yoga
prakrita	natürlich(er Atem)
Prakriti	Natur, Urnatur, Stoff, Urmaterie
Prāna	Lebensatem, Lebenskraft, feinstoffliche Energie
Prānamaya-Kosha	Feinstoffleib, die zweite der fünf Hüllen, Hülle aus *Prāna* bestehend
Prāna-Vāyu	Atemwind, Energiewind, Strömung innerhalb des Energiekörpers
Prānāyāma	Ausdehnung der Lebensenergie, Kontrolle der Lebenskraft, Atemregulierung, viertes Glied des achtgliedrigen Yogapfades nach Patañjali
Pratibhā	Licht, intuitive Erkenntnis, Erleuchtung
Pratyāhāra	Zurückziehen der Sinne, fünftes Glied des achtgliedrigen Yogapfades nach Patañjali
Prayāsa	große Kraftanstrengung
Prayatna	Anstrengung
prayatna-shaithilya	„das Aufgeben der Anstrengung“ (Begriff aus den *Yoga-Sūtras*)
Pūraka	kontrollierte rhythmisierte Einatmung
Purāna	Erzählung, mythologischer Text
Pūrna	Fülle
Purusha	Geist, reines Bewusstsein, das höchste geistige Prinzip, das universelle Bewusstsein

R

Rāga	Begierde (einer der *Kleshas*)
Rāja	König, königlich
Rajas	Rastlosigkeit, Bewegung, Energie, einer der drei *Gunas* in der Sāmkhya-Philosophie
Rāja-Yoga	königlicher Yoga, Synonym für *Samādhi* in der *Hatha-Pradīpikā*, Bezeichnung für den Yoga des Patañjali
Recaka	kontrollierte rhythmisierte Ausatmung
Rig-Veda	„Wissen in Versen", ältester der vier vedischen Texte
Rishi	heiliger Seher in den Veden

S

Sādhaka	Ausübender des Yogaweges
Sādhanā	yogischer Übungsweg
Sādhu	Sucher, der der Welt entsagt hat
sahaja	natürlich, angeboren
sahaja Avasthā	natürlicher, angeborener Zustand
Sahasrāra-Cakra	tausendblättriger Lotus, höchstes feinstoffliches Energiezentrum im menschlichen Körper, liegt am Scheitelpunkt des Kopfes
Samādhi	Versenkung, Verschmelzung, Einheitserfahrung, achtes Glied des achtgliedrigen Yogapfades nach Patañjali
Samāna-Vāyu	einer der fünf Lebenshauche, für die Verdauung zuständig, *Agni*
Samatva	Gleichmut, Gelassenheit, geistiges Gleichgewicht
Sāmavesha	das Eintreten ins göttliche Bewusstsein im nondualen Shivaismus
Sāmkhya	eines der sechs indischen Philosophiesysteme, begründet von Kapila, kosmische Befreiungslehre
Sampradāya	Tradition, Überlieferung von Lehrer zu Lehrer, Orden
Samsāra	Lehre vom Kreislauf der Wiedergeburten
Samskāra	Handlungsneigung, Gedankenfurche, geistige Gewohnheitsenergie, Einprägung
Samtosha	Zufriedenheit, das zweite Prinzip der *Niyamas*
Samyama	Meditation, Zusammenfassung der drei letzten Glieder des achtgliedrigen Yogapfades nach Patañjali
Samyoga	Verbindung, Anbindung an falsche Objekte
Sāndhya-Bhāsā	Geheimsprache, Symbolsprache im Tantrismus
Sannyāsin	Entsagender, einer, der alle Beziehungen aufgegeben hat
Sat-Cit-Ānanda	Sein, Bewusstsein, Glückseligkeit, die drei Grundaspekte des Bewusstseins im Vedānta
Sattva	Sein, Klarheit, Güte, einer der drei *Gunas* in der Sāmkhya-Philosophie
Satya	Wahrhaftigkeit, das zweite Prinzip der *Yamas*
Shakti	Kraft, Macht, Energie, dynamisches Schöpfungsprinzip, aktive Kraft von Shiva
Shaktisamgraha	wichtiger tantrischer Text

Shaktopāya	der Weg der Energie, Annäherung an das höchste Bewusstsein mit den Mitteln von Wortsilben, Vorstellungen und bewussten Gedankenkonstruktionen, Konzept des kaschmirischen Shivaismus
Shankarāchārya	einer der bedeutendsten Philosophen Indiens (788–820), Begründer des Advaita-Vedānta
Shanmukhī-Mudrā	*Mudrā* der sechs Öffnungen, eine Technik im Hatha-Yoga, bei der Nasenlöcher, Augen und Ohren mit den Fingern verschlossen werden
Shatkarma	s. *Shatkriyā*
Shatkriyā	sechs Reinigungshandlungen im Hatha-Yoga
Shauca	Reinheit, das erste Prinzip der *Niyamas*
Shava	Leichnam
Shishya	Schüler
shīta	kühl, kalt
Shītalī	„die Erfrischende", eine Atemübung, bei der mit aufgerollter Zunge eingeatmet wird
Shītkārī	„die Kühlende", eine Atemübung, bei der die Zunge an den Gaumen gelegt wird
Shiva	Name des höchsten Gottes, Wohlwollen, verheißungsvoll, einer der drei Götter im Hindupantheon, im kaschmirischen Shivaismus das höchste Bewusstsein
Shivaismus	eine der Hauptrichtungen der Gottesverehrung im Hinduismus, auch Name einer Bewegung des nondualen Tantrismus
Shiva-Linga	Symbol, Zeichen von Shiva, Phallus als Symbol des Göttlichen
Shiva-Samhitā	die Sammlung Shivas, wichtiger Text des Hatha-Yoga aus dem 17. Jahrhundert
shivo'ham	„Ich bin Shiva."
Shivopāya	der Weg des Bewusstseins
Shraddhā	Glaube, Vertrauen
Shūnya	Leere, nicht seiend, frei von Getrenntheit
Shūnyarūpa	leere Gestalt, Entleerung des Bewusstseins
Shūnyāshūnya	Leere und Nicht-Leere
shvāsa-prashvāsayor gati-viccedah	„die Unterbrechung der regelmäßigen Ein- und Ausatmung" (Begriff aus den *Yoga-Sūtras*)
Shvetāshvatara-Upanishad	wichtige Yoga-Upanishad, erste Beschreibung von Yogatechniken, unter anderem eines meditativen Yogasitzes
Siddha; siddha	Errungenschaft, Meisterschaft; vollkommen, vollendet
Siddhi	übernatürliche Fähigkeit
Smriti	Erinnerung
so'ham	Mantra der Upanishads und des Advaita-Vedānta: „Ich bin er."
Soma	Nektar, Trank, Mond, Unsterblichkeitselixier
Spanda	Pochen, Schwingung, Pulsation
Sphurattā	Blitz, leuchtende Erscheinung
Sritattvanidhi	bedeutender Yogatext aus dem 19. Jahrhundert, verfasst vom Mahārāja von Mysore
sthira	stabil, fest

sthira-sukham āsanam	„Die Haltung ist stabil und angenehm" (zentrale Aussage in den *Yoga-Sūtras*)
sthūla	grob, grobstofflich, materiell
sukha	glücklich, angenehm, leicht
sūkshma	fein, subtil
Sundaradeva	Verfasser der *Hatha Tattva Kaumudī*
Sūrya	die Sonne
Sūrya Bhedana	„Durchbohren der Sonne", eine Atemübung, bei der rechts ein- und links ausgeatmet wird
Sushumnā	mittlere Energieachse, wichtigster feinstofflicher Nervenkanal
Sūtra	Faden, Leitfaden, Richtschnur, Vermittlung tiefgründiger Inhalte in einem kurzen, komprimierten Stil
Svadharma	das eigene Gesetz wahren Handelns
Svādhisthāna-Cakra	eines der feinstofflichen Energiezentren im menschlichen Körper, liegt im Bereich der Geschlechtsorgane
Svādhyāya	Selbststudium, das vierte Prinzip der *Niyamas*
Svarūpa	das Wesen, die wahre, ursprüngliche Natur einer Sache
Svātmārāma	Autor der *Hatha-Pradīpikā*

T

Tadagi-Mudrā	*Mudrā* des Teiches, wichtige Energielenkungsübung im Hatha-Yoga
Taittirīya-Upanishad	wichtige Upanishad, in ihr werden die fünf *Koshas* angedeutet
Tamas	Trägheit, Dunkelheit, einer der drei *Gunas* in der Sāmkhya-Philosophie
Tantra	System, Gewebe, Lehrmethode, mystische und spirituelle Texte
tantrika	zum Tantra, zur tantrischen Tradition gehörig
Tapas	Glut, Eifer, Hitze, Askese, spirituelle Praxis, das dritte Prinzip der *Niyamas*
Tattva	„Das-Sein", Wirklichkeit, Wesen einer Sache, Element
Tirumandiram	bedeutender tantrischer Text der tamilischen Tradition
Trātaka	Konzentrations- und Reinigungsübung, bei der der Blick auf einen Punkt gerichtet wird, eine der sechs *Shatkriyās*
Trika	Dreiheit, Bezeichnung für eine Tradition des kaschmirischen Shivaismus
Turīya	der Vierte, Bewusstseinszustand, der über Wachen, Träumen und Tiefschlaf hinausgeht

U

Udāna-Vāyu	Heraufatemwind, einer der fünf Lebenshauche, wirkt im oberen Teil des Körpers, zuständig für Kommunikation
Uddīyāna-Bandha	Hochflugsverschluss, Energie- und Reinigungsübung, in der subtile Energie nach oben gelenkt wird, einer der *Bandhas* im Hatha-Yoga
Uddīyāna-Kriyā	s. *Uddīyāna-Bandha*
Ujjāyī	„die Siegreiche", Atemtechnik, bei der die Stimmritzen verengt werden

Unmanī	Versenkung, Ekstase
Unmanī-Bhāva	Zustand der Ekstase, Synonym für *Samādhi*
Upanishad	vedischer Offenbarungstext
Upāya	Mittel, Weg, geeignetes Mittel
Upekshā	Gleichmut, Geduld, Nichtbeachten
ushna	heiß

V

vaidika	zu den Veden, zur vedisch-brahmanischen Tradition gehörig
vaikrita	gelenkt(er Atem)
Vairāgya	Loslösung, Abkehr, Freisein von Anhaftung
Vaishvānara	das innere Feuer, wörtlich: „alle Menschen betreffend", universelles Wesen
Vāsanā	Prägung, Wunsch, Begehren, Neigung
Vāta	Wind, Luft, eines der drei Körpertemperamente (*Doshas*) im Āyurveda
Vāyu	Wind, Strömung, Lufthauch
Veda	Wissen, spirituelle Erkenntnis
Vedānta	Vollendung der Veden, eines der sechs Philosophiesysteme Indiens
Veden	Gesamtheit der ältesten heiligen Texte des Hinduismus
Vidyā	Wissen, Erkenntnis
Vijñāna	intuitive Erkenntnis
Vijñāna-Bhairava-Tantra	„Das göttliche Bewusstsein", wichtiger Meditationstext des kaschmirischen Shivaismus
Viniyoga	individuelle Anpassung der Yogapraxis an den Einzelnen
Vinyāsa	Verbindung, Abfolge
Vinyāsa Krama	sinnvoll gesetzte Schritte im Aufbau der Yogapraxis, Bewegungsabfolge
Vīra	Held, Krieger, eine der drei Hauptkategorien von Suchenden im Tantra
Vishranti	Ruhe, Erholung
Vishuddhi-Cakra	eines der feinstofflichen Energiezentren im menschlichen Körper, liegt im Bereich des Kehlkopfes
Vivekachūdāmani	„Kronjuwel der Unterscheidung", wichtiger Text von Shankarāchārya
Vivekamārtanda	„Sonne der Unterscheidung", kurzer Yogatext aus dem 14. Jahrhundert
Viyoga	Abkopplung, sich nicht in Beziehung setzen
Vritti	Gedankenwelle, Geistes- oder Gemütsbewegung
Vyāna-Vāyu	durchdringender Atem, einer der fünf Atemwinde, verteilt die Lebensenergie im Körper
Vyāsa	Verfasser des wichtigsten Kommentars zu den *Yoga-Sūtras*

Y

Yajñavalkya	Name eines Weisen in der Brihadāranyaka-Upanishad, auch Name von Autoren späterer Schriften des Yoga
Yama	äußere Verhaltensregel, erstes Glied des achtgliedrigen Yogapfades nach Patañjali
Yantra	Instrument, Stütze, mystisches Diagramm
Yoga Makaranda	Yogatext von Krishnamacharya
Yoga Rahasya	Yogatext von Krishnamacharya, der auf eine legendäre Schrift des Vishnuiten Nāthamuni Bezug nimmt
Yoga-Korunta	legendärer Yogatext, der auf den Rishi Vāmana zurückgehen und die Praxis des Ashtānga-Vinyāsa-Yoga beschreiben soll
Yoga-Nidrā	der Yoga des Schlafes, tantrische Entspannungstechnik
yogash cittavrittinirodhah	„Yoga ist das Zur-Ruhe-Kommen der geistig-mentalen Vorgänge“ (zentrale Aussage in den *Yoga-Sūtras*)
Yoga-Shālā	Yogaschule
Yoga-Sūtras	Leitfaden des Yoga: einer der wichtigen Yogatexte des Patañjali, der in kurzen Sätzen die Prinzipien des Yoga erklärt
yuj	verbinden, vereinen, anjochen

Āsana-Verzeichnis

Āsana	Haltung
Adho Mukha Shvanāsana	Herabschauender Hund
Āñjaneyāsana	Halbmondhaltung, Name des Hanumān
Apānāsana	Dehnung des unteren Rückens
Ardha Candrāsana	Halbmondhaltung
Ardha Matsyendrāsana	Halber Drehsitz
Ardha Padmāsana	Halber Lotussitz
Ardha Uttānāsana	Halbe Vorbeuge im Stehen
Baddha Konāsana	Gebundene Winkelhaltung
Baddha Padmāsana	Gebundener Lotussitz
Bakāsana	Kranichhaltung
Bālāsana	Kindhaltung, Vorbeuge aus dem Fersensitz
Bhujangāsana	Schlangen- oder Kobrahaltung
Caturanga Dandāsana	Viergliedrige Stockhaltung, Bretthaltung
Dandāsana	Stockhaltung, aufrechter Sitz mit gestreckten Beinen
Dhanurāsana	Bogenhaltung
Dvipāda Pītham	Schulterbrücke
Gajāsana	Elefantenhaltung
Garudāsana	Adlerhaltung
Gomukhāsana	Kuhkopfhaltung
Halāsana	Pflughaltung
Jānu Shīrshāsana	Kopfkniehaltung, Vorbeuge im Sitz über ein Bein
Jathara Parivrittāsana	Drehdehnhaltung im Liegen, Krokodil
Kukkutāsana	Hahnhaltung
Kūrmāsana	Schildkrötenhaltung
Matsyāsana	Fischhaltung
Mayūrāsana	Pfauhaltung
Natarājāsana	Haltung des tanzenden Shiva
Nāvāsana	Bootshaltung
Parivritta Pārshvakonāsana	Gedrehte seitliche Winkelhaltung
Parivritta Trikonāsana	Gedrehte Dreieckshaltung
Pārshvottānāsana	Vorbeuge aus der Schrittstellung mit gestreckten Beinen
Pashcimottānāsana	Vorbeuge im Sitzen mit gestreckten Beinen

Piñca Mayūrāsana	Pfauenfeder, Unterarmstand
Prasārita Pādottānāsana	Vorbeuge mit gespreizten Beinen
Sarvāngāsana	Schulterstand, Umkehrhaltung
Shalabhāsana	Heuschreckenhaltung
Shavāsana	wörtlich: Totenhaltung, völlig reglose Haltung
Shīrshāsana	Kopfstand
Siddhāsana	Vollkommener Sitz, Meditationshaltung
Sukhāsana	Angenehme Sitzhaltung, Schneidersitz
Supta Kūrmāsana	Liegende Schildkrötenhaltung
Sūrya Namaskār	Gruß an die Sonne, fließende Abfolge von Yogahaltungen
Tādāsana	Berghaltung, aufrechter Stand
Trikonāsana	Dreieckshaltung
Upavishtha Konāsana	Vorbeuge aus dem Grätschsitz
Ūrdhva Mukha Shvanāsana	Heraufschauender Hund
Ushtrāsana	Kamelhaltung, Rückbeuge aus dem Kniestand
Utkatāsana	Hockhaltung
Uttānāsana	Vorbeuge aus dem Stand
Utthita Hasta Pādāngushthāsana	Standhaltung auf einem Bein mit Halten des anderen Beins
Utthita Pārshvakonāsana	Seitstreckung aus dem Grätschstand mit gebeugtem Bein
Utthita Trikonāsana	Seitstreckung aus dem Grätschstand, gestreckte Dreieckshaltung
Vajrāsana	Diamantsitz, Fersensitz
Vasishthāsana	Haltung des Vasistha, Längsdehnung des Körpers
Viparīta Karanī	Umkehrhaltung in der Rückenlage
Vīrabhadrāsana	Heldenhaltung
Vīrāsana	Heldensitz
Vrikshāsana	Baumhaltung

Sachwortregister

A

B

C

D

E

F

G

H

I

J

K

L

M

N

O

P

T

U

V

W

Y

Z

Bildnachweise

Kapitel 1

Abb. 1: Wellcome Collection, CC-BY, https://wellcomecollection.org/
Abb. 6: Kaivalyadhama Institute, Lonavla/Indien
Abb. 12: Pratinidhi: *Surya Namaskars (Sun Adoration) for Health, Efficiency and Longevity*
Abb. 15: Department of Posts, Indien

Kapitel 5

Abb. 2: Laurence Heller/Angelika Doerne (in *Befreiung von Scham und Schuld*, © Kösel-Verlag, 2020, S. 113)
Abb. 3: Laurence Heller/Angelika Doerne (in *Befreiung von Scham und Schuld*, © Kösel-Verlag, 2020, S. 114)
Abb. 4: Laurence Heller/Angelika Doerne (in *Befreiung von Scham und Schuld*, © Kösel-Verlag, 2020, S. 152)
Abb. 5 Laurence Heller/Angelika Doerne (in *Befreiung von Scham und Schuld*, © Kösel-Verlag, 2020, S. 153)
Abb. 6: Laurence Heller/Angelika Doerne (in *Befreiung von Scham und Schuld*, © Kösel-Verlag, 2020, S. 115)

Kapitel 6

Abb. 30: Peter Spork (in *pädiatrische praxis*, 92(4), 2019)
Abb. 32: Peter Spork (in *pädiatrische praxis*, 92(4), 2019)
Abb. 33: Oswald Huber (in *Spektrum der Wissenschaft*, 7/2015)

Alle anderen Abbildungen stammen von den Autorinnen/Autoren selbst, sind Eigentum des BDYoga oder wurden vom BDYoga in Auftrag gegeben.

Verzeichnis der Autorinnen und Autoren

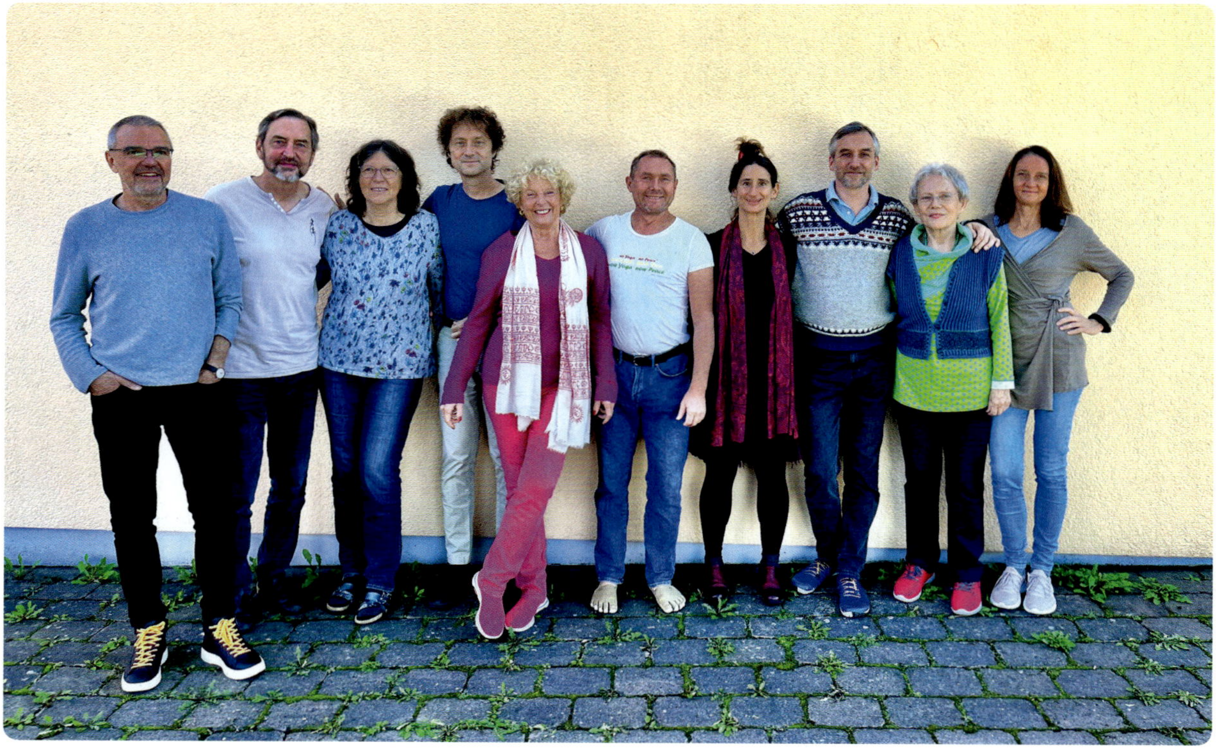

Hardy Fürch, Eckard Wolz-Gottwald, Angelika Beßler, Martin Henniger, Anna Trökes, Klaus König, Angelika Doerne, Alexander Peters, Waltraud Führes, Nicole Verheyden (von links nach rechts)

Angelika Beßler

ist Yogalehrerin BDY/EYU und Diplom-Sozialpädagogin. Sie leitet die BDYoga-Ausbildungsschule „Yoga-Akademie Münster-Osnabrück", die sie zusammen mit Eckard Wolz-Gottwald gegründet hat. Ihre langjährige Unterrichtserfahrung in Yogakursen, Weiterbildungen und der Yogalehrausbildung ist inspiriert von R. Sriram, Doris Echlin und Dr. Shrikrishna. Als Vorstandsvorsitzende (2009–2019) initiierte sie die Neufassung von *Der Weg des Yoga* und war Mitautorin der Chronik des BDY zum 50-jährigen Bestehen. Webseite: www.ya-mo.de

Andrea Diers

ist Yogalehrerin BDY/EYU, Physiotherapeutin und Dozentin für „Yoga und das Bewegungssystem" sowie „Yogatherapie" an verschiedenen Ausbildungsschulen des BDYoga. Ihr Hintergrund in Osteopathie, manueller Therapie, Āyurveda und Kalarippayat unterstützt ihr Anliegen, dass Menschen durch Yoga wohltuende und fördernde Impulse erfahren. Zur Ergründung der Wirksamkeit von Yoga beteiligt sie sich an wissenschaftlichen Studien. Webseite: www.andrea-diers.name

Angelika Doerne

ist Yogalehrerin und Mitglied im BDYoga, Dipl.-Pädagogin, Heilpraktikerin für Psychotherapie, Inhaberin der „Praxis für ganzheitliche Psychotherapie & Lebensentfaltung" in München, Gründerin der „Akademie für ganzheitlich-integrale Lebensentfaltung – AgiL". Sie verfügt über diverse psychotherapeutische Aus- und Fortbildungen, ist Seminar- und Fortbildungsleiterin (unter anderem in Yogalehrausbildungen) und Ausbildungsleiterin in „Körper- und tiefenpsychologisch orientierter Traumatherapie & Transformationsbegleitung". Seit 30 Jahren intensive spirituelle Praxis, längere Aufenthalte in Indien, 17 Jahre Schülerin der Ridhwan-Schule (A. H. Almaas), Autorin diverser Artikel im Bereich Yoga und Psychologie, Mitautorin des NARM™-Buches *Befreiung von Scham und Schuld.* Webseite: www.lebensentfaltung.com

Jessica Fink

ist Yogalehrerin BDY/EYU, Magistra in Germanistik und Religionswissenschaft, absolvierte ihre Yogalehrausbildung an der „Yoga Schule Hannover" und war bis 2024 als Referentin für Presse- und Öffentlichkeitsarbeit beim BDYoga tätig.

Waltraud Führes

ist Yogalehrerin BDY/EYU, unterrichtet Didaktik und Methodik in der Yogalehrausbildung, Autorin des Studienbegleithefts *Unterrichtsgestaltung* des BDYoga, langjährige fachliche Beraterin des Vorstandes des BDYoga, Studiendirektorin i. R. (Unterrichtsfächer Biologie und Chemie), Vorsitzende des Arbeitskreises „Neurobiologie und Lernen".

Hardy Fürch

ist Yogalehrer BDY/EYU, Dozent für Philosophie in der Yogalehrausbildung und Mitbegründer der Plattform „Yoga for Future". Hardy Fürch schreibt für Yogamagazine und ist Buchautor insbesondere zum Thema Yoga und Gesellschaft, unter anderem: *Yoga und die Transformation der Gesellschaft* (2015), *Yoga for Future* (2020). Er war von 2010–2019 stellvertretender Vorstand des BDYoga. Webseite: www.yogaraum-koeln.de

Martin Henniger

ist Yogalehrer BDY/EYU (GGF Yogaschule nach Leopoldo Chariarse und Dr. Gharote) und Magister in Indologie, vergleichenden Religionswissenschaften und Philosophie, Studium des Sanskrit, Tamil und Bengali. Er leitet die vom BDYoga anerkannte Ausbildung im „Yogaforum Düsseldorf". Langjährige Dozententätigkeit in BDYoga-Ausbildungsschulen, internationale Seminartätigkeit, Weiterbildung für Yogameditation, integralen Yoga, Kaschmir-Yoga, Yogaphilosophie und Yogatexte. Weiterbildung in Ashtānga-Vinyāsa-Yoga, Prānāyāma (Dr. Shrikrishna), Trika (Bettina Bäumer), Studium der integralen Philosophie nach Ken Wilber und Sri Aurobindo. Zahlreiche Aufenthalte in Indien. Webseite: www.yogaforum-duesseldorf.de

Klaus König

ist Yogalehrer BDY/EYU, Vinyāsa-Yoga und Studium der klassischen Texte bei Srivatsa Ramaswami, verbindet körperorientierte Ansätze mit Anatomie und Yogaphilosophie, zertifizierter Iyengar-Yogalehrer, Weiterbildungen in Indien (RIYMI, Kaivalyadhama, KYM, Vivekananda Kendra) sowie bei Faeq Biria, Bryan Kest, Doris Echlin, Dharmapriya, Dr. Shrikrishna. Webseite: www.yoga.de/klaus-koenig; www.yogakosmos.de

Alexander Peters

MSc Āyurveda, ist Yogalehrer BDY/EYU und arbeitet seit vielen Jahren als selbstständiger Yogalehrer, Yogatherapeut (C-IAYT) und Heilpraktiker, wobei ihm die Verbindung der beiden Wissenssysteme des Yoga und Āyurveda besonders am Herzen liegt. Er leitet das Gesundheitszentrum

„Sonne & Mond" in Berlin, in dem Yogalehrende (BDY), Āyurveda-Therapeuten (DÄGAM) und Yogatherapeuten (DeGYT) aus- und weitergebildet und Patienten naturheilkundlich mit Yoga und Āyurveda behandelt werden. Einige Jahre war er als wissenschaftlicher Mitarbeiter und Yogatherapeut in der Hochschulambulanz der Charité und in der Abteilung für Naturheilkunde am Immanuel-Krankenhaus unter Leitung von Prof. Dr. Andreas Michalsen tätig, wo er eine Yogatherapie-Abteilung mit aufgebaut und Patienten yogatherapeutisch behandelt hat. Zur Erforschung der Wirksamkeit von Yoga und Āyurveda wirkt er regelmäßig in wissenschaftlichen Studien mit und hält Vorträge dazu. Im Vorstand der Deutschen Gesellschaft für Yogatherapie (DeGYT e. V.) engagiert er sich für die Verbreitung und Anerkennung von Yoga als therapeutischer Methode. Sein Verständnis von Yoga wurde maßgeblich durch seine langjährigen Yogalehrer Dr. Shrikrishna Bhushan Tengshe und R. Sriram geprägt. Webseite: www.sonneundmond.com

Ronald Steiner

Dr. med., ist Yogalehrer BDY/EYU und Begründer der AYI®-Methode, die traditionellen Ashtānga-Yoga mit innovativer Yogatherapie verbindet. So entsteht eine für den Einzelnen sehr persönliche Praxis – von sportlich-akrobatisch bis therapeutisch-präventiv. Ronald Steiner ist Arzt, Wissenschaftler und Sportmediziner sowie einer der bekanntesten Praktiker des Ashtānga-Yoga. Er gehört zu den wenigen ganz traditionell von den indischen Meistern Sri K. Pattabhi Jois und B.N.S. Iyengar autorisierten Yogalehrern. Webseite: www.ashtangayoga.info

Anna Trökes

ist Yogalehrerin BDY/EYU und leitete seit 1984 eine Reihe von durch den BDYoga anerkannten Yogalehrausbildungen. Sie ist Autorin zahlreicher Bücher zu einer Vielfalt von Yogathemen, darunter *Das große Buch vom Yoga*, *Die kleine Yoga-Philosophie*, *Yoga-Meditation*, *Ein Kurs in Yoga-Meditation*, *Prānāyāma* (Studienbegleitheft des BDYoga) oder *Neuro-Yoga*. Ihre „Yogaheimat" ist der integrale Weg des „Yoga der Energie" auf der Grundlage der *Hatha-Pradīpikā*, in dem sie seit Ende der 1980er Jahre in Frankreich ausgebildet wurde und den sie seitdem lehrt. Webseite: www.prana-yoga-berlin.de

Nicole Verheyden

ist Yogalehrerin BDY/EYU und Diplom-Sportlehrerin. Sie unterrichtet seit 1999 Ashtānga-Yoga und Vinyāsa-Yoga. Sie gründete und leitete viele Jahre die vom BDYoga anerkannte Ausbildungsschule „Die Yogapraxis" in Berlin. Inspiriert von Dena Kingsberg, Nancy Gilgoff und vielen anderen Yogalehrenden wie auch durch ihr Studium von Präventions- und Rehabilitationssport liegt ihr Fokus auf dem Ausloten, Fördern und Begleiten des individuellen Potenzials von Yogaübenden. Seit 2023 lebt und unterrichtet sie in der Nähe von Freiburg. Webseite: www.yoga-motion.de

Eckard Wolz-Gottwald

Dr. phil., lehrt Philosophie in Yogalehrausbildungen in Deutschland, Österreich und der Schweiz. Mit Angelika Beßler gründete er die BDYoga-Ausbildungsschule „Yoga-Akademie Münster-Osnabrück". Durch seine langjährige Tätigkeit als Hochschullehrer vermag er den spirituellen Weg des Yoga mit wissenschaftlich-akademischer Reflexion zu verbinden. Einem breiteren Publikum bekannt wurde Eckard Wolz-Gottwald durch seine zahlreichen Bücher zur spirituellen Philosophie in Ost und West. Sein *Yoga-Philosophie-Atlas* gehört inzwischen zu den Standardwerken der Yogaphilosophie. Webseite: www.ya-mo.de

Weitere Titel aus dem Verlag Via Nova:

Yoga – Tradition und Erfahrung

Die Praxis des Yoga nach dem Yoga Sûtra des Patañjali

T.K.V. Desikachar

Klappenbroschur, 248 Seiten, ISBN 978-3-86616-546-5

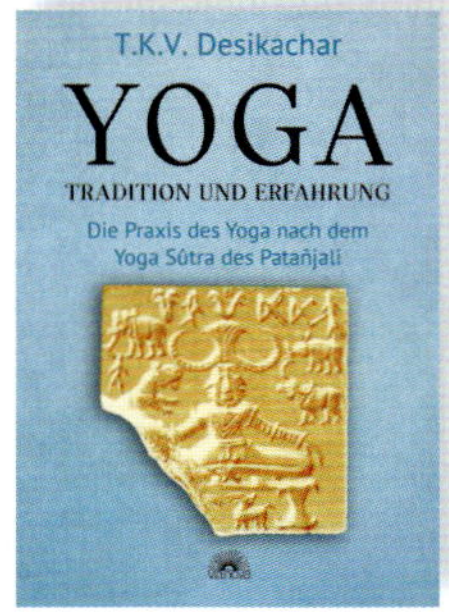

Aus der Verbindung von Tradition und Erfahrung lebt der Yoga immer wieder neu. Dieses Buch des indischen Yogameisters T.K.V. Desikachar verknüpft beide Seiten auf lebendige Art und Weise: Basierend auf dem *Yoga Sûtra* des Patañjali erläutert es die philosophischen Konzepte des Yoga und setzt sie in Beziehung zur täglichen Yogapraxis. Die Bedeutung von Asana und Pranayama und das Konzept der Bandhas werden ebenso dargestellt wie das Prinzip von Vinyasa Krama, der schrittweisen Hinführung an eine Haltung, und die Anpassung der Yogapraxis an die Bedürfnisse des einzelnen Menschen. Ein Blick auf die weiterführenden Aspekte des achtgliedrigen Yogaweges, Dharana, Dhyana und Samadhi, rundet das Gesamtbild ab. Die klare und gut verständliche Auslegung des *Yoga Sûtra* macht die Lehren des Patañjali zu einem Leitfaden für eine sinnvolle und achtsame Gestaltung des Alltags und der eigenen Yogapraxis.

Über Freiheit und Meditation

Das Yoga Sûtra des Patañjali

T.K.V. Desikachar

Klappenbroschur, 192 Seiten, ISBN 978-3-86616-534-2

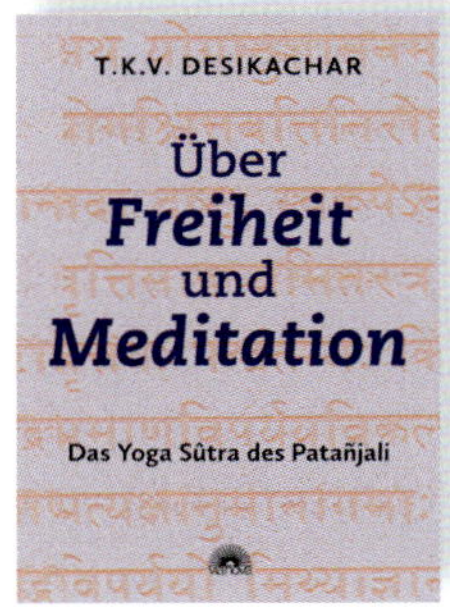

Wie funktioniert unser Geist? Warum geraten wir immer wieder in Schwierigkeiten? Wie können wir lernen, freier zu sein? Was ist Meditation? Diese und noch viele weitere Fragen beantwortet das *Yoga Sûtra* von Patañjali. Es ist das grundlegendste, umfassendste und wichtigste Werk über Yoga. Frei von jedem religiösen Dogma haben seine Verse in ihrer großen Offenheit und einfachen Klarheit, in der großen Kraft ihrer Gedanken und ihrer tiefen Spiritualität viele Weisheitslehren auf der ganzen Welt inspiriert. Dieser Text ist fast zweitausend Jahre alt. Er fasziniert durch die unerwartet moderne, für unsere Zeit in jeder Hinsicht brauchbare und praktische Weise, in der er der Frage nachgeht, wie die in jedem von uns vorhandenen Ressourcen positiv genutzt werden können. T.K.V. Desikachar versteht es, mit seiner als Einführung konzipierten Übertragung und Erläuterung in einer für uns alle verständlichen Weise einen tiefen Einblick in die praktische, geistige und spirituelle Dimension des *Yoga Sûtra* zu vermitteln.

Yoga-Philosophie-Atlas

Eckard Wolz-Gottwald

6. Auflage

Hardcover, 228 Seiten, 240 Abbildungen und Grafiken, ISBN 978-3-936486-04-9

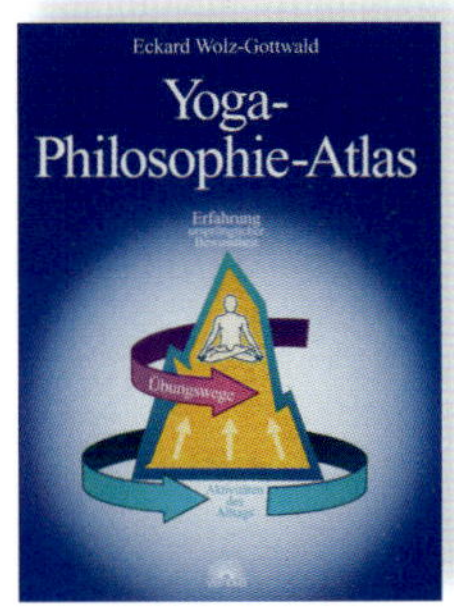

Der *Yoga-Philosophie-Atlas* ist eine Enzyklopädie der Yogaphilosophie und umfasst Texte zu allen zentralen Themen. Erläuternde Grafiken können die Grundstrukturen eines Gedankens treffend auf den Punkt bringen und eröffnen so den Zugang zu den oftmals komplexen Zusammenhängen. Der Dialog von Text und Grafik ermöglicht darüber hinaus die wechselseitige Befruchtung von Denken und Sehen. Von der allgemein verständlichen Anschaulichkeit ist der Weg zu den Tiefen des yogischen Wissens gewiesen. Der *Yoga-Philosophie-Atlas* erläutert die einzelnen Wege und Schulen und setzt sie in den großen Zusammenhang der Philosophie des Yoga. Die Grundthemen der Yogaphilosophie, die großen Textzeugnisse des religiösen Yoga, des klassisch-philosophischen Yoga und auch des körperorientierten Yoga der Gegenwart bilden besondere Schwerpunkte.

Yoga-Meditation für Anfänger

Einfach meditieren lernen – Schritt für Schritt

Anna Trökes

3. Auflage

Paperback, 192 Seiten, ISBN 978-3-86616-193-1

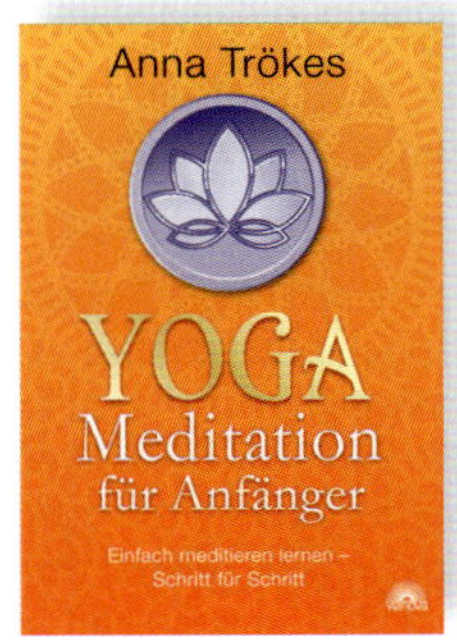

Yogameditation lehrt uns, dass alles, was sich in uns abspielt, mit unserer Geisteshaltung zu tun hat. Und an dieser Geisteshaltung können wir arbeiten, wenn wir lernen, sie zu modifizieren. Dazu werden in diesem Arbeitsbuch Methoden vorgestellt, die helfen, einen Zustand wacher Ruhe zu etablieren, aus dem heraus sich Klarheit, innerer Frieden und die Stabilität des Geistes entwickeln können. Diese Qualitäten sind unverzichtbar, damit wir den steigenden Anforderungen des Alltags gewachsen sind und unsere mentale und körperliche Gesundheit bewahren können. Die Yogameditation stellt somit einen entscheidenden Beitrag zur Bewältigung unseres modernen Lebens dar. Gleichzeitig ist sie zeitlos und wendet sich an das menschliche Potenzial in uns, das ebenfalls zeitlos ist und immer der Entfaltung harrt.

Yoga und die Transformation der Gesellschaft

Ein spiritueller Wegweiser

Hardy Fürch

Hardcover, 128 Seiten, ISBN 978-3-86616-333-1

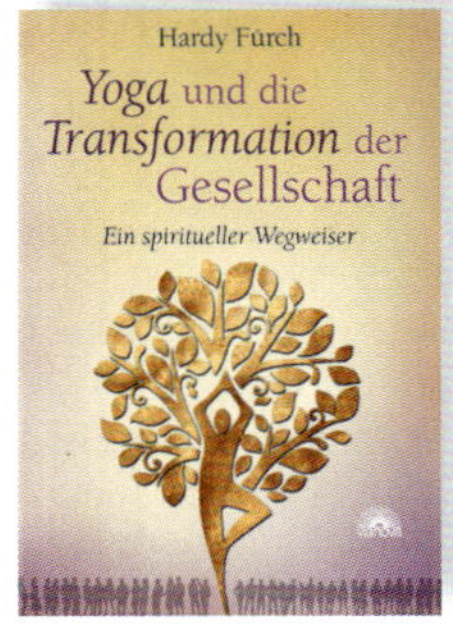

In einer Zeit, in der es im Umgang mit uns selbst, unseren Mitmenschen, der Natur und der Ökonomie grundlegend neuer ethischer Grundhaltungen bedarf, kann die Yogapraxis zu einem wahrhaft tiefgreifenden und wirksamen Wandel beitragen. Mit leidenschaftlicher Überzeugung ermutigt dieses kapitalismuskritische Buch, sich mit klarem Geist und weitem Herzen, auf der Grundlage der spirituellen Werte des Yoga, der globalen Krise des 21. Jahrhunderts zu stellen und ihr zu begegnen. Denn der Yogaweg bringt essenzielle menschliche Kompetenzen wie Empathie, Achtsamkeit und Selbstgewahrsein zur Entfaltung – Kompetenzen, die ganz real die Kraft und das Potenzial haben, die auf gesellschaftlicher Ebene notwendigen Transformationen herbeizuführen.

Die Bhagavadgita im Alltag leben

Die vier großen Übungswege des Yoga

Eckard Wolz-Gottwald

Taschenbuch, 192 Seiten, ISBN 978-3-86616-519-9

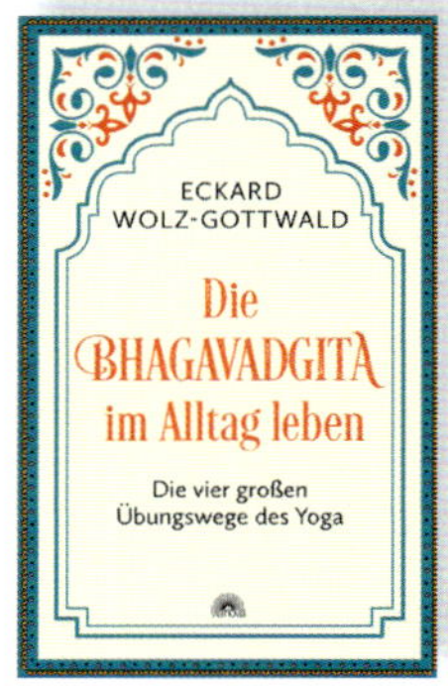

Die *Bhagavadgita* zählt zu den wichtigsten heiligen Texten der hinduistischen Kultur. Gleichzeitig werden im Dialog zwischen Meister und Schüler jedoch auch einige der bedeutendsten Lehren der fast dreitausendjährigen Geschichte des Yoga dargelegt. Eckard Wolz-Gottwald zeigt in diesem Buch nicht nur das geschichtliche und philosophische Fundament des Yoga der *Bhagavadgita* auf, sondern geht vor allem auf die Darlegung der vier großen Übungswege ein: Karma-Yoga, Jnana-Yoga, Bhakti-Yoga und Dhyana-Yoga. Die einzelnen Kapitel enthalten zahlreiche Übungen, die zeigen, wie der Yoga der *Bhagavadgita* heute konkret geübt und gelebt werden kann. Mit ihrer Hilfe kann es gelingen, die heutige Yogapraxis nicht nur zu erweitern, sondern in entscheidender Weise zu vertiefen. Ein wunderbares Lehrbuch für alle, die Yoga nicht nur auf der Matte, sondern als Lebensweg auch mitten im Alltag leben wollen.

Das große YOGA-Therapiebuch

Yogapraxis für Gesundheit und einen klaren Geist

Remo Rittiner / Christoph Kraft

Klappenbroschur, 224 Seiten, 400 farbige Fotos, ISBN 978-3-86616-518-2

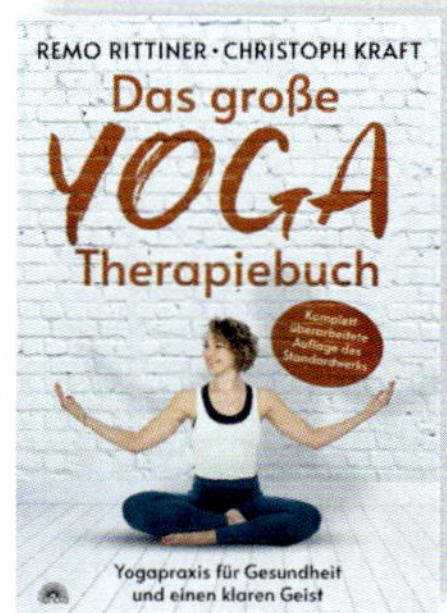

Dieses Buch fußt zum einen auf der Yogatradition des Yogameisters T. Krishnamacharya und seines Schülers A. G. Mohan und zum anderen auf den neuesten Erkenntnissen der westlichen Anatomielehre. Es ist klar und verständlich geschrieben und eignet sich sowohl für Anfängerinnen und Anfänger als auch für fortgeschrittene Yogaübende, die sich für das große Heilungspotenzial der Yogatherapie interessieren. Remo Rittiner hat seine langjährige Erfahrung als Yogatherapeut in dieses Buch einfließen lassen. Es bietet zahlreiche Yogatherapieprogramme für gesunde Füße, stabile Knie, bewegliche Hüften, einen starken Rücken, entspannte Schultern und einen entspannten Nacken, aber auch Yogatherapieprogramme, die sich bei hohem Blutdruck, Asthma, Übergewicht und Schlafstörungen bewährt haben. Alle Übungen werden ausführlich erklärt und sind dank zahlreicher Fotos für jeden Leser leicht zugänglich.

Spiraldynamik® – Achtsame Körperhaltung

Die besten Übungen für ein neues Körperbewusstsein

Renate Lauper / Dr. med. Christian Larsen

Klappenbroschur, 176 Seiten, 120 farbige Abbildungen, ISBN 978-3-86616-533-5

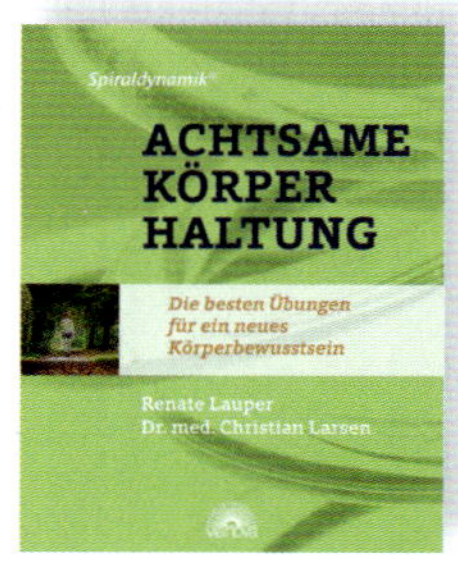

Entdecken Sie in diesem Buch die preisgekrönte und tausendfach bewährte Erfolgsmethode der Spiraldynamik, die auf einer gänzlich neuen Betrachtung des evolutionären menschlichen Bauplans basiert. Das Buch zeigt einen konkreten und anatomisch sinnvollen Weg, wie Sie sich körperlich verändern und aufrichten können. Erfahren Sie, wie durch die Bewusstheit der körperlichen Bewegung und Haltung ein vollkommen neues Lebensgefühl geweckt werden kann – frei von Beschwerden, zentriert, präsent, selbstbewusst, in Würde, kraftvoller Lebendigkeit und Ausstrahlung. Bahnbrechende Einsichten über die menschliche Anatomie und ihre Bewegungen werden hier ganz praktisch und konkret in einem perfekt aufeinander abgestimmten Übungsprogramm vermittelt, das behutsam und nachhaltig in die Aufrichtung führt. Achtsamkeit bedeutet, Körperbewusstsein im Alltag zu kultivieren.